TRAITÉ

DE

DIAGNOSTIC MÉDICAL

TRAVAUX DU DOCTEUR RACLE

Recherches sur les affections du cerveau dans les maladies générales. Mémoire qui a remporté le grand prix (médaille d'or) des hôpitaux, en 1846. Paris, 1848, in-4°.

Des Diathèses. Paris, 1857. In-4°.

De l'Alcoolisme. Paris, 1860. In-8°.

De la Glycosurie. Paris, 1863. In-8°.

TRAVAUX DU DOCTEUR FERNET

Du rhumatisme et de ses manifestations. Paris, 1865.

De la diathèse urique. Paris, 1866.

Des tremblements. Paris, 1872.

Articles Bouche, Convalescence, Diaphragme, Dysphagie, Hémoptysie, Métastase, Plèvre, du *Nouveau Dictionnaire de médecine et de chirurgie pratiques*.

TRAVAUX DU DOCTEUR J. STRAUS

Essai sur la dégénérescence graisseuse des muscles, thèse inaugurale. Strasbourg, 1868.

De la rupture du périnée chez la femme, thèse d'agrégation. Strasbourg, 1869.

Recherches expérimentales sur l'inflammation [avec M. Duval] (Gazette médicale de Strasbourg. 1870).

Articles Embolie [avec M. Hirtz], Hydropisie, Lait (hygiène, diététique et thérapeutique), Muqueuses (membranes), Muscle (pathologie médicale), Opium (pharmaco-dynamique, thérapeutique) [avec M. Hirtz], Paralysies, du *Nouveau Dictionnaire de Médecine et de chirurgie pratiques*.

Des récents travaux sur les gaz du sang (Archives de médecine, avril, 1873).

Des Contractures, thèse de concours d'agrégation. Paris, 1875. In-8°.

PARIS. — Typographie MOTTEROZ, 31, rue du Dragon.

TRAITÉ
DE
DIAGNOSTIC MÉDICAL

GUIDE CLINIQUE
POUR L'ÉTUDE
DES SIGNES CARACTÉRISTIQUES DES MALADIES

CONTENANT UN PRÉCIS
DES PROCÉDÉS PHYSIQUES ET CHIMIQUES
D'EXPLORATION CLINIQUE

PAR

V.-A. RACLE

Médecin des Hôpitaux de Paris, Professeur agrégé de la Faculté de Médecine

SIXIÈME ÉDITION

Présentant l'exposé des travaux les plus récents, par les docteurs

Ch. FERNET

Médecin des Hôpitaux, Professeur agrégé de la Faculté de Médecine

et

I. STRAUS

Médecin des Hôpitaux

Avec figures intercalées dans le texte

PARIS

LIBRAIRIE J.-B. BAILLIÈRE ET FILS

Rue Hautefeuille, 19, près le Boulevard Saint-Germain

1878

A MONSIEUR

LE PROFESSEUR BOUILLAUD

MONSIEUR ET ILLUSTRE MAITRE,

Votre enseignement et vos ouvrages m'ont fourni une grande partie des matériaux de ce livre; il est donc naturel que je vous prie d'en agréer l'hommage.

En inscrivant votre nom en tête de cette page, je suis heureux de pouvoir vous donner ce témoignage public de mon admiration pour vos talents et de ma reconnaissance pour la bienveillance que vous m'avez toujours témoignée.

Votre élève dévoué,

V.-A. RACLE.

PRÉFACE

DE LA SIXIÈME ÉDITION

Le succès qui a accueilli le *Traité de diagnostic* de V.-A. Racle a consacré en quelque sorte cet ouvrage devenu classique et qui n'était à l'origine que le résumé du cours particulier fait par l'auteur. Ce succès s'est maintenu, grâce au soin avec lequel il revoyait lui-même chacune des nouvelles éditions. Dans la préface qui figure en tête de la troisième (octobre 1864), il signale les nombreuses et importantes additions qu'il avait cru devoir faire afin de maintenir son livre à la hauteur de la science. C'est à cette époque, en effet, qu'il réunit les notions élémentaires et indispensables au clinicien que peut fournir l'emploi de l'*ophthalmoscope*, du *laryngoscope*, du *microscope*, l'*analyse chimique*, etc. Cette tentative fut appréciée comme un utile complément.

En demandant à M. le docteur Blachez, médecin des hôpitaux de Paris, de donner ses soins à la 4e édition, publiée en 1868, et à MM. les docteurs Fernet et Straus de mettre les éditions suivantes au courant des travaux les plus récents, nous avons obéi à la même idée. Racle n'avait pas cru devoir changer la forme primitive de son ouvrage. Tout en rendant pleine justice à un *Traité de Diagnostic* publié sur un tout autre plan par son savant collègue des hôpitaux, M. le docteur Woillez, il préféra conserver l'ordre méthodique qu'il avait originairement adopté, et qui, selon lui, répondait mieux aux besoins de la clinique. La volonté de Racle a été respectée, rien n'a été changé à la disposition fondamentale des matières.

En ce qui concerne les additions, il n'y avait qu'à suivre les progrès de la science et a en développer en leurs lieu et place les nouvelles acquisitions.

A ce point de vue, plusieurs articles ont été entièrement remaniés; ailleurs des chapitres nouveaux ont été intercalés.

Parmi les additions faites par M. Blachez à la 4e édition, il n'est que juste de rappeler les articles concernant les *maladies cérébrales* : encéphalite, ramollissement, hémorrhagies cérébrales et méningées; à propos des maladies du cœur, l'exposé des recherches sphygmographiques de M. le professeur Marey; le chapitre *Température dans les maladies*, les chapitres *Ophthalmoscopie*, *Laryngoscopie*, *Microscopie*.

MM. Fernet et Straus, qui s'étaient chargés de mettre la 5e édition au courant de la science, ont revu aussi la 6e édition.

M. Fernet s'est spécialement occupé des maladies du système nerveux et de celles du cœur. Les recherches récentes sur les *maladies du système cérébro-spinal*, dues principalement à l'École de la Salpêtrière, ont profondément modifié non-seulement l'anatomie pathologique, mais aussi le diagnostic de cette classe importante de maladies. Les principales additions relatives à ces maladies et à celles de l'*appareil circulatoire* sont les suivantes :

Rachialgie (p. 77-88); analgésie (p. 93); anesthésies dans les maladies de la moelle (p. 101-103); hémi-anesthésie (p. 105-106); hyperesthésie p. (112-113); paralysie des mouvements réflexes (p. 125); diagnostic du siége des lésions cérébrales (p. 130-133); paralysie d'origine spinale (p. 138-148), où sont analysées les recherches de M. Duchenne (de Boulogne) et les leçons faites à la Salpêtrière par M. Charcot; convulsions d'origine cérébrale ou médullaire (p. 183-185, 187-189); hémichorée symptomatique (p. 192-193); contractures dans les maladies cérébro-spinales et l'hystérie (p. 220-222); ataxie, sa valeur diagnostique (p. 223-229); du tremblement (p. 229-235); troubles trophiques dans les parties qui sont le siége de paralysies ou d'autres phénomènes symptomatiques (p. 275-277); résumé sur les myélites (p. 283-284).

Mouvements du cœur (p. 297-301); modifications du rhythme cardiaque, bruit de galop (p. 358-359); maladie mitrale (378-380); accidents gravido-cardiaques (p. 422).

M. I. Straus a revu les chapitres traitant des maladies des poumons, de l'abdomen, des fièvres en général et de la thermométrie dans les maladies, de l'ophthalmoscopie, et enfin des recherches microscopiques et chimiques utiles en clinique, et y a fait de nombreuses additions. Voici l'énumération des plus importantes :

Diagnostic et division des fièvres (p. 12-15); grippe (p. 25); fébricule typhoïde (p. 28); typhus (p. 32-34); variole confluente (p. 36-37); fièvres intermittentes (p. 44, 45, 46

Mode de production des bruits respiratoires normaux (p. 460-461); percussion (p. 494-495); sonorité et matité de la poitrine (p. 501, 502, 503); mode de production des bruits pathologiques du poumon (p. 504-505) ; toucher vaginal (p. 527-528); tympanite (p. 546); diagnostic de l'hématémèse et de l'hémoptysie (p. 659); trichinose (p. 662); vomissements urémiques (p. 664).

De la température dans les maladies. — Importance des mensurations thermométriques (p. 684-687); marche de la température dans les maladies aiguës, surtout les pyrexies — (pneumonie lobaire, rougeole, scarlatine, variole, fièvre typhoïde) (p. 689-678); température dans certaines affections nerveuses (699), température chez les vieillards (p. 703-704).

Diagnostic des aphonies (p. 734-735); examen des organes génitaux de la femme, emploi du spéculum (p. 737).

Altérations microscopiques du sang dans les maladies, dimensions des globules rouges, spectroscopie (745-759); modifications du sang hors des vaisseaux (759-760); lait, examen microscopique des dépôts urinaires (cristaux, sang, pus, kyestéine, etc.) (p. 761-770); pus, crachats (p. 771-774); entozoaires, soit dans le sang, soit dans les tissus (p. 780-782); clinique des urines : densité, réaction, dosage de l'urée (Esbach) (p. 789-795); recherche de l'albumine (p. 795); du sucre (p. 797); matière colorante de l'urine (p. 798); urines ictériques (p. 798).

On reconnaîtra facilement les additions de M. Blachez par la précaution qui a été prise de les intercaler entre deux crochets [ ]. Quant aux additions de MM. Fernet et Straus, elles sont placées entre quatre crochets [[ ]]. Le lecteur appréciera le soin consciencieux des médecins distingués qui ont bien voulu accepter la mission de mettre au courant de la science un ouvrage consacré par l'approbation de plusieurs générations médicales. Ils se sont appliqués à conserver au *Traité de Diagnostic* les avantages qui l'ont popularisé parmi les médecins et les élèves.

J.-B. B. ET F.

Octobre 1877.

NOTICE SUR V.-A. RACLE

Victor-Alexandre RACLE naquit à Bruxelles en l'année 1819; mais un long séjour en France, les services qu'il y rendit, la distinction qu'il sut s'acquérir, dès le début de sa carrière, le firent notre compatriote.

Il avait suivi toutes les classes au collége de Valenciennes, côte à côte avec un frère plus âgé de deux ans, avançant avec lui d'un pas égal, passant tous ses examens le même jour et toujours avec un égal succès. Leurs humanités finies, les deux frères étaient venus à Paris commencer ensemble l'étude de la médecine, et Victor ne tardait pas à devenir externe, puis interne des hôpitaux, emportant toujours la première place. Plus tard, il obtenait la médaille d'or des internes; puis, en 1848, il se faisait recevoir docteur à notre Faculté, avec une thèse ayant pour titre : *Recherches sur les affections du cerveau dans les maladies générales*. C'était un travail remarquable et original, plus riche d'observations et d'idées personnelles que d'érudition, où le jeune auteur, audacieux et sage tout ensemble, devançait sur plus d'un point la science de son époque et laissait entrevoir les qualités qui devaient dominer à l'avenir toute son œuvre. A peine docteur, enfin, il était nommé chef de clinique de M. le professeur Bouillaud, celui de tous ses titres qu'il avait le plus désiré et qu'il tint toujours pour le plus précieux.

Mais cette carrière brillante n'avait pas été parcourue sans d'extrêmes difficultés; car les deux Racle étaient orphelins de bonne heure, et leur mère, demeurée sans fortune, pourvoyait courageusement toute seule à l'éducation des deux jeunes hommes avec les faibles ressources d'un modeste commerce.

A peine interne, Victor, qui avait hâte de venir en aide à cette mère courageuse et dévouée, trouva dans ses leçons particulières des ressources nouvelles et des moyens suffisants d'existence. Dès lors, il ne cessa plus de donner à l'enseignement presque toute son activité. Doué au plus haut point des qualités essentielles du professeur, la précision dans les idées et l'art de les formuler nettement, il excellait dans l'exposition claire et méthodique des questions les plus compliquées. Ces qualités, il les conserva toujours, et elles se montrèrent surtout brillantes dans les concours qu'il dut subir par la suite pour arriver, d'abord au bureau central des Hôpitaux, où il fut nommé en 1854 au premier rang et dès son premier concours, puis à l'agrégation, où il entra en 1863. Ses compétiteurs gardent encore le souvenir d'épreuves qui le placèrent dès lors très-haut dans l'esprit des concurrents et des juges. Aussi les élèves se pressaient toujours à ses leçons, soit qu'il prît part à l'enseignement clinique sous la direction de son maître, M. le professeur Bouillaud, soit qu'il exposât les difficultés du diagnostic médical dans un cours professé publiquement à l'École pratique pendant plusieurs années.

Professer, répandre la science et la doctrine du maître ne lui suffisait cependant pas. Il avait aussi l'ambition plus haute de faire progresser à son tour cette science qu'il aimait. Animé d'un zèle singulièrement louable et courageux, il alla, déjà docteur en médecine, se faire à Alfort étudiant vétérinaire. Là, poursuivant un travail assidu, il s'efforça d'établir une sorte de parallèle entre la pathologie humaine, qu'il connaissait à fond, et celle des animaux, qu'il se rendait familière.

Revenant ensuite à la médecine proprement dite, il publia successivement dans plusieurs recueils périodiques divers articles toujours empreints du même cachet d'originalité dans la pensée et de respect pour l'observation rigoureuse. On peut citer : un article des *Archives générales de médecine* sur la *Transmission des bruits produits dans la cavité thoracique* (t. XX, 1re sér., p. 275); un autre dans le même recueil sur l'*Étiologie des corps cartilagineux des articulations* (t. XXIV, 1re sér., p. 94), et dans la *Revue médico-chirurgicale* de Malgaigne, un travail d'une très-réelle importance sur une *Épidémie de choléra*.

Plus tard il rédigea les leçons de M. Bouillaud sur les maladies du cœur (1); et nulle plume, assurément, n'eût su rendre, avec autant de bonheur et de conscience, la lucidité et l'exactitude qui dominent toujours dans la pensée du maître. Puis il fit paraître ce *Traité de diagnostic*, résumé succinct, concentré, de tous les problèmes qu'une pratique longue et assidue de la clinique et les nécessités de l'enseignement l'avaient habitué dès longtemps à formuler dans son esprit avec une netteté et une précision qui en rendent la solution facile. L'obligation où l'on s'est trouvé de rééditer plusieurs fois ce livre (2) atteste suffisamment combien de services il a rendus déjà aux élèves studieux et désireux de pénétrer toutes les difficultés de la médecine pratique.

Racle enfin contribua pour une part importante à l'édition commentée et revue du *Guide du médecin praticien* de Valleix. Grâce à ses efforts et à ceux de son collaborateur Lorain, cet ouvrage put se trouver au courant de la science la plus moderne, sans perdre rien de son carac-

(1) *Moniteur des Hôpitaux*, 1853, et tirage à part.
(2) 1re édition, 1854. — 2e édition, 1859. — 3e édition, octobre 1863. — 4e édition, 1868. — 5e édition, 1873.

tère éminemment pratique et sans même que sa forme première fût en rien altérée. On lui doit aussi la plupart des articles concernant la médecine dans le *Complément de l'Encyclopédie moderne de Firmin-Didot*. Tous ces articles, quoique restreints, sont écrits avec le soin que notre auteur apportait à chacune de ses œuvres. Deux sont particulièrement remarquables : l'article *Jeûne*, fort étudié aux points de vue les plus divers, et l'article *Haschich*, où l'on trouve une ingénieuse et intéressante analyse, non-seulement des livres écrits sur ce sujet, mais aussi des effets que produit cette étrange substance; effets, du reste, qu'il avait observés sur nature dans une série d'expérimentations personnelles.

Les trois concours que Racle dut subir pour arriver à l'agrégation lui furent une occasion d'écrire trois thèses importantes. La première, soutenue en 1857, avait pour titre : *des Diathèses*. C'était un sujet bien vaste pour une composition presque improvisée. On ne peut donc reprocher à ce travail son étendue insuffisante relativement à l'immensité des horizons qu'il embrasse; mais on peut en louer l'ordonnance bien conçue. Les deux suivantes (*de l'Alcoolisme*, thèse d'agrégation, 1860; — *de la Glycosurie*, thèse d'agrégation, 1863), sont écrites par un esprit plus mûr et plus sûr de lui-même; aussi se font-elles remarquer par une érudition plus étendue et par une juste critique des opinions et des faits.

Racle souffrait depuis longtemps de l'affection viscérale à laquelle il a succombé et ses forces étaient singulièrement abattues, lorsqu'il dut suppléer dans la chaire de la Faculté de Paris un des maîtres les plus illustres de cette école, pour y enseigner une des parties les plus élevées et les plus difficiles de la médecine, la pathologie générale. Il ne recula point cependant devant cette tâche redoutable, et parvint, avec un courage que chacun admirait, à l'accomplir encore dignement presque à la veille de mourir.

Cette année-là même, en 1867, il succombait à une affection rénale.

Dr POTAIN,

Professeur à la Faculté de médecine,
Médecin de l'hôpital Necker.

TRAITÉ

DE

DIAGNOSTIC MÉDICAL

CONSIDÉRATIONS GÉNÉRALES SUR LE DIAGNOSTIC

1. *Définition.* — La science du diagnostic est celle qui a pour objet de faire connaître l'existence, le siége et la nature des maladies, ainsi que le degré auquel elles sont parvenues, et leur état de simplicité ou de complexité.

2. *Le diagnostic comprend deux opérations.* — Le diagnostic se compose de deux parties distinctes : l'une consiste à chercher et à étudier les caractères ou signes des maladies; l'autre, à apprécier ces caractères et à leur attribuer, d'après leur manière d'être et leur réunion avec d'autres, une valeur diagnostique.

La recherche et l'étude des signes constituent la partie matérielle du diagnostic, l'*art*, si l'on veut ; l'interprétation de ces mêmes phénomènes en est la partie intellectuelle, la partie de raisonnement, la *science*. On pourrait appeler l'une *séméiotechnie*, l'autre *séméiologie*, et réserver à l'ensemble le nom de *science du diagnostic*. Cette distinction de l'art et de la science, du procédé d'application et de la spéculation intellectuelle, est la même que celle qui existe dans toutes les branches des connaissances humaines, mais avec cette différence qu'ici leur liaison est plus intime, plus indispensable que partout ailleurs. On peut, en effet, étudier isolément la physique spéculative et la physique d'application, la chimie théorique, indépendamment de la chimie pratique ; mais il n'en est pas de même en médecine : peut-on raisonner en effet, dans la science des maladies, si l'on n'a sous les yeux des phénomènes propres à fixer l'attention; et, d'un autre côté, quand ces phénomènes se montrent, quel intérêt peut-on avoir à en constater l'existence, si ce n'est pour les interpréter et en tirer des déductions pratiques?

3. *Ordre de succession de ces deux opérations.* — Ces deux opérations sont nécessairement liées et doivent se succéder dans l'ordre que nous avons assigné. Cependant, quand on enseigne le diagnostic au lit des malades, on est obligé, dans les premiers temps au moins, de les séparer l'une de l'autre, mais seulement pour en rendre la connaissance plus facile.

Nous agissons de la sorte depuis que nous pratiquons cet enseignement. Pendant quelques jours, nous faisons constater à nos élèves un certain nombre de phénomènes ou de signes morbides, en les engageant à ne pas en chercher la signification ou la valeur. Nous les habituons ainsi à reconnaître les caractères de ces phénomènes, à les distinguer de ceux qui présentent avec eux quelques ressemblances, enfin à les rechercher et à les trouver tous les fois qu'ils existent: et ce n'est que quand cette éducation des sens est assez avancée, que nous leur présentons l'interprétation de ces faits et que nous leur enseignons à en tirer toutes les conséquences diagnostiques. Mais, lorsque les élèves ont déjà une certaine habitude de l'examen des malades, nous ne séparons plus l'étude des symptômes de leur interprétation. Dans un livre, cette séparation n'est pas praticable; aussi, chaque fois que nous étudierons un phénomène, nous tirerons immédiatement les déductions qu'il sera possible d'en obtenir.

Nous n'avons pas besoin d'ajouter que les élèves ne doivent entreprendre l'étude du diagnostic et de la clinique que lorsqu'ils possèdent la connaissance théorique la plus exacte de toute la *Pathologie*.

4. *Le diagnostic est une double opération matérielle et intellectuelle dont le résultat dépend de l'observateur.* — On voit, d'après ce que nous venons de dire, que le diagnostic, double opération à la fois matérielle et intellectuelle, est essentiellement propre au médecin et étrangère au malade; et l'on peut aussi remarquer que le résultat dépend de la manière dont l'observateur aura recueilli et interprété les faits. Le diagnostic est donc une affaire toute personnelle

au médecin, et qui ne fournit de résultats légitimes qu'à la condition que l'observateur aura l'habitude de l'examen des malades, un jugement sain et une méthode logique rigoureuse.

5. *Nécessité du diagnostic.* — Nous ne chercherons pas à prouver la nécessité du diagnostic. Qui ne voit, en effet, qu'en se livrant à cette étude, le médecin cesse d'être un observateur passif de l'évolution d'une maladie, pour devenir actif et intervenir dans le cours et le développement de cette affection; car le dernier terme, l'aboutissant du diagnostic, n'est-ce pas en réalité l'application de la thérapeutique? Il est bien vrai qu'il nous conduit quelquefois à reconnaître des affections incurables, au-dessus des ressources de l'art; mais il n'est pas moins important de savoir déterminer les cas où il faut s'abstenir que de reconnaître ceux où il est nécessaire d'agir.

6. *De la méthode du diagnostic.* — Quand on arrive auprès d'un malade et qu'on veut connaître la maladie dont il est atteint, plusieurs méthodes se présentent. On a proposé de procéder par des séries d'hypothèses, de se demander si le patient n'est pas affecté de telle maladie prise au hasard, et, quand on a constaté qu'il n'en présente pas les symptômes caractéristiques, de poser une autre hypothèse et de procéder de la même manière. On a peine à conprendre qu'une pareille méthode, inadmissible même en médecine vétérinaire, ait pu être prise au sérieux. Voit-on d'ici où elle conduirait un praticien obligé de passer en revue, à propos d'un cas souvent très-simple, toute la pathologie, et errant à l'aventure dans un véritable dédale de symptômes? On oublie que si les renseignements donnés par le malade doivent toujours être admis avec réserve, ils n'en ont pas moins une utilité capitale. C'est donc toujours au malade, lorsqu'il est en état de s'expliquer, qu'il faudra demander les premiers jalons du diagnostic. Le moyen le plus simple d'arriver immédiatement à un renseignement profitable est de poser au malade cette simple question: « Où souffrez-vous? » C'était toujours ainsi que procédait le professeur Rostan; c'était ainsi qu'il voulait que l'élève débutât dans ses interrogations. La réponse du malade peut mettre immédiatement le praticien dans la voie du diagnostic; mais il serait puéril de croire qu'on arrive ainsi du premier coup à la connais-

sance de la maladie. On parvient sans beaucoup de difficulté à reconnaître s'il s'agit d'un état aigu ou d'un état chronique. Nous verrons que la fièvre, la température sont à cet égard des guides assez fidèles. Une légère habitude clinique montre que certains symptômes ne s'appliquent qu'à un groupe de maladies assez restreint, et c'est précisément sur un de ces symptômes caractéristiques que l'attention du médecin se trouve attirée par les premières réponses du malade. La diagnostic se trouve ainsi resserré assez rapidement entre un petit nombre de maladies. On recherche alors qu'elle est celle à laquelle le symptôme se rapporte plus particulièrement, et l'on termine l'opération en examinant si les autres phénomènes concomitants se rapportent à la maladie que l'on a découverte. Cette méthode est celle qui, dans les cas ordinaires, permet d'arriver le plus rapidement possible à un résultat satisfaisant. Nous ne dirons pas à un résultat certain. Tous les cas ne se prêtent pas à une certitude absolue, et ce serait souvent faire preuve d'une présomption injustifiable que de prétendre donner au diagnostic une rigueur qu'il ne comporte pas toujours; mais au moins restera-t-on sur un terrain solide, et ce n'est pas un mince avantage que de savoir, dans un diagnostic un peu compliqué faire la part de ce qu'on peut regarder comme certain, et de ce qui doit, au contraire, être interprété avec réserve. Ce n'est point une méthode artificielle, car elle ne commence pas rigoureusement pas un fait déterminé, unique, toujours le même, et, d'un autre côté, elle n'arrive à une conclusion qu'après que l'étude de tous les autres phénomènes a confirmé les premiers aperçus. D'ailleurs, ce n'est pas toujours d'un seul fait, mais souvent de plusieurs, que l'on part pour arriver au but cherché.

En procédant comme nous venons de le dire, on arrive plus rapidement à la solution désirée que par tout autre moyen. C'est donc là la véritable méthode qui convient au diagnostic.

Voyons maintenant quelles sont les sources où il puise.

7. *Sources du diagnostic.* — Les phénomènes éprouvés par le malade, et ceux perçus perçus par le médecin sont les premiers et les plus importants éléments du diagnostic. Mais on doit consulter aussi des faits d'un autre ordre, et indépendants de la maladie, tels que: l'âge et le sexe du malade, l'influence de l'hérédité, de la profession,

des maladies antérieures, etc. Au premier abord, on serait tenté de croire que les caractères fournis par les phénomènes d'une maladie doivent l'emporter sur ceux qui résultent de l'âge, du sexe, etc. ; ce serait cependant une erreur dans beaucoup de cas, comme les exemples suivants le démontrent. Un enfant présente des courbures des os, des déformations du squelette : c'est du rachitisme, parce que, jusqu'à présent, on n'a pas encore vu, à cet âge, d'autre cause du ramollisement des os ; s'agit-il, au contraire, d'un adulte, d'un vieillard, c'est de l'ostéomalacie, parce que le rachitisme est inconnu à cette période de la vie. Autre exemple : on observe chez un malade des accidents graves du côté du larynx, une menace d'asphyxie : s'il s'agit d'un adulte, on supposera plutôt une affection tuberculeuse ou syphilitique.

Ainsi il faut faire entrer dans le diagnostic d'une maladie des éléments de deux ordres : les caractères de la maladie elle-même, et les conditions au milieu desquelles se trouve le malade.

8. *Éléments du diagnostic ou signes.* — D'après ce que nous venons de voir, le diagnostic découle des renseignements fournis et par les caractères de la maladie et par les conditions indépendantes de celle-ci. Or les indications tirées de ces deux ordres de faits ont reçu le nom commun de *signes* des maladies, de *signes diagnostiques*. Un signe est donc toute circonstance, de quelque nature qu'elle soit, qui peut aider, contribuer à établir le diagnostic. Mais cependant, quoiqu'on ait réuni sous cette même dénomination les éléments provenant de ce double point de départ, on n'en a pas moins conservé la trace de leur origine, en divisant les signes en deux ordres. On distingue, en effet, dans toute maladie, des signes *anamnestiques* ou *commémoratifs* et des signes *actuels* ou *présents*.

Les signes *actuels* ou *présents* sont ceux qui existent au moment de la maladie, qui en sont le résultat, qui ont commencé avec elle, et qui finiront avec elle ; en un mot, ce sont les symptômes. Ce sont bien des signes présents et actuels, puisqu'ils dureront autant que le mal, et qu'ils ne persisteront plus une fois que celui-ci aura disparu ; et ce sont aussi, comme nous l'avons déjà donné à entendre, les plus importants moyens du diagnostic, puisqu'ils se rattachent directement à la maladie et font corps avec elle. En conséquence, ce sont ceux que l'on consulte d'abord quand on examine un malade, et à la constatation desquels on consacre le plus de temps.

On donne, au contraire, le nom de signes *anamnestiques* ou *commémoratifs* à toutes les conditions qui sont distinctes des symptômes de la maladie elle-même. Cette dénomination est fort heureuse, à notre avis, car elle rappelle que toutes ces conditions sont antérieures au développement du mal, et que l'observateur n'en a connaissance qu'en faisant appel à la mémoire du malade.

Or un très-grand nombre de conditions peuvent être commémoratives. Nous avons déjà indiqué l'âge, le sexe, le profession, l'hérédité, les maladies antérieures. Ajoutons encore celles-ci : le tempérament du malade, l'influence des traitements qu'il a pu subir, et celle du pays, du climat, de la saison; les circonstances d'endémie, d'épidémie aident encore puissamment au diagnostic.

9. *Création des signes.*—Le diagnostic s'établit donc d'après des signes. Mais on ne peut pas donner indifféremment le nom de *signes* à toutes les circonstances, symptomatiques ou autres, que l'on recueille auprès d'un malade. Les signes ne sont pas tout formés ; ils se créent, pour ainsi dire, et sont le produit d'un travail de l'esprit, ainsi que nous allons le montrer. Prenons d'abord pour exemple les symptômes des maladies.

On constate une douleur chez un malade ; mais ce fait, par lui-même, ne signifie absolument rien, tant que l'on ne connaît pas les conditions de sa production, son siége, etc. Que si, au contraire, on parvient, en prenant en considération sa nature, son intensité, ses caractères, sa cause, à déterminer le lieu où elle se produit, la lésion anatomique qui la détermine, on aura fait de ce symptôme, d'abord sans valeur, un *signe* de cette lésion, de cette cause. Ainsi l'on aura transformé un fait brut et insignifiant en un fait indicateur, significatif. Les signes n'existent donc pas par eux-mêmes ; ils n'existent que dans l'esprit de l'observateur, et par suite d'une opération intellectuelle accomplie par lui.

Ce que nous disons des signes présents, nous pouvons le dire aussi des signes anamnestiques, qui exigent la même opération de l'esprit.

Il résulte de là que la recherche et la création des signes

demandent deux opérations successives : l'une consiste à recueillir un fait purement et simplement, l'autre à l'interpréter.

10. *Ordre à suivre dans l'exposition des signes diagnostiques des maladies.* — Quand on veut faire connaître la science du diagnostic, on n'a qu'une voie à suivre : il faut décrire les symptômes, considérés en eux-mêmes, et indépendamment des maladies dans lesquelles ils se rencontrent. Ainsi l'on indiquera d'abord la manière de les rechercher, de les trouver; ensuite on enseignera à les interpréter, à en rechercher la valeur.

Le plan d'un cours ou d'un livre de diagnostic ressort tout entier de cette considération. En effet, un livre conçu dans cet esprit présentera les faits dans l'ordre même où l'on en a besoin au lit du malade. Est-on embarrassé par un phénomène, on a recours au chapitre du livre où ce phénomène est décrit : là on trouve les moyens d'en constater clairement l'existence ; et ensuite une discussion approfondie permet d'en rattacher la présence à telle maladie plutôt qu'à telle autre.

Telle n'est pas cependant la marche adoptée dans la plupart des traités de diagnostic. On n'y étudie généralement pas les sympômes considérés en eux-mêmes ; mais on présente un tableau succinct de chaque maladie avec l'énumération des phénomènes les plus caractéristiques qu'elle peut présenter. Mais à quoi peut servir une telle marche quand on est auprès d'un malade ? On n'a jamais sous les yeux une maladie dans toute son évolution, mais seulement des signes momentanés de maladie : ce qui importe donc, c'est d'avoir la description de ceux-ci, non de celle-là. Un livre de diagnostic, écrit de cette manière, n'a du diagnostic que le nom ; au fond, ce n'est qu'un traité de nosographie, avec cette différence qu'on y étudie ni anatomie pathologique, ni étiologie, ni traitement. Chaque science a ses règles, sa classification, qu'il faut respecter, et l'on ne peut jamais la détourner de la méthode qui lui convient, sans lui faire perdre à l'instant son caractère et son utilité.

RÈGLES A SUIVRE DANS L'EXAMEN DES MALADES EN GÉNÉRAL

On ne doit jamais isoler une maladie des circonstances au milieu desquelles elle se présente, car la considération des conditions dans lesquelles elle survient peut avoir déjà une grande valeur diagnostique. Ainsi l'on aura toujours présents à l'esprit les faits relatifs au pays et au climat où l'on se trouve, à la saison, à l'état endémique ou épidémique de la contrée, etc., etc.

Quand on arrivera auprès du malade, on s'informera toute de suite des principaux caractères anamnestiques; on constatera l'âge, le sexe, le tempérament et la constitution; on verra si l'on a affaire à une maladie primitive ou à une affection secondaire développée dans la convalescence d'une autre maladie. Puis on prendra des informations précises sur les premiers phénomènes que la maladie actuelle a présentés, sur sa marche, le mode de succession de ses symptômes, sur sa cause présumée, sur le traitement qu'on a déjà pu mettre en usage et sur les résultats qu'il a eus. Tous ces faits fournissent des renseignements très-utiles et quelquefois suffisants pour dévoiler la nature de l'affection.

Néanmoins il faut toujours procéder à un examen plus approfondi destiné à faire connaître exactement l'état actuel.

On jettera donc un coup d'œil d'ensemble sur le malade, de façon à reconnaître si l'on a affaire à une affection aiguë ou chronique de longue ou de courte durée. L'apparence extérieure du corps suffit, en effet, pour indiquer si l'économie souffre depuis peu de temps ou depuis longtemps, si l'individu est affaibli, exténué par des maux prolongés, etc. On devra aussi, et pendant qu'on interroge le malade, consulter la température de la peau et l'état du pouls, pour savoir si l'on a sous les yeux une maladie fébrile ou apyrétique. Enfin on s'informera des souffrances actuelles, non pas en demandant au malade ce qu'il a, mais où *il a mal;* quelquefois ses réponses suffiront pour faire apprécier la nature, l'étendue de la maladie. Ainsi, par exemple, dans une névrose, comme l'épilepsie, la description des accidents, faite par le malade, sera assez ordinairement suffisante. Néanmoins il est toujours bon d'explorer directement les organes, afin de savoir s'il n'est pas resté quelque lésion consécutive à l'attaque de la maladie nerveuse, ou même s'il n'existe pas quelque affection d'organe qui ait pu en être, au contraire, le point de départ.

Mais trop souvent les réponses du malade sont insuffisantes, vagues, contradictoires ou nulles, soit en raison du désir de tromper le médecin, du défaut d'intelligence du malade, de l'absence de toute sensation prédominante, ou enfin d'un état de délire, de perte de connaissance, soit pour tout autre motif. Il faut alors procéder à l'examen des organes et des fonctions, comme on le fait dans l'art vétérinaire, à l'égard des animaux.

On constate, à l'aide des différents procédés physiques d'exploration, l'état des organes, et l'on peut dire alors qu'on possède tous les éléments nécessaires pour établir un bon diagnostic.

Mais il faut maintenant mettre en œuvre ces matériaux; c'est au tour de l'intelligence, qui était jusque-là restée à peu près passive, à entrer en activité et à assigner à chaque symptôme sa valeur véritable, ainsi que nous l'avons déjà dit plusieurs fois.

La nature du raisonnement et son point de départ variant dans chaque circonstance particulière, nous ne saurions donner ici aucun exemple applicable à la majorité des cas; néanmoins nous recommandons la manière suivante de procéder.

En réalité, en examinant un malade, on n'a aucune maladie sous les yeux, on n'a que des symptômes. On s'attachera à celui qui est dominant; on se demandera à quelle maladie il appartient, et l'on recherchera s'il ne présente pas les caractères de l'une d'entre elles seulement; après avoir fait un choix parmi celles-ci, on verra si les autres symptômes concomitants lui conviennent. On ne se prononcera affirmativement que si l'ensemble ou la plus grande partie des phénomènes observés se rapportent réellement à la maladie que l'on suppose.

Ici nous avons à présenter une remarque capitale. Quoique nous conseillions de prendre un symptôme important pour point de départ, nous ne disons nullement qu'il faille le regarder comme le fait essentiel, le pivot du diagnostic, et qu'on doive admettre pour cela une des maladies auxquelles il se rapporte d'habitude. Quelquefois, en effet, un phénomène existe sans qu'il y ait une seule des maladies qu'il caractérise ordinairement; et quelquefois une des maladies en question existe sans être accompagnée de cet accident. Il résulte donc de là qu'un diagnostic n'est bon et légitime que quand il est établi sur un ensemble de symptômes, et non sur un seul. Si nous conseillons de prendre un seul phénomène pour point de départ, c'est afin d'avoir un motif pour rechercher dans tel sens plutôt que dans tel autre; c'est un moyen, ce n'est pas un but. Pour nous résumer, nous empruntons à Isidore Geoffroy-Saint-Hilaire une heureuse expression, qui s'applique aussi bien à la médecine qu'à l'histoire naturelle : Pour caractériser une maladie, il faut *prendre la moyenne* de tous les phénomènes accusés par le malade.

Ceci nous mène à parler d'une méthode fort généralement mise en usage, et qui consiste à examiner tous les malades de la même manière, à leur poser toujours les mêmes questions, dans un ordre déterminé, et à explorer tous les organes les uns après les autres, également dans un ordre fixé d'avance. Cette méthode nous paraît très-bonne pour compléter un diagnostic, pour le confirmer même, et aussi pour faire connaître toutes les petites particularités accessoires que l'organisme peut présenter à côté d'une maladie principale ; mais il ne nous semble pas absolument exempt de reproches. En effet, on ne rencontre presque jamais le point important au commencement de l'examen ; on n'y arrive que par une espèce de hasard, c'est-à-dire au moment où l'on s'occupe de l'organe ou de la fonction dont ce fait dépend ; et il est alors perdu au milieu d'une foule d'autres renseignements sans valeur et qui fatiguent l'esprit; ensuite, si ce phénomène peut acquérir de l'importance par son rapprochement avec d'autres, on saisit difficilement ce lien, puisque ceux-ci ne sont constatés que beaucoup plus tard, et après qu'un grand nombre de faits intermédiaires ont fait perdre de vue le premier. Voilà, ce nous semble, des inconvénients assez graves. Nous concluons de là qu'il est préférable de commencer par établir une sorte de diagnostic préventif, à l'aide des caractères saillants de la maladie, sauf à revenir ensuite confirmer ou infirmer cette première vue à l'aide la méthode longue et minutieuse dont nous venons de parler.

Nous ne pouvons pas terminer ces remarques sans faire aux personnes qui commencent à se livrer à l'examen clinique la recommandation suivante : c'est le médecin qui doit diriger le récit, le rapport que les malades font sur leur maladie ; le médecin doit poser des questions qui ne seront jamais complexes, qui ne porteront jamais sur plusieurs sujets à la fois ; il devra exiger des réponses précises et faites en peu de mots ; il évitera tout ce qui n'a pas trait au sujet tout à fait particulier qui fixe son attention. Il empêchera le malade de se livrer aux récits qu'il est toujours disposé à faire, et qui se terminent en divagations sans aucune utilité. Enfin, quand il commencera à se former une opinion probable sur une espèce particulière de maladie, il rassemblera, groupera toutes les questions qui se rattacheront directement à ce sujet, afin d'avoir sur-le-champ un faisceau de renseignements positifs ou négatifs.

DIVISION DE L'OUVRAGE

Cet ouvrage se divise en deux parties : l'une comprend l'étude des signes commémoratifs ou anamnestiques ; l'autre, celle des signes présents ou actuels des maladies. Ces derniers, étant incontestablement les plus importants, méritent, à tous égards, d'être décrits d'abord et avec les plus grands détails. L'histoire des signes actuels constituera donc la première partie de ce livre ; la seconde partie sera consacrée aux signes anamnestiques.

PREMIÈRE PARTIE

SIGNES ACTUELS OU PRÉSENTS DES MALADIES

En divisant le sujet de nos études en maladies de la *tête*, de la *poitrine* et de l'*abdomen*, nous croyons avoir adopté l'ordre d'exposition le plus clair et le meilleur. Mais, dans ces limites, on ne trouve que difficilement l'occasion de faire connaître dans leur ensemble les maladies générales et les *fièvres;* d'autre part, même dans les maladies locales, la fièvre, pour n'être que consécutive et symptomatique, n'en conserve pas moins une importance sémiologique considérable : pour toutes ces raisons, nous croyons bien faire, en consacrant à l'étude de la fièvre et des fièvres un chapitre spécial, qui doit naturellement figurer en tête de cette *Première Partie.*

CONSIDÉRATIONS GÉNÉRALES SUR LE DIAGNOSTIC DES FIÈVRES

Avant d'aborder le diagnostic des fièvres en particulier, indiquons en peu de mots ce qui caractérise la fièvre en général.

La fièvre est un état complexe, un syndrome, comprenant un grand nombre de troubles pathologiques qui trahissent la souffrance de presque tout l'ensemble des fonctions vitales; ces troubles portent, en effet, sur la calorification, la circulation, la respiration, l'innervation, la digestion, les sécrétions, etc. S'il n'est pas permis, dans l'état actuel de nos connaissances, de définir la fièvre dans ses causes premières et dans son essence, du moins a-t-on appris à la mieux connaître dans ses principales manifestations.

En tête de ces manifestations, il faut placer l'élévation notable et plus ou moins durable de la température. Les signes fournis par l'exploration thermométrique de la température du corps humain dans les différentes maladies ont une telle importance, qu'un chapitre spécial sera consacré plus loin à cette étude. Qu'il nous suffise de rappeler ici que cette élévation de température est le symptôme essentiel, fondamental de l'acte fébrile; elle résulte, non pas d'une inégale répartition de la chaleur centrale, devenue plus appréciable à la périphérie ; elle ne traduit pas non plus, comme le pensait Traube, une simple rétention de la chaleur produite par l'économie et dont le dégagement serait plus ou moins entravé; elle tient à une production excessive de calorique, liée à des oxydations ou, pour ne pas spécifier, à des dédoublements et des mutations chimiques qui s'accomplissent dans l'économie d'une façon exagérée et turbulente. De là l'amaigrissement rapide et profond, la perte des forces; de là aussi l'augmentation des dépertitions organiques, se manifestant par un excès d'acide carbonique exhalé par les poumons, par l'accroissement de la proportion d'urée, d'acide urique, de leucine, de tyrosine, de matières extractives, de sels dans les urines : tous points sur lesquels nous aurons à revenir.

L'accélération du pouls est une autre manifestation importante de la fièvre, mais qui cependant ne comporte pas la valeur que l'on doit attribuer à l'hyperthermie : moins exactement que la température, le chiffre du pouls donne la mesure de l'intensité du mouvement fébrile; dans certaines toxémies, dans l'ictère, dans plusieurs maladies de l'appareil nerveux (méningite de la base, lésions bulbaires) un état fébrile plus ou moins violent peut coexister avec un pouls normal ou même ralenti.

L'accélération de la respiration, autre phénomène habituel de la fièvre, comporte une signification séméiologique encore plus restreinte que celle de l'accélération du pouls.

Enfin, les troubles nerveux (délire, convulsions, agitation, somnolence, etc.), qui accompagnent habituellement les états fébriles, graves et prolongés, les troubles sécrétoires, plus ou moins accusés, tout cet ensemble indique bien qu'il s'agit d'un processus généralisé, d'une affection *totius substantiæ*.

Dans ces derniers temps, un certain nombre de médecins ont cru pouvoir rattacher l'ensemble des phénomènes fébriles à l'élévation morbide de la température, en comparant les symptômes et les lésions que l'on constate dans la fièvre à ce qui s'observe chez les animaux soumis expérimentalement à l'influence de hautes températures ; mais ces vues ingénieuses ne doivent être acceptées qu'avec de grandes restrictions.

En résumé, le diagnostic de la *fièvre* repose d'abord et avant tout sur les modifications subies par la température ; viennent ensuite, par ordre décroissant de constance et avec plus ou moins de variabilité dans leur expression, l'accélération du pouls, de la respiration, la composition des urines, les troubles nerveux, digestifs, sécrétoires, l'amaigrissement, etc.

Lorsque le médecin constate, chez un malade, le phénomène si frappant de la fièvre, il songe tout de suite à en trouver l'origine et le point de départ. Au milieu des préoccupations anatomiques qui constituent le caractère de notre époque, on recherche de préférence la cause de la fébrilité dans une lésion d'organe, et le diagnostic semble assuré dès qu'on a pu rapporter la fièvre à une bronchite, à une entérite, à une pneumonie, etc., en un mot, à une localisation matérielle appréciable dans l'un quelconque des organes ou des systèmes d'organes de l'économie.

Assurément il n'y aurait rien que d'utile à agir de la sorte, si toute fièvre se trouvait sous la dépendance directe et nécessaire de troubles matériels de cette nature, mais il n'en est pas ainsi. La fièvre peut coexister avec des lésions bien réelles et manifestes, mais sans en être le produit ; elle les accompagne à titre de phénomène parallèle, non à titre d'effet ; fièvre et lésions sont sœurs jumelles, nées d'une mère commune, d'une cause générale qui a frappé l'organisme. D'autres fois la fièvre s'accompagne de lésions tellement médiocres et insignifiantes qu'il est manifeste qu'elle ne saurait dépendre d'une semblable cause ; quelquefois les lésions sont consécutives et, par conséquent, étrangères à toute imputation de causalité. Enfin, comme dans les névroses, la fièvre peut être consécutive à des troubles purement fonctionnels.

Nous ne voulons pas ici tirer de ces remarques la moindre

conséquence doctrinale; nous conclurons simplement à l'essentialité de certaines fièvres, et à la conservation dans le cadre nosologique de cette immense division connue depuis l'antiquité sous le nom de *pyrétologie.*

[[Il est cependant nécessaire de rappeler ici que l'ancienne et classique division des fièvres en *essentielles* et *symptomatiques* tend tous les jours à disparaître, grâce aux recherches nouvelles sur la nature et le mode de production du mouvement fébrile. On sait aujourd'hui, à n'en pas douter, que les phlegmasies et les traumatismes allument la fièvre par suite de l'introduction dans le sang de substances douées d'une propriété spéciale, pyrogène. Que ces substances soient solides ou liquides, vivantes ou non, qu'elles agissent à la façon d'un poison chimique ou d'un ferment, c'est là une question qui est encore en litige ; mais ce qui reste définitivement acquis, c'est que la fièvre qui accompagne les phlegmasies, tant chirurgicales ou traumatiques que médicales ou internes, est le résultat direct d'un véritable empoisonnement du sang (Billroth, O. Weber, Verneuil). Seulement, dans ces cas, la source du poison pyrogène, l'origine du mal est facile à reconnaître, et c'est pour cette raison que l'on dit que la fièvre est *symptomatique* de l'inflammation de tel ou tel organe, de tel ou tel tissu. Pour les fièvres dites *essentielles*, cette porte d'entrée, cette provenance de l'agent pyrogène ne peut la plupart du temps (sauf dans les cas d'inoculation) être déterminée ; mais la lésion hématologique, cause première du processus fébrile, n'en existe pas moins, comme le démontre la présence dans le sang, dans la plupart des pyrexies, de vibrions, de spores et de bactéries (Davaine, Hallier, Coze et Feltz, etc.).

Dans cette seconde catégorie de faits, non plus que dans la première, la fièvre n'est donc pas essentielle; dans l'un et l'autre cas, elle est le résultat direct d'une adultération du liquide sanguin. Cette distinction dichotomique doit donc disparaître devant l'interprétation rigoureuse des faits, pour donner place à une conception à la fois plus large et plus vraie du syndrôme fièvre, qui est univoque dans sa cause comme dans ses manifestations essentielles. Mais ces réserves faites au nom de la pathologie générale, nous continuerons néanmoins à maintenir l'ancienne division, dont l'utilité est incontestable au point de vue auquel nous devons uniquement nous placer, au point de vue du diagnostic.]

Or, s'il en est ainsi, s'il y a des fièvres indépendantes, s'il y a des pyrexies où la fièvre ne se subordonne et n'obéit à aucune lésion, s'il y a, en un mot, des *entités fébriles*, il importe de les diagnostiquer *en tant que fièvres*, et non comme manifestations d'une lésion souvent insuffisante et souvent aussi contestable.

Nous allons donc tenter de montrer comment on diagnostique une fièvre, c'est-à-dire indiquer la série des opérations par lesquelles l'esprit doit nécessairement passer avant d'arriver à la notion de fièvre essentielle, en présence d'un malade. Le problème est plus complexe qu'en présence d'une maladie locale, parce qu'il faut apprécier les symptômes locaux et généraux, et leur attribuer exactement leur importance relative; parce qu'il faut tenir compte de la marche de la maladie ; enfin, parce que souvent il y a absence de toute espèce d'indice symptomatique local ou général suffisamment significatif, et que même le phénomène fondamental, la fièvre peut manquer.

Il faut, pour arriver au diagnostic d'une fièvre essentielle : 1° opérer un travail *d'élimination* à l'égard des maladies locales; 2° rechercher si les symptômes observés *s'adaptent au type* le plus ordinaire de la pyrexie que l'on peut soupçonner; 3° dégager les symptômes fondamentaux des accidents accessoires; 4° observer si la marche et l'évolution successives des phénomènes justifient le jugement provisoire qu'on a porté sur la nature de la maladie.

1° **Élimination des maladies locales.** — Au lit du malade, en présence de l'état fébrile, la première pensée du médecin doit être de rechercher s'il n'existe pas une lésion locale, inflammatoire, congestive ou autre, capable par sa violence ou par son siége d'avoir causé cette fièvre et de l'entretenir encore. La science moderne a la gloire d'avoir poussé les recherches à cet égard jusqu'à leur dernière limite, et d'avoir réduit le nombre des fièvres essentielles dont la pathologie était encombrée. Du temps même de Pinel, la classe des fièvres adynamiques contenait une immense collection d'espèces qui, aujourd'hui, ne peuvent plus être considérées que comme des maladies locales.

La détermination des maladies de ce dernier ordre est, en général, assez facile, mais elle comprend diverses sortes de faits qu'il faut séparer.

Si la maladie locale a des éléments manifestes et facilement appréciables, rien n'est plus aisé que de la reconnaître et d'écarter en conséquence, l'idée de fièvre essentielle. Ainsi, par exemple, le malade accuse un point de côté et de la toux, la percussion révèle de la matité, et l'auscultation du râle crépitant et du souffle, il n'y a pas à s'y tromper, c'est d'une pneumonie qu'il s'agit. Ici en général, toute hésitation disparaît, et la pensée d'une fièvre ne se présente même pas; la lésion est suffisante par sa nature, par l'importance de l'organe affecté pour expliquer la fébrilité, quelque intense qu'elle puisse être. Mêmes conclusions s'il s'agit de toute autre lésion évidente et frappant ou un organe important ou une grande surface: une métrite, une angine, une fracture, un érythème par insolation, expliquent d'une manière satisfaisante le mouvement fébrile qui les accompagne. On peut, on doit même s'en tenir à cette appréciation. Aller au delà et poursuivre la pensée d'une maladie plus générale, serait faire preuve d'un mauvais esprit curieux de la bizarrerie et de l'état anormal plutôt que de la vérité commune.

Mais il y a des cas plus difficiles. Souvent, après les premières recherches, on ne trouve pas l'explication de la fièvre en ce sens qu'il n'y a pas d'affection organique manifeste. Il ne faut pas sur-le-champ perdre espoir et se rattacher à une fièvre essentielle. Il importe de rechercher s'il n'existe pas une de ces lésions profondes, obscures, difficiles à apprécier parce que leurs symptômes sont peu accentués, ou parce qu'elles sont rares et moins habituellement présentes à la pensée du médecin. Dans les cas de ce genre on n'est presque jamais dépourvu de tout indice; ce sera, par exemple, une névralgie rebelle et sujette à récidive, une douleur sourde, permanente, inamovible, un trouble viscéral quelconque, ou bien encore il y aura eu antérieurement un dépérissement de la santé, faiblesse et amaigrissement progressif. Dans ces cas, la fièvre n'est souvent qu'un symptôme nouveau, aigu, témoignant de l'activité que vient de prendre tout à coup le travail morbide. Que de fois on voit la fièvre servir d'avertissement et de signal d'une lésion organique non soupçonnée, et qui encore, après cette admonition, reste difficile à spécifier. Souvent on prend pour fièvre typhoïde la manifestation fébrile de la tuberculisation aiguë des poumons ou des méninges; pour fièvre intermittente une phthisie encore peu développée [ou même des accidents se rattachant à la lithiase biliaire (Monneret, Frerichs, Charcot).] Nous avons vu soupçonner de fièvre typhoïde un malade qui joignait à une fièvre intense une forte douleur dans la fosse iliaque droite; au bout de quelques jours, il fut facile de reconnaître un abcès par congestion dépendant d'un *mal de Pott.*

Parmi les lésions profondes qui peuvent faire prendre le change, signalons principalement les suppurations profondes les maladies osseuses et la tuberculisation.

A cet ordre de faits appartiennent les prétendues *maladies latentes* dont la nosographie de Pinel est encore malheureusement encombrée, sous le nom de fièvres adynamiques. Pour qui sait explorer, à l'aide des nouveaux procédés de recherches, le nombre des cas de ce genre diminue tous les jours.

Nous supposons maintenant que l'on a parcouru toute la série des hypothèses possibles et permises à l'égard des maladies locales, et que l'on n'en a point trouvé de traces. Est-il permis alors d'expliquer la fièvre, les troubles généraux de l'économie par une nouvelle hypothèse, celle d'une pyrexie proprement dite. A notre avis, ce moment n'est pas encore arrivé. Une lésion inappréciable aujourd'hui peut se révéler demain : une pneumonie centrale ne se manifeste, par des phénomènes stéthoscopiques, que quand elle a gagné la surface du poumon; la pleurésie diaphragmatique ou interlobaire reste longtemps inaperçue. Dans ces cas, ce qui engage surtout à réserver le diagnostic à l'égard d'une pyrexie, c'est qu'il y a des phénomènes locaux très-accentués quoique non significatifs; le malade se plaint de douleur et d'oppression, circonstances qui attachent invariablement l'esprit à une localisation qui ne rentre pas dans le type habituel des fièvres.

Dans cette recherche un écueil se présente, non pas au point de vue du fait en lui-même, mais au point de vue de l'appréciation. On a rencontré une lésion; cette lésion est-elle la cause de la fièvre? A cet égard il faut se rappeler les relations si diverses des lésions locales et de la fièvre symptomatique, et le peu d'accord apparent qui existe souvent entre elles. Un malade a une fièvre violente et une une otite externe, cette dernière a-t-elle provoqué la première? Cela est probable. Malgré le peu d'étendue de l'inflammation, on doit avoir égard à son intensité, à la violence de la douleur, à l'espèce d'étranglement qui résulte de la rigidité des tissus affectés, et il n'y aura aucune improbabilité à croire que la gravité de la réaction fébrile résulte de ces causes réunies. Si aucun autre symptôme ne vient attirer l'attention sur un organe éloigné, on devra s'en tenir à cette explication suffisamment justifiée. Au bout de peu de temps, la cessation de la fièvre et la production d'un écoulement purulent confirmeront définitivement cette appréciation. Mais il n'en serait plus de même si la lésion observée était par l'exiguïté de son développement ou le peu d'importance de la partie, en désaccord avec la réaction concomitante : une angine simple ne saurait expliquer une fièvre grave; elle ne doit pas être considérée comme la localisation vraie et comme cause suffisante de la fièvre; c'est simplement un élément, un des matériaux de la maladie, non la maladie elle-même. En conséquence l'esprit doit passer outre et chercher mieux ailleurs. Quelquefois on est obligé de porter le même jugement à l'égard d'une localisation plus étendue et plus importante, et cela parce que cette localisation n'a pas coutume de développer une réaction semblable à celle que l'on observe. Ainsi une fièvre intense ne saurait trouver son explication dans un embarras gastrique, parce qu'il n'est pas dans l'essence de ce trouble fonctionnel d'éveiller une forte fébricitation ; on doit alors penser à une *synoque*, à une *fièvre typhoïde* ou à la *fièvre gastrique* (Monneret). Il est évident encore qu'une bronchite, une diarrhée, une indigestion, une suppression menstruelle ne sauraient être considérées comme jouant un rôle important à l'égard d'un état fébrile intense, parce que habituellement ces accidents n'ont point coutume de troubler l'économie à un pareil degré. Et néanmoins il sera important de prendre en considération l'idiosyncrasie du malade. Quelques sujets, en effet, supportent mal la moindre lésion, fébricitent et délirent pour une cause légère. Il faut savoir tenir compte de ces dispositions individuelles.

Puis enfin, il ne faut pas s'en laisser imposer par des circonstances étrangères à la maladie, qui viennent se jeter à la traverse, faire nombre avec les éléments de celle-ci et compliquer le problème. C'est surtout chez les enfants et chez les femmes que se présentent des difficultés de ce genre. Chez l'enfant, les accidents prémonitoires d'une fièvre éruptive peuvent être attribués à la dentition, et l'on sera surpris par une éruption inattendue. Une femme atteinte de fièvre peut attirer exclusivement l'attention sur une céphalalgie, une névralgie ou une gastralgie horriblement douloureuse ; or la fièvre ne dépend d'aucun de ces éléments, sa cause est plus générale. Ces accidents qui ont fait prendre le change à l'observateur sont des accidents habituels qui, sous l'influence de l'invasion d'une pyrexie, ont tout à coup pris un développement exagéré et inaccoutumé. Nous aurons l'occasion de revenir sur ces faits.

On voit, par ce qui précède, combien il importe d'apprécier à sa juste valeur une localisation morbide, en présence d'un état fébrile.

A la suite de l'examen minutieux dont nous venons de donner un aperçu, voici la situation d'esprit dans laquelle nous nous trouvons. Nous sommes en présence d'un malade affecté de fièvre, de troubles généraux de l'organisme d'une part, de quelques accidents locaux d'autre part. Nous n'avons voulu attribuer à ces derniers aucune influence dans la production de l'état morbide général, parce qu'ils ne sont ni assez importants ni assez étendus, ou parce qu'il ne leur appartient pas habituellement de produire de tels effets. Arrivé à ce point dans nos recherches, nous sommes dans la meilleure position possible pour remonter à une cause plus élevée et plus générale; bien plus, nous sommes autorisés à céder à cette pensée, et obligés par la force même des choses à donner suite à cette hypothèse. Dans le paragraphe suivant, nous allons voir comment elle se justifie, et dans quel sens elle doit être posée et poursuivie.

2° Hypothèse d'une fièvre. — Le malade en présente-t-il les symptômes typiques? — Nous ne nous sommes pas arrêtés à l'idée d'une maladie locale, parce qu'aucune des localisations ne nous a satisfaits pour expliquer les phénomènes généraux. C'est alors que notre pensée a été saisie de l'idée d'une pyrexie. Ce qui autorise cette supposition, c'est non-seulement l'insuffisance des manifestations, mais c'est encore leur multiplicité et leur dissémination. Car, si chacune d'elles est, de soi, insignifiante et incomplète, d'un faible développement, elles valent par leur ensemble, et il ne faut pas dédaigner de les additionner. Or, en marchant dans cette voie, on est de plus en plus frappé de leur importance : ce que chacune d'elles perd en signification partielle, elle le gagne en signification générale.

Parvenu à ce point, nous devons fixer notre attention sur les phénomènes les plus saillants, sur ceux qui habituellement sont de la plus grande valeur diagnostique ; c'est désigner les symptômes propres à telle ou telle maladie, à l'exclusion des phénomènes communs. Ainsi nous accorderons peu d'importance à la céphalalgie, phénomène banal, mais nous en attribuerons une bien plus grande à la rachialgie, à l'angine, au coryza et au larmoiement, parce que ce sont des accidents plus étroitement liés à telle ou telle fièvre bien spécifiée. Cependant, au lieu de consulter un symptôme en lui-même, nous aurons quelquefois à en apprécier la marche : le retour périodique de la fébricitation, par exemple, vaudra un symptôme pathognomonique.

Dès lors notre pensée se portera sur l'espèce particulière de fièvre à laquelle se rapporte habituellement le groupe de symptômes observés, et nous chercherons si le cas que nous avons sous les yeux peut être assimilé au *type* de cette fièvre. Mais ici quelques mots d'explication sont nécessaires pour faire comprendre ce que nous entendons par cette expression.

Une même maladie a plusieurs types : ces types diffèrent entre eux par des points importants et quelquefois par presque tout leur ensemble ; cependant ils répondent à une donnée générale et commune. S'agit-il d'une fièvre typhoïde ? ce nom emporte avec lui l'idée d'une maladie de longue durée, à marche fatale, épuisant les forces de l'économie, laissant une convalescence prolongée, suivie d'un changement quelquefois radical dans l'organisme, et liée d'ailleurs à des lésions anatomiques de l'intestin grêle et des ganglions mésentériques correspondants. Au-dessous de cette idée typique générale se rangent des *types secondaires*, que nous n'avons qu'à rappeler sous les noms de *formes inflammatoire*, *ataxique*, *adynamique*, *bilieuse*, *muqueuse*, *latente*, etc.

Or on doit se demander si le malade actuellement en observation répond d'abord au type général, puis à l'un des types subordonnés. Ici nous avons à procéder à une véritable *superposition* du cas particulier au tableau ou au modèle que nous avons dans l'esprit ; et, si la concordance est exacte, il n'y a aucun motif sérieux pour ne pas poser tout de suite le diagnostic.

Cependant, pour que l'opération soit légitime, il faut que la plupart des éléments, sinon tous, ne laissent aucune obscurité, aucun doute. C'est ici qu'il ne faut rien atténuer, rien exagérer; il ne faut pas vouloir que tel symptôme existe alors qu'il est seulement rudimentaire. Si le malade n'accuse pas un phénomène auquel vous pensez et qui est nécessaire à votre diagnostic, n'essayez pas de lui persuader qu'il l'éprouve. Voyez les phénomènes tels qu'ils sont, non tels que vous désirez qu'ils soient.

Et, par opposition, ne repoussez pas un symptôme, et spécialement ceux qui ne concordent pas avec l'hypothèse que vous venez de former. Si le malade accuse des phénomênes, que la maladie dont vous vous préoccupez ne comporte pas, gardez-vous de les négliger, de les amoindrir, de les oublier. Ces phénomènes n'existent pas pour rien ; ils signalent quelque chose à quoi vous n'avez pas pensé ; ils accusent l'insuffisance de votre diagnostic ; ils protestent contre l'étroitesse de votre manière de voir.

Nous n'insisterons pas sur l'importance de cette confrontation entre le cas soumis à l'observation et le type connu de la maladie à laquelle vous le comparer.

3° **Dégager la maladie principale des phénomènes accessoires.** — Ce n'est pas sans difficultés que le jeune praticien parvient à isoler le groupe des phénomènes caractéristiques d'une maladie, de la masse souvent énorme de symptômes accusés par le malade. Si l'observateur consentait à prendre en considération tout ce qui lui est énoncé, il pourrait ou renoncer à diagnostiquer quoi que ce soit, ou, avec un peu de bonne volonté, construire trois ou quatre maladies avec la totalité des symptômes qu'on lui présente. Il doit faire un choix raisonné.

Tout d'abord, il rejettera les symptômes d'une banalité évidente, tels que la céphalalgie, la lassitude, la courbature, la soif, l'anorexie, l'insomnie, etc., à moins que l'un d'eux ne présente quelque condition inaccoutumée, et par conséquent digne d'intérêt. Il négligera aussi, au moins d'une manière provisoire, ceux qui se rattachent à une maladie antérieure : des traces d'éruption, quelques douleurs vagues, un reste de pâleur ou de faiblesse dénotent une affection accomplie. Ces vestiges du passé ne doivent point compter au nombre des signes d'une maladie actuelle. N'appartiennent légitimement à la maladie présente que les accidents simultanés ou successifs, aigus, forts ou faibles qui ont constitué le début ou les prodromes, ou qui sont survenus depuis cette date. Nous ne voulons pas que l'on néglige les accidents prémonitoires des maladies, tels que la faiblesse et la langueur qui précèdent souvent la fièvre typhoïde, mais nous les considérons comme des phénomènes d'*imminence morbide*, et nullement comme des accidents *propres* à la maladie.

4° **La marche ultérieure de la maladie peut seule justifier le diagnostic.** — On voit tous les jours, en clinique, des symptômes habituellement fort significatifs ne pas être suivis de la maladie qu'ils semblaient annoncer; des accidents initiaux redoutables aboutissant à une indisposition, et des phénomènes légers démasquant une maladie grave.

On ne fait donc pas toujours instantanément un diagnostic, le temps est un des éléments essentiels de cette opération.

C'est particulièrement aux fièvres que cette proposition est applicable, car, à quelques exceptions près, leur début ne se signale guère que par des phénomènes communs, tandis que les maladies locales s'affirment assez habituellement par des phénomènes très-particularisés.

Ce qui sert à caractériser une fièvre, c'est moins les symptômes en eux-mêmes, que leur réunion ou leur groupement et leur mode de succession. Ce qu'il importe de voir, en effet, c'est le tableau d'ensemble du malade, et la *physionomie* de la maladie.

[[Nous réserverons pour un paragraphe spécial, consacré à la température dans les maladies, l'étude d'un symptôme de la plus haute importance dans le diagnostic et le pronostic des pyrexies, celle de la marche de la température fébrile.]]

A. FIÈVRES CONTINUES.

Fièvre éphémère. — Sujet habituellement bien portant, pris brusquement de courbature et de fièvre assez vive. Toute la série banale de accidents de la fébrilité : céphalalgie, quelquefois épistaxis, brisement des membres, soif, anorexie, langue blanche, indigestion ; quelquefois frisson, nuit mauvaise, peau sèche et brûlante, puis sueurs. Le lendemain, impossibilité de travailler, tournoiements de tête en marchant, vertiges, syncopes ; la fièvre persiste ; sueurs, urines brûlantes, en petite quantité, rouges, déposant un sédiment briqueté (urate acide d'ammoniaque). Constipation quelquefois suivie de diarrhée.

Quelquefois localisation légère et passagère : coryza, angine, bronchite.

En remontant aux causes, on trouve presque toujours : fatigue, travail forcé, marche prolongée, veilles, excès de table ou autres, insolation, etc ; en un mot, une cause commune de dépression ou d'excitation, ayant amené une réaction générale temporaire, mesurant par sa durée et son intensité la puissance d'action de la cause elle-même.

Début presque toujours la nuit ou le matin ; durée, vingt-quatre ou quarante-huit heures. Rarement une crise ; quelquefois *herpès labialis*.

Incertitude du diagnostic tant que la fièvre n'a pas cessé, parce que ce peut être le début d'un autre fièvre ou d'une maladie locale. Prendre en considération la cause, la rapidité du début, les autres fièvres ayant une invasion moins inopinée. Prendre surtout en considération la marche de la température. Si le retour des forces et de l'appétit n'a pas lieu rapidement, réserver encore le diagnostic, s'informer des habitudes morbides du malade, et s'il n'est pas sujet à fébriciter de la sorte dans des circonstances analogues.

En conséquence, expectation, pour ne pour troubler une autre maladie qui pourrait débuter sous le masque d'une fièvre éphémère.

Chez les enfants, la *fièvre de croissance*, sorte d'*éphemère prolongée* dure de trois à huit jours. Moins accentuée que la précédente, *fébricule* le plus souvent, elle se caractérise par l'absence de localisations, par des douleurs articulaires et musculaires, des pandiculations, et un état catarrhal plus ou moins généralisé que l'on traite à tort d'entérite, de bronchite, etc.

Synoque (*Synochus imputris*). **Fièvre éphémère prolongée.** — Début moins rapide que dans le cas précédent, mêmes symptômes de fébrilité. Les différences consistent dans la tendance aux déterminations locales, circonstance de nature à faire croire à la maladie d'un organe *(fébri-phlegmasie)*; mais on remarque qu'elles ont particulièrement le caractère de localisations critiques. De là, un nombre considérable de variétés.

Une synoque dure un septenaire et quelquefois plus.

Variétés de la synoque. — *Forme inflammatoire ; fièvre angioténique de* Pinel. — Épistaxis, tendance aux hémorrhagies actives ; chez les femmes, métrorrhagie ; congestion de la peau, état sudoral léger ; pouls large, plein, sans dureté, rarement au-dessus de 90. Localisations franches, mais passagères ; point pleurétique ou pneumonique ; bronchite, entérite vraies ; phénomènes de dysentérie. Heureux effet des délayants, de la diète et des antiphlogistiques, dont l'emploi n'est cependant pas indispensable. Se montre dans toutes les saisons.

Forme muqueuse ; fièvre catarrhale. — Prédominance des phénomènes de sécrétion ; sueurs profuses, urines abondantes ; flux muqueux intestinal ou bronchique, sans inflammation correspondante ; points douloureux et douleurs rhumatoïdes déjà signalés par Stoll. Fièvre très-modérée le matin, avec redoublements le soir et la nuit (c'est une variété des *fièvres rémittentes* des anciens pyrétologistes). Utilité des amers, des toniques, des opiacés ; alimentation, etc. Les débilitants, les émollients, nuisibles.

[[La *grippe* (influenza) est considérée par un certain nombre d'auteurs comme étant une forme grave de la fièvre catarrhale. En effet, elle présente les allures d'une bronchite ou d'une broncho-pneumonie, caractérisée par un catarrhe nasal, oculaire, laryngé, bronchique, accompagné de suffocations et quelquefois de point de côté. Mais elle se distingue des fièvres catarrhales par des symptômes spéciaux qui doivent la faire considérer comme une affection particulière et méritant une place à part dans le cadre nosologique. La fièvre catarrhale est saisonnière ; la grippe ne l'est pas : elle règne en été comme en hiver, par le temps sec comme par les temps humides. L'allure de la fièvre n'est pas davantage celle des affections catarrhales; la grippe s'accompagne d'une céphalalgie violente, de délire, de bourdonnements d'oreille, de tendance à la syncope, d'une insomnie invincible, de douleurs rhumatoïdes, en un mot de tous les caractères d'une pyrexie rémittente à forme adynamique; maladie bénigne en général, elle est très-grave chez les vieillards dont la mortalité est triplée en temps d'épidémie de grippe.]

Forme bilieuse. — Ne pas confondre avec l'embarras gastrique simple, produit par des excès alimentaires. — Fièvre avec manifestations gastro-hépatiques : enduit limoneux jaune ou vert de la langue, goût amer et pâteux de la bouche ; éructations, nausées, vomissements et diarrhée bilieuse, etc. Fréquence modérée du pouls, redoublements le soir (autre variété de *fièvre rémittente*) ; peau sèche, terreuse; teinte bilieuse légère des ailes du nez, des conjonctives, de la face inférieure de la langue et du plancher de la bouche. Urines jaune foncé, ardentes. Émétiques et éméto-cathartiques, utile. — Épidémicité. — Printemps et automne chauds et secs.

C'est à cette variété qu'il convient de rapporter l'*embarras gastrique fébrile*, et la *fièvre gastrique bilieuse*. (Monneret.)

A côté des variétés bien tranchées, il s'en présente beaucoup d'autres auxquelles la disposition individuelle donne une modalité particulière. Les unes sont accompagnées d'éruptions fugaces ou persistantes, telles que les *taches ombrées* (voyez ce mot à l'article *Éruptions*. — *Maladies de l'abdomen*); les autres ont plus particulièrement un caractère rhumatismal, angineux, ophthalmique, névralgique, etc. Au fond, il s'agit toujours d'une *fièvre saisonnière* que l'habitude et l'épidémicité feront facilement reconnaître.

Le diagnostic de la synoque présente plusieurs difficultés : il faut la distinguer des fièvres éruptives, de la fièvre typhoïde et des fièvres intermittentes.

A l'égard des premières, bien qu'elles présentent au début quelques caractères assez significatifs, il n'est pas toujours possible d'en prévoir l'apparition. Il faut donc attendre jusqu'au troisième ou quatrième jour pour voir s'il survient une *éruption;* passé ce temps, limite extrême de la plus tardive rougeole, on devra penser que l'on a affaire à une fièvre continue ou à une intermittente; et encore faut-il noter qu'on a vu des varioles n'apparaître que le huitième jour.

L'hypothèse d'une *fièvre intermittente* se formule en présence des accidents de *rémittence* si fréquents dans les formes muqueuse et bilieuse. Elle peut se trouver confirmée si l'observateur est placé dans un climat où les fièvres périodiques sont endémiques, et où toutes les maladies empruntent à l'influence paludéenne l'élément de l'intermittence. Mais si l'on observe dans nos climats, dans les grandes villes, à Paris surtout, on devra presque toujours écarter cette supposition. D'abord, les fièvres intermittentes primitives sont dans ces localités, sinon inconnues, du moins infiniment rares. Ensuite, si une fièvre présente des apparences d'intermittence et que les accès soient *quotidiens*, croyez que ce n'est pas une intermittence vraie; les quotidennes sont rares, surtout au début. Enfin, et ceci est le caractère le plus saillant et le moins trompeur, la périodicité, *dès le début*, éloigne l'idée de maladie palustre; les intermittentes ne se *règlent* qu'au bout de plusieurs jours, et après avoir débuté par une fièvre erratique ou continue.

Mais le diagnostic entre la synoque et la *fièvre typhoïde* est bien autrement difficile, et, à vrai dire, il ne s'établit que par la différence de durée: quand une fièvre continue se termine au huitième ou neuvième jour, pour ne plus revenir, on dit que c'est une synoque et non une fièvre typhoïde; nous ne possédons guère d'autre moyen effectif de diagnostic. Ce fait est si vrai que, lorsque les partisans du traitement abortif de la fièvre typhoïde présentent des cas de guérison en un septénaire, les adversaires répondent qu'on a eu affaire à des synoques. Cependant ce diagnostic serait possible si la connaissance des phénomènes critiques était plus répandue. La synoque marche par petites périodes de trois jours, et tend à se juger par des crises (jours judicatoires); souvent ces crises sont annoncées (jours décrétoires). Cette marche, essentiellement propre à cette maladie, la sépare profondément de la fièvre typhoïde. Dans celle-ci, en effet, point de temps d'arrêt, de soubresauts, d'efforts critiques. Pendant les premiers jours rien n'égale la continuité, la *tension permanente* de l'état fébrile, circonstance qui a valu à cette fièvre le nom de *continue continente,* par excellence (Borsieri); Corvisart disait aussi de la *fièvre putride* que c'est une *continue* qui *continue.* Nous trouverons plus loin dans l'observation de la température un moyen beaucoup plus certain que tous les autres de reconnaître une fièvre typhoïde dès le premier septénaire.

[[L'erreur inverse, qui consiste à prendre pour une simple fièvre gastrique ou catarrhale une fièvre typhoïde abortive ou *fébricule* typhoïde, est encore plus fréquente et plus difficile à éviter. En effet, Griesinger sous le nom de *typhus levissimus,* Lebert sous celui de typhus abortif ont décrit une variété de fièvre typhoïde très-commune dans certaines épidémies, et d'une durée moyenne de 10 à 12 jours seulement. Dans cette variété, les plaques de Peyer n'arrivent pas à ulcération; de là la courte durée de la maladie, dont elle présente, du reste, le début, le mode d'invasion et de défervescence thermique, le météorisme, la diarrhée, l'éruption et quelquefois même les symptômes typhoïdes. La fièvre éphémère, au contraire, commence par un début brusque, se juge tout aussi rapidement, et se termine généralement par l'apparition d'un herpès, qui manque constamment dans la fébricule typhoïde. La convalescence est lente dans cette dernière pyrexie; elle est pour ainsi dire nulle dans la fièvre gastrique et dans l'éphémère. Enfin, ici aussi, la thermométrie fournit des caractères différentiels précieux (1).]]

Fièvre typhoïde. — Lorsque l'on croit être aux prises avec cette grande maladie, la maladie grave par excellence, la maladie endémique et populaire, qui est aux contrées tempérées ce que sont les maladies pestilentielles pour les pays chauds, c'est de loin et de haut qu'il faut poser les premiers jalons du diagnostic. Nous ne croyons pas que l'on doive se préoccuper d'abord des questions de détail.

La pensée d'une fièvre typhoïde doit naître surtout dans les climats tempérés, dans la région moyenne de l'Europe;

(1) Voy. A. Laveran, *De la fièvre typhoïde abortive, ou fébricule typhoïde.* (Archives gén. de médecine. Paris, 1870.)

sous les latitudes chaudes de cette partie du monde, sans être absolument rare, elle semble céder la place aux fièvres palustres, pernicieuses, aux fièvres bilieuses graves. Le typhus abdominal de l'Allemagne, de la Russie, ne doit pas être séparé de la fièvre typhoïde de nos contrées. Quant au typhus proprement dit, son mode d'origine, son caractère franchement épidémique, ses symptômes enfin lui donnent une place à part dans la nosographie.

D'un autre côté, on doit considérer que la fièvre typhoïde se présente dans deux conditions différentes de genèse, à l'état endémique et sous forme endémique. Endémique, c'est ainsi qu'elle se voit, en permanence, dans toutes les grandes villes, dans toutes les localités à population nombreuse et agglomérée. Épidémique, elle sévit par intervalles, dans les villes où elle règne habituellement; on voit alors s'élever rapidement le chiffre de la mortalité, et la plupart des autres maladies disparaître, ou, du moins, se perdre et se noyer dans le flot montant de la maladie prédominante. C'est presque exclusivement alors que cette fièvre s'étend sur les campagnes où elle n'avait pas apparu depuis longtemps, qu'elle les explore et les décime. Cette donnée est d'une haute importance, car, s'il est toujours permis de songer à une fièvre typhoïde dans les villes, il n'en est pas de même dans les campagnes. Ici, en effet, en présence d'un cas de fébrilité continue, on ne doit arrêter sa pensée sur la dothiénenterie que si la maladie est signalée comme épidémique dans la localité; à moins, bien entendu, que l'on n'assiste précisément à la première apparition du fléau.

Prévenons tout de suite une objection, ce qui nous fournira l'occasion de signaler un nouvel élément de diagnostic. Si l'on doit attendre l'établissement bien incontestable de l'épidémie pour se permettre de juger un fait isolé, on est exposé à méconnaître les premiers cas, ceux de la période d'invasion de cette épidémie, et à laisser le mal s'étendre et faire des ravages avant d'avoir osé lui donner un nom. En fait, c'est ce qui arrive, au moins pour les maladies rares et de nature pestilentielle. Mais, pour ce qui est de la fièvre typhoïde, une telle inattention n'est pas possible.

On n'a pas oublié, en effet, que la fièvre typhoïde sévit sous forme d'*épidémies saisonnières* ou *annuelles*. Il est des périodes où le *génie morbide* d'une contrée *maintient* la fièvre typhoïde et la fait peser, pendant des années, sur les campagnes; cela dure jusqu'à ce qu'un jour, sans que l'on puisse en saisir la raison, la maladie disparaît d'une manière absolue. Or n'est-il pas évident que l'esprit de l'observateur, toujours tendu vers le fait de la constitution épidémie subsistante, ne saurait, dans telle cas particulier, laisser échapper la caractéristique de la maladie du moment? Il est même à craindre qu'il ne voie une fièvre typhoïde où il n'y en a pas, plutôt que d'en laisser échapper un seul exemple.

Pour ce qui est des fièvres saisonnières, la difficulté n'est guère plus grande. Tout esprit vraiment médical interroge les périodes de l'année et devance, par la pensée, l'éclosion et le renouvellement des maladies; vers l'automne, on attend les rhumatismes et les affections catarrhales; en hiver, les inflammations parenchymateuses, telles que la pneumonie; vers le printemps, on prévoit l'apparition prochaine des affections vermineuses, des fièvres erratiques, de la fièvre typhoïde. En conséquence, au premier exemple qui s'en présentera, nulle surprise; le fait était prévu.

De ces faits généraux, si nous descendons aux cas individuels et concrets, nous verrons que le diagnostic de la fièvre typhoïde présente les oppositions les plus complètes de facilité et de difficulté.

Il est à peu près impossible de ne pas appliquer ce nom à une maladie qui se présente sous les traits suivants : prodromes très-longs : depuis quinze jours ou un mois, affaiblissement et perte des forces, amaigrissement, inappétence; puis, début par céphalalgie, épistaxis, fièvre intense; diarrhée, ballonnement du ventre; douleur, tension, gargouillement dans la fosse iliaque droite; délire léger, la nuit; stupeur légère, indifférence aux choses extérieures ; la probabilité est plus grande encore si le malade est âgé de dix-huit à vingt ans, et récemment arrivé dans une grande ville.

Dans cette première période, on peut confondre la maladie avec une fièvre éruptive ou une synoque. A l'égard des premières, on les élimine facilement par l'absence des phénomènes prodromiques spéciaux, et par une temporisation qui ne peut guère se prolonger au delà de quatre jours. Pour la synoque, nous avons dit qu'elle n'a pas cette continuité et cette tension fébrile que nous avons signalées.

Mais si la maladie se prolonge et dépasse un septénaire, la synoque étant écartée, il se présente de nouvelles difficultés de diagnostic. La *méningite* et la *phthisie aiguë* entrent en ligne dès ce moment, et il n'est pas facile de les éliminer.

La *méningite granuleuse* survient à un âge où la fièvre typhoïde s'observe rarement. C'est de six à douze ans qu'on l'observe le plus habituellement. Plus tard, elle ne se manifeste guère que chez les tuberculeux. La céphalalgie y est plus violente, les vomissements sont presque constants. Le ventre est indolent, souple, ne donne pas de gargouillement. La diarrhée est exceptionnelle. Le pouls offre des irrégularités qui n'existe pas dans la fièvre typhoïde. Il n'y a pas d'épistaxis, pas de taches rosées; enfin nous signalerons comme un signe fort important l'état normal de la rate dont les dimensions ne sont pas augmentées.

Quant à la phthisie aiguë, le diagnostic est, dans beaucoup de cas, presque impossible à porter, au moins dans les premiers jours. Les nombreuses erreurs commises par les praticiens les plus éminents en font foi. Il n'est pas vrai, au début bien entendu, qu'on observe dans la poitrine de la submatité, qu'il y ait chez le malade des signes d'asphyxie. Ces symptômes surviennent à une époque de la maladie beaucoup plus avancée. L'absence des symptômes propres de la fièvre typhoïde a déjà à ce moment éclairé le praticien. En somme, si, chez un malade présentant l'habitude extérieure d'un typhoïde, on ne découvre pas par l'analyse les symptômes pathognomoniques de la maladie; si le phénomènes abdominaux s'effacent, tandis que prédominent, au contraire, les phénomènes thoraciques : dyspnée, râles, expectoration pituiteuse, si la rate n'est pas volumineuse, si la langue garde un peu d'humidité malgré une fièvre intense et continue, on pourra *soupçonner* l'existence d'une phthisie aiguë chez un sujet prédisposé. Nous ne parlons, bien entendu, que de la période de début. L'évolution ultérieure de la maladie permettra au praticien de porter un diagnostic plus précis. Qu'on sache bien, en tous cas, qu'il s'agit ici d'une des plus grandes difficultés du diagnostic médical.

Outre ces points capitaux du diagnostic, il est une foule

de questions de détail que le médecin doit apprécier avec une grande délicatesse, sous peine de ne savoir quel traitement instituer.

Nous voulons parler d'abord des *formes* de la maladie typhoïde. Ici, en vérité, nous ne pouvons qu'en signaler les noms et les phénomènes caractéristiques principaux.

L'état de réaction inflammatoire franche et l'heureux effet des antiphlogistiques caractérisent la *forme inflammatoire* ou *angioténique*. Des phénomènes bilieux ou muqueux et la rémittence fébrile signalent les formes *bilieuse* et *muqueuse*. La fièvre typhoïde *adynamique* se reconnaît à l'excessive prostration des forces, aux évacuations involontaires, fétides, aux hémorrhagies passives, aux escharres. Enfin la fièvre est dite *ataxique* quand il y a une grande mobilité nerveuse, un délire violent, des crampes, des phénomènes convulsifs et un grand désaccord dans les manifestations morbides des différents appareils. Nous le répétons, la thérapeutique est essentiellement intéressée au diagnostic des formes, car les indications fondamentales en dérivent.

Mais ce n'est pas tout : il faut savoir deviner la fièvre typhoïde sous les apparences anormales qu'elle peut revêtir, et lui enlever son masque.

On voit des malades fébriciter pendant quelques septénaires sans se coucher, puis être pris des affreux accidents d'une *péritonite suraiguë* : ils ont eu une fièvre typhoïde *latente*, qui s'est terminée par la perforation de l'intestin.

Certaines épidémies, particulièrement chez les enfants, présentent, comme symptôme anormal, une *constipation opiniâtre*.

D'autres présentent comme phénomènes initiaux, dans presque tous les cas, une *fièvre rémittente* parfaitement bien caractérisée, mais contre laquelle échoue le sulfate de quinine.

Il nous suffit d'avoir signalé ces faits : ils mettront l'observateur en garde contre les surprises, et lui inspireront la prudence et la réserve, dans le diagnostic des cas qui s'éloignent de ce que l'on voit habituellement dans la clinique.

II *Typhus. Typhus pétéchial.* — Quoique ce soit là proprement une maladie exotique, comme à diverses reprises elle a été importée chez nous, et comme, du reste, elle constitue la pyrexie par excellence d'une notable portion de l'Europe, nous croyons utile d'en esquisser la symptomatologie. Cette pyrexie dominait du XVIe au XVIIIe siècle, et pendant les guerres de l'empire ; depuis elle a disparu de France, jusqu'au moment de la guerre de Crimée où elle a été apportée jusqu'au Val-de-Grâce par nos soldats. Elle paraît affectionner certaines races (Chauffard), surtout la race irlandaise (*typhus fever*, si bien étudiée par Graves), et les populations slaves de la Baltique, de la Pologne et de la haute Silésie. De ces foyers la maladie rayonne en Hongrie, en Allemagne, dans les provinces danubiennes et dans le nord de l'Italie.

Du reste il peut se former de petits foyers circonscrits, sous l'influence de l'encombrement, de la misère et des fatigues excessives (typhus des prisons, des camps, typhus de la famine, *Hunger typhus*). Pendant la famine horrible qui régna en Algérie en 1868, nos médecins militaires eurent une nouvelle occasion d'étudier le typhus qui décima la population arabe de notre colonie. Nous citerons particulièrement le mémoire récent de M. Maurin qui est une bonne contribution à l'histoire du typhus (1).

Cette pyrexie est indubitablement contagieuse, et à un plus haut degré que la fièvre typhoïde ; une première atteinte donne généralement l'immunité.

La phénoménologie rappelle celle de la fièvre typhoïde, sauf l'intensité de la fièvre, de la stupeur et de l'adynamie, qui sont généralement plus considérables ; le délire est précoce ; du 3e au 6e jour apparaît une éruption de roséole qui ne tarde pas à se convertir en véritables *pétéchies*. La durée de la maladie est moins longue que celle de la fièvre typhoïde, ce qui tient surtout à l'intégrité des plaques de Peyer et des ganglions mésentériques. La mortalité, variable selon les épidémies (elle varie de 60 à 6 0/0), est en moyenne de 15 à 20 0/0. C'est donc une affection plus grave généralement que la dothiénenterie.

Il est une autre espèce de typhus, bien étudiée par Griesinger (2) sous le nom de *fièvre récurrente* et que les pathologistes anglais nomment le *relapsing fever*. Elle a été observée en Irlande, à Saint-Pétersbourg, à Kœnigsberg et

(1) A. Maurin, *Le typhus exanthématique des Arabes* (épidémie de 1868). Paris, 1872.

(2) Griesinger, *Traité des maladies infectieuses*, 2e édition annotée par Vallin, p. 459. Paris, 1877.

récemment à Leipzig (1869) par Wunderlich. Le typhus bilieux d'Égypte n'est autre chose, selon Griesinger, qu'une fièvre récurrente à forme ictérode.

Cette maladie affecte une marche spéciale; elle est caractérisée par deux, plus rarement par trois accès fébriles séparées par des apyrexies franches durant 4, 7 et même 10 jours. L'invasion de la maladie est brusque, la fièvre énorme, mais, chose remarquable, le délire est rare. Peut-être l'élément paludéen joue-t-il son rôle dans l'évolution et l'allure spéciale de cette pyrexie.

Griesinger, dans son remarquable traité que nous aurons souvent occasion de citer, réunit l'étude du typhus pétéchial, celle de la fièvre typhoïde, du typhus récurrent et même celle d'une maladie heureusement éteinte aujourd'hui, mais qui joue un rôle considérable dans l'historique des maladies épidémiques, nous voulons parler du typhus pestilentiel, ou de la peste d'Orient. Il en forme un genre spécial : celui des maladies *typhiques* ou *typhoïdes*, mode de groupement ingénieux et que justifient à la fois et l'étiologie et la symptomatologie et l'anatomie pathologique. Au point de vue de l'étiologie, ces maladies sont toutes contagieuses, quoiqu'à des degrés divers; néanmoins toutes peuvent prendre naissance spontanément, sous l'influence de certaines causes spéciales, dont les principales sont l'encombrement et la famine. Les lésions anatomiques. chez toutes, portent particulièrement sur le sang et sur les organes hématopoiétiques ou lymphoïdes (rate, follicules intestinaux, ganglions). Enfin la symptomatologie consiste essentiellement en un état fébrile avec faiblesse, adynamie, délire, et cette stupeur particulière, cet aspect typhoïde qui sert à caractériser le groupe.

En rapprochant les unes des autres ces différentes pyrexies, et en montrant les analogies multiples qu'elles présentent, Griesinger en a singulièrement facilité l'étude et l'interprétation; aussi avons-nous pensé bien faire en indiquant ici cette généralisation heureuse qui jette une vive lumière sur cette partie, jusque-là si confuse, de l'histoire des fièvres (1).

(1) Griesinger, *Traité des maladies infectieuses*, 2e édition, annotée par Vallin. Paris, 1877. — Bernheim, *Des fièvres typhiques en général*, thèse de Strasbourg, 1868.

B. FIÈVRES ÉRUPTIVES.

Rien ne ressemble aux fièvres continues comme les fièvres éruptives; si l'on voilait l'éruption, on pourrait confondre la variole avec la fièvre typhoïde, la rougeole avec la fièvre éphémère ou la synoque, etc. La variole offrirait seulement, dans son évolution, le tableau d'une fièvre qui se suspend trois ou quatre jours pour éclater avec une nouvelle violence (fièvre secondaire); mais d'ailleurs le délire, la prostration, les congestions viscérales, établiraient une similitude presque parfaite avec la fièvre typhoïde. Mais démasquez le tégument, et toutes les analogies s'effacent à la vue de l'éruption. Or, s'il en est ainsi, on conçoit toutes les difficultés du diagnostic avant la production de l'éruption; en effet, dans cette période prodromique, il y a principalement des phénomènes de fébrilité; ils dominent, on doit le reconnaître, les accidents différentiels propres à chaque espèce. C'est pourtant sur ces accidents subordonnés que nous devons porter notre attention.

Variole. — Les varioles régulières sont précédées de quelques symptômes assez caractéristiques pour qu'il soit possible de les soupçonner quelquefois. Si nous n'apprenons rien à nos lecteurs en leur indiquant, ainsi que tous les auteurs, les épistaxis, les vomissements bilieux, la douleur lombaire (*rachialgie*), nous espérons cependant leur être utile en leur recommandant instamment de ne jamais négliger de semblables indices. Vous avez affaire à un fébricitant, et, après une exploration minutieuse, vous ne trouvez aucune lésion d'organe; il a un violent mal de tête et des épistaxis, mais sans gargouillement dans la fosse iliaque, sans ballonnement du ventre, sans bronchite; en toute raison, pouvez-vous penser à une fièvre typhoïde? Il vomit et n'a que très-incomplétement les signes de l'embarras gastrique; pouvez-vous imaginer un embarras de l'estomac; et d'ailleurs pareille fièvre accompagne-t-elle cette légère affection? Enfin la douleur lombaire, même légère, n'est point une courbature; elle est trop fixe, trop localisée pour cela. En sorte que l'analyse de chacun de ces points vous rapproche, à chaque instant, de la vérité. Il est vrai que chacun de ces indices est peu significatif; mais ils acquièrent de la valeur par leur association, et convergent vers une unité morbide qui, n'étant pas une lésion d'organe, ne peut être qu'une fièvre. Si le malade présentait, par hasard, quelques vestiges d'une maladie antérieure, nous espérons bien qu'on ne les fera pas entrer en ligne de compte avec ces symptômes nouveaux tout récents et vivant d'actualité.

Si l'on rencontrait, fait moins commun qu'on ne le pense, une éruption pointillée ou d'un rouge uniforme dans la cavité buccale, on l'associerait aux symptômes précédents à titre de renseignement additionnel.

Au reste, il y a, à l'égard de la variole, des difficultés que nous ne prétendons pas nier, et nous voudrions que l'on jugeât moins sévèrement qu'on n'a coutume de le faire le médecin qui hésite et s'arrête en quelque sorte au seuil de ces cas ardus de diagnostic. Une chose est incontestable, en effet, c'est que, en présence de certains fébricitants, toute appréciation formelle et décisive est impossible. Pour aucun motif il n'est permis de dire qu'une variole va se développer. Mais là ne s'arrête pas le médecin clinicien; s'il ne sait pas dire : C'est une variole, il vous dira fort bien, par contre : Ce n'est ni une fièvre typhoïde ni une pneumonie, parce qu'il y a dans l'état du fébricitant quelque chose qui répugne à ces hypothèses. Or nous demandons si l'on peut faire autre chose ou mieux. Avoir posé comme règle de conduite l'attente, l'expectative, avoir inspiré le soupçon, est suffisant; car il ne faut pas oublier que la clinique des fièvres est tout particulièrement le terrain du mobile et du variable.

Sydenham et Trousseau ont posé la loi suivante : Si l'éruption ne se produit que le quatrième ou le cinquième jour après le début de la maladie, elle sera certainement discrète; que si elle se montre à la fin du second ou au commencement du troisième jour, elle sera confluente. Par début de la maladie il importe de comprendre, non pas ce malaise vague et mal défini qu'on constate dans les avant-coureurs de toutes les pyrexies, mais le moment du frisson initial ou celui où le malade se sent sérieusement atteint, et le plus souvent, est forcé de s'aliter; c'est à partir de ce moment seul qu'il importe de compter. Néanmoins d'après MM. Jaccoud et Petersen (de Copenhague), la loi de Sydenham ne se vérifierait pas dans tous les cas, et il arriverait assez souvent de voir des éruptions discrètes apparaître dès le deuxième ou troisième jour, des confluentes au contraire du troisième au quatrième jour inclusivement. Toutefois, *passé* le quatrième jour, l'éruption serait constamment discrète, jamais confluente.

Outre la brièveté des prodromes, l'éruption même de la *variole confluente* à son début est généralement caractéristique. Elle consiste en une rougeur érysipélateuse en apparence uniforme, mais qui à un examen plus attentif, laisse apercevoir un semis de petits points rouges arrivant en contact les uns des autres et de consistance chagrinée. Plus tard, quand ces points deviennent vésiculeux, l'épiderme est décollé sous forme de vastes ampoules, qui ne laissent pas entre elles d'intervalles de peau saine : la face paraît alors, selon la comparaison de Morton, recouverte d'un masque de papier gris, de parchemin mouillé (1).

Il est une forme de variole discrète qu'il importe de ne pas confondre avec les confluentes, c'est celle où l'éruption est formée de groupes de boutons amassés en forme de grappe, en forme de *corymbes*. On la reconnaît à ce que ces grappes sont toujours séparées par des intervalles de peau saine. Enfin nous verrons plus loin que l'éruption une fois établie, la marche thermométrique aide aussi à distinguer la variole discrète de la variole confluente.

Mais ces cas sont trop faciles. Quelquefois, du deuxième au quatrième jour, le délire éclate, le malade éprouve une oppression et une anxiété alarmantes. Alors la face et la peau se couvrent de taches sombres, rouges ou livides, fugaces, qui rétrocèdent, et vous enlèvent l'espoir d'une éruption prévue. Que devez-vous penser ? Mais il est clair qu'il s'agit d'un *effort éruptif*, et, si vous avez le courage d'ouvrir la veine, vous verrez en peu d'heures une éruption confluente apparaître et le malade sortir de cet état d'oppression qui menaçait de l'emporter.

D'autres fois l'éruption se compose de fortes papules blanches, larges, étalées comme celle de l'urticaire. On ne

(1) Voyez Desnos, *Considération sur le diagnostic, le pronostic et le traitement de quelques formes de la variole* (Soc. méd. des hôpitaux, 1870).

peut douter que ce ne soit la variole, bien qu'insolite, aucune maladie ne présentant de semblables caractères.

L'éruption accomplie, le diagnostic est désintéressé dans la question de la variole. C'est à la clinique à enseigner la distinction de la *variole maligne* et de la *variole bénigne*, la différence des *éruptions papuleuses*, *siliqueuses*, *cristallines*, et enfin celle de la *variloïde* et de la *varicelle*. Nous renvoyons pour toutes ces questions aux traités de la pathologie et à la monographie de Bousquet.

Rougeole. — Chez les enfants, depuis l'âge de un à deux ans jusqu'à douze ou quatorze, on doit toujours penser à la rougeole, alors même que le sujet en aurait déjà été atteint une ou deux fois. Les épidémies commencent à Paris particulièrement, au mois de février, et se répètent plusieurs fois dans l'année.

Dans les cas réguliers, le petit malade commence par être affecté d'une laryngo-bronchite, avec *toux férine*, les yeux s'injectent et deviennent brillants et larmoyants ; il y a des éternuments et une fièvre plus ou moins forte. Souvent une diarrhée muqueuse complète le tableau de la *fièvre catarrhale* qui fait le fond de la rougeole. Si l'on pense à cette maladie, on pourra, en examinant la bouche et la gorge, trouver des plaques rouges, ou un pointillé, ou une rougeur diffuse, véritable *enanthème* prémonitoire. — De toutes les fièvres éruptives, la rougeole est celle dans laquelle la période d'invasion est la plus longue. (Trousseau, *Clinique.*) — L'exanthème cutané ne se montre habituellement que du quatrième au cinquième jour. Les limites extrêmes en dehors des cas tout à fait anormaux sont deux et cinq jours.

La rougeur des taches est vive et claire, le plus ordinairement disposée sous forme de plaques un peu saillantes et dont les contours affectent un dessin circulaire ou demi-circulaire. Cette disposition en demi-cercle est constante et lève souvent les doutes dans les éruptions mal caractérisées. — La rougeole est souvent papuleuse ; la peau est mince et souple. L'éruption se fait d'abord au dos, puis elle s'étend. La fièvre s'apaise en 24 ou 48 heures ; la toux persiste assez longtemps ; la diarrhée cesse ; l'appétit et la gaieté reparaissent. La convalescence est nulle ; mais on voit persister longtemps aux avant-bras et quelquefois aux cuisses des marbrures grises, ou bleues, ternes, ne s'effaçant pas sous la pression du doigt, sortes d'*ecchymoses dermiques*. Rarement desquamation furfuracée. Suites souvent graves, tendance à la tuberculisation.

Scarlatine. — Ce n'est pas seulement une fièvre éruptive de l'enfance ; elle frappe fréquemment l'adulte. Elle règne par épidémies, mais plus rarement que la rougeole ; ces épidémies sont de gravité variable, les unes bénignes, les autres meurtrières ; elles accompagnent, précèdent ou suivent des angines simples, pultacées ou diphthéritiques.

L'éruption suit le début à un si court intervalle (24 ou 48 heures et quelquefois moins) qu'on a rarement l'occasion de présager la nature de la maladie pendant les prodromes. On doit la craindre quand un fébricitant a un violent mal de gorge, simple ou avec sécrétion pultacée, la langue d'un rouge vineux, comme vernissée, une sensation de picotement et de fourmillement à la peau et spécialement aux doigts, avec gonflement des mains et roideur des articulations. Trousseau a insisté avec raison sur la fréquence extrême du pouls, qui monte dès le début à 130 et 140 pulsations, même chez l'adulte (1). L'éruption est facile à distinguer de celle de la rougeole ; elle envahit médiocrement la face, mais couvre le dos, l'abdomen, les cuisses, de larges plaques d'un rouge sombre, framboisé, uniforme ; la chaleur est âcre et mordicante ; la peau a perdu sa souplesse, elle est dure, épaisse et fait corps avec le tissu cellulaire ; cet état d'induration, prononcé surtout dans le sens de la flexion des articulations, gêne les mouvements et occasionne des plicatures à la peau. L'éruption n'a point la persistance de celle de la rougeole ; elle est fugace ; elle se déplace pour revenir dans le lieu primitivement occupé. La durée éruptive est très-variable : terminée, dans quelques cas, en 48 heures, l'éruption peut se reproduire à plusieurs reprises pendant huit jours ; nous l'avons vue se continuer par des rougeurs érythémateuses pendant trois semaines.

La scarlatine est encore reconnaissable à ses suites, lors-

(1) Trousseau, *Clinique médicale de l'Hôtel-Dieu*, 5e édit., 1877, t. I, p. 154.

que l'éruption est passée. La desquamation par larges plaques est connue, mais nous devons surtout signaler comme moins appréciés les phénomènes suivants : persistance des fourmillements aux pieds et aux mains, quelquefois avec engourdissement et obtusion extrême de la sensibilité ; couleur violacée et livide de la peau ; chaleur locale, retour d'érythèmes, suivis à plusieurs reprises de desquamation foliacée ; enfin, persistance de l'induration du tissu cellulaire aux pieds, aux mains, au pli des articulations, à la partie interne des cuisses, aux fesses, aux épaules ; toutes les parties indurées sont douloureuses et gênent le décubitus. La fièvre persiste souvent longtemps. — Enfin d'autres symptômes plus éloignés, hématurie, albuminurie, anasarque, convulsions, viennent encore aider à poser ce diagnostic rétrospectif.

Roséole, rubéole, éruptions intermédiaires. — Toutes les fièvres éruptives exanthémateuses ne doivent pas être forcément comprises dans la dualité de la rougeole et de la scarlatine ; de même que toutes les fièvres ne rentrent pas dans la fièvre typhoïde et la synoque. Il est des éruptions hors rang et qui ont à peine reçu des noms. Avec un appareil de fièvre éruptive ces petites maladies aboutissent à une éruption insignifiante que l'on nomme *roséole*, *rubéole*, et que les auteurs allemands qualifient de *Rœtheln*. Sans gravité, non contagieuses, ces affections seraient insignifiantes, si l'on n'était pas exposé à les confondre avec la rougeole ou la scarlatine ; en effet, la forme de l'éruption et sa couleur sont assez variées pour faire penser tantôt à l'une, tantôt à l'autre de ces affections ; il arrive souvent que des éruptions de ce genre se présentent dans le cours du rhumatisme. Quelquefois elles se généralisent : le plus souvent elles se limitent à la peau qui entoure les jointures malades.

Éruptions additionnelles, variolous rash. — Complications des fièvres éruptives. — On voit quelquefois l'éruption *pustuleuse* de la variole accompagnée d'une éruption *érythémateuse* claire ou sombre, pointillée ou disposée par plaques. Il est venu à la pensée de quelques médecins que c'était une complication de rougeole ou de scarlatine. Cette hypothèse antimédicale se ruine elle-même par ses propres excès, car on a publié cette énormité d'un cas de *variole* accompagnée de *rougeole*, de *scarlatine* et de *purpura*.

On ne conçoit pas qu'un malade puisse servir de terrain d'évolution à plusieurs maladies simultanées, ni que plusieurs maladies puissent se développer librement dans une économie dont elles doivent emprunter, pour s'exprimer ensemble, et les mêmes organes et les mêmes puissances fonctionnelles. Nous nous associons à Trousseau lorsqu'il juge la question dans les termes suivants : « J'avoue que je comprends peu comment des hommes graves, des médecins d'hôpital, qui occupent dans notre art une position éminente, peuvent tous les jours dire et imprimer que, dans les cas cités, la variole a été compliquée de *scarlatine*. Erreur déplorable de l'école anatomique, qui, ne jugeant une maladie que par une de ses manifestations extérieures, ne tient pas compte des éléments qui la constituent, éléments dont le faisceau représente l'unité morbide telle qu'on doit la concevoir (1). »

Lors donc que l'on voit s'associer à l'éruption variolique des rougeurs *morbilliformes* ou *scarlatiniformes*, on doit penser que ces érythèmes sont des expressions du virus varioleux, engendrées par la même action congestive qui produira ou qui produit les pustules, et rien de plus. Si l'on nous dit que cette éruption est antipathique à la variole, qu'elle s'oppose à la pustulation et en empêche la confluence et que ces caractères témoignent d'un autre génie morbide, nous répondrons que ces raisons sont sans valeur ; il est bien facile de comprendre, en effet, que l'effort variolique s'épuise dans cette efflorescence congestive, et qu'il peut demeurer incapable d'une pustulation confluente. Mais, d'ailleurs, si l'on suit l'évolution de ces éruptions, on ne tarde pas à perdre toute pensée de comparaison avec la rougeole et la scarlatine. Depuis longtemps notre observation personnelle nous a montré que les érythèmes qui accompagnent la variole n'ont point la marche des fièvres morbilleuse et scarlatineuse : et, d'un autre côté, voit-on ces rougeoles ou scarlatines ajouter aux phénomènes de la variole le cortége de leurs accidents propres, fièvre catarrhale, angines, anasarque, etc. ? Jamais ! Et il

(1) Trousseau, *Clinique médicale de l'Hôtel-Dieu*, 5e édit., Paris, 1877, t. I, p. 82 et 83.

ne saurait en être autrement puisque ce sont de fausses rougeoles et de fausses scarlatines.

Nous n'admettons donc pas ces complications de fièvres éruptives.

Dans ces dernières années, on a importé d'Angleterre la dénomination de *rash* pour caractériser ces érythèmes concomitants de la variole et des autres fièvres éruptives. Il ne faut pas s'en laisser imposer par ce mot étrange ; il convient de lui conserver la signification modeste que Th. Dimsdale lui a donnée à l'origine (1772). Sous le nom de *variolous rash*, cet auteur entendait une *ébullition variolique*. Au reste il y a longtemps que le nom de *roséole variolique* est consacré par les autres médecins.

Parmi les auteurs modernes qui entendent la question comme nous, nous citerons particulièrement notre honorable collègue M. Delpech (1), Trousseau (2), M. le Dr Guéniot (3) et M. le Dr J. Almeras (4), qui, dans une thèse intéressante, a résumé toutes les connaissances actuelles sur ce sujet.

[Avant de quitter ce qui a rapport aux fièvres éruptives, on doit encore signaler l'*urticaire*, survenant souvent avec un cortége d'accidents fébriles qu'on a désignés sous le nom de fièvre ortiée. — L'urticaire, considérée par beaucoup d'auteurs comme une manifestation cutanée de la diathèse rhumatismale, développée quelquefois à la suite de l'ingestion de certaines substances alimentaires (poissons, coquillages), se connaît à sa disposition en larges plaques blanches, saillantes, sur un fond rouge, s'accompagnant d'un sentiment d'ardeur, apparaissant par la simple action de grattage, disparaissant au bout de quelques heures; revenant parfois avec une invincible opiniâtreté.

Quant à ce qu'on a désigné sous le nom de *fièvre miliaire*, nous ne voyons la plupart du temps dans l'éruption qui la caractériserait qu'un phénomène commun à des maladies

(1) Delpech, *Gazette des Hôpitaux*, 30 mars 1858.

(2) Trousseau, *Clinique de l'Hôtel-Dieu*, 4e édit., Paris, 1873, t. I.

(3) Guéniot, *De certaines éruptions dites miliaires et scarlatiniformes des femmes en couches, ou de la scarlatinoïde puerpérale*. Thèse, Paris, 10 janvier 1862.

(4) Alméras, *Des Rash ou exanthèmes scarlatiniformes confondues avec les scarlatines*. Thèse, Paris, 29 août 1862.

variées et se liant habituellement à des sueurs abondantes. C'est ainsi qu'on la verra se manifester chez les femmes en couches, chez les enfants, chez les rhumatisants. Mais elle constitue aussi l'exanthème caractéristique d'une maladie épidémique spéciale dite suette miliaire. Anatomiquement la miliaire se caractérise par une multitude de petites vésicules dont le contenu d'abord limpide devient rapidement purulent, et qui se dessèchent dans les vingt-quatre heures.

Trousseau a consacré un chapitre de sa clinique à l'étude des exanthèmes sudoraux, dont l'aspect peut varier et affecter l'apparence d'éruptions érythémateuses, vésiculeuses ou pustuleuses. Il faut encore faire mention des éruptions médicamenteuses déterminées par l'opium, la belladone, l'iodure de potassium, le copahu, le mercure, etc.]

C. FIÈVRES INTERMITTENTES.

Sous cette dénomination on comprend toutes les fièvres qui naissent sous l'influence des conditions paludéennes, mais on aurait grand tort de croire qu'elles ont toujours le caractère de l'intermittence : en effet, si les unes ont une marche franchement *périodique*, d'autres sont *rémittentes*, d'autres enfin, à forme *continue (pseudo-continues)*, ne retiennent plus, comme caractère de leur classe, que les propriétés d'être influencées par le quinquina, d'où le nom de *fièvre à quinquina*.

Dans les contrées marécageuses ou dans celles qui, sans présenter de *marais-type*, réunissent les *conditions maremmatiques* (F. Jacquot), on ne méconnaît aucun cas de fièvre intermittente. L'habitude qu'on a de les voir affecter les masques les plus divers les fait soupçonner partout, et la prompte administration du quinquina achève un diagnostic fondé sur une simple présomption.

Les pays non marécageux ne voient pas naître primitivement les intermittentes, et c'est à peine si, dans ces contrées, l'esprit du médecin s'arrête quelquefois sur ce genre de maladie : c'est un tort, car on a fréquemment à soigner des accidents contractés dans une contrée paludéenne. Pas de difficulté si le malade, intelligent ou instruit par le mal antérieur, vous renseigne bien; difficultés quelquefois grandes dans le cas contraire. On doit donc savoir reconnaître les fièvres intermittentes, sans le secours des commémoratifs.

[[Des cas sporadiques de fièvres intermittentes peuvent se produire dans des endroits où habituellement ils ne prennent jamais naissance. Ils sont dus souvent à la formation de foyers miasmatiques très-restreints, à des sortes de marais locaux; ce sont, par exemple, des prés inondés, ou un étang dont l'eau stagne trop longtemps, ou une cave inondée. Les travaux de terrassements, en exposant à l'action de l'air des couches d'humus qui n'ont pas encore subi l'influence de cet agent donnent naissance à un miasme identique, pour ses effets, au malaria. Il suffit de rappeler les épidémies des fièvres intermittentes qui régnèrent à Paris au moment de la construction des fortifications et, plus récemment, lors du percement de nombreuses voies nouvelles.

Le développement de la fièvre intermittente en dehors de l'influence marécageuse ordinaire a, du reste, été établi récemment avec beaucoup de talent par L. Colin (1). Selon cet auteur, qui se base sur des observations faites surtout dans la campagne romaine et en Algérie, la fièvre intermittente est causée avant tout par l'influence d'un sol riche, et dont la puissance végétative n'est pas épuisée par une culture suffisante. De là le nom d'*intoxication tellurique* sous lequel il étudie les causes des fièvres à malaria.]]

Mais, s'il est important de reconnaître une fièvre intermittente quand elle existe réellement, il n'est pas moins essentiel de ne pas considérer comme telle une maladie qui n'est pas de cet ordre: c'est par ce point capital que nous commencerons le diagnostic.

Beaucoup de maladies simulent la fièvre intermittente, et sont l'occasion de nombreuses erreurs de diagnostic. On peut même affirmer que, dans les pays non paludéens, il se diagnostique plus de fièvres intermittentes sur des malades qui n'en ont pas que sur ceux qui en sont réellement affectés; en sorte que tous les termes de la question sont pervertis et renversés: tel phthisique est accusé de fièvre périodique, et prend sans utilité du sulfate de quinine, parce qu'il a des accès rémittents, et tel fiévreux à maladie

(1) L. Colin, *Traité des fièvres intermittentes*. Paris, 1870.

réellement palustre est traité comme chlorotique, cachectique, comme atteint d'affection de foie, etc.

Pour ne point errer dans une semblable recherche diagnostique, il faut bien connaître le *processus* et l'évolution des fièvres de marais.

Les fièvres intermittentes n'affectent pas l'intermittence tout d'abord: elles débutent en fièvre erratique ou continue, et ne prennent que graduellement le caractère de la *périodicité*. C'est là un point capital de leur histoire. Il en résulte que, par la force même des choses, il faut attendre un nombre quelquefois considérable de jours, non pas pour se prononcer sur une fièvre de cette nature, mais même pour la soupçonner. Aussi une maladie qui se caractérise dès le début par des accès périodiques doit, par cela même, être exclue de la classe des intermittentes. Cette périodicité est un masque sous lequel se cache une maladie d'un tout autre caractère.

Un autre fait important est relatif au type: la forme quotidienne n'appartient que très-rarement aux maladies paludéennes, au moins primitivement. Donc un malade ayant une fièvre quotidienne doit être soupçonné de quelque maladie larvée, et non point d'une intermittente vraie.

[[Un caractère différentiel qui peut être utile dans le diagnostic différentiel d'une intermittente paludéenne ou d'une intermittente hectique est le moment de la journée où se produit l'accès fébrile. On sait que chez les phthisiques, par exemple, cet accès a lieu, dans la grande majorité des cas, vers le soir, ou d'une façon plus générale, de midi à minuit. Chomel fait remarquer avec raison que la fièvre paludéenne, au contraire, présente ses paroxysmes vers le matin. Griesinger (1) a recueilli sur ce point des données précises et il a constaté que dans 366 cas, l'accès eut lieu 269 fois (par conséquent 73 pour 100) de minuit à midi. L'accès paludéen a donc une tendance manifeste à se produire dans la première moitié du nycthémère.]]

Ces réserves faites, le diagnostic devient facile, au moins pour les formes communes et d'intensité moyenne.

Si le malade est pris tous les deux jours de céphalalgie,

(1) Griesinger, *Traité des maladies infectieuses*, 2e édit., annotée par Vallin. Paris, 1877, p. 34.

de frissons forts ou faibles, de courbature, de fièvre ; si ces accidents se terminent au bout de dix ou douze heures par de la sueur ou simplement de la moiteur, croyez à une fièvre intermittente légitime. Dans le cas dont nous parlons, elle sera *tierce ;* s'il y avait deux jours d'apyrexie, elle serait *quarte*. Les intervalles peuvent être moindres sans que la maladie cesse d'appartenir à l'un de ces deux types ; c'est quand les *accès* sont *doubles*. La fièvre est *double-tierce* lorsqu'il y a accès tous les jours ; alors le premier et le troisième sont semblables par l'intensité et la durée ; le deuxième et le quatrième se ressemblent ; la maladie paraît composée de deux tierces chevauchant l'une sur l'autre. Dans la *double-quarte*, il y a deux jours fébriles et un seul jour intercalaire (Voyez les tracés thermométriques à la fin de ce volume).

Mais on ne doit pas oublier surtout les formes si communes où la fièvre est rémittente et pseudo-continue ; c'est ici que la sagacité du médecin doit être tout entière employée à reconnaître les faibles rémissions et les retours à peine accentués des paroxysmes : là, en effet, se trouvent les éléments du diagnostic et le salut du malade. Enfin n'oublions pas deux autres indices de la nature de la maladie, le gonflement de la rate et l'heureuse action du quinquina ou de la quinine.

Mentionnons encore les *fièvres larvées*, dans lesquelles un *accident non fébrile*, une *douleur*, une *névralgie*, une *hémorrhagie*, *un œdème*, sont, par leur retour intermittent, les seuls indices d'une fièvre réellement paludéenne.

[[Il importe aussi de rappeler que la *cachexie paludéenne* confirmée (anémie profonde, teinte terreuse, engorgement du foie et de la rate, hydropisie) peut se produire d'emblée, c'est-à-dire sans avoir jamais été précédée d'accès fébriles. Dans les contrées fortement marécageuses, toute la population porte l'empreinte de cette cachexie qui est le résultat d'un empoisonnement chronique par la malaria. Fait curieux, ce n'est souvent que quand le sujet a quitté le foyer maremmatique et au bout d'un temps plus ou moins long, que les accès éclatent, témoignant ainsi de l'élimination tardive du poison (Griesinger).]]

Le diagnostic des *fièvres pernicieuses* est, de tous, le plus important, car l'existence du malade est menacée dès le second accès, surtout quand la marche de la maladie est *subintrante*, c'est-à-dire que les accès empiètent les uns sur les autres. Nous n'avons qu'un mot à en dire. Dans les conditions où l'on peut soupçonner une fièvre intermittente, il ne faut pas hésiter à le faire, en présence d'un cas d'*algidité*, d'*apoplexie*, de *choléra*, de *dysentérie*, et même de *pleurésie* ou de *pneumonie*, formes sous lesquelles se manifestent le plus ordinairement les pernicieuses. On portera ce jugement ou, au moins, on formulera ce soupçon si l'accident est inopiné, et s'il se présente en dehors des conditions où il se manifeste en quelque sorte normalement ; ainsi, une attaque de choléra en dehors de toute épidémie ou endémie, et indépendante de toute cause de refroidissement ou d'écart de régime ; une attaque apoplectiforme chez un jeune homme, seront justement attribuées à une fièvre pernicieuse, dans un pays palustre. Aucun inconvénient ne peut résulter de là ; le malade en sera quitte pour une forte dose de quinine, qui le guérira si le diagnostic est juste, et qui ne compromettra pas son existence, dans le cas contraire.

LIVRE PREMIER

MALADIES DE LA TÊTE ET DU SYSTÈME NERVEUX

Sous cette dénomination, nous comprendrons les maladies des centres nerveux et des méninges, et un certain nombre d'affections qui, sans se rattacher à des lésions spéciales du cerveau ou de la moelle, sont cependant sous la dépendance du système nerveux, et qu'on ne pourrait d'ailleurs rapporter à d'autres organes : nous voulons parler de l'hystérie, de l'hypochondrie, de l'épilepsie; en un mot, d'un certain nombre d'affections qu'on appelle névroses.

Toutes ces maladies donnent lieu à des symptômes de deux ordres, et que nous appelons symptômes *immédiats* et symptômes *médiats*. Nous nommons immédiats ceux qui sont immédiatement et directement sous la dépendance, sous l'influence des centres nerveux, comme les troubles de l'intelligence, du sentiment et du mouvement, du sommeil, ou des troubles observables du côté de la tête et du rachis; et par symptômes médiats, nous entendons ceux qui se montrent dans les différents organes ou appareils, ou dans l'ensemble de l'économie. Les symptômes immédiats sont ceux que, dans d'autres parties du corps, on nommerait symptômes locaux : ici, ils ne peuvent prendre ce nom, puisqu'ils se montrent le plus ordinairement loin de leur point d'origine. Les phénomènes médiats sont de deux ordres, qui mériteraient d'être étudiés à part, si leur nombre était considérable. En effet, les uns sont localisés dans certains organes, et reçoivent le nom de symptômes éloignés.

Les autres sont généraux, non localisés par conséquent; mais, comme ils sont peu nombreux, nous ne les séparerons pas les uns des autres. C'est à l'aide de ces symptômes de différents ordres, isolés ou réunis, qu'on peut arriver au diagnostic des affections du système nerveux. On tire aussi quelques renseignements de l'habitude extérieure des malades. En conséquence, nous allons étudier successivement et dans autant de chapitres : les caractères fournis par l'*habitude extérieure du corps*, les *symptômes directs* ou *immédiats*, et les *symptômes indirects* ou *médiats, locaux* et *généraux*. Enfin, dans un chapitre accessoire, nous donnerons très-succinctement les caractères des maladies qui auront été étudiées par parties, si nous pouvons ainsi dire, dans les divisions précédentes.

CHAPITRE PREMIER

HABITUDE EXTÉRIEURE DU CORPS — FACIES — DÉCUBITUS.

Il y a souvent, dans les affections cérébrales, quelques manières d'être de l'ensemble du corps, qui fixent l'attention, qui frappent un médecin exercé, et le mettent, avant qu'il ait étudié aucun symptôme en particulier, sur la voie de l'affection à laquelle il a affaire. Ce sont ces apparences que nous nommerons, avec tous les médecins, l'habitude extérieure du corps.

Dans toutes ou presque dans toutes les affections lentes et chroniques, les malades peuvent se lever, marcher et vaquer plus ou moins à leurs occupations; c'est ce qu'on voit particulièrement dans le ramollissement, les épanchements chroniques, les produits étrangers, dans la folie, la démence, etc. Ils sont obligés de se coucher, dans les maladies aiguës, comme la congestion, la méningite, l'apoplexie, le delirium tremens. Mais ce qu'il y a de remarquable, c'est qu'ils se relèvent au bout de peu de temps, de moins de temps qu'il n'en faut pour la guérison spontanée d'une fièvre typhoïde, par exemple, d'une pneumonie. Ainsi l'on guérit rapidement d'une attaque de congestion, de delirium tremens; une apoplexie légère tient le malade au lit huit, dix, quinze jours au plus. Il semble donc que ces affections oppriment les forces, au lieu de les anéantir comme le font les maladies des autres organes.

Chez les malades couchés, le décubitus est variable. Dans les maladies avec perte de connaissance, le corps est jeté sur le lit comme à l'abandon; les malades tombent quelquefois à terre, surtout quand il y a des convulsions (éclampsie, méningite), circonstance qui ne se remarque dans aucune maladie aiguë des autres organes du corps, à moins qu'il n'y ait une complication cérébrale. Souvent ils glissent vers le pied du lit. Ceux qui souffrent de la tête d'une manière permanente se ramassent, se roulent sur eux-mêmes, se tiennent sur un côté, les membres serrés contre le corps. Quelquefois il y a une certaine roideur musculaire générale; cela se remarque surtout chez les enfants affectés de méningite chronique et d'épanchement dans les ventricules, ou chez ceux qui ont des tubercules cérébraux; et, quoique ce caractère ne soit pas pathognomonique, c'est un indice très-précieux pour ceux qui ont l'habitude d'observer les enfants.

Les hydrocéphales aiment à avoir la tête plus basse que le corps, ou bien soutenue de tous côtés, comme s'ils étaient gênés par un poids; ils la cachent souvent aussi dans leurs oreillers.

Les malades affectés de méningite chronique, de ramollissement, de lypémanie, passent des journées entières dans une immobilité absolue, qui détermine, à la longue, des contractures des muscles et une position fixe et invariable de certaines articulations (fausses ankyloses).

La face est amaigrie, crispée, souffrante dans la méningite chronique; les traits sont dans un état d'expansion, les yeux sont largement ouverts, la figure exprime l'étonnement et la stupeur, dans les épanchements non inflammatoires; elle est rouge et injectée dans la congestion de la tête, animée avec les yeux brillants et humides dans le delirium tremens; quelquefois violette, souvent pâle dans l'apoplexie, quoique cette différence ne puisse pas servir à caractériser telle forme d'apoplexie plutôt que telle autre. On a signalé les alternatives de rougeur et de pâleur de la face comme caractère différentiel entre la méningite tuberculeuse et la méningite simple. Le strabisme, le clignotement, le prolapsus des paupières, l'impossibilité de les élever sans relever en même temps le sourcil, indiquent aussi des affections de tête.

L'expression de la face est très-variée et utile à consulter. Quelquefois elle révèle la colère, la fureur; les malades ont l'air fâché, boudeur; ils sont tristes, sombres : ordinairement, dans ce cas, ils refusent de répondre aux questions qu'on leur adresse. D'autres fois la physionomie est douce, affectueuse, exprime des sentiments tendres. Il y a des malades qui ont sur les traits une expression voluptueuse ou extatique. Chez ceux-ci les yeux sont hagards, chez ceux-là tous les traits sont immobiles et expriment l'indifférence; chez d'autres enfin la figure est hébétée, stupide, idiote : il n'y a plus de pensée ni de mémoire, et la face, miroir fidèle de l'âme, n'ayant plus rien à retracer, à réfléchir, tombe dans un état d'immobilité, de dégradation qui fait peine à voir; les traits sont lisses, les sillons et les rides disparaissent; il ne reste qu'un masque, qui ne vit plus que comme matière. Quelques malades rient et pleurent sans motif. Les hystériques ont souvent un clignement palpébral très-rapide et fatigant pour l'observateur. Il n'y a pas jusqu'à la couleur de la face qui ne serve quelquefois de signe; souvent les apoplectiques et les déments, les aliénés, les malades affectés de ramollissement ont un teint jaune, blafard, uniforme.

Les changements de l'intelligence, du caractère ou de l'humeur des malades, ont aussi une valeur diagnostique. Au début de beaucoup d'affections, mais surtout des méningites, les enfants perdent leur gaieté, cessent de jouer. Quelques malades deviennent faibles de caractère, ou brusques, emportés, d'une humeur inégale, difficile, tracassière; d'autres deviennent doux et débonnaires. Ici l'intelligence s'affaiblit, là elle s'exalte; la mémoire se perd. Le changement du caractère devra donc toujours faire craindre une affection cérébrale.

On reconnaît souvent, au premier abord, une maladie de cette espèce, quand les réponses deviennent brusques, brèves, monosyllabiques.

Les membres sont quelquefois immobiles, d'autres fois ils exécutent des mouvements variés; si ces mouvements sont involontaires et ont lieu dans un état de somnolence, ils constituent la carphologie ou le crocidisme. Quelquefois les mains sont fermées convulsivement, ce qui constitue la contracture des extrémités, caractère qui appartient à diverses maladies, quoiqu'on ait voulu en faire un symptôme de l'induration du cerveau. Nous passons sous silence la paralysie, la contracture, les troubles de la sensibilité, qu'on peut apercevoir au premier abord, car nous devons étudier tous ces phénomènes avec détail.

La tête est quelquefois dans un état de mouvement ou d'oscillation continuels qui a une certaine valeur. Enfin la marche est caractéristique: un individu traîne une jambe; le bras et l'épaule du même côté sont pendants, ou l'avant-bras est soutenu par une écharpe; la paralysie du bras est plus prononcée que celle de la jambe: le malade est certainement hémiplégique, soit par hémorrhagie cérébrale, soit par toute autre cause.

J. Cruveilhier a signalé aussi l'incertitude de la marche, la titubation, comme phénomènes ou prodromes de quelques genres de méningites et d'encéphalite commençantes. Il est donc toujours nécessaire de faire lever les malades et d'observer leur marche, quand on soupçonne une affection cérébrale; lorsqu'ils sont couchés, rien ne peut faire prévoir que la musculation est déjà compromise.

On remarque, d'un autre côté, que la respiration se fait irrégulièrement et qu'il y a souvent de longs intervalles entre deux respirations consécutives, les autres étant plus ou moins rapprochées. L'abdomen est plus ou moins excavé, en bateau; il y a des vomissements, de la constipation, des troubles du côté de l'excrétion de l'urine. Quelquefois la circulation est ralentie; si l'on trace des raies sur la peau avec les ongles, on voit ces raies rougir et conserver cette coloration pendant une demi-heure, une heure (Trousseau).

[[Dans les maladies de la moelle, il y a le plus habituellement une intégrité complète des fonctions cérébrales: l'intelligence et les facultés sensorielles sont conservées et on n'observe souvent aucun trouble de la tête ni des parties supérieures du corps. C'est dans les membres inférieurs, dans les parties inférieures du tronc, quelquefois plus haut et jusque dans les membres supérieurs que les désordres du mouvement et de la sensibilité se manifestent, occupant le plus ordinairement les deux côtés du corps; de là des troubles de la marche, des fonctions de la vessie et du rectum, etc. On voit donc que ces maladies diffèrent complétement, dans leurs caractères les plus apparents, des maladies cérébrales; nous verrons qu'elles n'en diffèrent pas moins dans les particularités de leurs symptômes.]]

Parmi tous les accidents compris dans cette longue liste, il y en aura toujours bien un ou deux qui frapperont le médecin, quand il approchera du malade, et qui le forceront à concentrer son attention sur les centres nerveux. Aucun de ces caractères n'est pathognomonique, il est vrai, mais ce sont des renseignements précieux qui mettent d'abord sur la voie d'une affection cérébrale, et qui ensuite en signalent toujours une de préférence aux autres; c'est alors au tour des autres symptômes à venir jouer leur rôle, en infirmant ou en confirmant la première idée qu'on a pu se faire sur la nature de la maladie.

Comme on le voit, il résulte des faits précédents que les affections cérébrales donnent toujours à la physionomie, à la manière d'être de tout le corps, un cachet particulier qui peut et doit frapper le médecin, et qui lui épargnera de longs tâtonnements, s'il veut bien se pénétrer de ces caractères et de leur importance. Mais, comme on a pu le voir aussi, il y a une grande variété dans ces phénomènes. Cependant ils se groupent et s'associent toujours dans un certain ordre, de sorte que l'on peut établir quelques types faciles à retenir, et que nous nommerons *types cérébraux*, comme nous nommerons plus tard *type cardiaque*, *type abdominal*, l'habitude extérieure du corps chez les malades affectés de maladies du cœur, de l'abdomen, etc.

Un des premiers est le type délirant. Les malades sont agités, furieux; ils crient, vocifèrent, profèrent des injures; la face est animée, les yeux sont brillants, injectés; il y a des mouvements perpétuels des membres, une grande agitation; la peau est chaude, rouge, couverte de sueur; le pouls est fort, fréquent, agité; on est obligé de retenir le malade par des entraves, autrement il se suiciderait ou se livrerait à des actes de colère, dangereux pour les autres personnes. Ce sont là les caractères des maladies aiguës, congestives, avec excitation.

D'autres malades ont du délire, mais tranquille: c'est le subdelirium, la typhomanie, propre aux légères congestions cérébrales, à la fièvre, etc.

Quelquefois la raison est conservée, mais le caractère est

devenu tranchant, bizarre, les réponses sont brèves : premier degré du délire furieux.

Il y a des types tristes, lypémaniaques, celui de la démence, de l'imbécilité.

Nous distinguons aussi le type comateux, et enfin celui avec hémiplégie ou paraplégie, paralysies diverses, etc.

Toutes les fois qu'on voit un malade présenter l'une quelconque de ces apparences, on peut et l'on doit, avant toutes choses, interroger les centres nerveux. De ce côté se trouvera toute la maladie ou au moins une complication importante d'une autre affection. Citons au moins un exemple à l'appui de ces remarques.

Nous avons eu longtemps sous les yeux, dans le service de M. le professeur Bouillaud, une jeune fille qui présentait un *type cérébral* marqué au plus haut degré. Toutes les parties du corps trahissaient une lésion du côté de la tête.

Cette jeune fille avait dix-huit ans ; elle était de grande taille, un peu voûtée ; sa tête se penchait en avant ; quand elle marchait, elle boitait de la jambe gauche, mais légèrement ; le membre était bien conformé, et la claudication était survenue depuis quelques mois et spontanément. Le bras gauche était habituellement rapproché du corps, l'avant-bras fléchi, les mains appuyées contre l'épigastre et fermées ; le pouce recouvert par les autres doigts, le poignet fléchi. La face était jaunâtre, immobile ; il y avait un peu de strabisme divergent et supérieur de l'œil gauche, prolapsus incomplet de la paupière supérieure ; légère déviation de la face à droite, se prononçant davantage quand la malade souriait ; pupilles dilatées ; intelligence faible, caractère doux ; air réfléchi, concentré ; indifférence pour les choses et les objets environnants ; légère surdité ; réponses faciles, mais hésitation dans la parole. Comme on le voit, rien ne manquait pour attirer l'attention sur une maladie cérébrale ; rien ne la caractérisait cependant. Néanmoins, sa marche et quelques autres accidents plus prononcés firent soupçonner une tumeur tuberculeuse du cerveau. La malade mourut, et le diagnostic fut trouvé exact. Nous aurons occasion de rappeler plus loin quelques autres phénomènes constatés chez cette jeune fille.

CHAPITRE II

SIGNES DIRECTS OU IMMÉDIATS

Nous désignerons sous ce nom les symptômes qui sont immédiatement sous la dépendance du système nerveux, et qui sont constitués, soit par des troubles des organes exclusivement affectés à ce système, comme les organes de la sensibilité et du mouvement, quel qu'en soit d'ailleurs le siége, soit par des modifications de l'intelligence, soit enfin par quelques phénomènes physiques locaux, tels que des altérations de volume et de forme de la tête, etc. Nous réservons, au contraire, le nom de symptômes *indirects* ou *médiats* à ceux qui se manifestent dans des organes affectés à des fonctions spéciales, distinctes des fonctions nerveuses proprement dites, comme les organes de la digestion, de la respiration, de la circulation. Un exemple fera comprendre facilement notre distinction. La paralysie musculaire est un symptôme immédiat ou direct, parce qu'elle affecte une fonction essentiellement nerveuse, et qu'elle frappe un organe qui ne sert pas à autre chose qu'à la manifestation des actes cérébraux ou spinaux; un vomissement, au contraire, lorsqu'il dépend d'une maladie de la tête, n'est qu'un symptôme médiat ou indirect : en effet, ce n'est qu'un acte secondaire et de deuxième main, si nous pouvons ainsi dire; car il ne se manifeste que par l'intermédiaire d'un organe qui a une fonction spéciale, la digestion, et qui ne sert pas à exprimer ou à traduire habituellement les fonctions encéphaliques. La distinction que nous établissons a une très-grande importance pratique, car il n'y a pas de comparaison à établir entre la valeur des symptômes de la première et ceux de la seconde espèce. Les symptômes que nous appelons indirects peuvent fournir des renseignements précieux, surtout au début des affections cérébrales; mais ils n'ont rien de caractéristique, et ils sont sans valeur quand ils ne sont pas associés aux symptômes directs, tandis que ceux-ci, même isolés, sont de la plus haute importance, et en réalité seuls caractéristiques des maladies du cerveau et de la moelle.

On doit diviser les symptômes directs en symptômes *physiques* et symptômes *fonctionnels;* l'importance de ces derniers nous engage à les étudier d'abord.

ART. I. — SYMPTOMES FONCTIONNELS.

On peut les diviser en plusieurs groupes, suivant qu'ils affectent la *sensibilité générale*, les *organes des sens*, le *mouvement*, *l'intelligence*, le *sommeil*.

§ Ier. — Symptômes fonctionnels dépendant de la sensibilité générale.

La sensibilité générale peut être exaltée, abolie ou transformée en état morbide, c'est-à-dire devenue douleur. Celle-ci peut être bornée à la tête où elle prend le nom de *céphalalgie*, au rachis où elle reçoit le nom de *rachialgie*, ou bien occuper différents points indéterminés du corps, et constituer des *douleurs vagues*. Lorsque la sensibilité est seulement exaltée, qu'elle ne cause pas de douleurs spontanées, et qu'elle ne s'éveille que par le contact d'excitants de diverses natures, on dit qu'il y a *hypéresthésie;* lorsqu'elle est abolie, cela constitue *l'anesthésie* ou *l'analgésie*.

I. — DE LA DOULEUR DE TÊTE.

Synonymie. Céphalalgie, céphalée, migraine, hémicrânie, mal de tête, lourdeur, pesanteur de tête.

On donne ces différents noms à la douleur spontanée qui a son siége à la tête.

Très-mal connue sous le rapport de son siége anatomique, de sa nature, de ses causes immédiates, la douleur de tête n'en est pas moins un symptôme précieux pour le diagnostic. Il est vrai qu'elle se montre dans un si grand nombre d'affections, qu'on ne saurait en tirer aucun caractère utile si on la considérait seule; mais sa coïncidence avec d'autres symptômes lui donne une très-grande importance.

Les caractères de ce symptôme varient avec les causes qui le font naître. La douleur qui le constitue est, suivant les cas, générale ou localisée. Dans cette dernière circonstance, elle peut occuper une moitié latérale de la tête (hémicrânie), la région frontale ou occipitale (céphalalgie frontale, sus-orbitaire, occipitale), le vertex, ou bien un seul point, quelquefois très-limité (clou, *clavus*, *ovum*). Elle a un degré d'intensité variable; elle est aiguë ou sourde, passagère ou continue. Les malades la peignent par mille comparaisons: pour les uns, c'est une constriction; pour les autres, des éclairs de douleur; pour ceux-ci, c'est une pesanteur, la sensation d'un poids, d'un liquide qui se déplace et ballotte dans la tête; pour d'autres, la tête est légère et comme vide. En général, on réserve le nom de céphalalgie pour les douleurs aiguës et fugaces, celui de céphalée pour la douleur sourde et chronique Quelquefois la douleur est assez vive pour faire pousser des cris aux malades. La tête a besoin d'être portée dans les mains ou soutenue; les malades pressent le front ou les parties douloureuses, l'appuient sur du marbre ou des corps froids, etc.

Il est rare que la douleur de tête ne s'accompagne pas de troubles du côté des organes des sens: bourdonnements, sifflements d'oreilles, dureté d'ouïe, etc.; la vue est plus ou moins troublée, les pupilles dans un état de dilatation ou de contraction anormale; il y a quelquefois diplopie, hémiopie, crainte de la lumière ou affaiblissement très-fort de la vue; la sensibilité cutanée est plus ou moins altérée par de l'hypéresthésie ou de l'analgésie.

Les premières voies sont aussi troublées: la bouche est mauvaise, la langue blanche ou chargée; il y a dégoût pour les aliments; quelquefois des vomissements bilieux, abondants et répétés.

Dans tous les cas, il y a un sentiment de malaise, de l'inaptitude au travail, le besoin de repos, de tranquillité; les malades sont mieux couchés que levés; ils désirent surtout le silence; les mouvements, l'ébranlement produit par les voitures sont très-pénibles, et, s'il survient de la fièvre, elle augmente le mal de tête; les épistaxis le diminuent.

Après les accès douloureux, les malades ont de la courbature, sont maussades et ne se remettent qu'au bout d'un temps plus ou moins long.

Causes et siége. — Le point de départ de la douleur de tête se trouve quelquefois dans la peau et les tissus sous-jacents; d'autres fois dans les nerfs du cuir chevelu, dans les os, dans les méninges, dans les centres nerveux eux-mêmes ; dans le plus grand nombre des cas, il est impossible d'en indiquer précisément le point de départ ; c'est cette forme, dont le siége est indécis, qui reçoit plus particulièrement le nom de céphalalgie ; elle a été cependant localisée dans l'iris (Piorry), mais sans preuves suffisantes.

Maladies dans lesquelles on rencontre la douleur de tête. Valeur diagnostique.

La céphalalgie se rencontre dans beaucoup d'affections des centres nerveux eux-mêmes, et aussi dans les névroses, dans les fièvres, dans les affections d'organes éloignés de la tête, dans les altérations du sang et divers empoisonnements. Nous allons en étudier les caractères, la marche, la manière d'être, dans ces diverses catégories d'affections ; ce n'est que par l'étude comparative de tous ces cas que l'on pourra arriver, par voie d'élimination, à reconnaître qu'une céphalalgie a pour point de départ une maladie cérébrale proprement dite.

Un cas de douleur de tête étant observé, on doit rechercher si la douleur a son point de départ à la tête même, soit dans son intérieur, soit à l'extérieur, ou si elle ne dépend pas de quelque affection plus éloignée. Nous allons, en conséquence passer en revue toutes les formes principales de la céphalalgie par cause locale d'abord, et par cause éloignée ensuite.

1° Douleur de tête par affection du cuir chevelu et des os du crâne.

Ces affections sont l'érysipèle, les névralgies et le rhumatisme du cuir chevelu, le clou hystérique, les maladies des os, les lésions syphilitiques du crâne, les lésions de quelques autres parties.

Érysipèle du cuir chevelu. — Cette affection s'annonce d'abord par une douleur de tête ordinaire, semblable à celle qui accompagne la fièvre ; mais, au bout de quelque temps, et à mesure que se produit la tension congestive de la peau, la douleur change de caractère et devient tensive, gravative; elle est tout à fait superficielle et devient très-vive par la pression; le malade se retire et crie, comme quand on touche un phlegmon sous-cutané, et ce caractère attire alors l'attention vers la peau elle-même. On recherche alors s'il existe de l'empatement œdémateux du cuir chevelu, de l'engorgement aigu, douloureux des ganglions cervicaux et sous-maxillaires; quelquefois on remarque une coloration rougeâtre au haut du front, et qui semble descendre du cuir chevelu, et une espèce de bourrelet formé, à la naissance des cheveux, par la peau tuméfiée ou des stries rouges (angioleucite) sur le front lui-même; mais on ne doit pas s'attendre à rencontrer de coloration rouge du cuir chevelu, cette portion de la peau conservant toujours sa teinte blanche, dans toutes les formes de l'érysipèle.

Dans quelques cas, il y a absence de douleurs, et ce n'est que d'une manière accidentelle qu'on découvre l'érysipèle du cuir chevelu, ou par son extension au col, au visage, etc.

Névralgies du cuir chevelu. — La cinquième paire (branches frontales, auriculaires), le nerf sous-occipital, sont fréquemment le siége de névralgies.

Les douleurs de cette espèce se montrent par accès ; elles occupent à peu près constamment et d'une manière fort exacte une moitié de la tête (hémicrânie), circonstance facile à comprendre par la distribution des nerfs. La douleur est superficielle; les malades sentent et disent très-bien qu'elle est au-dehors de la tête et dans les parties molles; la pression l'augmente quelquefois, surtout dans certains points: au niveau du trou sus-orbitaire, au-devant de l'oreille, au-dessus de la nuque; en un mot, aux points principaux d'émergence des principaux rameaux nerveux, et quelquefois aussi, mais plus rarement, sur le trajet des nerfs (points douloureux, Valleix). Le caractère de la douleur varie. Le plus souvent elle consiste en élancements (éclairs, *fulgura doloris*) qui suivent le trajet du nerf affecté ; ces éclairs de douleur se répètent quelquefois très-rapidement, d'autres fois à intervalles plus ou moins longs, et sont remplacés par une douleur sourde, obtuse, désagréable, ou par de l'engourdissement. Quand ils se rapprochent et se répètent fréquemment, on ne tarde pas à voir survenir des phénomènes d'excitation locale (fièvre locale); la peau rougit et devient chaude; la circulation des capillaires et même des gros troncs vasculaires semble se faire avec plus d'énergie qu'ailleurs et même que du côté opposé de la tête; les artères battent avec force et sont plus pleines, la peau se couvre de sueur, les muscles voisins se contractent involontairement, d'où le plissement du front, l'occlusion des paupières, le clignotement. Il est rare qu'il n'y ait pas des troubles de l'ouïe, de la vue.

Les malades éprouvent quelquefois des vomissements, des phénomènes spasmodiques, des convulsions; les douleurs s'exaspèrent aussi jusqu'à produire le délire.

On voit souvent les névralgies changer de place et affecter tantôt un nerf, tantôt un autre, ou seulement des parties ou des branches différentes d'un même nerf; ces douleurs sont donc sujettes à se déplacer avec une grande facilité.

La marche en est continue ou exacerbante; leur caractère principal est de se maintenir par accès, qui reviennent sans cause connue et à des heures indéterminées, mais le plus souvent cependant le soir et d'une manière périodique. Cette périodicité est ordinairement quotidienne, double quotidienne, et même à moindres intervalles, tandis que celle des fièvres légitimement intermittentes, *larvées* sous la forme de névralgies, est généralement plus longue (tierce, quarte; quotidienne seulement si la fièvre est double-tierce). Du reste, même lorsque la maladie se prolonge, il ne se manifeste pas d'autres accidents du côté des centres nerveux.

Il est rare que la maladie soit absolument bornée au cuir chevelu; elle présente presque toujours des irradiations dont l'existence est utile pour le diagnostic. Quelquefois elle s'étend à la face et à l'orbite; alors on voit survenir une douleur plus ou moins vive et quelquefois atroce de l'œil, du larmoiement, de l'affaiblissement et des troubles de la vue, un clignotement ou des soubresauts des paupières, le tic de la face, c'est-à-dire des convulsions partielles, instantanées et douloureuses des muscles du visage. D'autres fois la douleur occupe surtout le pavillon de l'oreille, le conduit auditif externe, sans trace d'otite ni d'écoulement; quelquefois enfin elle s'irradie à la partie latérale du cou, dans le plexus cervical superficiel.

Il est quelquefois utile pour le diagnostic de connaître la cause de la maladie : les névralgies reconnaissent pour causes l'insolation, le froid, les piqûres, blessures ou déchirures des nerfs, les affections des os, des dents, et souvent des accidents syphilitiques secondaires ou tertiaires.

En 1852, nous avons observé un cas de cette dernière espèce, dans le service de M. le professeur Bouillaud. Une femme de trente-deux ans se plaignait d'une douleur atroce dans le côté gauche de la tête et dans l'œil correspondant ; la douleur était exacerbante et revenait par accès le soir ; la malade avait été traitée pendant deux mois, et infructueusement, par les sangsues, les vésicatoires ; elle avait perdu la vue, de cet œil seulement. A l'époque de son entrée dans notre service, elle avait un peu de strabisme divergent, chute de la paupière supérieure, exophthalmie ; dureté du globe de l'œil. On reconnut l'existence d'une tumeur du fond de l'orbite et on lui attribua une origine syphilitique, en raison de l'existence de traces de périostoses sur les clavicules. L'iodure de potassium fit cesser les douleurs, le troisième jour ; au bout de quinze jours environ, l'œil était rentré dans l'orbite, le strabisme avait disparu, la paupière était relevée, mais l'amaurose persistait. Dans ce cas, la névralgie hémi-crânienne avait été le phénomène dominant et celui qui avait attiré l'attention du côté d'une affection de l'orbite.

Rhumatisme du cuir chevelu. — Le muscle occipito-frontal et ses annexes fibreuses peuvent être affectés de rhumatisme. Cette affection naît exclusivement sous l'influence du froid : on la remarque chez les personnes qui, ayant la tête habituellement couverte, se défont de leur coiffure ; chez les femmes qui font couper leurs cheveux, chez les hommes qui se font raser la tête ; quand on a été exposé, la tête en sueur, à un courant d'air, à la pluie, etc.

La douleur est superficielle, générale, occupant à la fois les deux côtés de la tête, quelquefois plus forte en arrière ou en avant. Elle est sourde, contusive, rarement vive, sans élancements notables, semblable à une constriction. Elle augmente par la pression, quand on contracte les muscles des mâchoires ; elle diminue notablement quand on tient la tête couverte et chaude. On a dit qu'elle augmente la nuit par la chaleur du lit, et qu'elle se trouve mal de la chaleur; cela nous paraît inexact; l'expérience nous a appris que la chaleur produite par le feu, par les coiffures, calme cette espèce de céphalalgie, et tous les médecins savent qu'on guérit de cette affection les individus chauves, en leur faisant porter perruque.

Quelquefois elle accompagne d'autres rhumatismes.

Cette douleur est continue, non sujette à se montrer par accès comme la précédente ; elle n'est pas non plus limitée à un trajet nerveux ; elle ne s'accompagne pas de fièvre. Elle dure quelquefois très-longtemps.

Clou hystérique. — Douleur très-bornée qui occupe une étendue de la grandeur d'une tête de clou (*clavus*), d'un œuf (*ovum hystericum*), siégeant dans différents points de la tête, mais le plus ordinairement au sommet ou en arrière; qui quelquefois occupe la peau, d'autres fois les muscles, et quelquefois semble tenir aux os eux-mêmes; permanente ou passagère, tenant beaucoup de la douleur névralgique; le clou hystérique est quelquefois le point de départ d'attaques convulsives. Symptôme important à considérer chez une femme soupçonnée d'hystérie, et qui n'a pas encore eu d'attaques de convulsions. Rechercher cependant, avant de lui accorder une grande confiance, s'il n'y a pas quelques-uns des autres phénomènes hystériques que nous décrirons plus loin.

Douleur syphilitique. — Dans les accidents secondaires ou tertiaires de la syphilis, on voit survenir une céphalée particulière, qui dépend de lésions du tissu cellulaire, du périoste, des os, des méninges même, et qui quelquefois n'est qu'une simple névrose sans lésion.

Cette douleur est générale, ou au moins étendue, quelquefois avec un point plus spécialement affecté; elle est gravative, rarement aiguë (céphalée) : elle n'augmente généralement pas par la pression; elle est plus profonde que les précédentes ; elle augmente la nuit et par la chaleur du lit, d'une manière bien évidente ; elle est permanente et à marche ascendante. On ne peut la méconnaître, s'il y a des tumeurs gommeuses, s'il survient des éruptions syphilitiques à la peau, des périostoses ; si l'on trouve le chapelet ganglionnaire (pléiade ganglionnaire, Ricord) de la région cervicale, des aines ; des traces de maux de gorge, l'alopécie générale sans douleur, ni inflammation, ni desquamation du cuir chevelu ; la teinte cachectique syphilitique, la perte du sommeil, des douleurs vagues dans le corps, qui ne sont ni des rhumatismes ni des douleurs ostéocopes (1) ; enfin, si elle cède aux préparations mercurielles ou iodurées.

Douleurs de tête par lésions diverses. — Mentionnons, pour ne rien oublier, les irradiations douloureuses qui peuvent simuler la céphalalgie, et qui sont produites par le coryza, surtout avec extension dans les sinus frontaux, par les polypes des fosses nasales, l'otite, etc.

2° Douleur de tête déterminée par des lésions des centres nerveux.

La congestion et l'anémie cérébrales, la méningite, l'encéphalite, etc., donnent lieu à des douleurs qui ont leurs caractères propres.

Congestion cérébrale sanguine. — La congestion cérébrale donne lieu à une douleur de tête qui est sourde, gravative, plus ou moins forte et toujours étendue ou générale, et existant des deux côtés de la tête. Les malades sentent qu'elle n'est pas extérieure, mais intérieure ; ils disent que la tête est comme serrée ou comprimée, d'autre fois qu'elle leur semble grosse, comme remplie et près d'éclater. Il y a de la torpeur intellectuelle, une sorte d'engourdissement de l'intelligence, des vertiges ; les malades manquent de tomber. Il y a des phénomènes analogues à ceux que produit la constriction du col ou l'étranglement ; les artères de la tête battent avec force aux tempes, à la base du crâne ; les veines du cou, de la face, du front, sont gonflées, turgescentes, comme s'il y avait un obstacle à la rentrée du sang dans la veine cave supérieure ; la figure est injectée, rouge, cramoisie, quelquefois baignée de sueur, gonflée, turgescente ; les yeux semblent sortir de la tête ; les paupières sont à demi fermées ; les conjonctives sont rougeâtres, vascularisées ; quelquefois il s'y

(1) Dumoulin, *Cachexie syphilitique*, Thèse, 1848.

forme des ecchymoses spontanées, de même qu'aux paupières. Il survient souvent des épistaxis qui soulagent les malades. La saignée guérit tous ces accidents. Troubles variés des organes des sens.

Ces accidents sont quelquefois portés au point de produire du délire, la résolution des muscles, des convulsions, etc., mais la décroissance rapide des symptômes, après des évacuations sanguines, séreuses, ou de toute autre nature, indique qu'on n'a eu affaire qu'à une altération passagère des centres nerveux.

Les causes aident aussi au diagnostic. La congestion survient chez les individus pléthoriques, chez ceux surtout qui ont été soumis à l'insolation, au feu des fourneaux, à une chaleur intense, qui ont fait de violents efforts, qui ont une affection du cœur, chez lesquels l'estomac est trop rempli, chez ceux qui ont fait des excès de boissons, qui ont pris des stupéfiants (belladone, opium, etc.).

Anémie cérébrale. — Il n'y a pas un individu anémique ou chlorotique qui n'ait de la céphalalgie; mais l'anémie du cerveau surtout la présente à un haut degré. A la suite d'une grande hémorrhagie ou d'une abondante saignée chez un individu faible, si le malade cherche à se lever, il ne tarde pas à tomber en syncope (anémie du cerveau); et, lorsqu'il est revenu à lui, il se plaint ensuite pendant longtemps d'une douleur sourde, obtuse, profonde, sans siége précis, et qui diminue par le repos horizontal et par la reproduction du sang. Beaucoup de médecins ont la funeste habitude de considérer toute céphalalgie comme un phénomène d'excitation, d'irritation cérébrale, et de lui opposer la saignée; il en résulte que, dans les cas semblables à celui qui nous occupe, ils redoublent les accidents au lieu de les amender.

Méningite. — La congestion étant quelquefois le premier degré de la méningite, on peut voir au début de celle-ci les accidents décrits plus haut, mais c'est cependant un cas rare.

Dans la méningite simple, les malades, les enfants particulièrement, se plaignent de douleur susorbitaire, occipitale et même générale. Légère d'abord et ne produisant que de l'abattement, elle augmente rapidement; elle devient continue, exacerbante, et fait pousser des cris au malade, qui croit se sentir la tête serrée circulairement par un lien ; on sent quelquefois des battements artériels; yeux à demi fermés, abattus, quelquefois un peu injectés; pas de turgescence du visage ni des vaisseaux, comme dans la congestion ; un peu de rougeur de la face ; la tête est chaude, brûlante, le reste du corps étant à une température modérée ou un peu au-dessus de la normale (différence avec la fièvre typhoïde.)

Vomissements, surtout au commencement; délire, constipation, fièvre modérée.

Ces accidents ne durent que peu de temps et font place à des phénomènes de compression cérébrale.

Dans la méningite simple, accidents plus rapides. Dans la méningite tuberculeuse, accidents quelquefois assez lents et susceptibles d'amendement. La méningite chronique est tellement obscure qu'on ne saurait signaler ses caractères sous le rapport de la douleur. C'est surtout dans la méningite de la convexité des hémisphères que prédomine le phénomène de la douleur, tandis que, dans la méningite de la base, on voit surtout des phénomènes de somnolence.

Méningite cérébro-spinale épidémique. — Quelquefois les malades sont frappés avec une telle violence qu'ils succombent en quelques heures, sans qu'il soit possible d'analyser les phénomènes qu'ils présentent. Quand la marche de la maladie est plus lente, il y a parmi les prodromes une céphalalgie plus ou moins intense et, quand l'affection est confirmée, une rachialgie parfois sourde, mais ordinairement violente, déchirante, surtout à la région cervicale. On remarque aussi de la roideur convulsive des muscles de la nuque, une sensibilité exagérée de la peau, etc., etc.

Encéphalite. — Abcès du cerveau. — L'encéphale, insensible dans l'état sain à toute excitation ou lacération, et destiné à percevoir les impressions douloureuses portées sur les autres organes, ne paraît pas être en état de ressentir les lésions de sa propre substance, et cela se conçoit assez bien. Nous ne comprendrions pas, en effet, qu'un organe naturellement insensible pût s'élever, par le fait d'une maladie, à l'état d'organe sensitif ; et, d'un autre côté, il serait aussi fort singulier qu'un organe dont la structure s'altère pût conserver ses fonctions particulières. Pour ce double motif, il n'y a pas de probabilité que l'encéphalite puisse se traduire par le phénomène douleur, et, si cela a lieu, ce ne peut être que dans les encéphalites au début, ou dans celles qui se compliquent de la lésion de quelque autre partie réellement sensible, comme les méninges. (Flourens.)

L'observation apprend, en effet, que l'encéphalite pure, partielle, superficielle, centrale, de la voûte à trois piliers, etc., est tout à fait indolente ; que l'encéphalite générale est quelquefois douloureuse, mais surtout quand elle est superficielle, quand elle est à la période congestive et qu'elle s'accompagne d'un degré marqué de méningite.

La forme la plus commnne d'encéphalite, celle qu'on appelle communément ramollissement du cerveau, étant presque toujours superficielle et accompagnée de méningite, la douleur est un élément nécessaire de la maladie. Cette douleur est alors permanente, d'une très-longue durée, toujours fort limitée, et elle s'accompagne de troubles de l'intelligence et de la sensibilité que nous décrirons plus loin (voy. *Paralysie*) ; aussi M. Calmeil a-t-il pu dire « qu'une « céphalalgie locale et permanente est le phénomène le « plus constant des affections cérébrales et mentales. » Sans nous étendre sur ce sujet, nous ajouterons qu'on peut dire de ces douleurs, dans l'encéphalite, ce que nous dirons de ce même symptôme dans la fièvre typhoïde, dans la péricardite, etc. (Voy. le mot *douleur* dans les maladies du cœur et dans celles de l'abdomen.)

Nous ne faisons pas ressortir la difficulté qu'il y aurait à distinguer le clou hystérique de la douleur locale du ramollissement du cerveau, si l'on ne prenait pas en considération les syptômes concomitants.

[L'encéphalite était, il y a encore quelques années, considérée comme une maladie très-fréquente, et l'on regardait le ramollissement cérébral comme étant sa forme la plus commune, son expression anatomique ordinaire ; mais depuis qu'il a été démontré que le ramollissement, loin d'être toujours une lésion inflammatoire, est le plus souvent une altération nécrosique (nous reviendrons sur ce point à l'article *Paralysie*), le champ de l'encéphalite s'est considérablement restreint ; en fait, c'est une maladie rare. Si nous laissons de côté la méningo-encéphalite diffuse que nous étudierons ailleurs sous le nom de paralysie générale des aliénés, et la sclérose en plaques disséminées de l'encéphale, il ne reste plus, comme appartenant à cette maladie, que l'*encéphalite suppurative*, qui se montre quelquefois plus ou moins diffuse, mais qui plus souvent constitue un ou plusieurs foyers limités et qui aboutit à la formation des abcès du cerveau. Très-rarement primitive, cette forme de l'encéphalite est le plus souvent le résultat d'un traumatisme, ou bien elle se développe consécutivement aux affections des os du crâne et surtout à la carie ou à la nécrose du rocher; quelquefois les abcès du cerveau sont une des manifestations de l'infection purulente.

Bien que, à l'état sain, l'encéphale soit insensible aux différentes excitations, il n'en est pas moins hors de doute que la douleur de tête est un des symptômes de l'encéphalite. Que la céphalalgie soit due à la congestion des méninges qui presque toujours accompagne l'encéphalite, qu'elle provienne d'une sensibilité anormale du tissu cérébral lui-même, développée par le fait de l'inflammation, cette douleur existe ; mais il faut cependant reconnaître que ce symptôme, comme du reste tous ceux de la maladie qui nous occupe, est inconstant. Quoi qu'il en soit, la céphalalgie liée à l'encéphalite a pour caractères d'être localisée dans un point fixe, variable suivant le siége de la lésion à laquelle elle se rattache; elle est permanente, mais s'exagère sous l'influence des mouvements, du bruit et de toutes les causes d'excitation. Lorsque la douleur est associée à divers autres symptômes d'irritation de l'encéphale, tels que du délire, des convulsions, elle peut conduire à soupçonner l'existence d'une encéphalite, surtout si ces phénomènes arrivent à la suite d'un traumatisme de la tête ou d'une des causes que nous avons énumérées plus haut. Plus tard les symptômes précédents peuvent être remplacés par des symptômes de dépression, paralysie, anesthésie, coma, etc. Mais encore une fois, ces phénomènes peuvent manquer, et la maladie peut même rester tout à fait latente ; c'est ce qu'il n'est pas très-rare d'observer dans les abcès du cerveau dépendants, par exemple, de l'infection purulente; c'est ce qui arrive encore quand les lésions siégent dans le centre des hémisphères.]

Hémorrhagie cérébrale. — Apoplexie sanguine. — L'hémorrhagie cérébrale a plusieurs variétés distinctes, et occupe des siéges divers; de là résultent des différences dans ses symptômes.

[Les causes de l'hémorrhagie cérébrale peuvent être rangées sous trois chefs : 1° tension anormale du sang; 2° diminution de consistance du tissu ambiant qui ne donne plus aux vaisseaux un soutien suffisant; 3° lésions des tuniques vasculaires. On peut dire d'une manière presque absolue que les hémorrhagies cérébrales sont dues exclusivement à ce dernier ordre de causes. Il résulte d'un travail fort remarquable publié par M. Ch. Bouchard (1), que les ossifications des vaisseaux de l'encéphale, leur dégénérescence athéromateuse, ne jouent qu'un rôle fort accessoire dans la production des hémorrhagies cérébrales, tandis que leur influence sur le ramollissement est au contraire considérable. D'après cette observation, l'hémorrhagie cérébrale serait due constamment, au moins chez les vieillards, à une altération spéciale des artérioles consistant dans une sclérose de leur tunique externe avec atrophie de la tunique moyenne. Cette sclérose déterminerait secondairement des anévrysmes dont la rupture serait la cause prochaine de l'épanchement. Ces anévrysmes sont visibles à l'œil nu; on les observe dans le tissu infiltré qui entoure les foyers hémorrhagiques. Ils ont été vus par M. Cruveilhier qui les rapportait à une apoplexie capillaire. Leur volume varie de la grosseur d'un petit grain de chènevis à celle d'un grain de millet. On les désigne sous le nom d'anévrysmes miliaires.]

Quand l'attaque apoplectique a lieu, des symptômes variables se manifestent suivant le degré de l'affection.

Dans l'apoplexie *faible*, il y a seulement vertige, étourdissement, perte passagère de l'intelligence, du sentiment et du mouvement, et quand l'intelligence revient, les malades ont la tête *étonnée*, suivant leur expression; quelquefois, mais passagèrement, un peu de céphalalgie, et l'on observe un trouble ordinairement localisé de la motilité. Dans l'apoplexie *moyenne*, perte de connaissance plus ou moins longue, et, après le retour de l'intelligence, lourdeur de tête, pesanteur, obtusion de toutes les facultés, pas de dou-

(1) Voy. Ch. Bouchard, *Etudes sur quelques points de la pathogénie des hémorrhagies cérébrales*, in-8°, 1867.

leur vive. Il n'est pas rare de voir survenir de la congestion cérébrale et de la fièvre, et alors de la douleur, mais c'est passager. L'apoplexie *forte* (Rostan) tuant les malades en peu d'heures, sans qu'il y ait retour des facultés, on ne sait rien sur les troubles de la sensibilité dans ce cas.

Dans l'apoplexie intra-ventriculaire, dans l'hémorrhagie méningée des adultes et des vieillards, [il est rare que la douleur céphalique fasse défaut. Elle est plus ou moins accusée par le malade, souvent hors d'état de rendre compte de ses sensations. Toutefois, quand à la suite d'une attaque apoplectiforme on voit cette douleur s'exaspérer, en même temps que se déclarent la fièvre, le délire, la contracture, etc., on peut en conclure qu'il s'est développé autour du foyer apoplectique une inflammation de la pulpe cérébrale ou des méninges, en un mot une complication due à l'hémorrhagie et qui en aggrave singulièrement le pronostic.]

Hydrocéphale aiguë, chronique. — Kystes séreux du cerveau, des méninges. — Œdème cérébral. — En dehors des cas de méningite tuberculeuse, on ne voit pas le liquide s'accumuler d'une *manière rapide* dans l'intérieur des ventricules ou dans la cavité arachnoïdienne. Ce sont des cas de ce genre qu'on a décrits sous le nom d'hydrocéphale aiguë. L'hydrocéphale chronique, souvent congénitale, est due dans d'autres cas à la transformation du contenu des foyers hémorrhagiques. C'est de cette manière que se forment les kystes séreux qu'on rencontre sous la dure-mère, dans ce qu'on appelle la cavité arachnoïdienne. Une hémorrhagie méningée s'enkyste; son contenu se résorbe. La paroi du kyste sécrète un produit séreux ordinairement teinté par la matière colorante provenant de l'ancien caillot.

Toutes ces lésions déterminent une douleur de tête qui va ordinairement s'affaiblissant à mesure qu'on s'éloigne de l'époque où se sont développés les accidents aigus initiaux. — Chez un jeune homme qui avait présenté une céphalalgie violente avec un peu d'hémiplégie droite, cris hydrencéphaliques, état demi-comateux, nous avons trouvé, mon frère et moi, une hydatide solitaire du volume d'une orange dans l'hémisphère droit du cerveau.

Il arrive souvent, chez les sujets qui présentent de l'albuminurie, quelle qu'en soit d'ailleurs la cause, qu'on voit se manifester un ensemble de symptômes cérébraux à marche brusque ou progressive, caractérisés surtout par une céphalalgie violente avec coma, contracture, le plus souvent sans paralysie. Ce sont des cas de ce genre survenant chez des sujets habituellement infiltrés qui avaient fait admettre la prétendue *apoplexie séreuse*. Des recherches modernes ont montré que ces accidents pouvaient dépendre de conditions diverses, soit d'un œdème avec anémie cérébrale, soit d'une véritable intoxication déterminée par l'accumulation de l'urée ou des matières extractives dans le sang, accumulation due au trouble de la sécrétion urinaire. — Cet état désigné sous le nom d'urémie, a été l'objet de nombreux travaux (1).

Hypertrophie du cerveau. — La céphalalgie est un des caractères les plus importants et les plus constants de cette affection ; elle est violente, continue, et présente des exacerbations dans lesquelles les malades poussent des cris inarticulés, continuels. Phénomènes de compression se traduisant par l'obtusion, l'abolition de l'intelligence ; attaques convulsives épileptiformes, à peu près constantes (Magendie, Calmeil, Grisolle). Pas de paralysie ; durée ordinairement longue de la maladie ; enfants, jeunes gens ; travail des préparations de plomb ; difficulté extrême à distinguer ce cas des hydrocéphalies.

Produits étrangers. — Masses tuberculeuses, cancéreuses, hydatides, échinocoques, tumeurs fibreuses, fibroplastiques. — La plupart du temps, ces produits ne déterminent pas d'accidents, et on ne les constate qu'à l'ouverture du crâne. En général, lorsqu'ils sont dans la pulpe cérébrale et qu'ils n'ont déterminé aucun travail périphérique, ils sont latents ; ils se traduisent au contraire par des douleurs variées, mais ordinairement localisées, lorsqu'ils sont au voisinage des méninges, ou qu'ils ont donné lieu à de la congestion, à de l'inflammation de la substance cérébrale et de ses enveloppes dans le voisinage.

(1) Voy. Alfred Fournier. *De l'urémie*, thèse de concours pour l'agrégation. Paris, 1863. — Jaccoud, *Leçons de clin. méd., faites à l'hôp. de la Charité*. Paris, 1868. *Leçons de clin. méd. faites à l'hôp. Lariboisière*, Paris, 1873.

On peut croire à l'existence de produits de cette espèce s'il survient de temps à autre de la congestion et de la douleur de tête, s'il y a quelquefois des convulsions, surtout épileptiformes, des paralysies bornées et incomplètes du sentiment et du mouvement, des troubles légers de l'intelligence. Il y aurait encore plus de probabilité si l'individu était décidément tuberculeux, cancéreux, etc. (Voy. *Paralysie.*)

Céphalalgie nerveuse. — Enfin, après toutes les affections cérébrales que nous venons d'étudier, il y en a encore une qui ne se révèle par aucune lésion anatomique, que nous pourrions nommer névrose du cerveau, et dont le caractère unique est la douleur.

Le siége précis de la céphalalgie purement nerveuse, qu'on nomme *migraine,* est complétement inconnu. M. Piorry a voulu, il est vrai, la localiser dans l'iris, mais ce n'est qu'une simple présomption, sans démonstration rigoureuse. — Dans certains cas, comme Trousseau l'a parfaitement établi (1), la migraine est une des manifestations multiples de la diathèse goutteuse. Récamier, et bien d'autres avant lui, avaient émis cette même opinion. Elle est dans ces cas ordinairement périodique; c'est une des formes de la goutte larvée.

Quoi qu'il en soit, la migraine s'observe principalement chez les femmes et chez les hommes nerveux et impressionnables. Elle se manifeste à l'occasion d'une crainte, d'une peur, d'une contrariété. Les odeurs vives, même agréables, la lumière trop éclatante, la fatigue, les efforts, les cris, l'action de chanter, les efforts pour vomir, les mouvements communiqués au corps par un bateau, etc., etc., la font naître; de même aussi le séjour trop prolongé au lit, le séjour dans un lieu trop étroit où l'air se renouvelle mal, la constipation, etc., en sont les causes. [[Les troubles gastriques ont encore une influence plus considérable que toutes les conditions qui précèdent, et un certain nombre de celles-ci n'agissent sans doute que par l'intermédiaire du désordre qu'elles déterminent dans les fonctions de l'estomac. Presque tous les migraineux ont, comme on dit, un mauvais estomac.]]

(1) Trousseau, *Clinique médicale de l'Hôtel-Dieu,* 4e édition publiée par M. Michel Peter, 1873.

Un caractère remarquable de la migraine, c'est la limitation de la douleur à une moitié de la tête (hémicranie). Cette douleur est vive, pénible, sus-orbitaire surtout, sans fièvre, mais avec chaleur plus ou moins forte à la tête, pesanteur, étourdissements, éblouissements, troubles de la vue, de l'ouïe, peu durable, de quelques heures à un jour ou deux, sans aucun trouble important des autres organes, à l'exception de l'inappétence ou des vomissements : telle est la céphalalgie simple ou nerveuse.

On a noté le ralentissement du pouls, et une légère tuméfaction du foie qui est sensible à la pression (Niemeyer).

Tant qu'elle n'a que ces caractères, on ne doit pas s'en inquiéter, surtout chez les femmes. Chez l'homme, sa présence, et surtout sa persistance, doivent davantage éveiller l'attention.

3° Douleur de tête dans les névroses.

Sous le nom de névroses, nous entendons toutes les affections nerveuses sans lésions appréciables ou au moins constantes dans les centres nerveux, telles que l'hystérie, l'épilepsie, l'hypochondrie, la chorée, la rage, le tétanos, le délire nerveux, l'éclampsie, la catalepsie, etc.

Dans l'**Epilepsie**, la douleur de tête n'existe pas habituellement dans l'intervalle des accès, à moins que l'affection convulsive ne dépende elle-même d'une lésion cérébrale, comme une tumeur, une méningite, etc. Quelquefois, elle se manifeste comme prodrome prochain ou éloigné, et les malades sont avertis par ce symptôme de l'imminence de l'attaque ; tantôt alors elle est générale, tantôt elle siége dans un seul point de la tête. Le mal de tête est, au contraire, constant après l'attaque, et dure plus ou moins longtemps.

Hystérie. — L'existence du mal de tête, avant et après les accès et dans leur intervalle, est la règle chez les hystériques. Ce symptôme est précieux pour établir le diagnostic, surtout lorsqu'il n'y a pas de convulsions à proprement parler. La céphalalgie est quelquefois générale et sans caractère spécial; quelquefois c'est une névralgie, d'autres fois, une simple pesanteur; quelquefois aussi c'est une congestion ou une anémie cérébrale, d'autres fois enfin le *clou* *hystérique*. De plus, on a remarqué que la céphalalgie hystérique est au moins aussi souvent occipitale que frontale (Briquet, Bezançon). Nous avons vérifié l'exactitude et par conséquent l'importance de ce fait. En conséquence, une céphalalgie habituelle, générale, locale, limitée à un seul point, souvent occipitale, chez une femme nerveuse, sujette aux vapeurs, aux spasmes, à des douleurs vagues, au gonflement épigastrique, à la boule, etc., est un symptôme hystérique.

Les **hypochondriaques** sont extrêmement sujets à la céphalalgie.

Les accès d'**hydrophobie**, et même les premiers accidents de la rage, sont précédés de douleur de tête.

On n'a pas mentionné ce phénomène d'une manière assez particulière dans les autres névroses pour que nous nous y arrêtions.

4° Douleur de tête dans les maladies générales.

La **fièvre** et les **fièvres**, les **fièvres éruptives, intermittentes** sont toujours, ou presque toujours précédées et accompagnées d'une céphalalgie particulière. Cette douleur est générale, vague, mais principalement sus-orbitaire, intense, accompagnée d'un léger degré de congestion vers la tête; des épistaxis l'accompagnent ou la terminent fréquemment.

La céphalalgie d'un *accès de fièvre* se termine avec cet accès, et ne laisse qu'une douleur plus ou moins obtuse.

Celle de la *fièvre typhoïde* est un des premiers accidents de la maladie; elle commence quatre, six, huit jours même avant la fièvre, et quand celle-ci survient, la céphalalgie persiste et augmente; des étourdissements, le délire même se manifestent, la diarrhée s'établit, sans que ce symptôme, si pénible pour les malades, se soit amendé. C'est quelquefois le seul dont ils se plaignent. Il ne se dissipe guère que dans la deuxième période, quand la guérison doit avoir lieu, et au contraire, il persiste lorsque l'affection s'aggrave. En conséquence, une céphalalgie prolongée, persistante, avec fièvre prolongée aussi, perte des forces, et absence de symptômes de méningite ou d'autre affection cérébrale, sont de précieux indices de l'affection typhoïde.

Dans le cours de cette affection, la douleur de tête s'apaise tardivement, mais ne reparaît presque jamais. Si elle revient vers le déclin des accidents, il y a lieu de craindre une complication : retour de la fièvre et des accidents intestinaux, pneumonie, mais surtout méningite ou suffusion séreuse dans les ventricules du cerveau ou les méninges.

Dans la *fièvre intermittente*, la céphalalgie ne se manifeste qu'au moment de l'accès; son retour en indique aux malades l'apparition. Quand un malade ne peut préciser s'il a une fièvre ou des accidents périodiques, on doit toujours rechercher s'il ne se manifeste pas du mal de tête à des heures déterminées. C'est très-souvent par la céphalalgie que le médecin peut faire rétrospectivement le diagnostic de la fièvre en général et de la forme intermittente en particulier.

Nous verrons qu'il y a une forme de fièvre pernicieuse qui a reçu le nom de céphalalgique, et dans laquelle la douleur est très-intense et constitue le phénomène dominant.

La céphalalgie des *fièvres éruptives* ressemble, pour sa persistance, à celle de la fièvre typhoïde, mais elle cesse aussitôt que l'éruption se fait. Si elle persiste néanmoins, c'est un signe de fâcheux augure, indiquant une éruption incomplète, avortée, ou une complication.

5° Douleur de tête dans les maladies des différents organes.

La douleur de tête est un phénomène qui se manifeste dans un si grand nombre de maladies de divers organes, plus ou moins liés par sympathie avec les centres nerveux, que nous ne pourrions indiquer tous les cas où elle se présente. Nous dirons cependant qu'elle se montre très-fréquemment dans les affections de l'estomac et du tube digestif, surtout quand elles sont aiguës.

L'indigestion simple détermine une douleur de tête quelquefois atroce, mais peu durable; l'embarras gastrique, une lourdeur habituelle de tête; l'embarras gastrique aigu fébrile, des symptômes céphalalgiques semblables à ceux de la fièvre typhoïde, de sorte qu'il est très-souvent difficile, impossible même de distinguer ces deux affections l'une de l'autre. — La diète, les vers, la constipation, donnent aussi lieu au mal de tête; et, au contraire, ce symptôme est rare dans les affections chroniques, comme le cancer de l'estomac, le ramollissement de la muqueuse ou des parois de l'organe. Les individus gastralgiques ou dyspeptiques ont aussi du mal de tête, mais le plus souvent déterminé par l'état général de la constitution résultant de la gastralgie elle-même ou de la dyspepsie.

Rien de particulier à noter pour les maladies des poumons et du cœur ; absence de céphalalgie en général, à moins qu'il n'y ait fièvre ou congestion cérébrale.

Souvent cet accident se montre dans les affections de l'utérus.

6° Douleur de tête dans les altérations du sang.

C'est un symptôme possible de la pléthore, et un résultat certain de la chlorose et de l'anémie.

Dans ces cas, la douleur est extrêmement variable, non-seulement chez les divers malades, mais chez la même personne. Elle varie en intensité et en durée, mais se reproduit cependant toujours de temps à autre; et elle varie surtout pour la nature et le siége. Tantôt elle consiste en une céphalalgie vraie, tantôt en une névralgie, quelquefois en une anémie du cerveau, et d'autres fois elle est constituée par des accès de congestion ou de pléthore locale ; elle présente du reste la même mobilité de nature et de manière d'être que tous les autres symptômes de ces deux affections.

7° Douleur de tête dans les empoisonnements.

Il y a deux sortes d'empoisonnement, l'un aigu, l'autre chronique. A la première espèce appartiennent les empoisonnements par les poisons ou toxiques proprement dits, comme les narcotiques, les excitants du système nerveux et musculaire, les hyposthénisants, etc. (opium, belladone, arsenic, sulfate de quinine, strychnine); à la seconde, les intoxications par des substances qui n'agissent qu'à la longue, comme l'alcool, le plomb. — Dans l'une et l'autre espèce, la céphalalgie est un indice de l'intoxication accomplie, c'est-à-dire de l'absorption du poison et du commencement de son action sur l'économie.

Dans l'empoisonnement aigu où il n'y a pas d'absorption (espèce, d'ailleurs, fort contestable d'empoisonnement), l'action se passant exclusivement dans l'estomac, il n'y a pas sensiblement de phénomènes cérébraux, au moins au début; ces accidents ne surviennent que plus tard, et par suite d'une réaction sympathique vers le cerveau par le développement de la fièvre. Mais dans les véritables empoisonnements, c'est-à-dire par absorption, la céphalalgie est bien plus constante et plus prompte. Elle se manifeste surtout quand la substance a une action sur le système nerveux. Aussi, l'observe-t-on constamment dans l'empoisonnement par les narcotiques ou par les excitants du système nerveux, tels que l'opium, la belladone, la ciguë, les solanées vireuses, l'alcool, la strychnine, le sulfate de quinine, etc.; tandis qu'elle est rare, au moins primitivement, dans l'empoisonnement par l'arsenic, les antimoniaux, les mercuriaux, etc.

Dans les empoisonnements lents, comme ceux déterminés par l'habitude de l'opium, par le plomb, l'alcool, etc., la céphalalgie est à peu près constante.

Dans l'intoxication saturnine, la céphalalgie est ou un simple symptôme de cachexie, ou un des premiers accidents de l'encéphalopathie, ou de l'épilepsie. C'est aussi un phénomène qui précède quelquefois de longtemps les attaques du *delirium tremens*.

En résumé, la céphalalgie est un phénomène commun à un très-grand nombre de maladies, mais important néanmoins par son caractère, sa nature, sa marche, sa coïncidence avec d'autres symptômes.

La douleur de tête est rhumatismale, névralgique, congestive, anémique; c'est quelquefois une simple névrose.

Chacune de ces formes se présente dans les maladies les plus différentes; et une même maladie peut donner lieu à toutes ces formes diverses de douleur.

Quand un malade présentera le phénomène de céphalalgie comme symptôme dominant, on cherchera à reconnaître:

Si la céphalalgie réside dans les enveloppes extérieures de la tête, dans le crâne, dans les parties plus profondes, ou si c'est une douleur de siége indéterminé (migraine proprement dite).

On se rappellera ensuite que, selon sa forme et sa nature, elle peut tenir :

1° A une affection locale extérieure (névralgie, rhumatisme, clou hystérique, lésion des os du crâne, etc.);

2° A une lésion matérielle, récente ou ancienne, des centres nerveux eux-mêmes (congestion, méningite, encéphalite, tubercules, corps étrangers, etc.);

3° A des névroses;

4° A la fièvre ou à des affections fébriles;

5° A des altérations du sang;

6° A des maladies d'organes divers;

7° A des empoisonnements.

II. — De la rachialgie.

[[On désigne sous le nom de rachialgie la douleur spontanée qui a son siége au niveau de la colonne vertébrale.

Les particularités qui se rattachent à l'étude de ce symptôme présentent de grandes analogies avec celles que nous venons d'examiner à propos de la céphalalgie : analogies dans les différents siéges que la douleur peut occuper, analogies dans les causes, analogies dans l'expression symptomatique, etc. Il y a donc tout avantage à rapprocher ces deux symptômes, et nous pouvons suivre pour l'étude de la rachialgie l'ordre qui a été suivi pour l'étude de la céphalalgie.

Les caractères de la rachialgie offrent des différences sensibles suivant les causes qui lui donnent naissance et les maladies auxquelles elle se rattache. Rarement, il est vrai, ces caractères sont assez tranchés pour avoir une grande valeur diagnostique; pourtant le siége de la douleur (au cou, le long du dos, aux lombes), son intensité, sa forme, etc., peuvent fournir des indications utiles.

Il est rare que la douleur soit étendue à la totalité de la colonne vertébrale; le plus souvent elle est limitée à une partie de sa longueur, et elle reçoit alors quelques noms particuliers : bornée au cou, elle forme une variété du torticolis; elle peut aussi avoir son siége le long du dos, aux lombes (mal de rein, lumbago). Tantôt elle est très-localisée, occupant, par exemple, le sommet d'une ou de plusieurs apophyses épineuses; tantôt elle est diffuse, occupant une étendue plus ou moins considérable de la région rachidienne, et souvent sans qu'il soit possible de dire si elle a son siége dans la peau, les muscles, les os, ou les organes intra-rachidiens. Quand elle se rattache à une lésion de la moelle ou des méninges, ou encore à une altération des nerfs, il est habituel que la douleur rachidienne présente des irradiations sur les côtés de la colonne vertébrale suivant le trajet des nerfs intercostaux ou lombaires ; quand elle dépend, au contraire, d'une lésion musculaire ou osseuse, elle reste ordinairement limitée à la région du rachis.

La forme de la rachialgie varie plus encore que son siége : gravative, contusive, brûlante, lancinante suivant les cas ; continue ou revenant par accès, etc. Plusieurs circonstances peuvent contribuer à réveiller les douleurs ou à en augmenter l'intensité : ainsi la pression sur la colonne vertébrale ou l'ébranlement produit par des chocs fait souvent apparaître une douleur qui ne se montrait pas spontanément ; les mouvements plus ou moins étendus du tronc peuvent avoir la même influence ; enfin l'application d'un corps chaud sur les foyers douloureux amène souvent une exacerbation des douleurs : aussi emploie-t-on, pour la recherche de la rachialgie, le procédé indiqué par Copland, qui consiste à promener le long du rachis une éponge imbibée d'eau chaude : au moment où l'éponge passe sur la partie malade, le patient éprouve souvent une douleur atroce, tandis que sur les autres parties, il n'éprouve que la sensation ordinaire d'un corps chaud.

Causes et siége. — Le point de départ de la rachialgie se trouve, suivant les cas, dans la peau, dans les muscles, dans les pièces osseuses, les articulations ou les ligaments du rachis, dans les méninges, dans la moelle elle-même ou dans les nerfs qui en partent. Bien que, le plus ordinairement, les caractères de la douleur elle-même soient insuffisants pour indiquer quel est celui de ces organes qui est particulièrement ou exclusivement affecté, il arrive cependant qu'on y trouve des présomptions que l'examen des phénomènes concomitants et de la marche de la maladie doit détruire ou confirmer : ainsi une douleur vive, ayant son siége dans la région lombaire, peu intense pendant le repos, mais s'exaspérant sous l'influence des mouvements du tronc, survenue brusquement sous l'influence d'un refroidissement ou d'un effort, éveillera immédiatement l'idée d'un lumbago, c'est-à-dire d'une myalgie lombaire ; une douleur siégeant dans un point fixe du rachis, accompagnée de déformation de la colonne avec saillie des apophyses épineuses, permettra presque d'affirmer l'existence d'un mal de Pott.

Maladies dans lesquelles on rencontre la rachialgie. — Valeur diagnostique.

Parmi les maladies qui comptent la rachialgie au nombre de leurs symptômes, on peut distinguer celles qui ont leur siége dans la moelle, celles qui résident dans les enveloppes de la moelle (méninges, rachis), ou dans les parties extérieures aux rachis; on trouve encore ce symptôme dans certaines fièvres, et dans quelques affections de divers organes. Nous allons examiner la rachialgie dans ces diverses affections.

1° Rachialgie déterminée par des lésions de la moelle.

La plupart des maladies de la moelle (1) sont accompagnées de douleurs, et celles-ci présentent comme caractère presque général de ne pas rester limitées à la région rachidienne, mais de s'irradier sur les parties latérales suivant le trajet des nerfs superficiels du tronc (douleurs en ceinture).

La **congestion de la moelle** n'a guère été étudiée comme maladie particulière, et ses caractères ne sont pas bien déterminés. C'est à elle cependant qu'on attribue les rachialgies sourdes, contusives qui surviennent dans certains cas et disparaissent après une durée variable sans avoir été accompagnées des autres troubles qui appartiennent aux lésions du tissu nerveux lui-même : ainsi au début de certaines fièvres (variole, fièvre typhoïde), dans les cas de troubles menstruels ou hémorrhoïdaux, de tumeurs abdominales gênant la circulation rachidienne, etc. Mais il serait difficile de prouver que, dans ces cas, il s'agit d'une véritable congestion de la moelle plutôt que d'une congestion

(1) On consultera avec avantage, sur tout ce qui concerne les maladies de la moelle, l'important article consacré à ces affections par M. Hallopeau, dans le *Dict. de méd. et de chir. pratiques*, t. XXII; cet article résume très-bien les connaissances actuelles sur ce sujet.

des plexus veineux du rachis capable de déterminer une compression de la moelle. Quoi qu'il en soit, la douleur, dans ces cas, est obtuse, gravative, tantôt diffuse sur toute la longueur du rachis, tantôt localisée à certaines régions et particulièrement au cou ou à la partie inférieure de la colonne dorsale; la pression et les mouvements l'exaspèrent peu. Elle peut être accompagnée de quelques fourmillements dans les membres et un peu d'affaiblissement des muscles ; mais si ces troubles acquièrent une certaine intensité, on doit croire qu'il s'agit d'une maladie plus profonde que la congestion, et que les éléments propres de la moelle sont affectés.

L'anémie de la moelle peut rendre compte de certaines rachialgies qui se montrent chez des sujets épuisés par des pertes de sang abondantes ou chez des jeunes filles chlorotiques, et qui n'ont leur cause dans aucune autre condition morbide appréciable que l'anémie générale. Les caractères de la douleur dans ce cas diffèrent peu de ceux qu'on observe dans la congestion médullaire; cependant la pression sur les foyers douloureux est plus habituellement pénible, et il n'est pas rare que la pression exercée sur quelques apophyses épineuses détermine une douleur vive, s'irradiant parfois sur les côtés du thorax ou de l'abdomen.

Les rachialgies que nous venons de rapporter à la congestion et surtout à l'anémie de la moelle ont été souvent considérées comme de simples troubles fonctionnels imputables soit à un état nerveux (nervosisme, Bouchut), soit à ce que les Anglais ont appelé l'irritation spinale. Nous ne pouvons insister ici sur cette question encore couverte d'obscurité et dont la discussion exigerait de grands développements.

Myélites. — L'étude des inflammations de la moelle a fait d'immenses progrès depuis quelques années ; et parmi les récents travaux français qui ont fait avancer nos connaissances sur ce point, il faut citer surtout ceux de MM. Brown-Sequard, Jaccoud, Charcot, Vulpian, Duchenne de Boulogne. Mais, à mesure que l'analyse a pénétré dans ce groupe de maladies, on a vu qu'il était nécessaire d'établir des variétés dans lesquelles, à des lésions différentes par le siége, par l'étendue ou par la nature, correspondaient des expressions symptomatiques distinctes et méritant une description particulière. Nous n'aurons à signaler dans cet article que quelques-unes de ces variétés, celles dans lesquelles la rachialgie est un symptôme important; les autres trouveront mieux leur place dans d'autres parties de cet ouvrage, lorsque nous étudierons les symptômes qui leur appartiennent plus particulièrement. (*Voy.* Paralysie, ataxie, tremblement, contracture, etc.)

La **myélite aiguë** intéresse surtout la substance grise de la moelle. On peut, avec M. Charcot, en admettre trois formes : 1° myélite centrale généralisée; 2° myélite partielle; 3° myélite subaiguë ou hyperplastique. Les deux premières conduisent rapidement à la destruction des éléments nerveux et par suite sont surtout caractérisées par des symptômes indiquant la dépression et l'abolition des fonctions de la moelle; la troisième n'intéresse que peu ou même pas la substance nerveuse, sa symptomatologie est encore obscure et nous ne nous y arrêterons pas.

Dans la myélite centrale généralisée, la douleur est peu accusée toutes les fois que la maladie est dégagée de complication de méningite : au début le malade éprouve seulement de l'engourdissement, des fourmillements aux extrémités des membres et autour du tronc, une sensation de constriction autour des jointures ; à ces phénomènes douloureux se joint rapidement un affaiblissement considérable de la motilité. Au bout d'un temps très-court, quelques jours au plus, les symptômes de dépression sont à leur maximum : on observe alors une anesthésie complète et absolue, une paralysie du mouvement complète aussi avec flaccidité des membres.

La myélite partielle donne lieu à peu près aux mêmes symptômes que la forme précédente ; seulement son évolution est souvent moins rapide, et les troubles de la sensibilité ou du mouvement sont limités aux membres inférieurs ou intéressent la partie inférieure du tronc, suivant que la lésion est elle-même plus ou moins élevée.

Dans la **myélite chronique**, que celle-ci soit diffuse, c'est-à-dire répandue régulièrement ou irrégulièrement dans les diverses parties de la moelle, ou bien qu'elle soit limitée à certaines régions de la moelle en rapport avec la distribution des éléments nerveux, par exemple aux cordons postérieurs ou antéro-latéraux, aux cornes antérieures de la substance grise, etc. (scléroses systématiques, Vulpian), la rachialgie manque le plus souvent à moins de méningite concomitante, et la maladie est caractérisée par des troubles divers que nous retrouverons ailleurs.

Hémorrhagie de la moelle. — L'hémorrhagie de la moelle ou hématomyélie est une maladie rare. D'après MM. Charcot et Hayem (1), elle ne reconnaît pas pour cause habituelle la rupture d'anévrysmes miliaires, comme cela a lieu pour l'hémorrhagie cérébrale, mais le plus souvent elle se montre comme complication de la myélite aiguë, du ramollissement rouge inflammatoire aigu. Ses symptômes sont à peu près les mêmes que ceux de cette dernière maladie, avec cette différence qu'on y observe une douleur rachidienne très-vive, s'étendant dans les membres. L'existence de cette rachialgie intense avec irradiations périphériques, dans un cas de myélite, rendra donc propable l'existence d'hémorrhagies jointes au ramollissement.

Méningite rachidienne. — Contrairement à ce qui a lieu dans la myélite, la méningite rachidienne est surtout caractérisée par des phénomènes d'excitation, et parmi ceux-ci la douleur occupe une place importante : située à une hauteur variable suivant le siége de la maladie, elle occupe la région rachidienne dans une étendue d'une ou plusieurs vertèbres, et s'irradie d'une part sur les parties latérales en suivant le trajet des nerfs cervicaux, intercostaux ou lombaires, d'autre part se répand dans les membres inférieurs ou même dans les membres supérieurs si la maladie a son siége dans la région cervicale. Les malades la comparent à une brûlure, à une contusion, à une torsion, etc. Elle s'exagère sous l'influence des mouvements du rachis ; les chocs pratiqués avec les doigts et l'application d'une éponge imprégnée d'eau chaude sur la colonne vertébrale sont devenus insupportables, mais la simple pression sur les vertèbres reste sans influence (Olivier d'Angers). En même temps, on observe d'autres phénomènes d'excitation ayant pour siége l'appareil locomoteur : ce sont de la roideur dans les

(1) Hayem, *Thèse d'agrégation en médecine*, 1872.

muscles des rachis et dans ceux des membres, des convulsions toniques ou cloniques ; enfin on trouve souvent aussi une exagération du pouvoir réflexe de la moelle donnant lieu aux symptômes que nous décrirons ailleurs sous le nom d'épilepsie spinale. (Voy. *Convulsions*.) A une période avancée de la maladie, quand il s'est formé des exsudats qui exercent une compression intense sur le centre nerveux, on peut voir se développer des anesthésies ou des paralysies du mouvement.

Les phénomènes que nous venons d'indiquer n'appartiennent pas seulement à la méningite rachidienne primitive, à celle par exemple qui survient sous l'influence du froid ; on les observe encore dans les méningites secondaires, dans celles qui sont liées à la tuberculose, et qui se développent dans les méninges rachidiennes aussi bien que dans les méninges cérébrales (Liouville), dans la méningite qui accompagne souvent le mal de Pott, dans celle qui est liée au développement de tumeurs, syphilitiques ou autres, dans le canal rachidien.

Quant aux **autres maladies** dont la moelle ou ses enveloppes peuvent être le siége, telles que les tumeurs par exemple, on peut dire qu'elles ne déterminent guère de douleurs que lorsqu'elles sont accompagnées de méningite ; en dehors de cette circonstance, les accidents auxquels elles donnent lieu se rapportent à la destruction ou à la compression des éléments nerveux : ce sont par conséquent des anesthésies ou des paralysies (voy. ces mots).

2° Rachialgie dans les maladies de la colonne vertébrale et des parties périphériques.

Parmi les maladies qui ont leur siége dans les vertèbres ou dans leurs articulations, nous trouvons le mal de Pott, le cancer, le rhumatisme, la tumeur blanche ; la rachialgie peut résulter encore d'altérations diverses des muscles ou des nerfs qui entourent le rachis.

Mal de Pott. — Quelle que soit la nature de la lésion osseuse (tubercules, carie, ostéite) et qu'il y ait ou non déformation de la colonne vertébrale, le mal de Pott ne donne souvent lieu qu'à une douleur locale peu intense, sourde, profonde, tensive, assez peu accusée pour que le malade ne s'en plaigne pas ; mais si cette douleur est presque nulle dans le repos, les mouvements la font apparaître : quand le patient veut se baisser, soulever un fardeau, il immobilise sa colonne vertébrale et est obligé de prendre des attitudes plus ou moins bizarres. La pression ou la percussion des vertèbres altérées éveille souvent la douleur ; il en est quelquefois de même de l'application d'un corps chaud sur la partie affectée ou des secousses imprimées au tronc en soulevant un peu le malade et le laissant tomber sur les talons. On voit donc que, si la rachialgie spontanée n'a dans un grand nombre de cas qu'une bien faible valeur diagnostique, la rachialgie provoquée a, au contraire, une valeur considérable ; fréquemment, en effet, elle permet de reconnaître la maladie avant que l'apparition des autres signes en ait rendu le diagnostic facile. Outre la rachialgie, on trouve habituellement dans le mal de Pott des douleurs en ceinture et d'autres sur le trajet des nerfs des membres. Ces douleurs, qu'on a coutume de rattacher à la compression de la moelle et des nerfs qui en partent, dépendent, d'après M. Charcot, de la méningite rachidienne et des névrites qui se développent au voisinage des vertèbres malades ; elles sont en effet quelquefois accompagnées de divers troubles trophiques, tels que des éruptions de zona ou de pemphigus. Les autres signes du mal de Pott, gibbosité, abcès par congestion, paraplégie, achèvent de caractériser la maladie.

Cancer. — Le cancer de la colonne vertébrale est presque toujours secondaire ; on l'observe à la suite du squirrhe atrophique de la mamelle, plus rarement de celui de l'estomac ou d'autres organes. La douleur à laquelle il donne lieu diffère peu de la rachialgie du mal de Pott, mais elle est plus intense, elle revient par accès surtout pendant la nuit, et elle est accompagnée de douleurs dans les membres inférieurs et de paraplégie (paraplégie douloureuse des cancéreux).

Rhumatisme. — Le rhumatisme envahit quelquefois les articulations des vertèbres, particulièrement celles du cou. Il est caractérisé par des douleurs qui ont leur siége principal au niveau des apophyses épineuses et des apophyses transverses. La pression sur ces points est difficilement supportée; les mouvements spontanés, exécutés doucement, se font sans grande souffrance; les mouvements communiqués sont plus pénibles et plus douloureux. En raison de l'épaisseur des parties molles qui recouvrent les articulations, il est rare qu'on puisse percevoir le gonflement et la rougeur qu'on trouve dans le rhumatisme des articulations superficielles.

Les **tumeurs blanches**, qu'on observe aussi surtout dans la région cervicale, amènent des douleurs parfois très-vives, exaspérées par tous les mouvements, et accompagnées d'une tuméfaction notable, quelquefois d'abcès circonvoisins.

Les **affections des muscles** qui meuvent le rachis ne sont pas rares : les plus communes sont celles des muscles de la région postérieure du cou (torticolis) et celles des muscles lombaires (lumbago). Le rhumatisme, l'impression du froid, les efforts en sont les causes ordinaires. La douleur est presque nulle pendant le repos, et les mouvements communiqués sont assez facilement tolérés; mais les mouvements spontanés qui nécessitent la contraction des muscles affectés éveillent des douleurs d'une acuité extrême, lancinantes, comparables aux douleurs névralgiques. Dans le torticolis, où le plus souvent un seul muscle est intéressé, on observe une inclinaison latérale de la tête avec torsion sur son axe. Ces divers caractères, joints à la diffusion de la douleur dans une plus grande étendue, permettent de distinguer le rhumatisme musculaire du rhumatisme articulaire occupant les mêmes régions.

Les **névralgies** des nerfs rachidiens présentent, entre autres points douloureux, un point dorsal qui a son siége précisément au niveau de l'apophyse épineuse des vertèbres (point apophysaire, Trousseau); ce foyer douloureux est facile à trouver quand on presse successivement les apophyses épineuses: au moment où l'on arrive sur le point névralgique, le malade se redresse brusquement pour échapper à la douleur et parfois pousse un cri.

3° Rachialgie dans diverses maladies.

La rachialgie se rencontre encore comme symptôme ou comme épiphénomène dans un certain nombre de maladies générales ou locales : ainsi dans les névroses, dans les altérations du sang ; dans les fièvres et dans les maladies de différents organes.

Parmi les névroses, celle qui est le plus souvent accompagnée de rachialgie est certainement l'**hystérie.** Dans cette maladie, on trouve très-habituellement au niveau du rachis des zones douloureuses sous forme de foyers occupant l'étendue d'une, de deux ou de trois vertèbres, quelquefois davantage et même toute la hauteur de la colonne vertébrale, avec des irradiations latérales sur le trajet des nerfs intercostaux où lombaires. Quand ces foyers sont limités, on les trouve assez souvent bornés soit au niveau des apophyses épineuses, soit dans les gouttières vertébrales ; dans ce dernier cas, les douleurs existent presque toujours du côté gauche ; la pression les développe à un haut degré ; aussi pour en déterminer l'existence et l'étendue, il suffit d'exercer une pression avec les doigts de haut en bas tout le long des gouttières rachidiennes, et l'on trouve alors des foyers dont les lieux d'élection sont la partie inférieure du dos et les lombes. Au voisinage des foyers douloureux, il n'est pas rare de trouver des zones plus ou moins étendues d'anesthésie.

La **chlorose** est quelquefois accompagnée de rachialgies analogues à celles que nous venons d'indiquer ; mais plus souvent les points douloureux qu'on trouve à la partie inférieure du dos se relient à des névralgies occupant les derniers espaces intercostaux et fréquemment accompagnées elles-mêmes de gastralgie ou de troubles dyspeptiques.

Dans la **variole**, la rachialgie remplace la céphalalgie qu'on observe dans les autres fièvres, et elle ne fait presque jamais défaut. Elle apparaît dès le début de la période d'invasion, en même temps que la fièvre et les vomissements ; elle dure ordinairement deux ou trois jours, c'est-à-dire jusque vers le moment où l'éruption commence à se montrer. La rachialgie de la variole est lombaire. On l'a considérée longtemps comme ayant son siége dans les muscles; mais Trousseau a démontré qu'elle devait être imputée à une affection de la moelle ou de ses enveloppes, et ce qui le prouve, c'est que, dans quelques cas, elle est accompagnée d'accidents de paraplégie.

Les symptômes spinaux ne sont pas rares dans la **fièvre typhoïde,** particulièrement chez les enfants (Fritz, Chédevergne), et parmi ces symptômes, l'hyperesthésie spinale est un des plus fréquents et des plus importants; elle se montre assez souvent au début de l'affection, coïncidant avec la céphalalgie. Elle peut occuper deux siéges principaux, le cou et les lombes. M. Gubler insiste depuis longtemps sur la fréquence des douleurs à la nuque, accompagnées de roideur et ressemblant à une sorte de torticolis, qu'on observe chez presque tous les malades, et qui est un des phénomènes initiaux de l'affection: ces douleurs sont souvent assez peu intenses pour que les malades ne s'en plaignent pas d'eux-mêmes, mais ils ne manquent pas d'en accuser l'existence si l'on appelle leur attention sur ce point. Quant à la rachialgie lombaire, elle est moins constante et moins intense, mais plus persistante que celle de la variole. La douleur paraît occuper la peau et les muscles; la pression au niveau des vertèbres lombaires est très-difficilement supportée. Très-souvent, cette hyperesthésie ne reste pas limitée aux lombes; elle s'étend aux membres inférieurs, qui présentent une sensibilité cutanée et musculaire exagérée, quelquefois même des douleurs spontanées et des contractures. Ces troubles sont dus, ainsi que l'a établi Chédevergne, à des congestions ou à des inflammations de la moelle et des méninges; ils sont souvent suivis d'anesthésie et d'un affaiblissement plus ou moins considérable de la motilité.

Enfin la rachialgie se montre encore dans certaines maladies de différents organes, et nous citerons particulièrement l'ulcère simple de l'estomac, l'anévrysme de l'aorte et les maladies utérines.

Les douleurs de l'**ulcère simple de l'estomac** sont, comme on sait, tout à fait spéciales (Cruveilhier); outre celle qui existe à l'épigastre, au-dessous de l'appendice xyphoïde (douleur xyphoïdienne), il y en a une autre qui a son siége au niveau du rachis (douleur rachidienne), et qui réside dans un espace compris entre la neuvième vertèbre dorsale et la deuxième vertèbre lombaire. Cette douleur est rongeante; elle présente, comme la douleur xyphoïdienne, des exacerbations qui arrivent ordinairement après l'ingestion des aliments et des boissons.

On trouve assez souvent, dans l'**anévrysme de l'aorte**, des douleurs rachidiennes, coïncidant ou non avec des douleurs dans d'autres parties du tronc ou des membres. Ces douleurs sont surtout marquées lorsque les progrès de la tumeur ont déterminé une érosion du corps des vertèbres; elles présentent alors deux formes différentes; douleurs lancinantes, paroxystiques et rémittentes, d'une part; douleurs continues, sourdes, pertérébrantes et limitées à un point fixe, d'autre part (Law). Cependant il ne faudrait pas faire de cette forme de rachialgie un signe absolu de destruction du corps des vertèbres, car l'altération des os peut se produire sans douleurs, et des douleurs névralgiques atroces peuvent exister sans lésion osseuse (Stokes).

Quant aux maladies des organes génito-urinaires, et en particulier aux **maladies utérines**, tout le monde sait combien souvent elles sont accompagnées de douleurs lombaires; celles-ci constituent même quelquefois le principal trouble fonctionnel et mettent sur la voie d'un diagnostic que d'autres signes doivent compléter.]]

III. — De la douleur siégeant dans les différentes parties du corps.

Dans quelques affections du cerveau ou de la moelle, on voit les malades se plaindre de *douleurs vagues* dans différentes parties du corps. Ces douleurs n'ont pas reçu de dénomination plus précise à cause même de la variabilité de leur siége, de leur étendue, de leurs caractères.

Quelquefois ce sont de véritables névralgies, mais passagères: les malades ressentent des éclairs de douleurs dans les membres ou dans le tronc; d'autres fois, c'est une sensation de brûlure, de déchirure, de crampe ; d'autres fois encore des malades disent qu'ils sentent comme de l'eau froide qu'on leur verserait sous la peau (entre cuir et chair, selon une expression vulgaire) ; enfin c'est un picotement, un pincement, une sensation de fourmillement, etc.

Ces douleurs sont spontanées ou provoquées par le contact des objets, par le mouvement, etc.

Elles ne sont pas permanentes, et il est impossible de trouver, soit pendant la vie, soit après la mort, la moindre trace de lésions anatomiques qui les expliquent : elles semblent être en quelque sorte le rayonnement, l'expression transmise à distance, par les nerfs, de la souffrance ou de l'altération matérielle des centres nerveux.

Le plus souvent elles changent de place avec une grande facilité, ce qui se comprend aisément, quand on sait que la lésion qui en est la cause siége loin du lieu où elles se font sentir.

Ce phénomène de la douleur *à distance* dans les affections des centres nerveux n'a pas encore été étudié avec soin ; en conséquence, nous ne pouvons mieux faire que de citer de suite tous les cas où nous l'avons remarquée, et où elle nous a paru avoir quelque importance pour le diagnostic.

Nous avons rencontré un cas de ce genre chez un jeune homme de quinze ans. Ce malade se plaignait d'une douleur occupant la partie postérieure du col ; elle paraissait être musculaire et siéger profondément, elle descendait et montait tout le long du rachis, occupant cependant de préférence la région cervicale. On la traita comme un rhumatisme musculaire, mais sans succès ; pendant quelque temps elle se fixa aux lombes, sans déterminer le moindre trouble vers la sensibilité ou la motilité des membres inférieurs, ni vers les fonctions de la vessie ou du rectum. Elle reparut ensuite au col, et devint très-vive et accompagnée de contracture des membres et de renversement de la tête en arrière. Le malade était sans fièvre, mais couché toute la journée sur le dos, la tête fortement enfoncée dans les oreillers, les yeux fermés, et poussant des cris prolongés et plaintifs ; il conserva longtemps sa connaissance, ne se plaignant pas de la tête ; il finit cependant par tomber dans le coma, et mourut après un mois environ de souffrances. On trouva, pour toute lésion anatomique, une suffusion séreuse abondante dans les méninges, et une dilatation énorme des ventricules cérébraux, par un liquide clair comme de l'eau de roche ; pas de traces d'inflammation ni de tubercules, rien vers la moelle.

Un autre malade, âgé de trente ans environ, que nous avons observé, en 1852, dans le service de M. le professeur Bouillaud, se plaignait d'un lumbago ; la douleur céda pendant quelque temps à l'emploi des ventouses et des vésicatoires, mais elle revint et s'étendit comme une ceinture à la base du thorax ; aucun symptôme ne se manifesta vers les membres inférieurs. La maladie se termina par le développement brusque d'une méningite aiguë qui emporta le malade. La méningite était simple et bornée à la cavité du crâne ; les ventricules étaient dilatés, la moelle saine.

Peut-être doit-on supposer que dans ces deux cas la maladie a commencé par une exhalation surabondante de sérosité, effectuée d'une manière lente ; on comprendrait alors pourquoi les premiers phénomènes ont été subaigus, et comment la sérosité, s'accumulant d'abord dans les parties inférieures de la cavité rachidienne, les premières douleurs ont dû se montrer vers le rachis, tandis que les centres nerveux crâniens jouissaient de leur intégrité. Plus tard, lorsque les enveloppes de la moelle ont été aussi distendues que possible par la sérosité, celle-ci a dû refluer dans le crâne, et c'est alors qu'ont éclaté les accidents méningiens, cause de la mort.

Nous pensons que les observateurs auront plus d'une fois occasion de revoir des faits de ce genre, et nous les engageons à fixer leur attention sur toutes les douleurs spinales qui sont persistantes, qui ne s'accompagnent pas de paraplégie, et qui ont une marche insolite et différente de celle du lumbago et des maladies de la moelle.

Nous avons parlé plus haut, à propos de la rachialgie, des douleurs périphériques qu'on observe dans un grand nombre de maladies de la moelle ou de ses enveloppes. Dans le début et dans la période d'état de la maladie sur laquelle M. Duchenne de Boulogne a appelé le premier, en France, l'attention, et que l'on désigne encore, après lui, sous le nom d'*ataxie locomotrice*, il existe des douleurs particulières et qui sont un des caractères de la maladie. Les douleurs dites *fulgurantes* sont comparées par les malades à des coups de canif, de couteau, siégeant de préférence au voisinage des jointures, dans les masses musculaires des membres, aux lombes, à l'abdomen plus rarement. Avec ces douleurs, on trouve, pour caractériser l'ataxie, des désordres du mouvement sur lesquels nous aurons à revenir et qui constituent le symptôme principal de la maladie. (Voy. *Ataxie.*)

Nous ne devons pas oublier de mentionner les douleurs qui accompagnent les convulsions toniques du tétanos. Tous les praticiens savent que les malades se plaignent d'un resserrement, d'une constriction douloureuse des mâchoires, des tempes, des membres. Ces douleurs ne sont pas permanentes, mais elles reviennent par attaques plus ou moins éloignées, et en même temps que les spasmes toniques. Nous avons vu un malade qui en ressentait à la base de la poitrine, et, selon toute probabilité, dans le diaphragme. Au moment du paroxysme, il était pris d'une sorte d'inspiration convulsive et de hoquet : il lui semblait que la base de la poitrine se resserrait, et il cessait de respirer pendant quelques secondes, jusqu'à ce que la vive douleur s'apaisât. Le malade succomba et ne présenta qu'un très-faible degré de congestion rachidienne.

Dans certaines maladies cérébrales, les malades ressentent des fourmillements dans les membres, surtout dans les jambes ; ils ont la sensation d'eau froide versée sous la peau, des éclairs névralgiques dans la profondeur des membres ou dans la peau, etc. Lorsque ces accidents ne pourront s'expliquer par aucune affection locale, ni par les maladies générales (chlorose, anémie) qui y donnent souvent naissance, on fera bien de remonter jusqu'aux centres nerveux pour en avoir l'explication.

Dans plusieurs affections chroniques du cerveau, on peut produire des douleurs aiguës en remuant les membres profondément insensibles à toutes les espèces d'excitations. « Ce symptôme indique presque toujours qu'il s'opère dans les centres nerveux un travail organique lent et profond ; aussi l'ai-je observé plusieurs fois dans les cancers et les endurcissements cérébraux. » (1) — Nous avons nous-mêmes vu plusieurs cas où les mouvements communiqués aux membres paralysés étaient douloureux ; c'était toujours

(1) S. Pinel, *Pathol. cérébrale*, 1844, p. 290.

dans les apoplexies sanguines, avec complication d'encéphalite.

Nous rappellerons, en terminant, la fréquence et la variété des douleurs dans les névroses, épilepsie, hystérie. L'aura de ces affections, quand elle existe, est toujours une douleur qui part d'un point éloigné des centres nerveux, d'une blessure, d'une cicatrice, etc. L'invasion de la rage, du tétanos, est précédée de douleur dans la blessure, etc.

En résumé, les douleurs qui siégent loin de la tête ou du rachis, et qui ne s'expliquent par aucune cause locale, ni par une altération du sang, un état cachectique, doivent être rapportées à une affection du système nerveux central ; quoique sans caractères importants par elles-mêmes, si l'on excepte les douleurs fulgurantes de l'ataxie, elles doivent toujours fixer l'attention du médecin.

IV. — Diminution et perte de la sensibilité, insensibilité, anesthésie, analgésie.

Les recherches de Beau (1) établissent qu'il existe deux espèces de sensibilité dans la peau et dans les membranes muqueuses voisines des orifices naturels : l'une est la sensibilité au tact, l'autre la sensibilité à la douleur. La première a pour objet de faire apprécier le contact ou les impressions de différents ordres des corps extérieurs ; c'est à l'aide de cette sensibilité qu'on perçoit la résistance, la forme, l'état de la surface des corps ; la seconde espèce de sensibilité est celle qui a pour but de nous faire connaître les impressions nuisibles et douloureuses produites par les différents agents qui nous entourent ; c'est par elle que l'on sent la piqûre, le pincement, la torsion, etc. Ces deux espèces de sensibilité sont tellement distinctes, qu'elles peuvent être isolées. Quelques-uns des tissus profonds de l'économie ne possèdent que la seconde ; les ligaments, par exemple, incapables de sentir le simple contact des corps extérieurs et d'en apprécier les qualités, sont cependant fortement influencés par le tiraillement et deviennent assez douloureux. La peau jouit, au contraire, des deux propriétés

(1) Beau, *Archives générales de médecine*, 1848.

sensitives; or, dans l'état morbide, il peut se faire qu'elle perde l'une d'elles ou toutes les deux à la fois, et il en résulte alors des phénomènes particuliers qu'on doit consulter à titre de symptômes (1).

La peau peut perdre la sensibilité à la douleur sans perdre la propriété du toucher. On s'assure de ce fait en touchant d'abord la peau et ensuite en la piquant, la pinçant, la tiraillant, etc.; les malades disent alors qu'ils sentent

(1) [[Les études de physiologie pathologique ont conduit quelques auteurs à admettre l'existence de plus de deux espèces de sensibilité. Ainsi M. Brown-Sequard établit que, outre la sensibilité au tact et à la douleur, il existe une sensibilité spéciale à la température, une autre au chatouillement, et une autre enfin particulière aux muscles et qui permet d'apprécier leur état de contraction ou de relâchement; cette dernière n'est autre que le *sens musculaire*, dont il sera question plus loin dans le cours de cet article. Ce savant physiologiste croit même à l'existence dans la moelle de voies distinctes pour la transmission des diverses sensations de contact, de douleur, de température, de chatouillement et du sens musculaire, et il indique le trajet de ces diverses voies; en outre, les conducteurs des quatre premières espèces d'impressions sensitives subiraient un entre-croisement dans la moelle épinière; au contraire, les conducteurs servant au sens musculaire ne s'entre-croiseraient pas dans la moelle, pas plus que les conducteurs des ordres de la volonté aux muscles.

A l'appui de cette dernière proposition, M. Brown-Sequard a rapporté des observations de maladies de la moelle, occupant un seul côté de cet organe, dans lesquelles on observe, du côté correspondant à la lésion, une paralysie du mouvement avec conservation ou même hyperesthésie des diverses sensations à l'exception du sens musculaire qui est aboli, tandis que, du côté opposé à la lésion, on trouve une anesthésie de ces sensations, sauf le sens musculaire qui est conservé.

M. Vulpian a fait quelques réserves sur l'existence de voies distinctes pour la transmission des diverses impressions; il se montre cependant moins éloigné d'admettre, d'après les faits de M. Brown-Sequard, que les conducteurs de la sensibilité musculaire suivent dans la moelle un trajet direct, tandis que ceux des autres sensibilités seraient croisés.

Quoi qu'il en soit, la conclusion pratique à tirer de ce qui précède, c'est ce qu'il ne faut pas se borner à rechercher comment les malades ressentent le contact et la douleur, mais qu'on doit examiner aussi comment sont perçus le chatouillement et la température, et quel est l'état du sens musculaire. On verra souvent une ou plusieurs de ces sensibilités altérées à l'exclusion des autres; et bien que, dans l'état actuel de nos connaissances, il ne soit pas toujours possible de fixer la valeur diagnostique de ces particularités, il est du moins intéressant de les connaître.

Consulter : Brown-Sequard, *Archives de physiologie*, 1863; 1868, p. 610 et 716; 1869, p. 236 et 693. — Vulpian, *Leçons sur la physiologie du système nerveux*. Paris, 1866, p. 377.]]

bien qu'on les touche, qu'on agit sur leur peau, ils sentent même bien qu'on les pique et qu'on les pince, mais ils n'éprouvent aucune sensation douloureuse. Nous comparons ce phénomène à celui qui se passe dans la congélation commençante, dans l'ivresse, dans l'action du chloroforme, dans la contusion ou la compression des nerfs (exemple : contusion du nerf cubital au coude). Si l'on plonge pendant quelque temps un doigt dans la glace, il se refroidit et pâlit, puis devient momentanément insensible à la douleur, sans avoir perdu pour cela la faculté tactile. Avant le sommeil produit par le chloroforme, la surface du corps devient à peu près insensible à la douleur (engourdissement chloroformique). Le même phénomène se remarque aussi dans l'ivresse : tout le monde est témoin de l'indifférence avec laquelle les ivrognes reçoivent des blessures. Nous avons une fois, à l'Hôtel-Dieu, pratiqué une suture de la peau chez un homme ivre qui venait de faire une chute sur une bouteille cassée, et qui s'était fait à la cuisse une plaie de deux centimètres environ de longueur; le blessé ne s'aperçut pas de l'introduction des épingles dans la peau, et il quitta l'hôpital immédiatement après le pansement. Tous ces exemples montrent que la peau peut perdre la sensibilité à la douleur sans avoir perdu sa propriété tactile.

Nous ne croyons pas que le contraire ait jamais été observé. Quand la sensibilité du tact est abolie, l'autre espèce est également détruite; au moins nous n'avons jamais observé d'exemple du contraire.

Dans l'état morbide, cette double faculté peut être diminuée ou détruite. La perte de la sensibilité au tact a reçu le nom de *paralysie de la sensibilité* ou *anesthésie ;* celle de la sensibilité à la douleur a reçu celui d'*analgésie* (Beau), et nous ne pouvons que conserver cette distinction très-ingénieuse et très-réelle. Seulement nous décrirons simultanément ces deux paralysies, et nous ferons, en quelque sorte parallèlement, leur histoire pathologique, à cause des nombreux points de contact qu'elles ont entre elles.

L'*anesthésie* proprement dite, qui a été connue de tous les temps, est beaucoup plus rare que l'analgésie, et elle a différents degrés. Quelquefois elle est absolue, à tel point que les malades ne sentent absolument pas le contact des corps. Le professeur Bérard citait, dans ses cours, l'exemple d'un homme affecté d'une lésion du rameau mentonnier de la cinquième paire, et qui avait si complétement perdu la sensibilité de la lèvre inférieure, qu'en buvant il croyait toujours que le verre dont il se servait était ébréché dans le point où il touchait cette lèvre. D'autres fois, la sensibilité est seulement obtuse ; quand c'est aux pieds, les malades ne sentent pas bien le sol en marchant, ils croient marcher sur du coton, sur quelque chose d'élastique; pieds nus, ils ne distingueraient pas le carreau d'un parquet de bois. Si la paralysie siége aux mains, ils saisissent mal les objets, les lâchent croyant les serrer, n'en distinguent ni la forme ni les caractères physiques. Si l'insensibilité occupe le tronc, les jambes, les bras, on ne s'en aperçoit qu'en touchant, en pressant les parties ou en promenant les doigts légèrement à la surface et en comparant le degré de finesse du tact avec celui du côté opposé et symétrique du corps. Mais en général la plupart des malades remarquent assez bien qu'ils sont privés de cette espèce de sensibilité, tandis qu'il n'y en a presque pas un qui remarque spontanément l'existence de l'analgésie proprement dite.

Cette espèce de paralysie est extrêmement variable pour le siége, l'existence, la fixité, etc.

On appelle *analgésie* l'insensibilité à la douleur. Les malades, ainsi que nous l'avons dit, ne la remarquent pas et, par conséquent ne l'accusent presque jamais spontanément, et la plupart sont fort surpris quand on leur fait observer qu'une portion plus ou moins étendue de leur corps n'est plus impressionnable à la douleur.

On constate l'analgésie en piquant la peau avec une épingle, en la pinçant légèrement, en la tordant, ou enfin en tirant les productions pileuses qui peuvent s'y trouver; on peut aussi cautériser la peau, y faire naître des phlyctènes sans occasionner de douleur (Henrot) (1); pour les muqueuses, il suffit de les toucher simplement avec les doigts, avec les barbes d'une plume, etc.

L'analgésie est souvent fort peu étendue ; nous l'avons vue limitée à seul doigt, à une étendue de la peau qu'on pouvait couvrir avec une pièce de monnaie, de sorte qu'il faut de la patience et un examen minutieux pour la découvrir;

(1) Henrot, *Thèse*, Paris 1847.

cependant la décroissance de la sensibilité se fait suivant certaines lois qui rendent les explorations moins difficiles. M. Beau a remarqué que l'analgésie débute de préférence par les membres et surtout par les avant-bras; qu'elle est toujours plus prononcée vers leur partie postérieure qu'à leur partie antérieure, et qu'on est à peu près certain de la trouver dans le premier siége quand elle existe dans le second, sans que la réciproque soit vraie cependant; elle est aussi fort commune sur le devant de la poitrine, à l'épigastre; mais alors on la trouve presque toujours aux avant-bras. Chez d'autres malades, l'analgésie est hémiplégique et très-fréquemment elle siége au côté gauche du corps: M. Briquet donne la proportion de 70 à 20 (1). Enfin il est rare qu'elle existe sur les muqueuses sans occuper une étendue plus ou moins grande de la peau.

On a observé encore une autre variété d'insensibilité signalée en ces termes par M. le docteur Henrot: « Si l'on « ferme les yeux du malade, on peut placer ses membres « dans tous les sens, et il n'est aucunement averti des nou- « velles positions qu'on leur donne; on peut les tordre « violemment dans tous les sens, le malade ne s'en aper- « çoit nullement. » Il existe, dans ces faits extraordinaires et fort rares, une complexité que l'auteur n'a pas assez remarquée. En effet, la peau n'est pas seulement frappée d'anesthésie et d'analgésie, mais encore les muscles ont perdu la sensation de leur propre contraction. MM. Landry (2), Duchenne de Boulogne (3), ont étudié dans ces derniers temps ce singulier phénomène. Ils ont reconnu dans les muscles une faculté nouvelle, *conscience musculaire*, *aptitude motrice indépendante de la vue*, qui se rapproche beaucoup de celle que Gerdy nommait *sensation d'activité musculaire*, et Ch. Bell, *sens musculaire*. En vertu de cette faculté, les muscles peuvent, sous l'influence de la volonté, exécuter les mouvements qui leur sont propres, et ils ont tout seuls, localement, et sans le concours d'un autre organe, la sensation du mouvement qu'ils opèrent. Mais, lorsqu'ils ont perdu leur *conscience*, ils ne peuvent

(1) Briquet, *Traité clinique et thérapeutique de l'hystérie*, p. 278. Paris, 1859.

(2) Landry, *Traité des paralysies*, 1859.

(3) Duchenne de Boulogne, *De l'électrisation localisée*, p. 782. 3e édit. Paris, 1872.

plus exécuter un seul mouvement sans l'intervention de la vue. Alors, si l'on fait fermer les yeux au malade, il ne peut plus contracter les muscles affectés, ou bien il exécute des mouvements irréguliers; si les yeux sont ouverts, au contraire, le malade, en regardant ses membres, peut leur faire accomplir les mouvements les plus variés avec une grande précision. Évidemment, il s'agit, dans ce cas, d'une *anesthésie musculaire.*

[[Ces phénomènes ont été observés et étudiés avec soin par M. Lasègue chez des hystériques (1); ils constituent aussi un des éléments de l'ataxie locomotrice. (Voy. *Ataxie.*)]]

Les muqueuses principalement affectées sont la conjonctive, la muqueuse des fosses nasales, celle de la langue, de la vulve, du vagin, etc.; dans ces différents siéges l'insensibilité occupe quelquefois une grande étendue, d'autres fois un seul point; et elle y est ou très-légère ou très-prononcée. On peut chez quelques hystériques, par exemple, promener le doigt à la surface d'un des yeux sans causer de douleur, tandis que celui du côté opposé demeure très-sensible; chez d'autres, une partie de la langue peut être percée avec des épingles, déchirée, mordue, sans douleur appréciable.

Maladies dans lesquelles on rencontre l'insensibilité. — Valeur diagnostique.

L'anesthésie et l'analgésie peuvent exister simultanément ou isolément. Quand on rencontre l'un ou l'autre phénomène ou tous les deux, on doit en rechercher la cause dans l'une des influences que voici : les maladies propres de la membrane où l'insensibilité existe, une affection des nerfs, une névrose, une maladie du cerveau ou de la moelle, un empoisonnement, une affection du tube digestif.

Maladies de la peau.— Dans la *lèpre tuberculeuse*, éléphantiasis des Grecs, la peau devient insensible à l'époque de la formation des taches fauves et des phlyctènes qui sont, en quelque sorte, les phénomènes d'invasion du mal. Cette in-

(1) Lasègue, *Archives gén. de méd.*, 1864.

sensibilité, bornée d'abord à la base des taches, ne tarde pas à s'étendre sur la peau saine et à se réunir avec d'autres points d'anesthésie; de sorte qu'au bout d'un certain temps les malades ont la peau comme engourdie, dans une étendue quelquefois considérable. Le même phénomène se remarque sur les tubercules et dans tous les points où la peau est tuméfiée. La même chose se voit aussi sur les muqueuses, aux yeux, aux lèvres, dans l'intérieur de la bouche. Biett, M. Cazenave, considèrent ce phénomène comme très-précieux pour le diagnostic; nous avons, pour notre part, vu M. Cazenave annoncer, d'après ce caractère, le développement prochain de tubercules éléphantiaques, et son pronostic n'a pas tardé à être réalisé.

La *zona* laisse à sa suite une insensibilité de longue durée, qui s'accompagne aussi de douleurs vives et profondes.

On voit enfin cette anesthésie à la suite et dans le cours de beaucoup d'affections aiguës et chroniques de la peau, telles que le *lichen*, les *pemphigus*, l'*érysipèle* (Andral, t. V, p. 355). Dans ces cas, la cause étant toute locale, c'est-à-dire consistant en une lésion matérielle appréciable de la membrane, on n'aura pas besoin de rechercher ailleurs la cause de l'insensibilité.

Nous mentionnons ici l'**acrodynie**, sans pouvoir donner des détails précis sur la nature de l'insensibilité dans cette singulière affection. On sait que, dans cette maladie, qui précéda de quelque temps le choléra de 1832, et qui depuis n'a pas reparu, les malades ressentaient dans les pieds et les mains des douleurs vives et lancinantes, accompagnées ou non d'érythème, et qu'il survenait ensuite une desquamation de l'épiderme et une insensibilité plus ou moins profonde et de longue durée.

Affections des troncs nerveux. — A la suite de la commotion, de la contusion des nerfs, de lésions développées sur leur trajet ou dans leur névrilemme, à la suite de névrites, de névralgies, on voit souvent la peau perdre sa sensibilité d'une manière plus ou moins complète. Nous rappelons la commotion locale qui suit les coups de feu, l'engourdissement qu'on éprouve quand on frappe violemment avec la main sur un corps résistant, celui qui suit les douleurs de névralgies, etc. Cette insensibilité est locale, permanente, décroissante, sans lésion appréciable à la peau, et accompagnée d'autres phénomènes qui établissent clairement qu'un tronc nerveux a été lésé.

Névroses. — *Épilepsie.* Jusqu'à présent on n'a fait aucune recherche digne d'attention sur l'état de sensibilité chez les épileptiques ; nous croyons, mais ce n'est qu'une simple opinion, qu'en général la sensibilité est peu altérée dans cette affection. Pourtant, il y a peu de temps, nous avons eu l'occasion d'observer une exception à ce que nous croyons être la règle. Un homme de cinquante ans, après une attaque épileptique, a présenté une analgésie et une diminution prononcée de la force musculaire dans la moitié gauche du corps ; cet accident n'a duré que deux jours. — Nous devons rappeler que, durant l'attaque, la perte de la sensibilité est si absolue que des malades tombent dans le feu et se brûlent, se carbonisent une partie du corps sans le sentir ; tout le monde connaît le fait de cet épileptique qui tomba la tête dans un foyer ardent, et eut une nécrose qui entraîna la chute d'une partie de la voûte du crâne ; le malade survécut à cet effroyable accident. M. Bouchut cite un cas analogue (1).

Hystérie. Indiquée vaguement par beaucoup d'auteurs, la perte de la sensibilité dans l'hystérie a été étudiée complétement par M. Gendrin (1846). Dans ces premières recherches, ce symptôme est désigné sous le nom d'*anesthésie* et considéré comme un phénomène permanent et succédant aux attaques. Les recherches plus récentes, appartenant à MM. Beau, Briquet (2), Bezançon, et un peu à tout le monde, il faut le dire, doivent modifier légèrement les résultats de M. Gendrin, sans leur ôter leur importance et leur nouveauté. En effet, la perte de la sensibilité dans l'hystérie est, dans la grande majorité des cas, une analgésie, et non une anesthésie, et elle n'est pas nécessairement liée aux attaques convulsives. Quoi qu'il en soit de cette question, voici ce qu'il y a d'essentiel à savoir à ce sujet.

Il y a au moins deux formes d'hystérie : l'hystérie con-

(1) Bouchut, *Nouveaux Éléments de pathologie générale*. Paris, 1857, p. 801.

(2) Briquet, *Union médicale*. Paris, 1858.

vulsive et l'hystérie simple, qui ne se traduit que par de légers spasmes, et qu'on pourrait, avec Pomme, appeler l'hystérie *vaporeuse*. Dans l'une et dans l'autre forme, la perte de la sensibilité se remarque, et elle est parfaitement indépendante des convulsions cloniques ou attaques de nerfs. Cette perte de sensibilité consiste en une analgésie ; quelquefois, mais très-rarement, il y a de l'anesthésie véritable. Les malades conservent ordinairement la sensibilité tactile, mais, si on les pique, si l'on enfonce des aiguilles dans la peau, dans les muscles, elles ne ressentent pas de douleur ; les muqueuses sont aussi insensibles, soit à leurs excitants naturels, soit surtout aux impressions douloureuses ; on peut promener le doigt sur la surface de la conjonctive sans que les malades en souffrent, et sans qu'elles exécutent le mouvement de clignement ; quelquefois cependant la cornée est aussi impressionnable que dans l'état naturel ; on peut titiller les fosses nasales, le conduit auditif avec une plume, sans provoquer de sensation désagréable ; introduire le doigt jusqu'à l'isthme du gosier sans déterminer le vomissement ; le vagin, le rectum, l'urètre, peuvent être devenus insensibles de la même manière ; la vessie perd quelquefois sa sensibilité spéciale, et les malades ne ressentant plus le besoin d'uriner, on est obligé de les sonder ; chez d'autres, le coït ne produit plus aucune impression agréable. Les organes des sens s'affectent également, mais moins souvent que la peau ; on observe alors une diminution de l'ouïe, du goût, de l'odorat, de la vue, diminution dont les malades ne se doutent pas ; l'affaiblissement de la vue d'un seul œil, affaiblissement qui va quelquefois jusqu'à l'amaurose complète (Bezançon). L'insensibilité n'est jamais générale ; le plus souvent elle n'occupe que quelques points de la peau et des muqueuses, et presque toujours des points de la moitié gauche du corps. Dans la majorité des cas, elle occupe la moitié gauche de la face et l'œil correspondant, le haut de la poitrine, l'épaule, quelquefois le bras et la main ; elle est rare au tronc, et surtout aux membres inférieurs.

L'analgésie hystérique est de longue durée, permanente ; mais ce dernier caractère est difficile à apprécier, parce que les malades ne se doutent pas, le plus ordinairement, de la perte de la sensibilité dont elles sont affectées ; elles ne s'en aperçoivent que quand elle siége aux doigts, parce qu'elles remarquent qu'elles peuvent, en cousant, se piquer impunément à une main, tandis que l'autre main est douloureusement impressionnée par l'introduction de la pointe d'une aiguille.

Ce phénomène est cependant sujet à se modifier, soit dans son siége, soit dans son étendue. Il y a des jours où les malades éprouvent plus de malaise que de coutume; on est à peu près certain de trouver alors l'analgésie plus étendue ou plus marquée que les jours précédents. Le traitement par les toniques, les opiacés et l'électricité (Briquet, Duchenne) la fait disparaître aussi d'une manière lente, graduelle et quelquefois complète.

Cet accident n'empêche pas les malades de ressentir des douleurs vagues, des élancements, des névralgies dans les points insensibles eux-mêmes ou ailleurs, et de présenter tous les autres phénomènes hystériques plus ou moins prononcés.

Quand on rencontre ces phénomènes d'insensibilité chez une femme qui présente de la douleur épigastrique et dorsale, des points douloureux vagues, une céphalalgie habituelle, des syncopes, le sentiment d'étranglement à la gorge, qui pleure, sanglote ou rit sans motif; lorsque, enfin, ces accidents succèdent à quelque émotion, à des chagrins, on peut considérer la femme comme bien et dûment hystérique (Bezançon), sans qu'il soit nécessaire d'attendre, pour se prononcer, l'apparition des attaques convulsives ; et l'on ne serait nullement fondé à croire à l'existence d'une affection matérielle des centres nerveux.

Nous n'avons pas remarqué de changements dans la sensibilité chez les *choréiques,* et nous n'avons pas eu d'occasion d'étudier sous ce point de vue le *tétanos,* la *rage*, etc.

II. **Maladies de la moelle.** — L'anesthésie est un symptôme très-commun des maladies de la moelle, et cela s'explique facilement par cette considération que la moelle est l'organe de transmission de toutes les impressions sensitives qui viennent des membres et du tronc, et que les altérations de cet organe devront toutes compromettre plus ou moins cette transmission. La substance grise de la moelle paraît être la voie principale, peut-être même exclusive, que suivent les sensations (Brown-Sequard, Vulpian); c'est donc particulièrement dans les lésions de la substance grise qu'on doit s'attendre à trouver des anesthésies.

Dans la *myélite aiguë*, après les quelques phénomènes d'excitation de la sensibilité qui marquent le début de la maladie (fourmillements, pincements, etc.), on voit bientôt survenir une anesthésie qui ne tarde pas à être complète et absolue, occupant toute la partie du corps située au-dessous de la lésion et intéressant à la fois tous les modes de sensibilité. Dans la myélite partielle subaiguë ou chronique, la sensibilité peut n'être pas complétement abolie, lorsque l'axe gris de la moelle n'est pas détruit dans sa totalité; mais on observe souvent des troubles sur lesquels M. Charcot a insisté : les sensations de contact, de température, sont mal perçues ou même supprimées; quant aux sensations douloureuses, à celles, par exemple, que provoque le pincement, elles sont souvent rapportées par le malade ailleurs qu'au point excité, quelquefois même très-loin et jusque dans le membre opposé ; en outre la sensation est retardée, elle peut n'apparaître que trente secondes après l'excitation (Romberg, Charcot). Ces erreurs de lieu, si l'on peut ainsi dire, et ces retards dans les sensations appartiennent en propre aux maladies de la moelle; mais ils ne sont pas spéciaux à la myélite, on peut les rencontrer aussi dans les compressions de la moelle.

Dans l'*ataxie locomotrice progressive* (sclérose spinale postérieure), l'anesthésie existe quand la lésion s'est propagée à la substance grise ou aux racines postérieures, ce qui n'est pas rare. Mais, en dehors du trouble se rapportant aux sensations de contact, de douleur, de température, ce qu'on observe fréquemment dans cette maladie, c'est l'abolition du sens musculaire qui donne lieu à des troubles sur lesquels nous reviendrons ailleurs. (Voy. *Ataxie*.)

La *compression de la moelle*, dont nous avons énuméré les causes ailleurs, peut donner lieu à une anesthésie complète, quand la moelle est détruite dans une partie de son étendue; plus souvent elle amène ces troubles singuliers de la sensibilité que nous venons de signaler à propos des myélites partielles. — Lorsque la compression ne porte que sur une moitié latérale de la moelle, la sensibilité présente des désordres complexes dont M. Brown-Sequard a bien développé les particularités: par suite de l'entre-croisement des fibres sensitives dans toute la hauteur de la moelle épinière, on trouve d'abord une zone d'anesthésie du côté de la lésion et ayant la même hauteur que celle-ci, puis une anesthésie du côté opposé à la lésion et occupant toutes les parties situées au-dessous d'elle ; il existe en outre une paralysie du mouvement du même côté que la tumeur dans les parties situées au-dessous de la lésion. En somme, la destruction d'une moitié latérale de la moelle dans une certaine étendue produit des troubles dans toutes les parties du corps situées au-dessous d'elle: paralysie du côté correspondant, anesthésie du côté opposé, et en même temps zone d'anesthésie au niveau de la lésion et du même côté. Ces faits sont d'ailleurs assez rares, et nous les avons cités surtout pour donner la clef des désordres de la sensibilité que peuvent entraîner les lésions médullaires.]]

Maladies cérébrales. — Les troubles de la sensibilité sont moins fréquents et moins prononcés dans les lésions de l'*encéphale* qu'on ne serait disposé à le croire.

Dans l'*hémorrhagie cérébrale* forte, les malades perdent tout à la fois l'intelligence, le sentiment et le mouvement; si on les pique, si l'on excite la peau, on ne voit pas de mouvements qui indiquent la persistance de la sensibilité; on peut cautériser, scarifier la peau, sans qu'ils le sentent; des sinapismes ont, dans ces cas, provoqué quelquefois la gangrène de la peau sans que les malades en aient éprouvé de douleur; mais quand ils ont repris connaissance, ils sentent généralement bien. Quelquefois il y a un engourdissement, une obtusion de la sensibilité, mais pas de perte absolue du tact et des impressions douloureuses: cela est si vrai que le pincement, la piqûre font exécuter, par une véritable action réflexe de la moelle, des mouvements aux membres, et la figure exprime la souffrance. Dans les attaques moyennes, c'est-à-dire avec retour rapide de l'intelligence, la sensibilité reparaît très-promptement, et les parties paralysées sont aussi sensibles, et quelquefois même plus sensibles que celles qui ne sont pas paralysées. L'apoplexie légère, la congestion cérébrale ne troublent que très-passagèrement le sentiment.

Avant l'attaque, les malades éprouvent des engourdissements, des fourmillements dans quelques points. Un homme, plusieurs mois avant d'être frappé d'apoplexie, éprouvait de temps en temps une perte absolue du sentiment dans quelques points isolés du thorax (1).

Dans la *méningite*, au moins au début, on observe plutôt de l'hypéresthésie.

Dans le *ramollissement*, la sensibilité est profondément troublée; mais ici, par opposition aux névroses, c'est surtout la sensibilité tactile qui est diminuée; les malades ressentent des engourdissements, des fourmillements, du refroidissement dans les membres, surtout aux extrémités; ils saisissent mal les objets et les laissent tomber, non parce que la force leur manque, mais parce qu'ils ne les sentent pas bien; quand ils marchent sur le sol, ils le sentent à peine et ne sauraient dire sur quoi ils s'appuient. Cette altération de la sensibilité occupe principalement les membres, surtout les inférieurs; elle est souvent double et égale des deux côtés, et sujette à se modifier; elle s'accompagne de douleurs passagères, de sensations que nous avons décrites à l'article *Douleurs vagues*.

Ce symptôme est fort souvent un des premiers phénomènes du ramollissement. Il précède de très-longtemps la paralysie, et, lorsque celle-ci survient, il l'accompagne et augmente graduellement avec elle; le plus ordinairement alors, il est borné aux parties paralysées du mouvement, mais cela n'est pas constant. En définitive, c'est un phénomène très-important et assez facile à différencier de l'anesthésie des cas précédents.

L'obtusion graduellement croissante de la sensibilité et son abolition complète sont le résultat de toutes les affections qui se terminent par une *compression du cerveau* (épanchement de sérosité, de pus, etc.). Nous observons en ce moment, dans notre service, une femme qui est affectée des symptômes suivants: difficulté notable dans l'articulation des sons, perte de la mémoire, affaiblissement des membres gauches, amaurose de l'œil gauche; la présence d'une tumeur du périoste à la partie supérieure droite du crâne, la chute des cheveux, l'engorgement des ganglions sous-maxillaires, nous portent à croire que cette femme est sous l'influence de la diathèse syphiliti-

(1) Andral, *Clinique médicale*, p. 355, t. V.

que, et que tous les accidents qu'elle éprouve sont dus à une tumeur de même nature de l'intérieur du crâne; il s'agirait donc d'une compression du cerveau. Chez cette femme, la sensibilité offre un très-grand affaiblissement dans toute l'étendue du corps; la malade sent qu'on la pique, mais elle ne s'en plaint pas et ne fait aucun mouvement qui indique de la douleur.

[[On a noté plus haut que l'anesthésie était un des symptômes fréquents de l'hystérie, et que cette anesthésie présentait quelquefois comme caractère remarquable d'occuper exactement une moitié du corps, d'où le nom d'*hémianesthésie* qui lui a été donné. Nous devons ajouter ici quelques détails sur ce phénomène important dont certains travaux récents et surtout ceux de M. Charcot et de ses élèves (1) ont montré toute la valeur clinique.

L'*hémianesthésie hystérique* est un symptôme assez fréquent, puisque, suivant M. Briquet, il se rencontre 93 fois sur 400; voici en quoi elle consiste : si l'on suppose un plan vertical passant par la ligne médiane du corps, l'anesthésie existe sur tout un côté: tête, face, langue, cou, tronc, bras et jambe. Très-souvent cette perte de la sensibilité porte seulement sur les parties superficielles (tégument externe), mais quelquefois elle envahit aussi les régions profondes (muscles, os, articulations). Tantôt la sensibilité à la douleur est seule abolie, tantôt les autres modes de la sensibilité sont également anéantis. Les membranes muqueuses sont atteintes d'un côté du corps comme le tégument externe. Les organes des sens eux-mêmes sont affectés à un certain degré du côté anesthésié : le goût peut avoir disparu sur la moitié correspondante de la langue; l'odorat et l'ouïe sont émoussés du même côté; enfin la vision est également atteinte dans l'œil correspondant, il existe de l'amblyopie. M. Charcot appelle en outre l'attention sur quelques phénomènes qui accompagnent souvent cette hémianesthésie : ainsi la pâleur et le refroidissement relatifs du côté anesthésié (ces phénomènes, liés à une ischémie plus ou moins permanente, expliquent que des piqûres superficielles ne fournissent pas de sang du côté malade,

(1) Consulter : Charcot, *Leçons sur les maladies du système nerveux, etc.*, 2e édit., t. I, p. 300; Veyssière, Thèse inaug. 1874; Raymond, Thèse inaug. 1876.

comme du côté sain), l'hyperesthésie ovarienne du même côté que l'anesthésie, la parésie ou la contracture des membres, etc. Malgré ses caractères si nets, l'hémianesthésie est un symptôme qu'il faut chercher (Lasègue) : souvent les malades qui en sont atteintes ne se doutent pas de son existence et se montrent très-surprises quand on la leur fait remarquer.

Mais l'hémianesthésie ne se montre pas exclusivement dans l'hystérie, comme le pensait Briquet ; on peut l'observer aussi *dans les lésions cérébrales* (hémorrhagie, ramollissement ou tumeur). Or dans ces cas, et c'est là un point très-intéressant que les recherches récentes ont parfaitement mis en lumière, la lésion occupe un point précis de l'encéphale qui a été indiqué par Turck (de Vienne) d'abord, puis avec plus de précision par M. Charcot et par ses élèves : ce point, c'est la partie postérieure du pied de la couronne rayonnante, une partie de la capsule interne. La lésion peut varier quant à sa nature, elle est constante dans son siége ; et ce fait démontre qu'il y a là, dans cette partie de la capsule interne, un faisceau spécial qui contient toutes les fibres sensitives destinées à une moitié du corps. Cette hémianesthésie de cause cérébrale ne diffère pas, par ses caractères cliniques, de l'hémianesthésie hystérique ; elle présente, comme celle-ci, toutes les particularités que nous avons indiquées plus haut. Hâtons-nous d'ajouter qu'elle est rare, exceptionnelle même, eu égard à la fréquence des cas où il existe une hémiplégie sans trouble notable de la sensibilité. L'hémianesthésie est souvent associée à un trouble particulier du mouvement que nous étudierons plus loin sous le nom d'hémichorée.

Enfin l'hémianesthésie a été encore observée *chez les saturnins* frappés d'hémiplégie saturnine.

Dans tous ces cas, l'hémianesthésie présente les mêmes caractères, ce qui donne à penser qu'elle doit être produite par des lésions sans doute de nature différente, mais ayant probablement le même siége ; et ainsi ce symptôme présente une réelle valeur diagnostique en permettant d'indiquer avec précision le siége de la lésion cérébrale dont il reste ensuite à déterminer la nature.]]

L'insensibilité est un phénomène commun à un grand nombre d'**intoxications**, soit aiguës, soit chroniques.

Dans le premier degré de l'*ivresse*, il y a analgésie ordinairement générale ; nous en avons rapporté un exemple plus haut. Dans le second degré, c'est-à-dire dans le *coma alcooïique*, l'insensibilité est absolue et générale. Les individus affectés du *delirium tremens* ont une grande partie de la surface du corps analgésique.

Mêmes phénomènes et dans le même ordre, dans les empoisonnements par l'*acide carbonique*, le *haschisch*, les *narcotiques* et par les préparations de *plomb*. La description de ces accidents nous entraînerait trop loin.

Notons enfin qu'on a remarqué dans l'empoisonnement par l'*arsenic*, des points d'anesthésie de la peau, de l'amaurose, la paralysie des organes génitaux (paralysie des fonctions et de la sensibilité spéciale) ; enfin les individus qui guérissent présentent presque tous des paralysies variées du sentiment et du mouvement, lesquelles durent un temps quelquefois considérable.

Enfin les affections du tube digestif, et particulièrement la *dyspepsie*, l'*embarras gastrique*, la *gastralgie*, les *fièvres typhoïdes* avec état gastrique prononcé, s'accompagnent très-ordinairement, pour ne pas dire toujours, d'une analgésie plus ou moins prononcée. Cette espèce a quelques traits particuliers ; elle occupe de préférence à tout autre siége les deux avant-bras, le devant de la poitrine, et surtout l'épigastre. Beau fait remarquer que la région épigastrique est presque constamment le foyer de cette analgésie, sans doute à cause des rapports intimes de cette région avec l'organe souffrant, l'estomac.

En résumé, l'anesthésie, contrairement aux idées qui ont eu cours dans la science jusqu'à une époque encore très-récente, se montre dans un grand nombre d'affections étrangères aux centres nerveux, et constitue dans les maladies cérébrales un phénomène comparativement rare ; de sorte que, quand on a constaté l'existence de ce symptôme chez un malade, on doit, avant de l'attribuer à une maladie cérébrale, rechercher s'il n'existe pas quelques-unes des nombreuses causes locales ou générales d'insensibilité que nous avons citées. Nous ne craignons pas d'ajouter que, dans la très-grande majorité des cas, on doit penser que l'encéphale est étranger à la maladie.

V. — De l'exaltation de la sensibilité. Hyperesthésie.

L'exaltation de la sensibilité générale de la peau, des muqueuses, et même des parties profondes de l'économie, porte le nom d'hyperesthésie. Ce phénomène diffère de la douleur en ce qu'il ne se révèle que par l'application ou le contact des excitants naturels de la sensibilité, tandis que la douleur est une sensation pénible qui se manifeste spontanément.

Ce symptôme, de même que l'anesthésie, fixait à peine l'attention des praticiens, il y a quelques années, et l'on doit reconnaître que c'est aux médecins livrés particulièrement à l'étude des affections de la peau, que sont dues les premières recherches sur ce sujet (Cazenave, Rayer).

Chez les malades affectés d'hyperesthésie, la peau se trouve en général dans l'état naturel, sans éruption, sans trace d'inflammation. Quand on vient à la toucher, à la presser fortement, on ne détermine pas de douleur ; si, au contraire, on en effleure légèrement la surface, les malades souffrent et poussent quelquefois des cris : la chaleur, le contact des vêtements, l'action de relever les poils contre leur direction normale, causent des douleurs excessives qui vont jusqu'à produire la syncope. Cette exaltation exquise de la sensibilité peut être comparée à celle de la peau dénudée de son épiderme. Elle n'est pas permanente, ni toujours localisée dans le même point ; elle revient soit le jour, soit la nuit ; souvent elle s'épuise rapidement quand on excite toujours le même point des téguments, et fait place à une sorte d'anesthésie. L'hyperesthésie est fréquemment accompagnée de douleurs névralgiques, superficielles ou profondes, et, parvenue à son plus haut degré, elle s'accompagne de rougeur et de chaleur, quelquefois d'une légère éruption papuleuse, de l'érection des follicules pileux, en un mot d'un état d'éréthisme et d'une véritable fièvre locale ; mais cet état n'est jamais que passager.

Les muqueuses participent quelquefois à cette exaltation du sentiment ; on ne peut pas les toucher légèrement sans causer de la douleur ; nous avons constaté ce fait à la bouche, dans les fosses nasales. Les organes des sens ont aussi leur hyperesthésie spéciale.

L'hyperesthésie des viscères est très-commune ; on a étudié surtout celle de l'utérus, de l'urèthre, de la vessie, et on les a décrites comme des névralgies (Malgaigne), ce qui est parfaitement justifiable d'ailleurs, puisque ces deux modifications de la sensibilité se montrent habituellement ensemble. L'hyperesthésie de l'utérus se reconnaît lorsqu'on pratique le toucher ; on trouve alors un ou plusieurs points douloureux, et qui cependant ne présentent pas de lésion organique ; quelquefois le vagin, l'orifice vulvaire, sont hyperesthésiés de façon à rendre le toucher, le coït impossibles ; quelques femmes hystériques ont de la rétention d'urine ; on les sonde, et on trouve alors une excessive sensibilité du méat urinaire, de l'urèthre ou du col de la vessie.

L'hyperesthésie est souvent superficielle et semble occuper les extrémités papillaires des téguments ; aussi ne se perçoit-elle, en général, que par un contact très-léger, comme nous l'avons dit.

Mais quelquefois elle réside dans le périoste, les os, les muscles, témoin les douleurs qu'on détermine chez les hystériques en pressant, dans quelques cas, les apophyses épineuses des vertèbres dorsales ou cervicales ; dans d'autres, les muscles des gouttières vertébrales, les attaches de quelques muscles, etc.

Nous répéterons, à propos de l'hyperesthésie, ce que nous avons dit de l'anesthésie. Dans la très-grande majorité des cas, elle existe indépendamment de toute affection matérielle appréciable des centres nerveux, et, loin d'être un symptôme des maladies cérébro-rachidiennes, elle doit détourner le médecin de penser à une affection de cette nature. Vers 1840 et 1841, on considérait encore cette exaltation de la sensibilité comme particulièrement propre aux affections de la moelle, et l'on regardait comme traduisant une maladie des enveloppes de cet organe les points douloureux que les hystériques présentent dans les gouttières vertébrales ou sur les apophyses épineuses des vertèbres. Mais, en 1844, A. Cazenave considérait déjà ce symptôme comme dépendant quelquefois exclusivement de la peau, et plus tard enfin, M. Gendrin et d'autres médecins le rapportaient à des névroses diverses. Nous ne parlons pas de l'opinion qui explique cette sensibilité exagérée chez les hystériques, par un engorgement inflammatoire de la peau (Brodie).

Maladies dans lesquelles on rencontre l'hyperesthésie. — Valeur diagnostique.

L'hyperesthésie se rencontre dans des affections de la peau, ou comme maladie essentielle ; d'autres fois elle dépend d'affections des nerfs, de différentes lésions inflammatoires ou organiques plus ou moins profondes, de névroses, de maladies des centres nerveux, d'intoxications diverses, d'altérations du sang.

L'hyperesthésie est accompagnée d'un prurit intolérable dans une foule de circonstances où il n'y a aucune lésion anatomique perceptible ; et l'on sait qu'il y a différentes **affections prurigineuses** dans lesquelles il est très-difficile de la modérer (A. Cazenave). Quelquefois ce n'est que le début, le phénomène d'invasion des affections papuleuses de la peau (lichen, prurigo). M. A. Cazenave a publié, en 1844 (1), une observation, recueillie par nous, d'hyperesthésie presque générale chez un homme ; cette affection n'était liée à aucune maladie des centres nerveux et était, pour ainsi dire, essentielle ; du moins on ne remarquait qu'une seule lésion consistant dans une sorte d'érection des follicules pileux des jambes, circonstance qui pouvait faire penser que tôt ou tard il surviendrait une éruption papuleuse.

L'hyperesthésie est aussi assez commune dans les affections érythémateuses, eczémateuses, vésiculeuses, et squameuses. (Voy. *Anesthésies.*)

Ce symptôme est aussi très-commun dans les **névralgies.** Tout le monde connaît la sensibilité exquise de la peau de la face, de l'œil, dans la névralgie de la cinquième paire ; il en est de même dans les névralgies intercostales, la sciatique, etc. Les *points douloureux* des névralgies, signalés par Valleix, ne sont que des points d'hyperesthésie.

Le tiraillement, les commotions des nerfs, les phlegmons dans leur voisinage, donnent aussi lieu à ce même phénomène. Beaucoup de femmes ont des douleurs dans les ma-

(1) Cazenave, *Annales des maladies de la peau*, 1844.

melles ou une sensibilité exquise de ces organes, lorsqu'ils sont trop pesants, non contenus, et que leur poids tiraille et allonge les nerfs qui s'y distribuent.

Mais c'est surtout dans les névroses que l'hyperesthésie mérite d'être remarquée. Nous n'avons aucune notion sur ce qu'elle peut être dans l'*épilepsie*, mais elle a été étudiée avec soin dans l'hystérie.

Les **hystériques**, soit avec, soit sans attaques, ont toutes ou presque toutes des points d'hyperesthésie ; les unes le savent et s'en plaignent, d'autres ne s'en aperçoivent pas. Cette sensibilité exagérée n'est jamais aussi étendue que l'anesthésie ; elle occupe toujours une surface très-étroite, et de quelques centimètres seulement ; de là la dénomination de points d'hyperesthésie, points douloureux, clou, œuf hystérique, etc. ; le siége en est très-variable. Depuis très-longtemps on connaît le clou hystérique siégeant à la tête, et qui est constitué tantôt par une douleur spontanée, tantôt par une douleur qui s'éveille seulement par la pression ; mais les recherches récentes ont montré que ce clou se rencontre aussi le long de la colonne vertébrale, soit sur une ou plusieurs apophyses épineuses, soit dans les muscles des gouttières dorsales ; à la base de la poitrine, au niveau des attaches des muscles grand dentelé, droit antérieur de l'abdomen (Briquet, Bezançon) ; au niveau de l'extrémité inférieure de ces derniers muscles, sur le pubis, dans les flancs, au niveau de la pointe du cœur, à l'épigastre ; en un mot, dans un grand nombre de points. Les douleurs siégent principalement au côté gauche du corps ; elles sont superficielles ou profondes, selon qu'elles ont leur point de départ dans la peau ou dans les muscles.

Il arrive souvent qu'en touchant la peau on éveille non-seulement une vive douleur, mais encore une contraction convulsive et permanente des muscles sous-jacents, circonstance qui pourrait faire croire à une affection plus profonde et plus grave que celle qu'on a réellement sous les yeux. M. le docteur Bezançon cite un cas où l'hyperesthésie occupait la peau de la paroi abdominale et déterminait la contraction des muscles au point de faire croire à l'existence d'une péritonite.

Cette hyperesthésie coïncide avec l'anesthésie, et l'on constate l'une et l'autre à quelques centimètres de distance.

Mais leur étendue n'est pas la même, la première étant toujours beaucoup plus limitée que la seconde.

Du reste, elle varie, se déplace, revient avec une grande facilité; il y a des jours où elle manque, d'autres où elle est exquise; en général, tout ce qui trouble le moral des malades a une grande influence sur la réapparition de l'hyperesthésie.

L'un des points d'hyperesthésie les plus communs chez les hystériques est celui qui a son siége au niveau de l'ovaire. L'*hyperesthésie ovarienne*, déjà signalée et étudiée par plusieurs auteurs, tant en France qu'à l'étranger, puis niée par M. Briquet, qui localise l'exaltation de la sensibilité qu'on trouve à ce niveau dans les muscles de l'abdomen, a de nouveau été étudiée avec grand soin par M. Charcot(1). Elle réside manifestement dans l'ovaire et non dans la paroi abdominale : en effet la peau, à ce niveau, est souvent anesthésiée; quant aux muscles, s'ils sont relâchés, on peut les pincer ou les soulever sans provoquer de douleur; d'autre part, l'anatomie démontre que le point affecté correspond exactement à la position de l'ovaire, et enfin la palpation permet souvent de reconnaître l'ovaire à sa forme particulière. — Elle peut siéger des deux côtés, mais elle est plus commune à gauche qu'à droite.

La pression de la région ovarienne, qu'il faut le plus souvent pratiquer pour mettre en évidence cette hyperesthésie, développe quelquefois, soit seulement les prodromes de l'attaque hystérique (irradiation douloureuse vers l'épigastre, palpitations, sensation de boule, battements dans les tempes ou sifflements dans les oreilles), soit l'attaque complète dans un certain nombre de cas. D'après ces faits, M. Charcot établit que l'ovaire doit être accepté, au moins dans un groupe de faits, comme point de départ de l'aura hystérique ; il montre de plus qu'il y a une relation intime entre la douleur ovarienne et les autres accidents de l'hystérie locale : ainsi, par exemple, l'hémianesthésie, la parésie et la contracture des membres siégent à gauche lorsque l'ovarie siége à gauche, et inversement lorsqu'elle siége à droite.

Notons en terminant qu'une compression plus énergique du même ovaire hyperesthésié est capable d'enrayer le

(1) Charcot, *Leçons sur les maladies du système nerveux*, 2e édit., Paris, 1876, p. 320.

développement de l'accès lorsqu'il en est à son début, ou même d'y couper court lorsque l'évolution des accidents convulsifs est plus ou moins avancée (Charcot).]]

L'excès de sensibilité des muqueuses n'est pas rare chez les hystériques ; mais ce que nous avons dit plus haut nous dispense d'y revenir ici avec détail.

Nous ne croyons pas qu'on ait fait des recherches sur les modifications de la sensibilité générale dans les autres névroses, telles que le *tétanos*, la *rage*, la *chorée*, etc.

[[L'hyperesthésie est un symptôme fréquent dans les **maladies de la moelle**. Dans les myélites aiguës, elle accompagne au début les sensations de fourmillements, de pincements, qui dénotent l'excitation du centre nerveux ; plus tard, elle disparaît avec ces phénomènes pour faire place à l'anesthésie. Les myélites partielles, sub-aiguës ou chroniques, présentent souvent de l'hyperesthésie pendant la plus grande partie de leur durée : ainsi dans les scléroses des cordons blancs de la moelle, ce symptôme est commun, et il dénote que la substance grise participe dans une certaine mesure à l'irritation développée dans son voisinage. — Dans les compressions qui n'intéressent qu'une partie de la moelle et qui ne désorganisent pas un segment de cet organe dans toute son épaisseur, on observe souvent l'hyperesthésie dans les parties situées au-dessous de la lésion. et ce phénomène est surtout marqué du côté correspondant à la lésion : ainsi quand une moitié latérale de la moelle est seule intéressée, on trouve de l'hyperesthésie du côté de la lésion, qui est aussi le côté paralysé du mouvement ; on sait qu'il y a, au contraire, anesthésie du côté opposé.]]

Dans les **maladies du cerveau** à proprement parler, l'hyperesthésie est fort rare, et d'ailleurs passagère ; elle ne se montre que comme phénomène du début ou de la première période de ces affections, c'est-à-dire comme phénomène indiquant un état d'excitation des organes encéphaliques, sans altération encore prononcée de leur substance. Aussitôt que la désorganisation s'empare de la pulpe nerveuse, les phénomènes d'excitation de cette nature font place à des accidents de compression ou de collapsus, qui dépendent de la suspension ou de l'abolition de l'action nerveuse. Ce peu de mots suffisent pour faire comprendre que l'hyperesthésie se montre au début des congestions sanguines, de la méningite et de l'encéphalite, et qu'elle manque, au contraire, quand ces affections sont parvenues à une période avancée et dans les cas d'épanchements sanguins, séreux, purulents, de tumeurs, etc. Mais, dans ces derniers cas, elle peut encore apparaître momentanément, si ces affections se compliquent d'accidents aigus, d'inflammation, de congestion, etc.

Les diverses formes de méningite, et la méningite cérébro-spinale en particulier, présentent des traces plus ou moins prononcées d'hyperesthésie superficielle ou profonde. Dans cette dernière, il y a des convulsions toniques du tronc, et quelquefois des membres, et une sensibilité telle, que les malades poussent des cris quand on les touche même légèrement ; il y a de la fièvre, la peau est couverte de sueur, etc.

Aucun auteur n'a parlé de l'hyperesthésie dans l'apoplexie sanguine, mais elle a été signalée dans le *ramollissement du cerveau*. Dans ce cas, elle occupe la peau ou les parties sous-jacentes ; elle est bornée en général aux parties dans lesquelles le mouvement est lésé, mais quelquefois elle est étendue à tout le corps ; elle s'accompagne fréquemment de crampes, de contracture musculaire, de douleur quand on cherche à étendre les muscles ; enfin elle se transforme parfois en une véritable douleur spontanée. Tous ces accidents précèdent ordinairement les phénomènes paralytiques, et ce fait démontre bien ce que nous avons dit plus haut, que l'hyperesthésie annonce surtout l'excitation de la substance cérébrale. On fixera d'autant plus son attention sur les faits de cette nature, que ces douleurs, étant alors le seul phénomène appréciable, peuvent simuler une affection rhumatismale, des névralgies (Andral), et leur coïncidence avec les souffles vasculaires empêchera de les confondre avec des accidents de maladies du cerveau, à proprement parler.

Enfin, il y a encore deux grandes classes d'affections dans lesquelles on observe quelquefois l'exaltation de la sensibilité : ce sont les **altérations du sang** et les **empoisonnements**.

Les individus chlorotiques, anémiques, chloro-anémiques, présentent, sans avoir d'ailleurs de phénomènes hystériques réels, une sensibilité exquise, soit à l'épigastre, soit au point du dos diamétralement opposé, des points douloureux très-variés, névralgiques ou non, une grande irritabilité des muqueuses, une toux sèche dépendant de l'hyperesthésie de la muqueuse laryngée, une grande sensibilité de la vessie, du rectum, etc. Ces phénomènes varient, changent de place, mais ne sont jamais aussi étendus que dans l'hystérie.

Les intoxications chroniques produites par le plomb, l'alcool, l'opium pris journellement, amènent le plus ordinairement la diminution et l'abolition de la sensibilité générale ou spéciale. Mais beaucoup d'empoisonnements aigus provoquent l'exaltation de la sensibilité ; un des phénomènes les plus remarquables de l'action rapide de l'opium consiste dans un état d'éréthisme de toute la surface extérieure du corps ; les malades sont très-sensibles au froid ; ils éprouvent une démangeaison générale très-vive, et l'on ne peut effleurer légèrement la peau sans produire de fortes douleurs. Dans ce même empoisonnement, les organes des sens sont d'abord fortement excités ; les sons fatiguent l'oreille, l'œil fuit la lumière ; les boissons douces semblent brûler la bouche, l'œsophage.

On a observé les mêmes symptômes dans la première période de quelques autres empoisonnements par les narcotiques et les narcotico-âcres ; mais ils sont bientôt remplacés par une insensibilité plus ou moins forte.

§ II. — Symptômes fonctionnels dépendant des organes des sens.

Les organes des sens participent jusqu'à un certain point aux troubles des centres nerveux, et les modifications qui se rencontrent dans leurs fonctions peuvent servir d'une manière plus ou moins précise à indiquer la nature et le degré de la lésion.

VI. — Troubles des organes des sens.

Vue. — On peut trouver des modifications dans les paupières, dans les mouvements du globe de l'œil, dans ceux de la pupille. dans la vision elle-même (Andral).

Il y a peu d'affections cérébrales qui troublent les mouvements des muscles des paupières. L'occlusion complète ou incomplète des yeux dépend le plus ordinairement d'une paralysie du muscle releveur de la paupière supérieure, et celle-ci reconnaît à son tour pour point de départ une lésion du nerf moteur oculaire commun, car il y a presque toujours en même temps strabisme externe. L'état opposé, qui consiste en une ouverture permanente des paupières, reconnaît pour cause la paralysie du nerf facial. Quand ces deux affections sont locales, elles n'indiquent pas une maladie des centres nerveux. Dans l'hémiplégie, il est rare de voir une paralysie assez marquée à la face pour que les paupières y participent sensiblement. Le clignotement habituel, rapide, est ordinairement un symptôme hystérique. Ce même phénomène s'observe aussi dans le *tic* non douloureux de la face.

[Nous avons observé en 1867, chez une femme qui se présentait à la consultation au bureau central des hôpitaux, un phénomène bizarre consistant dans une occlusion intermittente des paupières, sans aucune lésion apparente. Ce qu'il y avait de plus singulier chez cette malade, c'est qu'elle était prévenue de cette occlusion par une sorte d'*aura* siégeant en différentes parties du corps, au doigt annulaire de la main gauche au moment où nous l'examinions. Tout à coup les deux paupières s'abaissaient et voilaient complétement les yeux pendant quatre à cinq minutes; puis elles se relevaient spontanément. Cet état persistait depuis plus de quatre ans, et empêchait la malade de se livrer à aucun travail. — Il s'agissait évidemment d'une névrose.]

Les globes oculaires ont un mouvement permanent, irrégulier, comme convulsif, chez quelques hystériques, soit dans les attaques proprement dites, soit dans les simples spasmes ou états vaporeux ; ils sont quelquefois relevés en haut et entièrement cachés sous les paupières, pendant un certain temps, dans l'espèce d'attaque hystérique que M. Trousseau a comparée au spasme cynique (1). Ces mouvements irréguliers ont aussi lieu dans la période de congestion et d'excitation de beaucoup d'affections cérébrales aiguës, congestions, *delirium tremens*, méningite, délire aigu, mais cela dure peu.

(1) Trousseau, *Clinique médicale de l'Hôtel-Dieu*, 5e édit.

On a observé aussi dans des cas de tumeurs du cerveau une mobilité extrême et continuelle des yeux (*nystagmus*, chorée de l'œil) : les globes oculaires roulent incessamment dans les orbites et exécutent des mouvements de rotation, d'abaissement et surtout d'élévation ; les malades n'ont pas conscience de ces actes irréguliers ; et ils présentent, en même temps, cet air d'hébétude, de concentration intellectuelle, que j'ai signalé dans l'*habitude du corps* propre aux maladies cérébrales. M. le docteur de Beauvais m'a communiqué une observation où ce symptôme avait fait soupçonner une affection cérébrale : à l'autopsie, on trouva en effet un *epithelioma* à la base du cerveau. Cependant il ne faudrait pas accorder trop de valeur à ce symptôme, car on le remarque souvent chez les hystériques.

Le strabisme est le phénomène le plus commun parmi les troubles du mouvement des globes oculaires. La déviation porte le plus souvent sur les deux yeux, elle a lieu dans divers sens, mais surtout en haut. Cet accident a lieu dans les convulsions des enfants et dans les diverses espèces de méningite, dans les hémorrhagies, les épanchements des méninges et des ventricules, dans le cas de tumeurs occupant le centre, la base du cerveau et surtout le voisinage des pédoncules. Nous ne l'avons jamais observé dans l'apoplexie, le ramollissement, etc. C'est ce symptôme que, dans le langage du monde, on désigne sous le nom de *convulsions internes*.

L'état de la pupille est très-variable : on la voit dilatée ou resserrée, immobile ou présentant des mouvements fréquents, irréguliers, oscillatoires et qui ne sont pas déterminés par des variations dans l'intensité de la lumière. Quelquefois les pupilles sont dans le même état l'une que l'autre, d'autres fois elles sont inégales entre elles.

Sans parler de l'état de resserrement extrême et permanent qui résulte de l'ingestion de l'opium, de la dilatation qui suit celle de la belladone, nous devons dire que les modifications de la grandeur des pupilles ont de l'importance. En général, la pupille est étroite dans la céphalalgie simple, dans la méningite simple au début et dans toutes les affections aiguës et commençantes ; on observe dans ces cas des inégalités notables des deux pupilles et des oscillations quelquefois très-rapides, qui ne sont pas toujours égales à droite et à gauche, et qui surviennent spontanément et sans qu'il y ait de variations dans l'état de la lumière qui frappe les yeux. Dans les affections avec compression de la pulpe cérébrale, les pupilles commencent à se dilater et restent bientôt en permanence dans cet état ; il est vrai qu'on les a trouvées resserrées quelquefois, mais alors elles conservent cette disposition, même quand on diminue l'intensité de la lumière. Andral attribue peu de valeur à ces variations de l'iris, parce qu'on les observe dans les fièvres graves ; mais à notre sens, on devrait plutôt tirer de là une conclusion inverse : ces troubles de l'iris ne sont-ils pas alors l'indice d'une complication cérébrale ? La fréquence des congestions cérébrales et méningiennes dans les fièvres est de nature à corroborer notre opinion. — Selon Beau, la dilatation des pupilles est un signe de chlorose, lequel s'expliquerait par l'état d'atonie de l'iris qui participerait à la faiblesse de tout le système musculaire.

La vision présente des altérations très-variables. Dans quelques cas de simple congestion, de méningite, elle est exaltée, au point que les malades fuient la lumière ; d'autres ont des hallucinations, voient des corps de différentes natures flotter dans l'air ; quelques-uns voient les objets à travers un brouillard, un nuage rouge. D'autres malades sont affectés de berlue, de diplopie, de la vision de mouches, de taches noires ; enfin il y a un affaiblissement plus ou moins sensible et quelquefois une amaurose véritable, simple ou double.

Parmi ces phénomènes, tous ceux qui consistent dans une exaltation de la fonction se remarquent dans les maladies avec excitation cérébrale ; et ceux, au contraire, qui consistent en un affaiblissement, se montrent dans les affections avec altération et compression des centres nerveux. Dans les apoplexies moyennes et fortes, dans les épanchements extérieurs et intraventriculaires, on peut porter les doigts au-devant des yeux sans que les malades ferment les paupières, parce qu'ils ne voient réellement pas. L'amaurose est moins forte et surtout moins rapide, moins certaine dans les ramollissements, les tumeurs, etc.

A la fin de cet ouvrage, nous indiquerons les résultats de l'observation faite à l'aide de l'ophthalmoscope.

[Les autres sens présentent également dans les maladies des troubles qu'il est important de faire connaître. L'ouïe subit des modifications variables. Dans certaines névroses, dans l'hystérie en particulier, elle acquiert quelquefois une sensibilité exagérée au point que le moindre bruit devient une véritable douleur. Cet état s'observe habituellement dans la migraine. Dans les congestions, dans les hémorrhagies cérébrales, les malades accusent plusieurs jours avant l'apparition des autres symptômes un bourdonnement d'oreilles, un tintement continuel qui les fatigue et les irrite. C'est un phénomène fréquent dans les fièvres, dans les fièvres typhoïdes en particulier. Il paraît lié dans ces cas à la congestion déterminée par la fièvre elle-même. Les différentes lésions qui peuvent intéresser le nerf acoustique, telles que tumeurs, caries du rocher, otites internes, déterminent des troubles de l'audition qui varient depuis le bourdonnement, le tintement d'oreilles, jusqu'à la surdité absolue. Notons enfin les sensations particulières accusées du côté des organes de l'ouïe par les malades soumis aux inhalations de chloroforme ou d'éther. — Les troubles de l'olfaction s'observent moins fréquemment et sont beaucoup moins connus. L'anosmie, ou absence totale d'olfaction, s'observe quelquefois d'une manière permanente chez des gens qui ne présentent aucune lésion pouvant expliquer ce phénomène.

Quant au goût, il est toujours plus ou moins modifié dans les maladies qui intéressent le tube digestif. Dans l'embarras gastrique, dans la fièvre gastrique, au début des fièvres continues, la bouche est ordinairement mauvaise, amère. La saveur des aliments paraît alors complètement changée. La langue est recouverte d'un enduit gris jaunâtre. Il semble au malade que les mets les plus agréables soient revêtus d'une couche de poussière ou de cendre. N'est-ce pas à des perversions du sens du goût qu'il faut attribuer ces appétits bizarres que l'on voit se manifester chez les hystériques, chez les femmes enceintes, pour des substances insipides (plâtre, charbon) ou douées d'une odeur repoussante ?]

§ III. — Symptômes fonctionnels dépendant des organes actifs du mouvement.

Les principales lésions du mouvement sont : la *paralysie*, la *résolution*, les *convulsions*, la *contracture*, l'*ataxie*, le *tremblement*.

VII. — De la paralysie.

On désigne sous ce nom la perte de la contractilité musculaire. A la rigueur, on devrait désigner cet accident par l'expression de paralysie musculaire ; car le nom de *paralysie* est également appliqué à l'abolition de la sensibilité générale et de la sensibilité spéciale ; mais l'usage a prévalu, et le nom de paralysie employé seul s'applique toujours à la perte des mouvements ; tandis qu'on est obligé d'y joindre une épithète, quand on veut désigner la perte du toucher, de la vue, etc, et l'on dit alors : paralysie de la sensibilité tactile, de la rétine, etc.

La paralysie s'observe dans les muscles volontaires et dans les muscles involontaires ; on connaît la paralysie des muscles des bras, de ceux de la face, la paralysie de l'œsophage, de la vessie.

La paralysie est très-variable dans son étendue ; quelquefois elle n'occupe qu'un seul muscle (paralysie du releveur de la paupière supérieure, de l'orbiculaire des paupières, du diaphragme) ; d'autres fois, elle atteint un certain nombre de muscles congénères (extenseurs des mains et des doigts, muscles respiratoires), ou tous les muscles d'une région (paralysie de la face), ou enfin plusieurs muscles isolés et indépendants les uns des autres : dans tous ces cas, on l'appelle paralysie partielle. Enfin, elle peut occuper une grande étendue du corps, comme la moitié inférieure (paraplégie) ou une moitié latérale (hémiplégie). On ne connaît pas de paralysie générale à proprement parler ; il existe, il est vrai, une affection à laquelle on a donné ce nom, mais cette maladie n'est caractérisée que par un simple affaiblissement étendu à un assez grand nombre de muscles de l'économie, et jamais par une perte absolue et complète des mouvements de toutes les parties du corps, état qui serait, on le comprend, incompatible avec la vie.

Dans les muscles frappés de paralysie, le mouvement peut être aboli d'une manière absolue, complète, ou seulement diminué ; de là, les expressions de paralysie complète et incomplète ; paralysie et parésie.

La paralysie survient d'une manière rapide ou lente.

Celle des viscères asymétriques, ou médians et impairs, occupe généralement la totalité de l'organe (paralysie de l'estomac, de la vessie, de l'œsophage) ; celle des organes pairs et symétriques n'occupe presque jamais qu'un seul d'entre eux ; il est extrêmement rare de voir deux parties opposées du corps être simultanément paralysées dans les affections cérébrales ; dans les maladies de la moelle ou des muscles eux-mêmes (paralysie saturnine), il est commun, au contraire, de trouver les parties symétriques du corps ou des membres frappées d'impuissance.

Caractères. On reconnaît facilement la paralysie complète et étendue à un grand nombre de muscles, ou occupant un organe important ; mais il est facile de méconnaître la paralysie incomplète ou partielle. Dans les cas où l'on pourra en soupçonner l'existence, on devra se livrer aux recherches suivantes :

S'il s'agit des membres inférieurs affectés de paralysie commençante, on fera lever le malade et on lui commandera de marcher ; s'il y a affaiblissement des muscles, le malade s'appuiera plus lourdement et s'inclinera sur le membre malade, ou bien il n'y portera le poids du corps que pendant très-peu de temps, exécutant une espèce de sautillement qui aura pour but de faire toujours retomber le corps sur le membre sain. Quelquefois le malade traîne la jambe en faisant glisser la pointe du pied sur le sol. S'il s'agit du membre supérieur, on fera placer la main sur la tête, et l'on comparera l'énergie et l'activité de ses mouvements à ceux de l'autre bras. Ces mouvements seront toujours plus lents, moins étendus, moins faciles dans le côté paralysé. On mettra ses mains dans chacune des mains du malade, et on l'engagera à serrer graduellement, puis aussi fortement que possible ; le membre sain produira une étreinte plus forte que l'autre. On pourra aussi pincer, piquer, exciter la peau dans le but de déterminer des mouvements ; si le malade a conservé la sensibilité et qu'il ne puisse pas retirer facilement ou promptement la partie excitée, on pourra en conclure qu'il y a paralysie. Il faudra, pour plus de certitude, faire cette exploration à l'insu du malade, c'est-à-dire en lui fermant les yeux, et l'on comparera toujours le degré de mobilité des parties semblables de chaque côté du corps ; il est bien entendu qu'on se défiera toujours des affections simulées.

Dans l'état de repos, la paralysie de la face, quand elle est incomplète, est difficile à reconnaître. On fera alors contracter les muscles, en engageant le malade à plisser le front, à froncer les sourcils, à siffler, à souffler de l'air en gonflant les joues. Dans le côté paralysé, les mouvements seront incomplets, difficiles ou impossibles ; les rides et les plis de la figure ne se prononceront pas comme du côté opposé ; enfin, les traits seront déviés du côté sain, de manière à rendre la figure difforme et grimaçante.

La paralysie de la langue se traduit par la déviation de cet organe, quand il est projeté hors de la bouche. La sortie de la langue s'effectuant par l'action des muscles génio-glosses, il est évident que sa pointe se portera du côté du muscle qui sera privé d'action, puisque la langue sera dans ce point retenue par l'immobilité de celui-ci. La déviation de la pointe a donc lieu du côté paralysé.

La paralysie du voile du palais se caractérise par la flaccidité, la chute en avant, le défaut de concavité de cet organe. Cette paralysie, quand elle est hémiplégique, donne lieu à une déviation de la luette du côté sain, direction qui se montre surtout dans les mouvements de déglutition, et l'on voit alors toute une moitié de l'isthme du gosier immobile, tandis que l'autre se contracte et se resserre en tirant la base de la langue de son côté. — La paralysie du pharynx se traduit par la difficulté d'avaler, surtout d'ingurgiter les liquides, par le rejet de ceux-ci par les fosses nasales, par une sorte de gargouillement au moment où ils pénètrent par le pharynx, et enfin par des accès de suffocation dépendant de l'introduction d'une partie du liquide dans le larynx. Dans ce cas, comme dans le précédent, il y a *nasonnement*. — Dans la paralysie de l'œsophage, la difficulté d'ingurgitation des aliments et des liquides ne se manifeste pas sur-le-champ : les malades en prennent une certaine quantité, puis ces matières sont bientôt rejetées sans avoir pénétré dans l'estomac. On voit des aliénés, affectés de paralysie de l'œsophage, remplir ce conduit d'aliments solides qui ne pénètrent pas dans l'estomac, et bientôt ces aliments débordent dans le pharynx, où l'on peut les sentir avec le doigt ; s'ils continuent à manger, les matières pénètrent dans le larynx et la trachée, et les malades meurent misérablement par asphyxie.

La paralysie de l'estomac ne peut guère être que soupçonnée; on est porté à en admettre l'existence dans les cas de distension excessive de ce viscère par des gaz et des liquides, dans les cas de cancer du pylore, par exemple. Résultat d'abord mécanique de l'obstruction pylorique, cette dilatation ne tarde pas à s'accompagner d'une véritable paralysie, qu'on pourrait expliquer, avec P. Bérard, en supposant que la limite d'élasticité du viscère a été dépassée et que ses parois ne sont plus qu'une tunique inerte et sans contractilité; quoi qu'il en soit, il est très-probable que l'estomac est paralysé dans les distensions extrêmes, car il ne survient plus de vomissements, quoiqu'il y ait toujours dans sa cavité une grande quantité de liquides et que le cardia ne soit pas altéré.

Ces considérations nous permettent de comprendre ce qui arrive à la vessie et au rectum, dans quelques affections de la moelle et du cerveau, et nous dispensent d'insister davantage.

On voit assez souvent la paralysie des muscles intercostaux d'un côté ; elle se traduit par l'immobilité des côtes et la gêne de la respiration.

[[La paralysie du diaphragme donne lieu à une modification des mouvements rhythmiques qui se produisent pendant l'inspiration et l'expiration au niveau de l'épigastre et des hypochondres : contrairement à ce qui arrive dans l'état normal, au moment de l'inspiration, l'épigastre et les hypochondres se dépriment, tandis que la poitrine se dilate; les mouvements de ces mêmes parties se font dans un sens opposé pendant l'expiration. Lorsque l'une des moitiés de diaphragme est seule paralysée, c'est de ce côté seulement qu'on observe le trouble qui vient d'être indiqué. (Duchenne, de Boulogne.)]]

La paralysie, même complète, de muscles isolés, au tronc et à l'abdomen, est fort difficile à constater et à limiter précisément; on cherchera alors à faire produire les mouvements dans lesquels ces muscles se contractent, et l'on comparera ces mouvements à ceux du côté opposé; c'est ainsi que l'on reconnaît les paralysies du deltoïde, du grand dentelé, du rhomboïde, du sterno-mastoïdien, etc.

Au reste, la difficulté n'existe que quand la paralysie est partielle, et elle disparaît quand il y a un grand nombre de muscles affectés.

L'électricité galvanique et l'électricité par induction,

telles qu'elles ont été employées dans ces derniers temps, fournissent un moyen fort précieux de constater l'existence de la paralysie.

Les recherches de M. Duchenne (de Boulogne) établissent qu'on peut reconnaître dans les muscles deux espèces de paralysie : une paralysie dans laquelle le mouvement volontaire est perdu, mais avec conservation de la contractilité galvanique ou irritabilité ; et une autre paralysie où le mouvement volontaire et l'irritabilité galvanique ont disparu simultanément ; il y a des états intermédiaires où l'irritabilité galvanique n'a pas complétement disparu, et enfin il y a des cas où la contractilité galvanique a disparu, quoique les mouvements volontaires soient conservés en totalité ou en partie. Ces divers états de la faculté contractile se montrent dans des cas différents, et il serait toujours nécessaire, pour le pronostic et le diagnostic, de savoir auquel on a affaire.

Quand la paralysie est très-prononcée ou complète et assez étendue, elle se reconnaît au premier abord.

S'il y a paralysie de la face, les traits sont déviés d'un seul côté, même en l'absence des mouvements. Lorsque le malade parle, la difformité augmente ; la commissure des lèvres est abaissée du côté paralysé et immobile, tandis que celle du côté opposé s'élève et se meut plus ou moins facilement ; l'une des narines est plus ouverte que l'autre, l'œil ne peut se fermer, l'articulation des sons est incertaine, les boissons sont difficilement avalées.

Quand les membres sont complétement paralysés, le malade est dans l'impossibilité de se mouvoir ; si l'on élève le bras ou la jambe et qu'on les abandonne à leur propre poids, ils retombent lourdement sur le plan du lit ; les saillies musculaires sont moins accusées et ne présentent pas la dureté habituelle ; les muscles sont, dans toute leur longueur, mous et flasques, les membres se déforment, prennent une disposition cylindroïde, etc.

Malgré la paralysie la plus complète, le sentiment persiste ordinairement ; les malades se plaignent et s'agitent si on les pique ; et quelquefois alors il y a, dans le membre paralysé, un mouvement tout à fait involontaire, dont le malade n'a pas conscience, et qui tient à une action réflexe de la moelle ; quelquefois, sous l'influence de la piqûre, il n'y a qu'un simple mouvement fibrillaire localisé.

[[La recherche de ces *mouvements réflexes*, qu'on peut quelquefois provoquer dans les parties paralysées par la piqûre, le pincement ou mieux encore le chatouillement, a une grande importance pour le diagnostic, car leur existence et leur absence sont subordonnées à des règles fixes. Les mouvements réflexes, en effet, sont toujours abolis dans les muscles paralysés par le fait d'une lésion des nerfs qui les animent ; d'autre part, dans les paralysies d'origine médullaire, ils sont abolis dans les muscles qui reçoivent leurs nerfs d'une portion de la moelle détruite ou désorganisée, mais ils sont conservés lorsque, la lésion étant limitée à un segment de l'axe spinal, les nerfs des muscles dont on cherche à provoquer la contraction émanent d'une portion saine de la moelle située au-dessous de la lésion ; enfin, dans les maladies de l'encéphale, ils sont toujours conservés et même, comme dans le cas précédent, ils sont exagérés. M. Jaccoud a formulé ces faits dans la proposition suivante : Les mouvements réflexes sont normaux ou accrus dans les membres paralysés tant que l'influence cérébrale manque seule à ces membres ; ils sont affaiblis ou nuls lorsque l'influence spinale leur fait également défaut. Cette formule est entièrement applicable aux *mouvements provoqués par l'électricité* : si l'influence spinale est abolie dans les muscles, diminution et perte de la contractilité électro-musculaire : si cette influence persiste, conservation de la contractilité (1).]]

Dans les parties frappées de paralysie, la température est sensiblement abaissée ; la circulation artérielle et capillaire se fait avec moins d'énergie ; quand on pique la peau, le sang en sort moins facilement que dans les endroits sains ; la sueur coule en moindre abondance, il survient de l'œdème ; enfin, l'atrophie des muscles est le dernier terme de la paralysie de longue durée.

Il n'est pas nécessaire d'établir le *diagnostic différentiel* de la paralysie. Un muscle est paralysé quand il a perdu la faculté de se mouvoir, sans qu'il existe, soit dans sa structure, soit dans celle des parties voisines, de modifications matérielles appréciables suffisantes pour expliquer la gêne ou la suspension de ses fonctions. On ne confondra donc

(1) Jaccoud, *Les paralysies et l'ataxie du mouvement*, in-8, Paris, 1864.

pas la *paralysie musculaire* avec l'immobilité qui dépend de l'*inflammation musculaire*, du *phlegmon*, de la *gangrène*, de la *congélation*, de l'*atrophie*, de la *transformation du muscle* en substance *graisseuse*, *cancéreuse*, ou de toute autre nature. On ne dira pas non plus qu'il y a paralysie quand le malade souffre du *rhumatisme articulaire* ou de toute autre *affection douloureuse*, et qu'il craint de se mouvoir pour ne pas réveiller de douleurs. Un membre insensible peut, étant excité, ne pas se mouvoir, mais sans être paralysé pour cela; le défaut de mouvement s'explique par l'*absence de sensation*. Un individu plongé dans le *sommeil*, l'*ivresse*, le *narcotisme*, atteint de *compression du cerveau*, ne fait pas de mouvements, mais il n'est pas paralysé.

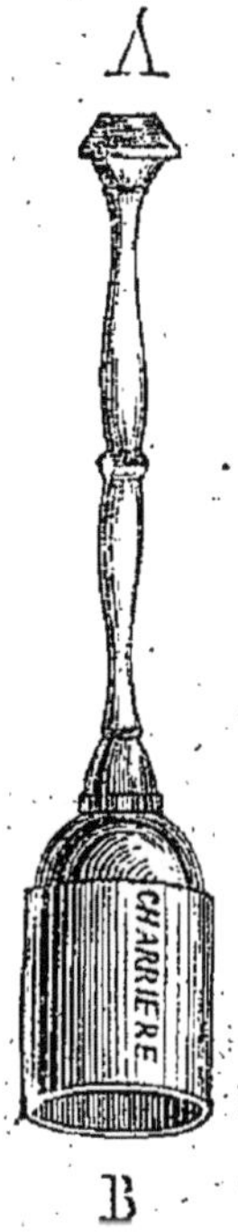

A

CHARRIERE

B

Fig. 1. Dynamoscope. A. Extrémité auriculaire. B. Extrémité digitale.

Parmi les cas qu'il importe de distinguer de la paralysie, nous devons surtout signaler le désordre de la musculation nommé *ataxie locomotrice*. Lorsqu'on voit un homme marcher avec difficulté, en jetant les jambes, sans leur pouvoir imprimer une direction régulière et effectivement utile, dans beaucoup de cas on est disposé à le considérer comme paralytique. Cela n'est pas exact. Mesurez la puissance de contractilité musculaire de cet individu, et vous verrez qu'il a quelquefois une force considérable de ces mêmes muscles des jambes qui ne peuvent pas effectuer convenablement la progression. Dans ces cas singuliers, il n'y a point perte de la force musculaire, il y a défaut de coordination des mouvements. (Voy. *Ataxie*.)

M. le docteur Collongues a présenté à l'Académie des sciences, en 1856 (1), une nouvelle méthode d'exploration qu'il nomme *dynamoscopie*. Le *dynamoscope* (fig. 1) se compose d'une tige de 10 à 15 centimètres, en liége ou en acier, dont une extrémité pénètre dans l'oreille de l'observateur, tandis que l'autre, en forme de dé à coudre, reçoit le doigt du sujet à observer ou se place sur différents points de la surface du corps. A l'aide de cet instrument on perçoit des *bourdonnements* et des

(1) Collongues, *Traité de dynamoscopie*. Paris, 1862.

pétillements ou *grésillements*. Ces phénomènes sont surtout très-marqués à l'extrémité des doigts et à la paume de la main. M. Collongues prétend que les nerfs seuls peuvent être la cause de ce phénomène ; pour nous, avec beaucoup d'autres médecins, nous reconnaissons dans ce fait le *murmure rotatoire* décrit par Laënnec, et qui aurait pour origine la contraction fibrillaire des muscles et, plus particulièrement, le frottement des tendons dans leurs gaînes. — Or, M. Collongues assure que les bourdonnements et les pétillements cessent de se faire entendre dans les muscles paralysés.

D'après ce que nous venons d'exposer, on voit que la paralysie consiste essentiellement dans une interruption plus ou moins complète de l'action musculaire, sans altération appréciable de la substance du muscle ou des parties environnantes.

Causes de la paralysie. — Maladies dans lesquelles elle se rencontre. — Valeur diagnostique.

Les muscles possèdent en eux-mêmes la puissance contractile ; mais cette puissance ne peut être mise en jeu que par le système nerveux ; elle se conserve tant que les centres nerveux sont sains et tant que la communication entre ceux-ci et les muscles persiste ; quand il y a abolition des fonctions nerveuses, ou quand les nerfs qui transmettent aux muscles les incitations cérébrales sont altérés ou détruits, la paralysie se manifeste. Les vivisections montrent que quand on coupe le nerf d'un muscle, le mouvement volontaire est aboli, quoique le muscle conserve l'irritabilité galvanique pendant longtemps, et quelquefois même d'une manière permanente. Les observations cliniques établissent, d'une autre part, que les graves lésions des centres nerveux tarissent en quelque sorte la source de l'influx nerveux destiné aux muscles, et qu'il résulte aussi de là des paralysies. En conséquence, toutes les fois qu'on voit une paralysie musculaire, on est disposé à remonter, pour en expliquer l'origine, à la source même de l'incitation musculaire, les centres nerveux, ou au moins aux nerfs qui la transmettent. On a raison d'agir ainsi ; mais, comme nous allons le montrer, il ne faut pas trop se hâter de chercher loin du muscle lui-même et de remonter au centre d'action, c'est-à-dire au système cérébro-rachidien. Dans ces derniers temps, en effet, on a montré qu'un assez bon nombre de paralysies sont essentielles, en ce sens qu'elles ne se rattachent à aucune lésion du cerveau ou des nerfs. Il est donc nécessaire, dans le diagnostic, de procéder avec méthode et en examinant d'abord les phénomènes généraux.

La paralysie dépend d'affections des muscles eux-mêmes, de lésions des vaisseaux et de la circulation, d'affections des nerfs, de névroses, de lésions des centres nerveux, d'empoisonnement.

Les considérations suivantes seront très-utiles pour arriver à séparer ces diverses espèces.

Quand il n'y a qu'un muscle paralysé, on ne peut guère songer à une affection du cerveau, de la moelle ou des nerfs ; il est plus naturel de rechercher dans le muscle lui-même la cause de la perte du mouvement. Il est vrai que quelques affections cérébrales semblent n'agir que sur certains muscles et faire élection d'un ou de quelques-uns d'entre eux pour les paralyser, comme si dans le cerveau les fibres nerveuses correspondantes eussent été seules endommagées ; mais ces cas sont excessivement rares. Quand deux ou plusieurs muscles, qui sont sous la dépendance d'un même nerf, sont paralysés, au lieu de supposer une lésion de chacun d'eux, il est plus naturel et plus simple de supposer une lésion du nerf unique qui commande à ces muscles, et les faits viennent démontrer la justesse de ce raisonnement. De sorte que, par le fait de ces lésions multiples, on peut déjà éloigner l'idée d'affection musculaire pour remonter à une affection de troncs nerveux. Que si un grand nombre de muscles commandés par un ensemble de nerfs, par un plexus, sont paralysés, comme par exemple tous les muscles du bras, on devra supposer que le plexus nerveux est le siége du mal ; mais on ne devra pas encore penser aux centres nerveux eux-mêmes, parce que les altérations de ces centres ne localisent presque jamais leur action d'une façon aussi exacte ; cependant le fait n'est pas sans exemple. Enfin, si la paralysie est plus générale et occupe deux membres à la fois, on en fera alors remonter la cause à une affection des centres nerveux eux-mêmes, car on comprendrait difficilement que deux lésions se fussent développées simultanément, dans les deux plexus nerveux qui président aux mouvements de chaque membre. Si les deux membres affectés sont le bras et la jambe du même côté et que la face y participe (hémiplégie), on ne pourra penser qu'à une affection du cerveau, pour plusieurs raisons : d'abord, les affections de la moelle sont rarement assez limitées pour n'affecter qu'un côté de l'organe et détruire le mouvement dans une moitié du corps seulement ; d'un autre côté, les lésions de la moelle n'ont aucune influence sur la tête et la face ; or, quand il y a une hémiplégie, la face y participe toujours plus ou moins ; enfin les faits pathologiques établissent aussi que ce sont les lésions cérébrales qui donnent lieu à l'hémiplégie, et non les affections médullaires. Dans ces cas, nous devons le dire, quoique ce soit un peu en dehors de notre sujet, la paralysie occupe toujours le côté opposé à l'hémisphère du cerveau dans lequel siége la lésion. Quand la paralysie occupe les deux membres inférieurs (paraplégie), on a souvent affaire à une maladie de la moelle, par cette raison qu'une lésion cérébrale qui léserait le mouvement dans les deux membres inférieurs ne pourrait pas localiser son action sans avoir produit la paralysie des membres supérieurs, de la tête, etc.; en un mot, produit une suspension complète des mouvements. On a vu quelquefois la paralysie absolue des quatre membres : cette lésion se lie à une affection de la partie supérieure de la moelle. On n'a jamais observé la paralysie des deux membres supérieurs isolément. On a vu quelquefois la paralysie que l'on nomme *croisée*, c'est-à-dire affectant un bras d'un côté et une jambe de l'autre ; cette lésion tient, comme l'hémiplégie, à une affection cérébrale, quelquefois simple, mais le plus ordinairement double ; la paralysie de chaque membre est commandée par la lésion de l'hémisphère opposé du cerveau.

D'autres associations de paralysies ont encore une grande valeur diagnostique : M. le docteur Gubler a étudié et décrit (1) une forme de paralysie vaguement indiquée avant lui. Il la nomme *paralysie* ou *hémiplégie alterne*, parce que, en effet, le mouvement est aboli dans une moitié latérale

(1) Gubler, *De l'hémiplégie alterne*. (*Gaz. hebd. de méd.* Octobre 1856 et octobre 1858.)

de la face d'un côté, et dans les membres supérieur et inférieur de l'autre côté du corps. Cette forme de paralysie pourrait, à la rigueur, dépendre d'une double lésion, l'une dans les centres nerveux, l'autre sur le trajet du facial; mais en général elle se rattache à une lésion de la protubérance annulaire, ce qui peut être expliqué avec vraisemblance de la manière suivante : les nerf faciaux s'entre-croisent au-dessus de l'isthme (Vulpian, Philippeaux); les cordons de la moelle ne s'entre-croisent que dans le bulbe; en conséquence, une altération quelconque, siégeant dans une moitié latérale de la protubérance, produira les effets suivants : paralysie des membres du côté opposé, puisque les cordons médullaires affectés sont destinés à l'autre côté du corps; et paralysie directe de la face, puisque la lésion porte sur un nerf déjà entre-croisé et qui est destiné au côté de la face correspondant à celui de la lésion.

[[Des recherches modernes très-intéressantes ont jeté un nouveau jour sur une partie jusque-là négligée ou au moins peu connue du diagnostic des lésions cérébrales; nous voulons parler du *diagnostic du siége* de ces lésions; nous en dirons quelques mots dans cet article, parce que les caractères de la paralysie ont une importance capitale pour permettre de localiser les lésions du cerveau, mais nous ferons observer que souvent on est obligé de s'appuyer en même temps sur la coexistence avec la paralysie de quelques autres symptômes dont l'étude se trouve dans d'autres parties de cet ouvrage.

L'*hémiplégie ordinaire*, c'est-à-dire la paralysie du mouvement d'une moitié latérale du corps, se rattache le plus souvent à une lésion des corps opto-striés occupant l'hémisphère cérébral opposé à la paralysie; cela est particulièrement vrai pour l'hémorrhagie cérébrale. Dans ces cas, il est de règle que la paralysie du membre supérieur soit plus marquée que celle du membre inférieur, et que dans celui-ci la motilité revienne plus vite que dans celui-là; l'hémiplégie intéresse en même temps le côté correspondant de la face, et cette hémiplégie faciale respecte l'orbiculaire des paupières (Bouillaud), et même les muscles du front.

On vient de voir plus haut comment l'existence d'une *hémiplégie alterne* conduit à localiser la lésion encéphalique dans la protubérance (Gubler).

L'*hémiplégie avec aphasie*, c'est-à-dire avec abolition de la faculté du langage, indique aussi un siége particulier de la lésion cérébrale. Dès 1825, M. Bouillaud avait cherché à démontrer que la perte de la parole était liée à une lésion des lobes antérieurs du cerveau et avait établi, conformément à l'opinion émise par Gall, le siége en cet endroit de la faculté du langage articulé ; d'après lui, entre la mémoire des mots et l'articulation des sons, il devait y avoir une faculté spéciale qu'il appela pouvoir coordinateur ou législateur de la parole. Depuis ces premières recherches, les travaux de Dax et de Broca précisèrent davantage le siége de cette faculté du langage et la localisèrent spécialement dans la troisième circonvolution frontale du côté gauche. La plupart des faits observés confirment les vues émises par ces auteurs, et on peut admettre comme une règle presque générale que, lorsqu'il existe une hémiplégie droite avec aphasie, il s'agit d'une lésion occupant la base du lobe frontal gauche, plus exactement même la troisième circonvolution frontale. Ajoutons que cette lésion est le plus souvent un ramollissement du cerveau résultant d'une embolie de l'artère sylvienne.

Dans quelques circonstances, on voit survenir en même temps que l'hémiplégie une *contracture* ou des *convulsions* des membres paralysés, surtout du membre supérieur. Ces faits ont été signalés d'abord par Boudet, puis par Durand-Fardel ; ils ont été surtout étudiés depuis par Marshall-Hall, par Brown-Sequard et par Charcot. Cette contracture précoce se rattache à un siége particulier de la lésion : on l'observe spécialement dans l'hémorrhagie cérébrale lorsque le sang, après avoir déchiré la substance cérébrale, vient faire irruption dans les ventricules ou dans les méninges ; notons cependant que les mêmes accidents peuvent se montrer lorsque c'est l'isthme de l'encéphale qui est atteint. Il faut distinguer avec soin cette contracture précoce, survenant immédiatement après l'attaque apoplectique, des contractures tardives qui se montrent au bout de plusieurs semaines dans les membres paralysés et qui se rattachent à une tout autre cause. (Voy. *Contracture.*)

Nous avons déjà parlé ailleurs de l'*hémianesthésie* qui accompagne quelquefois l'hémiplégie de cause cérébrale, et nous avons vu que ce symptôme permet de localiser la lésion de l'encéphale dans le pied de la couronne rayonnante de Reil. Nous étudierons plus tard l'*hémichorée* qui se montre dans des circonstances analogues et indique une lésion d'un point voisin de la même région. (Voy. *Convulsions*.)

Mais à ces notions ne se borne pas encore ce qu'on peut dire aujourd'hui des localisations cérébrales. Jusqu'ici on avait pensé que les *lésions de la surface des circonvolutions cérébrales* ne donnaient pas lieu à des troubles de la motilité, ou du moins ne les produisaient qu'éventuellement et sans qu'on pût déterminer le mécanisme de ces troubles ni établir de rapport précis entre leurs caractères et le siége des lésions auxquelles ils se rattachent. Aujourd'hui les recherches récentes des pathologistes et des physiologistes (Jackson, Fritsch, Hitzig, Ferrier, Carville et Duret, Charcot, etc.) semblent démontrer qu'il existe réellement dans l'écorce du cerveau des centres moteurs tenant sous leur dépendance les mouvements de parties déterminées du corps et que certaines lésions de ces centres (hémorrhagie, ramollissement, inflammation), peuvent se traduire soit par des phénomènes d'excitation, soit par des phénomènes de paralysie limités aux parties correspondantes à ceux de ces centres qui sont affectés.

Quel est le siége de ces centres moteurs corticaux? C'est dans les circonvolutions frontale et pariétale, adjacentes au voisinage de la scissure interhémisphérique d'une part, et du sillon de Rolando d'autre part, que se groupent la plupart des centres moteurs pour les mouvements des membres; sur un plan un peu inférieur, la même région correspond aux mouvements de la face, près du siége de la faculté du langage dont nous avons parlé plus haut. Dans certains cas, rares d'ailleurs, une lésion étendue et intéressant tous ces centres à la fois pourra donner lieu à une hémiplégie, tout comme une lésion des corps opto-striés par exemple; mais dans d'autres cas, moins exceptionnels, de lésions limitées de la même zone motrice, la paralysie frappera isolément tantôt la face, tantôt le membre inférieur ou le membre supérieur, tantôt les deux membres sans participation de la face; l'*hémiplégie* peut alors être dite *partielle* ou *dissociée* (Charcot et Pitres); c'est par ces caractères que les paralysies liées à des lésions corticales se distinguent de l'hémiplégie liée à une lésion des masses centrales, car dans celle-ci l'hémiplégie peut être peu accusée, mais elle est toujours totale, intéressant à la fois toute une moitié du corps.

Nous n'étendrons pas davantage ces remarques sur les localisations cérébrales ; la question est encore à l'étude, mais les résultats déjà obtenus ont une importance qu'on ne saurait méconnaître, et la voie nouvelle dans laquelle on s'est engagé est riche de promesses pour l'avenir (1).]

Que si maintenant la paralysie est moins régulièrement disposée, il faudra redescendre, si nous pouvons ainsi dire, aux affections des muscles, des nerfs, ou à toute autre cause. Ainsi, par exemple, si quelques-uns seulement des muscles dominés par un nerf, et non tous, sont paralysés, on ne pourra en accuser ni le nerf ni les centres nerveux ; ce sera alors le résultat d'une maladie des muscles, d'une névrose, d'une affection qui n'aura plus de rapport avec le cerveau. Si tous ces muscles, commandés par l'extrémité d'un plexus formé de plusieurs nerfs, sont paralysés, mais non les muscles situés plus haut et commandés par le même plexus, ni les nerfs ni les centres nerveux ne doivent encore être mis en cause. Or, c'est ce qui a lieu, par exemple, dans la paralysie saturnine occupant les mains. Enfin, si la paralysie est disséminée et occupe çà et là quelques muscles ; si elle change, varie, se déplace, même remarque : c'est une affection vague et non une lésion permanente qui en est la cause.

[Beaucoup de points obscurs dans l'histoire des paralysies ont été élucidés par les travaux modernes des physiologistes et des médecins sur les actions réflexes (2). On a été conduit par ces travaux à admettre toute une classe nouvelle de paralysies dites *paralysies réflexes*. Ainsi que leur nom l'indique, ces paralysies sont dues à une impression d'origine périphérique, réfléchie par la moelle sur les nerfs moteurs. Ce qui caractérise essentiellement ces paralysies, c'est qu'elles ne s'accompagnent d'aucune lésion médullaire, et que jusqu'ici les recherches les plus minutieuses n'ont pu saisir aucune modification dans la structure des centres nerveux. Les paralysies dites rhumatis-

(1) Consulter sur cette question : Charcot, *Leçons sur les localisations dans les maladies du cerveau*. (*Revue des sciences médicales* de Hayem, Paris, 1876.) — Rendu et Gombault, *Des localisations cérébrales*. — Charcot et Pitres. *Des localisations dans l'écorce des hémisphères*. (*Revue mensuelle de méd. et de chir.* 1877.)

(2) Rouget, *Introduction aux leçons* de Brown-Sequard *sur les Paraplégies*. Paris, 1864.

males sont le type des paralysies réflexes. C'est surtout dans les membres inférieurs que ces paralysies s'observent de préférence. Graves (de Dublin), Romberg ont signalé ces paraplégies. Elles ont été étudiées dans ces dernières années par MM. Brown-Sequard, Jaccoud. On les observe assez fréquemment à la suite des maladies des voies urinaires (Leroy d'Étiolles), des entérites graves. On les a observées dans la convalescence de maladies fort diverses. J'ai vu survenir une paraplégie complète à la suite d'une pleurésie.

Le diagnostic des paraplégies réflexes est généralement assez ardu. L'absence de douleurs médullaires, la conservation du volume des organes paralysés qui ne s'atrophient qu'à la longue ; la persistance de la contraction musculaire sous l'influence de l'électricité ; la facilité avec laquelle guérissent *quelquefois* ces paralysies : telles sont les sources où on pourra puiser quelques-uns des éléments du diagnostic.

Quant à l'explication de ces paralysies, elle est encore fort hypothétique. Brown-Sequard admet une contraction des vaisseaux sanguins de la moelle et une insuffisance de nutrition consécutive à cet état des vaisseaux. La théorie de l'épuisement soutenue par M. Jaccoud suppose que l'excitabilité de la moelle est momentanément abolie dans les régions correspondantes à l'émergence des nerfs qui se rendent aux parties paralysées. D'où le nom de *paralysies névrolytiques*.]

Études maintenant la paralysie dans la plupart des affections où elle se présente.

1° Paralysie dont la cause réside dans les muscles

Il y a des cas où la paralysie réside dans les muscles eux-mêmes ; la commotion nous en fournit un exemple. Lorsqu'une partie du corps reçoit un coup violent, une secousse, un coup de feu, il arrive souvent que cette partie et les points voisins sont frappés immédiatement de ce que l'on a appelé *commotion*, *stupeur locale*, *asphyxie locale ;* or, les phénomènes qui se manifestent alors sont : la perte de la sensibilité, l'abaissement de la température, l'affaiblissement de la circulation et la paralysie des muscles. Dans les cas de ce genre, il n'y a aucune lésion appréciable, soit dans les muscles, soit dans tout autre point : l'ébranlement local est la seule cause de la perte des mouvements ; la paralysie réside entièrement dans les muscles. La commotion ou stupeur locale se dissipe quelquefois assez promptement : d'autres fois sa marche est très-lente. On remarque la terminaison de la première espèce dans les blessures par armes à feu, et celle de la seconde dans les violentes contusions produites par un corps contondant de gros volume, ou agissant sur une grande étendue. Les auteurs du *Compendium de chirurgie* ont cité un fait très-intéressant appartenant à cette dernière catégorie. Il s'agit d'un homme qui reçut un coup violent sur l'avant-bras droit, et chez lequel cette partie fut frappée de paralysie avec tous les autres symptômes rapportés plus haut ; l'insensibilité était si grande, qu'on pouvait traverser la main de part en part avec une aiguille. Les accidents durèrent dix jours, et se terminèrent par le retour graduel et complet du sentiment, du mouvement et de la circulation. Dans les cas de ce genre, la paralysie est ordinairement localisée, et sa résolution est très-lente.

Quelquefois le froid seul peut paralyser un ou plusieurs muscles, sans déterminer d'accidents d'autre nature, c'est-à-dire sans produire de douleur, d'inflammation, etc. C'est ainsi qu'on voit quelquefois des paralysies du muscle deltoïde, de la vessie, des muscles des membres inférieurs, etc., chez des individus qui ont couché dans des endroits froids ou sur la terre humide ; ces accidents se dissipent en général facilement par l'emploi de la chaleur, des excitants, etc. La maladie connue sous le nom de *béribéri* nous paraît n'être rien autre chose qu'une paralysie causée par le froid. En raison de la cause de cette paralysie, on lui a donné le nom de *paralysie rhumatismale*.

2° Paralysie par trouble ou arrêt de la circulation.

Tout le monde connaît la célèbre expérience de P. Bérard qui, en liant l'aorte chez un chat, produisit la paralysie des membres postérieurs. Il résulte de là que l'interception de la circulation artérielle dans une partie y produit une paralysie plus ou moins forte. Ce fait peut servir à expliquer l'affaiblissement et l'engourdissement des membres chez les individus affectés d'anévrysmes des troncs artériels principaux qui se distribuent à ces membres, la perte du mouvement après la ligature des artères et un certain nombre d'autres phénomènes analogues.

En conséquence, dans le cas de paralysie, il sera toujours important de s'assurer de la manière dont se fait la circulation dans les artères qui se distribuent à la partie privée de mouvement.

3o Paralysie par lésion des troncs nerveux.

Les diverses lésions des troncs nerveux qui se rendent à des muscles sont causes de paralysie. On en observe autant d'espèces qu'il y a de nerfs moteurs; leurs symptômes et leur marche varient suivant la nature des lésions.

Les blessures, la section, la compression, le tiraillement des nerfs, les névralgies prolongées, la névrite, les névromes, les apoplexies des nerfs, les lésions déterminées par le froid, sont autant de causes de paralysie des muscles auxquels les nerfs affectés se distribuent. Dans ces divers cas, la marche, le degré de la paralysie, le mode de début et de terminaison, varient suivant la nature de la lésion. S'il s'agit d'une compression lente et graduée, la paralysie apparaît lentement et va sans cesse augmentant, jusqu'à ce que la cause de compression ait été enlevée. Si la maladie consiste en une apoplexie sanguine des nerfs, comme cela a lieu fréquemment chez les chevaux, la paralysie est rapide, subite même, mais elle décroît assez rapidement, à mesure que la résorption du sang s'effectue.

Dans ces cas, la paralysie est bornée aux muscles compris dans la sphère d'action des nerfs, et sa distribution régulière ne permet pas de méconnaître le point de départ du mal. S'il n'y a qu'un filet affecté, il n'y a qu'un ou deux muscles paralysés; si c'est un tronc, tous les muscles qu'il influence sont affectés; si c'est un plexus, tout un membre peut être pris.

Si le nerf facial (portion dure de la septième paire) est affecté d'inflammation, comprimé, coupé au-dessous du trou stylo-maxillaire, tous les muscles correspondants de la face sont rendus immobiles. Si la lésion a lieu dans le trajet de ce nerf, dans le rocher, avant la naissance des filets qui se rendent à la langue, au voile du palais, on constate un certain degré de paralysie du goût (corde du tympan, Cl. Bernard), la paralysie du voile du palais, etc. L'absence de toute autre lésion, de tout phénomène cérébral, ne permet pas de faire remonter la lésion aux centres nerveux.

Si la lésion occupe le nerf radial, cubital, sciatique, la paralysie se borne aux muscles influencés par ces nerfs. Tout le monde connaît la paralysie du deltoïde, qui succède aux luxations de l'épaule, et qui est probablement produite par l'allongement ou la déchirure du nerf circonflexe.

Quand tout un membre est pris, on peut supposer une lésion du plexus qui s'y distribue. En 1845, nous avons observé avec Baron, à l'Hôtel-Dieu, une femme qui présentait une paralysie incomplète de tous les muscles du bras gauche ; cette lésion reconnaissait pour cause une chute dans laquelle le bras, retenu par une courroie, avait été fortement tiraillé au niveau de l'épaule.

Les névromes (tumeurs fibreuses, fibro-plastiques, cancéreuses) siégeant sur le trajet des nerfs, et ayant déterminé la dissociation et l'aplatissement de leurs filets, produisent les mêmes effets. Il est facile de reconnaître la cause de ces paralysies, parce qu'elles s'accompagnent de douleurs très-vives dans le trajet du nerf qui se distribue aux muscles affectés, et par l'existence d'une tumeur plus ou moins grosse sur ce même nerf.

Nous rappelons le cas que nous avons déjà cité à l'occasion de la céphalalgie, et dans lequel existait une paralysie musculaire par affection d'un nerf : une femme de trente-deux ans avait une chute de la paupière supérieure et un strabisme externe de l'œil gauche, et elle éprouvait de très-vives douleurs dans l'orbite ; l'œil était porté en avant et frappé d'amaurose ; il y avait divers symptômes de syphilis constitutionnelle. Nous pensâmes qu'il existait une tumeur syphilitique de l'intérieur de l'orbite, qui repoussait l'œil en avant et déterminait l'allongement du nerf optique et la compression du moteur oculaire commun. L'iodure de potassium fut administré ; le troisième jour, les douleurs avaient cessé ; le quinzième, l'œil était entièrement rentré dans l'orbite; la paralysie de la paupière supérieure et le strabisme externe avaient disparu, mais l'amaurose persista.

4° Paralysie par affections de la moelle.

Les affections de la moelle donnent lieu à une paralysie qui se distingue par son siége : occupant toutes les parties dont les nerfs émanent de la moelle au-dessous de la lésion, cette paralysie intéresse toujours les membres inférieurs et une partie plus ou moins étendue du tronc; elle reçoit le nom de *paraplégie*.

Il ne faudrait pas croire cependant que toutes les affections de la moelle indistinctement puissent produire ce symptôme; il faut encore que les lésions aient envahi certaines régions déterminées de l'axe spinal. A ce point de vue, on doit distinguer dans la moelle deux parties distinctes : une partie postérieure particulièrement dévolue à la sensibilité, une partie antérieure affectée au mouvement. La partie postérieure n'a rien à faire avec la paraplégie; quant au segment antérieur, négligeant pour le moment son rôle dans les actes réflexes et dans la nutrition, nous pouvons le considérer comme chargé surtout de la transmission des incitations motrices. Or, il est facile de comprendre comment les lésions de cette partie, en empêchant les incitations motrices, émanées de l'encéphale, de se transmettre aux parties inférieures du corps, produiront une paralysie qui s'étendra plus ou moins haut, suivant la hauteur des lésions elles-mêmes. En fait, presque toutes les maladies quelque peu profondes des parties antérieures de la moelle amènent la paraplégie.

Mais il y a plus : la paraplégie appartient à peu près exclusivement aux maladies de la moelle et devient ainsi un signe précieux pour le diagnostic de ces maladies. On comprend en effet difficilement comment les lésions de l'encéphale pourraient ne produire de troubles fonctionnels que dans les parties inférieures du corps; nous verrons plus loin à quelles formes de paralysie elles donnent lieu. D'autre part, les maladies des nerfs et des muscles sont généralement plus limitées; il n'y a guère que des altérations intéressant à la fois les deux plexus nerveux des membres inférieurs qui pourraient produire la paraplégie, et on conçoit combien ce fait doit être rare. Ainsi on est conduit à considérer la paraplégie comme l'expression symptomatique d'une maladie de la moelle ou de toute condition qui supprime sa conductibilité et empêche l'excitation motrice volontaire d'arriver aux parties inférieures du corps. On peut donc dire, avec M. Jaccoud, que la moelle est l'organe de la paraplégie, c'est-à-dire que, dans l'immense majorité des cas, la paraplégie a son point de départ dans la moelle (1).

Hâtons-nous d'ajouter qu'un très-grand nombre de maladies de la moelle, en même temps qu'elles intéressent les parties antérieures de cet organe et produisent la paraplégie, affectent aussi les parties postérieures, entraînant alors divers troubles de la sensibilité que l'on voit coïncider avec la paralysie. Le plus souvent c'est de l'anesthésie qu'on observe, mais quelquefois au contraire c'est de l'hyperesthésie ou des douleurs (paraplégie douloureuse).

La recherche des mouvements réflexes dans les parties paralysées révèle des particularités très-intéressantes pour le diagnostic de l'étendue de la lésion : on peut les résumer très-simplement dans les propositions suivantes : Lorsque la lésion qui produit la paraplégie n'affecte qu'une certaine étendue de la moelle et qu'il y a au-dessous d'elle un segment plus ou moins long de moelle saine, les mouvements réflexes sont exagérés dans les parties innervées par ce segment sain ; lorsque, au contraire, la moelle est désorganisée à partir de la limite supérieure de la lésion jusqu'en bas, les mouvements réflexes sont complétement abolis. Il y a là, comme on voit, une source précieuse d'indications diagnostiques pour établir si une maladie de la moelle est limitée ou diffuse, si elle intéresse seulement un segment de l'organe ou en a détruit une grande étendue.

La pathologie expérimentale reproduit parfaitement les principales conditions des paraplégies dépendantes d'affections de la moelle. Lorsqu'on pratique chez un animal une section transversale des parties antérieures de la moelle, toutes les parties du corps situées au-dessous de la section sont paralysées du mouvement volontaire ; les mouvements réflexes y sont au contraire exagérés. Si, au lieu d'une simple

(1) Jaccoud, *Les paraplégies et l'ataxie du mouvement*. Paris 1864, p. 216.

section, on pratique la destruction de la moitié antérieure de la moelle à partir d'un certain niveau jusqu'en bas, toutes les parties du corps qui recevaient leurs nerfs moteurs de ce segment de la moelle perdent à la fois le mouvement volontaire et les mouvements réflexes. Nous allons voir des conditions analogues réalisées dans les principales affections de la moelle que nous devons maintenant examiner.

Congestion et anémie de la moelle. — Les auteurs ont souvent rattaché à la congestion ou à l'anémie de la moelle certains troubles fonctionnels qui dénotaient une altération plus ou moins passagère de cet organe et qu'on n'aurait pu imputer à un désordre plus profond, à une myélite par exemple. Ainsi on a rapporté à la congestion médullaire certaines paraplégies, d'ailleurs fugaces, qu'on a vues survenir à la suite de l'impression du froid, dans le cours de certaines fièvres graves, ou encore dans des cas où la circulation en retour était entravée. D'autre part, certaines paralysies des membres inférieurs ont paru imputables à l'anémie de la moelle, quand elles se sont développées chez des individus affaiblis par des hémorrhagies abondantes ou plongés dans une profonde cachexie. Que dans ces diverses circonstances il existe une altération de la moelle, c'est ce dont il n'est guère possible de douter en présence des troubles qu'on observe; quant à la modalité de cette altération, il faut reconnaître qu'on l'a plutôt supposée que démontrée, et que souvent il serait difficile de dire si l'on doit invoquer la congestion ou l'anémie.

Mais quoi qu'il en soit de l'interprétation qu'il convient de leur donner, les paralysies qui nous occupent se distinguent par plusieurs caractères: elles sont habituellement très-incomplètes et consistent plutôt en un affaiblissement, en une parésie qu'en une paralysie véritable; les mouvements sont faibles, et la fatigue ou même l'épuisement complet de la motilité après un court exercice arrive vite. Quelquefois, surtout dans les cas d'anémie, la parésie est accompagnée de douleurs plus ou moins vives et de crampes dans les membres inférieurs. Habituellement la maladie est passagère, et le trouble fonctionnel cesse bientôt quand la cause qui lui avait donné naissance a cessé d'exister.

Myélites. — Dans toutes les variétés de myélites (*voy.*

p. 81), la paralysie peut se montrer, pourvu que les parties antérieures de la moelle soient intéressées.

La *myélite centrale généralisée* (Charcot) est surtout caractérisée par des phénomènes de dépression : la désorganisation si rapide avec ramollissement de la substance grise qui en est la conséquence amène rapidement une paraplégie complète, accompagnée ordinairement d'une anesthésie absolue aussi. Le début de la maladie est marqué par quelques fourmillements et de l'engourdissement dans les membres inférieurs et par des douleurs que nous avons déjà étudiées (voy. *Rachialgie*). Les troubles de la motilité apparaissent de bonne heure : c'est d'abord une sensation de fatigue énorme, puis, quelquefois du soir au matin, une paralysie complète des membres et des sphincters ; les membres sont absolument inertes et flasques ; si on les abandonne à eux-mêmes après les avoir soulevés, ils retombent lourdement sur le lit ; quant à la paralysie des sphincters, elle se traduit par l'incontinence de l'urine et des matières fécales. L'excitabilité réflexe des parties paralysées est complétement abolie, ce qui s'explique facilement par la désorganisation de la substance grise qui est le centre des actions réflexes. L'excitabilité des muscles par l'électricité se perd aussi très-rapidement. Outre ces phénomènes, on voit souvent apparaître au bout de quelques jours des troubles trophiques : ce sont une atrophie rapide des muscles paralysés, des eschares dans les parties soumises à des causes d'irritation même légères, des œdèmes, etc. La mort est la terminaison ordinaire de cette forme de myélite, elle arrive le plus souvent au bout de deux ou trois semaines ; dans un grand nombre de cas, elle résulte de l'extension de la maladie aux parties supérieures de la moelle et des troubles respiratoires qui en sont la conséquence ; on voit alors, en quelque sorte, monter la paralysie : des muscles de la respiration, elle envahit d'abord les muscles intercostaux de bas en haut, puis les muscles accessoires, enfin le diaphragme, et la mort arrive alors par asphyxie.

Dans la *myélite partielle*, les désordres anatomiques sont les mêmes que dans la forme précédente, seulement ils sont limités à un segment plus ou moins étendu de la substance grise. La paralysie, qui est le symptôme principal de la maladie, occupe les membres inférieurs et s'élève plus ou moins haut suivant le siége des lésions. Lorsque la partie inférieure de la moelle n'est pas détruite, comme par exemple lorsque la myélite est limitée à une certaine portion de la moelle dorsale, les mouvements réflexes et l'excitabilité électrique sont conservés dans les parties inférieures du corps. En même temps on observe divers troubles de la sensibilité, au début des fourmillements dans les membres, des douleurs en ceinture, plus tard des anesthésies plus ou moins étendues ou des anomalies diverses dans les sensations. La myélite partielle n'entraîne pas forcément la mort, mais elle laisse presque toujours après elle une paraplégie plus ou moins complète. Au bout d'un certain temps, la flaccidité des membres inférieurs peut être remplacée par de la contracture; ce dernier symptôme se rattache aux altérations secondaires qui peuvent se produire dans le segment inférieur de la moelle (voy. *Contracture*).

La *myélite chronique* ou *sclérose de la moelle* donne surtout lieu à la paralysie lorsqu'elle intéresse le système spinal antérieur; les scléroses systématiques limitées, soit aux cordons postérieurs, soit aux cordons latéraux, se traduisent par d'autres symptômes, et nous les retrouverons à propos de l'ataxie et de la contracture. Mais quand les parties antérieures de la moelle sont envahies par la maladie, que les parties postérieures y participent aussi ou qu'elles restent indemnes, la paralysie se montre, toutes les fois du moins que la lésion a une certaine étendue; cette dernière restriction est encore nécessaire, car lorsque la sclérose forme simplement de petits îlots disséminés çà et là dans la moelle (sclérose en plaques), elle ne donne pas toujours lieu à la paralysie, et son symptôme principal est alors le tremblement (*voy.* ce mot).

La paralysie liée à la sclérose des parties antérieures de la moelle se présente sous la forme de paraplégie. Celle-ci se développe lentement et graduellement, comme la lésion à laquelle elle se rattache; précédée quelquefois de phénomènes d'excitation musculaire, tels que crampes, contractures passagères, elle est d'abord incomplète: la démarche du malade est moins libre, les pieds ne se détachent pas aussi librement et la pointe traîne sur le sol, la fatigue arrive vite; à une période plus avancée, le malade devient incapable de marcher sans appui, il a besoin des secours d'un aide ou de se soutenir avec les bras sur les objets environnants; enfin la station et la marche deviennent impossibles. Quelquefois, même à ce degré, les mouvements des membres inférieurs peuvent encore être accomplis lorsque le malade est couché, mais il est facile de s'assurer que ces mouvements sont faibles et que la moindre résistance suffit pour les empêcher; cependant la motilité ne présente pas d'autre désordre que l'affaiblissement, et il est important de noter que, quand la lésion est bornée aux parties antérieures de la moelle, il n'y a ni ataxie ni aucun des troubles qu'on peut observer quand les autres parties de la moelle sont en même temps intéressées. Ces divers phénomènes, imputables à la participation du système postérieur à la maladie, ne sont autres que les troubles de la sensibilité et du mouvement que nous avons déjà étudiés ou que nous étudierons plus tard et qui se rattachent aux lésions de certaines parties déterminées de la moelle; ils peuvent coïncider avec la paraplégie, mais ils ne sont pas nécessaires et en fait ils manquent quand la maladie est limitée aux parties antérieures de la moelle. L'état de la motilité réflexe est variable: conservée dans les parties inférieures quand la lésion est limitée et qu'il y a au-dessous d'elle un segment de moelle non altérée, elle est abolie quand la sclérose s'étend jusqu'à la partie inférieure de l'organe. L'incontinence de l'urine et des matières fécales n'existe que lorsque la lésion intéresse les parties de la moelle qui tiennent les sphincters sous leur dépendance. La maladie est habituellement longue, et bien que l'ascension de la paralysie puisse entraîner la mort, celle-ci résulte plus souvent de complications dépendantes de la lésion médullaire elle-même (cystite, pneumonie, troubles trophiques).

Nous rapprocherons des myélites un groupe de maladies dans lesquelles on observe une atrophie avec stéatose des muscles et par suite un affaiblissement ou même une perte de leur contractilité. Ces maladies, considérées d'abord comme liées exclusivement à une altération musculaire, dépendent en réalité, ainsi que l'ont démontré des recherches récentes, d'une lésion des cornes antérieures grises de la moelle et spécialement des grosses cellules nerveuses qu'on trouve dans ces cornes. On peut ranger dans ce groupe, que M. Charcot a constitué sous le nom de **myopathies et**

myoparalysies d'origine spinale (1), diverses affections décrites comme des maladies distinctes, à savoir l'atrophie musculaire progressive, la paralysie dite essentielle de l'enfance et la paralysie labio-glosso-laryngée.

L'**atrophie musculaire progressive**, signalée par Cruveilhier, étudiée depuis par Duchenne de Boulogne, Aran et M. Charcot, etc., (2) est caractérisée par l'atrophie et la paralysie graduelles et progressives d'un certain nombre de muscles. Ce qui la distingue, c'est que le trouble fonctionnel du muscle, la parésie est proportionnelle à l'altération musculaire; il semble donc que l'atrophie musculaire soit ici le fait capital, et que la parésie ne soit qu'un fait secondaire, corrélatif du premier. Aussi les muscles atteints se contractent et restent excitables par l'électricité tant que quelques fibres musculaires restent intactes; mais la contractilité va s'affaiblissant et elle cesse au moment où toutes les fibres musculaires sont atrophiées ou dégénérées.

L'atrophie musculaire progressive débute de préférence par les mains, les avant-bras, les bras et les jambes. Mais on la voit aussi envahir les muscles du tronc et même le diaphragme, et les malades succombent par une véritable asphyxie (Duchenne). Quand cette affection siége aux mains, il est facile de la reconnaître à l'effacement des éminences thénar et hypothénar, à l'amaigrissement du métacarpe, à l'enfoncement des espaces interosseux. Aux avant-bras, on remarque l'atrophie des muscles antérieurs ou postérieurs, de ceux qui partent de l'épitrochlée ou de l'épicondyle. La contractilité volontaire et l'irritabilité galvanique persistent pendant longtemps, parce que les muscles ne sont affectés que successivement, fibre à fibre; or, tant qu'il reste dans un muscle quelques fibres non dégénérées, on retrouve au moins des traces des propriétés précédentes. L'affection occupe à la fois les deux côtés du corps, mais elle est toujours plus prononcée d'un côté que de l'autre, et elle commence le plus ordinairement à droite. Quelques autres symptômes ont été notés, ce sont : des contractions fibrillaires

(1) Charcot, *Leçons cliniques de la Salpêtrière*, 1870 et 1872, publiées par Bourneville.

(2) Duchenne (de Boulogne), *Mémoire présenté à l'Institut* en 1849. Voir *Electrisation localisée*, 3e édit. Paris, 1872, p. 486. — Aran, *Arch. gén. de méd.*, sept. et oct. 1850. — *Nouv. Dict. de Méd. et de Chir. prat.* Paris, 1877, t. XXIII, art. *Muscle*, par I. Strauss.

partielles qui précèdent l'envahissement des muscles par l'atrophie, l'abaissement de la température dans les parties affectées, des changements dans la forme et l'attitude des parties correspondants à l'atrophie de certains muscles et à l'action prédominante des antagonistes. D'ailleurs pas de phénomènes généraux. Les autopsies démontrent, outre l'atrophie et la dégénérescence graisseuse des muscles, une atrophie des grosses cellules des cornes antérieures de la moelle (Luys, Lockhart-Clarke, Hayem, Charcot et Joffroy).

On peut rapprocher de la maladie précédente celle qui est connue sous les noms de **paralysie essentielle de l'enfance,** paralysie infantile, paralysie spinale de l'enfance, etc. : les lésions anatomiques sont, en effet, à peu près les mêmes, mais l'évolution clinique est toute différente. La maladie débute le plus souvent par un accès de fièvre de courte durée; puis brusquement s'établit une paralysie qui peut occuper les quatre membres, mais plus souvent est limitée aux membres inférieurs. Cette paralysie est d'abord complète, occupant tous les muscles des membres affectés, avec flaccidité absolue et suppression de l'action réflexe. Il n'y a pas de troubles de la sensibilité, ou quand ceux-ci existent, ils sont peu accusés. Quelques jours après le début, on constate une diminution de la contractilité électrique des muscles, et même dans quelques-uns d'entre eux elle est complétement abolie (Duchenne). Cependant tous ces muscles ne sont pas frappés à mort, et même la plupart d'entre eux retrouveront leur contractilité : en effet, au bout de trois, quatre mois, la maladie semble rétrograder et le mouvement commence à revenir dans certaines parties ; si les quatre membres avaient été affectés, on peut voir la motilité reparaître dans trois d'entre eux par exemple, et même en partie dans le quatrième, mais quelques muscles restent inertes et l'atrophie ne tarde pas à les envahir. Cette atrophie est appréciable à l'œil et au toucher; dans les muscles qui en sont atteints, la contractilité est complétement abolie et dès lors ces muscles sont condamnés, ils ne reviendront plus. Comme phénomènes concomitants de la paralysie, nous signalerons un refroidissement général des membres, et la flaccidité des jointures due à l'inertie musculaire, et plus tard une atrophie des os dans les membres atteints. Enfin ultérieurement, après un temps plus ou moins long, la maladie entraîne des déformations qui reconnaissent pour cause l'atrophie de certains muscles et la prédominance d'action des antagonistes : les plus communes sont les pieds bots et particulièrement le pied bot varus équin dû à la paralysie du groupe des muscles externes de la jambe. Les altérations anatomiques d'où relèvent les troubles que nous venons d'étudier sont les mêmes que dans l'atrophie musculaire progressive : ce sont l'atrophie des cellules nerveuses des cornes antérieures de la moelle et la dégénération granulo-graisseuse des muscles. Mais les différences dans la marche des deux maladies sont des plus tranchées : tandis que dans l'atrophie musculaire, l'évolution des troubles est progressive, dans la paralysie infantile elle est, au contraire, régressive, en sorte que la paralysie, d'abord très-étendue, finit par se localiser à quelques groupes de muscles (1).

M. Duchenne (de Boulogne) a décrit sous le nom de *paralysie générale spinale* une maladie qu'on observe chez l'adulte et qu'on confond souvent avec l'atrophie musculaire progressive, bien qu'elle se rapproche beaucoup plus par son évolution de la paralysie infantile. Cette maladie amène dans l'espace de un ou deux mois une paralysie et une atrophie de presque tous les muscles ; la contractilité électrique est complétement abolie. Mais plus tard, la paralysie et l'atrophie peuvent disparaître en totalité ou au moins se limiter à quelques muscles, comme dans la paralysie infantile (2).

C'est encore à une destruction atrophique des cellules motrices, non plus de la moelle, mais du bulbe, qu'est due la maladie que M. Duchenne (de Boulogne) a étudiée le premier et à laquelle il a donné le nom de **paralysie labio-glosso laryngée** (3). Ici la paralysie envahit successivement les muscles de la langue, de l'orbiculaire des lèvres et du

(1) Consulter Rilliet et Barthez, *Maladies des enfants*, 2e édit. Paris, 1864, t. II, p. 545. — Laborde, *Thèse inaug.*, Paris, 1864. 1872, p. 381. — Charcot, *Leçons cliniques*, etc. 1870 et 1872. — Roger et Damaschino, *Recherches sur la paralysie spinale de l'enfance*. Paris, 1871.

(2) Duchenne (de Boulogne), *loc. cit.*, p. 437.

(3) Duchenne (de Boulogne), *Arch. gén. de méd.*, sept. et oct. 1868 ; et *Electris. localisée*, 3e édit. Paris, 1872, p. 561.

voile du palais, enfin ceux de la glotte et des bronches; elle produit conséquemment des troubles progressifs dans l'articulation des mots et dans la déglutition; à une période avancée, elle se complique de troubles dans la respiration. Les malades succombent à l'impossibilité de s'alimenter, à des troubles respiratoires ou à une syncope (Duchenne).

Compression de la moelle. — Tumeurs de la moelle. — Un grand nombre de causes diverses peuvent amener la compression de la moelle et se traduire par un symptôme commun, la paraplégie. Ce sont d'abord les *tumeurs des méninges*, qui se développent particulièrement dans la dure-mère (sarcomes, psammomes, pachyméningite rachidienne), quelquefois des *kystes* ou des *abcès* formés, soit dans le canal rachidien, soit en dehors et ayant pénétré dans le rachis par les trous de conjugaison; ce sont surtout les *déplacements des vertèbres*, dans le mal de Pott par exemple, et le *cancer vertébral*.

Quant aux *tumeurs de la moelle* elle-même, les unes sont formées par une néoplasie de la névroglie (gliomes), les autres sont des tubercules, des sarcomes, des cancers, des tumeurs gommeuses. Toutes ces productions sont rares; et en somme, les deux causes de compression de la moelle les plus communes sont le mal de Pott et le cancer vertébral. Quels sont les effets produits sur la moelle par ces diverses causes? On admettait autrefois que la compression de la moelle produisait la paraplégie en amenant une ischémie de la moelle et ultérieurement une dégénérescence; mais M. Charcot a montré qu'il n'en était pas ainsi, et que le résultat de la compression était la production d'une myélite; celle-ci est limitée d'abord aux parties comprimées, mais plus tard il se développe des scléroses ascendantes et descendantes qui donnent lieu à des symptômes particuliers.

La compression de la moelle se traduit par deux ordres de phénomènes : des troubles de la sensibilité, consistant en douleurs et en anesthésies (voy. *Rachialgie* et *Anesthésie*), et des troubles moteurs; ces derniers seuls doivent nous occuper. Lorsque la compression est légère, les troubles moteurs consistent en une simple parésie; mais quand elle est plus profonde, il y a une paralysie complète avec flaccidité. La paraplégie occupe toutes les parties du corps situées au-dessous du point comprimé. L'excitabilité réflexe et l'excitabilité électrique sont conservées dans les muscles paralysés. Après un certain temps, les membres qui étaient flasques deviennent rigides; cette contracture se rattache à la sclérose descendante qui a été signalée plus haut.

Dans quelques cas, d'ailleurs très-rares, la compression de la moelle peut avoir lieu sur une moitié latérale de la moelle seulement; on observe alors une hémiplégie ou une hémiparaplégie. Plus rarement encore, on observe des paralysies tout à fait limitées. M. Charcot a rassemblé un certain nombre de ces faits (1) dont le diagnostic présente, on le conçoit, de grandes difficultés.

Nous rappellerons ici, pour compléter ce qui a trait à l'étude des paralysies d'origine spinale, qu'un certain nombre d'entre elles semblent devoir être considérées comme des phénomènes réflexes; les **paraplégies réflexes** sont peut-être les plus communes parmi les paralysies de cet ordre, mais nous devons nous borner à ce qui en a été dit plus haut.

D'autre part, certaines névroses, l'hystérie en particulier, peuvent donner lieu à des paralysies dont la limitation sous forme de paraplégie indique assez l'origine spinale. Il y a aussi quelques substances toxiques qui semblent localiser leur action spécialement sur la moelle et qui donnent lieu à la paraplégie. Nous nous contenterons de marquer ici la place de ces paralysies, dont nous dirons tout à l'heure quelques mots à propos des paralysies dans les névroses et dans les empoisonnements.]]

5° Paralysie par affections cérébrales.

Les maladies de l'encéphale sont, sans contredit, les causes les plus communes de la paralysie; mais on se rappellera qu'on ne peut légitimement les invoquer que quand la paralysie occupe une grande étendue du corps, ou quand elle s'accompagne d'autres symptômes cérébraux bien évidents. On se rappellera aussi qu'il n'y a pas une affection du cerveau qui ne puisse donner lieu, soit par elle-même, soit par les complications qu'elle amène, à la paralysie; et que l'on a vu cependant beaucoup d'affections, même fort

(1) Charcot, *Leçons cliniques de la Salpêtrière*, 1872, recueillies par Bourneville.

graves, qui ne s'en accompagnent pas. On a présenté beaucoup d'explications de ce fait singulier ; pour Serres, la paralysie serait le résultat de la déchirure complète des fibres cérébrales, et elle serait irrémédiable, inguérissable ; les affections qui déterminent seulement la séparation, l'écartement des fibres du cerveau ou leur compression, ne donneraient jamais lieu à la paralysie réelle et permanente, mais seulement à une suspension momentanée des facultés motrices. Par cette différence dans les lésions anatomiques s'expliqueraient les deux formes d'hémorrhagie cérébrale, l'une avec paralysie, l'autre sans paralysie ; par là aussi on expliquerait la conservation de la motilité dans l'hémorrhagie méningée, la compression du cerveau, les épanchements dans les ventricules, et enfin tous ces faits si singuliers, dans lesquels, avec des lésions fort semblables entre elles, on a constaté tour à tour l'absence ou la présence de ce symptôme.

Cependant la déchirure des fibres cérébrales n'est pas toujours la cause de la paralysie des muscles, puisque la simple congestion des hémisphères cérébraux peut amener le même résultat. La rapidité, la brusquerie d'une lésion est une cause non moins puissante, quel que soit, d'ailleurs, le degré auquel cette lésion est portée. Ainsi, qu'une simple congestion, qu'une hémorrhagie faible, se déclarent, qu'il se forme un ramollissement très-rapide, la paralysie en est la conséquence immédiate ; il semble qu'alors les centres nerveux soient surpris et enrayés dans leur action ; il semble que la circulation nerveuse, qu'on nous pardonne cette expression, soit interrompue, comme la circulation artérielle peut l'être par l'application d'une ligature, et que les muscles cessent de recevoir l'excitation habituelle et nécessaire à l'accomplissement de leurs fonctions. Dans ce cas, la paralysie serait le résultat d'une espèce de sidération, d'épuisement nerveux, mais non l'effet de la destruction, de la lésion de l'organe. La preuve qu'il en est ainsi, c'est que, quand l'organe s'est habitué peu à peu à la lésion, la circulation nerveuse se rétablit, et les fonctions musculaires, un instant suspendues, reparaissent. Si la déchirure des fibres du cerveau était la seule cause de la paralysie, pourquoi, dans les hémorrhagies abondantes, avec destruction réelle d'une portion importante d'un hémisphère, verrait-on reparaître, même incomplétement, des mouvements dans le côté opposé du corps ? Il devrait rester une paralysie complète de quelques muscles au moins ; or, c'est ce qui n'a pas lieu, tous reprenant leurs fonctions avec plus ou moins d'énergie. Ainsi donc, le retour des mouvements indique bien que la paralysie résultait d'une simple interruption de l'influx nerveux. Il est vrai cependant que les parties déchirées doivent cesser de fonctionner, mais il est probable qu'elles sont suppléées par les parties voisines, par une action que nous ne saurions comparer qu'à la circulation collatérale qui s'établit dans les artérioles voisines d'un gros tronc oblitéré. Comme on va le voir, cette comparaison peut être poursuivie plus loin encore, sans cesser d'être vraie.

Lorsqu'une lésion de la pulpe nerveuse s'établit lentement et par des progrès pour ainsi dire insensibles, on conçoit que les fibres atteintes doivent cesser de fonctionner, et que des phénomènes de paralysie devraient se manifester dans les parties éloignées du corps qui sont en rapport direct avec ces points du cerveau ; cependant il n'en est rien, dans la plupart des cas, ce que nous croyons pouvoir expliquer par cette espèce de circulation collatérale que nous avons invoquée, ou par le remplacement des fibres altérées par les faisceaux intacts voisins. Le remplacement que nous admettons est d'ailleurs un fait si connu, que nous avons à peine besoin d'y insister : on trouve, dans tous les recueils d'observations, des cas d'absence congénitale d'un hémisphère du cervelet, d'une portion du cerveau, et même d'un hémisphère cérébral entier, chez des individus qui avaient joui pendant toute leur vie de facultés musculaires ordinaires et d'un certain degré d'intelligence ; les portions restantes avaient donc suffi à l'entretien des fonctions de toute nature, et de celles des muscles en particulier. Pour en revenir à notre sujet, nous croyons donc qu'une lésion, même profonde, peut s'établir sans produire de paralysie, si sa marche est lente ; de là ces faits singuliers et assez communs de ramollissements étendus, d'encéphalites chroniques, de cancers, de tubercules des centres nerveux, sans paralysie.

Que si maintenant on nous objecte que les mêmes lésions ont produit, dans d'autres cas, des paralysies bien franches, nous dirons que cela s'explique, tout à la fois, par la destruction, dans une grande étendue, de faisceaux voisins qui ne peuvent alors se suppléer, et aussi par la production de ces complications à marche brusque et rapide que nous avons signalées. Une lésion du cerveau marche lentement, sans paralysie appréciable; puis, tout à coup, le malade tombe frappé d'hémiplégie ; il s'est produit une congestion périphérique, une hémorrhagie dans le foyer de la lésion, une rupture étendue des fibres jusqu'alors respectées, et il en résulte une interruption rapide aussi dans la marche de l'influx nerveux. Nous n'insistons pas davantage sur ces faits faciles à comprendre, et pour lesquels nous rappelons notre comparaison avec la circulation collatérale, dans les interruptions des voies artérielles.

On remarquera aussi que la production de la paralysie est d'autant plus facile que la lésion est plus voisine de la base du cerveau, des pédoncules et du bulbe ; là existe un *détroit* véritable, par lequel doivent passer les sensations et les volitions ; il faut peu de chose pour en intercepter le passage, tandis qu'il n'en est pas de même pour les hémisphères et la partie superficielle extérieure du cerveau. Des désorganisations profondes de la surface ont peu de retentissement sur la musculation, tandis que la moindre lésion des pédoncules et du bulbe peut devenir promptement mortelle, par l'interruption de la communication des centres nerveux avec la périphérie. — On fait jouer, en physiologie, un grand rôle au bulbe et aux pédoncules, mais peut-être à tort, si l'on considère ces parties comme formatrices du mouvement et du sentiment. Il est vrai que les vivisections semblent donner raison aux expérimentateurs ; mais il est bien facile de trouver sur le bulbe ou sur les pédoncules le point qui tient sous sa dépendance telle ou telle partie du corps ; le peu d'étendue de ces parties explique ce résultat : il serait téméraire de conclure de là que l'origine, la source de la fonction n'est pas plus haut ; il est très-difficile de la trouver dans l'épaisseur de la masse cérébrale. Celle-ci est un épanouissement nerveux au sein duquel s'élaborent les actes volontaires, qui sont ensuite transmis par telle ou telle voie, ou peut-être par toute l'étendue de la masse ; quand un point est altéré, il cesse d'être conducteur et les parties voisines se chargent plus ou moins complétement de la fonction ; mais l'acte nerveux doit toujours passer par la filière des pédoncules et de la moelle : si celle-ci est altérée, la transmission est plus certainement compromise que si la lésion siége plus haut ; de là la production plus facile de la paralysie et de bien-d'autres accidents par les lésions de la base du cerveau.

Arrivons maintenant à l'indication des caractères de la paralysie musculaire dans les principales affections cérébrales.

Congestion cérébrale. — Nous distinguons deux espèces de congestion de la tête : la congestion des centres nerveux, celle des vaisseaux de l'intérieur et de l'extérieur du crâne.

Cette dernière, que l'on devrait nommer *stase sanguine de la tête*, se remarque particulièrement dans les maladies du cœur et des poumons, dans l'asphyxie, dans l'ivresse, à la suite de l'insolation, de l'emploi de l'opium ; elle est caractérisée par la stagnation du sang dans le système veineux et par son retour incomplet ou trop lent dans la veine cave supérieure, tandis que le sang artériel continue à être projeté vers le crâne par toutes les artères ascendantes du col. On voit alors une distension générale des veines jugulaires, des veines de la face, des sinus de la dure-mère et de tout le réseau veineux de la surface du cerveau ; le cerveau est lui-même gorgé de sang dans toute son étendue ; ce liquide n'est pas extravasé, et son séjour dans les veines cérébrales est consécutif à la distension des gros troncs veineux ; cet état ne survient enfin que d'une manière lente et graduelle dans le cerveau. Dans ce cas, on n'observe généralement que de la céphalalgie, l'obtusion des sens, l'affaiblissement des fonctions musculaires, mais pas de paralysie réelle ni localisée. C'est à cette forme qu'on doit rapporter les cas nombreux de congestion cérébrale, observés sur des soldats en marche dans des plaines découvertes, au soleil, et par une température très-élevée. Andral en cite différents cas ; on en a observé d'autres, il y a quelques années, en Belgique.

Dans l'autre espèce, qui est la *congestion cérébrale vraie*, le système circulatoire extra-crânien n'est pas plus plein ni plus distendu qu'à l'ordinaire, et la lésion siége exclusivement dans le cerveau ; on trouve un piqueté, un sablé plus ou moins fin, des arborisations, des traînées vasculaires ; cet état est rarement général, le plus ordinairement il n'occupe qu'un point. Ce n'est pas une congestion mécanique comme la précédente, c'est une congestion active qui est bien plus près de la fluxion inflammatoire que de la stase passive. Elle est souvent localisée et développée autour d'un point d'inflammation, de ramollissement préexistant, autour d'une production quelconque, qui lui sert d'épine en quelque sorte. C'est ce même genre de congestion qu'on trouve aussi autour des foyers apoplectiques. Ici les symptômes sont très-différents des précédents : peu ou point de céphalalgie, invasion brusque d'accidents dans le côté du corps opposé au lobe cérébral affecté, troubles de la sensibilité, du mouvement, quelquefois hémiplégie véritable et complète. Voici un exemple frappant de cette forme de congestion cérébrale.

A la fin du mois de septembre de l'année 1853, un homme de trente ans, placé dans le service de M. Bouillaud (salle Saint-Jean de Dieu, n° 9), et affecté de phthisie laryngée, est pris brusquement d'hémiplégie droite, sans perte de connaissance ; la paralysie était absolue aux membres et à la face ; il n'existait que de très-faibles mouvements réflexes dans le bras ; la parole est très-embarrassée, la sensibilité conservée. Au bout d'une demi-heure, le mouvement est revenu dans le côté du corps paralysé ; le malade ne conserve pas d'embarras dans la parole. Deux jours après, l'hémiplégie se reproduit et persiste, et le malade meurt le troisième jour de cette rechute. Le fond de la scissure de Sylvius du côté gauche était le siége d'une méningite très-peu étendue ; une masse allongée, formée par du tissu fibro-plastique agglutinant les méninges des deux côtés de la scissure, épaisse de 5 à 6 millimètres, dure, grisâtre, paraissant assez ancienne, adhérait fortement au tissu cérébral, sans que celui-ci fût sensiblement altéré ; la partie la plus reculée de cette masse était noirâtre, et cette couleur se prolongeait jusque dans la moitié inférieure du pédoncule cérébral correspondant, dont la structure était d'ailleurs très-reconnaissable ; enfin il y avait un piqueté sanguin de ce pédoncule, de la couche optique et des bords de la scissure de Sylvius ; le côté opposé du cerveau était sain. L'examen microscopique fit constater dans le tissu anormal des filaments fusiformes peu nombreux et très-pâles, des globules d'inflammation et des globules de pus ; pas de traces de matière tuberculeuse.

Dans ce cas, la paralysie ne pouvait pas s'expliquer par la présence de la tumeur dans la scissure de Sylvius, autrement elle eût été permanente. Cette tumeur en a bien été, si l'on veut, la cause, mais la cause médiate ; quant à la cause immédiate qui l'a produite, elle n'a pu consister que dans une cause passagère comme la paralysie elle-même, c'est-à-dire dans une congestion sanguine qui a affecté le pédoncule du cerveau. En se rappelant ce que nous avons dit plus haut de l'importance du pédoncule cérébral comme organe de transmission, on comprendra pourquoi, dans une affection aussi peu étendue et aussi peu importante d'ailleurs qu'une congestion, il s'est produit une paralysie aussi étendue et aussi complète.

En général, dans la paralysie par congestion cérébrale, il n'y a pas perte de l'intelligence comme dans l'apoplexie à proprement parler ; mais il y a des vertiges, des troubles des sens, etc. Cette paralysie est quelquefois graduelle, mais elle se dissipe très-rapidement. Cette affection, avec ses diverses formes, est très-bien décrite dans la *Clinique* d'Andral.

Hémorrhagie cérébrale. — Il y a trois degrés ou *variétés* d'hémorrhagie cérébrale, que Rostan nomme : *hémorrhagie moyenne*, *hémorrhagie faible*, *hémorrhagie forte*. L'hémorrhagie moyenne est le type de cette affection et en même temps sa forme la plus commune ; la paralysie musculaire en est le phénomène capital. Voici comment les accidents se manifestent :

L'apoplexie sanguine se fait en général dans le centre des lobes cérébraux ; elle peut résulter de la rupture de vaisseaux dont les parois sont altérées (*voy.* p. 68). Elle se montre particulièrement chez les adultes et les vieillards. Elle n'est jamais ou presque jamais précédée de symptômes de congestion, d'épistaxis, de céphalalgie ; on en exceptera cependant les cas où elle se produit au sein d'un ramollissement inflammatoire.

Les individus, jusque-là bien portants, sont frappés subitement (*siderati*) de perte de l'intelligence, du sentiment et du mouvement, quelquefois avec des mouvements convulsifs qui se dissipent rapidement ; ils tombent sur le côté opposé à la lésion du cerveau ; la face s'altère, se distord et prend une teinte rouge et violacée ou une couleur pâle et cadavéreuse ; elle exprime la stupeur la plus profonde ; la respiration devient ronflante, stertoreuse ; l'œil est vitré, atone, sans expression ; la salive s'écoule en bavant ; il y a quelquefois des évacuations involontaires ; les membres sont flasques ; quelquefois ils se meuvent un peu quand on pince la peau, et la figure exprime la souffrance.

[[Dès le début de l'attaque, il se produit un phénomène sur lequel M. Gubler a appelé l'attention, et que M. Vulpian a étudié avec soin sous le nom de *déviation conjuguée des yeux* : les deux globes oculaires sont tournés d'une façon permanente du côté du corps non paralysé ; le plus ordinairement, la tête est tournée dans le même sens (Charcot), et si on veut la redresser, on constate qu'elle est maintenue dans cette rotation par une certaine roideur des muscles du cou. Ces phénomènes, qui persistent un certain temps après l'attaque, ne sont pas spéciaux à l'hémorrhagie cérébrale ; on les rencontre aussi dans bon nombre d'autres lésions à foyer de l'encéphale.]]

Au bout de quelques instants, de plusieurs heures, de plusieurs jours, les malades reviennent à eux. L'intelligence est d'abord faible, obtuse, la parole gênée ; il y a de la lourdeur de tête, pas de céphalalgie réelle ; les malades sont étounés et semblent sortir d'un long sommeil ; ils ne font pas de questions sur ce qui leur est arrivé. On constate une paralysie franche d'une moitié du corps, c'est-à-dire de la moitié de la face et des deux membres. Quand on soulève les membres, ils retombent par leur propre poids, ou n'exécutent que des mouvements faibles et incomplets. Les malades ne peuvent ni se lever ni se mouvoir dans leur lit ; ils se traînent, se roulent à l'aide des membres sains, mais avec beaucoup de difficulté. La sensibilité des parties paralysées est généralement conservée ; quelquefois elle est affaiblie, mais rarement tout à fait absente : aussi, quand on pince les membres, la figure exprime la souffrance, et le malade s'agite pour fuir la douleur ; quelquefois cette excitation produit des mouvements tout à fait involontaires dont le malade n'a pas conscience, et qui ont la moelle pour point de départ (*mouvements réflexes*). Paralysie des sphincters et incontinence de l'urine et des matières fécales ; paralysie de la vessie et du rectum, et alors rétention de ces matières. Difficulté de la déglutition ; introduction des boissons dans le larynx, toux, etc. Quelquefois gêne de la respiration par paralysie des muscles respiratoires ; ordinairement conservation de l'action du diaphragme, à moins que l'apoplexie n'occupe le voisinage du bulbe ; dans ce cas, mort rapide par asphyxie.

La paralysie se dissipe graduellement, mais lentement ; la face reprend d'abord ses fonctions, puis le membre inférieur, le bras seulement après ; quelquefois les sphincters ne se raffermissent que très-tard : par conséquent beaucoup de malades conservent longtemps une incontinence d'urine ou de matières fécales. La démarche d'un hémiplégique en convalescence est caractéristique : on voit les malades traîner une jambe, se pencher en avant sur ce côté du corps, et tenir le bras fléchi et fixé sur la poitrine par une écharpe, la paralysie persistant plus longtemps dans ce membre que dans la jambe.

Quelquefois le retour du mouvement est complet, d'autres fois incomplet.

L'hémorrhagie a surtout pour caractères : la perte de l'intelligence, du sentiment et du mouvement ; puis le retour de l'intelligence et du sentiment avec persistance d'une hémiplégie ; enfin, la décroissance graduelle de celle-ci et la guérison quelquefois complète.

Mais cette hémorrhagie a des variétés. Quand elle est *forte*, la mort survient avant le retour de l'intelligence. Quand elle est *faible*, la perte de l'intelligence dure peu, l'hémiplégie est incomplète, la paralysie peu prononcée, n'affectant que quelques muscles, et rarement alors ceux de la face ; elle se dissipe assez rapidement.

Il arrive souvent que l'hémorrhagie se renouvelle et que les foyers se multiplient ; on voit alors survenir de nouvelles attaques, ordinairement plus faibles que la première, mais toujours avec perte de connaissance ; quand l'intelligence revient, on remarque que la paralysie est plus étendue ou plus forte, l'intelligence plus altérée.

Dans la convalescence, il survient quelquefois de l'encéphalite autour du foyer apoplectique : ce fait se traduit par de la fièvre, de la céphalalgie, des convulsions, de la contracture, l'accroissement des phénomènes paralytiques, des troubles de la sensibilité, l'affaiblissement de l'intelligence ;

les malades se plaignent, crient, s'attendrissent et pleurent sans motif.

Quelquefois l'apoplexie ne produit que la paralysie d'une partie du corps. Selon quelques médecins, elle serait localisée dans le corps strié si la jambe est paralysée, dans la couche optique si c'est le bras, dans les lobes antérieurs du cerveau si la mémoire et la faculté de la parole sont abolies (Bouillaud), dans la protubérance s'il y a hémiplégie *alterne* (Gubler). Enfin, il paraît certain que l'hémorrhagie de la protubérance trouble la respiration et donne lieu à des phénomènes d'asphyxie.

La paralysie est quelquefois croisée : il y a lieu de soupçonner alors une lésion double; quelquefois cela a lieu quand l'hémorrhagie, après s'être faite dans un hémisphère, se fait jour dans les ventricules latéraux et se met ainsi en communication avec les deux hémisphères : le plus ordinairement il y a hémorrhagie d'un côté et congestion de l'autre; quelquefois cependant la paralysie croisée est inexplicable. Dans tous les cas, il arrive souvent que le mouvement revient beaucoup plus promptement dans un membre que dans l'autre.

[Dans les *hémorrhagies du cervelet* il y a plus souvent parésie que paralysie véritable. Souvent on observe une titubation tout à fait comparable à celle de l'ivresse. L'hémiplégie est rare, ordinairement incomplète. La sensibilité est conservée. L'hémiplégie, quand elle existe, est quelquefois directe, le plus souvent croisée. Les paraplégies, lorsqu'elles se montrent, sont toujours incomplètes. Les troubles de la parole varient depuis le simple embarras jusqu'à l'impossibilité complète d'articuler. Il y a souvent de l'amaurose et de la surdité. L'intelligence est intacte. M. Hillairet a beaucoup insisté sur les vomissements(1).

La paralysie se montre souvent dans les *hémorrhagies méningées*. Ces hémorrhagies, fréquentes surtout chez les ivrognes et les vieillards, ont été étudiées dans ces derniers temps avec le plus grand soin par MM. Charcot et Vulpian.

(1) Hillairet, *Archives générales de médecine*, 1858. — Aug. Voisin, *Des signes propres à faire distinguer les hémorrhagies cérébelleuses des hémorrhagies cérébrales (Union médicale*, 1859). — Luys, *Système nerveux cérébro-spinal, sa structure, ses fonctions et ses maladies*. Paris, 1865, in-8 et atlas. — *Archives générales de médecine*, 1864.

D'après eux, la source de l'hémorrhagie serait dans les vaisseaux développés dans l'épaisseur des fausses membranes de la dure-mère (pachyméningite). Ces hémorrhagies méningées s'accompagnent moins souvent de paralysies que les hémorrhagies cérébrales. La contracture, les convulsions s'y montrent plus habituellement.]

Ramollissement du cerveau. — Encéphalite. — [Une confusion complète a régné jusque dans ces derniers temps sur la nature du ramollissement. Dans les travaux de Rostan et Lallemand, de MM. Bouillaud et Durand-Fardel, nous voyons toujours le mot ramollissement donné comme synonyme d'encéphalite, sauf dans quelques cas sur la nature desquels ces remarquables observateurs sont obligés de faire quelques réserves. Les travaux modernes ont établi de la manière la plus nette que l'inflammation n'entrait le plus souvent pour rien dans la genèse du ramollissement. On peut dire que ces travaux tendraient presque à rayer du cadre nosologique l'encéphalite que l'on voulait il y a quelques années substituer dans tous les cas au ramollissement. Il est vrai de dire qu'en dehors du traumatisme, on n'observe guère l'encéphalite, si ce n'est dans les cas de méningite, de tumeurs cérébrales, d'affections osseuses. On peut regarder au contraire comme un des faits les mieux établis que le ramollissement cérébral rouge ou blanc est toujours consécutif à des lésions vasculaires siégeant dans les artères ou dans les capillaires de l'encéphale. Les lésions sont le plus souvent le résultat d'embolies ou de thromboses. Le résultat en est d'ailleurs identique. Une partie de la substance cérébrale est privée des matériaux que lui apportent les vaisseaux; elle subit une véritable *dénutrition*, et sa structure se modifie profondément; elle se ramollit, et le microscope montre une transformation régressive graisseuse des éléments nerveux et permet en même temps de saisir les lésions des vaisseaux, origine de tout ce désordre. Ces faits avaient été entrevus, devinés par Rostan, au moins pour le ramollissement blanc qu'il considérait comme une sorte de gangrène; mais la teinte rouge de certains ramollissements avait toujours été considérée comme le cachet de leur nature inflammatoire. On sait aujourd'hui que ces colorations tiennent à des hyperhémies dues à des fluxions collatérales ou à des stases sanguines. Les expériences les plus probantes ne laissent aucun doute à ce sujet.

En résumé, en dehors du traumatisme, presque tous les cas d'encéphalite aiguë ou chronique doivent être portés au compte du ramollissement, et aujourd'hui l'on trouve presque toujours dans les oblitérations vasculaires l'explication des lésions qu'on considérait, il y a peu de temps encore, comme le résultat de l'inflammation la plus franche. Nous ne voulons donc pas nier l'encéphalite, mais seulement restreindre considérablement son rôle dans la pathologie cérébrale.

On comprendra maintenant combien il est difficile de choisir, parmi les symptômes qu'on a donnés comme caractérisant l'encéphalite, ceux qui lui appartiennent réellement.

Donnons d'abord ceux que l'on peut observer tous les jours dans le ramollissement cérébral.

Ces symptômes ne sont pas toujours identiques. On admet plusieurs formes de ramollissement. 1° La forme apoplectique. L'apoplexie peut être plus ou moins grave et varier, depuis une perte momentanée de connaissance avec hémiplégie jusqu'à un coma rapidement mortel.

2° La forme brusque, la plus fréquente de toutes. Dans cette forme, on n'observe plus cette sidération qui caractérise l'apoplexie. L'intelligence est souvent conservée. L'hémiplégie est incomplète. Souvent c'est en se levant que le malade s'aperçoit qu'il est paralysé. La perte du mouvement peut être complète, et la sensibilité conservée.

3° La forme ataxique. Cette forme caractérisée par une céphalalgie violente, du délire, des convulsions, est fort rare, du moins dans le ramollissement simple, sans complication de méningite, de délire alcoolique. Dans les cas rares d'encéphalite vraie, cette forme est au contraire habituelle.

4° Le ramollissement lent, dans lequel les malades présentent pendant longtemps tous les signes d'un trouble permanent des fonctions cérébrales : étourdissement, surdité, vertige, embarras de la parole, faiblesse des membres. Presque toujours cet état chronique est animé de temps en temps par des attaques plus ou moins fortes qui laissent à chaque fois le malade plus affaibli. Une attaque apoplectique termine habituellement la scène.

Le ramollissement peut être confondu, dans la forme apoplectique, avec l'hémorrhagie cérébrale. La vérité est que rien dans la forme même des accidents, dans les prodromes, ne peut différencier certainement ces deux maladies. Le diagnostic s'appuiera sur des considérations tirées de l'état du malade. On penchera pour un ramollissement chez un sujet atteint de maladie du cœur, de maladies chroniques avec cachexie. La conservation de l'intelligence et de la sensibilité s'accorde mieux avec le ramollissement. Quant à la congestion, elle s'en différencie par la rapidité avec laquelle disparaissent habituellement les accidents. On voit combien ces diagnostics sont souvent hasardés. Nous en dirons autant de l'hémorrhagie méningée.

L'encéphalite aiguë à début brusque, telle qu'on l'observe à la suite des plaies, contusions du crâne, coups, etc., se distingue généralement par une série de symptômes tels que la fièvre, les crampes, les contractures, une céphalalgie violente, qui sont exceptionnels dans le ramollissement. Ajoutons qu'à ces contractures succède, quand l'encéphalite suit sa marche habituelle et a désorganisé la pulpe cérébrale, une hémiplégie qui augmente rapidement.

Quand le ramollissement suit une marche lente, il peut être confondu avec plusieurs maladies, et principalement avec la paralysie générale. On remarquera que, dans cette dernière maladie, il y a plutôt un affaiblissement général qu'une véritable paralysie. On observe du côté de la parole un embarras caractéristique.

Nous ne voudrions pas donner au diagnostic du ramollissement une certitude qu'il n'a pas cliniquement. Il y a un ensemble de symptômes qui peut guider l'observateur, sans donner cependant une autorité absolue à son diagnostic.

Il est vrai, quoi qu'on en ait dit, que le ramollissement est souvent précédé de prodromes, qu'il produit plus souvent que les hémorrhagies des paralysies incomplètes, mais qui restent persistantes et s'accompagnent de contractures *tardives* tenant probablement aux dégénérescences secondaires des faisceaux médullaires. La démence et surtout l'aphasie sont bien plus fréquentes dans le ramollissement que dans l'hémorrhagie cérébrale.

Enfin toutes les fois qu'on se trouvera en présence d'une lésion cardiaque ou artérielle pouvant déterminer l'embolie, quand on aura sous les yeux un malade atteint d'une de ces maladies qui prédisposent aux coagulations sanguines, état puerpéral, cachexie cancéreuse, etc., dans tous ces cas, dis-je, les lésions cérébrales qui se produisent doivent être de préférence rapportées au ramollissement (1).]

Autres affections du cerveau. — Le mode de production, la marche de la paralysie et son enchaînement avec les autres accidents ont bien moins de fixité et de régularité dans les autres affections cérébrales que dans celles que nous venons de décrire.

Dans la méningite, il n'y a souvent pas de paralysie des muscles de la vie de relation, on en observe plus fréquemment dans ceux de la vie organique, dans le rectum, la vessie, l'œsophage, etc. ; il peut y en avoir aussi dans les muscles des yeux.

Même remarque pour les suffusions séreuses, séro-sanguines, purulentes, etc. Dans tous ces cas on a parlé de paralysie, mais de paralysie incomplète et double, que nous désignons sous le nom de *résolution* (*voy.* ce mot, p. 176).

Les **produits étrangers** développés à l'extérieur des centres nerveux ou dans leur épaisseur ne produisent quelquefois aucune espèce de symptôme appréciable ; fait qui s'explique soit par la lenteur de leur production, soit par le siége qu'ils occupent, et dont il est facile de se rendre compte par les principes que nous avons énoncés en étudiant le mécanisme de la paralysie. Et, d'un autre côté, quand ils produisent des accidents, ceux-ci sont tellement variés, qu'il serait téméraire de prétendre arriver d'une manière certaine à en faire le diagnostic.

Voici toutefois ce qu'on peut conclure de l'observation d'un grand nombre de faits.

(1) Calmeil, *Traité des maladies inflammatoires du cerveau, ou Histoire anatomo-pathologique des congestions encéphaliques, du délire aigu, de la paralysie générale ou périencéphalite chronique diffuse à l'état simple ou compliqué, du ramollissement cérébral local aigu et chronique.* Paris. 1859. — Virchow, *Archiv für pathologische Anatomie.* Berlin, 1860. — Lancereaux, *De la thrombose et de l'embolie cérébrales considérées principalement dans leurs rapports avec le ramollissement du cerveau.* Thèse, 1862. — Proust, *Thèse d'agrégation de médecine*, 1866.

On doit distinguer les produits étrangers en plusieurs catégories, au point de vue de leur nature, de leur volume et de leur siége. — Les espèces qu'on rencontre le plus communément sont : les tubercules, le cancer, les tumeurs fibreuses ou fibro-plastiques, les hydatides, les tumeurs syphilitiques.

Les tubercules forment très-ordinairement des tumeurs du volume d'un pois à celui d'une noix; par opposition à ce qui a lieu dans d'autres régions du corps, ils sont habituellement solitaires, c'est-à-dire uniques. On les rencontre à la surface extérieure des hémisphères et adhérents avec la pie-mère, de sorte qu'ils suivent le cerveau; ou bien attachés à la base du crâne, et alors le plus ordinairement fixés à la dure-mère, ou enfin dans la pulpe cérébrale elle-même; ils semblent avoir une préférence marquée pour le cervelet et les pédoncules cérébelleux et cérébraux. Ces tumeurs sont toujours à l'état de tubercule cru, jaune, opaque; nous n'en avons jamais vu à l'état de matière grise demi-transparente, ni à l'état de suppuration; elles sont d'un jaune clair ou presque blanches, fort semblables pour la couleur à la pulpe cérébrale elle-même, toujours dures et criant sous le scalpel, de sorte qu'on est quelquefois très-embarrassé pour les distinguer de la substance cancéreuse. Quand elles sont dans la pulpe cérébrale, elles font corps avec elle et l'on ne peut pas en voir exactement la surface; lorsqu'elles sont dans les méninges, on leur trouve une surface chagrinée et mamelonnée. Il est très-rare qu'on trouve en même temps des granulations méningiennes, dites tuberculeuses. Les tubercules volumineux comme ceux que nous décrivons donnent souvent lieu à de la méningite quand ils sont dans les méninges; quand ils siégent dans la pulpe cérébrale, ils déterminent ordinairement dans une zone plus ou moins étendue une atrophie partielle des éléments nerveux, et quelquefois, dit-on, de véritables encéphalites circonscrites.

Les tumeurs cancéreuses ont beaucoup des allures des tumeurs tuberculeuses; elles sont assez ordinairement petites, dures, blanches, et se développent dans les méninges ou dans la pulpe cérébrale; mais elles sont souvent multiples et tendent ordinairement vers les os; beaucoup d'entre elles détruisent même la table interne et se portent vers le diploé et à l'extérieur; elles ont quelquefois une couleur verte très-marquée, signalée par M. Lebert (1), mais qui avait été remarquée déjà antérieurement. Souvent elles grossissent considérablement et se ramollissent, des hémorrhagies se produisent dans leur intérieur. On les trouve rarement logées dans les pédoncules et au voisinage du nœud de l'encéphale.

Les tumeurs fibreuses et fibro-plastiques ont très-ordinairement leur point de départ dans les méninges; elles s'enfoncent, quand elles augmentent de volume, dans les anfractuosités, mais n'y adhèrent pas, ou que par de très-minces filaments; nous n'en avons jamais vu dans la pulpe cérébrale.

Les parasites les plus communs chez l'homme sont les hydatides et les cysticerques. Les hydatides contenant des échinocoques sont presque toujours solitaires, d'un grand volume, et plongées immédiatement dans la masse cérébrale, sans kyste protecteur et sans adhérences. On les trouve généralement au centre des hémisphères, quelquefois vers la surface; nous n'en avons jamais vu à l'extérieur du cerveau. Leur volume égale quelquefois celui d'une orange.

[Les maladies syphilitiques peuvent déterminer dans l'encéphale ou dans les enveloppes des lésions variables et multiples, qui ont été dans ces derniers temps l'objet de recherches précises (2). Ces lésions consistent le plus habituellement en exsudats, en tumeurs de volume variable affectant une sorte de prédilection pour les parties situées à la base des hémisphères. Il en résulte souvent certaines paralysies circonscrites qui peuvent mettre sur la voie du diagnostic. D'ailleurs les symptômes déterminés par les altérations syphilitiques de l'encéphale ne présentent dans leur marche rien qui les distingue des tumeurs ordinaires ou de certaines formes de ramollissement. Mais comme ces lésions sont ordinairement curables, il est utile, en présence d'une maladie cérébrale chronique, de consulter avec soin les antécédents du malade, et, pour peu qu'il y ait quelque doute, de tenter un traitement antisyphilitique.]

(1) Lebert, *Traité pratique des maladies cancéreuses*. Paris, 1851.

(2) Lagneau fils, *Maladies syphilitiques du système nerveux* Paris, 1860. — Lancereaux, *Des Affections nerveuses syphilitiques*. Paris, 1861. — *Id.*, *Traité historique et pratique de la syphilis*, 2e édit., Paris, 1874, gr. in-8.

Dans tous ces cas de tumeurs, on observe ou l'on n'observe pas de paralysie, et l'on s'explique bien ce double résultat.

Si un tubercule siége dans les méninges de la convexité ou dans la pulpe cérébrale, mais vers la surface des hémisphères et non loin de la base; s'il s'est développé lentement; si, enfin, il n'a déterminé aucun travail inflammatoire périphérique, il n'y a aucune raison pour qu'il y ait des accidents du côté de la locomotion, ou même de tout autre côté; la complaisance avec laquelle le cerveau s'accommode aux compressions, aux désorganisations lentes, rend raison de ce fait. Mais si ce produit devient, comme pourrait l'être une épine, le point de départ de congestion, d'inflammation, même aiguë, mais peu étendue, on conçoit qu'on pourra voir survenir des troubles des fonctions cérébrales, parmi lesquels la paralysie et les attaques convulsives se produiront, comme dans le cas que nous avons cité plus haut (p. 153). Enfin, si ce tubercule siége, non plus vers les parties extérieures, mais à la base du cerveau, près du bulbe, dans les pédoncules, il sera impossible qu'il ne donne pas lieu à des accidents prononcés, persistants, même indépendamment de toute congestion, de toute inflammation; il agira en interceptant la communication entre les hémisphères cérébraux et le reste du corps; et, quelque petit qu'il soit, sa présence sera toujours très-funeste à l'exercice de la sensibilité, du mouvement et des fonctions dont les nerfs occupent la base du cerveau (vue, respiration). On peut conclure de là que les tubercules agissent moins par leur nature que par leur siége et par les complications auxquelles ils donnent naissance. Ainsi, plus un produit anormal sera rapproché de la base du crâne, plus il se produira facilement des accidents.

Mêmes remarques pour le cancer; mais comme le cancer se développe moins fréquemment à la base du crâne et surtout dans la pulpe cérébrale; comme il tend surtout à se porter vers les os, et que son action sur le cerveau est moins marquée que dans le cas précédent, on verra moins souvent cette lésion produire les phénomènes que nous avons indiqués précédemment.

Les hydatides produisent assez facilement aussi des accidents cérébraux, mais ce n'est ni à cause de leur siége, ni à cause de leur nature, c'est en raison de leur volume. Développées au centre des hémisphères, elles ne tardent pas à agir à la manière des épanchements intra-ventriculaires les plus abondants; leur action porte sur les deux hémisphères cérébraux, tandis que dans les cas précédents l'action est partielle, hémiplégique.

Les tumeurs fibreuses des méninges, par leur peu de volume, leur situation dans les méninges ou dans les anfractuosités, donnent ordinairement si peu de symptômes, qu'on ne les découvre ordinairement qu'à l'autopsie.

Les tumeurs syphilitiques se comportent souvent à la manière des épanchements à la surface du cerveau.

Les tumeurs tuberculeuses, types des tumeurs cérébrales, produisent ordinairement les symptômes suivants, soit qu'elles siégent à la base du cerveau, soit qu'elles existent dans le cervelet ou dans un pédoncule : troubles de la sensibilité et de la motilité de la moitié opposée du corps; crampes, puis affaiblissement des muscles; troubles de la vision, amaurose incomplète d'un œil, strabisme; quelquefois paralysie faciale ; obtusion graduelle de l'intelligence; de temps à autre attaques convulsives, épileptiformes, chroréiformes; somnolence, coma; troubles de la respiration, quelquefois céphalalgie, mais non constamment. Des affections de cette espèce se terminent par un coup de sang ou une suffusion séreuse rapide dans les méninges et les ventricules, quelquefois par une méningite.

En 1852, une jeune fille de la campagne, forte et de grande taille, habituellement bien portante, mais mal réglée et présentant du souffle dans les vaisseaux du col, entra dans le service de la Faculté, dirigé alors par Beau. Cette jeune fille avait, depuis six mois, du tremblement et de l'affaiblissement de la moitié gauche du corps, de l'hémiplégie faciale, du strabisme externe de l'œil gauche et une chute de la paupière supérieure ; l'intelligence était obtuse, il y avait des absences ; la physionomie était toujours immobile et témoignait l'indifférence la plus absolue ; la respiration était très-irrégulière ; la malade semblait par instants oublier de respirer. Il y avait de l'expiration prolongée au sommet d'un des poumons. On soupçonna un produit étranger, peut-être tuberculeux et occupant le côté droit de la base du cerveau. La malade mourut rapidement par suite d'une suffusion séreuse dans les méninges et les ventricules. Il y avait quelques granulations miliaires au sommet du poumon, et un turbercule cru, du volume d'un haricot, dans le pédoncule cérébral droit.

En 1845, nous avons vu, mon frère et moi, une hydatide solitaire du cerveau, du volume d'une orange, qui occupait le centre de l'hémisphère gauche du cerveau, au-dessus du corps strié et de la couche optique. Le malade, qui était garçon boucher, et qui, en conséquence, exerçait journellement ses forces, n'avait remarqué qu'une faiblesse légère du côté droit du corps ; mais, quinze jours avant son entrée à l'hôpital, l'hémiplégie s'était prononcée davantage : il y avait des absences, des pertes de connaissance passagères ; la physionomie exprimait l'étonnement, les pupilles étaient dilatées, la sensibilité fortement diminuée, pas de fièvre ; la nutrition se faisait très-bien. Le malade succomba brusquement dans une syncope.

Paralysie générale progressive. — Paralysie des aliénés. — Nous plaçons ici, faute de savoir au juste où la renvoyer, une affection dont la paralysie est le symptôme dominant, et qui n'est bien étudiée que depuis quelques années ; nous voulons parler de la maladie qui a d'abord porté le nom de paralysie des aliénés, et est actuellement connue sous le nom de *paralysie générale progressive* (1).

Nous nous rappelons encore l'époque où cette maladie, inconnue à la plupart des praticiens, comme affection distincte, était considérée comme le résultat d'un ramollissement du cerveau ou d'une affection de la moelle ; car, pendant un temps, le ramollissement cérébral a servi à expliquer les névroses, les symptômes nerveux anormaux, insolites, dont les autres lésions plus généralement connues ne rendaient pas compte. Plus tard, cette paralysie fut étudiée surtout chez les aliénés, et l'on remarqua qu'elle se montrait surtout dans la manie chronique et la démence. Comme on ne la reconnaissait que quand la manie existait depuis longtemps, on la regarda comme un phénomène consécutif à l'aliénation mentale ; de là le nom de *paralysie des aliénés* qu'elle reçut d'abord ; enfin on l'expliqua par les lésions de la méningo-encéphalite chronique diffuse qu'on rencontre ordinairement dans ces circonstances. Mais on ne tarda pas

(1) Jules Falret, *De la Folie paralytique*. Paris, 1853. — V. aussi *Nouv Dict. de Méd. et de Chir. prat.*, Paris, 1878, art. *Paralysie générale*

à reconnaître que l'aliénation mentale n'est pas un accident précurseur nécessaire de la paralysie générale; on vit dans les hôpitaux ordinaires, chez des individus jouissant de toute leur intelligence, des symptômes paralytiques de la même nature que ceux que l'on voit chez les aliénés. On dut en conclure qu'il y a une espèce particulière de maladie, qui n'est ni le ramollissement du cerveau, ni une affection de la moelle, ni une forme de l'aliénation mentale, et qui se caractérise par une paralysie musculaire générale ou au moins fort étendue : on l'appela *paralysie générale*, en y ajoutant l'épithète heureuse de *progressive* (Requin), pour en indiquer la marche; et cette maladie devint une espèce de plus, réclamant sa place dans le cadre nosologique. Ce n'est pas que cette affection soit sans rapport avec la démence et l'aliénation mentale : souvent, en effet, elle la précède; mais, comme elle peut exister isolément, il est évident qu'on doit en faire une maladie particulière.

Quoi qu'il en soit, l'existence d'une paralysie générale progressive, indépendante de la folie, est démontrée aujourd'hui.

Elle se caractérise par la perte graduelle, insensible, du mouvement, dans une étendue plus ou moins considérable du corps; elle n'est pas limitée à un côté ou à un autre, elle occupe soit les deux membres du même côté, supérieur et inférieur, soit deux membres croisés, soit la langue, soit enfin les muscles inférieurs et involontaires, et quelquefois tous ces muscles ensemble. Le diaphragme est très-rarement atteint. Il n'y a d'abord qu'un affaiblissement des muscles, puis il survient du tremblement, enfin la paralysie plus ou moins complète. Le sentiment et l'intelligence s'affaiblissent; la langue balbutie. Les sphincters se relâchent; mais on ne voit ni attaques convulsives ni perte de connaissance; on ne constate pas non plus de phénomènes d'excitation ou de compression des centres nerveux. La puissance nerveuse s'affaiblit purement et simplement, et sans secousses, si nous pouvons ainsi dire. Comme nous ne nous occupons pas des affections mentales, nous ne devons pas parler davantage de la paralysie générale chez les aliénés.

Paralysie dans les névroses. — Contrairement à une opinion qui a régné longtemps, on sait maintenant que les simples névroses peuvent donner lieu à des paralysies musculaires. Ainsi, on en observe fréquemment dans la chorée, l'hystérie, l'épilepsie, la rage (rage mue), le tétanos, etc.

Chez beaucoup d'enfants, la chorée commence par une paralysie plus ou moins prononcée d'une partie du corps, le plus ordinairement du côté gauche; ce cas est très-difficile à diagnostiquer au début, tant qu'il n'existe pas de phénomènes convulsifs, mais on ne reste généralement pas longtemps dans l'incertitude, car les convulsions apparaissent bientôt. La même paralysie persiste pendant toute la durée de la maladie et se caractérise par la faiblesse du bras, de la jambe, dans l'intervalle des attaques. Enfin, quand la maladie est guérie, on voit persister, quelquefois longtemps, une hémiplégie, sur la nature de laquelle on serait fort embarrassé de se prononcer si l'on n'avait pas connaissance des convulsions antérieures.

Épilepsie. Dans l'intervalle des convulsions, pas de phénomènes musculaires marqués; mais, aussitôt après les attaques, résolution et quelquefois paralysies localisées, durant quelques heures et se dissipant rapidement. Paralysie générale progressive comme chez les aliénés, quand la maladie se termine par la démence.

Hystérie. Au nombre des maladies qui peuvent donner lieu à des accidents paralytiques, nous retrouvons encore l'hystérie. Affection protéiforme, elle revêt tour à tour le masque symptomatique de toutes les lésions du système nerveux, de manière à égarer le praticien et à rendre sa thérapeutique aussi incertaine que dangereuse.

On voit chez les hystériques : l'hémiplégie franche, la paraplégie, des paralysies partielles des membres ou des organes intérieurs, qui imitent tout à fait les paralysies résultant d'hémorrhagies cérébrales, de maladies de la moelle ou d'affections des gros troncs nerveux. Cependant, avec un peu d'attention, on parviendra à en établir le diagnostic, soit par les caractères mêmes de la paralysie, soit par les symptômes concomitants.

L'hémiplégie hystérique, qui est, à notre sens, une des formes de l'apoplexie nerveuse des auteurs, débute souvent lentement et va en croissant, sans s'accompagner de perte de connaissance comme l'apoplexie : elle occupe presque exclusivement le côté gauche du corps, presque jamais la face. Il y a, en même temps, perte prononcée de la sensibilité (anesthésie, analgésie); il est rare que la paralysie soit absolue; elle persiste des semaines, des mois, des années, et souvent se termine brusquement par le rétablissement complet des fonctions musculaires. Cet accident arrive chez les jeunes filles ; il n'y a aucun trouble de l'intelligence ni de la nutrition ; la figure ne change pas d'expression et présente les caractères de la santé. Il y a d'autres symptômes hystériques; cette paralysie est précédée ou suivie d'autres plus localisées.

En 1848, nous avons vu, dans le service de M. le professeur Andral, une jeune fille chez laquelle une hémiplégie gauche s'était établie insensiblement au milieu de la santé la plus parfaite; la malade marchait très-difficilement et en boitant, elle ne pouvait se servir de la main : il y avait une anesthésie générale du même côté, des points douloureux au dos, des douleurs articulaires; la figure portait les attributs de la santé la plus florissante. On employa pendant six mois, et sans succès, les traitements les plus variés. Un jour, le mouvement se rétablit brusquement dans les membres, mais il fallut plusieurs semaines pour que la force reparût complétement. Les mêmes accidents se sont reproduits au bout d'un an.

D'autres fois, l'hémiplégie s'établit après une attaque convulsive; le diagnostic n'est pas difficile alors.

Mais si elle survient à la suite d'une attaque apoplectiforme, comateuse, comme cela arrive quelquefois, on sera véritablement embarrassé pour distinguer ce fait d'une hémorrhagie cérébrale. Si l'on voit la malade pendant l'attaque, on distinguera facilement le coma de celui de l'apoplexie, à l'expression de la figure; nous avons plusieurs fois vérifié l'exactitude du fait établi par Rochoux et rappelé par Bezançon : dans l'apoplexie par hémorrhagie cérébrale, la figure exprime la stupeur et est plus ou moins décomposée; dans l'hystérie, la perte de connaissance offre l'image d'un sommeil paisible; l'expression de la face est quelquefois à demi voluptueuse, ou traduit la souffrance, jamais la stupeur. Enfin l'hystérie offre toujours quelque chose d'anormal, d'insolite, qui suffit pour éveiller l'attention (1).

(1) Bezançon, *Thèse*. Paris, 1849.

Rappelons, enfin, que les hystériques ont souvent des syncopes qui, survenant avec la paralysie, pourraient faire croire à une apoplexie. Nous avons observé, en 1853, dans le service de M. le professeur Piorry, une jeune fille qui a vu survenir une hémiplégie gauche d'une manière fort brusque, et avec perte de connaissance, disait-elle ; toute vérification faite, il se trouva que cette perte de connaissance était une syncope ; quant à la paralysie, elle avait été précédée d'une rétention d'urine (symptôme extrêmement commun chez les hystériques), et elle était accompagnée d'analgésie presque générale, et du clou hystérique au côté droit de la tête.

Les détails précédents nous dispensent d'étudier les paralysies locales dépendantes de la même cause (paralysie des mains, du larynx, de la vessie, du rectum, etc.).

Rage. Dans la deuxième période de la rage confirmée chez les chiens et les autres animaux carnassiers (rage mue), on observe la paralysie des membres postérieurs ou celle des muscles des mâchoires et du pharynx ; il n'y a plus rien à craindre alors des animaux malades, ils ne peuvent plus mordre : la mâchoire inférieure est pendante ou sans mouvement ; la gueule est largement ouverte ; la salive s'écoule en bavant, le larynx est privé de mouvements ; de sorte que la voix ne peut plus être émise : les animaux sont muets, d'où le nom indiqué plus haut.

Les mêmes accidents s'observent aussi quelquefois chez l'homme, dans la dernière période de l'hydrophobie.

Enfin, dans les empoisonnements, des phénomènes de paralysie se rencontrent assez communément.

Empoisonnements. — Il y a peu d'exemples de paralysie réelle dans les intoxications aiguës, c'est-à-dire rapides ; nous n'appelons pas de ce nom l'anéantissement des forces qui survient dans l'emploi de l'opium, de la belladone et des stupéfiants ; l'immobilité des muscles qui résulte de l'ivresse, de l'emploi de l'alcool, de l'éther, du chloroforme, n'est pas non plus de la paralysie ; nous donnons à cet état le nom de résolution (*voy.* ce mot). Peut-être faudrait-il faire une exception pour la paralysie des muscles intérieurs, de la vessie et du rectum, qui suit l'emploi des narcotiques puissants et des narcotiques âcres, comme le tabac, la digitale ; mais ces accidents n'ont été observés que chez les animaux qui ont pris des doses considérables de poison ; c'est alors une paralysie *expérimentale* ; nous ne croyons pas que chez l'homme on ait observé rien de semblable ; nous ne compterons pas non plus dans la paralysie les troubles de la vision, de l'ouïe, de la sensibilité, que l'on observe dans l'empoisonnement par la belladone, le datura et les autres plantes analogues.

Mais, dans les **empoisonnements lents**, comme ceux que déterminent les préparations de mercure, de plomb, l'arsenic à petites doses souvent répétées, le sulfure de carbone, etc., on observe des paralysies variées ; malheureusement les observateurs ne disent ni dans quelles parties du corps siégent les paralysies arsenicales, mercurielles et autres, ni à quels caractères on peut les reconnaître ; on ne connaît bien que les paralysies saturnines ; aussi sommes-nous forcés de nous borner à décrire principalement cette espèce ; néanmoins, nous engageons les praticiens à ne pas perdre de vue que la paralysie peut résulter de plusieurs autres genres d'empoisonnement.

La *paralysie saturnine* affecte de préférence les muscles des mains, des avant-bras et des bras : nous rappelons, pour établir un rapprochement utile, que l'on a considéré la colique saturnine et la constipation qui l'accompagne comme un effet de la paralysie de l'intestin. (Voy. à l'art. *Douleurs de l'abdomen*, l'opinion contradictoire de M. Briquet.)

Dans la majorité des cas, ce sont les muscles extenseurs des doigts qui sont affectés, et presque toujours les deux mains sont prises à la fois, mais jamais au même degré ; l'attitude des mains est caractéristique : quand elles ne sont pas appuyées et qu'on fait porter les bras en avant, elles tombent dans le sens de la flexion et de la pronation, dans la position qu'affectent habituellement celles des singes. Quand le malade veut redresser les doigts et les mains, il le fait en portant les avant-bras dans la supination : les poignets s'étendent alors, mais par leur propre poids. La flexion est conservée, mais toujours affaiblie. Il y a presque toujours un certain degré d'analgésie. Dans les premiers temps, aucune lésion sensible des muscles.

M. Duchenne (de Boulogne), dans ses recherches sur la *faradisation* des muscles, a constaté un fait fort remarquable : c'est la perte de l'irritabilité galvanique des muscles paralysés; dans les paralysies cérébrales, l'irritabilité persiste; elle diminue et disparaît même dans les paralysies de cause locale (affections des nerfs, des muscles eux-mêmes); il résulterait de là que cette paralysie indiquerait une lésion primitive des muscles sans influence cérébrale, circonstance qui s'accorde parfaitement avec ce que l'on sait de l'intégrité des centres nerveux, chez le plus grand nombre des malades affectés de paralysie saturnine. Un point plus curieux encore des recherches de M. Duchenne, c'est que l'irritabilité galvanique se perd quelquefois avant le mouvement volontaire, de sorte qu'avant l'établissement de la paralysie on peut savoir déjà quels muscles se prendront plus tard. Ces recherches ont eu aussi pour résultat de montrer que ce ne sont pas seulement les extenseurs des doigts qui sont affectés de paralysie saturnine; cette affection s'étend, quoique à un moindre degré, aux fléchisseurs, aux muscles interosseux, lombricaux, et d'un autre côté, aux muscles du bras et même au deltoïde. Enfin, on a constaté aussi la perte de l'irritabilité galvanique dans quelques muscles des jambes, circonstance qui explique l'affaiblissement de ces membres chez quelques malades, qui n'y présentent pas sensiblement de paralysie. — M. Duchenne, ayant trouvé cette perte de l'irritabilité galvanique, surtout dans la paralysie saturnine, en fait un caractère de cette affection, et considère comme d'une autre nature les paralysies avec conservation de cette irritabilité ; ainsi une paralysie des extenseurs des mains avec irritabilité persistante n'est pas une paralysie saturnine ; [[c'est une paralysie du nerf radial *a frigore*. Il indique d'ailleurs un second caractère qui permet de distinguer ces deux paralysies : dans la paralysie saturnine des extenseurs, les muscles supinateurs restent indemnes, tandis que dans la paralysie du nerf radial *a frigore*, ces muscles sont nécessairement atteints (1).]]

Quand la paralysie saturnine est ancienne, il se produit un amaigrissement notable des muscles, et même une atrophie réelle. On voit alors une émaciation prononcée du bras, du deltoïde; les saillies musculaires des avant-bras sont transformées en gouttières; la conservation de quelques

(1) Voy. Duchenne (de Boulogne), *Électrisation localisée*, 3e édit. Paris, 1872, p. 704.

muscles rend les dépressions encore plus apparentes; les éminences thénar et hypothénar s'aplatissent et disparaissent; les espaces interosseux se prononcent de plus en plus, et bientôt la main devient décharnée, incapable d'aucune espèce de mouvement et plus embarrassante qu'utile au malade; la circulation s'y ralentit également. Cet état est d'autant plus grave que les deux mains sont constamment affectées à la fois.

Rien de plus facile à diagnostiquer que cet état paralytique d'après les antécédents, la nature de la maladie, la concomitance d'amaurose saturnine, d'analgésie, etc. Cependant il existe quelques cas de paralysie entièrement semblables à celui que nous venons de décrire, et dans lesquels on ne peut pas trouver de cause saturnine, en apparence du moins. Nous pensons cependant qu'il sera possible quelque jour de les rattacher à la même cause, car, dans ces cas, il n'y a pas plus de lésions des centres nerveux que dans la paralysie saturnine elle-même. [[Il est à présumer que les faits qui précèdent doivent être rattachés à l'*atrophie musculaire progressive.*]]

On a observé des paralysies de même forme et de même siége que la paralysie saturnine, dans les coliques de Poitou, de Devonshire, des Antilles, nerveuse, végétale, endémique; dans les coliques dites de cuivre, de zinc. Nous ne voyons jusqu'ici, dans toutes ces maladies, que des formes *larvées* de la colique de plomb; nous croyons que ce sont des faits mal observés, qui ont donné lieu à séparer de l'intoxication saturnine un aussi grand nombre d'affections qui y ressemblent cependant par leurs traits principaux.

En 1832, nous avons vu, dans le service de M. le professeur Andral, un homme qu'on supposait affecté d'une *colique sèche des Antilles*. Cet homme avait résidé six mois auparavant sur un bâtiment de guerre de l'État, en station dans le golfe du Mexique. Un jour, cinquante hommes de l'équipage furent pris de symptômes d'empoisonnement, de coliques violentes et de vomissements bilieux abondants personne n'eut la diarrhée. L'homme dont nous parlons fut malade trois semaines ou un mois, ainsi que la plupart des autres hommes affectés; personne ne mourut. Pour lui, il ne se rétablit pas bien, et on dut le renvoyer en France, où il mena une vie de malheurs et de misère jusqu'à son entrée à l'hôpital. Il assure qu'on pensa, à l'époque de l'empoisonnement, à une colique de plomb, mais qu'on ne trouva pas moyen de l'expliquer par la nature des aliments, des boissons, ou par toute autre espèce d'influence : on admit donc une colique sèche des Antilles. — Quand nous vîmes ce malade, il avait une paralysie des extenseurs des mains, de l'atrophie de la plupart des muscles des avant-bras et des mains, de l'analgésie, de l'amaurose et une apparence cachectique marquée. Nous avouons que la ressemblance de ces symptômes avec ceux de l'intoxication par le plomb ne nous permet pas de croire à une colique produite par les causes que l'on assigne à la colique des Antilles, c'est-à-dire par des vents d'une espèce particulière. Nous ne voyons dans ce cas qu'une colique de plomb dont on n'a pas pu trouver la cause.

Cette opinion sur l'origine saturnine de la colique sèche des Antilles, autrefois combattue par M. Fonssagrives (1), a été soutenue avec talent et avec un grand luxe de preuves et de documents de toute espèce par Amédée Lefèvre, directeur du port de Brest (2). Dutroulau s'est rallié à l'opinion de Lefèvre. Il paraît incontestable que la colique sèche, de quelque nom qu'on la désigne, est due à l'intoxication saturnine, et que beaucoup d'observateurs, surtout dans les mémoires de date ancienne, ont groupé sous le nom de coliques sèches plusieurs maladies à symptomatologie analogue, telles que coliques néphrétiques, hépatiques, etc. M. Duchenne (de Boulogne) se rallie à l'opinion de M. Lefèvre. « Rien ne ressemble, dit cet auteur, à la paralysie « saturnine, comme la paralysie *dite* végétale, quant aux « phénomènes électro-pathologiques qu'on observe dans « certains muscles de la région postérieure de l'avant- « bras (3). » D'ailleurs, tous ces observateurs ont constaté, sur les gencives, le liséré bleu ardoise qu'on rencontre aussi dans l'intoxication saturnine.

Des observations intéressantes de M. Delpech établissent

(1) [[Le Roy de Méricourt, dans son *Rapport sur les progrès de l'hygiène navale*, Paris, 1867, p. 62, et Fonssagrives, dans la nouvelle édition de son *Hygiène navale,* Paris, 1877, p. 22 et en maints endroits, se rallient à l'opinion de Lefèvre.]]

(2) Lefèvre (de Brest), *Recherches sur les causes de la colique sèche*. Paris, 1859 ; *Archives de médecine navale*, 1864.

(3) Duchenne, *De l'Electrisation localisée*, 3e édition. Paris, 1872, p. 679.

que des paralysies (1) peuvent être produites par l'inhalation de la vapeur de *sulfure de carbone*. Les accidents de cette espèce d'intoxication sont les suivants : troubles de la digestion, hébétude, perte de la mémoire, mobilité extrême, violences inexpliquées, céphalalgie, vertiges, troubles de la vue, de l'ouïe; impuissance génitale chez l'homme, anaphrodisie chez la femme; paralysies variées, surtout du mouvement; un peu de sucre dans les urines (?).

[L'*alcoolisme* est une cause fréquente de paralysie générale. C'est une des conséquences les plus habituelles des habitudes invétérées d'ivrognerie. Ordinairement cette paralysie s'accompagne de troubles de l'intelligence, d'hallucinations spéciales, et elle se lie également à des accidents dyspeptiques qui précèdent de longue date les troubles de la motilité. Ces paralysies alcooliques ont été bien étudiées par MM. Lasègue, Auguste Voisin, Lancereaux, etc.]

Dans les dernières années, l'attention des médecins a été attirée sur une espèce de paralysie qui suit l'*intoxication diphthéritique*. M. le docteur Maingault (2) a eu le mérite de vulgariser la connaissance de ce fait si important.

Quelques semaines ou quelques mois après la guérison de l'angine couenneuse, les convalescents se plaignent d'un sentiment de faiblesse générale; puis on remarque le nasonnement de la voix, le reflux des aliments et des boissons par les fosses nasales; plus tard, des troubles de la vue et la faiblesse extrême des jambes et des bras complètent cet ensemble paralytique. Divers troubles de la sensibilité accompagnent cet état qui guérit, il est vrai, après de longues souffrances, mais qui, dans quelques cas, a amené la mort.

[[Ces paralysies diphthéritiques ne sont du reste, ainsi que l'a établi M. Gubler (3), qu'un cas particulier d'un groupe de paralysies consécutives aux maladies aiguës : on a, en effet, observé des paralysies plus ou moins étendues à la suite du choléra, de la fièvre typhoïde, des fièvres éruptives,

(1) Delpech, *Mém. sur les accidents que détermine l'inhalation du sulfure de carbone en vapeur. Lu à l'Acad. de méd.*, janvier 1856; et *Nouvelles Recherches sur l'intoxication spéciale que détermine le sulfure de carbone*. Paris, 1863.

(2) Maingault, *Mém. sur les paralysies diphthéritiques* (*Arch. gén. de méd.*, octobre 1859).

(3) Gubler, *Archives gén. de méd.*, 1860-1861.

et même à la suite de quelques phlegmasies franches. Ordinairement circonscrites à un petit nombre d'organes, elles peuvent s'étendre et même se généraliser, mais leur distribution ne paraît pas d'ordinaire imputable à une lésion localisée des centres nerveux. Leur pronostic n'est pas très-grave en général, le plus souvent elles disparaissent quand l'organisme répare les désordres causés par la maladie. M. Gubler a attribué ces paralysies à la débilité de l'économie, et il les considère comme d'origine périphérique : de là le nom de *paralysies asthéniques diffuses* qu'il leur a donné.]]

En définitive, la paralysie musculaire reconnaît pour cause des affections des *muscles*, des *nerfs*, des *affections cérébrales et médullaires diverses*, des *névroses*, *diverses espèces d'intoxication ;* enfin il y a des *paralysies essentielles.*

VIII. — De la résolution.

Nous rapprochons de la paralysie un phénomène qui a été confondu avec elle, et qui en est cependant bien distinct ; nous voulons parler de la résolution. C'est à cause de la confusion qu'on a laissé subsister entre ces deux symptômes qu'il règne tant de vague et d'obscurité dans beaucoup de descriptions d'affections cérébrales, dues à d'anciens auteurs. Cependant, quoique de nos jours on distingue ces phénomènes dans la pratique, leur séparation n'est pas encore devenue classique, et nous sommes un des premiers à faire de ce symptôme une étude isolée.

Sous le nom de résolution, nous entendons l'état d'un malade chez lequel il survient, sous l'influence d'une affection cérébrale, un relâchement général du système musculaire, sans paralysie réelle ou plus prononcée d'une partie que d'une autre.

La résolution accompagne fréquemment la paralysie, mais elle disparaît souvent pendant que celle-ci persiste ; on la voit d'ailleurs survenir isolément.

Pour bien comprendre l'état des fonctions musculaires dans la résolution, il faut se reporter aux remarques de M. Serres et aux faits de compression du cerveau par des épanchements, des suppurations et des hémorrhagies traumatiques.

Si l'on met à découvert le cerveau, chez un animal, et qu'on le comprime soit sur une large surface, soit dans un point circonscrit, quelque loin qu'on porte la compression on ne parvient pas à déterminer de paralysie localisée ; on peut faire perdre connaissance à l'animal, et produire ainsi une disparition plus ou moins complète des forces musculaires ; l'animal tombera, mais, cependant, tous ses membres pourront continuer à se mouvoir ; si l'on excite, si l'on pique les pattes, il les retirera tour à tour, en poussant des cris, témoignage de souffrance ; aucune partie ne sera totalement dépourvue de mouvement. Si on cesse la compression, les mouvements reviendront tout entiers, et dans tout le corps, sans laisser de paralysie. Cet état, où les forces diminuent et ôtent à l'animal la faculté de se soutenir et de se mouvoir, où tous les muscles sont atteints à un degré à peu près égal, et où enfin on remarque une perte plus ou moins complète de l'intelligence, est ce que nous appelons la résolution.

Que si, au contraire, on déchire, on dilacère une portion du cerveau, surtout vers sa base, on produit brusquement la perte totale du mouvement dans une partie quelconque du corps ; cette perte des mouvements est permanente ; on ne peut les faire revenir à volonté ; il faut un temps plus ou moins long pour qu'ils reparaissent, quelquefois ils ne reviennent pas du tout.

Dans le cas de section, de lacération de la pulpe nerveuse, on arrête ou on intercepte absolument, et pour un temps toujours long, l'influx nerveux destiné à quelques muscles. Dans les cas de compression, on produit seulement une gêne, une interruption incomplète de la circulation de cet influx. Cette interruption de l'innervation s'étend à tous les muscles et s'accompagne à un degré plus ou moins fort de perte de connaissance ; quand celle-ci revient, le mouvement revient aussi et sans altération notable.

La résolution et la paralysie sont donc deux phénomènes très-différents, mais qu'on peut confondre au premier abord.

Caractères. La résolution peut survenir brusquement ou lentement, mais elle se présente avec les mêmes caractères dans les deux cas. Le malade perd connaissance et tombe dans la somnolence ou dans le coma ; il cesse de pouvoir se tenir ; tout le corps est dans un état de relâchement ; la figure est immobile, sans expression, ou présente des caractères de stupeur; les membres sont flexibles et jetés à l'abandon sur le lit; si on les lève et qu'on les abandonne à eux-mêmes, ils retombent lourdement sur le plan du lit; néanmoins ils exécutent tour à tour des mouvements automatiques. Si l'on pique la peau, la figure exprime plus ou moins de souffrance, et la partie piquée se retire; aucune partie n'est privée de la possibilité de faire des mouvements quand on l'excite. Dans les cas de résolution, la sensibilité est quelquefois fort affaiblie, et il faut agir vivement sur les téguments pour produire des mouvements, mais on obtient presque toujours ce résultat. Les sphincters sont relâchés, et il y a des évacuations involontaires. Les paupières sont fermées, les pupilles sont dilatées ou inégales, immobiles; les yeux sont peu ou point sensibles à la lumière. Il y a différents degrés dans cet état. On remarque du ronflement, du stertor dans les cas les plus prononcés, et une paralysie du pharynx et de l'œsophage. Le diaphragme et les côtes continuent à se mouvoir.

La résolution va en augmentant ou en diminuant suivant les cas. Elle diminue quand l'intelligence revient; elle peut persister après le retour des fonctions intellectuelles, mais seulement à un faible degré, et elle constitue alors plutôt de la faiblesse et de la torpeur musculaire que de la résolution vraie.

Les individus frappés de résolution présentent quelquefois de la contracture ou des convulsions passagères. Nous avons déjà dit qu'elle accompagne quelquefois la paralysie; quand un malade est atteint d'apoplexie, il tombe sans connaissance et sans mouvement; tous les muscles sont flasques, relâchés; il y a une résolution générale; mais, au bout de quelque temps, l'intelligence revient, une partie des muscles reprennent leur mouvement : mais une autre partie (moitié du corps) reste paralysée.

La résolution peut être confondue avec l'adynamie, et, en effet, ces deux affections ont exactement les mêmes symptômes, le relâchement incomplet des muscles dans toute l'étendue du corps; en réalité, ces deux états sont de la même nature; tous deux reconnaissent pour cause une diminution dans la puissance d'innervation; cependant on les distingue en raison de leur point de départ primitif. La résolution a pour origine une affection des centres nerveux, le plus souvent évidente et facile à constater anatomiquement. L'adynamie résulte le plus ordinairement d'un épuisement général de l'économie par une perte de sang, par des évacuations excessives, par la fièvre, par un état de septicité.

Dans l'adynamie il y a perte des forces et conservation plus ou moins complète de l'intelligence, très-souvent fièvre (dans la grande majorité des cas, l'adynamie survient dans les maladies fébriles); peu de troubles dans la sensibilité, qui est conservée. Phénomènes opposés dans la résolution par cause cérébrale. Souvent, dans l'adynamie, il y a des phénomènes de putridité, tels que fuliginosités, odeur fétide du corps et des excrétions, sueurs visqueuses, escharres, etc. (1).

Maladies dans lesquelles on observe la résolution. — Valeur diagnostique.

L'ivresse alcoolique, le sommeil-produit par l'éther ou le chloroforme, présentent le type de ce que nous nommons la résolution. On l'observe également dans une forme de l'encéphalopathie saturnine et dans la commotion du cerveau, mais tous ces cas sont faciles à diagnostiquer.

D'après ce que nous avons dit plus haut, on peut prévoir que la résolution se montrera dans toutes les affections cérébrales où domineront les accidents de compression, de quelque manière que celle-ci se produise d'ailleurs. Ainsi, on la voit dans l'hypertrophie du cerveau, dans les méningites avec épanchement extérieur et intra-ventriculaire, dans l'hydrocéphalie, les hémorrhagies méningées ou intraventriculaires, dans les kystes séreux, hydatiques, lentement développés à l'extérieur ou dans le sein du cerveau, dans les tumeurs extra-cérébrales volumineuses, etc.

Méningite. — Un enfant ou un adulte présente des symptômes d'excitation cérébrale, douleurs, céphalalgie, pupilles resserrées, yeux sensibles à la lumière, vomissements, constipation, convulsions, strabisme, etc., il n'a qu'une méningite à la première période; s'il tombe dans le coma, la *résolution*, la maladie est à la deuxième période ; il s'est fait un épanchement séreux, séro-purulent, etc., dans les méninges ou les ventricules.

(1) Ch. Racle, *Thèse*, Paris, 1845.

Congestion. — Hémorrhagie méningée. — Ramollissement du cerveau. — Un vieillard est frappé d'apoplexie ; il a perdu la connaissance et le mouvement ; il n'a pas d'hémiplégie faciale ; on le pique et il remue tous les membres ; il revient peu à peu à lui, et il n'a pas de paralysie du bras ou de la jambe, mais une gêne générale dans les mouvements : on a affaire à une congestion, à un ramollissement du cerveau ou à une hémorrhagie méningée. Si c'est un ramollissement, l'affection a été précédée de troubles du côté de la motilité et de la sensibilité, et de la diminution de l'intelligence ; après l'attaque, les accidents vont en augmentant ; si c'est une congestion, les accidents disparaissent en très-peu de temps ; enfin, si l'on a affaire à une hémorrhagie méningée, il n'y a pas eu d'accidents antérieurs, les troubles durent pendant un bon nombre de jours sans décroître sensiblement, et ils s'accompagnent de contracture et de convulsions épileptiformes.

Le fait de l'absence de paralysie dans les hémorrhagies méningées a été signalé depuis longtemps par MM. Serres, Boudet, Legendre, et par nous, dans la première édition de ce livre (1854). M. Binet l'a constaté de nouveau (1), tout en paraissant croire qu'il n'était pas généralement connu. Il est vrai de dire que beaucoup d'auteurs confondent la résolution avec la paralysie.

Nous voudrions pouvoir donner ici, avec détails, l'analyse d'un très-remarquable mémoire de R. Prus (2), sur les caractères distinctifs de l'hémorrhagie méningée de la cavité de l'arachnoïde et de celle des espaces sous-arachnoïdiens ; l'espace ne nous permet pas de le faire. Qu'il nous suffise de dire que, selon ce médecin, dans l'hémorrhagie intra-arachnoïdienne, les accidents, à partir du moment de l'attaque, restent ce qu'ils sont, sans changer de nature et sans prendre d'extension ; tandis que, dans l'hémorrhagie de la pie-mère et des espaces sous-arachnoïdiens, les phénomènes vont journellement en augmentant ; il se produit des accidents du côté du bulbe et même de la moelle, par suite du mélange du sang avec le fluide céphalo-rachidien et de l'abord de ce fluide mixte dans la cavité du rachis. Ces accidents nouveaux : faiblesse plus grande des bras ou des

(1) Binet, *Recueil des travaux de la Soc. méd. d'observat.*, t. I, 1857.
(2) Prus, *Mémoires de l'Acad. de Méd.*, t. XI, p. 18.

jambes, troubles de la respiration, convulsions, fièvre même, surviennent vers le quatrième jour et vont en augmentant, tandis que rien de semblable n'a lieu dans l'hémorrhagie arachnoïdienne.

Nous avons déjà parlé de l'hémorrhagie méningée des jeunes enfants, qui, commençant par des convulsions, est suivie de phénomènes de compression et de résolution, et qui se termine par une notable ampliation de la tête.

Les remarques nombreuses contenues dans cet article et les précédents nous dispensent d'entrer dans plus de détails sur la valeur de la résolution pour le diagnostic des affections cérébrales.

IX. — Des convulsions.

Définition. On désigne sous ce nom des contractions involontaires des muscles de la vie de relation : selon toutes probabilités, les muscles de la vie organique participent aux convulsions, par un état de contraction qui n'est pas exigé pour l'exécution de leurs fonctions ; mais les phénomènes de cette nature sont encore trop peu connus pour que nous puissions en tenir compte ici.

Quelques auteurs ont cru devoir ajouter, pour la définition exacte des convulsions, quelques caractères particuliers. Il y en a qui séparent le spasme de la convulsion ; le spasme serait pour les uns la convulsion tonique (Willis, Cullen), et, pour les autres, la contraction irrégulière des muscles de la vie organique (Bouchut, *Path. gén.*). D'autres donnent le nom de convulsion à la contraction anormale des muscles volontaires (Savary, Georget, Brachet). D'autres auteurs font intervenir dans leur définition la rapidité d'invasion des convulsions et leur indépendance, en général, de toute lésion organique des centres nerveux (*Compendium*). Nous ne saurions adopter aucune de ces manières de voir, et surtout la dernière. Que des mouvements involontaires des muscles surviennent lentement, et qu'ils soient dépendants d'une lésion des centres nerveux, ils n'en constituent pas moins des convulsions évidentes : on les appellera, si l'on veut, convulsions symptomatiques, mais elles ne perdent pas pour cela leur droit à la dénomination en question ; autrement comment les nommer ? D'ailleurs, au point de vue du diagnostic, il faut bien donner le même nom à des phénomènes d'apparence semblable, quoiqu'ils surviennent, les uns dans des maladies avec lésions appréciables des centres nerveux, les autres sans lésions, puisque, pendant la vie, on n'est pas averti, au premier abord, de la présence ou de l'absence d'une lésion, et que c'est justement le point qu'il s'agit de déterminer.

Caractères. Les convulsions, véritable délire des muscles, selon une heureuse expression de M. Bouillaud, se présentent sous différentes formes. Quelquefois elles sont générales ou fort étendues (totalité du corps, moitié latérale, moitié inférieure); d'autres fois elles sont partielles et n'occupent qu'un petit nombre de muscles (œil, face), ou même qu'un seul. On les a distinguées, bien inutilement, en internes et externes; car si les convulsions du diaphragme, des muscles de l'œil, sont des convulsions internes, si celles des muscles des bras sont externes, nous ne voyons pas la portée de cette distinction. Une différence bien plus essentielle, parce qu'elle peut devenir caractéristique de quelques affections, se tire de la nature même des mouvements convulsifs; les uns sont toniques, les autres cloniques. L'épilepsie et l'hystérie sont les modèles des deux espèces : dans la première affection, les convulsions sont essentiellement toniques et consistent en une contraction permanente des muscles, de sorte que les articulations sont immobiles et le corps sans mouvement apparent: dans l'hystérie, au contraire, les convulsions sont cloniques, c'est-à-dire qu'elles consistent dans de grands mouvements de toutes les parties du corps, dans un état alternatif de relâchement et de contraction des muscles, qui déterminent la flexion et l'extension de toutes les articulations, du tronc lui-même, etc. Les convulsions sont passagères ou permanentes, distinction encore assez importante : l'épilepsie et l'hystérie en présentent de la première espèce; la chorée, la contracture des extrémités, en offrent de la seconde. Les convulsions sont ou ne sont pas accompagnées de perte de connaissance, de troubles de la puissance des muscles, de la sensibilité; elles s'accompagnent quelquefois de fièvre, de divers accidents cérébraux, etc., caractères importants à prendre en considération pour le diagnostic.

Les causes des convulsions, ou plutôt le mode d'action de ces causes, n'ont commencé à être connues que depuis quelques années. Jusqu'alors on considérait ces accidents comme dépendants du cerveau et on les attribuait généralement à un état d'irritation ou d'éréthisme des centres nerveux; cependant Andral combattait cette opinion en faisant remarquer qu'il y a des convulsions chez des individus épuisés par une longue maladie, par des pertes de sang, et qu'on en produit aussi en diminuant la pression que le cerveau éprouve dans la boîte du crâne. Tout le monde connaît le fait si remarquable observé par Aug. Bérard. Il s'agit d'une malade qui subit une opération de trépanation pour l'extirpation d'un fongus de la dure-mère; seize couronnes de trépan furent appliquées successivement, et l'on enleva une large portion de la voûte du crâne; au moment de l'ablation de la tumeur, la malade tomba privée de connaissance et fut agitée de convulsions; l'opérateur pensa que cet état pouvait provenir de la diminution brusque de la compression que subit habituellement le cerveau, dans la boîte osseuse où il est contenu; il rétablit la pression en comprimant largement et avec la paume de la main le cerveau mis à nu; l'intelligence revint et les convulsions cessèrent.

[Pendant longtemps on avait pensé que ces convulsions d'origine cérébrale indiquaient toujours une excitation directe ou indirecte de l'isthme de l'encéphale ou des corps opto-striés, seules parties de l'encéphale dont l'excitation semblât amener des phénomènes moteurs. La découverte récente des centres psycho-moteurs dans les circonvolutions fronto-pariétales, dont nous avons déjà parlé à l'article *Paralysie*, tend à infirmer cette manière de voir; et un certain nombre de faits semblent déjà démontrer que diverses formes de convulsions et surtout de convulsions partielles peuvent être imputées à l'excitation ou à l'irritation des territoires moteurs de l'écorce du cerveau: ainsi, par exemple. L. Landouzy a récemment cherché à établir (1) que les convulsions et les contractures, comme aussi les paralysies partielles qu'on observe dans la méningite tuberculeuse, devaient être attribuées à des lésions d'encéphalo-méningite localisées dans les parties motrices des circonvolutions. Peut-être certains

(1) L. Landouzy, *Contribution à l'étude des convulsions et paralysies liées aux méningo-encéphalites pariétales*. Thèse inaug., 1876.

phénomènes décrits sous les noms d'*épilepsie partielle* se rattachent-ils aussi à des lésions limitées de ces mêmes régions. Quoi qu'il en soit cependant du rôle qu'il convient de réserver aux centres psycho-moteurs dans la production des convulsions, nul doute qu'une part importante ne doive aussi être réservée aux régions excito-motrices de la base de l'encéphale et aussi à la moelle dans la genèse de ces accidents.

Les connaissances récemment acquises sur la physiologie de la moelle ont, en effet, contribué à déposséder l'encéphale de l'influence exclusive qu'on lui avait à tort attribuée. Depuis qu'on sait que la moelle est, non plus seulement un organe de transmission, mais en même temps un centre d'innervation ; depuis qu'il est démontré que la substance grise de l'axe spinal est douée d'un *pouvoir excito-moteur* en vertu duquel des excitations parties d'un point quelconque de la périphérie peuvent être directement réfléchies par la moelle et donner lieu à un mouvement auquel le cerveau est complétement étranger (mouvement réflexe) ; depuis, disons-nous, qu'on est en possession de ces données, on est conduit à considérer un certain nombre de convulsions, peut-être même la plupart d'entre elles, comme liées à une excitation anormale de la substance grise de l'axe spinal, et on peut dire que certainement un grand nombre de convulsions sont dues à une exagération du pouvoir excito-moteur de la moelle. Les expériences sur les animaux ont montré que plusieurs conditions, analogues à celles que réalisent les maladies, amenaient cet effet; ainsi on peut augmenter le pouvoir excito-moteur de l'axe rachidien: 1° en l'isolant de l'encéphale ; 2° en modifiant les qualités du sang qui s'y distribue ou en l'empêchant d'y affluer en quantité suffisante; 3° en le soumettant à l'influence de certains poisons ; 4° en irritant directement son tissu par une lésion traumatique, par le contact de certaines substances ou par le galvanisme; 5° en provoquant par une irritation prolongée des nerfs centrifuges ou centripètes une modification de nature probablement irritative dans la constitution de la substance grise. Ces données expérimentales, dues à divers physiologistes et en particulier à M. Brown-Sequard (1), permettent

(1) Consulter sur ce sujet : Hallopeau, *Des accidents convulsifs dans les maladies de la moelle épinière*. Thèse inaug. Paris, 1871.

d'interpréter un grand nombre de faits pathologiques : elles montrent, en effet, comment certaines maladies de l'encéphale ou de la moelle, certaines altérations du sang ou des empoisonnements pourront favoriser le développement des convulsions en exaltant la réaction de la moelle sous l'influence des excitants ; elles montrent mieux encore comment des excitations éloignées des centres nerveux pourront donner lieu, par le mécanisme des actions réflexes, à des convulsions qu'on appelait autrefois sympathiques et que les connaissances actuelles permettent de nommer convulsions réflexes. Nous n'insisterons pas davantage sur cette question qu'on trouvera développée dans les ouvrages récents de pathologie et de physiologie.]]

Les convulsions peuvent être confondues avec l'ataxie, l'agitation nerveuse ou fébrile ; elles peuvent être simulées.

Beaucoup de malades et de personnes qui soignent les malades sont portés à prendre pour des convulsions l'état d'agitation qu'éprouvent, pendant la nuit, les individus nerveux, impressionnables, les femmes hystériques; on confond aussi avec les convulsions le malaise fébrile. On devra, pour distinguer ces cas, se faire faire une description très-exacte et détaillée des accidents qu'on n'a pas vus, et l'on arrivera presque toujours à les distinguer des convulsions véritables ; d'ailleurs, les affections convulsives ont une marche et des retours particuliers, qu'on n'observera pas si les malades ou les assistants se sont trompés sur la nature des accidents qu'ils décrivent.

La jactitation, les mouvements irréguliers de l'ataxie, le délire, ne sauraient être longtemps confondus avec les convulsions. Il n'y a pas de contraction brusque involontaire des muscles, et cet état se prolonge d'ailleurs toujours au delà de la limite habituelle des affections convulsives véritables.

Un point de diagnostic quelquefois difficile consiste dans la distinction des convulsions simulées. Les hommes simulent surtout l'épilepsie, les femmes l'hystérie. On se rappellera que la plupart des affections convulsives présentent des attaques bien caractérisées, qui ont une succession connue de phénomènes, une durée, des reprises particulières ; qu'il y a en outre des symptômes distincts des convulsions dans différents organes de l'économie, et que les imposteurs, même les plus intelligents, ignorent ces circonstances ; par conséquent, il sera toujours facile de les faire tomber dans le piége, comme l'ont fait bien des médecins. Nous n'indiquerons pas ici ces caractères, qui seront plus loin d'objet de détails très-circonstanciés. Nous renvoyons d'ailleurs aux traités de médecine légale, pour l'indication des principales maladies convulsives qui ont été simulées.

Maladies dans lesquelles les convulsions se produisent. — Valeur diagnostique.

Dans la très-grande majorité des cas, la cause des convulsions ne réside ni dans les muscles convulsés, ni dans les nerfs qui s'y distribuent ; cependant nous ne voudrions pas être trop affirmatif à cet égard. Le plus souvent les convulsions sont le symptôme d'une névrose, d'une maladie de la moelle, d'une affection cérébrale, de la lésion d'un organe éloigné des centres nerveux, d'une intoxication, d'une altération du sang, ou d'un épuisement de l'économie ; c'est aussi un phénomène ultime d'un grand nombre d'affections aiguës et chroniques. Enfin il y a, chez les enfants, des convulsions indépendantes de toutes ces causes, et qu'on peut nommer essentielles ; nous les étudierons à part.

Convulsions dépendantes d'une affection des muscles ou des nerfs. — Nous avons dit que nous ne sommes pas parfaitement certain qu'il y ait des convulsions dont la cause soit absolument locale. Cependant on peut considérer comme telles certaines espèces de *tics* non douloureux de la face, les *crampes* du choléra, quelques espèces de *hoquets*, et diverses affections plus ou moins analogues.

Ces convulsions sont toujours bornées à un petit nombre de muscles, ou même à un seul ; elles résultent d'une habitude vicieuse, d'un trouble des fonctions voisines, d'une faiblesse des muscles ou d'une névralgie.

Tout le monde connaît les mouvements convulsifs des paupières, et particulièrement de la paupière supérieure, qui surviennent sans cause connue, et dont il est impossible de rechercher le point de départ ailleurs que dans les muscles palpébraux ; quelquefois elles semblent dépendre d'un léger trouble dans la vision. Quelques personnes ont des convulsions de presque tous les muscles d'une moitié du visage. Cet accident dépend d'habitudes vicieuses ou d'anciennes névralgies ; nous ne pensons pas qu'on en ait jamais trouvé la cause dans une affection cérébrale. Le hoquet, ou convulsion du diaphragme, dépend fréquemment d'un trouble dans la digestion, d'une péritonite, d'un étranglement interne.

Dans le choléra, il survient presque constamment des crampes ou convulsions toniques et douloureuses des muscles des mollets, des bras, de la paroi abdominale ; nous en avons vu, mais bien plus rarement, aux lombes, à la base de la poitrine. Rien n'est plus facile, par les symptômes concomitants, que de rapporter ces convulsions à leur véritable cause. Il en existe aussi dans la convalescence de la maladie, et qui cèdent facilement aux applications d'armatures métalliques.

Notons encore les convulsions *fibrillaires* partielles que l'on observe dans les *fièvres graves*.

[[**Convulsions dans les affections de la moelle.** — Les accidents convulsifs qu'on observe dans un certain nombre de maladies de la moelle se présentent pour la plupart avec des caractères très-particuliers qui n'ont été bien étudiés que depuis quelques années ; on en doit surtout la connaissance aux travaux de MM. Brown-Sequard, Charcot, Vulpian ; ils ont été très-bien exposés dans la thèse de M. Hallopeau que nous avons citée plus haut.

On observe particulièrement ces convulsions dans les maladies de la moelle qui ont pour effet d'interrompre la continuité de l'axe rachidien, comme pourrait le faire une section transversale. Nous savons déjà que, dans ces conditions, il y a une exagération des mouvements réflexes dans les parties situées au-dessous de la lésion ; or, de ces mouvements réflexes exagérés à des convulsions véritables, il n'y a en quelque sorte qu'un pas. On trouve donc ces accidents convulsifs dans les *myélites partielles* telles que la sclérose en plaques, la sclérose postérieure (ataxie locomotrice), surtout dans celles qui se limitent à un segment de l'organe, mais l'intéressent dans sa totalité et interceptent toute communication entre la partie de la moelle située au-dessous et l'encéphale, dans les cas de *compression de la moelle* par une tumeur, par une maladie ou un déplacement du rachis, etc. (Charcot). Les convulsions sont, dans ces cas, limitées aux parties inférieures du corps, c'est-à-dire à celles qui sont situées au-dessous de la lésion et qui sont déjà atteintes de paraplégie et de troubles divers de la sensibilité.

Ces convulsions ne surviennent peut-être jamais spontanément ; on réussit souvent à les provoquer par diverses excitations, telles que le pincement de la peau, le chatouillement de la plante des pieds, l'action de fléchir brusquement le pied tandis qu'on invite le malade à tâcher de l'étendre ; quelquefois c'est à l'occasion d'un effort de mouvement qu'elles apparaissent ; enfin des influences si légères suffisent parfois à les faire naître, qu'elles peuvent assez souvent sembler spontanées.

Les convulsions dépendantes des maladies de la moelle se présentent sous plusieurs formes que nous devons indiquer brièvement : une des plus curieuses et des plus complètes est celle à laquelle M. Brown-Sequard a donné le nom d'*épilepsie spinale*, et qu'il a décrite d'après l'observation chez les animaux ; mais les phénomènes qui la constituent se montrent chez l'homme avec les mêmes caractères dans les diverses myélites chroniques. Lorsque, chez les malades atteints de sclérose en plaques par exemple, on pratique une des excitations que nous avons mentionnées plus haut, on voit les deux membres inférieurs se raidir tétaniquement, puis être atteints de convulsions cloniques violentes, désordonnées ; la violence des premières convulsions est parfois excessive, leur durée est ordinairement de quelques minutes, mais elle peut se prolonger davantage ou se répéter par plusieurs accès successifs.

Dans une autre forme, que Bamberger a décrite sous le nom de *crampes saltatoires*, il survient, au moment où le malade veut marcher, des contractions convulsives dans les muscles des membres inférieurs, contractions qui déterminent une série de sauts désordonnés.

Nous mentionnerons encore les secousses convulsives qu'on observe particulièrement chez les ataxiques et qui surviennent souvent à la suite des douleurs fulgurantes ; il n'est pas rare que ces secousses soient suivies d'une trémulation des membres qui persiste pendant quelques instants.

Nous n'avons, dans ce qui précède, parlé que des accidents convulsifs qu'on observe dans les maladies de la moelle proprement dites, c'est-à-dire dans celles où l'on observe des lésions plus ou moins étendues. Mais nous ne pouvons nous empêcher de rappeler ici que, suivant la pathogénie que nous en avons donnée au commencement de cet article, la plupart des convulsions doivent être considérées comme liées directement ou indirectement à un état morbide de la moelle, et que cet organe est le plus souvent l'intermédiaire obligé entre la cause déterminante de la convulsion et ce phénomène lui-même ; en d'autres termes, que les convulsions étant ordinairement des phénomènes réflexes, la moelle intervient dans leur production. Ces réflexions sont applicables aux convulsions dans les névroses, les altérations du sang, etc., que nous étudierons plus loin.]]

Convulsions dans les affections cérébrales. — Un grand nombre d'affections cérébrales donnent lieu à des convulsions étendues ou partielles, et qu'il est ordinairement facile de rattacher à leur véritable cause.

[Sans nier absolument qu'on puisse observer des convulsions dans la *congestion cérébrale*, nous ferons remarquer qu'il faut généralement se tenir sur la réserve sur la nature de la maladie, lorsque cet accident se manifeste. Trousseau a en effet démontré par des exemples nombreux qu'on a souvent affaire en pareil cas à de véritables attaques d'épilepsie (1).

Les convulsions qu'on observe si habituellement chez les jeunes sujets dans les périodes initiales des maladies aiguës ont été rapportées d'une manière trop absolue à la congestion cérébrale. L'extrême impressionnabilité du système nerveux joue un grand rôle en pareilles circonstances. Dans l'hypothèse de la congestion on pourrait être conduit, au début des fièvres éruptives, par exemple, à des émissions sanguines intempestives, et qui ne pourraient

(1) Trousseau, *Clinique médicale de l'Hôtel-Dieu*, 5e édit. Paris, 1877, t. II.

qu'exercer une influence fâcheuse sur la marche ultérieure de la maladie.]

Il n'en est pas de même des convulsions qu'on observe dans la *méningite;* elles se remarquent souvent dans la première période ou période d'excitation cérébrale, dans laquelle les lésions anatomiques se bornent à une stase sanguine dans les méninges et les vaisseaux cérébraux; dans la deuxième période, ou période de compression, les convulsions cessent pour faire place à la résolution et au coma. Les convulsions de la méningite consistent principalement en strabisme, trismus, mâchonnement, contracture des extrémités ; il est rare de voir les malades affectés de secousses convulsives générales et de grands mouvements involontaires. La période convulsive est longue dans les cas de méningite sub-aiguë ou de méningite tuberculeuse : elle est généralement de courte durée dans la méningite aiguë franche, la production de l'épanchement ou de la suppuration étant plus rapide dans ce dernier cas que dans le premier. Dans la période de coma, on voit quelquefois des secousses passagères qui agitent le corps ou les muscles, mais à intervalles plus rares que dans la période d'excitation. On ne tirera donc pas de la diminution des convulsions un heureux pronostic, si l'on ne voit pas en même temps tous les autres symptômes s'amender.

On observe aussi des convulsions dans la *méningite cérébro-spinale;* elles occupent les muscles des gouttières vertébrales et produisent le renversement de la tête en arrière, ou opisthotonos. Cette contraction tétanique est permanente, mais avec des rémissions; elle s'exaspère soit spontanément, soit par les mouvements communiqués. On observe aussi du trismus, des crampes, de la roideur dans les membres ; quelquefois des secousses épileptiques de la face. Par intervalles, les quatre membres sont absolument libres et capables d'exécuter leurs fonctions ordinaires. Nous avons vu un malade, déjà gravement affecté de méningite cérébro-spinale, venir à pied à l'hôpital. Nous rappellerons que l'exaltation de la sensibilité de la peau, la fièvre, l'état épidémique, etc., sont les principaux éléments du diagnostic.

Nous avons déjà cité si souvent les convulsions comme un des phénomènes de début de l'*hémorrhagie méningée*, chez les jeunes enfants, que nous n'y reviendrons pas avec détail en ce moment.

Les convulsions sont rares dans l'hémorrhagie méningée des vieillards et des adultes.

Cependant nous avons vu, mon frère et moi, chez un jeune homme apporté, sans connaissance, à l'hôpital Saint-Louis, des convulsions générales très-énergiques et qui durèrent toute une nuit. Le malade mourut au bout de douze heures; il était affecté d'une fracture du pariétal gauche; l'artère méningée moyenne était déchirée, et une masse de sang coagulé, du volume d'une pomme, était accumulée entre les os du crâne et la dure-mère; le cerveau était fortement déprimé.

Les *hémorrhagies* dans les centres nerveux ne s'en accompagnent presque jamais non plus. La paralysie hémiplégique est le caractère essentiel de ces affections. En conséquence, si dans le cours d'une apoplexie sanguine, on voit apparaître des convulsions, on doit supposer qu'il est survenu une complication, comme une congestion aiguë, une encéphalite autour du foyer apoplectique, une méningite, ou toute autre lésion dans laquelle les convulsions peuvent se manifester.

L'*encéphalite* ne cause pas moins de troubles du mouvement et du sentiment que de troubles de l'intelligence. La paralysie et les convulsions se remarquent en première ligne. Celles-ci sont rarement générales, elles se manifestent le plus ordinairement dans un membre, un pied, une jambe, à la figure; elles sont passagères, mais elles reviennent avec une grande facilité et s'accompagnent de tous les autres troubles du sentiment et du mouvement que nous avons déjà signalés.

Ces convulsions sont quelquefois bornées au côté du corps opposé à la lésion, mais cela n'est pas constant; le plus ordinairement elles ont lieu des deux côtés, quoique la lésion soit bornée à un seul hémisphère. Il n'est pas rare non plus de voir, dans le simple ramollissement, une paralysie d'un côté du corps et des mouvements convulsifs de l'autre.

Nous avons vu, chez une jeune femme, survenir, à la suite d'une couche, des convulsions générales cloniques, qui se répétaient plusieurs fois dans la journée, et au milieu desquelles la malade ne tarda pas à succomber. Il existait un ramollissement aigu inflammatoire de toute la partie centrale du cervelet.

Chez les individus affectés d'un *épanchement séreux* extra ou intra-cérébral, d'un *œdème du cerveau*, on voit quelquefois survenir, au milieu de la somnolence et de la résolution, des convulsions passagères, mais faibles et peu étendues. On en a observé aussi dans les *atrophies* du cerveau.

Mais c'est surtout dans le cas de *tumeurs* des centres nerveux que les convulsions ont été notées. Nous avons déjà, à plusieurs reprises, signalé les principaux phénomènes de ces tumeurs; aussi nous nous bornons à rappeler que les malades ont une douleur de tête permanente, fixe, quelques accidents de paralysie localisés, des troubles variés de la sensibilité, une altération de quelques facultés intellectuelles, et, par intervalles, des accès convulsifs épileptiformes. Nous renvoyons d'ailleurs, pour plus de détails, à l'article *Paralysie*.

[[Dans quelques circonstances, assez rares d'ailleurs, les lésions cérébrales (hémorrhagie, ramollissement, tumeurs, atrophie cérébrale) donnent lieu à une forme particulière de convulsions, ressemblant à celles de la chorée et occupant une moitié latérale du corps. Ces convulsions, que l'on a récemment étudiées avec beaucoup de soin, ont reçu le nom d'*hémichorée symptomatique :* elles sont caractérisées par des mouvements se montrant dans les membres d'un côté du corps qui, le plus ordinairement, est déjà depuis quelque temps le siége d'une hémiplégie; ces mouvements sont analogues à ceux de la chorée ordinaire, en ce sens qu'ils sont, comme ceux-ci, involontaires, qu'ils s'exagèrent pendant les mouvements intentionnels et qu'ils sont continus, excepté pendant le sommeil. Quelquefois, l'hémichorée peut précéder l'hémiplégie, ou bien se montrer comme symptôme précoce, immédiatement après une attaque apoplectique, mais cela est rare; le plus souvent on la voit apparaître lorsque l'hémiplégie du mouvement commence à guérir, quand progressivement le bras et la jambe, restés jusque-là à peu près inertes et toujours un peu contracturés, redeviennent souples et capables de déplacements assez étendus, au bout de six mois, par exemple. Très-souvent elle coexiste avec une hémianesthésie du même côté du corps.

L'hémichorée est non-seulement intéressante à connaître en tant que symptôme possible de diverses lésions cérébrales; elle est surtout importante en ce qu'elle permet de déterminer le siége de ces lésions, au niveau du pied de la couronne rayonnante de Reil, dans la capsule interne, en avant et en dehors du faisceau dont la lésion donne lieu à l'hémianesthésie. Le rapprochement des deux faisceaux dont la lésion produit, d'une part l'hémianesthésie, d'autre part l'hémichorée, explique comment ces deux phénomènes coexistent si fréquemment. Nous renverrons le lecteur désireux de faire une étude plus complète de ce symptôme, à la thèse très-intéressante du Dr Raymond (1), dans laquelle la question est envisagée sous toutes ses faces. Quant aux applications qu'on a voulu faire de la connaissance de l'hémichorée à la pathogénie de la chorée vulgaire, elles paraissent encore discutables et sont en tous cas en dehors de notre objet.]]

Convulsions dans les névroses. — Nous donnerons à ce paragraphe plus de développement qu'au précédent, parce que les convulsions des névroses ont des caractères plus tranchés que celles des affections matérielles des centres nerveux, et que, en conséquence, le diagnostic de ces dernières affections se fait surtout par élimination, et quand on a reconnu que les convulsions que l'on a observées ne peuvent se rapporter à aucune névrose connue. Nous ne voulons pas dire que ce soit là la seule manière de procéder au diagnostic, mais c'est une méthode très-utile et très-habituellement suivie.

Les principales névroses convulsives sont : la chorée, l'épilepsie, l'hystérie, la catalepsie, le tétanos.

Nous étudierons, dans un autre chapitre, l'ergotisme convulsif, la rage et plusieurs autres maladies avec spasmes musculaires.

Chorée. Il y a deux espèces de chorée : la chorée ordinaire ou commune, et la chorée grave. La chorée ordinaire se manifeste chez des enfants des deux sexes, depuis l'âge de six ans jusqu'à celui de quinze ans environ; il est rare de la voir à d'autres époques de la vie ; les filles y sont plus sujettes que les garçons, dans une assez forte propor-

(1) Raymond, Thèse inaug. Paris, 1876.

tion. La frayeur, l'imitation, la masturbation, le rhumatisme (G. Sée), en sont les causes les plus fréquentes.

La chorée débute lentement ou brusquement. Dans le premier cas, un des membres, ordinairement un de ceux du côté gauche, s'affaiblit; si c'est la jambe, elle fléchit dans la marche; si c'est le bras, les mouvements en sont gauches, embarrassés; enfin la convulsion s'établit définitivement et présente les caractères suivants. Dans la très-grande majorité des cas, une moitié du corps seule est affectée (hémichorée), et presque toujours c'est le côté gauche; quelquefois la chorée est générale, mais les convulsions sont constamment plus marquées dans une moitié latérale du corps que dans l'autre. Les convulsions sont cloniques. La figure, qui n'est pas toujours prise il est vrai, exécute des grimaces et des contorsions variées et involontaires; un bras présente une espèce de sautillement continuel : quand le malade veut s'en servir, le bras ne se dirige pas directement vers l'objet à saisir, mais il exécute des mouvements bizarres, tortueux, angulaires; il n'arrive à son but que par une ligne brisée, l'objet saisi est quelquefois mal tenu et tombe; si c'est un verre plein, le liquide est répandu; quelquefois le malade ne peut parvenir à boire. La jambe exécute aussi des mouvements variés; elle est jetée de côté, en fauchant, ou bien le pied traîne, le bord interne est relevé et le malade marche sur le bord externe, ou tombe en se donnant une entorse; quand les convulsions sont fortes, les malades ne peuvent marcher seuls.

Les convulsions ne sont pas permanentes; elles cessent par le repos et pendant le sommeil; elles augmentent par la marche, l'exercice, et surtout quand les malades savent qu'on les examine avec attention.

Le côté du corps où existent les convulsions est généralement plus faible et moins sensible que l'autre.

La chorée dure longtemps, sans phénomènes fébriles, sans troubles cérébraux marqués; on a remarqué la diminution de l'intelligence et l'inaptitude au travail.

Cet ensemble de symptômes ne permet pas de confondre la chorée avec d'autres maladies convulsives.

La chorée grave présente quelquefois d'autres phénomènes. Il y a alors des mouvements permanents des deux côtés du corps, impossibilité de se tenir debout; les mains, les pieds, sont dans une agitation continuelle que rien ne peut arrêter; les mouvements se répètent si souvent, que les malades finissent par user les draps, les matelas de leur lit, par user leur propre tégument, et se produire des excoriations, des déchirures plus ou moins profondes du derme. Au milieu de ces accidents, il y a de l'anxiété, des douleurs vagues, une demi-aberration de l'intelligence; souvent ces cas se terminent par la mort des malades, sans que rien ait réussi à arrêter ces terribles convulsions. Le chloroforme parvient quelquefois à les apaiser, mais elles reparaissent presque toujours quand le coma cesse, ou il faut prolonger très-longtemps l'emploi de l'agent anesthésique. Quelquefois l'intelligence est conservée et l'on remarque alors que la volonté peut avoir beaucoup d'empire sur les attaques; les malades, surtout les femmes, parviennent à les diminuer ou à les arrêter tout à fait, mais les accès suivants sont, presque toujours, plus graves et plus prolongés. L'intimidation les suspend aussi quelquefois.

Les attaques de chorée, soit de la première, soit de la deuxième espèce, sont toujours de longue durée, c'est-à-dire qu'elles persistent pendant des semaines et des mois, se reproduisant journellement, tandis qu'on n'observe jamais cette continuité dans les autres névroses. La chorée grave affecte plus ou moins l'économie, la chorée ordinaire est compatible avec un état satisfaisant de santé, sauf la diminution de l'intelligence.

Hystérie. L'hystérie se présente avec un grand nombre d'apparences différentes; de sorte qu'on pourrait, en ne considérant que le symptôme prédominant, établir dans cette affection des formes convulsive, comateuse, paralytique, douloureuse, etc., mais cette division serait arbitraire, et il faudrait d'ailleurs admettre autant de formes qu'il peut y avoir de symptômes principaux. Au fond, l'hystérie est une, mais, dans les cas particuliers, elle revêt les apparences les plus variées. Une de celles qui ont le plus rappé les observateurs est la forme convulsive; l'attaque convulsive a même fixé si exclusivement l'attention, qu'on a fini par faire du mot *hystérie* le synonyme de convulsions ou attaques de nerfs; à une certaine époque cette confusion était possible, mais elle serait impardonnable de nos jours. Une femme peut être profondément hystérique sans avoir de convulsions; de sorte que, si l'on attendait le développement de celles-ci pour établir le diagnostic, on pourrait pendant longtemps méconnaître la nature de l'affection à laquelle on a affaire. La forme convulsive est plus fréquente que les formes comateuse, paralytique, etc., mais elle est plus rare que la forme que nous appellerons *commune*, et dans laquelle on observe seulement des troubles de la sensibilité, des spasmes, des syncopes, des douleurs, etc., etc. Toutefois, quand on rencontre des convulsions avec les caractères que nous allons rappeler, on peut être certain qu'on a affaire à une hystérie véritable. Ces remarques préliminaires avaient pour but d'établir que, s'il est facile de poser le diagnostic de l'hystérie dans le cas où il y a des convulsions, il ne faut pas renoncer, pour cela, à reconnaître cette maladie quand les convulsions manquent.

Les premières attaques hystériques sont presque toujours provoquées par une influence morale, une contrariété, un chagrin, une frayeur; mais les suivantes viennent souvent sans motifs connus.

L'attaque hystérique est souvent annoncée par des prodromes plus ou moins éloignés, et qui sont très-variés; c'est quelquefois une céphalalgie, un accès de rire, de pleurs, de sanglots, un étouffement considérable, une sensation désagréable, pénible, quelquefois une douleur, soit dans un membre, soit dans un point du corps, un malaise viscéral, comme une colique; puis l'attaque éclate. La malade tombe sans connaissance, soit en criant, soit sans proférer aucune plainte. Le tronc se redresse et se roidit, les bras se tordent, une agitation générale s'empare du corps, les membres sont portés rapidement et alternativement dans tous les sens. Les mouvements du tronc se font quelquefois par bonds qui jetteraient les malades hors de leur lit si on ne les y retenait; si l'on cherche à arrêter les mouvements, les malades opposent une grande résistance, et il est très-difficile de les maîtriser. La plupart du temps elles poussent des cris plaintifs comme si elles souffraient, et la physionomie porte, en effet, l'empreinte de la douleur. La respiration n'est généralement pas arrêtée pendant l'attaque hystérique; la figure rougit, mais ne devient pas violette, elle est rarement convulsée : il survient, de temps à autre, une détente après laquelle les mouvements irréguliers et désordonnés recommencent; enfin l'accès se calme peu à peu, et les malades reprennent graduellement leur intelligence ; quelques respirations profondes, des larmes abondantes, une émission considérable d'urine claire et incolore comme de l'eau, une éructation considérable de gaz inodore, terminent la scène; la figure reste rouge, brûlante, la tête lourde, douloureuse, mais l'intelligence est complète. Les malades sont épuisées, elles s'endorment volontiers, car elles éprouvent une courbature qui dure un ou deux jours.

Comme on le voit, l'attaque de convulsion hystérique est caractérisée par des mouvements cloniques ; la respiration n'est pas suspendue ; il y a des *reprises* dans les convulsions, et l'intelligence revient après l'accès. Ces caractères la différencient de l'épilepsie vraie.

Il y a de si nombreuses variétés dans l'attaque d'hystérie, qu'il est impossible de les décrire toutes : quelquefois la perte de connaissance n'est pas complète, et pendant toute l'attaque les malades se plaignent et parlent plus ou moins distinctement ; elles disent éprouver un étouffement extrême, sentir un poids, une tension, un corps étranger dans l'abdomen, à l'épigastre, dans la gorge ; les mains se portent convulsivement sur ces points comme pour saisir et arracher la cause de la douleur ; d'autres fois c'est la tête qui paraît être le point de départ du mal. Quelquefois les convulsions sont bornées aux globes oculaires, et le reste du corps est dans le relâchement de la syncope ; dans d'autres cas, ce sont les bras seuls qui sont agités. Quelques femmes ont seulement des mouvements du tronc, du bassin et des jambes, qui ont fait donner à cette espèce d'attaque le nom de spasme cynique, pour des raisons que l'on comprendra facilement.

La durée de ces attaques est très-variable : quelques-unes ne durent qu'une demi-minute, d'autres trois, quatre, cinq, dix minutes ; on en voit qui se prolongent bien au delà de ce temps, mais par *reprises* successives. Enfin quelques malades ont, dans la même journée, un grand nombre d'attaques, séparées par des intervalles de repos et par le retour de l'intelligence.

Après les attaques, on voit quelquefois des malades tomber dans un coma (1) qui dure plus ou moins long-

(1) Voy. *Nouv. Dictionnaire de méd. et de chir. pratiques*, art. *Hystérie*, par Bernutz.

temps et qui peut simuler l'apoplexie (voy. *Coma*). D'autres conservent une paralysie plus ou moins étendue.

Épilepsie. Nous rappellerons, à propos de l'épilepsie, ce que nous avons dit de l'hystérie. Les attaques épileptiques ne sont qu'un accident, qu'un symptôme de l'épilepsie, mais elles ne constituent pas à elles seules la maladie principale. Il y a une maladie épileptique, un *mal épileptique*, qui a d'autres symptômes que les convulsions, symptômes qu'on a, mal à propos, rapportés, jusqu'à présent, à ces convulsions elles-mêmes.

Quoi qu'il en soit, les convulsions épileptiques se manifestent sous deux formes différentes qu'on nomme le *grand* et le *petit mal;* le grand mal est l'attaque épileptique ordinaire; le petit mal est une forme plus rare, qu'on appelle aussi vertige ou syncope épileptique.

Beau établit qu'il y a assez souvent, chez les épileptiques, des prodromes, qu'il divise en prochains et éloignés : les prodromes prochains sont ceux qui précèdent l'attaque de quelques instants; les prodromes éloignés sont ceux qui se montrent quelques heures et même quelques jours avant l'attaque. Quelques malades n'ont qu'une espèce de prodrome, d'autres ont les deux. Parmi les prodromes éloignés, on remarque de la céphalalgie, des troubles dans l'intelligence, l'inaptitude au travail, la tristesse; quelques épileptiques deviennent méchants et dangereux plusieurs jours avant leur attaque. Quand celle-ci est près d'arriver, les malades ont quelquefois une sensation anormale dans un point quelconque du corps, un mal de tête, un éblouissement, des bourdonnements d'oreilles, la sensation d'odeurs désagréables; quelquefois une douleur part d'un point éloigné de la tête, remonte rapidement, et lorsqu'elle arrive au crâne, l'attaque survient subitement (*aura epileptica*). On a distingué (J. Copland) dans la convulsion épileptique trois périodes distinctes, qui sont, en effet, bien réelles : la première est dite période tétanique; la deuxième, période clonique; la troisième, période de stertor ou d'assoupissement, ou de collapsus. Beau en admet une quatrième qui comprend le retour de la sensibilité et de l'intelligence.

Le début de l'attaque est généralement rapide, et quelquefois comme foudroyant. Le malade, surpris, pousse un cri et tombe frappé de perte de l'intelligence, du sentiment et du mouvement. Il y a une roideur générale du tronc et des membres avec immobilité ; la respiration est suspendue, la tête est renversée en arrière, la face est immobile ; les paupières sont fermées, les yeux portés en haut ou en dedans ; la mâchoire est fortement fermée ; bientôt la figure se tuméfie et devient violette, les veines du col se gonflent et deviennent énormes, les battements du cœur sont énergiques et tumultueux, le pouls est large, plein, dur, mais toujours difficile à sentir, à cause de la tension des tendons du poignet. Toute la peau et les organes des sens sont insensibles à tous les genres d'excitants. Évacuations involontaires. Cette période est très-courte ; elle ne dure presque jamais une minute entière. Selon Beau, sa durée varie entre cinq et trente secondes. C'est pour ce motif qu'elle a, jusqu'à présent, échappé à la plupart des auteurs qui n'ont bien décrit que la période suivante.

On voit survenir ensuite des mouvements convulsifs cloniques, partiels, légers et rares d'abord, qui bientôt deviennent plus étendus, plus forts et continus. C'est d'abord une convulsion qui passe sur la face comme un éclair ; puis, ce mouvement se répète ; des espèces de grimaces hideuses, avec élévation et abaissement alternatifs des muscles des joues, des lèvres, du nez, se produisent et se succèdent avec une rapidité effrayante. Le tronc, les bras, se meuvent et s'agitent dans tous les sens. La respiration se rétablit, mais lentement, puis on voit s'échapper des lèvres une salive écumeuse, quelquefois sanglante, qui s'écoule sur le col et la poitrine : les malades se roulent dans tous les sens et se blessent souvent à la tête ou ailleurs ; ils poussent quelquefois des cris rauques et inarticulés. Cette période dure de une à deux minutes.

Peu à peu les mouvements se calment, les muscles se relâchent et le malade tombe dans le repos avec quelques convulsions passagères. La respiration se rétablit tout à fait, mais elle est ronflante, stertoreuse ; l'intelligence ne revient pas et les malades sont dans le coma et l'assoupissement pendant un temps variable. Les mouvements du cœur se calment, les veines se détendent, le visage pâlit et prend l'expression de la stupeur. Durée, trois à huit minutes.

Enfin, l'intelligence revient ; les malades sont étonnés, stupides, puis, bientôt, honteux de ce qui vient de leur arriver. Céphalalgie, lourdeur de tête, impossibilité de travailler. — On trouve alors des contusions à la tête, aux membres, des morsures de la langue, de la muqueuse buccale. Le caractère reste sombre, irritable, quelques heures, quelques jours.

Comme on le voit, une attaque épileptique est constituée non pas exclusivement par des contractions toniques, comme on le dit généralement, mais par une succession de convulsions toniques et cloniques. Elle a plusieurs périodes distinctes qui se succèdent régulièrement ; il n'y a pas de *reprises* comme dans l'hystérie, circonstance que Beau caractérise en disant que les attaques sont *simples*; la respiration est suspendue, puis stertoreuse ; la figure, toujours profondément altérée (M. Calmeil considère l'expression de la face comme pathognomonique); l'intelligence ne revient qu'après l'attaque.

La durée d'une attaque est, en moyenne, de quinze minutes, en comprenant la période de coma ; mais en faisant abstraction de cette période, qui est fort variable, on remarque que la durée des convulsions est toujours courte, de quelques secondes à quelques minutes seulement. On voit, il est vrai, des accès bien plus longs, mais ils sont composés de plusieurs attaques distinctes et successives; on voit des épileptiques tomber dix, quinze, vingt fois dans la journée, et chez quelques-uns les attaques sont subintrantes, c'est-à-dire qu'une seconde attaque recommence avant la fin de la première.

L'épilepsie présente un grand nombre de variétés qu'il nous serait impossible de décrire ici. Il y en a dans lesquelles l'intelligence n'est pas absolument abolie, d'autres où la convulsion est passagère et à peine marquée, quoique la perte de connaissance ait lieu. Il en résulte qu'on peut confondre ces attaques mal dessinées avec celles de l'hystérie. Beau propose en conséquence d'établir le diagnostic, tout à la fois, par les caractères des convulsions et par la marche de la maladie. Nous citerons ici quelques-unes des remarques les plus importantes du mémoire de cet auteur :

1° Presque toutes les attaques épileptiques débutent brusquement ou sont annoncées par des symptômes prochains, tandis que les attaques hystériques n'arrivent jamais, ou presque jamais, sans prodromes éloignés ; 2° les attaques épileptiques sont le plus souvent simples, les hystériques sont ordinairement composées ; 3° les attaques épileptiques surviennent en proportion à peu près égale le jour et la nuit, tandis que les attaques hystériques n'apparaissent guère que le jour ; 4° l'épilepsie est souvent congénitale. L'hystérie n'apparaît guère que de dix à vingt ans.

Ces remarques sont certainement très-importantes, mais nous croyons qu'on doit tenir compte des autres symptômes que présentent les malades dans l'intervalle des attaques. On aurait bien peu profité de toutes les descriptions qui précèdent, si l'on ne cherchait pas dans l'étude des symptômes autres que les convulsions, des caractères différentiels importants. Nous supposons qu'on soit embarrassé, en présence d'une attaque convulsive survenant chez une femme, pour déterminer si l'on a affaire à une hystérie ou à une épilepsie ; il faudra voir alors, après l'attaque, si la malade a ou n'a pas d'autres symptômes hystériques habituels, ce qui tranchera facilement la question. Si la malade est d'un caractère irritable, impressionnable, si elle présente des douleurs vagues, du gonflement épigastrique, le clou hystérique ; si elle est analgésique, et si elle a en même temps des points d'hyperesthésie, il sera bien difficile de ne pas admettre que la malade est hystérique et que l'attaque a été hystérique elle-même. Nous avions surtout en vue les cas de cette espèce, quand nous faisions remarquer que les convulsions ne sont qu'un des accidents ou des symptômes de l'hystérie, et qu'ils ne constituent pas à eux seuls toute la maladie.

A la vérité, on observe des cas qui semblent faits pour rendre inutiles toutes les remarques précédentes. Quelques individus présentent des attaques qui sont un mélange parfait d'hystérie et d'épilepsie, et d'autres ont alternativement des attaques bien caractérisées d'épilepsie et d'hystérie. Dans ce dernier cas, il n'est pas possible de méconnaître que les malades ont réellement l'une et l'autre affection. Quant à l'autre cas, on a désigné ces attaques mixtes sous le nom d'hystéro-épilepsie ; mais, pour notre part, nous croyons qu'il s'agit bien plus alors d'une épilepsie anormale que de toute autre chose ; nous nous fondons sur les troubles qui se manifestent à la longue du côté de l'intelligence, et qui n'arrivent pas dans l'hystérie véritable ; celle-ci en effet peut épuiser les forces, et même faire mourir les malades, mais l'épilepsie seule est suivie de manie ou d'un affaiblissement graduel de l'intelligence, qui va jusqu'à la démence.

Diagnostic après l'attaque : si l'attaque épileptique est survenue pendant la nuit et sans témoins, on peut en faire, le lendemain, le diagnostic rétrospectif, en constatant : qu'il y a des morsures de la langue, que le malade a eu des évacuations involontaires et qu'il porte, à la face et au front, de petites ecchymoses résultant de la violente congestion céphalique qui a lieu dans l'attaque.

Dans le *vertige épileptique,* ou petit mal, on remarque les symptômes suivants, qui ont été très-bien résumés par Beau : « L'individu a le temps de s'asseoir, tombe ou fléchit ; la face est pâle, immobile, les yeux fixes et hagards, ou bien il a quelques légers tremblements des membres supérieurs, de la face ; il reste ainsi quelque temps : peu à peu il s'anime, il se lève d'un air étonné, cherche autour de lui, veut se déshabiller, prononce souvent des paroles mal articulées et essaye de se débarrasser des personnes qui le retiennent. Si on le laisse aller, il se promène d'un air égaré, a une démarche un peu choréique et bat quelquefois ceux qui se trouvent sur son passage. Enfin l'intelligence reparaît ; l'individu est fatigué, honteux, et conserve souvent la mémoire de ce qui s'est passé. Le délire dont je viens de parler est toujours sombre et même furieux. Je n'ai observé des rires et des chants que dans cinq cas. Si nous analysons les phénomènes qui constituent la forme de vertige que je viens de décrire, nous voyons qu'ils se réduisent d'abord à une perte complète ou incomplète de mouvement et d'intelligence, et ensuite à une perversion de la volonté, à un délire qui rappelle assez bien l'état nerveux que l'on observe dans certaines fièvres sous le nom de carphologie. »

Il y a d'autres formes du vertige, mais moins communes que celles que nous venons d'indiquer.

Catalepsie. La catalepsie, qui ne doit pas être confondue avec l'extase, présente aussi des convulsions. Les malades perdent connaissance et sont pris d'un état tétanique plus ou moins prononcé ; on peut donner aux membres des positions variées, incommodes, dans lesquelles ils demeurent plus ou moins longtemps, positions que l'on ne saurait supporter pendant un temps aussi long dans l'état de santé. Dans la forme ordinaire de cette maladie, si rare d'ailleurs, la respiration et la circulation persistent; mais, dans des cas tout à fait exceptionnels, elles s'affaiblissent au point d'être presque insensibles ; on a pu alors croire à la mort des malades.

Dans l'*extase* on observe aussi un état de contraction avec immobilité du corps, et l'on peut donner aux membres des attitudes variées qu'ils conservent longtemps. Il n'y a pas d'autres espèces de convulsions. Nous n'avons vu qu'un cas de cette espèce.

Tétanos. Les convulsions du tétanos sont toniques. Cette affection survient, soit spontanément et à la suite d'un refroidissement, soit comme conséquence d'une blessure. Elle est endémique dans les pays très-chauds et dans les contrées froides, mais elle règne rarement dans les latitudes tempérées.

Que la maladie soit spontanée ou qu'elle succède à une blessure, on observe ce qui suit : les malades ressentent d'abord de la douleur dans les mâchoires et les tempes ; ils ont de la difficulté à ouvrir la bouche, puis, graduellement, cette difficulté augmente, et il se manifeste une roideur douloureuse dans le col. Cette roideur est persistante, puis elle s'étend à toute la colonne vertébrale, aux muscles du thorax, de manière que la respiration est plus ou moins gênée. L'intelligence et la sensibilité se conservent. Il y a des moments de rémission qui sont quelquefois assez prolongés, mais après lesquels les convulsions se reproduisent de la manière la plus pénible pour les malades ; à l'occasion du moindre effort, d'un contact étranger, les malades sont, tout à coup, repris d'une douleur vive dans tous les membres, qui se roidissent ; le tronc se renverse, les membres se tendent, l'abdomen s'aplatit et devient roide comme une planche, le thorax est immobile. Nous avons vu un malade chez lequel ces recrudescences s'annonçaient par une secousse de hoquet, ou plutôt par un sanglot accompagné de douleur dans la région supérieure de l'abdomen : c'était évidemment une convulsion du diaphragme. On observe aussi la contraction des sphincters, des conduits musculaires intérieurs du corps. Les détentes sont plus ou moins complètes et plus ou moins longues. Nous avons vu, à l'hôpital Saint-Louis, un malade qui, dans une de ces rémissions, put sortir de la salle et traverser à pied une cour, pour se rendre au bain de vapeur ; là il fut repris d'une attaque tétanique et on dut le reporter dans son lit. Il mourut quelques jours après, n'ayant aucune lésion évidente de la moelle. Les accès vont en augmentant et en se rapprochant, excepté la nuit où le sommeil est quelquefois calme. Bientôt les malades s'épuisent ou éprouvent des phénomènes d'asphyxie lente. Quelque temps avant la mort, il y a un relâchement général, que les personnes inexpérimentées peuvent prendre pour un signe favorable.

Les variétés de la maladie qui dépendent de la région du corps plus particulièrement affectée, et qui ont reçu des noms aussi longs que bizarres (emprosthotonos, opisthotonos, pleurosthotonos), ne méritent pas une description particulière.

Cette affection a une durée plus ou moins longue, quatre à dix jours. Nous n'avons jamais vu de tétanos chronique, quoiqu'on en ait cité des exemples. Le tétanos est apyrétique.

Le tétanos a beaucoup de ressemblance avec la méningite cérébro-spinale; cependant on remarquera que, dans celle-ci, il y a des douleurs très-vives, une sensibilité exagérée de la peau, de la fièvre, des troubles cérébraux, et que la maladie est ordinairement épidémique.

En terminant l'exposé rapide des convulsions dans les névroses, nous devons faire remarquer que le diagnostic du genre de convulsion est très-ordinairement facile à faire, mais que la question de diagnostic ne s'arrête pas là. Il arrive, en effet, que beaucoup d'autres affections présentent des convulsions fort semblables à celles des névroses; de sorte que, un cas de convulsion étant donné, il s'agit non-seulement de dire qu'on a affaire à telle ou telle forme de convulsion, mais encore de déterminer si cette convulsion est essentielle, ou si elle ne serait pas provoquée par quelque lésion organique des centres nerveux, ou par toute autre cause éloignée. Il y a là une grande difficulté à vaincre; tous les auteurs l'ont sentie, mais peu l'ont résolue d'une manière satisfaisante.

Convulsions dans les affections de divers organes et dans les fièvres. — Souvent le point de départ de certaines convulsions paraît être dans des organes absolument étrangers au système nerveux. A vrai dire, leur cause immédiate ne peut résider que dans ces centres, et elle doit résulter de l'impression pénible qui y est transmise par la lésion organique; mais il n'y a pas alors dans ces centres de lésion matérielle profonde, et il en résulte que la maladie est souvent curable; aussi ne doit-on rien négliger, dans la pratique, pour s'assurer que, dans un cas donné de convulsion, le point de départ est hors des centres nerveux.

Nous ne pouvons décrire toutes les convulsions de cette espèce, qu'on a appelées sympathiques; nous en indiquerons quelques-unes.

Les convulsions sont assez communes dans les prodromes ou dans le cours des fièvres continues, éruptives et intermittentes.

Dans ces cas, la cause des convulsions paraît résider bien plus dans la constitution du sujet que dans la cause de la maladie. Lorsqu'elles surviennent dans une fièvre intermittente, elles donnent aux accès une forme particulière et une extrême gravité : de là le nom de *fièvres pernicieuses convulsives*. Les convulsions sont bien moins dangereuses dans les fièvres continues et éruptives ; Sydenham pensait même qu'elles annonçaient l'issue heureuse de la maladie, surtout quand elles paraissent au début. On les observe aussi dans le cours de certaines maladies inflammatoires. « Celles qui surviennent à la fin des maladies aiguës sont toujours d'un fâcheux augure et indiquent presque constamment une mort prochaine, car elles sont presque toujours liées à une altération du cerveau (Bouchut). »

On voit des convulsions produites par une émotion morale agréable ou triste, par une vive douleur, par un simple accès de fièvre, par une opération chirurgicale, la piqûre et l'inflammation d'un nerf, par des lésions de l'oreille, par une indigestion, la présence de vers, d'un tænia dans le tube digestif, par la dentition, par le rachitisme ; il y en a qui se manifestent au moment de l'accouchement, chez les femmes affectées d'albuminurie et d'anasarque; on désigne cette forme sous le nom d'éclampsie des femmes enceintes. Enfin, on a observé quelques cas dans le cours de la maladie de Bright; nous dirons quelques mots de ces deux variétés.

Éclampsie des femmes enceintes. Une femme hystérique ou épileptique peut avoir, pendant la grossesse, et à l'époque de l'accouchement, des attaques convulsives dépendantes de sa maladie habituelle, et qu'on ne peut pas alors rapporter à la grossesse. Mais il y a une autre espèce d'affection convulsive qui ne se manifeste que pendant la grossesse ou l'accouchement, et qui mérite réellement le nom de convulsions des femmes enceintes : c'est cette espèce qui a reçu le nom d'éclampsie puerpérale.

Rien n'est plus facile que de reconnaître cette éclampsie, puisqu'elle est liée intimement à l'état de gestation; néanmoins, comme elle est encore fort mal connue dans les divers points de son histoire, nous allons la décrire succinctement.

L'éclampsie se manifeste presque toujours chez les primipares (1) et à la fin de la grossesse; il est rare, quoi qu'on en ait dit, de la voir survenir au commencement ou dans le cours de la gestation, et les cas de cette espèce doivent être rapportés à des convulsions tout à fait différentes de l'éclampsie. Elle se lie constamment (2) à la présence de l'albumine dans l'urine, sans qu'il soit possible cependant de trouver entre l'albuminurie et l'éclampsie aucun rapport évident de cause à effet; ces deux faits sont probablement des résultats d'une cause commune, mais qui est encore inconnue jusqu'à présent. M. Blot pense que cette cause commune pourrait être trouvée dans une congestion sanguine, s'effectuant simultanément vers les reins et vers l'axe cérébro-spinal. Quoi qu'il en soit, comme cette albuminurie ne devient, en général, considérable qu'à la fin de la grossesse, on comprend que les convulsions éclamptiques ne puissent aussi se manifester qu'à cette époque. Voici le tableau de la marche la plus habituelle de l'affection:

Une femme devient enceinte pour la première fois, et se porte bien pendant les six premiers mois de sa grossesse; on voit alors survenir de l'œdème des jambes, de l'extrémité inférieure du tronc, quelquefois une légère bouffissure de la figure; l'urine contient alors de l'albumine; les accidents sont généralement peu pénibles pour la femme. Arrive le terme de la grossesse, l'œdème augmente alors assez fortement et gagne les bras et le haut du corps. Le travail commence, et quelquefois s'avance beaucoup sans accidents sérieux; puis, le plus ordinairement, lorsque la tête de l'enfant est sur le point de franchir le col utérin, les convulsions éclatent. Elles ont lieu par accès et revêtent pres-

(1) Vacher, Thèse. Paris, 1846.
(2) Blot, Thèse. Paris, 1849.

que toujours la forme épileptique. La malade tombe privée de sentiment et d'intelligence; il y a d'abord un état de roideur tétanique de tous les membres; puis des convulsions rapides, brusques, envahissent la face et les membres; elles ressemblent tout à fait aux mouvements cloniques de l'épilepsie; la face se décompose, devient violette, se tuméfie et exécute des grimaces, des contorsions hideuses, la respiration se suspend, il s'écoule de l'écume par la bouche; puis, peu à peu, tout cela cesse, et le coma, accompagné de stertor, survient. Les malades reprennent leur intelligence, sont étonnées et demandent ce qui leur est arrivé. Les contractions utérines, qui, loin de se suspendre, s'étaient faites d'une manière énergique et tétanique, cessent d'abord, puis se reproduisent, et souvent une nouvelle douleur amène un nouvel accès. Quelquefois ces accès se succèdent à de grands intervalles, quelquefois ils sont très-rapprochés. Nous avons vu une femme qui eut quinze accès dans une nuit, une autre onze. Plus les accès se répètent, plus ils se rapprochent; leur durée est la même, mais, après le deuxième ou le troisième, les malades perdent complétement l'intelligence et ne la recouvrent plus dans l'intervalle des attaques. Si on retire de l'urine par le cathétérisme, on trouve ce liquide en petite quantité, épais, brun, et se coagulant en masse par la chaleur et l'acide nitrique. Nous avons trouvé à ce liquide une réaction acide, et une densité de 1034 dans un cas, et de 1040 dans un autre. Cette densité considérable ne survient qu'au moment de l'accouchement (Blot). La mort arrive quelquefois avant la délivrance, d'autres fois celle-ci a lieu d'une manière heureuse et pour la mère et pour l'enfant; mais il arrive très-souvent que les attaques éclamptiques continuent après l'accouchement; elles sont moins fortes et plus éloignées; les malades guérissent alors très-souvent. Nous avons observé une femme qui eut dix-sept attaques d'éclampsie, onze avant l'accouchement et six après; elle guérit assez rapidement. Peu d'heures après la délivrance, l'albuminurie diminue, et quelquefois le lendemain on n'en trouve plus de trace. L'œdème disparaît aussi très-promptement, le plus souvent avant le dixième jour. Les suites de couches sont presque toujours naturelles et la sécrétion du lait s'établit bien. — Quelquefois il n'y a aucune trace d'œdème partiel ou général, mais il y a constamment de l'albumine dans l'urine. Les convulsions prennent dans ces cas, rares d'ailleurs, l'apparence de l'hystérie, de la catalepsie, de l'extase.—En définitive, l'éclampsie est caractérisée par des convulsions épileptiformes, le plus souvent survenant dans le travail de l'accouchement, se répétant un certain nombre de fois, et s'accompagnant de la présence d'une proportion toujours considérable d'albumine dans l'urine.

Nous plaçons cette affection dans la classe que nous étudions maintenant, parce que les convulsions éclamptiques sont liées à une affection bien évidente d'un organe indépendant du système nerveux, les reins. En quoi consiste cette lésion, on ne le sait pas encore parfaitement, parce qu'elle varie suivant les cas : c'est tantôt une congestion active, tantôt une congestion passive des reins, quelquefois un des premiers degrés de la néphrite albumineuse, d'autres fois la présence de caillots dans les veines rénales (Gubler). Peut-être y a-t-il une congestion de l'axe cérébro-spinal (Blot), mais rien ne l'a démontré jusqu'à présent, et, dans tous les cas, cette lésion serait au moins précédée, sinon dominée par la lésion rénale. Cependant M. le professeur Depaul a vu deux fois l'albuminurie postérieurement aux attaques (1).

Maladie de Bright. Éclampsie urémique. Nous avons séparé l'éclampsie puerpérale de l'éclampsie dite *urémique,* parce que cette dernière a été observée chez la femme hors de l'état de gestation, et même chez l'homme; mais il se pourrait que la cause intime fût la même dans ces différents cas. Braun, en 1851, et Frerichs, à la même époque, ont émis l'opinion que l'éclampsie puerpérale et les convulsions de la maladie de Bright sont le résultat d'une intoxication du sang par l'*urée* que les reins malades ne séparent plus de ce liquide. Cette opinion est surtout appuyée par les vivisections : lorsqu'on enlève les reins à un animal, on trouve dans le sang une quantité progressivement croissante d'urée, et la mort survient au milieu des convulsions et de divers accidents nerveux. L'urée est dissoute dans le sang, en si grande quantité, qu'une partie s'exhale par la respiration, et que sa présence peut être décelée, dit-on, par le procédé suivant: une baguette de verre mouillée d'acide chlorhydrique est approchée des

(1) *Moniteur des hôpitaux*, 1854, n° 2.

narines ou de la bouche de l'animal, et il se forme immédiatement des vapeurs blanches de chlorhydrate d'ammoniaque. Comme on le voit, ce n'est pas l'urée, à proprement parler, qui est la cause des accidents, mais le carbonate d'ammoniaque auquel elle donne naissance dans le sang. [[D'autres auteurs ont imputé ces accidents à l'altération du sang par les matières extractives de l'urine (Schottin); d'autres encore à l'œdème et à l'anémie du cerveau qui peuvent être des effets de la maladie (Traube, etc.).]]

Bien que ces hypothèses aient besoin de confirmation, on les a prises pour point de départ des théories sur les accidents convulsifs de la maladie de Bright et de l'éclampsie puerpérale. Il nous suffit de les avoir indiquées succinctement. On trouvera les détails les plus complets sur ce sujet dans les travaux que nous avons déjà cités plus haut.

Convulsions dans les intoxications. — Il y a peu d'empoisonnements qui ne se terminent par des convulsions, même parmi ceux qui ne déterminent pas particulièrement ce symptôme; mais alors les convulsions se montrent à la fin de l'affection, aux approches de la mort, et sont bien plutôt l'effet de l'épuisement général et de la secousse vive et rapide produite dans l'économie, que de la nature même du poison. Mais il y a quelques toxiques dont l'action porte essentiellement et primitivement sur le système musculaire, et qu'on pourrait nommer convulsifs. Ce sont leurs effets que nous voulons étudier ici.

Intoxications rapides. L'alcool produit presque toujours une augmentation passagère de la force musculaire et un besoin d'exercer cette force factice, qui, quelquefois, dégénère en convulsion. Dans le premier degré de l'ivresse, tant que l'on conserve la raison, les convulsions ne surviennent pas, mais cependant on éprouve presque toujours une contraction involontaire des muscles des mâchoires, du col, des poignets, des jambes, d'où résulte le resserrement des dents, la difficulté de parler, d'avaler, le tremblement des mains, des jambes, etc. Dans l'ivresse avec perte de connaissance, il y a tantôt coma, tantôt délire et convulsions, qu'il est souvent fort difficile de distinguer de celles d'une affection cérébrale; on prendra alors en considération la cause, si l'on peut la connaître, la rapidité avec laquelle sont survenus les accidents, l'odeur alcoolique de l'haleine, l'état de la face qui est ordinairement animée, injectée, et qui n'offre pas la stupeur propre aux affections cérébrales; d'ailleurs l'erreur ne durera pas longtemps et elle sera à peu près sans importance, car il convient de traiter cette espèce d'ivresse comme une affection congestive du cerveau; il n'y a aucun inconvénient à pratiquer une saignée, à administrer des purgatifs énergiques, à employer des révulsifs sur les extrémités; dans le doute, on donnera une potion avec une vingtaine de gouttes d'ammoniaque, qui seront utiles en cas d'ivresse, et qui ne nuiront pas s'il s'agit d'une affection cérébrale.

Il est rare que l'alcoolisme habituel produise des convulsions; on les voit, il est vrai, dans le *delirium tremens*, mais elles ne sont jamais isolées; nous reviendrons sur ce sujet dans l'article *Délire*.

Les recherches récentes et nombreuses faites sur l'éther et le chloroforme établissent, et tous les médecins connaissent ce fait, que la période de coma ou de collapsus est toujours précédée d'une certaine roideur générale, d'un mouvement spasmodique involontaire, qui est une véritable convulsion mais qui n'a pas de suites. Cependant, quelques individus, et les femmes en particulier, tombent dans des convulsions véritables, soit pendant le sommeil, soit après le réveil.

Nous n'en finirions pas si nous voulions donner la liste de tous les poisons convulsifs. Nous citerons les principaux.

Tout le monde sait que la strychnine et toutes les substances qui contiennent cet alcali végétal (strychnées, noix vomique, fève de Saint-Ignace, fausse angusture, etc.), produisent des contractions toniques, douloureuses, des mâchoires, des bras, des jambes, des muscles de la colonne vertébrale; que cette action, quand elle est portée à un haut degré, peut simuler le tétanos, et que la mort en est souvent la terminaison. On sait aussi que cette action est le propre des poisons asiatiques, et qu'elle est opposée à celle des poisons américains (*curare* et ses variétés); car ceux-ci produisent un affaiblissement graduel sans réaction musculaire. Au reste, cette action a été si bien étudiée par tous les thérapeutistes, que nous renvoyons à ces sources pour plus de détails.

La plupart des narcotiques et des narcotico-âcres (opium, tabac, jusquiame, morelle), produisent des convulsions. La belladone se distingue, sous ce rapport, parmi tous les autres; elle produit un état tétanique des mâchoires et des convulsions cloniques des extrémités.

Nous renvoyons encore au mémoire de Braun pour une indication plus détaillée d'autres causes toxiques qui peuvent déterminer des convulsions. On y trouvera l'énumération d'une foule d'empoisonnements dont les médecins français s'occupent fort peu, et peut-être avec juste raison; tels sont l'argyrisme, le stibisme, le cuprisme, l'oxalisme, l'hydrocyanisme, etc.

Nous devons faire ici une remarque importante à propos des empoisonnements: c'est que l'on a peut-être trop facilement conclu des animaux à l'homme, et trop généralisé les résultats obtenus dans les expériences de laboratoires. Les animaux sur lesquels on opère, chiens, lapins, cobayes, etc., sont frappés de paralysie, de tremblements, de convulsions, dans beaucoup de circonstances où l'homme ne l'est pas; de sorte qu'il faut toujours, dans les expériences, faire la part de cette susceptibilité, et ne pas attribuer au poison un effet de l'impressionnabilité de l'animal.

Tous les auteurs ont mentionné les symptômes de tétanos et d'hydrophobie produits par les cantharides.

On connaît aussi la propriété convulsive de la plupart des venins, et spécialement de la bave des chiens enragés et du venin des serpents. Nous ne décrirons ici que les convulsions de la rage, cette intoxication étant la seule sur laquelle nous ayons des renseignements précis, et la seule d'ailleurs qui soit digne d'intérêt dans nos contrées.

Enfin, des convulsions se voient souvent dans l'asphyxie, dans l'empoisonnement par l'acide carbonique, le gaz de l'éclairage, le gaz des fosses d'aisances, celui des égouts, des mines, etc., etc. Nous avons publié la relation de l'asphyxie par l'acide carbonique de toute une salle de malades, à l'hôpital Saint-Louis : parmi les accidents variés que présentèrent les malades, il y eut plusieurs cas de convulsions (1).

Rage. Un individu a été mordu par un animal enragé,

(1) V. Racle, *Moniteur des hôpitaux*, 1er novembre 1853.

ou inoculé accidentellement avec la bave de l'animal ; il se porte très-bien pendant quinze jours ou un mois, puis il commence à éprouver du malaise et de l'inappétence, de la tristesse, une inquiétude vague ; il ressent quelquefois de la douleur dans l'endroit inoculé, il éprouve de la céphalalgie, du resserrement des tempes et des mâchoires.

Arrivent ensuite les convulsions qui caractérisent la seconde période ; les malades ont alors de la dyspnée, poussent des soupirs, se plaignent d'une anxiété précordiale ou épigastrique ; ils ont soif et cherchent à boire : mais ils ne le peuvent, les liquides ne pouvant pas franchir l'isthme du gosier, qui se contracte à leur contact ; quelquefois le seul aspect des boissons inspire au malade de la répugnance, de l'horreur (hydrophobie) ; il en est de même des objets polis et brillants, quelle que soit leur nature. Cet effroi, cette horreur, déterminés par les liquides, s'accroissent et sont suivis enfin de convulsions véritables. Ces convulsions sont ou toniques ou cloniques, et n'ont pas de caractères bien déterminés : tantôt les malades perdent connaissance et se débattent avec énergie ; tantôt ils conservent l'intelligence et deviennent furieux : d'autres fois ils tombent dans un état tétanique bien prononcé. Ces convulsions durent quelques minutes et sont suivies du retour de la connaissance et des mouvements volontaires, mais elles se renouvellent spontanément ou quand les malades veulent boire. Dans les intervalles lucides, les malades ont souvent une sputation presque continuelle. Nous ne nous arrêterons pas sur la prétendue envie de mordre, sur les caractères qu'on a attribués à la voix, sur les pustules lyssiques qui existeraient sous la langue, et qui sont des symptômes imaginaires.

Cet ensemble de symptômes, même en l'absence de tout renseignement étiologique, serait insuffisant, sinon pour faire établir le diagnostic de l'hydrophobie, du moins pour donner de violents soupçons sur son existence.

On a cité des cas d'*hydrophobie spontanée* déterminée par la peur, par l'imitation ou par toute autre cause, et qui auraient les symptômes précédents, mais heureusement une moins grave terminaison. Ces cas sont fort douteux. On rapporte cependant le fait suivant. Deux frères furent mordus par un chien enragé ; l'un d'eux mourut d'hydrophobie au bout d'un mois ; l'autre, qui avait entrepris un long voyage, ignora la maladie et la mort de son frère ; il revint au bout de vingt ans, apprit seulement alors ce qui avait eu lieu et fût pris d'accès d'hydrophobie qui guérirent heureusement.

Intoxications chroniques. Nous ne décrirons que deux empoisonnements lents, dans lesquels on observe des convulsions : ce sont l'intoxication par le plomb et celle par l'ergot de seigle. La première a pris le nom d'épilepsie saturnine, la seconde celui d'ergotisme convulsif.

Épilepsie saturnine. Les accidents cérébraux produits par le plomb ont, ainsi que l'a très-bien montré le premier M. Grisolle (1), trois formes distinctes : la forme délirante, la forme convulsive, la forme comateuse. Quelquefois ces trois formes sont liées et elles ne sont que des degrés d'un même mal ; mais d'autres fois elles sont parfaitement distinctes. Nous avons vu un jeune peintre qui avait eu plusieurs fois la colique, et qui fut amené à l'Hôtel-Dieu pour une nouvelle attaque de cette affection. Au moment de son entrée il avait un délire furieux ; il rompit les liens de sa camisole de force, brisa les meubles qui se trouvaient dans la chambre où on l'avait laissé seul, et tenta de se suicider en se frappant la tête, à coups redoublés, avec un vase d'étain pesant près de deux livres ; mais il n'eut pas une seule attaque convulsive. Une saignée et des purgatifs énergiques et répétés firent justice de ces accidents. Quelquefois les accidents céphaliques se montrent chez des individus qui n'ont pas d'autre affection saturnine, mais le contraire a lieu dans plus de la moitié des cas.

La forme convulsive présente les phénomènes suivants :

Le malade qui, le plus ordinairement, a eu une ou plusieurs coliques (circonstance importante pour le diagnostic), est pris, soit pendant une nouvelle attaque, soit au milieu de la santé, d'un peu de céphalalgie, puis de délire, et, au moment où l'on s'y attend le moins, une attaque convulsive éclate.

Les premières attaques ressemblent souvent au vertige épileptique ; les malades tombent en perdant passagèrement l'intelligence et le sentiment ; ils ont quelques lé-

(1) Grisolle, *Essais sur la colique de plomb* (*Arch. gén. de méd.*, 2e série, t. IX et XI).

gères convulsions ; l'état d'insensibilité se prolonge généralement plus longtemps que dans l'épilepsie ordinaire ; quand les malades reprennent leurs sens, ils sont hébétés, étonnés ; ils conservent quelquefois un peu de délire. Il est rare qu'il n'y ait qu'une seule attaque ; le plus souvent plusieurs se succèdent à intervalles assez longs d'abord, et plus rapprochés ensuite. Enfin, on voit de véritables convulsions, tout à fait semblables à celles de l'épilepsie, mais qui durent souvent beaucoup plus longtemps ; nous avons vu plusieurs cas dans lesquels rien ne manquait, ni le cri que pousse l'épileptique en tombant, ni les grimaces horribles de la face, ni la suppression de la respiration, ni le coma consécutif, ni la respiration stertoreuse. A la suite de ces accidents, les malades tombent ou dans une résolution complète ou dans un délire furieux. Les attaques se reproduisent avec une grande fréquence, et quelquefois empiètent les unes sur les autres, et les malades meurent au bout de trois jours, de deux jours, quelquefois plus promptement encore, et comme épuisés par la violence des convulsions. Quelques malades guérissent sans conserver de dispositions à de nouvelles attaques d'épilepsie ; d'autres restent amaurotiques, paralysés des membres, etc.

Aucun caractère, tiré des symptômes convulsifs eux-mêmes, ne permet de soupçonner la cause des convulsions. On devra donc s'entourer de tous les renseignements possibles, quand on verra une attaque d'épilepsie chez un individu qui n'y est pas sujet habituellement. La durée plus longue des attaques, leur retour à de courts intervalles, le coma ou le délire qui se manifeste entre elles doivent toujours éveiller l'attention, car il est rare que de pareils accidents arrivent dans les épilepsies légitimes et récentes.

[M. le docteur Auguste Ollivier a trouvé, dans beaucoup de cas, les urines albumineuses chez les saturnins. Sans être jamais aussi considérable que dans la maladie de Bright, la quantité d'albumine peut cependant être assez notable pour qu'on se demande si l'urémie n'aurait pas aussi une part à réclamer dans la pathogénie des convulsions saturnines.]

Ergotisme convulsif. Maladie céréale. Raphania. Les convulsions de l'ergotisme n'ont aucun caractère particulier ; elles prennent quelquefois la forme épileptique, d'autres fois la forme clonique ; quelquefois elles sont partielles et consistent soit en un simple trismus, soit en une contraction permanente et énergique des muscles fléchisseurs des jambes ou des bras. Les malades ont des douleurs vives dans les muscles convulsés ; ils se plaignent de céphalalgie, d'étourdissements, d'amaurose ; on voit aussi du délire, rarement de la fièvre. Ces accidents guérissent assez souvent, mais laissent après eux diverses paralysies, soit de quelques muscles, soit des organes des sens, ou un tremblement plus ou moins général. La durée de l'ergotisme convulsif est toujours longue, de deux à douze semaines. Le diagnostic se tire des circonstances suivantes : Il y a absence de phénomènes encéphaliques bien prononcés ; la maladie survient, après les années humides et pluvieuses, chez des personnes de la campagne, pauvres, vivant habituellement de céréales mêlées d'ergot et peut-être d'une espèce de *Raphanus* (Linné) ; enfin, il y a dans la localité une épidémie d'accidents convulsifs et gangréneux.

Nous ne devons pas oublier de mentionner parmi les intoxications celles qui résultent des miasmes paludéens. Il existe une forme de fièvre pernicieuse qui porte le nom de convulsive ; c'est à la vérité une des variétés les plus rares, mais dont il ne faudra pas oublier l'existence quand on observera des malades dans des contrées marécageuses.

Altération des liquides de l'économie et du sang en particulier. — Pour être aussi complet que possible dans l'énumération des causes des convulsions, nous ne devons pas oublier les altérations du sang ; ces altérations sont de deux sortes : celles qui résultent de changements dans la quantité et les proportions des parties constituantes du sang, celles qui proviennent de l'introduction de principes étrangers dans ce liquide. Nous avons, en parlant des empoisonnements, cité la plupart des convulsions provenant de cette dernière origine ; nous n'y revenons donc pas. Il nous reste à signaler en quelques mots l'influence des causes du premier ordre.

Tous les médecins ont reconnu l'influence des altérations dans la composition ou la quantité du sang, sur la production des convulsions. Cependant les résultats peuvent se réduire aux faits suivants. Si l'on fait mourir un animal par hémorrhagie, on voit aux approches de la mort survenir des convulsions ; un grand nombre de faits établissent que celles-ci ne résultent point de la douleur ou de toute autre influence, mais bien de la soustraction du sang et d'une sorte d'anémie cérébrale ; car si l'on réintroduit dans les vaisseaux le sang enlevé, ou si on le remplace simplement par de l'eau, les convulsions disparaissent. Nous rappelons, seulement pour mémoire, qu'on voit quelquefois des convulsions à la suite de la saignée. Si on rend un animal anémique, ou chloro-anémique, par des saignées successives, qui rendent le sang aqueux, on voit encore des convulsions s'établir et devenir graduellement plus fortes. Ces faits suffisent pour expliquer la manifestation assez commune des convulsions, dans la chlorose, l'anémie, à la suite des hémorrhagies, etc., etc. Toutes les causes de déplétion du système circulatoire mettent en jeu le système nerveux et réciproquement, d'où l'aphorisme si connu : *Sanguis moderator nervorum.*

Nous avons épuisé la longue liste des causes des convulsions ; nous ne pouvons pas cependant abandonner ce sujet, sans considérer cet accident chez les enfants en particulier.

[**Convulsions chez les enfants.** — Ce symptôme est beaucoup plus fréquent dans l'enfance qu'à tout autre âge de la vie. Aussi les médecins qui se sont occupés des maladies des enfants ont-ils toujours consacré une longue étude aux convulsions.

Quand on se trouve en présence d'un enfant atteint de convulsions, la question se pose immédiatement de savoir si ces convulsions sont symptomatiques d'une maladie cérébrale, ou si elles sont simplement sympathiques.

Disons tout d'abord qu'il est de la plus haute importance de ne pas attribuer de prime abord les convulsions à une lésion encéphalique. On peut affirmer que les convulsions symptomatiques sont de beaucoup les plus rares. De toutes les maladies qui lui donnent lieu, la plus fréquente est la méningite tuberculeuse. L'hémorrhagie méningée, la méningite simple, sont beaucoup plus rares, et MM. Rilliet et Barthez font remarquer que la méningite, sans complication tuberculeuse encéphalique, ne présente jamais de convulsions au début (1). On sait en outre que la méningite tuberculeuse se présente habituellement chez les enfants de deux à sept ans. Les convulsions qui tiennent à une méningite, tuberculeuse ou non, n'offrent rien qui les distingue en elles-mêmes des convulsions dues à toute autre cause. Leur répétition, l'état demi-comateux du petit malade dans l'intervalle, l'irrégularité du pouls, enfin l'ensemble des symptômes de la méningite et l'étude des antécédents, guideront le médecin dont le diagnostic ne devra toutefois être présenté en pareil cas qu'avec une grande réserve.

En effet, on peut dire que tout est prétexte à convulsions chez les enfants. Il nous suffira d'examiner les principales circonstances dans lesquelles elles se produisent. — De toutes les causes, la plus fréquente est la première dentition, et surtout la dentition difficile. La plupart des maladies fébriles, et surtout les fièvres éruptives, provoquent à la période d'invasion des convulsions chez les enfants. Une simple indigestion, la constipation, une douleur un peu vive, déterminent les convulsions. La présence de vers intestinaux doit encore être invoquée.

Il ne faut donc pas se hâter, chez un enfant qui est atteint de convulsions, de conclure à une maladie cérébrale. Le plus souvent on serait dans l'erreur. On devra rechercher avec soin si les causes que nous venons d'énumérer ne peuvent pas être incriminées, et surtout dans les cas où les convulsions se déclarent subitement chez un enfant encore bien portant quelques heures auparavant ; quand le petit malade se remet facilement entre deux attaques, quand l'accident ne laisse après lui ni paralysie, ni résolution, ni coma, quand la fièvre est vive et paraît franche, quand il y a d'autres signes d'une maladie aiguë, etc.]

X. — De la contracture.

On entend sous ce nom un état de contraction musculaire permanente, souvent douloureuse, qui envahit un ou plusieurs muscles de la vie de relation, et quelquefois

(1) Rilliet et Barthez, *Traité clinique et pratique des maladies des enfants*. 2e édition.

aussi des muscles de la vie organique. Dans le premier cas, cette contraction est tout à fait involontaire, et, dans le second, elle se manifeste sans être excitée par les causes habituelles de la contraction des viscères où elle se montre.

On ne confondra pas cet état avec les convulsions toniques, ni avec les rétractions musculaires. Dans le cas de convulsions toniques, il y a toujours, par intervalles, un relâchement complet ou à peu près complet des muscles, et, de plus, les convulsions toniques (épilepsie, tétanos) sont presque toujours générales et plus ou moins accompagnées de phénomènes cloniques ; tandis que la contracture proprement dite est toujours bornée à un petit nombre de muscles, qu'elle ne s'accompagne point de convulsions réelles, et qu'elle est permanente. Quant à la rétraction musculaire, elle consiste en un état de raccourcissement des muscles ou des tissus fibreux qui entrent dans leur composition; mais la fibre musculaire n'est pas pour cela en état de contraction permanente. Ici les muscles ne pourraient plus s'allonger sans se déchirer, tandis qu'ils sont encore extensibles dans la contracture proprement dite. Cependant la contracture permanente amène la rétraction des muscles, comme on en voit des exemples chez les aliénés.

La contracture occupe quelquefois un seul muscle, le plus souvent plusieurs; elle est plus commune aux membres qu'au tronc; on la voit tantôt aux membres supérieurs, tantôt aux inférieurs, quelquefois dans les uns et les autres à la fois; mais elle est bien plus fréquente dans les bras et aux doigts qu'aux membres inférieurs; elle survient quelquefois dans des muscles atteints de paralysie, et souvent alors elle est peu étendue, quoique la paralysie envahisse une grande partie du corps. Son invasion est quelquefois brusque, et alors presque toujours douloureuse; elle donne lieu, dans ce cas, à ce qu'on nomme vulgairement une *crampe;* mais, d'autres fois, elle s'établit lentement et sans douleur, à tel point que les malades ne s'en aperçoivent pas, et sont assez surpris quand on leur fait voir qu'un de leurs membres est dans un état de rigidité qui empêche des mouvements étendus. Les contractures musculaires ont une durée très-variable, des exacerbations et des rémissions incomplètes.

La contracture résulte évidemment d'une influence qui

excite continuellement la contractilité musculaire. Or, cette influence a un grand nombre de siéges divers ou de points de départ. En les étudiant, nous présenterons aussi les caractères et la valeur diagnostique de ce phénomène.

Maladies dans lesquelles on rencontre la contracture. — Valeur diagnostique.

La contracture est un accident quelquefois uniquement borné aux muscles dans lesquels elle se manifeste; c'est ce qui a lieu dans le **choléra**, par exemple; on voit alors des crampes dans les muscles des mollets, des avant-bras, du tronc, des parois de l'abdomen, et, jusqu'à présent, elles n'ont pu être rattachées à aucune lésion du système nerveux. Ces contractures sont très-douloureuses; leur invasion est brusque, leur marche rapide; rien n'est plus facile, en présence des autres symptômes concomitants, que de les rapporter à leur véritable cause.

Quelquefois le point de départ est dans les troncs nerveux; ainsi, on voit de la contracture par suite de la **blessure**, de la piqûre d'un nerf, par la présence d'une tumeur siégeant sur son trajet; nous avons vu, à la suite d'une saignée, s'établir brusquement une contracture de tous les muscles fléchisseurs de la main et des doigts; cette contracture fut probablement le résultat de la lésion du nerf médian; la malade étant sortie de l'hôpital, nous n'avons pas pu savoir si elle guérit, mais nous savons au moins que l'accident dura plusieurs jours, sans amendement. Par opposition, la section d'un nerf paralysant un certain nombre de muscles, il arrive que les muscles antagonistes se contractent d'une manière permanente; d'où un autre genre de contracture.

Ce symptôme se montre dans beaucoup d'affections du cerveau. On le voit souvent dans quelques espèces de **méningites**: dans la méningite cérébro-spinale, dans l'hémorrhagie méningée des enfants et des vieillards, dans l'**encéphalite** spontanée et dans celle qui survient à la suite des contusions du cerveau; elle ne se manifeste presque jamais dans l'hémorrhagie de la pulpe cérébrale; mais on a démontré (F. Boudet) que c'est un symptôme presque constant de l'**hémorrhagie** dans les **ventricules** cérébraux ; ce fait est si vrai, que, quand aux symptômes d'une apoplexie on voit s'ajouter de la contracture, on peut soupçonner que le foyer s'est fait jour dans les ventricules ; cette supposition est presque toujours confirmée par l'observation directe. A la vérité, le même phénomène se manifeste s'il survient de l'encéphalite autour du foyer hémorrhagique ; mais le diagnostic sera ordinairement facile, parce que cette inflammation est plus tardive, tandis que l'ouverture d'une caverne sanguine dans un ventricule se fait toujours à une époque rapprochée du début, et que, d'un autre côté, l'encéphalite sera annoncée par un ensemble de symptômes d'acuité, tel que la fièvre, du délire, des vomissements, etc.

Dans le ramollissement cérébral vrai, et nous désignons ainsi celui qui succède à des oblitérations vasculaires, la contracture est rarement un phénomène de début. L'assertion contraire de Lallemand paraît complétement erronée.

[[Indépendamment des contractures qui surviennent dans les maladies précédentes et qui sont des symptômes du début ou au moins des premiers jours, il existe des *contractures tardives* dont la signification pathologique est toute différente. Celles-ci se montrent à la suite d'un certain nombre de **maladies cérébrales** à foyer (hémorrhagie, ramollissement, tumeurs); elles apparaissent ordinairement deux, trois, quatre mois après l'attaque apoplectique ou l'apparition d'autres symptômes caractéristiques d'une lésion cérébrale localisée, elles intéressent exclusivement les parties paralysées ; elles envahissent d'abord les membres supérieurs, puis s'étendent aussi aux membres inférieurs. D'abord peu intenses, ces contractures finissent par amener une rigidité absolue des parties qu'elles occupent ; et, suivant la prédominance d'action de tels ou tels muscles, les membres sont immobilisés dans la flexion ou dans l'extension. Leur durée est toujours fort longue et même indéfinie, d'où le nom de contractures *permanentes* qu'on leur a donné.

Pareils phénomènes se montrent dans les **maladies de la moelle**, quand un segment de cet organe a été détruit (myélites partielles, compression de la moelle par des tumeurs ou des vertèbres déplacées) : la contracture est, dans ces cas, limitée aux membres inférieurs; son évolution est d'ailleurs la même que dans les maladies cérébrales.

Quelle est la raison anatomique de la contracture dans les maladies que nous venons d'indiquer? Il résulte des travaux de Ludwig Turck, Charcot, Vulpian, Bouchard (1) qu'elle doit être attribuée à des scléroses consécutives descendantes qui, partant du foyer cérébral ou médullaire, se propagent du centre à la périphérie en suivant le trajet des fibres motrices, et qui occupent dans la moelle la partie postérieure des cordons latéraux; l'inflammation chronique (sclérose) de cette partie de la moelle paraît être la lésion propre de la contracture permanente.

Dans les diverses circonstances dont nous venons de parler, la contracture se montre comme un fait secondaire venant s'ajouter aux autres symptômes de la maladie primitive. Mais quelquefois la contracture des membres des deux côtés du corps, associée à un certain degré de parésie, peut survenir primitivement sans avoir été précédée des signes d'une lésion encéphalique ou médullaire quelconque. Dans ces cas, il s'agit encore d'une *sclérose des cordons latéraux;* cette fois l'affection est protopathique, primitive; elle envahit symétriquement la totalité des faisceaux latéraux de la moelle (Turck, Charcot). Enfin il arrive assez souvent qu'une altération de la substance grise s'associe à la sclérose symétrique des cordons latéraux, et alors, aux symptômes de cette dernière maladie, s'ajoutent ceux d'une atrophie progressive des muscles; telle est la principale caractéristique de la maladie décrite par M. Charcot sous le nom de *sclérose latérale amyotrophique.*

On observe encore la contracture permanente des extrémités dans l'**hystérie,** et elle se présente avec des caractères analogues à ceux qu'on rencontre dans les contractures liées aux maladies cérébrales ou spinales. Elle s'en distingue cependant en ce que son début est brusque, qu'elle est susceptible de guérir et même tout d'un coup, qu'elle est accompagnée ordinairement d'anesthésie complète des parties contracturées, qu'elle a été précédée d'autres accidents d'hystérie grave, etc. La contracture hystérique se rattache

(1) Consulter Charcot, *Leçons cliniques*, 1870. — Bouchard, *Arch. gén. de méd.*, 1866.

sans doute aussi à une lésion des cordons latéraux; car M. Charcot a trouvé, dans un cas déjà ancien, une sclérose de cette partie de la moelle.]]

La contracture paraît être constante dans les cas d'agénésie cérébrale, on l'a notée onze fois sur autant d'observations.

Dance a décrit, en 1831, une maladie qu'il a dénommée *tétanos intermittent*, connue maintenant sous le nom de contracture des extrémités. M. Delpech l'a étudiée sous le nom de spasme musculaire idiopathique (1), M. Corvisart sous celui de *tétanie*, nom que lui a conservé Trousseau (2). — La tétanie s'observe le plus souvent chez les enfants, et chez les femmes, surtout pendant l'allaitement. Les hommes en sont atteints plus rarement.

M. Trousseau distingue une forme légère et une forme grave. Dans la première, la tétanie occupe un groupe de muscles, le plus ordinairement ceux de la main. Celle-ci offre un aspect caractéristique : le pouce replié vers la paume, les doigts allongés, imitent la forme que l'accoucheur donne à la main qu'il veut introduire dans le vagin. Les orteils peuvent être également contracturés; la face plantaire du pied se creuse tandis que le coude-pied se cambre énergiquement. Tous les autres muscles peuvent être atteints. Dans la forme grave, la contracture se généralise, les accès se succèdent; les muscles du pharynx et du larynx se tétanisent, et il en résulte une véritable asphyxie. On a vu la mort survenir dans ces tétanies graves.

La maladie procède par accès durant ordinairement de cinq à quinze minutes, pouvant se succéder pendant plusieurs jours et des mois entiers. Le début et la terminaison des accès sont annoncés par du fourmillement, par une sensation d'impuissance musculaire. D'après M. Trousseau, il suffit d'exercer une compression un peu énergique sur le trajet des vaisseaux et des nerfs des membres affectés, pour reproduire les accès à volonté.

Dans l'immense majorité des cas, la maladie se termine heureusement. La forme grave peut être confondue avec le tétanos. Mais on observe que celui-ci débute par du trismus,

(1) Delpech, Thèse, 1846.

(2) Trousseau. *Clinique médicale de l'Hôtel-Dieu*, 5e édition, 1877, t. II.

et attaque les muscles du tronc, envahissant les membres en dernier lieu. Le point de départ du tétanos est ordinairement un traumatisme, ce qu'on n'observe pas dans la *tétanie*.

Nous rapprocherons de ces contractions idiopathiques celle à laquelle on a donné le nom de *crampe* des écrivains. Elle consiste, comme son nom le fait supposer, dans une contracture des doigts qui tiennent la plume; contracture qui se prolonge pendant un temps plus ou moins long, quelquefois une heure et plus, et se renouvelle toutes les fois que le malade veut reprendre la plume (1).

XI. — De l'ataxie.

On désigne sous ce nom le désordre ou l'incoordination des mouvements volontaires (Bouillaud). Pour plus de précision, on devrait dire *ataxie du mouvement*, car le terme d'ataxie a été longtemps employé pour désigner des phénomènes très-divers, soit des troubles dans les fonctions normales, soit des accidents insolites survenant dans le cours d'une maladie, soit la prédominance de troubles nerveux dans certaines fièvres (fièvres ataxiques de Pinel). Nous n'envisageons ici que l'abolition de la coordination normale des mouvements volontaires. Ainsi entendue, l'ataxie est un symptôme qu'on peut observer dans plusieurs états morbides différents.

Les conditions pathogéniques de l'ataxie ne sont peut-être pas encore parfaitement déterminées, malgré les tentatives qui ont été faites pour expliquer ce symptôme. Nous ne saurions aborder ici ce sujet complexe, et nous sommes obligés de renvoyer le lecteur aux travaux remarquables de Jaccoud (2), Duchenne (3), etc., où la question est étudiée avec les développements qu'elle comporte. Qu'il nous suffise de rappeler que, dans les conditions normales, les mouvements en apparence les plus simples ne sont pas

(1) V. Duchenne (de Boulogne), *De l'électrisation localisée*, 3e édit., p. 937.

(2) Jaccoud, *Les paraplégies et l'ataxie du mouvement*. Paris, 1864.

(3) Duchenne (de Boulogne), *Physiologie des mouvements*. Paris, 1867, p. 75.

constitués par la contraction d'un seul muscle, mais qu'ils nécessitent l'association d'un certain nombre d'actions musculaires qui concourent, soit à produire le mouvement, soit à le modérer (associations musculaires impulsives, associations musculaires antagonistes (Duchenne); or, c'est précisément cette harmonie dans les actions musculaires qui paraît détruite dans l'ataxie, et il en résulte que les mouvements sont désordonnés, irréguliers, incohérents.

Ce qui précède suffit à distinguer l'ataxie du mouvement de quelques autres troubles musculaires qui peuvent la simuler. Ainsi certaines paralysies partielles troublent les mouvements, mais on remarquera qu'ici, l'action propre de certains muscles étant rendue impossible, le mouvement que ces muscles doivent produire est lui-même absolument empêché, il n'y a pas d'incoordination à proprement parler. D'autre part, la convulsion ne diffère pas moins de l'ataxie : elle peut se produire à l'état de repos et en dehors de tout mouvement volontaire; ce serait donc, suivant l'expression de M. Jaccoud, une ataxie du repos et non une ataxie du mouvement.

Les caractères de l'ataxie musculaire varient sensiblement dans les diverses maladies où on observe ce symptôme et ne sauraient guère être indiqués d'une manière générale; les seules particularités communes à tous les mouvements ataxiques sont comprises dans la définition même, c'est à savoir que le désordre ne se montre que dans l'exercice des mouvements volontaires et qu'il consiste dans un défaut d'harmonie entre les différents actes qui les constituent; de là des troubles très-divers sur lesquels nous n'insisterons pas pour le moment, parce que nous allons les trouver au complet et à leur maximum de développement dans la sclérose des cordons postérieurs de la moelle.

Maladies dans lesquelles on observe l'ataxie. — Valeur diagnostique.

L'ataxie se montre dans certaines maladies de la moelle, peut-être dans quelques maladies de l'encéphale et particulièrement du cervelet, dans l'hystérie, enfin comme épiphénomène dans quelques maladies générales ou à la suite de maladies qui ont exercé une action profonde sur l'économie.

Sclérose des cordons postérieurs de la moelle. — Ataxie locomotrice progressive. — Cette maladie a encore été décrite sous les noms de *tabes dorsalis* (Romberg), de *myélite spinale postérieure*, etc. L'ataxie musculaire en est le symptôme dominant; mais ordinairement ce symptôme, qui caractérise cliniquement la maladie, est précédé par plusieurs autres phénomènes, tels que des paralysies permanentes ou transitoires des muscles de l'œil, d'où le strabisme, et souvent aussi une amblyopie due à l'atrophie du nerf optique; d'un autre côté, des douleurs à caractère spécial que nous avons signalées ailleurs sous le nom de douleurs fulgurantes (Duchenne). Après un espace de temps qui peut varier de quelques mois à quelques années, apparaît l'ataxie; celle-ci débute par les membres inférieurs et s'étend progressivement au tronc et aux membres supérieurs. Ordinairement les premiers troubles moteurs accusés par les malades sont, ou bien une difficulté très-grande à marcher dans l'obscurité, ou bien une fatigue plus rapide à la suite de la marche; on peut attribuer ces troubles, dans le premier cas à ce que le contrôle de la vue devient nécessaire pour l'exécution des mouvements, dans le second à ce que l'intervention nécessaire et continue de l'attention ne peut remplacer sans fatigue l'automatisme ordinaire de la locomotion. Si on examine alors l'état de la motilité des membres inférieurs, on constate que le malade a d'abord quelque peine à marcher en ligne droite; qu'il ne peut tourner rapidement sur lui-même, pour changer de direction, sans trébucher et risquer de tomber; qu'il lui est difficile et pénible de garder la station debout, les deux pieds étant rapprochés l'un de l'autre, et que dans cette position, il oscille en sens divers autour de son centre de gravité. Plus tard, la démarche devient tout à fait caractéristique : les jambes sont jetées brusquement de droite et de gauche, le talon frappe le sol avec bruit, et la marche est accélérée. L'occlusion des yeux exagère tous ces désordres d'une façon très-notable : tel ataxique chez qui les symptômes précédents sont encore à peine accusés, chancelle et tombe dès qu'il ferme les yeux.

Lorsqu'on examine le malade dans son lit, tantôt il exécute assez bien les mouvements qu'on lui commande, tantôt il ne le fait que par secousses brusques, dépassant le but sans que la vue puisse empêcher ce désordre. Et cependant la force musculaire est sensiblement conservée, ainsi qu'on peut s'en assurer en luttant contre les mouvements qu'on prescrit au malade de faire, ou avec le dynamomètre (Duchenne). La sensibilité présente en même temps divers troubles ; outre les douleurs fulgurantes du début, qui peuvent persister dans la période d'état de la maladie, on observe des anesthésies plus ou moins étendues et surtout l'anesthésie de la plante des pieds : par suite de ce trouble, les malades perçoivent mal la résistance du sol sur lequel ils reposent, il leur semble qu'ils marchent sur un tapis épais. L'ataxie des membres supérieurs se traduit par la maladresse des mouvements et la gêne dans les fonctions ; elle arrive d'ordinaire plus tard que celle des jambes et est moins prononcée. Quand les muscles du tronc sont envahis par la maladie, la station debout ou assise devient très-difficile : le corps est agité d'oscillations et même de secousses assez fortes pour entraîner des chutes.

A l'incoordination des mouvements se joignent encore, pour caractériser la sclérose des cordons postérieurs, divers autres symptômes qu'on doit toujours rechercher pour assurer le diagnostic : outre les troubles de la sensibilité, anesthésies et douleurs, les troubles oculaires, strabisme et amblyopie, dont nous avons déjà parlé, on a noté encore une diminution et même une abolition complète des fonctions génératrices, des crises gastralgiques et entéralgiques qui surviennent quelquefois de bonne heure et peuvent être rapprochées des douleurs fulgurantes, enfin des spasmes ou des paralysies de la glotte entraînant la raucité de la voix et des accès de suffocation.

Tels sont les symptômes fondamentaux ou accessoires de l'ataxie locomotrice progressive ; mais si l'on observe qu'il s'agit d'une myélite, on comprendra comment cette maladie ne reste pas toujours confinée aux cordons postérieurs de la moelle et comment elle peut se propager aux autres parties de l'axe spinal. L'expression symptomatique se trouve alors altérée ou modifiée par l'adjonction de nouveaux phénomènes morbides : ainsi quand la myélite envahit en même temps les parties antérieures de la moelle, on voit survenir une paralysie qui masque complétement les symptômes de l'ataxie ; quand ce sont les cornes antérieures de la substance grise qui sont atteintes, il se développe une atrophie musculaire plus ou moins étendue (Charcot), et peut-être aussi ces arthropathies sur lesquelles MM. Charcot et Ball ont publié de très-intéressants travaux.

La marche de la maladie est progressive et envahissante; son évolution répond à un type assez uniforme; Duchenne (de Boulogne) l'a divisée en trois périodes distinctes, caractérisées: la première par la paralysie d'un ou de plusieurs nerfs moteurs de l'œil, par la paralysie du nerf optique, et par des douleurs fulgurantes, térébrantes, erratiques; la deuxième par l'apparition dans les membres inférieurs ou quelquefois dans les membres supérieurs de troubles de la coordination motrice et bientôt après ou simultanément par l'insensibilité musculaire, articulaire, osseuse, cutanée; la troisième enfin par la généralisation de la maladie. La durée est ordinairement très-longue, quinze, vingt ans et plus; la mort peut être le résultat des paralysies ou des complications qu'elles entraînent, plus souvent elle est amenée par des maladies intercurrentes.

Maladies de l'encéphale. — Parmi les maladies cérébrales qui comptent l'ataxie au nombre de leurs symptômes, nous trouvons d'abord la *paralysie générale* (méningo-encéphalite diffuse). Au début de cette maladie, on observe un désordre musculaire qui appartient plutôt à l'incoordination qu'à la paralysie véritable; ce désordre se montre en premier lieu dans les muscles de la langue et dans ceux qui servent à l'articulation des mots: aussi quand le malade veut, par exemple, tirer la langue, il le fait par une série de saccades indécises, et s'il cherche à maintenir cet organe immobile hors de la bouche, il n'y peut réussir, et on voit la langue agitée de mouvements de projection inégaux et irréguliers qui dénotent l'impuissance de la coordination musculaire; quand le malade parle, on remarque dans les muscles des lèvres des secousses qui en altèrent les mouvements; la parole est embarrassée et hésitante. En même temps, les membres supérieurs et les inférieurs peuvent offrir divers troubles qui rappellent de loin ceux de l'ataxie locomotrice; mais le diagnostic avec cette dernière affection s'établit aisément sur l'existence de troubles intellectuels dans la paralysie générale, et d'autre part sur l'absence des douleurs fulgurantes, du strabisme, etc., et sur l'évolution de la maladie. Notons cependant que dans quelques cas, d'ailleurs assez rares, on observe concurremment les symptômes de la paralysie générale et ceux de l'ataxie locomotrice, que ce soit l'une ou l'autre des deux maladies qui se soit montrée la première; or, il paraît établi maintenant par les recherches de Westphal et de M. Magnan qu'il y a alors extension des lésions anatomiques de l'encéphale à la moelle ou inversement, ce qui n'est pas surprenant, puisqu'il s'agit de lésions du même ordre.

Les *maladies du cervelet* entraînent quelquefois, dit-on, une ataxie véritable, surtout lorsque les lésions viennent à s'étendre à la partie postérieure du mésocéphale. Mais ce qu'elles déterminent le plus souvent, c'est un désordre de l'équilibration qui paraît résulter de l'état vertigineux: l'incertitude des mouvements donne lieu à une titubation analogue à celle des gens ivres [ébriété cérébelleuse (Duchenne (de Boulogne)], trouble bien différent de l'ataxie. Si quelques phénomènes concomitants, tels que l'amblyopie, le strabisme sont analogues à ceux qu'on observe dans l'ataxie locomotrice, d'autre part la céphalalgie occipitale, les vomissements, l'absence de douleurs fulgurantes éloigneront l'idée de cette maladie et conduiront à soupçonner une maladie du cervelet.

L'ataxie se montre quelquefois comme symptôme de l'**hystérie.** M. Lasègue en a rapporté plusieurs exemples (1); ce qu'il y a de remarquable dans ces cas, c'est que le plus souvent le contrôle de la vue suffit à corriger complétement l'incoordination musculaire; si ce contrôle est supprimé, les malades deviennent incapables d'exécuter aucun mouvement. Ce trouble correspond à ce que M. Duchenne a appelé perte de l'aptitude motrice indépendante de la vue. L'ataxie hystérique est accompagnée d'anesthésie superficielle et profonde dans les parties atteintes, et le désordre de la sensibilité n'est peut-être pas sans influence sur le trouble du mouvement.

Enfin on a signalé l'ataxie dans **diverses maladies** où la signification de ce symptôme n'est pas encore bien déter-

(1) Lasègue, *De l'anesthésie et de l'ataxie hystériques* (*Arch. gén. de méd.*, avril 1864).

minée. Est-elle un simple trouble fonctionnel ou dépend-elle d'une altération plus ou moins profonde des cordons postérieurs? C'est ce qu'il serait impossible de dire aujourd'hui. Quoi qu'il en soit, l'ataxie des membres inférieurs s'est montrée quelquefois à la suite de la *diphthérie* (Jaccoud), à la suite de *fièvres graves* (1), dans la *pellagre*, dans la *syphilis*, etc. Ce sont là, du reste, des faits rares et dont l'étude appelle de nouvelles recherches.]]

XII. — Du tremblement (2).

Le tremblement est une agitation limitée et involontaire de tout le corps ou de quelques parties seulement par un mouvement oscillatoire rapide, plus ou moins étendu, régulier et rhythmique.

[[Le mode pathogénique du tremblement n'est pas encore parfaitement établi. Certains auteurs l'ont considéré comme un phénomène convulsif, d'autres comme un phénomène paralytique, d'autres encore comme un trouble de la tonicité musculaire. D'après des recherches plus récentes, il paraît plus probable que le tremblement serait constitué par un trouble dans le mécanisme de la contraction musculaire: à l'état normal, chaque contraction serait formée par un certain nombre de secousses élémentaires qui se fusionneraient de façon à produire un effet en apparence continu (Marey); dans le tremblement, le nombre des secousses étant diminué, le fusionnement n'en serait plus possible, et dès lors on observerait, pendant la contraction des muscles nécessaire à la production des mouvements ou même au maintien des parties dans une situation fixe, une série de saccades plus ou moins rapides et plus ou moins étendues.]]

Le tremblement occupe différents points, et présente plusieurs formes. Quelquefois il est général, d'autres fois hémiplégique ; quelquefois il n'occupe qu'un membre, une jambe, un bras, ou seulement un petit groupe de mus-

(1) Consulter Bailly. Thèse inaug. Paris, 1872.

(2) Nous avons largement emprunté, pour la révision de cet article, à notre travail sur les tremblements. Ch. Fernet, *Des tremblements*, thèse d'agrégation. Paris, 1872.

cles, comme ceux des mains, des doigts, des poignets, du col, des lèvres, etc., etc. Ce phénomène peut exister dans les muscles des viscères, mais nous ne pouvons l'apprécier. Nous ne croyons pas que l'on doive comparer les palpitations du cœur au tremblement proprement dit; elles ont beaucoup plus d'analogie avec les convulsions. Le tremblement est quelquefois à peine sensible, et d'autres fois si prononcé, que les malades ne peuvent plus ni parler ni marcher; quand il occupe le col, la tête est quelquefois tellement agitée, que les malades ne peuvent la soutenir, et qu'on est obligé de la fixer à l'aide de divers appareils. Le tremblement est ordinairement continuel; il y a des circonstances où il augmente, et d'autres où il diminue notablement; mais ce qu'il y a de plus remarquable dans ce phénomène, c'est qu'il cesse le plus souvent par le repos de la partie affectée, et qu'il reparaît lorsque le malade veut soulever cette partie, s'en servir pour accomplir un acte quelconque ou même simplement la porter, la relever, en surmontant l'action de la pesanteur: ainsi, un vieillard affecté de tremblement sénile du col ne présente aucun mouvement lorsque la tête repose sur un oreiller, mais, quand il cherche à la relever et à la soutenir par le seul effort des muscles, aussitôt le chef branle, chancelle, et ce mouvement involontaire persiste jusqu'à ce qu'il soit arrêté par un obstacle ou un point d'appui étranger à l'individu. Même remarque à propos des autres espèces de tremblement: au repos, la main d'un buveur ne bouge pas, mais, s'il l'étend en avant, s'il écarte les doigts, toutes ces parties se mettent à osciller, à offrir une série de petites vibrations qui se prolongent indéfiniment. En général, le tremblement diminue ou même disparaît quand les muscles qui en sont atteints se contractent énergiquement, par exemple dans les efforts. Ce phénomène est passager ou permanent, il augmente ou diminue suivant la nature de l'affection qui l'a produit.

On ne confondra pas le tremblement proprement dit avec le frisson, l'*horror*, le *rigor febrilis*, ni avec celui produit par le froid. On le distinguera aussi des convulsions cloniques que nous avons décrites, et des convulsions partielles habituelles que nous avons indiquées sous le nom de *tic non douloureux*; [[la chorée et l'ataxie musculaire doivent surtout en être séparées avec soin, parce qu'on pourrait les confondre avec le tremblement dans un examen superficiel : on remarquera que le trouble choréique est constitué par des contractions désordonnées, irrégulières, se produisant aussi bien dans le repos que dans le mouvement ; le désordre ataxique présente plusieurs de ces caractères, et il s'exagère quand on supprime le contrôle de la vue sur les mouvements. Ces quelques signes différentiels suffiront pour faire éviter de grosses erreurs.]]

Maladies dans lesquelles le tremblement se manifeste. — Valeur diagnostique.

Le tremblement musculaire dépend d'un grand nombre d'affections. Il se lie tour à tour ; à une lésion des muscles eux-mêmes, à une maladie des nerfs, aux névroses, à des maladies des centres nerveux, à des intoxications ; enfin c'est souvent un phénomène essentiel, et qui résulte ou de la vieillesse ou d'un état d'épuisement de l'économie.

Par suite des progrès de l'âge, on voit survenir un **tremblement** qu'on nomme **sénile**, et qui se lie à l'état d'affaiblissement de tous les organes. Quelquefois, il est vrai, il atteint des individus encore vigoureux, mais le plus souvent il ne se produit que dans la vieillesse confirmée ou dans la décrépitude. Il commence lentement et se montre d'abord dans les muscles du col, d'où les mouvements oscillatoires continuels de la tête ; il gagne ensuite les lèvres, d'où le bégayement, le marmottement continuels, et enfin il s'étend aux mains, aux bras, et en dernier lieu aux jambes. Cette espèce de tremblement est perpétuel ; il est rare qu'il ait des exacerbations ou des rémissions. Il s'accompagne souvent d'un degré marqué d'affaiblissement de l'intelligence et des organes des sens. Chez un homme âgé, il est difficile de ne pas rapporter ce tremblement à sa véritable cause ; mais il peut survenir chez un individu qui soit loin de la vieillesse, c'est-à-dire vers l'âge de cinquante ans, de quarante-cinq ans même ; et alors il y a un peu plus de difficulté. Cependant on reconnaît que c'est un trouble sénile, parce qu'il est lié à une décrépitude précoce et à toutes les modifications physiques qui se voient chez les vieillards; ainsi, il y a un amaigrissement prononcé, perte de forces, état de flaccidité et de corrugation de la peau, flux catarrhaux par les diverses muqueuses, lippitude, etc. Enfin la marche des accidents est lente, graduellement croissante, et sans rémissions. L'absence d'autres troubles cérébraux empêchera qu'on ne confonde ce tremblement avec celui du ramollissement du cerveau.

Le tremblement sénile peut être facilement confondu avec une maladie que l'on observe le plus souvent chez les vieillards et que l'on décrit sous le nom de **paralysie agitante.** Cette maladie débute ordinairement par un membre ou par une partie des extrémités d'un membre, puis elle gagne progressivement l'autre membre et se généralise en un temps plus ou moins long. Quand elle est confirmée, le tremblement est à peu près incessant pendant la veille et il se produit surtout dans l'état du système musculaire qui correspond à une attitude fixe. Ce tremblement a des caractères très-particuliers : il est peu étendu, rapide, régulier; les mains, par exemple, sont agitées de petites oscillations qui leur font décrire une courbe elliptique à grand axe vertical, tandis que les doigts se meuvent les uns sur les autres comme dans l'action de filer au rouet, d'émietter du pain (Gubler, Charcot). La tête et le cou restent indemnes, sauf la langue qui offre quelquefois un tremblement assez marqué; les muscles de la face sont immobiles, la physionomie exprime la tristesse et reste fixe comme un masque. L'attitude du corps est toute spéciale : la tête et le tronc sont penchés en avant, surtout pendant la marche comme si le malade était empalé (Duchenne, de Boulogne); le corps paraît entraîné en avant, en sorte que le malade s'en va en trottinant et sautillant (Trousseau) comme pour courir après son centre de gravité. Quelquefois à une période avancée de la maladie, les muscles deviennent rigides et cette rigidité peut entraîner des déformations des mains analogues à celles du rhumatisme chronique. La sensibilité générale et la puissance musculaire elle-même sont peu atteintes. La marche de la maladie est très-lente et sa durée est en quelque sorte indéfinie.

On a longtemps confondu avec la paralysie agitante une maladie qui s'en distingue et par l'existence de lésions anatomiques bien définies et par ses caractères symptomatiques; nous voulons parler de la **sclérose en plaques disséminées** (Charcot et Vulpian). Le tremblement est le principal symptôme de cette maladie, et il a des caractères très-spéciaux: nul pendant le repos, il ne se manifeste qu'à l'occasion des mouvements intentionnels d'une certaine étendue et il devient de plus en plus intense à mesure que le but à atteindre est plus près d'être touché: ainsi, quand le malade veut porter à sa bouche un verre rempli d'eau, le tremblement est d'abord peu marqué; mais, à mesure que le vase approche des lèvres, il s'exagère au point qu'à l'instant où le but va être atteint, les dents sont choquées avec violence et le liquide projeté au loin; les petits mouvements sont au contraire peu altérés, et souvent les malades sont capables d'écrire et de faire de petits ouvrages (Charcot). La tête participe au désordre que nous venons de décrire, et les yeux peuvent être agités d'une oscillation continuelle (nystagmus). Quelques autres symptômes complètent le tableau de la maladie: la parole est lente et *scandée;* divers troubles céphaliques (troubles intellectuels, vertiges, paralysies des sens) indiquent la participation de l'encéphale aux lésions; souvent il y a des paralysies ou des contractures des membres, dont la distribution est d'ailleurs très-irrégulière. La maladie procède ordinairement par poussées successives et la mort est le résultat, soit d'un affaiblissement progressif des fonctions organiques, soit d'une maladie intercurrente.]]

On a décrit sous le nom de **tremblements nerveux** un certain nombre de tremblements dont les conditions pathogéniques sont encore très-obscures. Leurs causes sont très-variées. Ainsi l'affaiblissement accidentel de l'économie, comme celui qui résulte de l'*inanition,* d'une nourriture insuffisante, d'un état de *convalescence,* amène le tremblement; celui-ci occupe particulièrement les membres. C'est à la même cause qu'il faut aussi rapporter le tremblement qui suit les *excès vénériens* et de *masturbation.* Cette dernière cause est souvent fort difficile à découvrir, mais on devra toujours la soupçonner quand le phénomène se manifestera chez un jeune homme; il ne faudra pas oublier, d'ailleurs, que les excès de pertes séminales volontaires amènent un grand nombre d'accidents qui peuvent simuler une affection des centres nerveux, tels sont : le tremblement, l'aphonie, l'affaiblissement des membres inférieurs et même la paraplégie, l'amaurose, la perte de la mémoire, de l'intelligence, un écoulement séminal presque continuel, etc., etc. Il nous suffit d'avoir appelé l'attention sur ce fait, c'est à l'observateur de rechercher, dans les cas particuliers, toutes les lumières propres à l'éclairer sur la cause de l'affection qu'il a à traiter.

[[Dans l'*adynamie* des fièvres graves, on observe une trémulation des muscles de la face, de la langue et des membres qui n'est pas sans analogie avec celle que nous signalerons tout à l'heure dans la paralysie générale.]]

Le tremblement peut se manifester dans les *névroses*, principalement dans l'hystérie. En dehors de cette maladie on observe souvent un tremblement nerveux passager chez les individus placés sous le coup de violentes émotions.

Dans les **maladies des centres nerveux**, le tremblement ne se présente pas à titre de symptôme déterminé, comme la contracture par exemple. On l'observe quelquefois dans les membres paralysés, les muscles étant trop affaiblis pour permettre au malade d'exécuter des mouvements précis et bien dirigés. Si on fait élever le bras demi-paralysé d'un hémiplégique, on voit le membre osciller dans un mouvement faible et incertain. [[Il n'y a guère que la *méningo-encéphalite diffuse* (paralysie générale des aliénés) où le tremblement se montre comme symptôme important. On l'observe surtout dans la période d'excitation, en même temps que le délire ambitieux, et il affecte particulièrement la langue, la face et les membres supérieurs. Lorsqu'on fait tirer la langue au malade, on remarque d'abord que le mouvement de l'organe, au lieu de se faire régulièrement, a lieu par une succession de mouvements désordonnés ; en second lieu, si on engage le malade à maintenir la langue au dehors, on aperçoit à la surface de l'organe des mouvements vermiculaires, sortes d'ondulations qui se produisent surtout sur les parties latérales. A la face, on observe aussi de petits tremblements fibrillaires autour de la bouche, à la lèvre supérieure surtout, quand le malade veut parler. Le tremblement des mains présente ce même caractère d'hésitation du mouvement que nous avons noté à la langue. Joint au désordre des facultés intellectuelles, au trouble de la parole, etc., le tremblement constitue un des bons symptômes diagnostiques de la paralysie générale des aliénés.

. . . .

Dans l'**atrophie musculaire progressive**, on observe dans les muscles atteints de petites contractions fibrillaires partielles qui se succèdent avec rapidité et que l'on aperçoit sous la peau ; ordinairement ces contractions sont insuffisantes pour déterminer des mouvements. Ces trémulations fibrillaires précèdent ordinairement la dégénérescence des muscles et peuvent ainsi annoncer leur atrophie prochaine.

. . . .

Enfin le tremblement résulte aussi d'un grand nombre d'espèces d'**intoxications**, et c'est alors un phénomène si prédominant, qu'il impose son nom aux affections dont il n'est pourtant qu'un symptôme.

Le tremblement ne se produit, en général, qu'à la suite des empoisonnements aigus, et, s'il survient, ce n'est alors que comme accident tout à fait secondaire. C'est à la suite de l'action longtemps prolongée de l'alcool, de l'opium, du thé, du café, du plomb, du mercure, de l'ergot de seigle, du haschisch, et quelquefois de l'arsenic, qu'on voit ce phénomène se manifester.

Le tremblement est surtout caractéristique de deux genres d'intoxication : l'*alcoolisme* et l'*hydrargyrisme*.

La plupart des alcooliques nient généralement la véritable cause des accidents qu'ils présentent. Aussi devra-t-on, quand on soupçonne cette cause, rechercher les divers symptômes concomitants qui peuvent assurer le diagnostic. L'alcoolique a un embonpoint marqué, surtout si la maladie est due à des abus prolongés de vin ou de bière. L'abus de l'eau-de-vie, de l'absinthe, amène plus habituellement de l'amaigrissement. On observe du côté du tube digestif des accidents dont le plus saillant est une dyspepsie rebelle caractérisée par des vomissements acides, pituiteux, survenant le matin à jeun, une inappétence absolue, de la diarrhée. — Le foie est ordinairement volumineux. Le développement des capillaires de la face, du nez en particulier, s'observe fréquemment. Le tremblement occupe de préférence la langue, les mains. Il faut, pour le constater dans les mains, ordonner au malade de les étendre en avant, les doigts écartés ; on voit alors ceux-ci agités de petites oscillations rapides. Dans les cas d'alcoolisme invétéré, le tremblement envahit tout le système musculaire, et le malheureux ivrogne chancelle dès qu'il est debout et ne recouvre une force passagère qu'en ingérant de nouvelles doses de liquides alcooliques. L'intelligence est toujours profondément troublée.

Les gens qui manient le mercure, les doreurs, les étameurs de glaces présentent souvent un tremblement qui simule le tremblement alcoolique. Mais, dans ce cas, l'intelligence est intacte, et l'on est bientôt renseigné par le malade sur la véritable cause des accidents. En outre, le mercure a une action élective sur les gencives et la muqueuse buccale. On y observe des ulcérations siégeant à la face interne des joues, et à la sertissure des dents qui se déchaussent et vacillent. Il y a une salivation abondante.

Chez les opiphages, ou mangeurs d'opium, on voit survenir aussi un état d'hébétude ou d'imbécillité, accompagné d'un tremblement et de tous les autres symptômes de l'ivrognerie, etc. Mêmes accidents par l'emploi du haschisch. Nous n'oserions pas dire que le café et le thé produisent des accidents qui s'élèvent jusqu'à ce degré, mais il est certain du moins que leur emploi longtemps continué amène un tremblement fort prononcé. L'ergotisme, l'empoisonnement par l'arsenic, amènent aussi le même résultat. Enfin, tout le monde connaît le tremblement mercuriel et l'état cachectique qui l'accompagne. Cet accident ressemble plus à la chorée qu'aux accidents précédents : il occupe d'abord les bras, les mâchoires, puis les membres inférieurs ; il s'y joint de l'insomnie, du délire, quelquefois de la salivation, de l'asthme, etc. C'est un des cas les moins difficiles à diagnostiquer.

§ IV. — Symptômes fonctionnels dépendant de l'intelligence.

Sous ce titre, nous étudierons le *délire*, la *somnolence*, le *coma* et le *vertige*.

XIII. — Du délire.

On peut définir le délire un désordre des facultés intellectuelles, avec ou sans altération des facultés morales (Littré).

L'affaiblissement simple des facultés caractérise la démence. Quand cet affaiblissement est congénital, c'est l'idiotie.

On divise le délire en deux espèces, le délire *aigu* et le délire *chronique;* et dans cette dernière on a même admis deux variétés, le délire général ou manie, et le délire partiel ou monomanie. Nous n'étudierons que la forme aiguë, le délire chronique constituant une affection à part, que l'on étudie généralement sous le nom de *folie* ou d'*aliénation mentale*. Dans l'histoire du délire aigu, nous étudierons successivement les points suivants : caractères du délire, ses causes, distinction du délire et des affections qui peuvent le simuler, sa valeur diagnostique.

Caractères du délire. Il y a longtemps que le délire a été retiré du cadre nosologique, et qu'il a perdu le rang de maladie pour descendre à celui du symptôme; en effet, délirer, pour l'intelligence, c'est accomplir un acte anormal, comme éprouver une convulsion est, pour un muscle, accomplir un phénomène hors de la norme; mais ce n'est pas, pour cela, avoir une maladie, une affection morbide particulière, spéciale, ayant son origine à part, sa marche, sa terminaison, son traitement. Le délire n'est donc point une maladie.

Or, cet accident se présente sous différentes formes que nous allons étudier.

On reconnaît assez facilement le délire. Dans les cas les plus ordinaires, il y a de l'exaltation de l'intelligence, et une excitation qui se traduit sur la physionomie; les yeux sont brillants, animés, le regard est fixe; le visage est presque toujours coloré, chaud, couvert de sueur; les veines du visage sont gonflées, les artères temporales battent plus ou moins fortement; les malades sont plus communicatifs, plus expansifs que de coutume; le langage est vif, pressé, animé, mais toujours incohérent. Les propositions ne se suivent pas avec ordre, et, quand on interroge les malades, ils répondent mal aux questions qu'on leur adresse. En outre, les actes répondent au trouble des idées, les malades veulent se lever, s'ils sont couchés, ils quittent leur chambre sans être habillés, essayent quelquefois de se suicider, etc., etc.

Il y a des variétés dans le délire.

Quelquefois il est calme, léger, à peine perceptible, si ce

n'est par intervalles, et par suite d'actes plutôt que de paroles déraisonnables. On trouve alors au malade une figure *singulière* ou *égarée*, mais, comme il répond bien et paraît jouir de sa raison, on ne s'en préoccupe pas, ou on n'ose pas l'arrêter, le soigner, et c'est souvent alors qu'on voit les actes de suicide s'accomplir. A cette période, quelques symptômes peuvent déjà faire soupçonner le délire : l'apparence de la figure, le changement du caractère qui est devenu impérieux, irascible, absolu, et la brièveté, la sécheresse de la parole.

Au reste, cette forme n'est que le premier degré du délire avec agitation et fureur. Celui-ci se reconnaît aux caractères suivants : faciès animé, congestionné, yeux brillants et saillants, agitation continuelle, cris, fureur ; les malades quittent leur logement, le plus ordinairement sans vêtements, et parcourent ainsi les rues ; ils sont dans un grand état d'agitation qui se traduit par des paroles, des cris, des gesticulations. Quelquefois il y a une abondance d'idées, une facilité d'élocution, une sorte d'éloquence, étrangères à l'individu sain. Quelquefois, sans motif, les individus en délire brisent tout ce qui les entoure ; le plus souvent, cependant, cette fureur ne se manifeste que quand on veut les arrêter, les lier, les attacher. Les forces sont alors décuplées, et l'on voit des individus chétifs briser les plus forts liens ; par intervalles leur fureur s'apaise, mais pour reparaître ; à la fin les malades sont couverts de sueur, épuisés, leur voix devient rauque ou aphone, par suite des efforts laryngiens.

C'est là le délire aigu, furieux ; mais il y a un délire doux, tranquille, qu'on a avec raison appelé *subdelirium* ou *thyphomanie*. Les individus restent dans leur lit, ou, s'ils se lèvent, on les y ramène facilement ; ils prononcent des paroles incohérentes, mais sans fureur et sans fixité dans les idées ; quand on les interroge, on les fait facilement sortir de leurs divagations.

Telles sont les principales formes du délire, nous ne parlerons pas du délire taciturne, triste, des lypémaniaques : ce serait entrer dans l'étude de la folie.

Le délire éclate dans une maladie, quelquefois tout à coup et d'une manière brusque, quelquefois lentement, graduellement ; il est continu ou intermittent, fébrile ou apyrétique, accompagné de convulsions, de syncopes, avec mille autres phénomènes, qu'on prendra toujours en considération.

Causes du délire. On a cherché à se rendre compte, approximativement au moins, de la cause immédiate du délire; nous croyons devoir en dire quelques mots, car, à l'aide de ce renseignement, il nous sera plus aisé de nous rendre compte de la valeur du délire, de la nature et du degré des lésions dont il est l'expression.

Le délire a presque toujours été regardé comme un phénomène d'excitation, c'est-à-dire comme résultat d'une cause qui stimule les centres nerveux, qui en exagère les fonctions, et qui les force à dépenser, en peu de temps, une grande puissance d'action. Cette appréciation est vraie en général, car on voit survenir le délire dans bien des cas où une cause excitante agit sur l'économie; les phénomènes de l'ivresse nous serviront d'exemple; un homme ivre délire, mais il sent aussi une augmentation de vigueur et de puissance musculaire, et il lui semble, au moins dans la première période de l'ivresse, que tous ses organes sont plus énergiques qu'auparavant. Le délire qu'il éprouve est donc aussi un fait d'excitation des centres nerveux. Même remarque à propos du délire qui survient pendant un accès de fièvre, quand la face est rouge, turgescente, que le cerveau est gorgé de sang, etc. Mais ce n'est pas là la seule cause du délire; une autre influence, tout opposée, produit le même résultat; nous voulons parler du défaut d'excitation, de l'état d'affaissement ou d'atonie du système nerveux. C'est là aussi une cause incontestable, et dont on voit les effets à la suite des grandes pertes de sang, des douleurs prolongées ou excessives, ou très-aiguës, qui épuisent le fluide nerveux. L'empoisonnement par l'alcool, qui nous a déjà servi d'exemple, va encore nous fournir les éléments d'une démonstration. Lorsqu'un ivrogne de profession continue à boire pendant huit, dix ou quinze jours, il conserve toute sa raison ou à peu près, l'habitude permettant au cerveau de fonctionner régulièrement, malgré l'excitation permanente qu'il reçoit; mais, aussitôt que l'individu cesse de boire, l'excitation cérébrale manque, et le délire éclate; faible d'abord, il va en augmentant à mesure que l'on s'éloigne du moment de l'intoxication; on a alors affaire au *delirium tremens* qui, de l'aveu général, doit être considéré comme un état de prostration, de fièvre cérébrale. Cette manière d'envisager le délire alcoolique est justifiée par ce fait que les saignées sont très-dangereuses, et que l'opium, agent congestionnant les centres nerveux, est, au contraire, extrêmement utile dans cette affection; les saignées augmentent l'atonie, la dépression cérébrale; l'opium agit dans le sens des alcooliques, stimule, réveille le cerveau trop fortement prostré.

Enfin, il y a des cas où le délire n'est produit en apparence, ni d'une manière ni de l'autre; c'est quand il résulte de quelques intoxications, comme celles qui dépendent des miasmes paludéens, de l'action du plomb, de l'ergot de seigle, etc., etc. Dans les intoxications par l'opium, les alcooliques, la belladone, on trouve, il est vrai, des phénomènes d'excitation ou d'atonie cérébrale, mais peut-on démontrer la même chose pour les substances que nous venons de citer? C'est ce qui, dans l'état actuel de la science, n'est pas encore établi. Nous ferons donc une catégorie à part des cas dont nous parlons maintenant; il est certain, par exemple, qu'on n'oserait pas affirmer que la *fièvre pernicieuse délirante* produit le délire par excitation ou épuisement cérébral.

Terminons par une remarque importante. Le délire est sans doute un acte anormal, mais c'est encore une manifestation, un mode particulier de l'intelligence : or, tant que l'intelligence existe, fût-elle même pervertie, il est évident que son instrument, le cerveau, doit conserver encore son organisation presque normale. En d'autres termes, le délire ne peut annoncer que des troubles fort légers et superficiels de l'encéphale; tandis que des altérations profondes se traduisent surtout par la perte des fonctions intellectuelles, la somnolence et le coma.

Diagnostic différentiel. On peut confondre le délire avec l'agitation nerveuse et l'aliénation mentale; en outre, le délire peut être simulé.

Un malade qui a une fièvre vive peut se plaindre beaucoup, prononcer des paroles incohérentes, ne pas répondre, se mouvoir considérablement dans son lit, sans avoir pour cela du délire; ces phénomènes constituent l'agitation nerveuse. Les mêmes accidents se montrent chez les individus qui éprouvent de vives douleurs, chez les enfants et les femmes surtout, chez les hystériques, les malades faibles, nerveux, impressionnables. Cette agitation diffère du délire proprement dit en ce qu'elle est passagère et facile à calmer, et que les malades ont conscience de leur position et de leurs actes. Il n'est pas sans importance d'établir cette distinction, car un médecin qui, dans un cas de ce genre, prononcerait trop facilement le nom de délire, pourrait effrayer beaucoup le malade ou sa famille, et produire un trouble qui n'aurait jamais que des inconvénients.

Pour distinguer le délire vrai de l'aliénation mentale, on prendra surtout en considération ce fait, qui a été particulièrement bien exposé par J.-P. Falret (1) : un fou, un aliéné, est à tous égards un homme bien portant, excepté sous le rapport intellectuel; un délirant est toujours un homme malade, soit des centres nerveux, soit de toute l'économie. Un fou peut être agité passagèrement ; mais au bout d'un certain temps il redevient calme ; toutes ses fonctions s'exécutent parfaitement bien, sauf celles du cerveau; tandis qu'un homme dans le délire est toujours malade plus ou moins généralement ; et, quand les phénomènes qu'il présente vers différents organes s'amendent, son délire disparaît. Cette disparition du délire a le plus souvent lieu avant celle des autres phénomènes, ce qui n'a jamais lieu dans l'aliénation mentale véritable. Au reste, quelques jours d'attente suffiront à juger la question.

Le délire peut être simulé. Le diagnostic différentiel ne peut pas être indiqué avec précision; c'est une affaire du moment, pour ainsi dire, car rien n'est plus varié que les formes que les malades donnent à cette affection simulée. On prendra en considération l'état du malade, les motifs qui ont pu le guider, les circonstances dans lesquelles il se trouve, les caractères et la nature des phénomènes qu'il éprouve. La plupart du temps, les hommes ne simulent que le délire furieux, et ils lui donnent une durée qu'il n'a pas d'habitude ; ils croient devoir présenter une fixité particulière dans les idées et les conceptions délirantes, fixité qui n'existe presque jamais; ils font autant que possible paraître leur prétendu délire, tandis que les délirants et les fous ne cherchent nullement à faire connaître l'état de leur intelligence ; beaucoup d'aliénés même cherchent à cacher leur état mental. Ceux qui simulent le délire déploient aussi une

(1) J.-P. Falret, *Des maladies mentales et des asiles d'aliénés, Leçons cliniques et considérations générales*. Paris, 1863.

force musculaire considérable, rompent, brisent ce qui se trouve autour d'eux, circonstance encore fort rare dans le vrai délire. Les femmes feignent plutôt le délire doux, extatique, la catalepsie, sans savoir que ces affections ont des symptômes et une marche particulière qu'elles ne pourront imiter, circonstance qui fera découvrir la fraude. Enfin ceux qui simulent le délire et la folie croient que les fous sont fous en tout et toujours, de sorte qu'ils ne commettent jamais un acte raisonnable, nouvelle circonstance qui décèlera la tromperie.

Maladies dans lesquelles on rencontre le délire. — Valeur diagnostique.

Le délire se rattache à des maladies des centres nerveux, à des névroses, à des maladies d'organes éloignés, à des affections générales, à des intoxications diverses; d'autres fois c'est un phénomène essentiel.

Délire dans les affections cérébrales. — Ici nous trouvons l'occasion d'appliquer les remarques que nous avons faites à propos des causes intimes du délire, et, par conséquent, nous éprouvons, en quelque sorte, une certaine facilité à exposer les conditions principales dans lesquelles survient le délire par cause cérébrale.

Nous avons dit que le délire résulte, tantôt d'une excitation, tantôt, au contraire, d'un affaiblissement de l'action cérébrale. Cela est généralement vrai pour les maladies dont la lésion siége dans la pulpe cérébrale; en conséquence, on ne verra guère ce phénomène que dans les cas de congestion ou d'anémie du cerveau, quelle que soit d'ailleurs la nature de l'affection. Quand, au contraire, il y aura une lésion qui altérera, comprimera, détruira la substance cérébrale, le délire cessera pour faire place à des symptômes d'un autre ordre. En d'autres termes, le délire sera un indice d'une lésion sans altération encore prononcée de la substance du cerveau, et, par conséquent, il sera presque toujours le symptôme d'une affection légère ou commençante. Si cette lésion est suivie d'altérations plus graves, on verra survenir des phénomènes de compression, la somnolence, le coma, etc.

Congestion cérébrale. La congestion générale de la tête et du cerveau, à un degré modéré, donne généralement lieu au délire, ainsi que cela se remarque dans les cas de fièvre avec détermination cérébrale, d'ivresse, d'insolation; c'est ce qui a lieu aussi lorsque des veilles, des travaux intellectuels considérables, ont fatigué le cerveau et y ont déterminé une fluxion sanguine plus ou moins énergique. — Cet état se reconnaît à la céphalalgie générale intense, à la rougeur et à la turgescence des traits, aux battements des carotides, à la réplétion des veines de la tête et du cou, à un état d'enchifrènement qui n'est pas déterminé par un coryza, à l'éclat des yeux, à la sécrétion plus abondante des larmes, etc., tous phénomènes qui ne s'accompagnent pas de fièvre ordinairement.

Les congestions localisées, autour d'un tubercule par exemple, ne donnent presque jamais de délire.

Méningites. Les méningites aiguës, chroniques, simples, tuberculeuses, cérébro-spinales, éclatent presque toujours par des phénomènes d'excitation, parmi lesquels on remarque le délire. Ce délire est ordinairement fort, d'assez longue durée, et fébrile. Chez un enfant, l'apparition de ce phénomène avec des vomissements, de la constipation, de la fièvre, de la céphalalgie, doit faire craindre une méningite.

Chez un adulte, s'il se joint aux mêmes symptômes de la roideur dans le col, dans les membres supérieurs et non dans les inférieurs, des troubles prononcés de la sensibilité, on devra penser à une méningite cérébro-spinale. Le temps, le lieu, la coïncidence d'autres affections de ce genre, aideront dans ce diagnostic. Aussitôt que la période de congestion cesse pour faire place à celle d'épanchement, le délire disparaît et est remplacé par le coma.

Hémorrhagies cérébrales. Les hémorrhagies méningées des enfants ou des vieillards ne s'accompagnent de délire à aucune période de leur développement, quand elles sont simples. Les hémorrhagies de la pulpe cérébrale en sont exemptes aussi, pendant tout leur cours; mais, s'il survient de la méningite, de l'encéphalite, autour du foyer apoplectique, des phénomènes d'excitation se déclarent; ainsi, lorsqu'au milieu des phénomènes lents et calmes d'une hémorrhagie cérébrale, on voit survenir de la fièvre, de l'agitation, de la contracture, du délire, on ne peut guère douter du développement d'une complication phlegmasique;

et, parmi ces phénomènes, le délire est un de ceux qui tiennent la plus grande place, car il fixe l'attention bien plus que tous les autres.

L'*œdème du cerveau*, les *épanchements séreux* dans les méninges, les ventricules, présentent quelquefois du délire, mais seulement au début, soit quand le liquide n'est pas trop abondant, soit quand il est sécrété avec un certain degré d'irritation, comme dans la convalescence de la scarlatine. Nous avons vu un malade qui, dans la convalescence d'une scarlatine, eut du délire pendant vingt jours ; il avait de la fièvre et un peu d'œdème des membres ; il est probable qu'il y avait une légère fluxion séreuse du cerveau.

Les *produits étrangers* des centres nerveux ne donnent lieu à du délire que quand ils déterminent une congestion, ou une inflammation périphérique étendue, et au premier degré.

Nous avons déjà signalé le délire par anémie cérébrale ou par défaut d'excitation ; nous ne pouvons le décrire. Citons seulement les circonstances où on l'observe.

On le voit à la suite des saignées, des hémorrhagies, des crises douloureuses des névralgies ; on le voit après les opérations chirurgicales ; il a pris alors le nom de délire nerveux (Dupuytren), sans être cependant autre chose qu'un symptôme. On voit aussi ce genre de délire dans la convalescence des fièvres graves, et il y en a deux formes : l'une est passagère et ne dure que quelques jours ; il suffit d'alimenter et de tonifier le sujet pour le faire disparaître ; l'autre dure, malgré l'alimentation, des semaines et des mois, et ne disparaît que graduellement ; cette affection est toujours sans danger. Nous avons encore présents à la mémoire deux cas de ce genre, observés chez deux enfants de douze à quinze ans. Chez l'un, le délire dura deux mois, chez l'autre, quatre mois, quoique la santé fût excellente. Les malades étaient comme de très-jeunes enfants, criaillant sans motif, urinant dans leur lit, incapables de comprendre et de répondre, et cependant fort en état de faire toute espèce de travail manuel.

Délire dans les névroses. — Il faudrait, pour être complet, citer toutes les névroses.

L'*épilepsie* est une de celles où le délire est le plus rare. Cependant, avant et après les attaques, le caractère change et se modifie quelquefois. A Bicêtre, tout le monde sait que les épileptiques, à l'approche de leurs attaques, deviennent dangereux, et ceux que l'on emploie comme domestiques sont généralement congédiés ou renvoyés dans leurs divisions jusqu'à ce que les attaques soient passées. Ces accès délirants n'annoncent pas des lésions cérébrales particulières.

L'*hystérie*, affection protéiforme, présente souvent du délire. On pourrait établir une espèce délirante de cette maladie comme des espèces spasmodiques, paralytiques, etc. — Un délire très-varié dans sa forme, éclatant quelquefois brusquement à la suite d'une contrariété, d'un chagrin, chez une femme jeune, affectée de douleurs variées, d'analgésie, de gonflement épigastrique, d'un clou douloureux à la tête ou ailleurs, de boule à la gorge, etc., un tel délire, disons-nous, ne peut être méconnu dans sa cause.

Le délire est rare dans la chorée et dans la catalepsie ; il est plus commun dans l'extase. On n'en voit presque jamais dans le tétanos.

A la suite de l'éclampsie puerpérale, les femmes conservent souvent un délire apyrétique de longue durée, peu grave, qui guérit très-bien spontanément, et qu'on a nommé *manie puerpérale*.

Délire dans les maladies d'organes étrangers au système nerveux.—Il suffit qu'une maladie donne lieu à de vives douleurs, à des souffrances prolongées, pour qu'un délire symptomatique éclate ; c'est ainsi que des névralgies, des épanchements articulaires, la péritonite, des maladies prurigineuses, amènent du délire.

Mais il y a quelques affections dans lesquelles le délire se montre d'une manière presque nécessaire, et comme si une relation existait entre la partie affectée et les centres nerveux. On doit encore connaître ces cas, afin de ne pas donner au pronostic trop de gravité.

Nous signalerons surtout l'érysipèle du cuir chevelu, la pneumonie du sommet du poumon, les affections du cœur droit, avec gêne extrême de la circulation en retour.

Délire dans les maladies générales et les fièvres. — La fièvre suffit à elle seule à produire le délire. C'est quelquefois un résultat de l'intensité de la fièvre. D'autres fois l'âge, l'idiosyncrasie du malade le déterminent. Il est important de savoir que les enfants délirent presque toujours dès qu'ils ont une fièvre un peu intense. Les femmes nerveuses délirent aussi avec une grande facilité. Certains sujets ont une singulière disposition à délirer dès qu'ils sont atteints d'une maladie fébrile. Souvent le médecin est prévenu par la famille de cette disposition. Si le délire ne persiste pas et n'accompagne pas d'autres phénomènes cérébraux, on n'y accordera qu'une médiocre attention. Ce délire est d'ailleurs toujours doux; les malades cherchent rarement à quitter leur lit. On fait cesser la divagation en fixant fortement l'attention du malade.

Dans les *fièvres continues*, telles que la *fièvre typhoïde*, le délire est un phénomène à peu près constant. Il se montre au début, et est, comme le précédent, en général léger, mais de plus longue durée; les malades divaguent sans se tenir à aucune idée. Ils se lèvent, mais se laissent ramener facilement à leur lit; c'est, en un mot, un délire stupide et qui a très-justement mérité le nom de *typhomanie*. Le délire cesse quelquefois entre la première et la deuxième période; il ne reparaît pas si le mal guérit: il se reproduit si c'est le contraire, et particulièrement dans les formes ataxiques et adynamiques, et persiste jusqu'à la mort. Nous avons dit que le délire furieux est rare dans cette affection, mais cependant il peut être assez prononcé et assez tenace pour conduire les malades à leur perte. On a vu plus d'un malade qui en était atteint se jeter par une fenêtre, soit à l'hôpital, soit en ville. Nous nous rappelons, entre autres, un malade de l'Hôtel-Dieu qui, passant par la partie supérieure d'une fenêtre de la salle Sainte-Jeanne, alla se briser le crâne sur la terrasse qui borde la Seine.

Quand le délire prend ainsi le caractère furieux, on soupçonnera des habitudes alcooliques.

Le délire, dans les prodromes des *fièvres éruptives*, est un simple accident de fièvre ou d'excitation, et ne présage pas d'affection cérébrale; mais, quand il persiste malgré l'éruption, c'est un signe très-fâcheux; sans annoncer précisément une lésion cérébrale, il dénote une mauvaise disposition de l'économie; il se lie plus particulièrement aux éruptions incomplètes, et annonce cet état que nos prédécesseurs appelaient *malignité*. C'est un phénomène très-grave, surtout dans les varioles.

Rappelons pour mémoire la fièvre pernicieuse délirante, la diathèse purulente, la fièvre puerpérale.

Les autres affections générales ou diathésiques ne présentent guère de délire que quand elles ont une localisation cérébrale ou des accidents fébriles.

Délire dans les empoisonnements. — Il y a deux espèces d'empoisonnement : l'empoisonnement aigu et l'empoisonnement chronique. Dans l'une et l'autre forme, le délire peut exister à titre de symptôme, et de symptôme tellement caractéristique, que souvent la maladie en a reçu son nom.

Nous citerons les principales espèces.

Empoisonnements aigus. L'empoisonnement par l'opium porté à haute dose présente plus souvent des phénomènes d'excitation que le coma et le sommeil dont on parle beaucoup trop. Ce délire est vague, incohérent, sans caractères particuliers ; on reconnaîtra ce cas aux caractères suivants : Un homme, bien portant, est tout d'un coup pris de vomissements et de délire ; il a mal à la tête ; la face est rouge, animée ; les yeux sont brillants, les pupilles serrées ; le malade éprouve des douleurs vives à l'épigastre, et un prurit général et qui paraît intense ; on examine les lèvres, la bouche, on y trouve une couleur jaune, ou bien ces parties exhalent une odeur vireuse : les matières vomies sont jaunes, vireuses ; ces caractères feront soupçonner et même reconnaître un empoisonnement par l'opium ou ses dérivés.

D'autres substances toxiques produisent aussi du délire, la belladone en particulier. Les baies fraîches de la belladone séduisent surtout les enfants. On verra ce qui suit : Un enfant qui a été à la campagne ou dans un jardin est pris de vomissements, d'un délire gai ou furieux ; il a mal à l'épigastre et à la tête ; les pupilles sont extraordinairement dilatées ; on trouve dans les vomissements des fragments de baies, reconnaissables à leur couleur violette et à la présence de quelques portions vertes du calice qui est persistant ; ces accidents sont conjurés par les excitants, le café, etc. Le diagnostic est assez facilement établi, comme on le voit. Nous insistons sur ce point, parce que la belladone n'a pas une action aussi stupéfiante qu'on l'a dit. C'est surtout un agent *délirant*, si nous pouvons ainsi dire. Dans une des campagnes d'Allemagne, un détachement de quelques centaines de soldats campa dans un petit bois où se trouvaient des plants de belladone. Beaucoup mangèrent des fruits, et au bout de peu d'instants des accidents se manifestèrent. Quelques soldats eurent des vomissements, d'autres un état de torpeur et d'anéantissement, mais la plupart éprouvèrent un délire, gai d'abord et furieux ensuite ; quelques-uns se suicidèrent ; un grand nombre, près de cinquante, moururent sans avoir eu sensiblement de phénomènes comateux (E. Gaultier de Caulbry) (1).

Nous ne pouvons pas citer les phénomènes produits par tous les poisons délirants. Mais il ne faut pas, du moins, oublier la liste de ces derniers. Nous indiquerons surtout : le haschich, la cantharide, les éthers, l'alcool, le chloroforme ; ce dernier détermine du délire, gai ou triste, quelquefois au moment du sommeil, quelquefois longtemps après.

L'alcool produit une ivresse qu'on divise en trois périodes : la première est celle de l'ivresse proprement dite, avec gaieté ; la troisième est celle du coma ou de la mort apparente ; et, entre les deux, se trouve une période où le délire domine, accident quelquefois difficile à diagnostiquer.

Empoisonnements chroniques. Le plomb, l'alcool, le seigle ergoté, poisons à longue portée, déterminent des affections délirantes.

Les alcooliques sont sujets à une variété de délire auquel Sutton (Londres, 1813) a donné le premier le nom de *delirium tremens*. Le *delirium tremens* est un accident de l'alcoolisme chronique. Il survient généralement à la suite de quelque circonstance déterminante : excès, émotion violente, etc ; mais il est ordinairement annoncé quelques jours à l'avance par du malaise, de l'inquiétude, du cauchemar. Puis l'accès éclate. La figure est injectée, l'œil brillant, le front baigné de sueur. Le pouls n'est généralement pas en rapport avec l'état d'agitation du malade

(1) E. Gaultier de Caulbry, *Journal général de médecine*, t. XLVIII, p. 355.

qui crie, vocifère, menace et souvent se livre à des actes de violence. Tout son corps est animé d'un tremblement continuel. Il est poursuivi d'hallucinations dans lesquelles se retrouve avec une singulière constance une forme particulière de vision. Ce sont des animaux, des rats, des bêtes féroces que le malade montre à ceux qui l'entourent, et contre lesquels il se défend. Pendant toute la durée du délire, qui peut être de plusieurs jours, l'insomnie est absolue, constante. Ce délire guérit habituellement, mais peut se terminer par la mort.

Le *plomb* produit des accidents cérébraux de trois sortes : l'épilepsie, le coma, le délire. La forme délirante isolée n'est pas commune, mais elle se joint fréquemment aux autres. Nous avons vu, à l'Hôtel-Dieu, un peintre qui était à la fin d'une colique de plomb, et qui fut pris d'un délire furieux. Il brisa tous les meubles du cabinet où il était enfermé, et chercha à se suicider, en se frappant la tête avec un pot d'étain du poids de deux livres, qui s'aplatit sur son crâne ; il eut quelques légères contusions et guérit très-bien par une saignée et des purgatifs.

L'*ergotisme gangréneux* et l'*ergotisme convulsif* s'accompagnent de délire. Ici le délire n'est pas un phénomène important, mais enfin il existe, et il fallait le citer ; il n'indique pas plus que les convulsions une lésion cérébrale ; il se produit lentement et guérit de même, laissant souvent une obtusion plus ou moins profonde de l'intelligence. Si l'on voit, à la campagne, un malade affecté de délire et de convulsions, qui a des douleurs vives, lancinantes dans les membres ; si cela a lieu après une année pluvieuse, humide, dans laquelle on s'est nourri de seigle mêlé d'ergot ; si enfin il y a une épidémie d'ergotisme aux environs ou dans la localité, on devra craindre une intoxication par l'ergot.

Disons, en deux mots, que la diarrhée, une éruption érythémateuse des mains et de quelques parties du corps, et un délire passager, fugace, mais se reproduisant facilement, sont les trois symptômes principaux du *mal de Rosas, des Asturies*, ou, pour tout dire en un mot, de la *pellagre*. Nous avons rangé ici cette maladie, parce que c'est une intoxication produite par l'usage du maïs, et surtout du maïs altéré par le *verdet* ou *verderame*. On a chance d'observer ce mal dans le nord de l'Italie et de l'Espagne et dans une partie du midi de la France (1). Landouzy (de Reims) a cherché à faire prévaloir l'idée que la pellagre peut prendre spontanément naissance au milieu des populations qui ne font pas usage de maïs, et particulièrement chez les phthisiques (2). D'autre part, également en dehors de l'alimentation par le maïs, Billod a observé la pellagre née spontanément chez les aliénés.

Ici se termine l'énumération, fort incomplète sans doute, des causes du délire vrai. Nous avons à dessein omis d'y placer les affections chirurgicales, plaies, contusions, etc., ce qui nous eût entraînés trop loin.

Comme on le voit, le délire est un phénomène trop vague pour qu'on puisse lui attribuer une importance diagnostique absolue ; mais il est important, en ce sens qu'il fixe l'attention sur quelques manières d'être de la substance cérébrale, et qu'il engage à rechercher, dans les symptômes cérébraux concomitants et dans les phénomènes présentés par d'autres organes, des caractères propres à fixer exactement la nature du mal auquel on a affaire.

XIV. — De la somnolence et du coma.

On désigne sous le nom de *coma* un sommeil profond et continu, d'où il est difficile ou impossible de faire sortir les malades. C'est le phénomène le plus commun de l'ensemble des symptômes qu'on nomme *apoplexie*.

Le sommeil morbide a divers degrés et reçoit différents noms ; faible, il prend celui d'assoupissement, de somnolence ; plus prononcé, il s'appelle sopor, cataphora ; enfin, au plus haut degré, on le nomme coma, carus, léthargie, mort apparente : ces dernières formes n'ont qu'une analogie trompeuse avec le sommeil.

A la rigueur, la somnolence et le coma n'ont pas d'autres symptômes que le sommeil lui-même, et consistent dans une perte plus ou moins complète de l'intelligence, du sen-

(1) Théophile Roussel, *Traité de la pellagre et des pseudo-pellagres*. Ouvrage couronné par l'Institut de France (Académie des sciences). Paris, 1866, in-8.

(2) Landouzy, *De la pellagre sporadique*. Paris, 1861.

timent et du mouvement volontaire; cependant il s'y joint quelquefois des phénomènes dignes de fixer l'attention. Dans les cas légers ou moyens, on peut réveiller le malade, le faire parler pendant quelques instants; il retombe ensuite dans le sommeil, mais enfin l'intelligence n'est pas absente. Dans les cas graves, l'intelligence est absolument opprimée, et il n'y a pas moyen de l'exciter, de la faire reparaître. Les malades ont souvent, surtout dans les cas extrêmes, du ronflement, qui reconnaît pour cause, soit les vibrations du voile du palais, soit un mouvement de liquide visqueux dans le pharynx et le larynx; ce ronflement, ou rhonchus, est quelquefois extrêmement violent. Il est commun de voir la salive, ou une sorte de bave mousseuse s'écouler par les commissures des lèvres. Les pupilles sont, presque toujours, dilatées ou inégales. Il y a une résolution générale, sans paralysie. La sensibilité est conservée, car les malades retirent les membres si on les pince, et même ils poussent des cris, mais sans se réveiller; ou bien ils se réveillent à demi, se retournent dans leur lit et se rendorment. Quand on constate de la somnolence ou du coma, il ne faut jamais oublier de remarquer l'aspect, l'expression de la face; c'est surtout dans ce cas qu'elle peut être considérée comme un miroir qui reproduit les troubles intérieurs. Quelquefois la face est calme, reposée; elle a une expression douce qui exclut l'idée de la souffrance; d'autres fois elle exprime la béatitude, le bonheur, l'ivresse, l'extase; quelquefois elle est même riante et trahit une sorte de bonheur physique et de volupté; tandis que, dans d'autres cas, elle est pâle, profondément altérée et immobile; elle exprime la stupeur la plus profonde, ou enfin elle est bouleversée, hideuse. Ces différences ont une grande importance pour le diagnostic, et un médecin exercé se trompe peu à ces divers modes d'expression.

On peut confondre le coma avec l'ivresse, l'asphyxie, la syncope, le sommeil et la convalescence.

Le peu de durée de la syncope empêchera toute méprise. L'état de mort apparente produit par l'asphyxie est tellement semblable au carus, que nous n'essayerons pas de l'en distinguer; c'est, du reste, un véritable coma, sauf la cause; celle-ci sera donc le seul moyen réel de diagnostic. Quant à l'ivresse, elle se distinguera par la rapidité de sa production, par l'odeur alcoolique exhalée par le malade, et enfin par la rapidité de la disparition des accidents, sous l'influence du repos, d'une saignée ou de l'ingestion de l'ammoniaque. On ne pourra pas s'aider de la coloration de la face, qui est tantôt rouge, tantôt très-pâle; mais on prendra en considération l'expression qui est assez ordinairement celle de l'indifférence ou de la gaieté, plutôt que celle de l'étonnement et de la stupeur.

Enfin, on se gardera bien de confondre avec le coma le sommeil qui survient dans la convalescence des maladies aiguës graves, et qui est quelquefois assez profond pour simuler un état morbide. En effet, on ne tire que difficilement les malades de leur somnolence, qui peut durer jusqu'à deux et trois jours ; et l'on peut véritablement craindre que cet anéantissement des forces n'ait une funeste issue. Cependant cet état paraît avoir pour but de suspendre la plupart des fonctions, d'accumuler l'influx nerveux et de prévenir la déperdition des forces; en conséquence, on doit le considérer comme le plus puissant moyen réparateur que la nature puisse employer. Et, en effet, au sortir de ce sommeil, les malades n'ont plus ni fièvre ni aucun des symptômes graves de l'affection antérieure. On le distingue du coma par les caractères suivants :

Ce sommeil, bien que profond, est doux et paisible; on peut éveiller les malades, qui paraissent jouir de leur intelligence; mais ils prient qu'on les laisse dormir; quelquefois ils s'éveillent spontanément pour boire ou pour uriner; la physionomie est calme, reposée et exprime le bien-être; la chaleur de la peau diminue graduellement, et il y a souvent une douce sueur; le pouls est régulier et calme, ainsi que la respiration. Ces signes et les renseignements que l'on obtient sur l'existence d'une maladie antérieure ne laissent aucune incertitude pour le diagnostic. Nous signalons ce fait avec soin, parce qu'il serait dangereux de troubler cet assoupissement si nécessaire à la guérison.

Le délire, l'insomnie, les convulsions, annoncent généralement des affections aiguës, des lésions cérébrales légères, mais capables d'irriter, d'exciter les fonctions de l'organe de la pensée; au contraire, la somnolence annonce des affections profondes, avec altération plus ou moins forte des centres nerveux, souvent anciennes, et qui produisent une compression ou une oppression de la puissance nerveuse encéphalique.

Maladies dans lesquelles on rencontre le coma. — Valeur diagnostique.

Ce qui précède peut faire deviner d'avance que le coma annoncera toutes les grandes perturbations fonctionnelles ou matérielles du système nerveux central. On le voit à la suite d'excès, de déperdition de fluide nerveux par des travaux, des veilles, une saignée ou toute autre cause; dans les névroses, les fièvres, et enfin dans toutes les lésions cérébrales avancées et qui peuvent amener la compression, la destruction de la masse encéphalique; enfin différents médicaments, les hypnotiques et le froid, produisent encore ce symptôme.

La **fièvre typhoïde**, à sa première période, est caractérisée par l'insomnie, mais dans la deuxième, et surtout dans la troisième on voit survenir du coma, dont on distingue deux variétés, le *coma vigil* et le *coma somnolentum*. Dans le premier, le malade a en même temps du délire; il s'éveille seul, ou, quand on lui parle, il prononce des mots incohérents et sans suite; il a une certaine agitation. Le coma somnolent laisse les malades insensibles, engourdis et sans parole. Ces deux espèces ne présentent presque jamais de stertor. La face est immobile, sans expression, quelquefois un peu stupéfiée: diagnostic très-facile, à cause des antécédents.

Nous rappellerons, seulement pour mémoire, le coma qui suit l'attaque d'**épilepsie**, et dont on diagnostiquerait presque la cause, d'après l'état de bouleversement et les convulsions hideuses de la face. Les **hystériques** tombent quelquefois dans un sommeil comateux qui dure un ou plusieurs jours, et qu'on a pu prendre pour une apoplexie: mais, dans ces cas, la figure, loin d'être altérée, stupide, est au contraire fort naturelle, riante, voluptueuse quelquefois, ou bien elle exprime la douleur; même remarque pour la **catalepsie**, l'**extase**.

Le coma est généralement plus profond dans les maladies du cerveau que dans les affections étrangères à cet organe, et c'est seulement alors qu'on voit survenir le ronflement, la résolution générale et des troubles circulatoires et respiratoires marqués.

Dans la **méningite**, le coma est profond; mais il a presque toujours été précédé d'une période d'excitation ou d'acuité, dans laquelle on a pu observer des vomissements, du délire, de l'agitation, la constipation, le strabisme, les mouvements convulsifs de la face, le mâchonnement, etc.

La *méningite rhumatismale*, c'est-à-dire celle qui survient dans le cours du rhumatisme articulaire aigu généralisé, est ordinairement précédée de pressentiments funestes, de crainte de la mort; puis il survient du délire ou un état ataxique imprévu; le collapsus et le coma apparaissent et entraînent la mort du malade. Ordinairement il y a un peu de diminution de l'inflammation articulaire. Malgré les assertions contraires de Vigla, nous craignons que l'usage du sulfate de quinine ne soit la cause, ou, du moins, l'excitant de cette *métastase* rhumatismale (Abercrombie, Bourdon, Vigla) (1).

[Les **maladies cérébrales** pouvant donner lieu à l'ensemble de symptômes qui caractérisent l'apoplexie sont celles dans lesquelles on observe le plus souvent le coma ou la somnolence. Ces maladies sont : la congestion cérébrale, l'hémorrhagie cérébrale ou méningée, le ramollissement cérébral. Au moment où le malade est frappé, alors qu'il tombe dans l'état comateux, il est impossible de savoir d'une manière précise si on a affaire à une congestion, à une hémorrhagie ou à un ramollissement. C'est surtout entre l'hémorrhagie et le ramollissement à forme apoplectique que le diagnostic est le plus difficile, pour ne pas dire impossible. On penchera cependant du côté du ramollissement chez les sujets atteints de maladies du cœur ou des vaisseaux et se trouvant en un mot dans les conditions propres à favoriser la formation d'une embolie. Les malades épuisés, cachectiques, sont plus sujets au ramollissement qu'à l'hémorrhagie. La marche ultérieure de la maladie permettra de porter un jugement plus assuré. Dans la congestion simple, le coma se résout assez rapide-

(1) Vigla, *Actes de la Soc. méd. des hôp. de Paris*, 1855. *Bulletin id.* 1858.

ment, et à sa suite on ne trouve qu'une faiblesse sans paralysie proprement dite. Dans l'hémorrhagie ou dans le ramollissement, il y a ordinairement hémiplégie ; mais on a remarqué que la paralysie est plus franche à la suite de l'hémorrhagie, qu'on n'y observe pas, comme dans le ramollissement, la conservation ou même l'exaltation de la sensibilité dans un membre paralysé du mouvement. Le ramollissement procède souvent par petites attaques suivies d'une dernière beaucoup plus violente. La perte de la parole, l'aphasie, s'observe presque toujours, quand elle existe, dans le ramollissement. Enfin, chez les individus atteints d'hémorrhagies graves, l'intelligence est toujours plus profondément atteinte que dans le ramollissement.

Nous avons déjà dit que l'hémorrhagie méningée ne se diagnostique pas d'une manière certaine. On la soupçonne chez les ivrognes, quand l'hémiplégie n'est pas franche et qu'il y a plutôt une parésie générale, quand il existe de la contracture.

Dans l'encéphalite vraie, le coma est un phénomène ultime. Il succède à toute la série de symptômes qui indiquent l'inflammation de la pulpe cérébrale : délire, céphalalgie violente, contracture, etc. Le plus souvent les malades n'en sortent pas.]

Les **suffusions séreuses** dans les méninges, la méningite subaiguë, donnent aussi lieu au coma. Le diagnostic s'appuie, ici, sur les antécédents et sur ce fait qu'il y a presque toujours eu une maladie antérieure. S'il survient, chez un phthisique, du délire, quelques phénomènes d'excitation, puis que ces accidents soient remplacés par une torpeur graduelle, et enfin par du coma, de la résolution, une obtusion de la sensibilité, sans paralysie marquée et sans fièvre, on pourra, avec quelque probabilité, soupçonner une suffusion séreuse ou une méningite subaiguë avec épanchement extra et intra-cérébral. Le diagnostic se tirera ici, comme on le voit, d'abord de la marche des symptômes et ensuite de la circonstance dans laquelle ils se montrent ; s'ils survenaient seuls, on pourrait être embarrassé ; mais, comme ils se montrent dans le cours de la tuberculisation, et que l'on sait que les accidents de cette sorte sont communs dans cette maladie, on doit y penser plutôt qu'à toute autre complication. Il est donc indispensable de connaître les principales conditions dans lesquelles surviennent ces épanchements passifs ou inflammatoires. Ils sont très-fréquents dans la convalescence de la plupart des maladies des enfants, et spécialement dans la fièvre typhoïde, dans la tuberculisation, les fièvres éruptives, la scarlatine; ils sont moins fréquents chez les adultes, mais on les voit aussi dans la phthisie (forme aiguë surtout), dans le rhumatisme articulaire aigu et la maladie de Bright. Nous avons déjà dit (voy. *Convulsions*), que les convulsions et le coma, dans la maladie de Bright, avaient été expliqués par une intoxication dite *urémique*. Enfin c'est une complication de toutes les affections chroniques des vieillards.

Nous avons vu, en 1853, à l'hôpital de la Charité, un jeune garçon de douze ans, chez lequel nous avons pu reconnaître, pendant la vie, un épanchement séreux intraventriculaire, en tenant compte de toutes les conditions indiquées ci-dessus.

Ce jeune homme était arrivé à la quatrième semaine d'une fièvre typhoïde; il avait été traité par les purgatifs. La convalescence commençait, lorsqu'il fut pris de délire, d'agitation et d'une fièvre modérée; il n'eut ni vomissements ni convulsions; le délire dura plusieurs jours et fit place à une somnolence graduelle. Le malade fut alors apporté à l'hôpital, dans l'état suivant: apyrexie, somnolence d'où on peut le tirer assez facilement, face pâle, immobile, pupilles dilatées, résolution sans paralysie, rétention d'urine. Le malade crie quand on cherche à l'exciter et quand on le pique, et il retire les membres. Sangsues derrière les oreilles. Le coma va en croissant; vers le quatrième jour de l'entrée, renversement de la tête en arrière, puis contracture des muscles du col. La mort ne survint que quinze jours après la première apparition des accidents. On trouva, à l'autopsie, une dilatation énorme des ventricules cérébraux; les méninges étaient opalines, non granulées; pas de tubercules, ni dans le cerveau ni dans les poumons.

Cette observation peut passer pour le type des épanchements qui naissent sous l'influence d'une sub-inflammation, dans la convalescence d'un grand nombre de maladies.

Quelques *produits étrangers* du cerveau donnent lieu à

des accidents semblables, mais seulement quand ils ont déterminé un épanchement séreux ou séro-purulent, semblable à ceux dont nous nous sommes occupés.

On n'oubliera pas que le froid intense donne lieu à un état apoplectique semblable au précédent, et qui paraît reconnaître pour cause une stase du sang veineux dans les sinus du crâne et les veines du cerveau.

Nous avons tant insisté sur les *empoisonnements*, que nous rappellerons seulement pour mémoire qu'on observe encore des phénomènes d'apoplexie ou de coma dans les fièvres pernicieuses dites comateuses, dans l'empoisonnement par l'alcool, l'opium et tous les narcotiques.

Nous ne traitons pas de l'apoplexie nerveuse, car les cas de cette espèce doivent être rapportés aux névroses que nous avons signalées plus haut (hystérie, épilepsie, catalepsie).

XV. — Du vertige.

Eblouissements, étourdissements, tournoiement de tête, vertigo, naupathie, vertige nerveux (1).

Le vertige comprend un ensemble assez varié de phénomènes: sensation de *tournoiement*, de *légèreté* et d'*étonnement* de la tête; les objets extérieurs semblent tourner, danser, monter ou descendre; défaut d'équilibre du corps; crainte d'une chute imminente; douleurs de tête, tintouin, bourdonnements d'oreilles; obscurcissement de la vue, bluettes lumineuses. Ces accidents sont le plus ordinairement déterminés par la marche ou par l'action de se baisser. Quelques personnes les éprouvent au repos et même lorsqu'elles sont couchées; il semble alors que le corps soit emporté, enlevé, ou livré à un balancement voluptueux; un demi-sommeil existe, et le seul fait d'ouvrir les yeux efface, le plus ordinairement, l'impression vertigineuse et les légères hallucinations des sens qui l'accompagnent.

Les causes du vertige sont extrêmement nombreuses.

En voici une énumération fort longue, mais néanmoins incomplète: les commotions de la tête, lorsqu'elles ne vont

(1) Max Simon, *Mémoires de l'Académie de médecine*. Paris, 1858, t. XXII.

pas jusqu'à produire la syncope; l'action de valser, de tourner sur soi-même; le mouvement de l'escarpolette, de la voiture, des chemins de fer, des ballons; les mouvements d'un navire, auxquels s'ajoutent le déplacement des objets et l'odeur tant de la mer que du bâtiment lui-même; peut-être même le vertige appelé *mal de mer* ou *naupathie* est-il une sorte d'empoisonnement par les effluves marins (Sémanas); la vue d'objets animés d'un mouvement rapide et continu, soit en ligne droite, soit circulairement, comme le mouvement d'un bateau, la rotation d'une roue ou d'un appareil à engrenage, etc.; quelques odeurs fortes et pénétrantes, soit aromatiques, soit putrides; l'inhalation des vapeurs du sulfure de carbone (1); la respiration d'un air chaud, concentré et chargé d'acide carbonique, comme dans une salle de spectacle; l'acide carbonique et les gaz non respirables; toutes les causes qui produisent la congestion cérébrale, telles que la compression du col et de la poitrine, l'insolation, etc. Enfin le vertige se montre encore, mais sans cause appréciable, chez quelques personnes nerveuses et principalement chez les femmes.

Dans tous ces cas, le vertige est un simple accident nerveux, constituant, à lui seul, une petite maladie passagère et sans gravité. On peut le considérer comme essentiel ou idiopathique et lui donner place dans le cadre nosologique sous le nom de *vertige nerveux*. (Max Simon.)

Mais, dans d'autres cas, c'est un symptôme qui se rattache, comme fait de détail et comme élément, à un état morbide antérieur *(vertige symptomatique)*. Une des variétés les plus communes de ce genre de vertiges est celle qui a été étudiée par Trousseau et par M. Blondeau sous les noms de *vertigo a stomacho læso*, *vertige stomacal* (2), et qui se rattache à des troubles divers des fonctions digestives. On doit en distinguer deux espèces : le vertige *ab inedia* et le vertige *a crapula*. Dans le premier cas, les impressions vertigineuses sont semblables à celles qui se produisent dans l'abstinence et que l'on observe chez les

(1) Delpech, *Accidents que développe l'inhalation du sulfure de carbone en vapeur*, 1856. (*Bull. de l'Académie de médecine*, t. XXI, p. 350). — *Nouvelles recherches sur l'intoxication que détermine le sulfure de carbone*. (*Ann. d'Hyg.*, 1863, t. XIX.)

(2) L. Blondeau, *Arch. gén. de méd.* 1858. — Trousseau, *Clinique médicale de l'Hôtel-Dieu*, 5e édit. Paris, 1877, t. II.

individus dont les forces digestives ne peuvent pas fournir à une nutrition suffisamment réparatrice (vertiges de la dyspepsie). Les vertiges de la seconde espèce auraient pour types les plus élevés ceux qui se produisent sous l'influence d'un état de plénitude de l'estomac, comme cela arrive après un repas trop copieux (vertiges de l'indigestion). Les sensations de ce vertige sont excessivement variables : étourdissements, sentiment de vide dans la tête, cercle de fer qui serre les tempes; froid glacial, roue noire qui tourne devant les yeux *(gyratio)*; tout tourne autour du malade; s'il est couché, il croit voir son lit emporté dans un mouvement de rotation, ou bien il se voit lui-même entraîné seul dans ce mouvement; les objets paraissent colorés de diverses nuances; si le malade est debout, ses jambes vacillent, il croit voir un abîme devant lui; il va tomber, il tombe même, mais *sans jamais perdre la conscience de ce qui lui arrive*. Ce dernier caractère est important pour distinguer cette espèce du *vertige épileptique*. Une difficulté, pour établir le diagnostic, se présente : c'est que souvent les malades n'éprouvent aucun trouble du côté de l'estomac, soit qu'il y ait dyspepsie, soit qu'il y ait indigestion. Dans les cas de vertige, il faut donc surveiller l'hygiène de la nutrition.

Quelques faits établissent que certaines lésions de l'oreille interne peuvent amener des vertiges, ordinairement accompagnés de bourdonnements d'oreilles, de nausées et de vomissements et d'une tendance irrésistible à tourner du côté correspondant à la lésion (Ménière; vertige *ab aure læsa*, Trousseau).

Le vertige se montre comme symptôme très-commun dans l'anémie, la chlorose et tous les états cachectiques avec appauvrissement du sang, aussi bien que dans la convalescence des maladies aiguës *(vertige anémique)*; dans les maladies du cœur et des poumons, qui déterminent des symptômes d'asphyxie, ou à la suite de la suppression d'hémorrhagies habituelles *(vertige congestif)*.

C'est également un des accidents de l'empoisonnement par les solanées vireuses, les narcotiques, les alcooliques, les eaux chargées d'acide carbonique.

La plupart des maladies des centres nerveux, telles que la congestion, les hémorrhagies, le ramollissement, sont précédées ou accompagnées de vertige. [[Trousseau et surtout M. Noël Gueneau de Mussy (1) ont signalé la fréquence du vertige chez les goutteux.]]

Enfin on l'observe dans presque toutes les névroses et dans l'aliénation mentale.

Dans ces derniers temps on a été peut-être un peu trop exclusif, en donnant au vertige la valeur d'un symptôme d'affection matérielle des centres nerveux; on l'a presque uniquement considéré comme signe de congestion cérébrale et comme prélude d'apoplexie ou de ramollissement; la thérapeutique s'en est ressentie, car beaucoup de médecins se hâtent encore de pratiquer des émissions sanguines pour le moindre étourdissement. L'énumération des causes montre que ce traitement est souvent fort inutile, et que, dans les cas de débilitation, il peut être nuisible.

Les médecins aliénistes n'ont pas négligé l'étude de ce symptôme; et, le considérant comme lié aux hallucinations et à l'aliénation mentale, ils en ont tiré les éléments ingénieux sans doute, mais très-aventureux, d'un diagnostic rétrospectif : selon eux, Pythagore, Socrate (2), Platon, Numa, Jeanne d'Arc, Pascal (3), qui avaient des vertiges, ont été, non pas des aliénés, mais, en adoucissant l'expression, des *hallucinés*.

Quoi qu'il en soit, quand une personne se plaint d'étourdissements, d'éblouissements vertigineux, avant de prononcer le nom de maladie cérébrale, il faut rechercher s'il n'existe pas d'autre symptôme des maladies de cette nature, s'il n'y a pas des accidents d'anémie ou de chlorose, de dyspepsie, une influence toxique quelconque. Enfin, toutes ces causes étant écartées, on arrivera souvent à reconnaître qu'il n'existe qu'une simple névrose, idiopathique, essentielle, le *vertige nerveux* proprement dit, si bien étudié par le docteur Max Simon.

XVI. — Symptomes divers.

Les maladies cérébrales et les névroses donnent encore lieu à une foule d'autres symptômes que nous ne pouvons

(1) Trousseau, *Clinique médicale de l'Hôtel-Dieu*, 1877, t. III, p. 365. — N. Gueneau de Mussy, *Etude sur le vertige* (*Gaz. des hôpitaux*, 1871).

(2) Lélut, *Du démon de Socrate*, 1856.

(3) Lélut, *l'Amulette de Pascal*, 1846.

étudier en particulier; tels sont : la tendance à la *syncope*, l'état *spasmodique* ou *vaporeux*, la diminution de l'*intelligence*, de la *mémoire*, la *paralysie de la langue*, le *bégayement*, la *perte de la parole*, enfin les troubles de l'intelligence qui constituent l'*aliénation mentale*.

La plupart des phénomènes que nous venons d'énumérer ne méritent pas une description particulière. Ils sont plus propres à indiquer le siége et le degré de l'altération cérébrale que sa nature. Or, le but que nous nous sommes proposé dans ce travail est surtout de fixer l'esprit des lecteurs sur les symptômes propres à faire reconnaître la nature, l'espèce anatomique de la lésion des centres nerveux. Si les développements précédents ont atteint ce but, nous croyons qu'il serait inutile d'entrer dans de plus longs détails; si nous n'y sommes pas encore parvenus, de nouveaux éclaircissements seraient entièrement inutiles.

Art. II. — Symptomes physiques.

Les symptômes physiques locaux sont aussi nombreux dans les maladies des poumons, du cœur, de l'abdomen, qu'ils sont rares dans les maladies cérébrales; la solidité et l'épaisseur des parois crâniennes sont les causes de cette rareté; si le cerveau se trouvait enfermé dans une cavité osseuse et membraneuse à la fois, molle, élastique, il serait plus facile d'apprécier les changements physiques qu'il peut subir. En tout état de cause, quand même le cerveau serait facile à explorer, encore faudrait-il inventer des moyens nouveaux d'examen, car ceux que nous possédons pour les autres organes du corps ne s'y appliqueraient qu'imparfaitement.

C'est cette absence de signes physiques qui rend si difficile le diagnostic des maladies du cerveau; car, quoiqu'on ait, de nos jours, apporté dans cette étude un soin tout particulier, il faut bien reconnaître que, au point de vue du diagnostic, nous sommes encore aussi peu avancés qu'on l'était pour les maladies des poumons et du cœur, avant la découverte de l'auscultation et de la percussion.

Cependant on ne doit négliger aucun des renseignements que l'exploration physique peut faire apprécier, en attendant que des recherches nouvelles aient étendu, sous ce rapport, le domaine de la science.

Les symptômes physiques des maladies cérébrales sont relatifs : 1° aux lésions des téguments du crâne et des différentes parties de la tête; 2° à la forme et au volume du crâne; 3° aux tumeurs qui peuvent s'y manifester; 4° aux bruits qu'on peut percevoir par l'auscultation.

I. — Signes fournis par les lésions des téguments du crane et des diverses parties de la tête.

Des blessures, des plaies anciennes, des cicatrices des téguments du crâne sont quelquefois le point de départ d'attaques d'épilepsie, de convulsions; il faudra donc les rechercher. Le pronostic et la thérapeutique sont toujours intéressés à trouver la cause d'une maladie, surtout quand cette cause est susceptible d'être atténuée ou enlevée.

Des éruptions se manifestent quelquefois au cuir chevelu et ont souvent des rapports sinon de cause, du moins de nature, avec certains accidents cérébraux. La formation de tumeurs gommeuses à l'intérieur du crâne ou dans le cerveau donne lieu à des convulsions, à des phénomènes de congestion, quelquefois à des paralysies partielles, à de la somnolence; il est certain que, si la tête présente des traces d'éruption syphilitique, de syphilide serpigineuse, de tumeurs périostiques, des engorgements ganglionnaires de la nuque, des parties latérales du col, on aura un élément décisif pour le diagnostic. On pourrait nous dire que ces symptômes peuvent se montrer partout ailleurs et ne sont pas propres à la tête; absolument parlant, cela est vrai; mais il est certain que peu d'organes présentent ces symptômes avec autant de fréquence et en aussi grand nombre que la tête; c'est là, en effet, qu'on trouve, de préférence, les éruptions de pityriasis syphilitique, la syphilide tuberculeuse, les névralgies, les douleurs nocturnes; c'est là exclusivement qu'on trouve l'alopécie, l'iritis, les lésions de la bouche, du pharynx, etc.

Si un enfant présente quelques symptômes de méningite et qu'on trouve de l'érysipèle, de la teigne ou de l'impétigo du cuir chevelu, de l'écoulement par les oreilles, de la lippitude des paupières, de l'engorgement des ganglions sous-maxillaires, des cicatrices au col, et la physionomie scrofuleuse, on devra plutôt croire à une méningite tuberculeuse qu'à une méningite simple.

Nous avons vu souvent des douleurs vives de la tête accompagnées d'un gonflement dur et mal limité du périoste; chez quelques personnes, ce gonflement se montre surtout au front, aux régions temporales, sur les os malaires; c'est une affection rhumatismale du périoste, qui n'a rien de syphilitique, et les douleurs de tête sont de même origine et n'indiquent point de lésion intracrânienne.

Un homme est affecté d'anasarque, il tombe dans le coma; si l'on constate de l'œdème de la face et du cuir chevelu, il y a lieu de croire que le coma dépend d'une suffusion séreuse passive dans les méninges et les ventricules, ou d'un œdème du cerveau.

Souvent on voit arriver, dans les hôpitaux, des malades dans le délire et sur lesquels on n'a aucun renseignement; ce délire est fréquemment le résultat d'un érysipèle du cuir chevelu, qui n'est pas encore étendu à la face. Si l'on ne cherche pas à apprécier l'état des téguments du crâne, il est évident que la cause du délire restera inconnue et qu'on sera exposé à traiter le malade pour une affection absolument différente.

Nous ne voulons pas entrer dans le domaine de la chirurgie, mais nous ne pouvons négliger de faire remarquer qu'un œdème circonscrit, un abcès du cuir chevelu, donnent souvent la clef d'un grand nombre d'accidents éprouvés par des malades. Une fracture du crâne, une nécrose, une carie suite de contusion, peuvent rester longtemps inaperçues; au bout de plusieurs semaines, de plusieurs mois même, les malades se plaignent de douleurs de tête, ils sont pris d'étourdissements, de pertes de connaissance passagères, puis de phénomènes comateux; on a oublié l'accident primitif. Si l'on palpe le cuir chevelu, on trouve quelquefois un abcès, plus souvent de l'œdème partiel, localisé au niveau du point où a porté la violence extérieure. Cet œdème est l'indice d'un travail morbide, d'une suppuration autour du point nécrosé, et la perte de connaissance est le résultat d'un épanchement plus ou moins considérable de pus entre les os de la dure-mère, ou dans les méninges, ou dans le cerveau lui-même. L'œdème du cuir chevelu indique donc, non-seulement la cause et le point de départ du mal, mais encore son siége précis.

Ces exemples suffisent pour montrer que l'examen physique des téguments de la tête est utile dans quelques cas.

II. — Signes fournis par les changements de forme et de volume du crane.

Les changements dans la forme et le volume du crâne ne se voient guère que chez les enfants, avant l'occlusion des fontanelles, le rapprochement des os et la consolidation des sutures. Cependant on a des exemples de dilatation et de rétrécissement du crâne chez les adultes.

L'augmentation du volume de la tête ne se rencontre guère que dans l'affection appelée hydrocéphalie, et la diminution dans l'atrophie du cerveau. Néanmoins, quelques détails sont indispensables.

Augmentation du volume de la tête. Cette augmentation reconnaît pour causes d'hydrocéphalie proprement dite les hémorrhagies méningées, l'épaississement des os du crâne, le rachitisme.

L'**hydrocéphalie** est congénitale ou acquise. L'hydrocéphalie congénitale détermine toujours la mort du produit au moment de l'accouchement, quand elle est considérable; si elle est faible, la tête peut franchir les détroits du bassin; mais, aussitôt après la naissance, le crâne commence à prendre un volume anormal, et cet accroissement est quelquefois très-rapide. On reconnaît alors cette hydrocéphalie aux caractères suivants : la tête est globuleuse et paraît d'un fort volume; elle a plus de 34 centimètres de circonférence occipito-frontale. Les pariétaux, au lieu de monter à peu près verticalement au-dessus des oreilles, se portent fortement en dehors, de sorte que la tête semble s'élargir à partir de ce point. Les fontanelles sont très-larges et les sutures entièrement membraneuses. Le front est bombé ; les arcades orbitaires font saillie en avant et les yeux semblent enfoncés. La face est petite et en forme de triangle à base supérieure. Enfin, les enfants portent difficilement leur tête ; ils ont besoin de l'appuyer souvent et longtemps, et sont très-enclins au sommeil. Au bout d'un temps plus ou moins long, le volume de la tête devient excessif, et l'on voit des enfants présenter une tête de 64 centimètres de circonférence. Les fontanelles et les sutures restent membraneuses et s'élargissent. Cependant les os du crâne participent à l'accroissement général et deviennent beaucoup plus larges qu'ils ne devraient l'être pour une tête ordinaire; en même temps, ils s'amincissent et forment des espèces d'éventails osseux, minces, demi-transparents, et si peu consistants, qu'en les pressant on détermine quelquefois une crépitation semblable à celle du parchemin. Quelquefois aussi un os cède, et il se forme une tumeur accessoire, une espèce de hernie, de sorte que la tête se trouve surmontée d'une masse globuleuse plus ou moins élevée, mais rarement pédiculée.

Ces divers phénomènes physiques annoncent une hydrocéphalie, c'est-à-dire une accumulation de liquide séreux dans la cavité crânienne. Dans la majorité des cas, le liquide occupe les ventricules latéraux du cerveau. Ce liquide est limpide comme de l'eau distillée, non albumineux. Le cerveau est comme déplissé; ses circonvolutions sont à peine marquées, et il forme comme une sorte de poche ou de sac, à parois plus ou moins épaisses; souvent il se prolonge dans les tumeurs appendiculaires que nous avons signalées; quelquefois c'est seulement le liquide qui a rompu ou aminci le cerveau lui-même.

Dans l'**hémorrhagie méningée** des jeunes enfants, on voit survenir une augmentation de volume assez analogue à la précédente et par le même mécanisme; mais cet accroissement de la tête reconnaît une toute autre cause anatomique. L'hémorrhagie se fait le plus ordinairement dans la cavité de l'arachnoïde, quelquefois d'un seul côté, quelquefois des deux. C'est d'abord du sang qui s'épanche, mais ce sang est en partie séreux et peu coagulable; l'épanchement s'enkyste par la formation de produits fibrineux ou plastiques; puis, dans l'intérieur de ce kyste, on voit augmenter, peu à peu, la quantité du liquide; c'est quelquefois du sang, le plus souvent un liquide rosé, légèrement sanguinolent, quelquefois de la sérosité pure. Alors le crâne augmente de volume, car tous ces phénomènes arrivent avant son ossification. Cette lésion se reconnaît, pendant la vie, aux caractères suivants : l'enfant est à sa première dentition; il est pris brusquement de convulsions et de coma; puis ces phénomènes se dissipent peu à peu et sont remplacés, ou par des phénomènes de compression, ou par des accidents de sub-irritation; enfin, au bout de quelques mois, la tête commence à grossir d'une manière anormale (Legendre).

Les enfants **rachitiques** ont la tête plus volumineuse que les autres, sans avoir cependant de liquide dans le crâne. Cet accroissement de volume est toujours très-limité. La tête est quelquefois régulière, d'autres fois, elle est un peu insymétrique; c'est surtout sur le front que porte l'augmentation : cette région est saillante et ressemble pour la forme au front d'un adulte; les yeux sont enfoncés. Chez ces enfants, les fontanelles persistent plus longtemps que chez les autres. Nous ne pourrions dire si, dans ces cas, le cerveau est plus volumineux que chez d'autres enfants, à la même époque de la vie.

Enfin on voit quelquefois, chez les idiots adultes, le crâne prendre des dimensions exagérées; il ne s'agit plus alors d'un épanchement intracrânien, mais d'une **hypertrophie des os**. Les parois du crâne prennent quelquefois jusqu'à 27 et 54 millimètres d'épaisseur. Ces hypertrophies de la substance osseuse ne sont pas toujours appréciables pendant la vie, parce que souvent elles sont concentriques, c'est-à-dire qu'elles se font vers l'intérieur du crâne; mais, quand l'ossification exagérée se porte à l'extérieur, elle se traduit par l'augmentation de volume que nous signalons.

Diminution du volume de la tête. Les enfants **anencéphales** ont quelquefois la tête bien conformée, mais pleine de liquide, le cerveau étant représenté par une sorte de moignon qui surmonte la moelle et occupe la gouttière basilaire. Mais pour le plus souvent la paroi crânienne n'est pas plus développée que le cerveau, et la tête est terminée par une sorte de plateau qui commence au-dessus des yeux et s'étend jusqu'à la nuque; il n'y a ni front ni convexité crânienne.

Quand l'atrophie est partielle, la diminution du volume de la cavité crânienne est partielle également; on a vu l'atrophie d'un lobe cérébelleux s'accompagner de la dépression de la fosse occipitale correspondante ; l'atrophie d'un hémisphère cérébral entraîne souvent l'aplatissement de la portion correspondante du crâne. Tout cela n'a lieu que dans l'enfance, mais on en retrouve la trace chez l'adulte.

Chez les **idiots**, la tête, tout en restant régulière, ne prend pas le volume qu'elle doit avoir, et, chez les déments, on voit quelquefois le crâne tout entier se rétrécir et s'atrophier.

Enfin, il arrive quelquefois que l'**hydrocéphalie** se guérisse et soit suivie d'une diminution absolue du volume de la tête ; les malades restent idiots.

On n'oubliera pas que, chez les vieillards, les os du crâne s'amincissent quelquefois très-fortement, par places, et se perforent même ; il en résulte des dépressions partielles disséminées çà et là, et qu'on ne devra pas prendre pour des affaissements de la boîte crânienne.

III. — Signes fournis par les tumeurs qui peuvent se développer sur le crane.

On voit se former, soit chez l'enfant, soit chez l'adulte, un grand nombre de tumeurs du crâne, qui ont des rapports plus ou moins directs avec les centres nerveux crâniens ; il est donc toujours important de déterminer la nature de ces tumeurs, afin de savoir quelles peuvent être les lésions du cerveau lui-même. Il est bien entendu que nous ne parlons pas des tumeurs qui, comme les lipomes, les périostoses, les tumeurs érectiles, n'ont absolument rien de commun avec la cavité de la tête.

Les principales tumeurs qui ont des rapports avec les centres nerveux, et qu'il est nécessaire de distinguer les unes des autres, sont le céphalæmatome, le cancer des os, les fongus de la dure-mère et du cerveau, l'encéphalocèle, les kystes séreux provenant de l'intérieur du crâne et les tumeurs de l'hydrocéphalie.

Toutes ces tumeurs ont des caractères communs. En général, elles sont de petite dimension, peu saillantes, à base large. Quand on les palpe, on sent qu'elles sonmolles et agitées de deux sortes de battement, les uns isochrones à la respiration, les autres au pouls; si on les comprime, on les réduit plus ou moins; quelquefois elles disparaissent et rentrent ou semblent rentrer dans le crâne, et l'on trouve un rebord saillant, dur, comme celui d'une ouverture dans un os; cette réduction semble quelquefois soulager les malades et leur donner un état de bien-être; le plus souvent les malades poussent un cri et tombent dans une somnolence ou un coma qui disparaît quand on cesse la compression; quand ils reprennent connaissance, ils croient avoir reçu un violent coup sur la tête.

Le diagnostic se tire des modifications que chaque symptôme présente dans les différents cas que nous avons indiqués. Cependant on n'oubliera pas que quelques caractères importants peuvent manquer dans telle ou telle circonstance. Les fongus de la dure-mère, l'encéphalocèle, sont irréductibles si la tumeur s'est aplatie en champignon au-dessus de l'ouverture; les battements n'ont pas lieu dans un grand nombre de cas de céphalæmatome, etc. Voici les caractères principaux de chaque tumeur.

Le **céphalæmatome** se montre à l'époque de la naissance ou peu de jours après; ce n'est pas un résultat de contusion, comme on l'a dit pendant quelque temps, car on en trouve souvent à la surface intérieure du crâne. La lésion qui constitue le céphalæmatome a été très-heureusement comparée, par Guillot, à la lésion des os dans le rachitisme. L'os où il siége est poreux, aréolaire; les fibres en sont écartées; les cellules sont pleines d'un sang noir et liquide; en pressant l'os, le sang sort comme d'une éponge, et il passe facilement de la surface interne à la surface externe du crâne, et réciproquement; le périoste et la dure-mère sont décollés, et c'est entre ces membranes et la surface de l'os que le sang est accumulé; le sang est liquide au centre, coagulé aux bords de la tumeur. Celle-ci est limitée par un cercle, produit de l'ossification d'une partie du périoste, comme dans le rachitisme; et il arrive quelquefois en effet que tout le périoste, soulevé par le sang, forme au-dessus de lui une coque osseuse. A mesure que celui-ci est résorbé, la lamelle osseuse se rapproche de la surface du crâne, et elle finit par se confondre avec la surface extérieure de l'os lui-même.

Le céphalæmatome siége toujours à la partie moyenne d'un des os plats du crâne, sur les pariétaux, le frontal, au milieu de l'écaille de l'occipital, etc.; il forme une tumeur étalée, peu saillante, rarement pulsatile, mais seulement agitée par les mouvements artériels; quand il y a des battements, on les fait cesser par la compression des carotides. Le centre de la tumeur est mou, peu réductible; les bords en sont durs et forment comme une sorte d'ouverture, mais on sent bien qu'on ne pénètre pas dans le crâne. La compression ne trouble pas les fonctions cérébrales. La tumeur dure plus ou moins longtemps; quelquefois elle fait mourir les malades, souvent elle se résorbe, en laissant pendant longtemps le cercle dur en question; quelquefois enfin elle suppure.

L'**encéphalocèle** ne se montre jamais qu'au niveau des sutures et des fontanelles; on la voit particulièrement aux quatre angles des pariétaux, le long de la suture sagittale, ou sur le trajet de celle qui sépare les deux pièces du frontal. Toutes les parties du cerveau ou du cervelet peuvent se hernier. Quelquefois le cerveau est à nu; cela ne se voit que sur des enfants qui apportent cette tumeur en naissant; le plus souvent elle est recouverte par les téguments. Elle se manifeste presque toujours après la naissance. C'est d'abord une petite saillie, qui grossit peu à peu. Quand elle est notablement développée, elle forme une tumeur indolente, sans changement de couleur à la peau, molle, pâteuse, rarement pédiculée; elle est pulsatile, mais on en peut arrêter les battements par la compression des carotides; elle augmente par les cris, les efforts du malade. On peut la réduire, ce qui est quelquefois bien supporté; le plus souvent cependant on jette les malades dans une perte de connaissance complète; quand elle est réduite, on sent nettement le rebord osseux de l'ouverture qui lui livre passage; il est rare que les personnes atteintes de cette lésion aient l'intelligence bien développée. Si par hasard on ouvre la tumeur comme cela est arrivé quelquefois, on la trouve formée d'une substance blanche, brillante, molle, onctueuse. Au lieu de tendre à la guérison comme le céphalæmatome, l'encéphalocèle s'accroît sans cesse. On a vu quelquefois des malades avoir deux tumeurs du même genre et symétriques; par exemple, aux deux angles inférieurs et postérieurs des pariétaux.

Chez les hydrocéphales, il arrive quelquefois qu'une portion du liquide s'échappe à travers une ouverture du crâne et en poussant devant elle une portion du cerveau, qui lui sert d'enveloppe ; la tumeur est alors tout à la fois un kyste et une encéphalocèle ; elle présente les caractères précédents, et, en outre, de la fluctuation ; enfin elle se montre chez un hydrocéphale.

Il arrive encore que, dans ces kystes, la substance cérébrale enveloppante soit détruite, et qu'il n'y ait plus dans la tumeur qu'un liquide, qui communique, par l'ouverture du crâne, avec les ventricules cérébraux. C'est là ce qui a été décrit comme kystes communiquant avec l'intérieur de la tête. Diagnostic très-facile.

Enfin les **tumeurs** dites **fongueuses du crâne**, et qui sont formées par des masses encéphaloïdes des os du crâne, des méninges, du cerveau même, peuvent présenter les mêmes caractères que les précédentes, quand les os du crâne ont été détruits et perforés. On les reconnaît aux caractères suivants : tumeurs se montrant particulièrement de trente à cinquante ans, presque toujours d'un gros volume et s'accroissant rapidement ; irrégulières à leur surface, quelquefois multiples ; arrondies, à base large ; adhérentes, non fluctuantes ; à surface souvent couverte de veines variqueuses ; pulsatiles de deux manières, comme nous l'avons indiqué ci-dessus ; on en peut arrêter les battements par la compression des carotides. Peu réductibles ; la compression détermine le coma ; on sent rarement et difficilement l'ouverture par où elles passent, parce qu'elles s'étalent en champignon au-dessus de celle-ci. Si l'on y plonge un trocart explorateur ou qu'on les coupe, elles saignent abondamment. Phénomènes de compression cérébrale.

Comme on le voit, le diagnostic est assez facile ; seulement, pour arriver à l'établir, il faut connaître exactement la disposition anatomique de toutes les affections du cerveau qui peuvent donner lieu à des tumeurs du crâne.

IV. — Signes fournis par l'auscultation de la tête

Nous signalons ici plutôt un *desideratum* de la science qu'une acquisition réelle. On a cherché à appliquer l'auscultation à la tête, et l'on n'a encore rien trouvé. Nous indiquerons seulement ce qui a été fait, sans entrer dans aucun développement sur ces recherches encore incomplètes.

M. le docteur Fisher (de Boston) a publié, de 1834 à 1838, plusieurs mémoires dans lesquels il expose des faits qui lui sont propres, sur l'auscultation de la tête.

Dans l'état sain, on entend, en auscultant la tête, la respiration par les fosses nasales, les bruits de la déglutition, de la voix et ceux du cœur. Dans quelques états pathologiques, on perçoit, en outre, un souffle qui se passe dans les artères de la base du cerveau, et que M. Fisher appelle bruit de soufflet encéphalique. Ce bruit résulte de la compression exercée sur les artères par la turgescence du cerveau, ou par la présence d'un excès de liquide dans les méninges.

Ce phénomène aurait été perçu dans plusieurs cas de méningite, au milieu des accidents de la dentition, après les quintes de toux de la coqueluche, toutes circonstances où il y a un afflux considérable de sang vers la tête.

Beaucoup de médecins ont répété les essais de M. Fisher et n'ont jamais entendu le bruit de soufflet en question. Ce résultat est peu regrettable, car si ce souffle n'annonce que la congestion encéphalique on peut s'en passer; beaucoup d'autres symptômes y suppléeront.

Reprise dans ces derniers temps par notre honoré collègue M. Henri Roger (1), la question de l'auscultation de la tête a conduit cet observateur à des conclusions intéressantes, mais inattendues; en effet, sans application utile pour les affections céphaliques proprement dites, l'auscultation crânienne peut servir au diagnostic de maladies tout à fait étrangères aux centres nerveux.

M. H. Roger a d'abord démontré que ce mode de stéthoscopie « ne fait constater l'existence que d'un *seul* bruit, le *souffle céphalique*; il n'y a ni *égophonie cérébrale* caractéristique d'un épanchement dans le cerveau, ni *battements* particuliers à l'apoplexie, ni *aucun autre* bruit intrinsèque. »

Les conclusions inattendues sont les suivantes. « On peut, de la présence du souffle céphalique chez les nouveau-nés et chez les enfants à la mamelle, conclure à l'existence d'une

(1) Henri Roger, *Recherches cliniques sur l'auscultation de la tête. (Mémoires de l'Académie de médecine,* t. XXVI. Paris, 1860).

anémie, d'un rachitisme à leur période d'invasion ou d'état. L'auscultation a, pour ce cas spécial, plus d'avantage que celle des vaisseaux du cou.... Elle n'est praticable que dans une limite d'âge fort étroite, et cette limite est donnée par l'occlusion des fontanelles qui, en s'ossifiant, forment aux sons une barrière qu'ils ne franchissent guère. » Comme conséquences dérivées, M. Roger a fait connaître la fréquence de l'anémie dans la première année et à l'époque de la dentition ; la fréquence, également méconnue, de l'anémie dans la coqueluche ; la possibilité de constater l'époque où les fontanelles commencent à se fermer (à dix mois chez le quart des sujets), et celle où l'occlusion doit être complète (de deux à trois ans dans presque tous les cas).

CHAPITRE III

SYMPTOMES INDIRECTS OU MÉDIATS

Sous cette dénomination, nous comprenons les phénomènes qui se passent dans les différents appareils de l'économie et les phénomènes généraux affectant l'ensemble de l'organisme.

Leur étude pourrait donner lieu à des développements importants ; mais comme, en définitive, ils ne relèvent qu'indirectement du système nerveux, et que tous, ou à peu près tous, se montrent dans des maladies absolument étrangères, ils n'ont pas, considérés en eux-mêmes, une grande importance. Nous les indiquerons donc brièvement.

Appareil digestif. — Les mouvements de la bouche, des mâchoires, de la langue, du pharynx, sont plus ou moins troublés dans les maladies du système nerveux ; de là : le mâchonnement dans la méningite ; le trismus dans le tétanos, la méningite cérébro-spinale ; la déviation de la langue dans l'hémiplégie, ainsi que celle de la luette. Dans l'épilepsie, la langue est propulsée entre les dents et coupée plus ou moins profondément, d'où l'écume sanguinolente ;

elle est tremblante dans la paralysie générale progressive, le ramollissement, d'où le bégayement, le balbutiement. Dans l'état nerveux ou ataxique, la langue est tremblante ; dans l'état typhoïde ou adynamique, elle est quelquefois oubliée plus ou moins longtemps entre les dents. Troubles des sens, du goût dans quelques cas.

On observe la paralysie du pharynx et de l'œsophage dans les diverses compressions du cerveau et la paralysie des aliénés, d'où le bruit que les boissons produisent en tombant dans ces canaux inertes, et l'asphyxie dépendant du passage des boissons ou des aliments dans le larynx.

Dans les affections cérébrales un peu profondes, il est rare que les malades songent à boire et à manger. Quant à ceux qui mangent, ils sont d'une remarquable gloutonnerie, peut-être parce qu'ils n'éprouvent pas le sentiment de la satiété ; ils remplissent complétement leur estomac et même l'œsophage ; beaucoup d'aliénés mangent jusqu'à ce que les aliments passent dans le larynx.

Vomissements dans quelques affections, mais particulièrement dans la méningite : il n'y a généralement que des vomissements peu abondants et tout à fait au début.

Très-ordinairement constipation ; abdomen indolent, plat, rétracté, excavé en bateau.

Appareil urinaire et génital. — Tant que les malades conservent leur connaissance, aucun trouble notable ; mais il y a rétention d'urine quand l'intelligence se perd. Ce n'est guère que dans les maladies de la moelle qu'on voit des rétentions ou des incontinences d'urine que rien ne peut vaincre, et qui persistent, quoique les malades conservent toute leur présence d'esprit. Fonctions génitales généralement ralenties ou éteintes.

Appareil respiratoire. — État pulvérulent des narines dans les affections avec stupeur, somnolence, coma ; toujours signe d'une affection sérieuse, parce qu'il dépend de ce que les malades ne sentent pas les poussières, les corps étrangers qui entrent dans les fosses nasales (Beau). Perte de la parole dans quelques cas de ramollissement, surtout des lobes antérieurs du cerveau (Bouillaud). Voix rauque, convulsive, cris inarticulés, involontaires, aphonie, toux (1) dans quelques névroses, l'hystérie en particulier.

Respiration très-irrégulière, ayant perdu son rhythme dans les affections avec compression. Dans la deuxième période d'une méningite, on voit souvent la respiration se suspendre pendant le temps nécessaire à cinq ou six inspirations, puis reprendre brusquement et par saccades. Ce phénomène n'est pas propre aux méningites; on le voit dans toutes les affections où la puissance nerveuse est comme comprimée.

Appareil circulatoire. — Les deux principaux phénomènes à signaler consistent dans le ralentissement et l'irrégularité du pouls. C'est surtout dans la méningite tuberculeuse qu'ils se montrent de préférence. Lorsque, chez un sujet encore jeune, on observe, avec des troubles gastriques, des vomissements bilieux, de la céphalalgie, un pouls considérablement ralenti, il faut toujours penser à une méningite tuberculeuse. L'irrégularité des pulsations, leurs variations à différents moments de la journée autoriseront encore davantage la réserve du médecin. Dans les autres affections cérébrales, le pouls est plus souvent ralenti qu'accéléré.

Il faut d'ailleurs, dans ce genre d'observations, se méfier des particularités que peut présenter normalement le malade. Nous avons vu à la Charité un malade chez lequel il n'existait aucune affection cérébrale et dont le pouls donnait dix-huit pulsations à la minute. Mais quand au ralentissement se joint l'irrégularité, le phénomène a une signification pathologique beaucoup plus grande.

Nous rappelons un phénomène que nous avons déjà signalé dans le chapitre premier: c'est celui que Récamier désignait sous le nom de *pouls capillaire*. Le ralentissement de la circulation, surtout dans la trame des tissus, peut être porté au point que la congestion, déterminée par une très-faible irritation, persiste pendant un temps fort long; si l'on trace des raies avec l'ongle, sur un point de la peau, elles demeurent blanches d'abord, et prennent ensuite une teinte rouge ou violette qui persiste une demi-heure, et même plus d'une heure dans quelques circon-

(1) Lasègue, *De la toux hystérique.* (*Actes de la Soc. méd. des hôpitaux*, 1855.)

stances. M. Trousseau a étudié ce phénomène qu'il désigne sous le nom de *tache cérébrale* (1). Il le considère en effet comme un bon signe de la méningite, pouvant dans certains cas donner un renseignement précieux pour le diagnostic. Le même phénomène se remarque dans les maladies du cœur.

État général, fièvre, nutrition. — En général, les affections des centres nerveux s'accompagnent moins souvent de fièvre que celles des autres organes; mais, quand cette fièvre survient, elle a une grande valeur diagnostique. La fièvre est un symptôme constant de la méningite au début; mais elle manque dans l'hémorrhagie cérébrale, les apoplexies séreuses, nerveuses, dans les névroses, et elle peut même ne pas se manifester une seule fois pendant le cours de ces affections. Mais si elle survient pendant le cours de l'une d'elles, on peut être certain qu'il est survenu quelque travail de phlegmasie, ou au moins de congestion, autour du foyer du mal ou dans ce foyer lui-même. Les variations de cette fièvre indiquent celles de la lésion phlegmasique. On devra toujours tenir compte de cet élément, car rien n'est plus rapidement mortel qu'une maladie cérébrale fébrile ; tandis que, sans fièvre, la même affection peut se prolonger quelquefois très-longtemps.

Il est rare que les affections chroniques du système nerveux troublent beaucoup la nutrition générale. La plupart du temps les malades sont remarquables par leur teint assez frais et leur état d'embonpoint. [[Mais on observe assez souvent, dans les parties qui sont le siége de paralysies ou d'autres phénomènes symptomatiques, des **troubles trophiques** qui ont été récemment l'objet d'études importantes (2). Ces troubles trophiques sont de différentes sortes : les uns ne surviennent qu'à la longue dans les parties paralysées et soumises à une inaction prolongée, et paraissent résulter de l'immobilité : ils consistent en une diminution

(1) Trousseau, *Clinique médicale de l'Hôtel-Dieu*, 5e édit., 1877, t. II, p. 301.

(2) Consulter Proust, *Arch. gén. de méd.*, février 1869. — Charcot, *Leçons cliniques*, etc., 1870, recueillies et publiées par Bourneville.

de la vitalité de la peau avec ichthyose, en un amoindrissement du volume des muscles et en une atrophie partielle des os; les autres surviennent d'une manière précoce et présentent un réel intérêt.

Ils intéressent la peau, les muscles, les os et les articulations, en un mot tous les tissus qui entrent dans la composition des membres et des parois du tronc. Ainsi la peau peut être le siége d'*éruptions* érythémateuses, vésiculeuses à forme de zona, plus rarement pustuleuses, qui se développent sur le trajet des nerfs; ces accidents ne sont pas rares dans l'ataxie locomotrice, ils se montrent surtout dans les exacerbations de la maladie et coïncident avec des douleurs fulgurantes. Dans les maladies du cerveau et dans celles de la moelle, on voit assez souvent une lésion cutanée que Samuel a décrite sous le nom de *decubitus acutus* et que M. Charcot appelle *gangrena ex decubitu;* voici en quoi consiste cette lésion : Dans un point du corps paralysé et soumis à une pression, à l'une des fesses par exemple, dans les cas d'hémiplégie, on voit survenir un érythème sous forme de plaque, puis au centre de cette plaque il se développe une vésicule qui ne tarde pas à se rompre, laissant apercevoir une tache noirâtre sur la peau; cette tache correspond à une eschare gangréneuse qui peut gagner les parties profondes. La valeur pronostique de cette lésion est considérable; dans les maladies cérébrales, le *decubitus acutus* apparaît ordinairement le troisième ou quatrième jour, et dès ce moment on peut affirmer que la terminaison sera fatale dans un assez bref délai (Charcot). On observe quelquefois la même lésion dans les myélites aiguës.

Les troubles trophiques des muscles consistent dans l'atrophie et dans la perte rapide de la contractilité électrique.

Aux troubles trophiques du système osseux se rattachent surtout les *arthropathies* qui ont été si bien étudiées par MM. Charcot et Ball. Ces arthropathies se montrent surtout dans certaines myélites, dans l'ataxie locomotrice par exemple; mais on les observe aussi dans les maladies de l'encéphale, telles que l'hémorrhagie et le ramollissement. Elles occupent ordinairement les grandes jointures comme un genou, un coude, une épaule. Elles entraînent l'usure des extrémités articulaires et un épanchement séreux plus ou moins abondant.

Enfin on peut considérer comme du même ordre certaines phlegmasies viscérales qu'on voit survenir dans le cours des maladies des centres nerveux et qu'on a considérées jusqu'ici comme des affections accidentelles et intercurrentes.

La théorie de ces troubles trophiques est encore hérissée de difficultés; contentons-nous de noter que ces troubles paraissent se rattacher à des lésions irritatives soit des centres nerveux, soit des nerfs périphériques (Brown-Sequard).]]

CHAPITRE IV

RÉSUMÉ. TABLEAU DES SIGNES DES PRINCIPALES AFFECTIONS DU SYSTÈME NERVEUX

Encéphalocèle. — Tumeur siégeant au niveau d'une suture ou d'une fontanelle; quelquefois privée d'enveloppe tégumentaire, et alors facile à reconnaître pour une tumeur formée par le cerveau. Le plus souvent enveloppée par la peau, qui n'a changé ni de consistance ni de couleur; large, à base rarement pédiculée. Molle, pâteuse, indolente; augmentant dans les cris et les efforts; agitée de battements isochrones, les uns au pouls, les autres à la respiration; la compression des carotides ne fait cesser ni l'une ni l'autre espèce de battements. Compressible, réductible; quelquefois les malades se trouvent bien quand on a réduit la tumeur, plus souvent ils tombent comme foudroyés par cette compression du cerveau. On sent le bord de l'ouverture des os qui livrent passage à la tumeur. Accroissement lent et graduel de la masse. Développement au moment de la naissance ou quelque temps après. Quelquefois deux tumeurs symétriquement placées. Quand on les ouvre, masse blanche, brillante, formée par la pulpe cérébrale.

Hydrocéphalie congénitale. — Tête sensiblement plus volumineuse que ne le comporte l'âge du sujet; régulièrement arrondie, très-élargie au niveau des tempes; front bombé, saillant; yeux enfoncés; face petite, paraissant triangulaire, à sommet inférieur; à un degré plus avancé, élargissement des sutures et des fontanelles. La tête est pesante; les enfants la portent difficilement et ont de la somnolence; vomissements fréquents. Aucune difficulté de diagnostic quand le volume de la tête est extrême.

L'hydrocéphalie peut donner lieu à une hernie du cerveau, ou seulement à la formation d'un kyste séreux : symptômes de l'encéphalocèle, plus la fluctuation.

Congestion cérébrale. — Rougeur et turgescence de la face ; yeux brillants, injectés, pupilles dilatées ou resserrées ; la lumière fatigue les yeux, et les malades voient les objets comme teints en rouge. Céphalalgie profonde, sourde, générale. Battements des artères de la tête, sensibles pour le malade, surtout quand la tête est appuyée. A un haut degré, résolution, coma. Phénomènes apoplectiques, mais se dissipant rapidement, soit spontanément, soit par une hémorrhagie ou une saignée. Pas de paralysie prononcée ou durable.

Méningites. — *Méningite aiguë simple.* Plus commune chez les adultes et les très-jeunes enfants que chez les jeunes gens ; douleur de tête très-aiguë ; phénomènes de congestion cérébrale ; vomissements, constipation. Abdomen rétracté ; fièvre, délire. Durée de ces accidents très-courte ; puis somnolence, coma, strabisme, mâchonnement, trismus, convulsions passagères et résolution. Paralysie des organes des sens. Phénomènes de compression quand la méningite occupe la base du cerveau, et d'excitation quand elle occupe la convexité. Durée courte. Mort.

Méningite tuberculeuse. Chez l'adulte, elle est toujours accompagnée de la présence de tubercules dans d'autres organes, et principalement dans le poumon. Chez l'enfant, elle est quelquefois la première manifestation de la diathèse tuberculeuse, et le plus souvent on trouve des tubercules dans les poumons ou les ganglions bronchiques. Les enfants y sont surtout disposés de six à douze ans. Elle est rare avant trois ans et après quinze ans. Mêmes accidents que dans la méningite aiguë, mais ayant une durée plus longue et offrant des rémissions trompeuses. La mort est la règle. On trouve cependant quelques exemples de guérison, surtout à la première période (?).

Les cas d'hydrocéphalie aiguë, observés en dehors de la scarlatine, d'une albuminurie aiguë, sont des méningites tuberculeuses dans lesquelles un examen insuffisant n'a pas permis de reconnaître les granulations. Il faut quelquefois un grossissement de quinze à vingt diamètres pour les voir bien nettement.

Méningite cérébro-spinale. Douleurs vives de la tête et du rachis ; délire, fièvre, trismus, roideur tétanique du col et renversement de la tête en arrière, exaltation de la sensibilité. Gêne dans les mouvements des membres supérieurs, asphyxie par paralysie du thorax. Marche rapide. Épidémie d'affections semblables, coïncidant avec le typhus.

Méningite chronique. Si l'on met à part la méningo-encéphalite chronique diffuse des aliénés, on trouve que la méningite chronique, soit primitive, soit consécutive, est très-rare. Ses phénomènes se confondent avec ceux de l'hydrocéphalie chronique, du ramollissement cérébral, des tumeurs, de l'atrophie du cerveau, etc.

Méningite rhumatismale. Dans le cours du rhumatisme articulaire aigu généralisé : inquiétude, pressentiments funestes ; délire, agitation, état comateux ; mort dans le plus grand nombre des cas. Trois variétés : 1° *rhumatisme compliqué de délire ;* 2° *méningite rhumatismale*, avec tous les caractères de la méningite vraie ; 3° *apoplexie rhumatismale*, caractérisée par un état ataxique brusque et imprévu, suivi de collapsus et de coma mortels.

Hémorrhagies. — *Hémorrhagie méningée.* Chez les enfants, à l'époque de la première dentition, attaque brusque de convulsions, suivie de coma et de résolution. Plus tard, retour incomplet des fonctions et signes d'hydrocéphalie. Chez les adultes, l'hémorrhagie méningée est souvent un accident d'alcoolisme. Chez les vieillards, elle survient au même titre que l'hémorrhagie cérébrale. Les caillots sont toujours dans la cavité de l'arachnoïde ou dans le tissu cellulaire sous-arachnoïdien.

Si l'hémorrhagie est abondante, limitée à un hémisphère, on a tous les signes de l'hémorrhagie cérébrale ordinaire. Si l'épanchement sanguin occupe la cavité des ventricules et comprime les deux hémisphères, il y a coma et résolution générale ou contracture et convulsions. Nous répétons qu'on ne diagnostique qu'approximativement l'hémorrhagie méningée.

Hémorrhagie cérébrale. Rarement des prodromes. Perte brusque de l'intelligence, du sentiment et du mouvement, avec conservation de la circulation et de la respiration, stertor, face étonnée, exprimant la stupeur, quelquefois rouge, d'autres fois pâle ; distorsion des traits, soulèvement d'une joue dans l'expiration. Hémiplégie, rarement paralysie croisée. Pas de convulsions. Contracture dans les hémorrhagies intra-ventriculaires. Les accidents persistent pendant longtemps, sans fièvre, sans phénomènes d'acuité. Diminution lente et graduelle de la paralysie et retour plus ou moins complet à l'état normal, quelquefois apparition de contractions secondaires.

Épanchement séreux. — Hydrocéphalie accidentelle chronique. — Œdème du cerveau. — Lésion presque toujours consécutive à une autre maladie du cerveau (apoplexie, corps étrangers), ou à une maladie éloignée (fièvres éruptives, tuberculisation, maladie de Bright). Céphalalgie, somnolence, cris hydrencéphaliques, dilatation des pupilles, affaiblissement de la vue, quelquefois vomissements ; puis coma, résolution des membres, paralysies partielles, mais pas d'hémiplégie. Durée longue des accidents ; pas de fièvre ; alternatives de mieux et de plus mal. Rechutes faciles, mort ou guérison lente.

Quelquefois ces épanchements se produisent rapidement et forment une sorte d'apoplexie qui se distingue de l'hémorrhagie vraie par l'absence de paralysie hémiplégique.

Encéphalite. — Se manifeste exceptionnellement en dehors de lésions de voisinage. Céphalalgie plus ou moins violente, fièvre, délire, convulsions, contractures, et *plus tard*, paralysie hémiplégique.

Ramollissement — Maladie presque toujours due, sinon toujours, à des lésions des vaisseaux ; ne doit pas être confondue avec l'encéphalite. On peut admettre que l'encéphalite détermine quelquefois, mais rarement, le ramollissement.

Forme aiguë. Forme chronique. La forme aiguë peut être apoplectique. Ordinairement, le ramollissement débute brusquement et s'aggrave par petites attaques successives. La forme ataxique est beaucoup plus douteuse. Dans tous les cas, céphalalgie, perte ou embarras de la parole, diminution des facultés, faiblesse, et, le plus souvent, hémiplégie plus ou moins complète. L'intelligence est souvent beaucoup moins altérée que la sensibilité et le mouvement. Quand le ramollissement est chronique, débilité avec hémiplégie incomplète, démence, figure hébétée, abrutie, pleurs sans motifs ; incontinence ou rétention d'urines. Terminaison par une dernière attaque.

Induration des centres nerveux. — Aucun symptôme connu. On peut cependant indiquer le tremblement et la contracture, mais sans donner ces phénomènes comme pathognomoniques.

Hypertrophie. — Comme dans l'empoisonnement par le plomb. On peut la soupçonner quand il se manifeste des accidents cérébraux, qui durent assez longtemps et qui sont ceux de la compression du cerveau.

Atrophie. — Reconnaissable seulement quand il y a une dépression d'une partie de la boite crânienne ou de toute la voûte de la tête. Cependant nous avons vu plus haut que l'idiotie, le tremblement et la contracture s'observaient dans la majorité des cas d'atrophie du cerveau et du cervelet. On pourra donc, même dans le cas de conformation régulière de la tête, au moins soupçonner cette affection.

Corps étrangers. — Douleur permanente, sourde, paralysie localisée, diminution de l'intelligence, hébétude, absences ; de temps à autre convulsions épileptiformes, attaques de congestion cérébrale, hémiplégie, mais sans perte de connaissance ; phénomènes passagers d'exhalation séreuse dans le crâne, et guérison de ces accidents. Prendre en considération la présence de tubercules, cancer, produits animés, dans d'autres parties du corps.

Delirium tremens.— Buveurs d'eau-de-vie ou personnes exposées aux vapeurs alcooliques. Délire quelquefois furieux, mais ordinairement gai ; loquacité, les malades parlent du sujet habituel de leurs occupations ; chaleur, corps couvert de sueur, ralentissement du pouls, très-souvent tremblement des membres, insomnie. Les accidents surviennent après un excès, ils augmentent sous l'influence des antiphlogistiques et se calment par l'administration de l'opium.

Épilepsie. — Le *grand mal* remonte très-ordinairement à l'enfance, et est constitué par des attaques revenant à intervalles variables et présentant les caractères suivants : prodromes éloignés ou prochains, quelquefois aura : au moment de l'attaque le malade pousse un cri et tombe privé de connaissance et de sentiment. Rigidité tétanique de tous les muscles, renversement de la tête en arrière, suspension de la respiration, pas de plaintes. Puis convulsions cloniques, d'abord à la face et ensuite aux membres. Ces convulsions augmentent peu à peu et deviennent fortes et énergiques. La suspension de la respiration persiste, la face se tuméfie, devient violette, grimaçante, hideuse. Les convulsions diminuent, la respiration se rétablit, une salive écumeuse, sanguinolente, s'écoule de la bouche. Enfin le calme arrive, le malade reste dans la torpeur et l'insensibilité, la respiration conserve quelque temps le caractère stertoreux, et un profond sommeil termine l'attaque. Au réveil, les malades sont courbaturés, ils ont de la céphalalgie, sont incapables de travailler, etc. On remarquera que, dans ces attaques, il y a plusieurs périodes distinctes se succédant dans un ordre régulier et sans *reprises*. On constate après l'attaque que les malades se sont mordu la langue et qu'ils ont uriné involontairement, et qu'ils portent de petites ecchymoses à la face et au front.

Le *vertige épileptique* consiste quelquefois en un simple étourdissement, accompagné de suspension momentanée des facultés intellectuelles ; les malades ont si peu conscience de ce qui leur arrive que, si le vertige les surprend dans une conversation, l'attaque passée, ils continuent, comme si de rien n'était, le discours commencé. D'autres fois on voit, au moment de l'attaque, des malades se lever subitement, tourner plusieurs fois sur eux-mêmes, ou bien courir devant eux, battre les personnes qu'ils rencontrent, exécuter des mouvements, des gestes extraordinaires ; leur figure est étonnée, stupide, bouleversée ; puis tout rentre dans le calme, la connaissance revient, les malades sont honteux des actions qu'ils ont exécutées e dont ils n'ont pas entièrement perdu la connaissance. Ici il n'y a pas eu perte de l'intelligence, du sentiment ni du mouvement ; un désordre passager de ces fonctions s'est manifesté. Le vertige épileptique se termine plus facilement et plus fréquemment par la démence que l'épilepsie vraie.

Hystérie. — Il y a plusieurs formes de l'hystérie. La forme convulsive, qu'on donne comme le type de cette affection, n'est pas la plus commune. Voici cependant ses caractères.

Forme convulsive. Les malades ont des prodromes, souvent éloignés, puis l'attaque éclate, quelquefois spontanément, quelquefois à la suite d'une contrariété, d'une émotion. Début par : frissons, bâillements, pandiculations, respiration gênée, entrecoupée, larmes, sanglots, battements de cœur. Puis, perte de connaissance et de sentiment. Mouvements convulsifs cloniques, des membres, du tronc, du bassin ; agitation violente dans tous les sens. Conservation de la respiration ;

cris inarticulés, plainte comme s'il y avait une souffrance vive. Face pâle ou rouge et animée, mais non violette comme dans l'épilepsie; yeux convulsés; mains portées instinctivement à l'abdomen, à l'épigastre, au col, comme pour enlever, arracher un poids, un corps étranger, une cause de souffrance. Calme par instants, puis *reprise* ou retour des mêmes accidents. Enfin les convulsions s'apaisent, la connaissance revient. Fatigue générale, mais pas de sommeil ni de respiration stertoreuse, pas d'écume sanguinolente à la bouche. Quelquefois l'intelligence est en partie conservée dans l'attaque. L'attaque se termine par : sanglots, larmes abondantes, urines aqueuses, prostration, besoin de sommeil; souvent, un accès de fièvre.

Forme ordinaire. Un très-grand nombre de femmes sont hystériques sans convulsions; elles présentent les symptômes suivants : impressionnabilité très-grande, changement de caractère, rires et pleurs sans motifs. Malaises passagers ou permanents; douleurs passagères, rarement fixes, quelquefois d'une grande intensité, sans fièvre et sans traces d'inflammation localisée, particulièrement au cuir chevelu, à l'épigastre, au dos, à la pointe du cœur, à la paroi abdominale; on trouve d'autres points, douloureux seulement à la pression, sur quelques apophyses épineuses des vertèbres, dans les gouttières vertébrales, aux attaches des muscles droits de l'abdomen. Analgésie de la peau de la moitié gauche du corps, de quelques muqueuses, sensation de boule dans l'abdomen, à la gorge. De temps à autre et sans motifs, obscurcissement de la vue, palpitations de cœur, rétention ou incontinence d'urine, syncopes, toux convulsive, aphonie, vomissements, etc.

Forme paralytique. Chez quelques personnes, paralysies d'une moitié du corps, ou des membres inférieurs, qui ne peuvent être rapportées à une lésion du cerveau ou de la moelle; la concomitance des accidents précédents éclaire sur la nature du mal.

Forme apoplectique. Quelques femmes sont frappées d'une véritable apoplexie hystérique ou nerveuse, sans lésions des centres nerveux. Tant que dure la perte de connaissance, le diagnostic est difficile; néanmoins on remarquera que la face exprime la souffrance, ou qu'elle est parfaitement naturelle, tandis que, dans l'apoplexie par lésion cerébrale, il y a toujours une stupeur plus ou moins marquée. L'intelligence revenue, on constate tous les symptômes énumérés précédemment, et la difficulté disparait alors en grande partie.

Chorée. — *Forme commune*. Enfants de six à quinze ans : un des côtés du corps s'affaiblit, puis des convulsions cloniques se manifestent; contorsions de la figure, grimaces involontaires; sautillement d'un bras, d'une jambe; difficulté, impossibilité de la marche; les objets sont mal tenus par les mains; les mouvements des bras sont irréguliers, tortueux, angulaires; augmentation des accidents, quand les malades s'aperçoivent qu'on les regarde. Durée longue, cessation graduelle des accidents ; quelquefois persistance de la faiblesse des parties autrefois convulsées, et diminution de l'intelligence.

Forme grave. Individus de vingt à vingt-cinq ans. Agitation générale continuelle, convulsions cloniques permanentes, sans fièvre, sans désordre intellectuel. Les mouvements se répètent si souvent, que les malheureux malades finissent par user les draps de leur lit, les matelas, par user leur propre tégument et se produire des excoriations, des déchirures plus ou moins profondes. La mort termine fréquemment ces terribles convulsions.

Éclampsie puerpérale.— Presque toujours, caractères de l'épilepsie. Les attaques surviennent, au moment de l'accouchement, chez des femmes qui sont affectées d'anasarque et qui ont de l'albumine dans l'urine. (*Voy*. p. 205.)

Éclampsie urémique. — Maladie de Bright, urines albumineuses, contenant très-peu d'urée. L'air expiré par les poumons est chargé de carbonate d'ammoniaque ; en approchant des narines une baguette de verre, mouillée d'acide chlorhydrique, on voit se former des vapeurs blanchâtres de chlorhydrate d'ammoniaque. Convulsions épileptiformes, répétées, rapidement mortelles.

Tétanos. — Homme qui a été blessé ou exposé au froid. Resserrement des mâchoires, roideur et douleur au col. Bientôt rigidité générale, douloureuse, de tous les muscles ; état permanent de contraction, avec des détentes plus ou moins longues. Conservation des facultés intellectuelles, apyrexie, phénomènes d'asphyxie quand la contraction s'empare des muscles de la poitrine.

Catalepsie. — « Prenez avec votre main soit le bras, soit la jambe du malade soupçonné d'être atteint de catalepsie ; déplacez ce membre, et ensuite abandonnez-le à lui-même : s'il reste dans la position où vous l'avez mis et si le malade ne peut en rien modifier cette situation, vous pouvez affirmer que la catalepsie existe. » (Puel, *Mém. de l'Académie de méd.*, 1856, p. 487.)

Rage. — (*Voy*. p. 211.)

Ergotisme convulsif. — (*Voy*. p. 214.)

[[**Myélites.** — *Myélite aiguë généralisée.* Engourdissement et fourmillement dans les membres inférieurs, quelquefois rachialgie et douleurs en ceinture, lorsqu'il y a complication de méningite rachidienne. Au bout d'un temps très-court, paraplégie complète à développement rapide, anesthésie des parties paralysées ; souvent troubles trophiques (atrophie des muscles, eschares). La mort arrive dans l'espace de deux ou trois semaines : le plus souvent elle résulte de l'extension de la maladie aux parties supérieures de la moelle, qui entraîne la paralysie des muscles respiratoires et l'asphyxie.

Myélite aiguë partielle. Mêmes symptômes que dans la forme précédente ; seulement la paralysie et l'anesthésie restent bornées aux parties inférieures du corps ; la maladie n'entraîne pas la mort, mais elle laisse le plus souvent après elle une paraplégie plus ou moins complète.

Myélites chroniques. Elles sont diffuses, ou localisées à certaines parties de la moelle, telles que les cordons antéro-latéraux, les cordons postérieurs, certaines parties de la substance grise. Quand ce sont les cordons antérieurs qui sont intéressés, le phénomène dominant est une paraplégie (*Voy.* p. 142); quand ce sont les cordons latéraux; le principal symptôme est la contracture (dans ce cas la maladie est le plus souvent consécutive à une lésion cérébrale ou médullaire en foyer (*Voy.* p. 220); quand ce sont les cordons postérieurs, on observe surtout l'ataxie et quelques autres symptômes, tels que douleurs fulgurantes, troubles oculaires, désordre des fonctions génératrices.

La myélite des cornes antérieures de la moelle comprend le groupe d'affections que nous avons étudiées sous le nom de *myopathies et myoparalysies d'origine spinale* (*Voy.* p. 143) : ce groupe comprend les maladies connues surtout sous les noms d'atrophie musculaire progressive, de paralysie infantile, de paralysie générale spinale, de paralysie labio-laryngée.]]

Atrophie musculaire progressive. — (*Voy.* p. 144.)

Paralysie générale progressive, paralysie des aliénés. — *Voy.* p. 166.)

Ataxie locomotrice progressive. — (*Voy.* p. 225.)

Sclérose en plaques. — (*Voy.* p. 233.)

Paralysie agitante. — (*Voy.* p. 232.)

Compression de la moelle. — (*Voy.* p. 147.)

LIVRE DEUXIÈME

MALADIES DE LA POITRINE

Ces affections se divisent naturellement en deux groupes : celui des maladies des poumons et celui des maladies du cœur ; c'est par ces dernières que nous commencerons notre étude.

MALADIES DU CŒUR

Sous cette dénomination nous comprenons non-seulement les affections du cœur proprement dites, mais encore celles des gros vaisseaux placés à la base de l'organe, et nous nous occuperons aussi, sommairement, de quelques affections tout à fait étrangères au cœur, mais qui, comme l'anémie, la chlorose, certaines névroses, peuvent simuler des affections cardiaques.

Nous présenterons d'abord des considérations sur l'anatomie et la physiologie du cœur, puis nous ferons connaître les règles à suivre dans l'examen des maladies de cet organe ; enfin nous ferons l'exposé des symptômes servant au diagnostic de ces affections.

CONSIDÉRATIONS ANATOMIQUES SUR LE CŒUR

Situé entre les deux poumons, à la partie antérieure gauche de la poitrine, dans une membrane d'enveloppe qui lui est propre, le cœur est peut-être un des organes les plus libres, les plus mobiles de l'économie : en effet, il n'est attaché que par sa base, tandis qu'il est indépendant de toute adhérence dans le reste de son étendue. Les gros vaisseaux qui partent de sa partie élargie ou qui y arrivent sont ses seuls moyens de connexion avec le reste du corps. Par sa pointe, il est libre de se porter dans différents sens, dans diverses directions ; dans l'état sain, par suite des mouvements de la poitrine, par la réplétion de l'estomac, il change continuellement de place ; mais c'est surtout dans l'état morbide qu'il peut être déplacé, soit par des maladies qui lui sont propres, soit par des affections inhérentes à d'autres organes ; en conséquence, les déplacements du cœur constituent un phénomène important pour le diagnostic, et dont on ne comprend la valeur que quand on réfléchit à cette espèce de suspension dont nous parlons. On remarquera encore que c'est surtout du côté de la pointe que les principaux déplacements se produisent ; aussi insisterons-nous particulièrement sur sa position et ses rapports.

On peut considérer le péricarde comme formé de deux cônes creux, réunis par leurs bases, et dont l'un, supérieur, a son sommet dirigé en haut, tandis que le second, ou inférieur, a son sommet regardant en bas. Ce dernier reçoit la pointe du cœur, l'autre les gros vaisseaux qui partent de la base de l'organe ; il se prolonge dans une grande étendue sur ces vaisseaux après avoir quitté le cœur, et forme un enfoncement que M. Bouillaud compare avec juste raison à un entonnoir, et qu'il nomme infundibulum du péricarde. Chez un individu debout, le cône inférieur est situé plus bas que l'infundibulum ; mais dans le décubitus dorsal, c'est celui-ci qui est à son tour inférieur, relativement au cône qui reçoit la pointe du cœur. Ce changement de situation explique la disparition des épanchements peu abondants par la position couchée, et leur réapparition dans la position verticale.

Appuyé tout à la fois par sa face postérieure et son bord droit sur le diaphragme, le cœur suit tous les mouvements de ce muscle ; il présente en avant sa face dite antérieure et une étendue à peu près égale de ses cavités droites et gauches.

Suivant l'appréciation de Laënnec, confirmée par les belles recherches de M. Bouillaud, le cœur est environ du volume du poing du sujet, et son poids est en moyenne de 250 grammes.

Les rapports du cœur avec la paroi thoracique sont indispensables à connaître avec précision (*fig.* 2, page 287).

Cet organe est placé derrière la moitié gauche du sternum et les côtes supérieures du même côté, au voisinage de leur attache sternale. Une partie de sa *base* est engagée

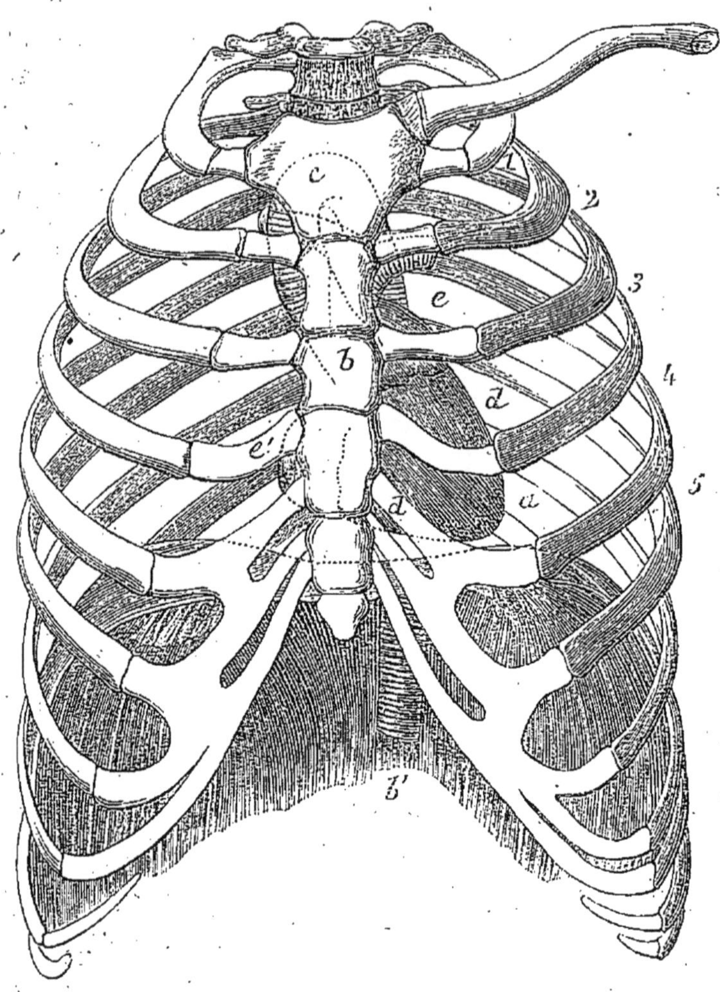

Fig. 2. — Rapports du cœur et des gros vaisseaux avec la paroi antérieure du thorax.

1, 2, 3, 4. Les quatre premiers espaces intercostaux. — *a*. Pointe du cœur correspondant au 4e espace intercostal. — *b*. Origine de l'aorte derrière l'articulation du cartilage de la 3e côte. — *b'*. Aorte. — *c*. Sommet de la courbure aortique, à 2 ou 3 centimètres au-dessous de la fourchette sternale. — *d*. Ventricule droit. — *d'*. Ventricule gauche. — *e*. Oreillette gauche. — *e'*. Oreillette droite. — *f*. Artère pulmonaire.

sous le sternum, une autre se dégage vers le cartilage de la deuxième côte gauche ou un peu plus bas, suivant la longueur ou la brièveté du sternum (les femmes ont le sternum extrêmement court). Quant à la *pointe*, elle répond au quatrième espace intercostal, c'est-à-dire qu'elle est située au-dessous de la quatrième côte ; et elle a avec le mamelon un rapport invariable chez l'homme et chez la femme, pourvu que chez cette dernière la mamelle ne soit ni trop volumineuse ni déformée ou déplacée par son propre poids ; elle est placée à la fois au-dessous du mamelon et en dedans d'une verticale qui passerait par ce point. La distance est d'environ 3 ou 4 centimètres, mais elle varie avec la taille du sujet. Beaucoup de livres fixent le siége de la pointe du cœur au-dessous de la cinquième ou de la sixième côte et en dehors du mamelon : c'est une double inexactitude contre laquelle on ne saurait trop s'élever.

Sans parler de M. le professeur Bouillaud, qui a le premier fixé avec précision tous les faits que nous émettons, nous devons dire que M. Verneuil est du petit nombre de ceux qui ont indiqué exactement les rapports de cette pointe : « Dans l'état de repos, dit-il, elle répond le plus souvent au quatrième espace intercostal, ou tout au plus au niveau de l'union de la cinquième côte avec son cartilage (1). »

Le *bord gauche* de l'organe s'étend obliquement, de haut en bas et de droite à gauche, en dedans du mamelon, depuis le bord inférieur de la deuxième côte jusqu'à la quatrième, où il se termine à la pointe. Le bord droit, en partie caché sous le sternum, et en partie dégagé, répond particulièrement au foie et au côlon transverse, par l'intermédiaire du diaphragme.

Il résulte de ce que nous venons de dire que les orifices ventriculo-artériels sont dans les mêmes rapports que la base du cœur ; ils se trouvent, en effet, en regard de l'articulation du cartilage de la deuxième ou de la troisième côte gauche avec le sternum. Aussi est-ce dans ce point que se perçoivent surtout les phénomènes anormaux dont ils peuvent être le siége ; tandis que les orifices auriculo-ventriculaires ont les mêmes rapports que la face postérieure du cœur ; ils sont voisins du diaphragme, et par conséquent de l'extrémité inférieure du sternum, d'où

(1) A. Verneuil, Thèse. Paris, 1852.

le maximum d'intensité des bruits auriculo-ventriculaires à la pointe du cœur ou à l'épigastre.

Les rapports signalés ne sont pas immédiats; dans quelques points, des organes, s'interposant, éloignent le cœur des parois thoraciques, mais pas assez cependant pour qu'il soit introuvable.

Chez quelques individus, le poumon gauche passe au-devant du cœur et le couvre en totalité; c'est un fait exceptionnel ou qui se produit accidentellement dans l'emphysème.

Le plus ordinairement, le poumon gauche recouvre les gros vaisseaux et la base du cœur, ainsi que le côté gauche de l'organe jusqu'à la pointe qui reste ordinairement dégagée. Le poumon droit s'avance jusqu'au milieu du sternum, cachant une partie du côté droit de la base, c'est-à-dire la région des oreillettes, qui ne se dégagent que dans les cas de dilatation considérable.

La pointe du cœur repose, dans une étendue plus ou moins considérable, sur l'estomac qui se trouve au-dessous et en arrière; enfin le foie arrive jusqu'au bord droit de l'organe, dans le point où il a cessé d'être en contact avec la paroi de la poitrine. Il résulte de ces rapports que le cœur n'est en contact avec la paroi thoracique que dans une faible étendue, et que, dans presque toute sa périphérie, la matité qu'il présente doit être altérée par la présence d'organes ou mats ou sonores. Et, en effet, par la percussion on n'obtient, dans l'état normal, qu'une matité de 3 à 4 centimètres dans le sens vertical et dans le sens transversal, à gauche du sternum, vers la troisième et la quatrième côte; au-dessus et au-dessous il y a une sonorité qui, sans être absolue, est cependant assez grande. En haut, elle dépend du poumon placé plus superficiellement que le cœur; en conséquence, en pratiquant une percussion un peu forte, on pourra obtenir un certain degré de sub-matité qui indiquera la présence et les limites du cœur. En bas, cette sonorité dépend de l'estomac qui est placé derrière le cœur; on évitera ce son stomacal en percutant très-légèrement sur cette région. La percussion ne peut pas établir la limite entre le bord droit du cœur et le foie, la matité de ces deux organes se continuant sans interruption et sans différences bien tranchées.

Nous dirons, pour ne plus y revenir, que tous ces rapports peuvent être changés par suite de la *transposition des viscères*. Dans les cas de ce genre, le cœur est à droite *(dextrocardie)*, le foie à gauche, ainsi que le poumon à trois lobes. Il ne faut pas s'en laisser imposer pour un déplacement morbide du cœur.

CONSIDÉRATIONS PHYSIOLOGIQUES SUR LE CŒUR

Les mouvements du cœur s'accompagnent d'un *choc* contre la paroi thoracique et d'un double battement accompagné de *bruit* qu'on nomme *tic tac* du cœur.

Choc du cœur. — On appelle choc du cœur la percussion que cet organe exerce dans ses mouvements contre la paroi thoracique.

On ne doit pas le confondre avec les mouvements exécutés par les côtes et les muscles intercostaux dans la respiration, et qui cessent quand on fait suspendre l'inspiration et l'expiration.

Ce choc est produit par la percussion de la pointe de l'organe; il a lieu dans l'endroit qui correspond à cette pointe; il est perceptible à l'œil et à la main; enfin il est isochrone aux battements du cœur et coïncide avec la systole, avec le premier bruit du cœur et avec le pouls radial.

On aperçoit ce soulèvement dans le quatrième espace intercostal, au-dessous et en dedans du mamelon, dans le lieu qui correspond à la pointe du cœur; quelquefois, mais rarement, dans le cinquième espace intercostal. Chez des individus très-gros, chez les femmes surtout, quand elles ont les mamelles volumineuses, on ne le perçoit que difficilement, et quelquefois même pas du tout; chez ces dernières cependant, en portant le sein en haut et en dehors, on parvient quelquefois à le trouver.

Ce choc est perceptible à la vue; on reconnaît dans l'espace intercostal un léger soulèvement, bref, suivi d'affaissement, et se faisant dans une étendue très-limitée, à peine plus large que l'ongle; ce choc se perçoit surtout quand on regarde obliquement le thorax. Au doigt, on a aussi la sensation d'une légère impulsion, comme une chiquenaude; mais souvent elle est faible et ne peut être sentie, même quand elle est visible. On perçoit mieux le choc par l'application du doigt qu'avec la paume de la main.

Il est isochrone aux battements du pouls des artères rapprochées du cœur; il précède de peu de temps le pouls des artères éloignées, radiales, fémorales, etc. Il coïncide, comme nous le dirons plus loin, avec le premier bruit du cœur et avec la systole ventriculaire.

Quelle est la cause du choc de la pointe du cœur ? Plusieurs théories ont été proposées à cet égard. Haller et Laënnec n'ont pas hésité à attribuer ce choc à la projection en avant de la pointe du cœur, *pendant la systole ventriculaire;* et ils s'étaient fondés sur ce fait que les ventricules *s'allongent en se contractant*. Dans cette théorie, le choc est un phénomène systolique ou systolaire et, par conséquent, une manifestation d'*activité* du cœur; c'est un fait tout à la fois physique et vital. MM. Bouillaud (1), Barth et Roger (2), Hope (3), Auburtin (4) soutiennent cette théorie. Le mécanisme de *bascule*, invoqué par M. Magendie, nous paraît être beaucoup trop simple pour avoir quelque réalité. Mais une autre explication, beaucoup plus importante et qui mérite discussion, a été proposée par M. Pigeaux (5). Ici le choc aurait lieu au moment où les ventricules sont *dilatés* par l'injection de la colonne sanguine poussée par les oreillettes; ce serait donc un phénomène diastolique ou diastolaire et un résultat de la *passivité* de la partie la plus charnue du cœur, puisque les ventricules n'interviennent que par la nullité de leur action. M. Beau (6) s'est constitué le rénovateur de cette théorie, à laquelle se rallient MM. Tardieu, Verneuil, Hardy et Béhier. Ils se fondent principalement sur ce fait, que le

(1) Bouillaud, *Traité clinique des maladies du cœur*. Paris, 2e édition, 1841, t. I, p. 103.

(2) Barth et Roger, *Traité pratique d'auscultation*. Paris, 6e édition, 1865.

(3) Hope, *Treatise on the Diseases of the Heart*. Londres, 4e édition.

(4) Auburtin, *Recherches cliniques sur les maladies du cœur*. Paris, 1856.

(5) Pigeaux, Thèse de doctorat. Paris, 1832. Cette théorie a été abandonnée dans le *Traité pratique des maladies du cœur et des maladies des vaisseaux*. Paris, 1839, t. I.

(6) Beau, *Traité expérimental et clinique d'auscultation appliquée à l'étude des maladies du poumon et du cœur*. Paris, 1856.

cœur se raccourcit *pendant la systole ventriculaire*. M. Hiffelsheim (1) reconnaît un mécanisme beaucoup plus simple: dans la systole, le cœur projette le sang qu'il contient dans l'espace artériel, et comme une arme à feu, il éprouve un mouvement de *recul*; de là le choc de la pointe du cœur. Enfin, MM. Chauveau et Faivre (2), qui ont constaté aussi le raccourcissement des ventricules pendant leur contraction, ont exposé ainsi qu'il suit la pulsation précordiale : « Le principe du choc... réside dans le changement de forme et de consistance des ventricules, quand ils passent de la diastole à la systole, et dans l'instantanéité de cette transformation. » Ces expérimentateurs ajoutent : que la pulsation n'a pas lieu au niveau de la pointe, mais au niveau de la partie moyenne du cœur ; que la pointe est immobile, ainsi qu'on peut s'en assurer en explorant le cœur à travers le diaphragme, et, enfin, qu'à aucun moment la pointe du cœur ne peut être séparée de la paroi thoracique par un vide. Quant à ce dernier fait, nous croyons qu'aucun physiologiste n'a jamais admis que le vide pût se former dans aucun point de l'économie. Quoi qu'il en soit, les expériences fort intéressantes et très-clairement exposées de MM. Chauveau et Faivre viennent appuyer l'ancienne théorie, et nous n'avons pas à les combattre. Mais celle de M. Beau doit attirer notre attention, car nous la croyons fausse, et nous en indiquerons les points faibles. Nous nous servirons particulièrement des explications de M. A. Verneuil, les seules d'ailleurs qui aient été, jusqu'à présent, exposées avec un grand développement et avec une rigueur scientifique vraiment dignes d'attention (3).

M. A. Verneuil expose d'abord le mécanisme de ce qu'il appelle, après M. Bouillaud, la *locomotion systolaire* du cœur : il appelle ainsi les mouvements de totalité qui se produisent pendant la contraction du cœur. Ces mouve-

(1) Hiffelsheim, *Recherches théoriques et expérimentales sur la cause de locomotion du cœur*, dans *Comptes rendus des séances de l'Académie des sciences*, t. XXXIX, séance du 27 novembre 1854.

(2) Chauveau et Faivre, *Nouvelles recherches expérimentales sur les mouvements et les bruits du cœur* (*Gazette médicale de Paris*, 1856).

(3) A. Verneuil, Thèse de doctorat. Paris, 2 février 1852.

ments sont les suivants : la masse ventriculaire se raccourcit, sa face antérieure s'incurve ou se creuse en avant ; il y a un mouvement de bascule en vertu duquel la pointe devient plus saillante ; il y a un mouvement de torsion ou de spirale de gauche à droite, sur l'axe longitudinal de la masse ventriculaire, torsion en vertu de laquelle l'extrémité gauche du cœur (pointe) se rapproche de la ligne médiane, tandis que l'extrémité droite des ventricules (base du ventricule droit) se déprime et semble se porter un peu en arrière ; enfin, la base du ventricule gauche reste à peu près immobile. Pendant ces mouvements, ce qu'il y a de remarquable, dit l'auteur, c'est que la pointe, quoique portée en avant, ne frappe pas les parois thoraciques ; elle se borne à exécuter un mouvement de glissement de bas en haut derrière sa paroi, et comme dans l'état de repos elle correspond à la cinquième côte, ou même à la quatrième, dans le lieu de réunion du cartilage et de l'os, elle ne saurait donner de choc dans le lieu où l'on sent habituellement le battement de la pointe de l'organe. A ces phénomènes succèdent ceux de la locomotion diastolaire, c'est-à-dire la dilatation de l'organe ; alors ont lieu des mouvements rigoureusement inverses des précédents : la masse ventriculaire augmente de volume, la pointe s'écarte de la base et s'éloigne de la face antérieure ; cette pointe bascule en arrière, redescend, s'abaisse, s'enfonce vers le rachis ; elle décrit un arc de cercle de droite à gauche ; la base du ventricule droit redevient plus saillante en avant. Or, c'est pendant cet éloignement de l'organe et pendant l'abaissement de la pointe qu'a lieu le choc contre la paroi thoracique, choc dû à l'entrée du sang dans la cavité ventriculaire ; aussi ce choc a-t-il lieu entre la cinquième et la sixième côte et s'irradie en bas (Verneuil, thèse citée). Nous convenons qu'on ne peut décrire avec plus d'exactitude les mouvements du cœur ; mais il nous semble aussi qu'on trouve, dans cette description, tout ce qu'il faut pour établir que le choc de la pointe du cœur a lieu pendant la systole, car c'est précisément pendant ce mouvement que M. Verneuil place le redressement de la pointe et son rapprochement contre la paroi thoracique, tandis que pendant la diastole la pointe se rapproche du rachis.

D'un autre côté, quelles sont les preuves alléguées en faveur du choc diastolaire ? Ce sont des preuves purement théoriques, car l'auteur que nous citons, plus exclusif encore que M. Beau, rejette toute démonstration fondée sur les vivisections et sur l'examen des cas d'ectopie présternale du cœur. Il se fonde, il est vrai, sur ce fait qu'au lieu de se faire dans le cinquième espace intercostal, le choc devrait avoir lieu plus haut, puisque, dans la systole, la pointe remonte quelquefois jusqu'à la quatrième côte. Or, la condition demandée existe réellement, car c'est dans le quatrième espace que le choc se produit habituellement. Mais où est la preuve de cette ascension, puisque M. Verneuil rejette toutes les expériences dans lesquelles on ouvre la poitrine des animaux? Et d'ailleurs, comment expliquer la coïncidence de ce choc avec les battements des artères, si ce choc a lieu pendant la diastole et doit précéder le pouls? Et c'est ce qui n'a pas lieu, si ce n'est dans les artères très-éloignées. On peut alors répondre que les artères se remplissent de sang en même temps que les ventricules. Mais qui donne le mouvement au sang? Les oreillettes! Voilà donc les oreillettes devenues les agents de la circulation générale. Que font alors les ventricules? Ce sont des agents inutiles pour la circulation. Mais pourquoi sont-ils si gros, si charnus, si puissants en comparaison de la minceur et de l'état à peine musculaire des oreillettes? Nous savons bien que, selon M. Beau, la systole suit la diastole à un intervalle extrêmement court, et que l'ondée artérielle est presque isochrone au choc de la pointe du cœur; mais presque isochrone n'est pas la même chose que synchrone. D'ailleurs, et en tout état de cause, nous ne comprendrions pas que la contraction ventriculaire, contraction énergique, puissante, ne fût pas perceptible, tandis que celle des oreillettes, organes faibles, le serait. Enfin, la projection du sang dans les ventricules, opérée par les oreillettes, ne nous semble pas suffisante pour produire un choc qui se propage à la peau, après avoir traversé l'épaisseur des parois du cœur et celle des parois thoraciques. M. Beau invoque des observations empruntées à M. Bouillaud, où il voit que le choc était d'autant plus marqué, que l'oreillette gauche était plus hypertrophiée; mais dans les mêmes cas les ventricules étaient aussi hypertrophiés et d'une manière proportionnelle, en sorte qu'il y a autant de motifs pour attribuer la force du choc à l'augmentation des ventricules qu'à celle des oreillettes. Enfin, nous demandons comment on expliquera le choc énergique de la pointe du cœur dans les hypertrophies qui accompagnent les rétrécissements auriculo-ventriculaires?

Le choc diastolaire ne nous semble donc nullement établi; et nous nous en tenons à l'opinion la plus ancienne, qui attribue le choc au redressement de la pointe de l'organe; nous nous fondons sur la coïncidence de ce phénomène avec le pouls des artères et sur le résultat des vivisections et des cas d'ectopie du cœur par absence de sternum.

Dans plusieurs cas de cette nature, on a remarqué la projection de la pointe en avant pendant la systole. Il y a peu d'années, M. J. Cruveilhier a eu l'occasion d'en observer un exemple, et il a constaté ce qui suit sur un enfant nouveau-né. Nous croyons devoir citer textuellement le fait, dont la portée est si grande :

« Le sommet du ventricule gauche, ou ce qui revient au même, le sommet du cœur, décrit un mouvement de spirale ou de pas de vis dirigé de droite à gauche et d'arrière en avant; c'est à cette contraction en spirale, qui est lente, graduelle et comme successive, qu'est dû le mouvement en avant du sommet du cœur, et par conséquent la percussion de ce sommet contre la paroi thoracique; la systole ventriculaire ne s'accompagne pas, comme je l'avais cru jusqu'alors, d'un mouvement de projection du cœur en avant, et c'est la contraction du cœur en spirale qui détermine exclusivement le rapprochement du sommet du cœur et des parois thoraciques. La dilatation ou diastole ventriculaire s'accompagne d'un mouvement de projection du cœur en bas; ce mouvement a été porté à son maximum lorsque l'enfant a été placé verticalement. Ce mouvement de projection est tellement prononcé, qu'un moment j'ai pu croire que c'était pendant la diastole ventriculaire qu'avait lieu la percussion contre les parois thoraciques; cette idée m'était d'ailleurs restée d'une expérience que j'avais faite autrefois sur des grenouilles; mais l'examen plus approfondi des phénomènes m'a démontré que c'était bien pendant la systole ventriculaire et à la fin de cette systole qu'avait lieu la percussion du sommet du cœur contre la paroi thoracique (1). » Nous avouons que nous avons de la

(1) J. Cruveilhier, *Gazette médicale*, août 1841.

peine à croire que ce ne soit pas le vrai mode normal des mouvements du cœur. Ici, il n'y a pas moyen de nier que la propulsion ne coïncidât avec la systole; ou bien nous demanderions si l'absence de la paroi thoracique peut renverser complétement le temps de projection et celui de retrait de la pointe de l'organe?

Cependant tous les cas de ce genre ne nous paraissent pas être également favorables aux recherches physiologiques. Si les partisans de M. Beau rejettent toute observation expérimentale, il nous sera bien permis de rejeter, à notre tour, l'observation de Graux, dont on a fait quelque bruit, en 1855. L'examen de cet homme atteint d'une fissure congénitale du sternum a donné raison à toutes les théories; c'est un signe indubitable que l'on voyait fort mal les mouvements de son cœur.

Nous croyons aussi, quoi qu'on en ait dit, que les expériences sur les animaux, grenouilles, petits et grands mammifères, peuvent aider à la solution du problème. Si on ouvre la poitrine chez une grenouille, on voit très-aisément les mouvements du cœur, on reconnaît qu'ils persistent pendant très-longtemps, une demi-heure, une heure, avec beaucoup de régularité, pourvu qu'on n'ait pas ouvert de gros vaisseaux et provoqué d'hémorrhagie, et l'on n'a vraiment aucune raison pour supposer que cette opération ait en rien dérangé le rhythme des battements de l'organe. On voit alors ce qui suit; et nous faisons remarquer qu'on ne peut se tromper sur l'état de réplétion ou de vacuité de l'organe; car le cœur, à cause de la minceur et de la demi-transparence de ses parois, est d'un blanc rosé quand il est vide, et noirâtre quand il est plein de sang. On remarque donc ce qui suit : le cœur plein est noir, sa face antérieure est convexe, sa pointe fortement portée en arrière ; quand il se contracte, ce qui a lieu d'une manière brusque, sa face antérieure devient concave et la pointe se porte fortement en avant en remontant un peu; en même temps toute la masse ventriculaire devient pâle. D'un autre côté, si on applique le doigt sur le cœur, surtout chez une grenouille vigoureuse, on sent de la manière la plus distincte une pression, un choc en avant et un état de rigidité de l'organe au moment de la systole, et rien de semblable dans la diastole.

Enfin, les expériences du comité de Dublin ne laissent aucun doute à l'égard de ces faits.

Nous regrettons de ne pas pouvoir traiter complétement cette question physiologique et de ne pas avoir l'espace nécessaire pour analyser le remarquable travail de MM. Chauveau et Faivre. Nous en tirerons cependant ce fait important : c'est que le choc a lieu *pendant la systole*, bien que ces auteurs ne l'attribuent pas particulièrement à la pointe du cœur. Ce résultat nous suffit, au moins pour l'application clinique.

[[La question si controversée des mouvements du cœur paraît aujourd'hui définitivement résolue, et on peut dire que c'est surtout aux recherches de MM. Chauveau et Marey (1) que ce résultat est dû. Renonçant à la simple constatation *de visu* qui jusque-là n'avait pu accorder toutes les dissidences, ces habiles physiologistes ont eu recours à un instrument, le *cardiographe*, à l'aide duquel le cœur trace pour ainsi dire de lui-même sur le papier les différents mouvements dont il est le siége et tous les caractères qui appartiennent à ces mouvements.

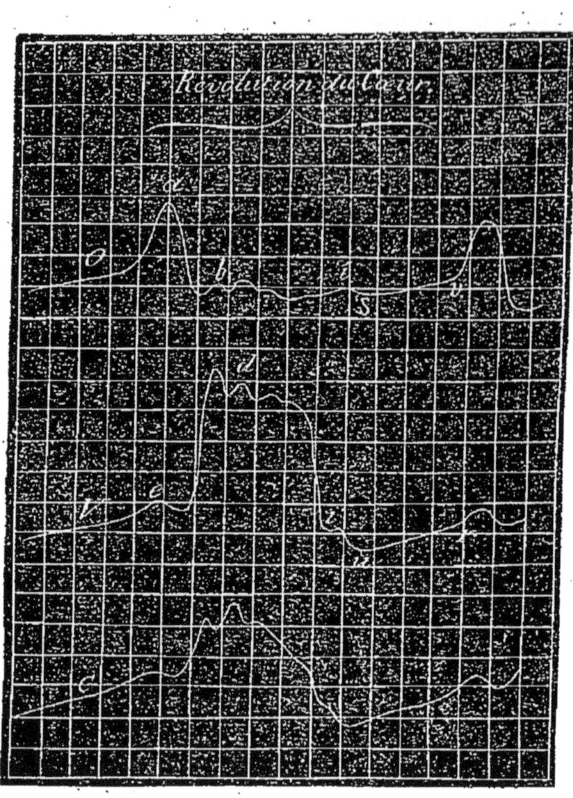

Fig. 3.

Nous ne pouvons entrer ici dans le détail des expériences de MM. Chauveau et Marey ; qu'il nous suffise de reproduire un des tracés qu'ils ont obtenus (*fig.* 3) et sur lequel

(1) Chauveau et Marey, *Mém. de l'Acad. de méd.* 1863. p. 268. Voy. aussi Marey, *Physiologie médicale de la circulation du sang*, in-8. Paris, 1863.

se trouvent inscrites toutes les particularités relatives à une révolution du cœur. Nous emprunterons l'interprétation de ce tracé à l'exposé que M. Gavarret en a fait devant l'Académie de médecine (1) :

« Cette représentation d'une révolution complète du cœur se compose de trois courbes superposées et obtenues simultanément : la supérieure O est le tracé de l'oreillette ; la moyenne V, le tracé du ventricule ; l'inférieure C, le tracé du choc précordial. Rappelons que ces courbes ne traduisent directement que des variations de pression. Mais les mouvements du cœur et ces variations de pression sont liés par des rapports intimes de cause à effet ; il est donc légitime de conclure de l'observation des variations de pression à l'ordre de succession, au rhythme et à la durée des mouvements eux-mêmes. Faisons observer en outre, et la chose est importante, que les portions de ces trois courbes comprises entre deux mêmes verticales correspondent à des phases synchrones de la révolution cardiaque successivement considérées dans les mouvements de l'oreillette, dans les mouvements du ventricule et dans les rapports du cœur lui-même avec les parois thoraciques.

« Quand on fixe son attention sur la courbe O de la révolution auriculaire, on est frappé de l'existence de mamelons extrêmement saillants qui accusent une augmentation subite de la pression auriculaire. Cette augmentation de pression est évidemment due à la systole de l'oreillette. Dans le mamelon *a*, la ligne d'ascension rapide indique l'intensité et la durée de la contraction brusque des parois musculaires, et la ligne de rapide descente, qui lui succède immédiatement, traduit le relâchement également brusque des parois auriculaires. La systole de l'oreillette se fait donc par un mouvement brusque et de très-courte durée. A la suite de ce mamelon *a*, lorsque la pression est tombée au minimum, nous voyons en *b* la courbe des pressions se relever lentement ; cette augmentation graduelle de la pression auriculaire est le résultat de la poussée du sang qui pèse continuellement sur les orifices béants des grosses veines, pénètre dans la cavité de l'oreillette en relâchement et distend peu à peu ses parois. La durée de la diastole auriculaire est mesurée par la longueur de cette ligne inclinée *bv*. En *v*,

(1) Gavarret, *Bull. de l'Acad. de méd.*, 1864, t. XXIX, p. 977.

la réplétion auriculaire est complète, et une nouvelle systole auriculaire succède à la diastole terminée... La diastole auriculaire a tous les caractères d'un phénomène passif, accompli sous l'influence de la pression continue du sang incessamment apporté par les veines.

« Sur la courbe V du ventricule, ce qui frappe d'abord, c'est le mamelon très-prononcé *d*, qui accuse une augmentation brusque et très-considérable de la pression intraventriculaire. Évidemment cette augmentation de pression et le mamelon qui la traduit sont *systoliques*. Le mamelon commence par une ligne d'ascension très-rapide qui correspond à la brusque contraction des parois du ventricule. Puis vient une ligne irrégulière et de direction sensiblement horizontale; elle nous indique que la pression intraventriculaire, au lieu de cesser brusquement, se maintient sensiblement au maximum pendant un certain temps. Ce temps est évidemment celui pendant lequel les parois ventriculaires continuent à presser sur l'ondée sanguine pour soulever les valvules sigmoïdes et faire passer le sang dans le système artériel. Enfin, le mamelon ventriculaire *d* se termine par une ligne de rapide descente qui indique la diminution subite de pression déterminée par le relâchement brusque des parois musculaires, lorsque le travail systolique est terminé. Au moment même où la pression est descendue au minimum, au point *u*, le sang, déjà accumulé dans l'oreillette, refoule par son propre poids la valvule auriculo-ventriculaire et tombe dans le ventricule qu'il distend graduellement, pendant que l'oreillette continue à recevoir celui que les veines lui apportent incessamment. Ainsi commence et se continue passivement la diastole du ventricule; et le fait est traduit par l'ascension lente et graduelle de la ligne diastolique *ur*. Au point *r*, l'oreillette se contracte, et le sang, poussé plus rapidement à travers l'orifice auriculo-ventriculaire béant, détermine dans le ventricule une augmentation correspondante de pression traduite par les mamelons *e* et *r* de la ligne diastolique. A ce moment, la réplétion et la distension du ventricule sont complètes, et à la diastole terminée succède une nouvelle systole ventriculaire.

« Ces deux courbes, l'auriculaire et la ventriculaire, présentent quelques détails de variations de pression que nous avons négligés à dessein, et sur lesquels il est temps de revenir. — Au sommet du mamelon systolique du ventricule, en *d*, et dans la région correspondante *b* de la révolution auriculaire, on remarque des oscillations qui accusent des variations alternatives de pression. C'est le moment où la valvule auriculo-ventriculaire vient d'être subitement tendue par la puissante contraction du ventricule. Sous l'influence d'un choc d'une telle intensité et d'une telle instantanéité, la valvule exécute nécessairement des mouvements d'oscillation favorisés par ses moyens d'attache. Ce sont ces oscillations qui déterminent, dans les cavités auriculaire et ventriculaire, ces variations de pression alternatives et correspondantes.

« Vers la fin du mamelon systolique du ventricule, la pression intraventriculaire éprouve une variation subite traduite par le petit mamelon *i' u*, et à ce mamelon correspond exactement, sur la partie diastolique de la courbe auriculaire, une légère augmentation de pression en *i*. Ces deux excès de pression dans deux cavités séparées par une simple valvule membraneuse sont dus au choc en retour de la colonne sanguine artérielle qui refoule brusquement les valvules sigmoïdes du côté de la cavité ventriculaire.

« Passons enfin à la courbe C du choc du cœur. Quelques mots nous suffiront pour cette analyse. Cette courbe présente un mamelon extrêmement prononcé qui traduit évidemment l'augmentation de pression contre les parois thoraciques au moment du *choc précordial*. Un simple coup d'œil sur la figure suffit pour prouver que ce mamelon est postérieur à la systole auriculaire et coïncide exactement avec le mamelon systolique du ventricule. Contentons-nous de faire observer que, sur la courbe du choc du cœur, on retrouve l'indication parfaitement concordante de toutes les variations de pression que nous avons déjà signalées sur les courbes auriculaire et ventriculaire.

« Il est facile de prévoir, d'ailleurs, qu'un même intervalle sépare deux systoles auriculaires, deux systoles ventriculaires et deux chocs précordiaux successifs. Cet intervalle commun est la véritable mesure de la durée d'une révolution cardiaque complète.

« La comparaison de ces trois courbes nous fournit immédiatement les conclusions suivantes :

« 1° La systole auriculaire précède constamment la systole ventriculaire; ces deux systoles sont parfaitement indépendantes l'une de l'autre.

« 2° La systole auriculaire débute brusquement; sa durée est extrêmement courte. — La systole ventriculaire débute par une contraction instantanée, mais elle se prolonge pendant toute la durée du passage de l'ondée sanguine à travers l'orifice artériel, et occupe ainsi une fraction considérable, du tiers au quart, de la révolution cardiaque.

« 3° La diastole de l'oreillette commence en même temps que la systole du ventricule, immédiatement après la systole auriculaire. Ce mouvement d'ampliation lent et progressif est le résultat de la pression continue du sang des veines contre les parois relâchées de l'oreillette.

« 4° La diastole du ventricule succède immédiatement à sa systole; elle s'opère sous l'influence de la chute toute passive du sang de la cavité auriculaire dans la cavité ventriculaire. La contraction de l'oreillette n'intervient qu'à la fin de cette diastole pour compléter l'ampliation et la réplétion du ventricule.

« 5° Le choc précordial est le résultat immédiat et direct de la systole du ventricule; il est complétement indépendant de la systole auriculaire qui le précède, et de la diastole ventriculaire qui le suit. »]]

Tic tac du cœur perçu par la main. — M. Bouillaud, qui étudie ce phénomène physiologique depuis longtemps, n'a encore publié aucune de ses remarques sur ce sujet, et personne, à notre connaissance, ne s'en est occupé. Le savant professeur veut bien nous permettre de consigner ici les résultats nouveaux et inédits qu'il a obtenus.

Tout le monde sait qu'en appliquant la main sur la région précordiale on sent ce qu'on appelle les battements du cœur; mais on s'est, en général, borné à constater de la sorte le choc de la pointe et à sentir la force, l'étendue, l'intensité de ce choc; on n'a pas été au delà. Cependant, si l'on palpe avec attention le cœur, on sent d'une manière distincte deux battements, deux mouvements rapprochés l'un de l'autre et qui donnent la sensation d'un tic tac si semblable à celui qu'on apprécie par l'auscultation, qu'il semble qu'on *entende* le cœur avec la main. Ce n'est pourtant pas un phénomène d'acoustique, c'est simplement la sensation du double mouvement qui s'opère dans le cœur.

Cette perception, obtenue par les nerfs de la sensibilité générale, semble se transformer pour l'observateur en un phénomène sonore ; elle est tout à fait comparable à la perception des râles vibrants ou sonores, des frottements qui se passent dans la plèvre et que l'on peut obtenir par l'application de la main ; elle ressemble aussi à celle que donne le gargouillement intestinal non sonore ; on sait, en effet, qu'en pressant sur l'abdomen, on croit souvent entendre du gargouillement, lorsqu'on ne sent en réalité que le déplacement et les mouvements des gaz et des liquides, que d'autres personnes n'entendent pas, parce qu'elles ne les sentent pas. La perception des battements du cœur dont nous parlons est un phénomène de même ordre ; il rentre simplement dans la catégorie des phénomènes tactiles, aussi bien que la crépitation des os fracturés, de l'emphysème sous-cutané, etc.

Chez quelques individus, ce double mouvement est très-peu prononcé ; chez d'autres il est si fort, qu'il semble qu'on tienne le cœur dans la main et qu'on le sente se contracter et se dilater alternativement.

Ces deux mouvements sont rapprochés l'un de l'autre et suivis d'un repos assez long, le grand repos du cœur ; ils correspondent à la systole et à la diastole de l'organe, et sont isochrones au premier et au deuxième bruit.

Ils ont, comme les bruits du cœur, des caractères différents : le premier est assez sourd, prolongé ; le second est plus bref et plus sec ; tous deux ressemblent aux claquements qu'on perçoit en touchant un corps de pompe aspirante et foulante, et qui sont dus aux mouvements alternatifs des soupapes. Nous les attribuons, comme les bruits du cœur, à la tension alternative des valvules, et nous leur conservons le nom de *claquements de soupape* ou *valvulaires* que leur donne avec juste raison M. Bouillaud.

Ils n'ont pas le même siége : le premier est plus particulièrement perceptible à la pointe du cœur, le second à la base. M. Bouillaud attribue le premier à la tension des valvules auriculo-ventriculaires pendant la systole du cœur, aussi correspond-il au choc de la pointe ; le second a son maximum d'intensité à la base du cœur et au niveau des orifices ventriculo-artériels ; il se passe en effet dans ces orifices et reconnaît pour cause la tension ou la chute des valvules sigmoïdes de l'aorte ou de l'artère pulmonaire.

Chacun d'eux, par son siége et surtout par son caractère, est parfaitement en rapport avec la nature des valvules qui le produisent. Le premier mouvement est sourd, profond, et a quelque chose de gras qui rappelle l'épaisseur, la laxité plus considérable des valvules auriculo-ventriculaires. Ces caractères semblent dus aussi à ce que ces valvules sont insérées à des parois charnues, épaisses et molles. La sécheresse, l'éclat du second mouvement, rappellent la minceur, la rigidité des valvules sigmoïdes, et l'on sent très-bien qu'il se passe dans des organes superficiels, à parois minces et d'une certaine fermeté (parois artérielles).

Les caractères de ces mouvements varient avec l'état des valvules et des parties sur lesquelles elles sont insérées ; ils prennent plus d'éclat si les valvules s'indurent, deviennent cartilagineuses ou osseuses ; ils sont étouffés, enroués, si elles s'épaississent, deviennent molles, etc. ; enfin ils disparaissent plus ou moins complétement, tantôt l'un, tantôt l'autre, si les valvules sont détruites, si elles cessent de jouer librement, etc. On peut tirer, au point de vue du diagnostic, de très-précieux renseignements des modifications de ces mouvements perçus par la main. Nous y reviendrons plus tard (1).

(1) Si l'on s'habitue, au moyen d'un long et attentif exercice, à l'exploration des divers mouvements du cœur, par l'application de la main *(toucher, palpation)*, il devient facile de distinguer les mouvements de systole et de diastole ventriculaires des mouvements ou du jeu valvulaire, cause essentielle du double bruit connu sous le nom de tic tac du cœur, lequel, par conséquent, mérite encore mieux le nom de *tic tac valvulaire,* que nous lui donnons depuis longtemps. Rien, d'ailleurs, pour l'étude du phénomène nouveau qui nous occupe, comme pour celle de tous les phénomènes d'observation, ne peut remplacer l'exercice personnel, soit qu'il s'agisse en même temps de l'éducation de l'esprit ou de celle de l'intelligence, double éducation si laborieuse, et par cela même si souvent négligée ou incomplète.

Quoi qu'il en soit, depuis que notre attention s'est fixée sur l'exploration du jeu valvulaire par la méthode de la palpation, nous avons eu d'innombrables occasions de rechercher, d'apprécier, de déterminer exactement les modifications que présentent les mouvements ainsi perçus dans les principales lésions valvulaires, et de faire intervenir ces modifications dans le diagnostic de ces lésions. Chaque jour, à notre clinique, on a pu nous voir annoncer l'état des valvules, après l'application de la main sur la région du cœur, et confirmer ensuite ce diagnostic, à la faveur des signes fournis par les autres méthodes d'exploration. *(Note communiquée par M. le professeur Bouillaud.)*

Bruits du cœur perçus par l'auscultation. — Quand on place l'oreille sur la poitrine d'un homme sain ou sur celle d'un animal, on entend un double bruit qu'on nomme communément *tic tac* du cœur et qui est dû aux mouvements de l'organe (*tons du cœur*, Skoda). Ces deux bruits ne s'entendent presque jamais à distance ; ils sont rapprochés l'un de l'autre, séparés par un très-faible intervalle et suivis d'une interruption plus longue ; ils se reproduisent à intervalles égaux, et chaque double bruit correspond à une pulsation du pouls artériel. Il s'en produit environ soixante par minute, ce qui fait quatre doubles bruits pour une respiration. On les entend principalement à la région du cœur et leur intensité décroît à mesure qu'on s'éloigne de ce point. Ces deux bruits ont chacun des caractères particuliers que nous devons étudier.

Caractères. Le premier bruit est assez sourd, prolongé, un peu profond ; on l'entend particulièrement au niveau de la pointe du cœur. Son maximum d'intensité est au-dessous du mamelon et un peu en dehors ; on lui donne, à cause de ces caractères, les noms de bruit *sourd, prolongé, inférieur*.

Le second est plus clair, plus superficiel, plus bref que le précédent, et il se perçoit surtout à la base du cœur, au niveau de l'articulation de la deuxième côte avec le sternum. Ce second bruit a reçu, par opposition avec le précédent, les dénominations de bruit *clair, bref, superficiel, supérieur*.

Quoique ces deux bruits aient un maximum d'intensité, l'un dans un point du thorax, l'autre dans un autre, ils n'en sont pas moins perceptibles tous deux dans toute l'étendue de la région précordiale et même au delà.

Rhythme. Ils sont séparés par un intervalle assez court qu'on nomme *petit silence*, et suivis d'un plus grand, nommé *grand silence* du cœur.

Chaque couple de bruits avec les deux silences s'appelle un *battement* du cœur ou une *révolution* du cœur (Bouillaud), et chaque révolution correspond à une seule pulsation artérielle. Après le grand silence un nouveau battement recommence. On a essayé de fixer la durée relative des silences et des bruits. Presque tous les physiologistes ont divisé la durée d'une révolution du cœur en diverses parties, comme on fait d'une mesure de musique. Cette détermination a peu d'importance. Voici néanmoins ce qu'on a avancé sur ce sujet :

M. Beau (1) compare un battement de cœur à une mesure à trois temps, dans laquelle le premier temps serait occupé par le premier bruit, le second par le deuxième bruit et le troisième par le grand silence ; d'autres, tout en conservant la même comparaison, établissent que le premier temps est occupé par le premier bruit, le second temps par le petit silence et le deuxième bruit, le troisième temps par le grand silence.

Dans la première opinion, le premier et le deuxième bruit pourraient être représentés chacun par une noire et le silence par un soupir ; dans la seconde théorie, le premier bruit serait formé par une noire, le petit silence par un demi-soupir, le deuxième bruit seulement par une croche et le grand silence par un soupir. Cette dernière appréciation, bien qu'un peu compliquée, nous paraît être plus exacte que la première, car il est certain que le second bruit du cœur est plus bref que le premier. Ces comparaisons ne sont exactes que pour des battements d'une fréquence moyenne. En effet, la mesure est tout à fait dérangée quand les battements deviennent plus fréquents ou plus rares, et l'altération porte alors, pour la plus grande partie, sur le grand silence qui est allongé ou raccourci. Nous devons prévenir le lecteur que la notation adoptée par MM. Chauveau et Faivre (2) n'a aucune espèce de rapport avec le rhythme du cœur perçu par l'auscultation. En effet, les auteurs introduisent dans leur notation musicale la systole auriculaire qui, pour celui qui ausculte, est absolument *aphone*.

Fréquence. Les battements, à l'état normal, se reproduisent à des intervalles très-égaux et ordinairement tels, qu'il y a environ 60 révolutions par minute. Cette fréquence est un peu plus considérable chez la femme que chez l'homme ; elle est d'autant plus grande, chez les enfants,

(1) Beau, *Traité expérimental et clinique de l'auscultation appliquée à l'étude des maladies du poumon et du cœur*. Paris, 1856.

(2) Chauveau et Faivre, *Nouvelles recherches expérimentales sur les mouvements et les bruits normaux du cœur*. (*Gazette médicale de Paris*, 1856.)

qu'on les observe plus jeunes. A la naissance le pouls est en général de 120 à 130.

Pendant la vie intra-utérine, à l'époque où l'on commence à entendre les battements, les pulsations seraient très-précipitées, selon M. Bouillaud, tandis que beaucoup d'accoucheurs assurent que la moyenne n'est pas plus élevée qu'au moment de la naissance (minimum, 108; maximum, 160; moyenne, 133 : Pajot).

Chez l'homme, la fréquence du pouls a été certainement exagérée. Il est plus commun qu'on ne le pense de trouver des individus qui ont le pouls au-dessous de 60. M. Bouillaud fait remarquer chaque jour, à sa clinique, que beaucoup d'individus ont le pouls normalement à 56, 54, 48; enfin, plus exceptionnellement, on trouve le pouls à 34, 32. Il est fort important de remarquer les faits dont nous parlons, car ces individus dont le pouls est rare peuvent, avec 60 ou 70 pulsations, avoir une fièvre très-vive.

Les battements du cœur ont avec la respiration un rapport à peu près constant; on observe en général quatre battements pour une respiration. Les affections du poumon altèrent fréquemment ce rapport en donnant trois et quelquefois deux respirations pour un battement.

Intensité. Les battements sont d'autant plus énergiques et plus faciles à entendre, que les individus sont plus maigres et que la poitrine est plus étroite; aussi les perçoit-on facilement chez les enfants, les jeunes gens et les femmes, plus difficilement chez les adultes, les hommes d'une grosse corpulence ou chargés d'embonpoint; ils deviennent alors quelquefois si faibles, qu'on ne les perçoit presque plus. Chez quelques-uns, le premier bruit s'affaiblit souvent au point de disparaître; on parvient cependant à le percevoir en faisant asseoir les malades.

Étendue. Laënnec a un peu exagéré dans ce qu'il a dit à propos de l'étendue des bruits du cœur, néanmoins il y a quelques faits vrais. A mesure que l'oreille s'éloigne de la région précordiale, les bruits du cœur s'affaiblissent; chez l'adulte, ils s'entendent dans tout le côté gauche et antérieur de la poitrine, ils s'affaiblissent du côté droit; ils s'entendent à peine à gauche et en arrière, et ils disparaissent absolument à droite et en arrière. Chez les individus obèses, cette décroissance est bien plus rapide et plus complète, tandis qu'elle est à peine sensible dans le cas de maigreur et chez les enfants; dans ces circonstances, on entend le cœur partout. A part ces exceptions, les dégradations suivent assez bien l'ordre indiqué précédemment. En tenant de cette remarque un compte rigoureux, on peut arriver à des indications quelquefois très-utiles : ainsi, par exemple, si l'on entend les bruits du cœur transmis au sommet droit, en arrière, plus intenses qu'au sommet gauche, on pourra en conclure, à peu près certainement, qu'il existe une lésion, une induration de cette partie du poumon.

Laënnec a cherché aussi à établir que cette étendue est en rapport avec le degré d'épaisseur des parois du cœur; plus les parois sont minces, plus les bruits s'étendent au loin; mais cette extension a lieu, en quelque sorte, aux dépens de l'intensité, car ils sont faibles partout.

La force, les caractères des bruits du cœur sont modifiés par diverses causes. L'énergie et la fréquence s'accroissent par un exercice violent; les battements s'éloignent et s'affaiblissent quand le diaphragme s'élève et qu'il refoule le cœur en arrière et entre les poumons. Quand l'estomac est distendu par des gaz, les battements du cœur prennent un timbre argentin qu'on a appelé tintement métallique. Ce bruit est loin de ressembler à celui du pneumothorax.

Théories des bruits du cœur. — Nous ne croyons pas devoir nous occuper de toutes les théories qui ont pour but d'expliquer les bruits du cœur; elles sont déjà si nombreuses, qu'il serait difficile d'en faire même l'énumération : d'ailleurs elles conviennent mieux à un traité de physiologie qu'à un livre du genre de celui-ci. Nous sommes d'autant plus fondés à nous exprimer ainsi, que nous ne croyons pas que ces théories, et même la meilleure, aient une grande utilité pour le diagnostic. En effet, on établit le diagnostic sans leur secours, et, bien loin qu'elles y aient aidé en quelque chose, il faut toujours qu'elles se conforment après coup, qu'elles se plient aux phénomènes pathologiques.

Une fois la pathologie en possession de quelque fait de physiologie morbide, peu importe l'explication que l'on peut en donner; il faut compter avec ce fait; il a sa force, sa valeur, et il n'y a pas de théorie qui puisse en détruire l'importance. Un souffle existe à la pointe du cœur et coïncide avec une lésion auriculo-ventriculaire : or, toute théorie qui ne serait pas en état de l'expliquer serait par cela même frappée d'impuissance.

Chaque théorie nouvelle, aussitôt après sa naissance, cherchant à se rendre compte de ces phénomènes, se modifie et se transforme jusqu'à ce qu'elle ait pu s'accommoder, plus ou moins, aux exigences des faits. Afin de n'être pas tout d'abord frappées de nullité, toutes cherchent des preuves de leur exactitude dans les faits pathologiques qu'elles doivent plus tard expliquer à leur tour. Or, l'utilité qu'on peut tirer de pareilles théories est plus que problématique ; car expliquer des bruit anormaux par une théorie qui leur emprunte en partie sa démonstration, c'est faire certainement une pétition de principe.

Quoi qu'il en soit, nous croyons que, au milieu de ce conflit d'opinions, il y a une théorie plus conforme à la vérité que toutes les autres ; cette théorie, c'est celle de M. Bouillaud et de M. Rouanet. Nous l'adopterons ; nous nous en servirons pour exposer, et même expliquer plus facilement, plus clairement, les faits que nous voulons faire connaître. Voici en quoi consiste cette théorie, qui nous semble mille fois plus satisfaisante que celle proposée par M. Beau. Nous en empruntons l'exposé sommaire aux leçons de M. Bouillaud (1).

Les bruits résultent principalement de la tension alternative des valvules destinées à fermer les orifices. Le premier, celui qui coïncide avec la systole ventriculaire, avec le choc de la pointe du cœur contre la paroi thoracique et avec le pouls, est dû à la tension brusque des valvules auriculo-ventriculaires, qui se rapprochent et s'élèvent pour fermer l'orifice correspondant.

Le deuxième, qui suit le précédent à un très-faible intervalle et qui se produit pendant la diastole, est déterminé par l'abaissement des valvules sigmoïdes des artères aorte et pulmonaire. La coïncidence du premier bruit avec la systole et du second avec la diastole est démontrée par l'expérience suivante : on met à nu le cœur d'un animal vivant ; un observateur se charge d'ausculter le cœur et

(1) Bouillaud, *Traité clinique des maladies du cœur*, 2e édition, Paris, 1841, 2 vol. in-8. — *Leçons sur les maladies du cœur*, professées par M. Bouillaud, à l'hôpital de la Charité, recueillies et rédigées par V. Racle. Paris, 1853.

compte *un* pour le premier bruit, *deux* pour le second ; une autre personne examine les mouvements du cœur et compte *un* pour la systole, *deux* pour la diastole ; et l'on peut remarquer, alors, que les observateurs prononcent les mêmes mots *un, deux,* ensemble et avec le plus rigoureux isochronisme.

Si l'on pouvait détruire les valvules des orifices du cœur, il serait facile de montrer qu'elles sont une des causes les plus importantes de la production des bruits de cet organe ; mais il est très-difficile de faire une pareille expérience, et, d'un autre côté, si l'on parvenait à la réaliser, il ne faudrait pas beaucoup compter sur les résultats qu'elle pourrait amener : on comprend, en effet, combien une opération de ce genre jetterait de trouble dans l'organe cardiaque.

Ce que nous ne pouvons produire traumatiquement et brusquement, la nature le fait sans nous, d'une manière graduelle et sans porter de profondes perturbations dans les fonctions de l'organe, comme ferait une vivisection ; dans certains cas, en effet, elle altère et détruit les valvules, et il nous devient possible de constater dans les bruits du cœur des modifications dues à ces lésions. Sans entrer dans aucun détail à ce sujet, nous dirons seulement que toutes les fois que les valvules d'un orifice cessent de fonctionner, par suite d'adhérences, de destruction, de raccourcissement, ou de toute autre altération, le bruit correspondant au temps où cette valvule aurait dû se fermer se trouve remplacé par un bruit nouveau, par un bruit de souffle, de râpe, de scie, etc. ; ces faits démontrent aussi bien que les meilleures expériences que la formation des bruits dépend de ces valvules, puisqu'ils se modifient aussitôt qu'elles ont perdu leur intégrité. En sorte que nous considérons ces lésions pathologiques comme de très-bonnes *expériences* cliniques et bien propres à nous éclairer sur la vraie cause du tic tac du cœur. Ces deux bruits résultant de la tension des valvules, nous les nommons habituellement *claquements valvulaires,* à l'exemple de M. Bouillaud.

Peut-être d'autres causes viennent-elles s'ajouter à celles-ci, mais ce ne sont que des causes accessoires ; on en trouvera l'indication dans le résumé qui suit :

En résumé, les causes des bruits du cœur sont les suivantes :

1er *bruit.* — Systole ventriculaire. Redressement, tension brusque des valvules auriculo-ventriculaires et occlusion de l'orifice correspondant. Circonstance accessoire: ouverture des valvules sigmoïdes de l'aorte et de l'artère pulmonaire et choc de ces valvules contre la paroi des vaisseaux.

2e *bruit.* — Diastole ventriculaire. Abaissement et tension brusque des valvules sigmoïdes des artères aorte et pulmonaire, et occlusion des orifices correspondants. Circonstance accessoire: relâchement des valvules auriculo-ventriculaires et choc contre la paroi interne des ventricules correspondants.

RÈGLES A SUIVRE DANS L'EXAMEN DES MALADIES DU CŒUR

Les unes sont relatives au malade, les autres au médecin:

1° Le malade sera au repos, couché ou demi-assis. Quand on voudra explorer le cœur, le tronc sera soutenu par des oreillers; on évitera les positions gênantes qui peuvent provoquer des contractions des muscles de la poitrine; nous avons vu des élèves prendre le murmure rotatoire des muscles pectoraux pour des bruits anormaux du cœur. Il sera souvent nécessaire de faire asseoir le malade, de le faire coucher alternativement sur un côté et sur l'autre pour produire des déplacements, etc. Dans tous les cas, on examinera à nu et sans aucun vêtement la région précordiale. Il faudra quelquefois faire suspendre la respiration, pour ne pas confondre les bruits, les mouvements respiratoires avec ceux du cœur.

Quelquefois on ne peut examiner un malade qu'au bout de quelques jours, le trouble du cœur étant trop considérable pour qu'un examen fait dès la première visite puisse être utile. Il conviendra alors de faire reposer les malades, de leur donner même un peu de digitaline, etc. On réservera le diagnostic jusqu'à ce qu'on ait pu procéder à un examen complet.

D'autres fois c'est le contraire qu'il faut faire; il est nécessaire de faire prendre un peu d'exercice au malade, de le fatiguer légèrement avant l'examen, afin de provoquer le développement de phénomènes anormaux qui, sans cette précaution, ne se produiraient pas. Nous avons vu un jeune malade chez lequel le cœur, à l'état de repos, paraissait sain, et qui, après un léger exercice, offrait un triple bruit très-manifeste.

2° L'observateur, après un interrogatoire sommaire, se placera à la gauche du malade; il prendra connaissance, par un coup d'œil superficiel, de l'état de la face et de sa coloration, de l'état des jambes (œdème, etc.), du volume de l'abdomen; il tâtera le pouls en même temps; il procédera ensuite à l'examen du cœur par l'inspection, la palpation, la percussion et l'auscultation; il étudiera ensuite avec détail tous les organes et rapprochera les résultats observés de ceux fournis par le cœur; il terminera enfin en complétant l'interrogatoire et le faisant porter sur les maladies qui ont pu exister antérieurement, comme rhumatismes, pleurésies, etc.; si cela est nécessaire, il s'occupera de la santé des parents, etc., etc.

Quant à l'examen local, nous recommandons de suivre méthodiquement l'ordre que nous allons indiquer, parce qu'il abrège les recherches. L'auscultation du cœur a bien plus de chances de donner de bons résultats si elle a été précédée de la percussion, de l'inspection, etc., que si elle est pratiquée tout d'abord. Quelquefois le diagnostic est fait par l'inspection ou la palpation, avant que l'auscultation soit intervenue. En voici un exemple. Un de nos élèves, examinant, il y a peu de temps, un malade, commençait ses recherches par l'auscultation; il ne trouvait qu'un bruit de souffle au premier temps, bruit fort étendu et sans caractères particuliers. Nous lui fîmes recommencer ses recherches en lui recommandant d'inspecter, de palper la région précordiale avant d'ausculter. En procédant à la palpation, il sentit un frémissement vibratoire et des battements distincts de ceux du cœur dans le côté droit du thorax, et il annonça de suite qu'on pouvait croire à l'existence d'un anévrysme de l'aorte, ce qui était en effet. Dans ce cas, l'auscultation ne lui avait rien appris, tandis que la palpation l'avait mis sur la trace de l'affection existante. En conséquence, nous recommandons un ordre méthodique et une investigation sévère et rigoureuse.

SYMPTOMES ET SIGNES DES MALADIES DU CŒUR.

Nous suivrons la division que nous avons adoptée pour les maladies du cerveau, c'est-à-dire que nous étudierons successivement l'*habitude extérieure du corps*, les *symptômes locaux*, les *symptômes éloignés* et les *phénomènes généraux* des maladies du cœur.

CHAPITRE PREMIER

DE L'HABITUDE EXTÉRIEURE DU CORPS

Il y a certainement, chez les individus affectés de graves maladies du cœur, un état particulier, une manière d'être extérieure du corps, qui, dès l'abord, fixe l'attention du médecin sur une lésion de l'organe central de la circulation; il y a donc un *type cardiaque* (*facies propria*, Corvisart) comme il y a des types cérébraux et abdominaux. Mais, il faut le dire, ce type est loin d'avoir cette généralité que Corvisart lui attribuait; d'abord, il ne se présente jamais dans les affections aiguës, et, pour ce qui est des maladies chroniques, il ne se montre que dans quelques-unes d'entre elles seulement. Cependant, comme les maladies où il se manifeste forment la très-grande majorité des cas observés dans la pratique, nous ne pouvons pas passer sous silence un renseignement aussi précieux.

Les malades affectés de ce que M. Bouillaud nomme une maladie chronique organique, comme une hypertrophie, un rétrécissement d'orifice, une dilatation des cavités droites, présentent ordinairement l'état suivant : peu de changement dans l'état d'embonpoint du corps, facies généralement congestionné, d'un rouge vif ou d'une teinte vineuse, lèvres livides, dilatation variqueuse des veinules des lèvres, du nez, des joues, des conjonctives; dans le degré le plus avancé de ces affections, la face devient bouffie, d'une teinte jaune, cireuse; les paupières, et particulièrement la paupière inférieure, sont tuméfiées, demi-transparentes; les veines du col sont dilatées, toujours distendues, plus flexueuses que de coutume. La peau du corps est jaunâtre et d'un ton mat. Il y a de l'œdème des extrémités inférieures; l'abdomen est volumineux. La respiration est courte, fréquente, anxieuse : les malades ne peuvent pas monter un escalier, à cause de la dyspnée et des palpitations qu'ils éprouvent. Quelquefois syncopes, congestions cérébrales, spasmes, accès d'asthme, hémorrhagies nasales, pulmonaires, intestinales. Pouls presque toujours troublé, ou trop fort ou trop faible, et jamais dans un rapport exact avec la taille du sujet et le volume apparent du cœur. Quelquefois aphonie, toux habituelle.

Dans un degré plus avancé : gêne extrême de la respiration, anxiété, agitation ; accès d'asthme ; impossibilité de se coucher ; les malades passent la journée, la nuit sur un fauteuil ou près d'une fenêtre, quelquefois sur leur lit, les jambes pendantes.

Persistance des accidents ; amélioration lente, rechutes faciles.

Ces caractères, qui frappent au premier abord, ne manquent pas d'attirer l'attention sur une maladie du cœur, mais ils n'en précisent ni la nature ni le siége.

Il y a quelques autres accidents qui, quoique plus isolés, doivent aussi faire soupçonner une maladie du cœur ; tels sont l'œdème des membres inférieurs, l'anasarque, l'ascite, l'hypertrophie du foie, l'albuminurie, les phénomènes de la cirrhose, une hémorrhagie cérébrale, une apoplexie pulmonaire.

Enfin, un individu présentera un rhumatisme, une pleurésie, une pneumonie ; quoiqu'il n'y ait là rien de l'habitude extérieure des maladies du cœur, on devra néanmoins rechercher s'il n'y en a pas, car la coïncidence est extrêmement fréquente, ainsi que l'a établi M. Bouillaud ; et, d'un autre côté, les complications cardiaques ont alors si peu de phénomènes extérieurs apparents, qu'il faut les chercher ; elles ne se présentent pas et ne s'accusent pas par des symptômes tranchés, comme la pneumonie se décèle par la douleur, la variole par des vomissements et de la rachialgie, etc.

CHAPITRE II

SYMPTOMES ET SIGNES LOCAUX

Les uns sont physiques, les autres fonctionnels.

Art. I. — Symptomes fonctionnels.

Ils se divisent naturellement en quatre classes fondées sur les méthodes d'examen qu'on peut mettre en usage dans la pratique. La conformation de la région précordiale ne permet pas d'apprécier directement le volume, la forme, les rapports du cœur, comme cela se fait pour les organes abdominaux. On n'obtient ces renseignements que par une voie détournée, c'est-à-dire en employant les procédés de l'auscultation, de la percussion, etc.; et, par conséquent, on ne peut pas séparer les résultats qu'on désire obtenir des procédés qui servent à les trouver.

Nous étudierons donc successivement les signes qui sont fournis par l'*inspection*, la *palpation*, la *percussion* et l'*auscultation*.

§ I. — Signes fournis par l'inspection.

A l'aide de l'inspection, on reconnaît la *voussure* de la région précordiale, sa *dépression*, l'*écartement des côtes*, le *choc du cœur*, les *battements de l'épigastre*.

I. — De la voussure de la région précordiale.

Chez un homme bien fait, les deux côtés de la poitrine sont égaux et parfaitement symétriques en avant et en arrière, et la région du cœur ne se fait remarquer par aucune modification particulière de forme ; mais il n'en est plus de même dans l'état pathologique ; cette région peut s'élever d'une manière visible, ce qui constitue alors la *voussure*.

Caractères. La voussure qui tient aux affections du cœur est située à gauche du sternum et en dedans du mamelon. Cette saillie est formée, tout à la fois, par la projection en avant des cartilages des côtes et par l'effacement des espaces intercostaux qui sont moins déprimés, moins creux que ceux du côté opposé. Nous ne saurions admettre qu'elle dépende de la paralysie des muscles intercostaux, comme le dit M. Gendrin (1).

Dans les cas de voussure simple ou commençante, ces espaces seuls sont élevés lorsque les côtes ne sont pas encore projetées en avant. La voussure s'étend généralement de la troisième à la cinquième ou sixième côte ; souvent elle n'est bien prononcée que vers la base, tandis qu'à la pointe il y a une sorte de dépression, et réciproquement. Son étendue varie donc de quelques centimètres à un décimètre ; elle est généralement plus longue que large. Sa forme est celle d'une convexité fort légère, peu saillante au centre, à bords plus ou moins nettement arrêtés : chez quelques individus elle se confond avec la saillie du bord inférieur du grand pectoral, quelquefois facile, le plus ordinairement difficile à apprécier ; on se placera donc successivement à gauche et à droite du malade, pour comparer le volume des deux côtés du thorax ; mais il vaut mieux faire coucher très-symétriquement le malade, se mettre au pied de son lit, et examiner comparativement les deux côtés de la poitrine ; on peut également faire cet examen le malade étant assis ou debout.

On a conseillé, pour constater la voussure précordiale, de mesurer la poitrine avec un ruban métrique. (Voyez *Mensuration* dans les maladies des poumons.) Ce moyen est absolument infidèle. La voussure n'est jamais assez prononcée, à moins de cas tout à fait exceptionnels, pour donner une différence, en faveur du côté gauche de la poitrine, de plus de 1 centimètre et demi à 2 centimètres. Or, les différences normales entre les côtés de la poitrine peuvent aller jusque-là, et, de plus, les erreurs d'observation peuvent donner aussi le même chiffre ; il s'ensuit que si dans un cas de voussure réelle du cœur on trouvait, en faveur du côté gauche de la poitrine, une augmentation de 2 centimètres, on serait tenté de ne l'attribuer qu'à une

(1) Gendrin, *Maladies du cœur*, p. 365.

erreur d'observation ou à une conformation particulière du thorax ; de sorte que, loin d'être un auxiliaire utile, la mensuration deviendrait alors une source d'erreur. On dira que, dans quelques cas, la voussure est telle, qu'on peut trouver une dilatation de plusieurs centimètres ; nous ne le nions pas ; mais, quand il en est ainsi, elle est suffisamment visible, et alors la mensuration est inutile. Nous considérons donc la mensuration comme infidèle ou superflue.

Caractères différentiels. Avant d'établir la valeur de la voussure, nous devons mentionner les circonstances où elle peut être produite par d'autres causes que les maladies du cœur. Il y en a cinq principales : une conformation naturellement vicieuse de la poitrine, l'emphysème pulmonaire, la pleurésie, le pneumothorax, la saillie des muscles pectoraux.

Sénac, il y a déjà longtemps, avait signalé une conformation vicieuse du thorax commune à quelques individus, et dans laquelle on remarque une voussure ou incurvation des côtes au-devant du cœur, mais il n'avait guère porté son observation plus loin. M. Piorry a repris dernièrement ce sujet et a fait voir que cette disposition est ordinairement liée à une incurvation de la colonne vertébrale, qui forme une légère convexité du côté gauche. Par suite de cette disposition, les côtes gauches sont reportées en avant et elles subissent une flexion au niveau de l'articulation avec leurs cartilages ; il y a alors une asymétrie prononcée, qui n'est pas seulement visible au niveau du cœur, mais qui affecte tout le thorax et se traduit en arrière par une disposition inverse de celle qu'on remarque en avant : là, en effet, l'angle des côtes du côté droit est saillant, tandis qu'il est un peu déprimé à gauche. Cette espèce de distorsion a des caractères si tranchés, qu'il est inutile que nous y insistions : s'il n'y a aucun autre phénomène du côté du cœur, il sera très-facile d'en reconnaître la véritable origine ; mais elle peut être cause de quelques difficultés chez des malades chlorotiques et qui se plaignent de palpitations ; on s'attachera alors à l'examen des phénomènes concomitants et aux phénomènes fournis par la percussion.

L'emphysème pulmonaire donne aussi lieu à une voussure qui peut d'autant mieux simuler celle du cœur, qu'elle siége très-souvent au bord antérieur des poumons; mais cette élévation est toujours accompagnée d'une sonorité extrême, et de plus, il est rare qu'elle occupe seulement la région précordiale; elle siége en effet aussi souvent à droite qu'à gauche, et plus fréquemment dans les régions sus et sous-claviculaires; enfin l'auscultation lèvera tous les doutes en signalant des troubles respiratoires, la faiblesse du mouvement d'inspiration, l'expiration prolongée, des râles sibilants, et l'absence de phénomènes anormaux du côté du cœur, etc. Nous avons vu souvent l'emphysème accompagner les maladies du cœur, mais il est fort rare alors que le poumon passe au-devant du cœur; celui-ci, au contraire, se dégage du poumon, émerge en quelque sorte, pour venir toucher la paroi de la poitrine, et forme une voussure résistante et mate à la percussion.

Nous avons vu, au numéro 8 de la salle Saint-Jean-de-Dieu (service de M. Bouillaud), un malade atteint d'emphysème et d'hypertrophie du cœur, qui présentait en même temps les deux genres de voussure. Il était facile de distinguer celle qui appartenait à chaque affection : la poitrine était généralement globuleuse; il y avait, en avant et des deux côtés, de la voussure sus et sous-claviculaire. Celle du côté gauche se confondait avec celle du cœur; mais au niveau de cet organe, de la deuxième côte à la cinquième, le soulèvement était plus fort, les côtes étaient écartées, elles résistaient plus fortement à la pression, et il existait une forte matité précordiale.

Cependant il peut y avoir de la difficulté à reconnaître si la voussure tient au cœur ou au poumon, quand celui-ci s'interpose entre le cœur et le thorax, ce qui se voit quelquefois.

Un épanchement pleurétique peu étendu, circonscrit par des adhérences, peut aussi induire en erreur, mais il est rare qu'il ne se prolonge pas en bas et en dehors; alors on ne saurait rapporter au cœur la voussure qu'il détermine.

Le pneumothorax détermine également une voussure plus ou moins considérable du côté affecté. L'erreur ne saurait être ici de longue durée. Outre que la voussure n'est pas limitée à la région précordiale, la percussion détermine une sonorité tympanique bien autrement prononcée que celle de l'emphysème, et qui suffit à elle seule pour démontrer que la voussure n'est pas due à l'augmentation du volume du cœur.

Nous ne faisons que mentionner la voussure qui peut être due à un excès de volume des muscles pectoraux. Chez les individus très-développés, cette espèce d'hypertrophie peut en imposer au premier abord; mais on reconnaît, par la palpation, que les côtes ne sont pour rien dans la saillie en question.

Maladies dans lesquelles la voussure se rencontre.—Valeur diagnostique.

La voussure dépendant des maladies du cœur se rencontre surtout dans l'hypertrophie, la péricardite avec épanchement, l'endocardite, les tumeurs anévrysmales de l'aorte.

Celle de l'**hypertrophie,** qui dépend du volume augmenté du cœur, est ordinairement assez élevée, quelquefois générale, quelquefois bornée à la base de l'organe; elle résiste beaucoup à la pression et offre une matité qui n'est pas aussi absolue que celle d'un épanchement. Le cœur est d'ailleurs sous la main et sous l'oreille; on en sent les battements. Enfin elle est permanente : ce caractère a une grande importance.

Dans la **péricardite avec épanchement,** la voussure ne se manifeste que quand il y a une grande quantité de liquide, 500 à 1,000 grammes; une quantité de 100 à 200 grammes ne la produit pas d'une manière sensible. Elle est plus générale, plus étendue que dans le cas précédent, et jamais limitée à la base; elle est mate à la percussion, *tanquam percussi femoris;* le cœur ne se sent plus, on ne l'entend plus que dans l'éloignement. Enfin cette voussure se modifie facilement et quelquefois avec une rapidité surprenante; une saignée copieuse la fait quelquefois disparaître. M. Bouillaud insiste avec raison sur ce caractère, et nous l'avons observé nous-mêmes bien des fois. Ces changements rapides mettent souvent des médecins dans un grand embarras, surtout dans les hôpitaux. Un malade affecté de péricardite avec voussure entre le soir à l'hôpital, on lui fait une saignée ; le lendemain on annonce l'existence d'une voussure, on la cherche, mais elle n'existe plus; on croit avoir été dupe d'une illusion, et l'on peut passer, aux yeux des assistants, pour avoir porté un diagnostic erroné.

Nous avons dit plus haut que la persistance de la voussure est le propre de l'**hypertrophie**. Voici un cas où ce caractère a été extrêmement utile.

Un homme de trente ans, couché au numéro 17 de la salle Saint-Jean-de-Dieu (service de M. Bouillaud, juin 1853), était affecté de pleurésie gauche avec épanchement abondant; le jour de l'entrée, on constata une forte voussure précordiale avec matité, éloignement des bruits du cœur, et l'on diagnostiqua, outre la pleurésie, un épanchement dans le péricarde. Plusieurs saignées générales et locales procurèrent, en quelques jours, la résorption des deux épanchements; il se manifesta un frottement péricardique très-prononcé, mais la voussure persista; on songea alors à une hypertrophie du cœur, et l'on apprit en effet que, depuis plusieurs années, le malade avait des accidents du côté de cet organe. L'abaissement de la pointe, des bruits anormaux, un œdème des jambes, qu'on n'avait pas su expliquer jusqu'alors, confirmèrent ce diagnostic, sur la voie duquel on avait été mis par la persistance de la voussure.

Ainsi cette persistance sera un caractère différentiel très-utile entre les péricardites et les hypertrophies.

Pourtant il ne faut pas méconnaître que les épanchements chroniques (hydropéricarde et péricardite chronique) donnent aussi lieu à une voussure persistante, mais ces cas sont toujours rares en comparaison des deux précédents.

C'est surtout aux travaux de M. Louis et de M. Bouillaud qu'on doit la connaissance de la voussure dans la péricardite et dans l'hypertrophie.

L'**endocardite**, selon M. Bouillaud, donne aussi lieu à une voussure, qui serait alors le résultat de la tuméfaction fluxionnaire du cœur et d'un épanchement extra-cardiaque dû à la péricardite qui accompagne si habituellement l'endocardite.

Nous ferons remarquer, en terminant, que toutes les maladies, et même les hypertrophies, les épanchements, ne donnent pas toujours lieu à la voussure, et que l'absence de ce phénomène ne prouve pas contre l'existence de ces maladies. En effet, dans l'hypertrophie, la voussure ne se manifeste que quand le cœur a un volume déjà considérable et qu'il est à l'étroit dans la poitrine ; et, d'un autre côté, il peut arriver qu'au lieu d'émerger entre les poumons, le cœur plonge entre eux, si l'on peut ainsi dire, et se cache plus ou moins dans la profondeur de la poitrine. Quant à la péricardite, la voussure ne commence à apparaître que lorsque le liquide est en grande quantité et quand il ne se porte pas, comme cela a quelquefois lieu, à gauche ou à droite, ou en bas, en refoulant le diaphragme.

II. — DE LA DÉPRESSION DE LA RÉGION PRÉCORDIALE.

Rétrécissement de la région précordiale (Bouillaud).

Ce phénomène n'a été, jusqu'à ce jour, rencontré que dans les adhérences générales du cœur au péricarde, et il se produit par le même mécanisme que l'affaissement d'un côté de la poitrine à la suite des pleurésies. C'est toujours le résultat de la péricardite. Lorsque la résorption du liquide s'est faite et que des adhérences fixent le cœur aux deux côtés du médiastin et du diaphragme, celles qui s'étendent du cœur à la paroi thoracique forcent celle-ci à se déprimer pour s'appliquer sur le cœur. Ce phénomène, pour avoir une certaine valeur, doit être bien prononcé et accompagné de quelques autres caractères, comme le défaut de choc distinct de la pointe, l'impossibilité de son déplacement; des bruits étouffés, particulièrement au second temps, une sorte de mouvement confus du cœur, l'absence des claquements valvulaires perçus par la main. Quelquefois une dépression se manifeste à l'épigastre pendant la systole.

On n'oubliera pas que le foie, devenu volumineux, peut élever le côté droit du thorax au voisinage du sternum, de façon à faire paraître la région précordiale comme déprimée.

M. Bouillaud considère cette dépression comme l'indice d'une adhérence *étroite* du cœur au péricarde.

Ce signe a été indiqué par MM. Barth (1), Bouillaud (2), et par Aran (3).

(1) Barth, *Archives générales de médecine*, 1835.

(2) Bouillaud, *Traité clinique des maladies du cœur*, 2e édition, 1841.

(3) Aran, *Manuel pratique des maladies du cœur*. Paris, 1842.

III. — DE L'ÉCARTEMENT DES COTES.

L'inspection fait encore reconnaître, ainsi que la palpation, un notable écartement des côtes dans tous les cas où il y a augmentation de volume et saillie en avant du cœur, ou quand il existe des produits anormaux dans le péricarde. La distance entre deux côtes peut être de moitié plus grande que dans l'état normal. Cet écartement se remarque aussi bien à la pointe qu'à la base.

Quelquefois il porte surtout sur l'espace intercostal où bat la pointe du cœur, et alors cette pointe, quoique abaissée, ne dépasse pas le quatrième ou le cinquième espace, mais elle est toujours plus ou moins en bas et en dehors du mamelon. On tiendra donc compte de cet élément quand on voudra juger absolument, et non relativement, de l'abaissement de la pointe.

Dans le cas de battements énergiques, si l'on ne voit ni l'abaissement dont il est question, ni la voussure, ni l'écartement des côtes, on peut croire à des battements purement nerveux du cœur. (Voir pour plus de détails l'article *Palpitations.*)

IV. — DU CHOC DE LA POINTE ET DE LA PAROI ANTÉRIEURE DU COEUR CONTRE LE THORAX.

Nous sommes obligés de décrire ici, tout à la fois, ce qui peut être reconnu par la vue et par le toucher, car il est difficile d'isoler les renseignements fournis par ces deux modes d'examen.

Dans l'état normal, la pointe bat dans le quatrième espace intercostal, quelquefois dans le cinquième, et en dedans du mamelon; et il n'y a que ce battement qui soit appréciable. Dans l'état pathologique, des changements s'opèrent dans ce choc de la pointe; et, de plus, le cœur peut battre par une partie de l'étendue de sa paroi antérieure; enfin, quelques autres battements isochrones à ceux du cœur peuvent se faire dans différents points.

Choc de la pointe.

Il a lieu dans une étendue de la grandeur de l'ongle; il est bref, bien frappé, et l'on sent qu'ensuite la pointe se détache, se décolle nettement et brusquement; son intensité est moyenne; on le voit facilement; il soulève médiocrement le doigt, mais il ne communique aucun mouvement au stéthoscope ni à la tête. Dans les maladies il varie dans sa force, son étendue, son siége et sa netteté.

Force. Dans les **battements nerveux** il devient quelquefois très-fort, dur, mais il est presque toujours aussi brusque, aussi bien arrêté que dans l'état normal, et de plus il conserve son siége habituel. Dans l'**hypertrophie** avec **épaississement** des parois, il est aussi plus fort, quelquefois très-énergique, mais il semble que la pointe reste plus longtemps appliquée contre le doigt, qu'elle se détache incomplétement, que le retrait de l'organe est moins prononcé. Dans les premiers moments de la **péricardite**, quand il n'y a encore que des fausses membranes molles, la force du choc reste la même, mais la pointe se décolle difficilement et semble comme engluée; plus tard, quand il se forme un épanchement, le choc s'éloigne peu à peu et disparaît. Nous avons dit cependant qu'il ne disparaît que quand l'épanchement est considérable; dans ces cas, en faisant asseoir le malade, et forçant par conséquent le cœur à se rapprocher de la paroi thoracique, on peut faire reparaître le choc, sinon en totalité, du moins en partie. Dans les **adhérences générales** du cœur, ce choc disparaît quelquefois, ou bien se transforme en une espèce d'ondulation qui n'est plus une impulsion réelle.

Étendue. Elle est proportionnée à la force des battements du cœur, mais surtout à la forme de la pointe. Dans les **hypertrophies sacciformes**, la pointe bat dans un espace qui devient large comme une pièce de *un* ou *deux francs*, circonstance qui coïncide presque toujours avec un notable élargissement de l'espace intercostal correspondant. M. Bouillaud fait souvent remarquer ce phénomène qui n'a encore été indiqué nulle part et sur lequel il n'a rien publié.

Siége. Quand le cœur augmente de volume, il change de position et de rapports, principalement par sa pointe, qui en est la partie la plus mobile, ainsi que nous avons eu soin de le faire remarquer dans nos considérations préliminaires. On disait autrefois que le cœur *tombe* sur le diaphragme.

Il n'y a rien de réel dans cette chute prétendue, car la base de l'organe ne se déplace pas; mais voici comment on doit entendre ce fait : reposant sur le diaphragme, qui se déprime assez difficilement, le cœur, en augmentant de volume, glisse par son sommet dans le sens de l'obliquité qu'il affecte déjà; ce sommet se porte en bas et à gauche, l'organe devient tout à fait transversal et se couche sur son bord droit. Alors on voit et l'on sent la pointe plus ou moins déviée suivant l'augmentation de volume. Dans les premiers temps, elle se cache derrière la cinquième et la sixième côte; alors on la voit difficilement, et il faut, pour la trouver, la rechercher par la palpation ; on recourbe le doigt en crochet et on l'enfonce doucement entre les côtes comme si on voulait les contourner. A un degré plus avancé, elle se place dans l'espace intercostal inférieur à celui où elle se trouve d'habitude et dans le prolongement de la ligne verticale du mamelon ; enfin elle dépasse cette ligne et se porte plus ou moins en dehors. Elle peut dévier ainsi de 4, 5, 6 centimètres de son siége normal. Nous ne l'avons jamais vue au-dessous du sixième espace intercostal, ce qui tient sans doute à la résistance du diaphragme.

On comprend que ce choc, dans un endroit inférieur au lieu normal, pourrait aussi tenir à une tumeur surajoutée à la pointe de l'organe, comme cela a lieu habituellement dans les **anévrysmes vrais du cœur**, qui siégent, sinon toujours, du moins souvent à la pointe; mais ce fait n'a pas été noté avec précision jusqu'à présent, de sorte qu'on ne peut rien affirmer à cet égard ; et comme, d'ailleurs, les signes des cardiectasies partielles ne sont rien moins qu'obscurs, on ne pourra inférer de l'abaissement du choc rien autre chose que ce que nous avons exposé jusqu'à présent.

En résumé, on tire un grand profit de l'étude du déplacement de la pointe du cœur, de l'étendue, de la force de son impulsion. Nous ajouterons, en terminant, que presque toujours cette pointe se déplace un peu à droite ou à gauche si l'on fait coucher le malade alternativement sur l'un et sur l'autre côté, et qu'elle ne se déplace pas de la sorte dans les **adhérences**. Ce petit signe peut avoir quelque importance dans les cas où, malgré les adhérences, on sent encore les battements d'une manière distincte.

Dans certains cas, ce n'est plus seulement la pointe,

c'est le cœur entier qui se déplace. C'est le plus habituellement dans les pleurésies, et surtout dans les pleurésies gauches que ce déplacement s'observe. Il n'est pas rare de trouver le cœur à droite du sternum et même sous la clavicule droite. Dans les cas ordinaires, pour peu que l'épanchement soit considérable, le cœur est refoulé de gauche à droite, et ce déplacement peut, dans une certaine mesure, permettre d'apprécier l'abondance de l'épanchement. Dans le pneumothorax gauche, le même déplacement peut se produire.

Quand il existe de l'emphysème, les battements du cœur sont moins facilement appréciables à la main. Le choc de la pointe n'est plus sensible. Une lame plus ou moins épaisse de tissu pulmonaire est alors interposée entre l'organe et la paroi thoracique.

Choc de la paroi antérieure et des divers autres points du cœur.

Dans les **hypertrophies considérables**, tous les points du cœur battent contre les organes environnants et leur communiquent un ébranlement plus ou moins intense : ce n'est plus alors un phénomène local comme le précédent, c'est un choc de la masse, de la totalité de l'organe. Dans les cas les moins tranchés, on voit dans l'espace intercostal, situé au-dessus de celui de la pointe, un choc plus ou moins fort et étendu ; il faut y faire bien attention et ne pas le prendre pour celui de la pointe, qu'on pourrait alors supposer n'être pas abaissée. Nous voyons journellement des personnes prendre ce choc pour celui du sommet du cœur : en y regardant bien cependant, on voit deux pulsations distinctes, séparées par une côte, et le choc inférieur est toujours, sinon le plus visible, du moins le plus fort. Dans des cas plus prononcés, les battements ont lieu tout le long du bord gauche du sternum ; les malades les perçoivent eux-mêmes, et quelquefois si haut, qu'ils croient sentir leur cœur *battre dans la gorge*. Dans ces cas extrêmes il n'est pas rare de voir des battements transmis à la base du col d'une part, et au creux épigastrique de l'autre : alors tout le thorax est agité d'un battement continuel, d'une secousse qui fait mal à voir et dont les malades sont fatigués au delà de toute expression.

Tous ces phénomènes appartiennent aux seules hypertrophies du cœur, mais leurs caractères ne suffisent pas pour permettre d'en préciser le siége et la nature; peut-être pourrait-on dire que, quand ces grands battements occupent particulièrement la pointe, ils annoncent plutôt une **hypertrophie des ventricules**; quand ils siégent à la base, ils indiquent une **hypertrophie des oreillettes**, et à l'épigastre une **dilatation des cavités droites.**

Quelques observations de l'ouvrage de M. Bouillaud (2e édit., t. I, p. 175 et suiv.) établissent en effet que des mouvements de choc ou d'ondulation, liés à des lésions des oreillettes, occupaient la base du cœur et jusqu'à la région sous-claviculaire; et, d'un autre côté, nous avons plusieurs fois, en présence de battements épigastriques, diagnostiqué des affections des cavités droites, affections dont l'autopsie a confirmé l'existence.

Ce choc, que, jusqu'à présent, nous avons toujours trouvé *dans la systole,* peut avoir lieu *dans la diastole.* M. Bouillaud est le seul médecin qui ait jusqu'à présent appelé l'attention sur ce sujet. Nous lui empruntons (1) tout ce qui s'y rapporte :

« Laënnec enseigne que l'impulsion du cœur n'est sentie que dans le moment de la systole des ventricules, qu'elle est par conséquent *unique, simple,* et non *double,* comme le bruit du cœur. Cela est très-vrai dans l'immense majorité des cas, mais non dans tous, et peut-être de nouveaux faits viendront-ils démontrer que la diastole ventriculaire produit, plus souvent que nous ne l'avons encore observé nous-même, un mouvement distinct de choc et d'impulsion contre la poitrine, sans que toutefois ce choc puisse jamais égaler en force celui qui accompagne la systole. Un phénomène bien plus curieux encore, c'est que, pour une seule impulsion de la systole, il peut y avoir deux impulsions correspondantes à la diastole. Entre autres exemples de cette particularité assez extraordinaire, je citerai le suivant. Chez une femme... la main appliquée sur la région précordiale distinguait trois mouvements : le premier et le plus fort correspondait au pouls et au premier bruit, à la systole par conséquent; les deux autres succédaient coup sur coup au premier et étaient isochrones à la

(1) Bouillaud, *Traité des Maladies du cœur,* 2e édition, t. I, p. 173.

diastole. L'œil fixé sur la région précordiale apercevait les trois battements indiqués, les deux derniers toutefois moins nettement que le premier. Enfin, si l'on regardait attentivement la tête d'une personne qui explorait les battements du cœur par l'application immédiate de l'oreille, on voyait qu'elle était agitée d'un triple mouvement pour une seule pulsation de l'artère radiale. »

Enfin M. Bouillaud ajoute que si la systole auriculaire n'est pas accompagnée d'impulsion à l'état normal, il n'en est pas de même dans certaines maladies. Chez une femme affectée d'une énorme hypertrophie du cœur, avec induration de la valvule mitrale, on voyait distinctement un mouvement d'impulsion communiqué à la région susmammaire gauche (deuxième et troisième espace intercostal). Ce mouvement, qui ne pouvait être attribué qu'à la systole de l'oreillette gauche dilatée et hypertrophiée (les battements ventriculaires se faisaient sentir à deux pouces plus bas), alternait avec un autre qui répondait à la diastole. Ce double mouvement imitait celui que présente le cœur mis à découvert.

Toutes les maladies et toutes les formes de maladies du cœur ne présentent pas de choc; mais l'absence du phénomène n'indique pas l'absence de maladie du cœur. Nous avons déjà parlé de ces hypertrophies où le cœur se retire, en quelque sorte, dans l'intérieur de la poitrine, et de celles où, étant à l'étroit, il ne se meut que d'une manière confuse.

On remarque quelquefois dans le thorax des battements isochrones à ceux du cœur et qui ne sont pas produits, au moins directement, par cet organe. Les anévrysmes de l'aorte et les tumeurs encéphaloïdes volumineuses les présentent à un haut degré.

Il est excessivement rare que les **anévrysmes de l'aorte** se développent au-devant du cœur et que leurs battements se confondent avec ceux de cet organe. Quelquefois, il est vrai, il se forme des anévrysmes dans la portion de l'aorte qui est comprise dans le péricarde, mais ils se rompent presque toujours avant d'avoir acquis un volume assez fort pour donner des battements et même aucun symptôme propre à en révéler l'existence à l'extérieur. Cette espèce d'anévrysme n'a jusqu'à présent jamais été reconnue qu'à l'autopsie. Mais il n'en est pas de même de ceux qui naissent de la crosse de l'aorte, en dehors du péricarde. Ceux-ci peuvent acquérir un développement quelquefois considérable, et ils se manifestent par des battements et quelques autres symptômes; il est alors possible d'en reconnaître l'existence. C'est, du reste, moins par des phénomènes d'auscultation que par des phénomènes d'impulsion qu'ils se manifestent. Le choc qu'ils déterminent se perçoit longtemps avant qu'ils aient assez de volume pour donner lieu à une voussure et à un amincissement des os et des parois membraneuses du thorax; on le perçoit dans des points variables, mais toujours plus ou moins éloignés du cœur. Il y a donc alors *deux centres de battements*, l'un qui correspond au cœur et qui siége dans le lieu normal, l'autre qui dépend de l'anévrysme et se perçoit, soit à droite du sternum, soit sous les clavicules, soit à la partie inférieure du col; on en a senti quelquefois dans l'aisselle et jusque dans la région dorsale. Entre ces deux centres il y a un espace où les battements manquent plus ou moins complétement. A mesure qu'on se rapproche du cœur, on sent les battements de cet organe; à mesure qu'on s'éloigne de celui-ci, ses battements s'affaiblissent; mais on en sent d'autres qui s'accroissent à mesure qu'on se rapproche du point où siége l'anévrysme, et l'on sent que ce nouveau choc a d'autres caractères et provient d'une autre cause que l'autre. Ce choc est quelquefois double, quelquefois simple; il donne quelquefois la sensation du claquement et s'accompagne habituellement de frémissement vibratoire. Au bout de quelque temps on voit se former, dans le même point, une voussure et un amincissement, une perforation des parois du thorax.

Des **tumeurs encéphaloïdes** développées dans le médiastin, dans le poumon, ou dans tout autre point du thorax, produisent, comme beaucoup de tumeurs de ce genre, même éloignées du cœur et des gros vaisseaux, des battements perceptibles à l'œil et à la main, qu'on peut être porté à confondre avec ceux d'une hypertrophie du cœur ou d'un anévrysme.

Nous avons observé à l'hôpital Saint-Louis, en 1842, dans le service de Philippe Boyer, un homme qui portait, sous l'aisselle gauche, une tumeur du volume de la tête d'un enfant à terme, hémisphérique, solide, mate à la percussion, qui paraissait provenir de l'intérieur du thorax, et dans laquelle les côtes se perdaient sans qu'on pût bien déterminer le mode de connexion qu'elles affectaient avec la tumeur. Cette masse était agitée de battements énormes, sensibles à la main et à l'œil. Ces battements se transmettaient dans tous les sens, et la masse paraissait éprouver une dilatation sensible. On ne pouvait la confondre avec le cœur, mais elle ressemblait beaucoup à un anévrysme de l'aorte. On hésitait entre un anévrysme et une tumeur encéphaloïde, car la peau était recouverte de veines fortement développées et bleuâtres. Lorsque le malade mourut, on trouva une masse encéphaloïde d'un volume considérable, dont le point de départ était dans le poumon gauche, et qui avait envahi les côtés. Le centre de la tumeur était transformé en une sorte de bouillie rosée, et le reste du tissu était pénétré d'un grand nombre de vaisseaux sanguins. Nous indiquerons un peu plus loin quelques autres phénomènes qui se rencontrèrent dans cette remarquable tumeur.

V. — Des battements épigastriques.

On voit quelquefois à l'épigastre des battements isochrones à ceux du cœur, et qui s'accompagnent d'un soulèvement et d'un retrait alternatifs plus ou moins prononcés. Ces battements sont quelquefois extrêmement visibles, et d'autres fois peu prononcés; mais l'impulsion qui les détermine est toujours assez faible pour qu'on ne les sente que fort difficilement avec la main. Ils occupent ordinairement une grande étendue et quelquefois arrivent jusqu'à la pointe du cœur; quelquefois ils sont permanents ou passagers.

On ne les confondra pas avec les *pulsations abdominales* (voy. *Maladies de l'abdomen*), qui ont souvent le même siége, mais qui donnent une impulsion sensible à la main, comme si elles étaient produites par un anévrysme, et ont des battements tumultueux, souvent en désaccord avec ceux du cœur ; on les distinguera aussi de la dépression précordiale qui survient dans l'inspiration chez les individus dont la plèvre pulmonaire adhère au péricarde et à la plèvre voisine (Bouillaud).

La valeur de ces battements épigastriques est mal déterminée, car on ne connaît pas toutes les causes qui les produisent ; et, d'un autre côté, chez un même malade, on les voit quelquefois se produire et disparaître sans qu'on puisse bien saisir les conditions de ces alternatives. Quoi qu'il en soit, on les rencontre particulièrement chez quelques femmes hystériques et chez les hypochondriaques, dans la réplétion gazeuse de l'estomac, dans l'hypertrophie du foie, dans les adhérences du péricarde au cœur, dans les anévrysmes vrais de la pointe du cœur, et dans la dilatation des cavités droites de cet organe, peut-être aussi dans certains épanchements abondants du péricarde et de la plèvre gauche et dans l'abaissement du cœur; mais on ne peut pas inférer de leur absence qu'il n'existe aucune de ces affections.

Chez les hystériques et les hypochondriaques, ils paraissent dépendre de **battements nerveux**, ou de la réplétion de l'estomac par des **gaz**; dans le cas d'**hypertrophie du foie**, c'est un effet de transmission mécanique.

Dans quelques péricardites avec épanchement, nous avons observé des battements de ce genre qui nous ont paru dépendre de l'**abaissement du diaphragme** ; en effet, il nous a semblé, dans ces cas, que nous sentions, en enfonçant les doigts au-dessous des côtes, une résistance plus ou moins forte et une fluctuation obscure.

Nous les avons rencontrés certainement dans la **dilatation des cavités droites du cœur.** Tout le monde sait que, dans ces cas, le sang stagne dans ces cavités, s'y accumule, qu'il s'y forme un véritable engouement, et que les contractions ordinaires sont incapables d'expulser la totalité du sang accumulé de la sorte ; on conçoit que les pulsations de cette portion du cœur s'étendent alors dans un rayon, et en particulier à l'épigastre, point auquel répond cette partie du cœur. Ce qui donne du poids à cette opinion, c'est que ces battements diminuent, disparaissent même, lorsque la circulation se régularise ; ainsi, quand les battements tumultueux, les palpitations se calment par le repos, par l'action de la digitale, par les saignées surtout, les battements épigastriques cessent ; on peut croire alors que les cavités droites cessent d'être engouées, se vident complétement ou à peu près, et dès lors la transmission des battements à distance ne peut plus avoir lieu. De là les changements considérables qui se manifestent, sous ce rapport, comme sous beaucoup d'autres, chez les malades qui séjournent quelque temps dans les hôpitaux.

Peut-on observer ces battements épigastriques dans le cas d'**adhérence** du cœur au péricarde? M. le docteur Sander, au rapport de M. Bouillaud, donne le fait comme certain. Voici en effet ce qu'il dit : « On peut reconnaître l'adhérence du péricarde au cœur par l'existence d'un mouvement perpétuel, d'une très-forte ondulation, se montrant plus bas que celle que l'on sent naturellement dans la région du cœur... Pendant la contraction simultanée des ventricules, la pointe s'élève en avant et doit entraîner en haut la partie inférieure du péricarde avec le diaphragme et tout ce qui est adhérent, et en même temps se dessine un enfoncement sous les côtes gauches de la région supérieure du ventre ; dans le moment suivant, les ventricules se dilatent, la pointe du cœur se meut subitement en bas, et, n'étant pas dans un espace libre, communique actuellement au péricarde, adhérent au diaphragme et aux autres parties, le choc qui est sensible à l'extérieur par une petite élévation qui se dessine dans le même endroit où peu auparavant s'était formée la concavité, et qui s'étend pourtant un peu plus bas. »

M. Bouillaud, qui dit n'avoir point encore observé la particularité dont parle M. Sander, nous paraît être aujourd'hui plus disposé à en reconnaître la valeur. Quant à nous, nous l'avons rencontrée dans plusieurs cas où d'autres circonstances nous portaient à admettre les adhérences du cœur, mais nous n'avons pas eu la démonstration anatomique de la coïncidence de ce symptôme avec la lésion indiquée. Dans tous les cas ce ne peut être qu'un phénomène fort douteux et suspect, puisqu'il se présente dans un très-grand nombre de circonstances, et que, d'un autre côté, les symptômes des adhérences du cœur sont encore incomplets. Ce qui pourrait donner quelque importance à ce fait, c'est qu'on l'a signalé dans une autre affection où l'adhérence du cœur au péricarde est un phénomène habituel. En effet, on paraît avoir quelquefois constaté ce battement dans les **anévrysmes vrais** du cœur, et surtout dans ceux de la pointe de l'organe ; or, on sait que, dans ces cas, l'adhérence du sac anévrysmal au péricarde a été fréquemment observée.

En résumé, c'est un fait qui par lui-même a peu d'importance, mais dont l'existence est de nature à faire soupçonner quelques-unes des affections assez rares dont nous venons de parler ; si ce phénomène n'est pas pathognomonique, il devra au moins faire rechercher tous les autres symptômes de nature à confirmer les suppositions qu'il peut faire naître.

§ II. — Signes fournis par la palpation.

Quelques-uns des phénomènes constatés par l'inspection peuvent être perçus aussi par la palpation, qui, sous ce rapport, ne fait que compléter les renseignements fournis par la vue.

Par la palpation on perçoit le *choc* ou l'*absence de choc du cœur*, les *perforations des parois du thorax*, le *frottement*, le *frémissement vibratoire* et les *mouvements* ou *claquements valvulaires*.

VI. — Du choc du cœur.

Nous avons décrit, à propos de l'inspection, la plupart des phénomènes normaux et anormaux qui se rapportent au choc. Nous ajoutons ici ce qui est plus particulièrement propre à la palpation.

Chez les individus obèses, chez quelques femmes, on ne sent pas ce choc ; il disparaît dans les péricardites avec fort épanchement ; dans quelques hypertrophies, quand la pointe se cache derrière une côte, quand elle se recourbe en arrière et se porte entre les poumons ; dans les adhérences serrées de la pointe du cœur.

Il augmente d'énergie dans les **palpitations nerveuses** ; mais il n'y a pas déplacement de la pointe.

Il augmente aussi dans l'**hypertrophie**, mais la pointe se déplace, et les côtes s'écartent. Dans quelques cas, il est si violent, qu'il ressemble au coup porté par un marteau ; il fait mal à la main ; il ébranle et soulève la tête de l'observateur qui ausculte ; à un degré plus avancé, il secoue violemment les parois thoraciques et jusqu'à la base du col ; dans ces cas il y a choc non-seulement par la pointe, mais encore par toute l'étendue du cœur. Pour en apprécier la force, on emploie le sphygmomètre de M. Hérissant, tombé aujourd'hui en désuétude, ou simplement le stéthoscope. En appliquant le pavillon de l'instrument sur la pointe du cœur ou dans tout autre lieu, on voit le stéthoscope soulevé, tandis qu'à l'état normal il n'est pas déplacé; son extrémité libre est redressée à chaque battement et décrit un arc de cercle plus ou moins étendu, selon la force d'impulsion ; on peut, chez un même malade, et par suite des progrès ou de l'amélioration de sa maladie, observer de grandes différences dans l'amplitude des mouvements ainsi communiqués.

On a dit que l'énergie du choc pouvait être assez considérable pour fracturer les côtes. Saint Philippe de Néri était sujet à des palpitations si violentes, qu'elles avaient détaché deux côtes de leurs cartilages ; ces côtes s'abaissaient et s'élevaient alternativement par les mouvements de la respiration (Césalpin). Ces faits peuvent être exacts, mais il est probable qu'il s'agissait d'anévrysme de l'aorte et non d'hypertrophie du cœur.

En l'absence de tout autre mode d'exploration, la palpation fournit de précieux renseignements pour distinguer les battements d'une hypertrophie du cœur des battements purement nerveux ou palpitations. Dans ce dernier cas, les battements sont quelquefois énergiques, intenses, étendus, mais ils ne donnent jamais qu'un choc médiocre et n'offrent que peu de résistance. Quand il s'agit d'une hypertrophie, on sent un mouvement de totalité ou de masse de l'organe ; il semble que le cœur soit dans la main et que cet organe forme une masse volumineuse, épaisse, résistante et dont on perçoit d'autant mieux la solidité qu'on appuie davantage sur la paroi thoracique ; il semble que l'organe réagisse alors et se débatte sous la pression. Enfin, dans les palpitations nerveuses, on sent que la force des battements résulte de l'énergie de la contraction de l'organe plutôt que de son volume, tandis que, dans l'hypertrophie, c'est le contraire : il n'y a pas d'énergie plus grande que de coutume de la contraction ; seulement elle produit un choc énorme en raison de la masse musculaire qui est en mouvement.

VII. — De l'absence de choc du cœur.

Nous avons déjà dit que quelquefois les battements du cœur ne sont pas visibles ; il arrive aussi que la main ne les perçoive pas.

Ce fait se rencontre normalement chez les femmes, les individus obèses ou fortement musclés, mais on le remarque aussi dans l'état pathologique.

Dans la **surcharge graisseuse du cœur** *(cor adipe obrutum)*, c'est un phénomène fort commun. On ne rencontre alors aucun autre phénomène saillant d'affection cardiaque.

C'est un signe d'une haute importance dans la **péricardite avec épanchement** ; mais, pour en tirer tout le parti possible, il faut assister au développement, à l'évolution de ce phénomène. Un homme est affecté de rhumatisme, de pleurésie, de pneumonie ; aujourd'hui son cœur est dans un état normal ou à peu près ; le lendemain on sent moins distinctement battre la pointe, puis elle disparaît tout à fait ; il se forme de là voussure, une matité étendue ; on peut soupçonner alors que le péricarde s'est rempli de liquide et que la pointe de l'organe s'est éloignée de la paroi thoracique. Si l'on fait asseoir le malade, on sent les battements reparaître, mais légers, mal frappés ; ils disparaissent de nouveau quand le malade se recouche. On emploie un traitement énergique, les battements reparaissent, embarrassés, faibles d'abord, puis plus forts ; le doute n'est plus permis : il y a eu, il y a encore de l'épanchement dans le péricarde. Ces mêmes accidents se reproduisent souvent à plusieurs reprises dans le cours d'une péricardite, suivant que le liquide est résorbé ou sécrété de nouveau.

Même absence de choc, mais plus persistante, dans les **épanchements chroniques** du péricarde.

Les **adhérences** serrées du péricarde s'opposent à l'impulsion du cœur ; si à ce phénomène se joint la dépression précordiale, l'étouffement des bruits, s'il y a des antécédents de péricardite, de rhumatisme, l'existence de cette espèce de lésion est extrêmement probable.

Enfin l'absence de choc se remarque également dans une affection où au premier abord on ne s'attendrait pas à la rencontrer ; nous voulons parler de l'**hypertrophie** du cœur. Différentes circonstances amènent ce résultat : l'engouement des cavités, l'étroitesse extrême des orifices, le volume exagéré de l'organe.

Dans la période avancée des affections organiques du cœur, la circulation ne se fait plus d'une manière régulière ; le cœur ne se contracte plus que d'une façon incomplète, et ses mouvements se traduisent seulement par une sorte d'ondulation dans les artères et les veines ; il est évident qu'alors il ne se contracte plus complétement et qu'une partie du fluide sanguin stagne dans ses cavités ; les contractions étant dans ce cas comme avortées, l'impulsion cesse de se produire à la région précordiale, ou tout au plus se traduit par une simple ondulation. Une saignée, en opérant une déplétion du système circulatoire, permet au cœur de se contracter plus efficacement, de lutter contre l'obstacle formé par l'accumulation du sang, et le choc se reproduit. Tous les jours dans les cliniques on voit de ces cas où le cœur semble se dégager, où ses mouvements se rétablissent, son choc se prononce ; on dit alors que la circulation se régularise, que l'engouement cardiaque disparaît. Parmi les symptômes qui signalent cette amélioration se trouve surtout le rétablissement du choc de la pointe du cœur. Le diagnostic se tire alors de l'état de gêne de la circulation, et surtout de ce fait que le repos, les saignées, procurent le retour du choc contre la paroi thoracique.

Quand un orifice, surtout l'orifice auriculo-ventriculaire, est étroit, le cœur se contracte souvent à vide, ses battements sont comme avortés, c'est à peine s'il y a du sang lancé dans les artères ; on conçoit qu'alors le cœur batte à peine contre les côtes. Ici, la cause étant persistante, l'absence du choc sera permanente aussi. Ce fait est d'autant plus remarquable qu'on trouve en même temps une matité considérable et que les bruits sont remplacés par des souffles rudes ; on ne confondra pas ces cas avec les épanchements chroniques du péricarde, car le cœur est immédiatement sous l'oreille quand on ausculte la région précordiale. — Nous avons eu longtemps, dans le service de M. Bouillaud, un homme (salle Saint-Jean-de-Dieu, n° 8) chez lequel il a toujours été impossible de déterminer le lieu de la pointe du cœur, et même de sentir avec la main aucun choc, aucun tic tac. Cependant il y avait une matité énorme et l'on entendait un violent souffle râpeux dans le sixième espace intercostal et en dehors du mamelon. Nous avons soigné un concierge de la prison de Saint-Lazare, qui présentait tous les caractères d'un extrême rétrécissement auriculo-ventriculaire gauche et chez lequel nous n'avons jamais pu sentir la pointe du cœur.

Enfin cette même absence d'impulsion se remarque aussi dans les hypertrophies énormes, même sans rétrécissements, surtout chez les sujets dont la poitrine est étroite. Dans ces cas, le cœur est véritablement resserré, mal à l'aise dans le thorax et ne peut exécuter avec liberté aucun mouvement.

Nous avons observé un malade qui nous présentait un exemple de ce fait (service de M. Bouillaud, salle Saint-Jean-de-Dieu nº 18). Cet homme, cocher d'omnibus, est d'une grande taille, mais chétif, maigre et a la poitrine étroite, cylindroïde ; son cœur, mesuré par la matité, est certainement un *cor bovinum ;* cependant il n'y a qu'une faible impulsion ; on sent que l'organe se soulève, se déplace en masse, mais qu'il bat avec difficulté ; il y a bien une impulsion, mais elle est comme avortée ; elle n'est nulle part franche, accusée, détachée comme quand le cœur bat en liberté.

Nous rappelons, en terminant, que la **dilatation** avec **amincissement**, le **ramollissement**, les **déplacements du cœur**, l'**emphysème pulmonaire**, sont aussi des causes d'absence de choc.

VIII. — De la perforation des parois thoraciques.

La palpation fait aussi constater l'existence de perforations des parois thoraciques, et de plus celle de tumeurs pulsatiles qui font hernie par ces ouvertures. Ce genre de lésions est à peu près caractéristique des anévrysmes de l'aorte, mais elles peuvent être produites aussi par des cancers.

Les **anévrysmes de l'aorte** usent les côtes, le sternum, la colonne vertébrale, déplacent les cartilages et viennent se placer sous la peau. C'est à des lésions de ce genre qu'il faut rapporter les fractures de côtes attribuées à la violence des battements du cœur. On sent, dans un point, un défaut aux parois thoraciques, une ouverture plus ou moins grande, et dans le centre un point quelquefois mou, fluctuant, réductible même, mais toujours pulsatile, formé par le centre de la tumeur distendue par du liquide. Ces perforations se remarquent particulièrement à la partie moyenne ou supérieure du sternum, au côté droit de cet os, dans les régions claviculaires, sous les aisselles, sur l'un des côtés de la colonne vertébrale ; une ou plusieurs côtes sont interrompues ; on sent flotter leurs extrémités détruites ; les côtes voisines sont plus ou moins écartées.

Tous ces phénomènes sont quelquefois simulés par un **cancer**, et même les battements. Nous en avons rapporté plus haut un exemple remarquable (p. 327). Au bout de quelque temps on reconnut une vraie perforation du thorax, car on sentit les extrémités des côtes fracturées, ou, pour mieux dire, détruites.

IX. — Du frottement.

On sent quelquefois avec la main un léger frôlement ou grattement, quelquefois un frottement ou raclement véritable, dans la **péricardite sèche** avec fausses membranes plus ou moins dures, et dans le cas de **concrétions ossiformes** de la surface du cœur. Il est important, dans les cas où la main perçoit une sensation de frottement à la région cardiaque, de s'assurer que ce frottement n'est pas dû à des adhérences pleurales, ce qui est le cas le plus habituel. Pour établir le diagnostic, on ordonne au malade de suspendre un moment sa respiration. Si le frottement disparaît, il est dû aux adhérences pleurales. Cette distinction n'est pas toujours facile à établir ; car dans les cas d'adhérences pleurales, le mouvement du cœur peut à lui seul déterminer le frottement. Dans la péricardite avec fausses membranes molles et récentes, on sent comme un décollement difficile et pénible de la pointe du cœur.

X. — Du frémissement vibratoire.

Le frémissement vibratoire, nommé aussi murmure vibratoire ou cataire, ressemble assez au murmure ou *râle* de satisfaction, au *ronron* ou bruit de rouet que font entendre les chats; et c'est de là que lui vient la dernière dénomination.

Ce phénomène, qui est beaucoup plus commun qu'on ne le pense, a été décrit pour la première fois par Corvisart, et ensuite par Laënnec.

Caractères. Il a plusieurs degrés. Quand il est très-faible, il ressemble à la vibration de la corde d'un violon ou de tout autre instrument de cette espèce ; il est alors ordinairement court et on ne le perçoit que dans un point et avec le bout des doigts. Plus fort, il ressemble au frémissement du sang dans une varice anévrysmale, à celui qu'on perçoit en plaçant la main sur le larynx d'une personne qui parle, au frottement d'une brosse ; alors il est étendu et prolongé ; à un degré plus avancé enfin, il donne la sensation du *ronron* d'un chat, du bruit d'un rouet, du râpement d'une étrille (Bouillaud). Plus ces phénomènes sont rudes, plus ils sont prolongés. Ce sont d'ailleurs des phénomènes tactiles plutôt qu'acoustiques, car il est rare qu'on les trouve à l'auscultation ; ils font place alors à des souffles. C'est parce qu'on pratique plus ordinairement l'auscultation que la palpation, dans les maladies du cœur, qu'on les reconnaît et qu'on les décrit rarement. On ne perçoit pas le frémissement vibratoire à distance, comme on entend le piaulement.

Ce frémissement est permanent, continu ou intermittent.

Il est général ou partiel, et, dans ce dernier cas, il a son maximum à la pointe, à la base du cœur ou dans tout autre point du thorax. Quand il existe au niveau du cœur, il accompagne l'un ou l'autre des temps, et quelquefois tous les deux.

Ce frémissement peut être borné au thorax ou se propager dans les artères ; alors on le trouve quelquefois seulement au col, quelquefois dans les artères des membres et jusque dans les ramifications d'un faible volume (pédieuse). Pour le percevoir dans les vaisseaux, il suffit quelquefois de les toucher, mais le plus souvent on doit les comprimer ; on sent alors comme une tige métallique rigide vibrer sous le doigt.

Cas dans lesquels on rencontre le frémissement vibratoire. — Valeur diagnostique.

Corvisart avait parfaitement saisi la cause du frémissement vibratoire; il l'attribuait au frottement éprouvé par le sang qui passe dans un orifice rétréci et irrégulier; seulement il bornait à l'orifice aortique le lieu où il se produisait habituellement; il faisait remarquer, en effet, que presque toujours ce frémissement se prolongeait dans les artères; et il en était arrivé à ce point, qu'il diagnostiquait les rétrécissements aortiques d'après les seules qualités du pouls vibrant. La théorie de Corvisart était très-vraie, seulement les applications en étaient trop restreintes. Laënnec, qui avait étudié avec soin le frémissement vibratoire, l'attribuait, dans quelques cas, au spasme du cœur ou des vaisseaux ; car, disait-il, on l'a trouvé chez des individus qui n'ont présenté aucune lésion au cœur. Cette explication tenait à toute la grande théorie imaginée par Laënnec sur les souffles et bruits nerveux des vaisseaux ; nous croyons qu'elle n'est pas fondée sur des faits, car nous pouvons dire que, à notre connaissance, on n'a pas encore rencontré un frémissement vibratoire sans une lésion qui pût l'expliquer.

Les lésions qui le produisent présentent toujours des conditions telles, qu'il peut y avoir un frottement plus ou moins long de deux corps solides l'un contre l'autre, ou un glissement pénible et plus ou moins gêné d'un liquide dans un orifice étroit ou sur des surfaces irrégulières. On comprend alors que le frémissement vibratoire s'observe dans la péricardite avec fausses membranes, dans les rétrécissements aortique, auriculo-ventriculaire, dans les simples endocardites avec irrégularités des valvules, des orifices, dans les anévrysmes du cœur ou de l'aorte, sur le trajet des artères comprimées par une tumeur, peut-être dans les communications anormales des cavités du cœur entre elles. Aussi conçoit-on que ce phénomène puisse se modifier, disparaître, se reproduire suivant les modifications qui surviennent dans les orifices ; s'ils s'élargissent, si les franges se déplacent ou se détruisent, le frémissement disparaîtra, jusqu'à ce que de nouvelles modifications des ouvertures le reproduisent.

Le frémissement de la **péricardite** est superficiel, général, et ressemble à un frottement, mais limité à la région précordiale.

Celui des **rétrécissements auriculo-ventriculaires** est senti principalement à la pointe de l'organe, et il donne la sensation d'une colonne de liquide qui frapperait perpendiculairement le doigt et tendrait à sortir du thorax; quand ce phénomène se produit dans un rétrécissement, avec grande hypertrophie, on le sent dans toute l'étendue du cœur, dans toute celle du thorax et jusqu'à la base du col, mais jamais au delà; le pouls est ou large ou étroit, mais non vibrant.

Celui du **rétrécissement aortique** est limité à la base du cœur, et se propage dans les artères, où il produit une vibration marquée.

Celui des **anévrysmes** a un siége différent de celui du cœur; il existe au niveau d'un second centre de battements, quelquefois d'une tumeur, d'une perforation du thorax, etc.

Le frémissement vibratoire est un phénomène important à consulter, mais trop négligé, parce qu'il est méconnu dans ses degrés les plus légers. Quoiqu'il soit très-sujet à varier de caractère et d'intensité et aussi à disparaître, il indique toujours une lésion mécanique, par suite de laquelle un liquide éprouve de l'obstacle à franchir un orifice, ou bien dans laquelle deux surfaces solides, rugueuses, frottent l'une contre l'autre.

XI. — Des mouvements ou claquements valvulaires.

Il résulte d'observations de M. Bouillaud qu'on sent, avec la main appliquée sur le cœur, le double mouvement de systole et de diastole du cœur, et le double claquement valvulaire correspondant. On conçoit que, quand il se produira des altérations de la masse du cœur, des orifices et surtout des valvules, ces mouvements varieront eux-mêmes.

Ces mouvements participent des caractères des bruits cardiaques, et, par conséquent, ne sont pas semblables. Le premier est sourd, étouffé; le second, plus vif, plus net.

Or, qu'il survienne un **épaississement**, un **état fongueux des valvules** auriculo-ventriculaires, dont la tension coïncide avec le premier mouvement, on comprend que ce phénomène va se modifier et devenir encore plus étouffé, plus sourd; il finira même par disparaître; alors on ne percevra que le mouvement correspondant au deuxième temps. Qu'il s'agisse, au contraire, d'une **ossification** de ces mêmes **valvules**, le mouvement sera plus arrêté, plus net, plus claquant. Maintenant, pour compléter ces renseignements, supposons que ces modifications soient plus perceptibles à la pointe du cœur qu'à la base, il n'y aura presque pas à douter que le siége de la lésion ne soit à un orifice auriculo-ventriculaire. Voilà donc un diagnostic, et un diagnostic délicat, qui peut être fait uniquement à l'aide de la palpation.

Si la lésion occupe les valvules sigmoïdes, mêmes résultats, mais dans un autre lieu. État épais, fongueux de ces valvules: deuxième temps enroué, étouffé, avorté. État crétacé au contraire: deuxième temps sec et avec claquement marqué. Ces phénomènes se passent exclusivement à la base de l'organe.

Bien interprétés, contrôlés à l'aide des caractères fournis par les autres modes d'exploration, ils ont une grande valeur.

§ III. — Signes fournis par la percussion.

La percussion ne fournit qu'un seul signe, celui de la *matité*. On perçoit cependant en même temps une *résistance au doigt*, dont les caractères varient et peuvent aider au diagnostic.

XII. — De la matité et de la résistance au doigt.

Caractères. Dans l'état normal, on perçoit, par la percussion, une submatité plutôt qu'une matité véritable, à la région précordiale. Sa limite inférieure est à la pointe du cœur, sa limite supérieure à deux travers de doigt au-dessus de cet endroit; elle commence au bord gauche du sternum et se porte de deux à trois doigts en dehors et à gauche; de sorte qu'elle est de trois à quatre centimètres carrés en dedans et au-dessous du mamelon.

Quand on percute, le son n'est pas absolument mat; il y a toujours un léger degré de résonnance, et de plus la résistance au doigt est peu prononcée.

Dans l'état pathologique, cette matité varie ; elle acquiert jusqu'à quinze et vingt centimètres de largeur ou de hauteur et présente une résistance quelquefois aussi grande que celle d'un corps absolument solide.

Mode d'exploration. Pour étudier cette matité, on doit procéder d'une façon particulière, mise en usage par M. Bouillaud et malheureusement très-peu pratiquée. Les limites les plus extérieures de la matité offrent un son moins obscur que le centre ; de sorte que, si l'on explore du centre à la circonférence, le passage graduel de la matité au son fait que l'on ne sait au juste où placer la limite de la matité. En procédant d'une manière inverse, on rencontre très-exactement cette limite. On percutera donc, non le cœur, mais les parties sonores voisines du cœur, et l'on cessera la percussion quand on arrivera aux points mats. On marquera ces points, et, quand on aura agi de la sorte dans tous les sens, on se trouvera avoir formé sur le thorax la figure exacte du cœur.

Comme on le voit, cette manière de percuter diffère beaucoup d'un procédé grossier, trop généralement usité, qui consiste à percuter, de haut en bas et de droite à gauche, la région précordiale, et à limiter par des lignes droites les quatre points extrêmes de la matité. On obtient de cette façon une figure quadrilatère qui ne représente jamais la forme du cœur.

La planche suivante est destinée à faire comprendre les résultats que l'on obtient à l'aide de la percussion exercée méthodiquement sur la région précordiale *(fig. 4)*.

Voici maintenant la manière de procéder.

M. Bouillaud percute d'abord de haut en bas jusqu'à la limite supérieure du cœur, et s'arrête en traçant une ligne à l'encre ; quelquefois il faut tracer deux lignes, l'une supérieure pour indiquer le commencement de la matité légère, l'autre inférieure pour la matité absolue. On comprend que la présence d'une lame de poumon, entre le cœur et la paroi thoracique, doit rendre la matité moins accusée, moins absolue vers la base du cœur qu'à sa partie moyenne. La percussion est ensuite reprise de bas en haut, de l'abdomen vers le cœur ; on perçoit d'abord la sonorité stomacale, puis, en arrivant au cœur, on trouve de la matité ; là encore il y a une matité absolue et une matité relative, car la pointe de l'organe repose sur l'estomac, et à

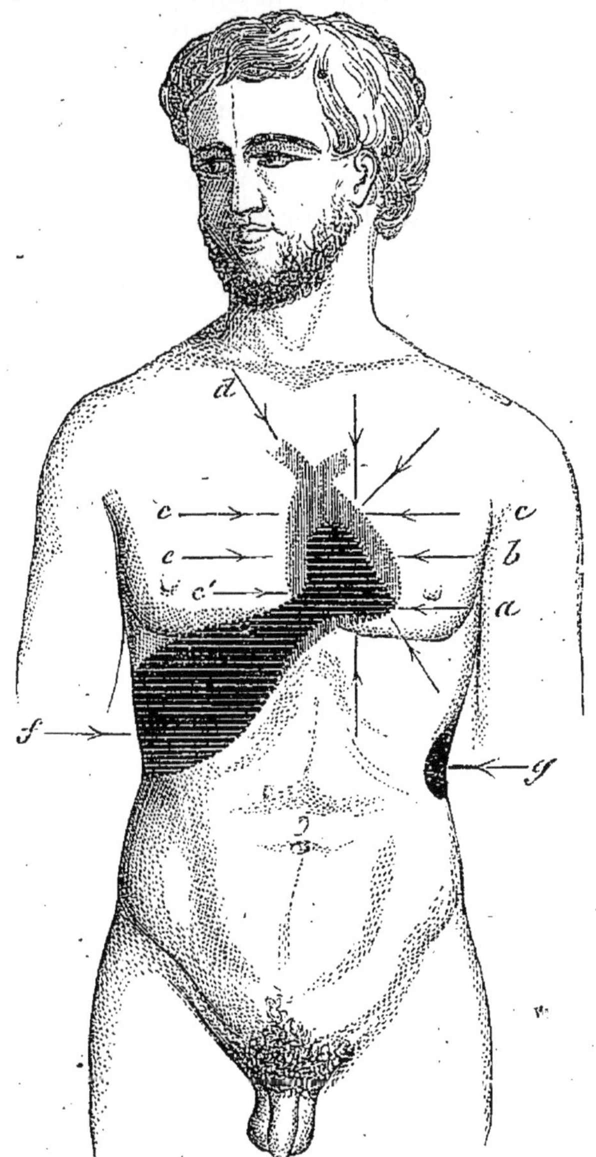

Fig. 4. — Résultat de la percussion de la région précordiale.

A. Pointe du cœur. — *b*. Région des ventricules. — *c*, *c*. Oreillette gauche et origine des grosses artères. — *c'*. Oreillette droite. — *d*. Aorte ascendante. — *e*. Limite de la matité vers le bord droit du sternum. — *f*. Foie. — *g*. Rate.

Les parties teintées de noir donnent une matité absolue, celles en demi-teinte une submatité. — Toutes les lignes, et même celles qui correspondent aux lettres, sont les rayons selon lesquels on doit exécuter la percussion convergente pour déterminer exactement les limites du cœur.

travers sa faible épaisseur on perçoit la sonorité de celui-ci ; on remarque donc deux lignes. Puis on recherche les limites de la matité du côté droit et celles du côté gauche, toujours en partant des points sonores. Ensuite, percutant suivant des diamètres obliques, on fixe les limites de la matité en haut et à droite, en haut et à gauche, et de même pour la pointe. De sorte que, en dernière analyse, on obtient une série de points de repère qui, joints ensemble par une ligne continue, donnent une figure exacte de la forme et des dimensions du cœur. On peut presque toujours, à l'aide des deux lignes déterminées par la matité absolue et la matité relative, avoir deux figures concentriques dont l'une, la plus extérieure, représente le volume total et la forme générale de l'organe, tandis que l'autre, la plus intérieure, représente surtout l'étendue dans laquelle le cœur touche directement à la paroi thoracique.

Nous faisons remarquer que, dans les explorations de cette nature, il est impossible de fixer la limite du cœur en bas et à droite, la matité de l'organe se confondant toujours avec celle du foie.

En pratiquant la percussion, on se rendra compte du degré de résistance de la région précordiale.

On n'oubliera pas non plus de fixer le lieu de la pointe du cœur et de rechercher ses rapports avec les limites inférieures de la matité. On en verra plus bas les motifs.

La recherche de la matité doit être faite surtout quand le malade est à jeun. Si l'estomac est plein d'aliments, on est exposé à trouver une matité qui dépasse de beaucoup celle qui appartient en propre au cœur.

Nous croyons qu'on détermine mieux la matité du cœur à l'aide du doigt qu'avec le plessimètre. M. Bouillaud emploie quelquefois cet instrument, mais fort rarement.

Maladies dans lesquelles la matité se rencontre. — Valeur diagnostique.

On rencontre de la matité à la région précordiale : dans les péricardites aiguës et chroniques avec épanchement, dans l'endocardite, dans l'hypertrophie du cœur, dans les cas de tumeurs anévrysmales de l'aorte ou de dilatation de cette artère, dans les cas d'épanchement pleurétique abondant et de tumeur précardiaque.

Lorsqu'il s'agit d'un **épanchement aigu ou chronique dans le péricarde,** la matité est franche, absolue, bien limitée, et la résistance au doigt est extrêmement prononcée ; comme le liquide ne se met en contact avec la paroi thoracique que quand il est très-abondant (4 à 500 grammes au moins), on trouve en même temps une voussure prononcée. Cette matité se déplace facilement, suivant qu'on fait coucher le malade à droite ou à gauche. En général, la pointe du cœur a cessé de toucher la paroi thoracique. On n'en sent donc plus le choc ; cela n'est pas constant cependant ; ce choc persiste soit quand le malade est dans le décubitus dorsal, soit surtout quand il est assis ou debout. Quand ce choc persiste, on devra toujours préciser l'endroit où il a lieu. Il y a peu de temps, M. Gubler (1) a indiqué un signe précieux tiré de cette situation de la pointe, et qui permet de distinguer facilement la matité d'un épanchement péricardiaque de celle d'une hypertrophie. Dans ce dernier cas, la pointe existe au niveau même de la limite inférieure de la matité ; dans l'épanchement, la pointe bat plus haut que cette limite. En effet, le cœur n'a changé ni de volume ni de situation, tandis que le liquide, s'étant accumulé dans le cône inférieur formé par le péricarde, fait descendre au-dessous d'elle, et un peu en dehors, la limite inférieure de la matité.

La matité fournie par la péricardite offre encore un autre caractère qui permettra de la distinguer de celle que donne l'hypertrophie. Elle a la forme d'un cône à base inférieure, tandis que, dans le cas d'hypertrophie, la base du cône est en haut et le sommet en bas. L'accumulation du liquide dans le péricarde doit, en effet, élargir la partie inférieure de la poche séreuse.

Beaucoup d'autres caractères serviront d'ailleurs à établir qu'il s'agit d'un épanchement. La maladie est aiguë, ou elle succède à un rhumatisme, à une pleuro-pneumonie ; les bruits du cœur sont profonds, sourds, éloignés, et il n'y a aucun autre symptôme qui puisse se rattacher à une hypertrophie aussi considérable que la matité l'indiquerait. Enfin, il survient dans cette matité des modifica-

(1) Duroziez, Thèse de doctorat. Paris, 1853, p. 25.

tions en plus ou en moins, qui sont si étendues et si rapides, qu'elles font tout de suite éloigner l'idée d'une lésion organique du cœur; ainsi, des purgatifs, une saignée la diminuent quelquefois de moitié, puis elle se reproduit comme auparavant.

La matité de l'**endocardite** est bien moins prononcée, à moins qu'il n'existe en même temps un épanchement dans le péricarde.

C'est à tort, selon nous, que M. Skoda attribue une matité égale, un son semblable aux organes solides, quelle que soit leur nature, et aux accumulations de liquides. Nous nous associons à la critique fort judicieuse que M. le docteur Aran a faite de cette opinion, et nous répéterons, avec ce médecin et avec M. Piorry, que tout corps solide ou liquide, tout organe ne contenant pas d'air, rend à la percussion médiate un son qui lui est propre (1). L'hypertrophie du cœur nous fournit un argument en faveur de notre assertion.

En effet, la matité de l'**hypertrophie** est moins nette, moins absolue que celle de l'épanchement. Le doigt éprouve la sensation d'une résistance un peu molle et comme charnue; les limites sont moins nettes. La pointe correspond au point le plus inférieur de la matité, et on la sent toujours ou presque toujours facilement. Le cœur est sous la main et sous l'oreille; il y a en même temps des bruits anormaux, des phénomènes antérieurs d'affection cardiaque chronique. Il y a un cas difficile, celui où l'impulsion du cœur est nulle; on peut croire alors à un épanchement. Mais, en auscultant, on entend que le cœur n'est pas notablement éloigné de l'oreille, et son tic tac n'est pas confus, masqué, comme dans la péricardite avec exhalation de liquide. Au reste, la marche de la maladie, l'impossibilité de réduire les limites de la matité, ne tarderont pas à jeter de la lumière sur l'obscurité qui peut exister pendant quelques jours.

Un cas difficile encore est celui où il existe une hypertrophie réelle du cœur et un emphysème pulmonaire. Le poumon passe alors au-devant du cœur, le masque et empêche d'apprécier la matité. Dans ce cas, on doit recou-

(1) Skoda, *Traité de percussion et d'auscultation*, traduction d'Aran, 1854.

rir à une percussion un peu forte, capable de faire découvrir la matité de l'organe éloigné de la paroi thoracique (percussion profonde). Mais, à notre avis, le meilleur moyen d'apprécier l'augmentation de volume du cœur, c'est de rechercher le lieu où siége la pointe ; car on la sent fort souvent, malgré l'emphysème. Si elle est abaissée et portée en dehors, le cœur est plus gros que de coutume, et le degré d'abaissement indique le degré d'hypertrophie.

Quand la matité existe en remontant au-dessus de la base du cœur, sous la partie supérieure du sternum et jusqu'à la racine du col, on peut croire à une altération des gros vaisseaux et surtout à une **dilatation de la crosse de l'aorte**. Il est bien entendu que cette hypothèse ne pourra être faite s'il s'agit d'un scrofuleux, d'un individu affecté de tuberculisation. Dans ces cas, en effet, on trouve une pareille matité produite par des masses tuberculeuses des poumons, du médiastin, etc. Mais, s'il y a quelques caractères d'affection du cœur ou des gros vaisseaux, on ne laissera pas échapper l'idée d'une dilatation aortique.

Les **anévrysmes de l'aorte** donnent aussi une matité, mais qui, dans l'immense majorité des cas, occupe le côté droit du sternum. Ce signe n'a généralement pas grande valeur, parce qu'il est presque toujours précédé d'un frémissement vibratoire et d'un mouvement pulsatile qui ont déjà fait reconnaître la tumeur. Au reste, les praticiens verront bien qu'il n'est pas toujours aussi facile que le disent les livres de limiter par la percussion les tumeurs aortiques. Ces tumeurs sont douloureuses, soit par elles-mêmes, soit par les lésions des parties voisines, et dans beaucoup de cas on doit absolument renoncer à la percussion.

Des **tumeurs de diverse nature** peuvent se développer dans le médiastin, au-devant du cœur, et donnent lieu à une matité plus ou moins étendue. Ces faits sont extraordinairement rares. Pour notre part nous n'en avons jamais vu. Nous ne pouvons donc imaginer les symptômes plessimétriques ou autres qu'ils présenteraient. Nous renvoyons aux faits particuliers consignés dans les recueils d'observations.

Enfin un **épanchement dans la plèvre gauche** donne souvent lieu à une matité qui s'étend à la région précordiale. Dans ce cas le cœur est dévié soit sous le sternum, soit même à la droite de cet os. Quand donc on trouvera une énorme matité précordiale, on examinera si la pointe du cœur n'est pas à droite du sternum, pour savoir si l'on n'a pas affaire à un cas du genre de ceux qui nous occupent ici.

En résumé, quand on a écarté les épanchements de la plèvre et les tumeurs du médiastin, on ne peut guère, par la matité, soupçonner autre chose qu'une hypertrophie du cœur ou un épanchement dans le péricarde.

§ IV. — Signes fournis par l'auscultation.

On a l'habitude de regarder ces signes comme les plus précieux de tous ceux que peuvent fournir les divers modes d'exploration physique connus jusqu'à ce jour. Nous n'en disconvenons pas, mais nous ne pouvons nous empêcher de faire remarquer que tous les caractères indiqués dans les pages qui précèdent ont une grande valeur, et que ceux tirés des phénomènes généraux n'en ont pas moins. De telle sorte que, sans l'auscultation, un diagnostic peut encore être établi avec une certaine précision ; et l'on pourrait même dire que, souvent, elle ne fait que confirmer ce qui a déjà été reconnu par l'ensemble des autres phénomènes.

Ainsi, par exemple, que l'on trouve chez un malade la pointe du cœur plus bas et plus en dehors que de coutume, qu'il y ait une impulsion énergique, un frémissement vibratoire, il n'en faudra pas davantage pour établir qu'il y a certainement une hypertrophie et probablement un rétrécissement d'orifice : que ce frémissement siége à la pointe, qu'il y ait gêne de la respiration, cyanose, œdème des jambes, il ne pourra y avoir presque aucun doute sur l'existence d'un rétrécissement auriculo-ventriculaire ; que le pouls soit étroit, presque insensible, en même temps que les battements du cœur seront énergiques, ce sera l'orifice gauche qui sera affecté. Or, nous le demandons, qu'a fait l'auscultation jusqu'ici pour établir ce diagnostic ? Rien, absolument rien. Que pourra-t-elle faire ? Rien, que confirmer le diagnostic précédent ; et il est tellement certain qu'elle le confirmera, que, s'il existe des bruits anormaux, on peut d'avance affirmer qu'ils se trouveront à la pointe ; et d'un autre côté, si elle ne révélait rien de particulier, il n'en faudrait pas moins maintenir le diagnostic. Combien de fois, en effet, n'arrive-t-il pas qu'on reconnaisse l'existence, la nature et le siége d'une maladie de cœur en l'absence de tout renseignement d'auscultation ! D'ailleurs Morgagni, Sénac, Corvisart ne faisaient-ils pas des diagnostics de maladie du cœur, diagnostics précis, malgré l'absence d'auscultation ?

Nous ne pouvons pas non plus négliger de faire remarquer que l'auscultation n'est pas suffisante, à elle seule, pour le diagnostic des affections cardiaques, même lorsqu'elle fournit des phénomènes bien tranchés. La plupart du temps, en effet, quand on a examiné le cœur avec l'oreille, on n'a que des renseignements incomplets, on ne peut élever que des probabilités relativement à l'existence de telle ou telle affection, et l'on ne peut les transformer en certitude que par l'examen des autres phénomènes locaux et surtout généraux. Aussi blâmons-nous toujours les observateurs qui, un cas de maladie du cœur étant donné, commencent leur examen par l'auscultation et veulent tirer de suite leur diagnostic des résultats obtenus par ce moyen. Dans la grande majorité des cas, ils arrivent à des conclusions inexactes, tant il est vrai de dire qu'il n'y a, en médecine, aucun signe vraiment pathognomonique et que le diagnostic ne peut sortir que de la réunion des signes fournis par tous les modes possibles d'examen.

Nous n'avons pas l'intention de faire le procès à l'auscultation ; mais nous voulions montrer, par les remarques précédentes, qu'on doit attacher aussi une certaine importance aux renseignements fournis par les autres modes d'exploration et par les phénomènes généraux. M. Beau (1) a rappelé que l'auscultation peut faire croire à des maladies qui n'existent pas, ou laisser ignorer celles qui existent réellement. L'*asystolie*, groupe de phénomènes qui résultent d'un affaiblissement du cœur, a, selon cet auteur, et à notre avis également, une bien plus grande importance pour le diagnostic.

L'auscultation fait percevoir des altérations dans les bruits normaux du cœur, ou des bruits nouveaux et de remplacement. Nous étudierons avec M. Bouillaud et

(1) Beau, *Traité d'auscultation*. Paris, 1856, p. 343.

MM. Barth et Roger les *altérations de siége, d'étendue, de rhythme, de timbre et de caractère* des bruits du cœur, et enfin les *altérations par des bruits anormaux.*

Plusieurs de ces divisions méritent à peine de fixer l'attention ; nous n'en dirons que quelques mots, ayant l'intention de traiter avec détails les questions importantes du rhythme des battements du cœur, et des bruits anormaux.

XIII. — Altérations de siége, d'étendue, d'intensité, de caractère et de timbre des bruits du cœur.

Le cœur peut être *déplacé* par un **épanchement pleural** gauche et reporté du côté droit du sternum. Il y a alors nécessairement déplacement de ses bruits et même de son choc ; c'est le seul cas bien démontré de déplacement du cœur. Tous ceux qu'on attribue à des **tumeurs,** à des **collections enkystées de liquide,** à des **adhérences,** nous semblent entièrement hypothétiques ; et personne n'admet plus aujourd'hui les prétendus **abaissements** ou **chutes** du cœur sur le diaphragme. Si le cœur **s'allonge** et que sa pointe se porte en dehors, le bruit habituellement entendu à la pointe descendra, s'éloignera de la base, et ce sera encore un autre mode de déplacement, mais qui ne portera que sur un bruit. En définitive, ces déplacements de bruits ont peu d'intérêt.

Les battements du cœur s'entendent dans une *étendue* graduellement et rapidement décroissante, que nous avons indiquée. Dans les cas pathologiques, cette étendue peut être augmentée ; c'est ce qui a lieu quand l'**énergie des battements** du cœur est augmentée, quand le cœur est en contact avec des **corps solides ou liquides** qui peuvent transmettre ses bruits à des points éloignés du thorax. Ce dernier cas est le plus important et devrait être étudié si le temps nous le permettait. Disons seulement que, chez les **tuberculeux,** on entend fréquemment les battements du cœur sous les clavicules aussi bien qu'à la région précordiale, et cela à cause de l'induration du sommet du poumon ; mais il faut ajouter que cela n'a lieu qu'à la condition que toute l'épaisseur du poumon, depuis le cœur jusqu'à la paroi thoracique, sera indurée. Cette même transmission se fait par un **épanchement pleurétique,** par une **hépatisation**, qui touchent à la fois le cœur et la paroi thoracique (1).

Nous n'avons, relativement à l'*intensité*, rien à ajouter à ce que nous avons dit à propos du choc. C'est ici que devrait se placer l'histoire des bruits entendus à distance, mais de nos jours cette question a perdu beaucoup de son intérêt. On consultera avec fruit une observation publiée sur ce sujet par M. Barth (2).

A l'époque où l'on ne connaissait qu'imparfaitement les divers faits d'auscultation, et surtout les bruits anormaux, on devait attribuer beaucoup d'importance aux caractères tirés de l'étendue dans laquelle on entendait les bruits du cœur, de leur intensité, etc. Il n'en est plus de même aujourd'hui, et l'on donne avec raison la préférence aux renseignements fournis par les bruits anormaux.

Les *caractères* des bruits du cœur sont sujets à varier. Quelquefois ils sont sourds, étouffés, gras, enroués; d'autres fois, secs, éclatants, claquants, parcheminés, etc. Sans entrer dans aucune espèce de détails à ce sujet, nous dirons que les bruits de la première espèce se rencontrent dans les **hypertrophies simples, concentriques** et autres, dans le cas d'**épaississement**, de **boursouflement, d'état spongieux, fongueux des valvules**; tandis que les bruits de nature opposée appartiennent aux **dilatations des cavités**, aux **amincissements des parois cardiaques**, à l'état de **sécheresse**, d'**induration, d'ossification des valvules.**

Parmi les altérations de *timbre* une seule a été remarquée, c'est le *bruit métallique, tintement métallique, auriculo-métallique*. Digne d'exciter seulement la curiosité, ce bruit n'est encore connu ni dans ses causes ni dans sa valeur séméiologique. Nous croyons en conséquence ne pas devoir nous en occuper ici.

XIV. — Altérations du rhythme des battements du cœur.

« Le nombre des battements du cœur dans un temps donné et l'ordre régulier suivant lequel se succèdent les

(1) V. Racle, *Remarques sur la transmission des bruits produits dans la cavité thoracique. (Archives générales de médecine*, 1849.)

(2) Barth, *Moniteur des hôpitaux*, 21 janvier 1854.

mouvements de cet organe constituent ce qu'on désigne sous le nom de rhythme des battements du cœur » (1).

Or ce rhythme peut être troublé, soit parce que les battements seront plus fréquents ou plus lents, soit parce qu'ils ne se succéderont pas à intervalles égaux, ou qu'ils ne seront pas de même force, soit enfin parce qu'il y aura moins de deux ou plus de deux bruits pour une révolution du cœur.

Altérations dans la fréquence des battements du cœur.

Dans quelques affections cardiaques, la fréquence des battements *augmente*. Dans les affections chroniques, comme une **hypertrophie avec rétrécissement considérable** d'un orifice, le cœur lutte avec énergie contre l'obstacle et se contracte dans un temps donné avec plus de fréquence que de coutume. Quelquefois les battements sont si rapprochés, qu'ils sont à peine perceptibles : on ne peut les compter ni au pouls ni même à la région précordiale, où il n'y a qu'une sorte d'ondulation. Dans ces cas, il y a presque toujours des irrégularités, des contractions plus fortes et d'autres plus faibles, mais on n'entend pas de bruits anormaux, et d'ailleurs il serait impossible d'analyser les battements de l'organe. Le repos, les saignées, la digitale calment cette exagération de mouvement, et au bout de quelques jours on parvient à démêler quelque chose de précis dans les bruits.

Les **caillots** formés pendant la vie sont aussi la cause d'une semblable fréquence. Joignez-y des irrégularités, l'étouffement des bruits du cœur, l'affaiblissement du pouls, un grand trouble dans la respiration, des lipothymies, des syncopes, des sueurs froides, et vous aurez le tableau aussi précis que possible de ce genre d'accidents. Nous avons vu, en 1853, dans le service de M. le professeur Bouillaud, un malade qui, à la suite d'un refroidissement, fut pris de quelques douleurs vagues de rhumatisme et de palpitations violentes. Son cœur battait de 160 à 180 fois par minute; quelquefois il montait à 200 pulsations environ, mais il était alors très-difficile de bien compter et de préciser exac-

(1) Bouillaud, *Traité clinique des maladies du cœur*. Paris, 1841 t. I. p. 166.

tement le chiffre des battements. Les bruits étaient faibles et sourds, les artères avaient à peine de battements, la respiration était gênée; il y avait une tendance aux lipothymies. On soupçonna des caillots dans les cavités du cœur, et l'on mit en usage des révulsifs énergiques et quelques saignées. Le malade guérit en très-peu de jours. Un autre malade présenta les mêmes caractères dans le cours d'un rhumatisme articulaire aigu, et mourut. Le cœur droit était rempli par un caillot volumineux, datant de plusieurs jours, et qui s'était formé par couches successives; il ne restait qu'un canal en arrière du caillot, pour établir la communication entre l'oreillette et le ventricule.

On pourrait croire que la **péricardite** et l'**endocardite** devraient donner une accélération extraordinaire aux battements du cœur. Sans doute il y a de la fréquence du pouls dans les cas où ces deux affections coïncident avec un rhumatisme, une pleuro-pneumonie, mais elle n'est guère plus grande que dans les cas où le rhumatisme et la pleuro-pneumonie sont simples.

Les **battements nerveux** du cœur sont quelquefois très-précipités, mais toujours clairs, sans obscurité de son : leur accélération n'est pas continue, et l'on ne trouve aucun caractère de lésion du cœur à proprement parler.

Quand les battements sont *ralentis*, on doit toujours constater le ralentissement par l'auscultation de la région précordiale. Les personnes qui essayent de l'apprécier en tâtant le pouls s'exposent à des erreurs. Quelquefois les battements cardiaques sont faibles et n'arrivent pas jusqu'aux artères; il y a alors moins de battements artériels que de battements du cœur, et l'on compte de ceux-ci moins qu'il n'y en a en réalité. C'est sans doute ce qui donnerait l'explication de ces cas extraordinaires où les mouvements du cœur seraient, dit-on, tombés à vingt-cinq, vingt et même seize par minute. M. Andral insiste sur cette cause d'erreur. M. Bouillaud dit aussi que, dans aucun des faits qui lui sont propres, le *pouls* du cœur n'est descendu au-dessous de vingt-huit à trente.

Nous avons observé, il y a deux ans, à l'hôpital de la Charité, dans le service de M. le docteur Nonat, un homme dont le pouls battait dix-huit fois à la minute. Le cœur était parfaitement sain. Ce malade a été examiné par M. le professeur Bouillaud, qui nous a dit n'avoir jamais observé pareil ralentissement. Le malade était entré pour une colique saturnine.

Pour se rendre un bon compte de la valeur du ralentissement du pouls, il faut savoir ce qui suit :

Beaucoup d'individus ont **normalement** le pouls au-dessous de soixante et même de cinquante. L'**ictère subaigu** et l'**ictère chronique,** sans fièvre, font aussi descendre le pouls. Les **diurétiques,** les **sédatifs** du système nerveux, l'**acétate de plomb,** dit-on, la **digitale** certainement, modèrent la fréquence des battements du cœur.

Dans l'état pathologique, il n'y a guère que les **dilatations simples** et celles avec **amincissement des parois** du cœur qui produiront le même résultat.

Cependant on observe ce même ralentissement dans quelques **rétrécissements**; alors la systole se prolonge et produit un bruit *filé* (Bouillaud).

Un fait thérapeutique, important à connaître pour le diagnostic, est celui-ci, savoir : que la digitale calme beaucoup mieux l'accélération des battements du cœur dans les lésions organiques que dans les palpitations nerveuses.

On dit généralement que dans le ralentissement des battements du cœur il n'y a de modifié que le grand silence, qui se trouve prolongé ; c'est une erreur : quelquefois le premier bruit est aussi d'une durée plus grande, comme cela a lieu dans les bruits filés dont nous avons parlé tout à l'heure.

Altérations dans la force de plusieurs battements consécutifs du cœur.

Aucun auteur jusqu'à présent, à l'exception de M. Bouillaud, n'a insisté sur la différence de force que peuvent présenter plusieurs battements consécutifs du cœur. C'est pourtant un fait très-important pour le diagnostic et auquel nous voulons consacrer un paragraphe spécial.

Quelquefois on entend plusieurs battements réguliers et égaux, puis le suivant s'affaiblit au point de devenir à peine perceptible. D'autres fois, au lieu d'un bruit faible, on en entend plusieurs, formant une série continue, composée de trois, quatre, six, dix battements; puis les battements de force normale se reproduisent. Les battements faibles sont généralement plus précipités que les autres; mais nous laissons provisoirement ce fait de côté, pour y revenir plusloin. Dans d'autres circonstances, la plupart des bruits sont faibles, puis il arrive un ou plusieurs bruits énergiques, qui font mal à l'oreille ; le cœur frappe comme un marteau et bondit dans la poitrine. On comprend généralement ces faits dans les irrégularités et les intermittences du cœur. C'est une erreur : on devrait les nommer *inégalités* des battements du cœur.

Les sensations que l'oreille éprouve alors sont variées suivant les cas. Dans certaines circonstances, au moment d'un bruit faible, il semble que la pulsation, que le battement soit *avorté,* c'est-à-dire que les ventricules n'aient pas pu achever leur systole, que leur contraction soit affaiblie ou hésitante ; alors les bruits sont enroués, sourds, étouffés. D'autres fois il semble, au contraire, que le cœur se contracte *à vide,* c'est-à-dire n'étant pas rempli ; il fait comme un *faux pas.* Alors le bruit est très-court et clair. Dans tous ces cas, la pulsation n'arrive point aux artères, et il y a, dans les vaisseaux, des arrêts qu'on ne retrouve point au cœur ; de là le nom de *fausses intermittences* employé par Laënnec.

M. Bouillaud, qui a créé ces excellentes dénominations de battements avortés, battements à vide, hésitations, faux pas du cœur, accorde beaucoup de valeur à ces phénomènes, à cause des déductions qu'on peut en tirer.

Les faux pas ou battements à vide semblent tenir à des **rétrécissements auriculo-ventriculaires,** circonstances dans lesquelles le cœur ne peut se remplir convenablement de sang dans la diastole. Les battements avortés ou hésitations semblent se former dans le cas d'**engorgement des ventricules,** lorsque les parois des cavités sont minces, que leur capacité est augmentée, et que la force de contraction n'est pas suffisante pour chasser la masse du sang stagnante dans le ventricule. Cette sorte de battement indiquerait plutôt une **dilatation de cavité** qu'un rétrécissement d'orifice. On la rencontrerait aussi dans les **ramollissements du cœur, l'atrophie** de cet organe, etc. Il est certain qu'on l'observe plus souvent dans les maladies du cœur droit que dans celles du cœur gauche.

Une conséquence de ces battements faibles, c'est le défaut de battement artériel. Or, ce fait a une signification des plus importantes. Si l'on tâte à la fois le cœur et le pouls, et qu'on sente au premier un battement faible, mais réel cependant, et que la pulsation artérielle n'ait pas lieu, il n'y a que deux suppositions à faire : ou le ventricule gauche ne se remplit pas de sang, ou il ne peut se débarrasser de celui qu'il contient. Dans l'un ou dans l'autre cas, il faut supposer une lésion matérielle mettant obstacle à l'entrée du sang dans le cœur ou à sa sortie du ventricule. Or, l'absence du pouls artériel, coïncidant avec un battement du cœur, porte le nom de *fausse intermittence*. Donc, une fausse intermittence est toujours l'indice d'une lésion organique du cœur. Nous verrons plus bas qu'il n'en est pas de même des intermittences vraies.

Altérations dans l'ordre de succession des battements du cœur.

Les battements du cœur peuvent se suivre à intervalles inégaux.

Quelquefois plusieurs battements sont très-rapprochés ; il y a alors *palpitation* à proprement parler. Les battements sont perçus par le malade, douloureux, accompagnés d'anxiété ; ils sont souvent énergiques, leurs bruits sont tumultueux, quelquefois avortés ; enfin ils se font souvent à vide. C'est le résultat ou d'un **désordre nerveux** ou d'une **altération organique**.

D'autres fois deux battements sont plus éloignés l'un de l'autre que les précédents et les suivants : le grand silence est augmenté ; quelquefois une pulsation manque entièrement, c'est alors une *intermittence*. Cette absence de battement du cœur entraîne nécessairement un arrêt dans le pouls ; il y a alors *intermittence vraie*, par opposition aux intermittences fausses que nous avons indiquées précédemment. Que signifie ce phénomène ? Le cœur peut bien s'arrêter, hésiter, à cause d'une lésion organique, mais il peut aussi s'arrêter par l'effet d'une affection du système nerveux. Or, les caractères de l'intermittence que nous décrivons, n'ayant rien qui indique plutôt une lésion organique qu'une névrose, ne donnent aucune lumière au diagnostic ; de sorte que les intermittences vraies n'ont pas de valeur diagnostique comme les fausses intermittences.

Enfin il arrive quelquefois que les battements se font avec une irrégularité, une ataxie, une *folie* véritable (Bouillaud). Ainsi les battements sont non-seulement séparés par des intervalles variables, mais encore ils sont de force inégale. Cette anarchie, comparable au délire, se voit quelquefois dans les affections nerveuses, mais elle n'est durable que dans les lésions organiques.

Altérations du nombre des bruits d'une révolution du cœur.

M. Bouillaud est encore le premier qui ait montré que, pour une révolution du cœur, on pouvait entendre ou un seul bruit, ou trois bruits ou même quatre.

Quand les **valvules auriculo-ventriculaires,** dont la tension produit le premier bruit, sont tellement **altérées** qu'elles ne peuvent plus jouer, on comprend que la systole ne produise pas de bruit et qu'on n'entende que le claquement du second temps, produit par l'abaissement des sigmoïdes aortiques et pulmonaires. Dans ce cas on n'entend donc qu'*un seul bruit* du cœur.

La même chose arrive également quand les valvules sont embarrassées de **caillots,** de **fausses membranes,** quand le cœur est **dilaté** et **ne se vide pas** complétement, quand il est tellement **engoué** ou **hypertrophié,** qu'il ne se meut qu'avec peine dans la poitrine. On voit souvent entrer dans les hôpitaux des malades qui n'ont qu'un seul bruit du cœur, mais au bout de quelques jours, quand la circulation s'est ralentie, que l'équilibre s'est rétabli, le premier bruit se dégage, se reproduit ; les ventricules se sont alors vidés complétement, les valvules ont repris leur jeu, le cœur se meut avec plus de liberté dans le thorax.

On a avancé que les **adhérences du cœur** au péricarde faisaient disparaître un des deux bruits du cœur ; c'est un fait que la pratique n'a pas confirmé.

Quelquefois on entend *trois bruits* et même *quatre* pour une seule révolution du cœur. Voici comment on peut expliquer ce fait :

Si un **orifice auriculo-ventriculaire** est **rétréci,** le ventricule correspondant ne se remplira pas, dans la diastole, aussi vite que son congénère, et alors il pourra arriver que les systoles des deux ventricules ne soient plus isochrones ; les contractions du côté droit et du côté gauche du cœur seront dédoublées, et la tension des valvules auriculo-ventriculaires des deux côtés ne se fera plus simultanément, mais successivement ; de même pour les sigmoïdes. De là la formation, facile à comprendre, de trois ou quatre bruits. Ne pourrait-on pas dire aussi, avec MM. Barth et Roger, que le même résultat se produirait si l'un des ventricules était plus **faible** que l'autre et plus lent à se contracter? Dans tous les cas, les triples et les quadruples bruits sont toujours des signes de lésions organiques des orifices, des valvules ou des parois charnues du cœur.

Le caractère de ces bruits est très-variable; c'est quelquefois un bruit d'*enclume*, de *caille*, de *dactyle*, qu'on pourrait noter ainsi : tic-tac-tac, ou bien par une longue et deux brèves; quelquefois c'est l'inverse, et l'on a deux brèves et une longue : tic-tic-tac, ou un bruit de *rappel*, de *galop*, etc.

[Dans un travail lu en 1866 à la Société médicale des hôpitaux, M. le docteur Potain a soumis à de délicates recherches les dédoublements *normaux* des bruits du cœur. Nous ne citerons que les conclusions de ce travail.

Les bruits du cœur peuvent se dédoubler en l'absence de toute lésion. Ces dédoublements normaux ne sont pas rares et sont très-nettement accusés chez un cinquième des sujets. Ils subissent manifestement l'influence des mouvements respiratoires, ce qui les distingue des dédoublements résultant d'une affection cardiaque, lesquels ne sont que très-peu ou point influencés par l'acte respiratoire.

Quand la respiration est normale, le dédoublement du premier bruit s'entend surtout à la fin de l'expiration et au commencement de l'inspiration; celui du second bruit à la fin de l'inspiration et au commencement de l'expiration.

« Les dédoublements normaux résultent du claquement successif des valvules homologues des deux cœurs. La respiration agit ici en faisant varier la pression dans les vaisseaux veineux ou artériels. L'excès de pression dans l'aorte accélère la chute des valvules sigmoïdes et dédouble le second bruit; dans les veines il retarde l'occlusion de l'orifice tricuspide et dédouble le premier bruit. » Les causes qui font que ces dédoublements se rencontrent plutôt chez certains sujets que chez d'autres doivent probablement être rapportées à l'état de la circulation artérielle ou pulmonaire et à l'énergie du cœur lui-même.

Pour les distinguer des dédoublements qui se rencontrent dans certaines maladies du cœur, on observera que, dans le dédoublement *pathologique,* les deux bruits sont *écartés* et ne subissent pas l'influence des mouvements respiratoires, tandis que les dédoublements normaux sont ordinairement très-rapides, et manifestement influencés, comme nous l'avons dit, par le rhythme de la respiration (1).]

[[Parmi les modifications du rhythme cardiaque consistant en des bruits multiples, quelques-unes ont été plus particulièrement étudiées dans ces dernières années et on a pu déterminer leurs causes et leur valeur diagnostique. Ainsi nous signalerons ailleurs le dédoublement du second bruit qui fait partie du rhythme mitral si bien analysé par M. Duroziez. Le bruit double au second temps peut encore se montrer quelquefois au début de la péricardite ou dans l'adhérence du péricarde (Potain). Ces dédoublements du second bruit constituent le bruit de rappel de M. Bouillaud.

Dans d'autres circonstances, c'est le premier bruit qui est dédoublé; ce dédoublement, qui n'est encore bien connu ni dans son mécanisme ni dans sa signification pathologique, se montre dans quelques cas de maladie organique du cœur.

Enfin tout récemment M. Potain a, dans un important mémoire (2), étudié avec beaucoup de soin le rhythme cardiaque désigné par M. Bouillaud sous le nom de *bruit de galop,* et il est arrivé à des résultats curieux et importants. Dans ce rhythme on distingue trois bruits: les deux bruits normaux du cœur, avec leurs caractères habituels, et un bruit surajouté, qui se fait entendre avant le premier bruit, durant la présystole. Ce bruit anormal est sourd: c'est un choc, dit M. Potain, un soulèvement sensible, c'est à peine un bruit; quand on a l'oreille appliquée sur la poitrine, il en affecte la sensibilité tactile plus peut-être que le sens auditif; le point où on le perçoit le mieux est un peu au-dessus de la pointe du cœur, en tirant vers la droite. Quant à la valeur séméiologique de ce bruit de galop, M. Potain est arrivé à ce résultat qu'il coïncide habituellement avec une hypertrophie simple du cœur sans lésion d'orifice et qu'il est l'indice d'une variété particulière de

(1) Potain, *Société médicale des hôpitaux*, 22 juin 1866.
(2) Potain, *Société médicale des hôpitaux*, 23 juillet 1875.

maladie de Bright, de la néphrite interstitielle. Nous ne pouvons nous étendre ici sur le mécanisme de ce bruit que M. Potain considère comme lié à un battement diastolique ventriculaire rendu anormalement sensible par la brusquerie de l'afflux du sang dans la cavité du ventricule au moment de la présystole, ni sur l'interprétation des rapports qui l'unissent à l'altération rénale; nous nous bornerons à répéter que, d'après des observations déjà nombreuses, « le bruit de galop, entendu au cœur, indique non-seulement une affection du rein, mais en désigne même spécialement l'altération sclérotique, et qu'il peut la déceler dès ses débuts ou même lorsqu'elle semble se perdre au milieu d'altérations différentes (Potain). »]]

XV. — Altérations des bruits du cœur par des bruits anormaux.

Les bruits anormaux qui couvrent ou remplacent les bruits naturels du cœur constituent sans doute une source précieuse d'éléments de diagnostic. Mais c'est aussi une source féconde d'erreurs, particulièrement en ce qui concerne le plus important de ces bruits, le souffle proprement dit. La fréquence de ce phénomène dans les lésions organiques du cœur, la facilité qu'on trouve à l'expliquer par le frottement du sang dans des orifices étroits, sur des surfaces rugueuses, ont fait prématurément associer ces deux termes dans l'esprit des observateurs. De sorte qu'il est presque passé en loi que maladie du cœur et bruit de souffle sont synonymes. Cette manière de voir est dangereuse à un double point de vue. En effet, quand le souffle manque, on établit qu'il n'y a rien du côté du cœur; quand il existe, on prononce le nom de lésion organique. Or, dans le premier cas, il peut y avoir de graves désordres cardiaques; dans le second il n'y a souvent aucune lésion appréciable. Les conséquences pronostiques et thérapeutiques de cette double erreur seront déplorables, on le conçoit facilement. La source de ce faux jugement, c'est l'auscultation, au moins quand on s'abandonne aux seuls renseignements qu'elle fournit, sans avoir égard à toutes les autres conditions pathologiques que peut présenter le malade.

Il est impossible de compter les victimes de cette fausse

application de l'auscultation. Les cas où l'absence de renseignement d'auscultation fait méconnaître les maladies du cœur les plus graves sont nombreux, mais ceux où l'inverse a eu lieu sont plus communs encore... Tous les ans on voit arriver à la clinique de M. le professeur Bouillaud un grand nombre de malades qui, sous prétexte de bruit de souffle, ont été les victimes d'une thérapeutique déplorable. On les a cru atteints de lésions graves du cœur, et l'on a mis en usage les saignées, les sangsues, la digitale, les vésicatoires et même les cautères : or il s'agissait simplement de malades chlorotiques ou chloro-anémiques.

Il y a donc une grande distinction à établir dans les bruits anormaux du cœur : les uns sont organiques, les autres sont chlorotiques, et dépendent simplement d'une altération du sang.

[On peut, avec Monneret, désigner les premiers sous le nom de *bruits solidiens,* parce que leur cause réside dans une altération des parois solides du cœur ou de l'origine des vaisseaux, et les seconds sous le nom de *bruits liquidiens,* parce qu'ils se rattachent à une modification du liquide circulatoire sans altération des parois elles-mêmes; ces bruits liquidiens paraissent se produire toutes les fois que l'ondée sanguine passe rapidement d'un point où sa tension est considérable dans une autre partie où cette tension est relativement faible (Marey).]

Il faut le dire hautement, c'est surtout aux travaux de M. Bouillaud qu'est due la distinction des souffles chlorotiques et des souffles organiques du cœur ; et c'est à lui que revient l'honneur d'avoir démontré que les maladies organiques, quoique trop fréquentes encore, sont incontestablement moins communes que les chloroses, avec lesquelles on les confond. Nous ne mettons pas en cause ici les médecins des hôpitaux, mais ceux qui, ayant moins d'occasions d'observer, se livrent avec trop de confiance aux résultats d'une instruction incomplète en fait d'auscultation.

Les méprises dont nous parlons se commettent aussi bien chez l'homme que chez la femme. Chez ces dernières, elles sont extrêmement communes, à cause de la fréquence de l'état chlorotique; et sous ce rapport nous pourrions établir une comparaison très-exacte entre les affections du cœur et celles de l'utérus : il y a peu de femmes, en effet, qui ne soient soupçonnées d'une affection utérine, d'un prétendu engorgement, d'une maladie du col, d'une déviation, quand elles ont présenté des douleurs hypogastriques et lombaires, une leucorrhée plus ou moins abondante, de la sensibilité du col et quelques granulations; mais tous ces phénomènes sont bien plus souvent le résultat de névralgies chlorotiques de l'utérus que celui d'engorgements, de rétroversion, d'antéversion ou de toute autre déviation.

Chez les hommes la méprise est moins commune, absolument parlant, parce que la chlorose est plus rare chez eux; mais relativement elle a lieu dans une proportion encore plus considérable que chez la femme, parce qu'on est chez eux moins disposé à reconnaître la chlorose et à en admettre même la possibilité. C'est encore à M. Bouillaud qu'on doit d'avoir établi péremptoirement que la chlorose est aussi bien une affection de l'homme que de la femme. Il y a constamment, dans le service de l'éminent professeur, plusieurs jeunes gens qui, présentant le phénomène *souffle*, ont été envoyés à l'hôpital pour y être traités d'affections du cœur, et qui n'ont, en définitive, qu'un état chlorotique plus ou moins prononcé; les preuves du diagnostic d'une lésion organique sont, chez beaucoup, inscrites d'une manière indélébile sur la poitrine, sous formes de cicatrices de sangsues, de ventouses et même de cautères. Par un examen bien fait on arrive à reconnaître que la maladie est la chlorose; que cette affection n'est, le plus ordinairement alors, que le résultat d'excès de différente nature (excès vénériens, de masturbation, et plus rarement excès de travail), de pertes séminales, d'une alimentation insuffisante, ou la suite de quelques maladies graves et prolongées; et l'on voit aussi tous les accidents cesser ou diminuer sous l'influence d'un régime tonique et d'un traitement ferrugineux.

Ces observations n'ont pas pour but de diminuer la valeur qu'on doit attribuer à l'auscultation, mais seulement de montrer que les phénomènes qu'elle fournit ne sont pas toujours univoques.

Après ces remarques nécessaires, étudions les *altérations des bruits du cœur* produites par des *bruits anormaux*.

Des bruits nouveaux peuvent couvrir ou remplacer les bruits naturels du cœur; on en reconnaît deux espèces, ceux qui se trouvent dans le péricarde, et ceux qui se produisent dans les cavités mêmes du cœur. Les premiers prennent le nom de bruit de *frottement*, les seconds celui de bruit de *souffle;* il y en a une autre espèce encore, que nous devons décrire à part, c'est le bruit de *piaulement;* en effet, ce bruit diffère du souffle par son caractère musical et par la propriété de se faire entendre à distance de la paroi thoracique.

XVI. — Bruit de souffle cardiaque.

Bruit de soufflet, souffle, souffle intra-cardiaque, murmure du cœur, susurrus.

On désigne sous ces noms différents un bruit qui se produit pendant les mouvements du cœur, et qui ressemble au murmure du vent sortant d'un soufflet.

Découvert et décrit pour la première fois par Laënnec, le souffle a été, depuis, l'objet de nombreux travaux qui ont heureusement modifié beaucoup de faits et d'assertions peu fondées de l'auteur de l'auscultation.

Caractères du souffle. Le souffle ressemble au bruit du vent qui sort d'un soufflet. Cette comparaison, qui donne une bonne idée de la nature du phénomène, lui avait valu, à l'origine de l'auscultation, le nom de bruit de soufflet; mais cette dénomination est tombée en désuétude, et elle est remplacée actuellement par celle de bruit de souffle, et même simplement de souffle.

On l'imite jusqu'à un certain point en soufflant dans le tube d'un stéthoscope, dont on obture en partie le pavillon, ou simplement avec la bouche, en allongeant les lèvres comme pour siffler et faisant une expiration modérée et lente.

Il a plusieurs degrés de force et d'intensité : le plus léger consiste seulement en un prolongement d'un des bruits du cœur. On dit alors que le bruit est *prolongé* ou légèrement *soufflant;* d'autres fois il est plus long, et l'un des bruits est décidément couvert et remplacé par un *souffle doux;* il peut devenir *fort*, *rude*, *râpeux* même; quelquefois il est musical, et l'on entend une ou plusieurs notes, mais toujours d'une modulation fort simple et monotone; ce timbre musical peut être intermittent; nous le décrirons à propos du *bruit de piaulement.* Quelquefois il ressemble à une *aspiration*, ce qui a presque toujours lieu dans la diastole; quelquefois ce bruit est tout à fait semblable à un *jet de vapeur*.

Il est généralement borné à une petite étendue qu'on peut quelquefois recouvrir avec le pavillon du stéthoscope, et alors il est limité à la pointe, à la base, à la partie moyenne, quelquefois en dehors du cœur (anévrysme de l'aorte). D'autres fois il est plus étendu, mais alors encore il y a un endroit où on l'entend mieux et où existe son *maximum d'intensité*. Chez quelques malades, on l'entend dans presque toute la poitrine, même en arrière et le long de la colonne vertébrale.

Dans quelques cas, le souffle se prolonge dans les vaisseaux des membres. Nous rappellerons plus loin quelques cas où on l'a entendu le long du rachis.

Il coïncide tantôt avec le premier, tantôt avec le second des bruits du cœur; le souffle au premier temps est infiniment plus commun que l'autre; quelquefois il y a deux souffles, l'un à chaque temps, ce qui donne lieu à une sorte de va-et-vient qui rappelle le bruit produit par les *scieurs de long* (Bouillaud); on ne confondra pas ce double bruit avec le bruit strident, aigre, qui mérite seul le nom de bruit de *scie*. Le souffle double peut se composer de deux sons égaux ou inégaux.

La coïncidence d'un souffle avec un temps peut n'être pas très-exacte; ainsi il arrive qu'un souffle précède ou suive un peu le temps auquel il correspond; M. Gendrin donne à ces bruits avancés ou retardés le nom de bruits *présystolique* et *périsystolique* pour le bruit du premier temps ou de la systole, et ceux de *prédiastolique* et de *péridiastolique* pour ceux du second temps ou de la diastole. Nous y insisterons peu, parce que ces légères différences de temps ne nous ont pas paru avoir une grande importance pour le diagnostic.

La force du souffle est variable : quelquefois elle est égale pendant toute sa durée; quelquefois elle va en augmentant ou en diminuant.

Enfin le souffle peut être permanent ou intermittent.

Caractères différentiels. Le souffle intra-cardiaque peut être confondu avec le murmure rotatoire des muscles de la poitrine, avec la respiration, les frottements de la plèvre et surtout celui du péricarde.

Le murmure rotatoire se produit quand on ausculte les

malades qui, étant assis ou couchés, n'ont pas la poitrine suffisamment soutenue; ce bruit est permanent, très-superficiel; il a quelquefois des intermittences qui ne sont pas isochrones aux battements du cœur; on en évitera toujours la production en ayant égard aux règles que nous avons données pour l'examen du cœur.

Le murmure vésiculaire, quand le poumon passe au-devant du cœur, et quelquefois les frottements de la plèvre peuvent faire naître l'idée d'un souffle cardiaque. Nous rejetons cependant promptement cette supposition, en faisant remarquer que ces deux phénomènes sont isochrones à la respiration et non au pouls.

La confusion avec les frottements du péricarde est bien plus facile et bien plus commune. En effet, quand il n'y a que des fausses membranes molles, et même un simple état de *dépoli* de la surface du péricarde, ou des taches laiteuses plus ou moins saillantes, on entend un frottement qui ressemble d'une manière surprenante à un souffle; cependant on l'en distinguera, parce que le souffle est toujours plus ou moins profond, bien circonscrit, ou ayant un maximum dans un point de la région précordiale; parce qu'il donne la sensation du passage d'un fluide dans un orifice ou un canal cylindrique, et qu'il présente en conséquence le caractère *filé* (Bouillaud). Le frottement est, au contraire, toujours superficiel, à peu près égal dans une grande étendue, sans maximum prononcé, comme éparpillé et non filé; nous avons eu maintes fois l'occasion de constater l'exactitude de ces caractères indiqués par M. Bouillaud.

Causes du souffle. A peine le souffle fut-il découvert que Laënnec songea à l'expliquer par le passage difficile du sang dans les cavités ou les orifices du cœur, et par conséquent par le frottement de ce liquide contre des parois formant obstacle; mais aussi, dès les premières recherches anatomiques, il lui fut facile de voir que, si le souffle coïncidait souvent avec des lésions organiques, souvent aussi il arrivait qu'il ne s'accompagnât d'aucune lésion matérielle, appréciable, du cœur. Laënnec établit donc deux espèces de souffles: souffles par obstacle mécanique, et souffles sans lésion. Il ne put trouver l'explication de ceux-ci que dans l'hypothèse gratuite d'un état spasmodique, d'une névrose du cœur. Mais malheureusement, à mesure qu'il étudia ce phénomène, son esprit s'attacha si particulièrement à cette dernière explication, qu'il finit par n'en plus admettre d'autre, même pour les cas où il existait des lésions organiques; de sorte que, dans la dernière édition de son *Traité de l'auscultation médiate,* ne tenant plus compte des lésions du cœur, il rapporta tous les souffles à la contraction musculaire spasmodique du cœur ; cette contraction étant sonore normalement, dit-il, puisqu'elle produit le bruit rotatoire, doit l'être encore davantage dans l'état de spasme de l'organe ; de là les souffles, qu'il y ait ou non lésion du cœur et de ses orifices. L'explication de tous les bruits de souffle par le spasme du cœur est donc celle à laquelle Laënnec s'est arrêté en dernier lieu; mais on peut dire que c'est une de ses entreprises les moins heureuses.

M. Andral, reprenant la première idée de Laënnec, attribue à des obstacles, des rétrécissements, le souffle que présentent quelques malades, mais il admet de plus deux autres catégories : dans l'une, le souffle coïncide avec des altérations du sang ; dans l'autre, avec diverses névroses, telles que l'épilepsie, l'hystérie, l'hypochondrie.

M. Bouillaud, qui a étudié les mêmes faits avec le plus grand soin, n'admet que deux catégories de bruits de souffle, ceux des lésions organiques, ceux de la chlorose ou de l'anémie; pour ceux qu'on rencontre dans les névroses, ils sont fort rares, de l'aveu même de M. Andral, et peut-être se rattachent-ils soit à des affections du cœur légères et commençantes, soit à un état chlorotique plus ou moins prononcé. Dès l'époque dont nous parlons, M. Bouillaud, faisant un pas de plus que les autres médecins, montrait que la diminution de densité du sang était la circonstance à laquelle se liait plus particulièrement ce souffle. Tous les efforts qu'on a pu faire depuis n'ont pas ébranlé cette doctrine définitivement acquise à la science.

Nous revenons maintenant sur les divers cas contenus dans ces catégories, afin de faire voir comment le bruit de souffle peut s'y produire.

1° *Mécanisme du bruit de souffle organique.* On constate le souffle dans les rétrécissements des orifices, les insuffisances des valvules, les endocardites et leurs suites, dans le cas de concrétions sanguines, pseudo-membraneuses ou autres ; dans les perforations de valvules, les communications anormales des cavités du cœur entre elles; dans l'hypertrophie simple, la péricardite, les anévrysmes de l'aorte, la cyanose, etc.

On comprend parfaitement comment un rétrécissement d'orifice donne lieu au bruit de souffle; si l'orifice de l'aorte est plus étroit que normalement, le sang, en y pénétrant pendant la systole du ventricule gauche, frottera péniblement contre les parois et déterminera des vibrations, d'où le bruit de souffle.

On comprend moins facilement, au premier abord, la production d'un souffle dans une insuffisance; mais, cependant, en y faisant bien attention, on la comprendra encore; si l'une des valvules manque, par destruction ou accolement aux parois artérielles, le sang, en rétrogradant pendant la systole de l'artère et la diastole du cœur, fermera deux valvules, mais passera dans le lieu occupé primitivement par la troisième; cet orifice sera fort étroit, n'ayant que le tiers du calibre de l'artère, et, relativement au calibre total de l'orifice, ce sera un *rétrécissement*. Une insuffisance, ainsi que le fait remarquer M. E. Littré (1), n'est donc qu'un rétrécissement placé en sens inverse du cours normal du sang. Ainsi, pas de difficulté dans ces cas pour expliquer le souffle.

Dans l'endocardite, il se produit du souffle quand le sang passe sur une membrane dépolie, boursouflée, couverte de fausses membranes ou de produits d'exsudation; et alors le souffle se forme aussi bien au milieu des cavités du cœur que dans les orifices; à plus forte raison si l'endocardite a laissé des plaques osseuses, des indurations fibreuses, fibro-cartilagineuses, crétacées, s'il s'est formé des caillots sanguins sur le bord des valvules.

Dans les communications anormales des ventricules, on en entendra si l'orifice est étroit, irrégulier, frangé, mais disposé cependant de façon que le sang puisse y pénétrer.

Enfin on entend encore du souffle dans les anévrysmes de l'aorte, quand l'orifice de communication entre l'anévrysme et l'aorte est un peu étroit et irrégulier.

Mais il semble plus difficile d'expliquer le souffle dans la péricardite et dans l'hypertrophie simple du cœur.

Dans l'hypertrophie simple, si les orifices ne se sont pas

(1) Littré, *Dictionnaire de médecine* en 30 volumes, art. Cœur.

agrandis avec la cavité de l'organe, ils se trouvent avoir une *aire* relativement trop petite pour la quantité de sang qui doit y être projetée et pour la force avec laquelle le mouvement est imprimé au liquide; en sorte que dans ce cas on aura encore un rétrécissement, mais un rétrécissement *relatif*.

Le souffle se rencontre souvent dans la péricardite; on en a expliqué la production de diverses manières, mais surtout en supposant que le liquide de l'épanchement, quand il existe, comprime les gros vaisseaux qui partent de la base de l'organe, et l'on a même assuré qu'on le faisait disparaître en faisant asseoir le malade et en forçant ainsi le liquide à se reporter en bas. Cette explication nous paraît peu satisfaisante.

Ce souffle, en effet, dépend ou d'une endocardite concomitante de la péricardite, ou d'une endocardite née après coup et transmise à l'orifice des gros vaisseaux à travers leurs parois. Notons enfin qu'on peut prendre pour du souffle le frottement péricarditique dont nous avons parlé plus haut.

En définitive, et comme on le voit, le souffle peut s'expliquer dans toutes les maladies organiques du cœur. La cause qui le produit, c'est la vibration du sang dans son passage sur des surfaces rugueuses, irrégulières, ou sur des produits anormaux, qui par leur position en gênent le cours. Seulement nous tenons à faire remarquer que le souffle n'est pas toujours un indice d'un rétrécissement d'orifice, comme on le dit trop souvent. Il appartient, souvent, il est vrai, à cette lésion, mais quelquefois aussi à des lésions toutes différentes.

2° *Mécanisme du bruit de souffle inorganique ou chlorotique.*

Les bruits de souffle inorganiques ou chlorotiques peuvent s'entendre au niveau du cœur et dans les vaisseaux du cou. C'est toujours à la base, au niveau de l'orifice aortique, que le bruit de souffle dit anémique présente son maximum d'intensité. Quand il est intense, on peut l'entendre à la pointe. Le bruit de souffle anémique est toujours doux, prolongé. On le suit dans les artères du cou. Au cœur, il est simple et suit le premier bruit qu'il couvre plus ou moins.

Dans les vaisseaux du cou, le souffle chloro-anémique

présente plusieurs variétés ; tantôt simple, accompagnant la systole cardiaque, il est d'autres fois continu et présente des renforcements. Son timbre est également variable. Dans certains cas il a le caractère du souffle cardiaque; dans d'autres il est musical, et peut être comparé à un piaulement, au bourdonnement d'une mouche, etc... Quand il est intense, il détermine dans le vaisseau une vibration très-sensible au doigt. Rien n'est plus facile que de constater ce phénomène en variant la pression du doigt appliqué sur les vaisseaux du cou.

Quant aux explications fournies par les auteurs sur la cause immédiate du souffle anémique vasculaire, elles varient singulièrement. Un fait certain établi par M. Bouillaud, c'est que le souffle se manifeste toutes les fois que la densité du sang descend à 6° 1/4 de l'aréomètre de Baumé.

Laënnec attribuait le souffle à la contraction spasmodique du cœur. M. Andral pensait que le sang, faiblement lancé dans les artères, ne les dilatait pas suffisamment, d'où un rétrécissement relatif. M. Beau admettait que le cœur affaibli dans la chlorose se laissait dilater, contenait par suite une ondée plus volumineuse, laquelle produisait un souffle en traversant l'orifice artériel dont la dilatation n'était pas proportionnelle. Les auteurs du Compendium pensent que les changements survenus dans la composition du sang modifient son degré d'adhérence aux parois vasculaires, le rendent moins coulant, pour ainsi dire.

Tous ces auteurs regardent le bruit anémique comme exclusivement artériel.

Dès 1837, Ward, et plus tard Hope, Stokes localisèrent dans les veines certains bruits chlorotiques. Cette théorie fut adoptée en France par Aran, et compte aujourd'hui de nombreux partisans parmi les médecins français. On admet généralement que les bruits intermittents siégent dans les artères parcourues par un sang plus fluide et circulant avec plus de rapidité, tandis que les bruits continus ont pour siége exclusif les jugulaires. Nous devons dire que la plupart des théories mises en avant pour expliquer le murmure veineux ne nous paraissent en aucune façon concluantes.

D'après Skoda, la veine cave étant incomplétement remplie, la circulation est plus rapide dans la jugulaire et la colonne de sang amoindrie. « Or les dimensions de la jugulaire étant fixées à sa partie inférieure, la colonne de sang ne peut remplir cet espace élargi qu'en la traversant avec un tournoiement, d'où les vibrations. »

M. Marey invoque la diminution de la tension artérielle, la circulation plus rapide favorisant la production des vibrations, pour peu que le vaisseau soit comprimé par le stéthoscope. Aran, Barth et Roger font intervenir le frottement déterminé par la diminution de densité du sang et la rapidité du courant ; M. Chauveau, la formation d'une veine liquide dans la jugulaire. Nous ne donnons ces opinions que pour montrer l'incertitude qui règne encore dans l'explication du phénomène.

M. Parrot, dans un travail récent (*Archives*, juin 1867), a étudié avec beaucoup de sagacité les conditions dans lesquelles se produisent ces bruits anémiques. Reconnaissant qu'il y a dans les vaisseaux du cou des bruits artériels et veineux, il assigne pour cause à ces derniers (bruits continus) une insuffisance des valvules de la jugulaire interne.

Maladies dans lesquelles on rencontre le bruit de souffle. — Valeur diagnostique.

Lorsqu'on rencontre un bruit de souffle chez un malade, on doit se demander d'abord si ce bruit est organique ou chlorotique, c'est-à-dire de la première ou de la seconde espèce.

Le temps auquel le bruit a lieu, son siége, son timbre, sa persistance, les phénomènes concomitants sont les éléments du diagnostic différentiel.

Les bruits chlorotiques n'ont jamais été entendus qu'au premier temps du cœur, jamais au second. D'après cette seule remarque, la moitié du problème est déjà résolue : si, en effet, on entend un bruit de souffle au second temps, on peut être certain qu'on a affaire à une affection organique ; s'il est au premier temps, on hésitera entre une affection chlorotique et une affection organique. On consultera alors le siége du bruit; s'il a lieu à la pointe, il ne peut être qu'un souffle organique, les autres ne se produisant qu'à la base. Les autres caractères du souffle seront d'ailleurs consultés. Les souffles chlorotiques sont doux, quelquefois d'un timbre musical ; ils sont variables, passagers : ils ne s'accompagnent d'aucun autre phénomène propre aux maladies du cœur (abaissement de la pointe, voussure, matité, frémissement vibratoire, etc.), ni de phénomènes généraux (cyanose, œdème, etc.).

Ce point réglé, quand on a reconnu que le souffle n'est pas chlorotique, on se demande quelle est la lésion qui existe, et comme, dans l'immense majorité des cas, on a affaire à des rétrécissements ou à des insuffisances, on cherche d'abord à établir ce point; c'est par là que nous commencerons. Il faut alors résoudre successivement ces trois questions : Quel est l'orifice atteint, quel est le genre de lésion qui existe et quel est le côté du cœur affecté?

1° *Détermination de l'orifice malade et de la nature de sa lésion.* Ces deux problèmes sont liés d'une manière si intime, qu'il n'est pas possible de résoudre l'un sans l'autre. Nous pourrions nous borner à faire connaître les résultats de l'expérience et ceux qui découlent des autopsies cadavériques, mais on ne retient que difficilement les faits exposés de la sorte. Nous les rattacherons donc aux explications tirées des théories des bruits du cœur, certains de donner ainsi plus d'intérêt aux faits exposés et d'en faciliter l'intelligence. Seulement nous ferons remarquer que rien n'est absolument démontré dans les explications que nous allons présenter, et qu'il n'y a de réel que les faits. Mais la théorie aide la mémoire.

Si l'on a un bruit de souffle au premier temps, ce bruit tiendra à un rétrécissement aortique ou à une insuffisance auriculo-ventriculaire. Voici comment on peut se rendre compte du fait. On se rappelle que le premier bruit a lieu pendant la systole du cœur, et que, pendant ce mouvement, le sang doit passer dans l'aorte et dans l'artère pulmonaire; s'il y a rétrécissement à l'orifice de ces vaisseaux, il se produira nécessairement un souffle qui coïncidera avec le choc de la pointe du cœur et avec le pouls artériel : c'est ce qui a lieu en effet d'une manière absolument constante. Mais si les valvules auriculo-ventriculaires sont insuffisantes, le sang repassera dans l'oreillette, et, rencontrant le rétrécissement de l'insuffisance, produira un bruit de souffle, toujours dans le même temps. Ainsi, en résumé, un souffle au premier temps appartient aussi bien à un rétrécissement aortique ou pulmonaire qu'à une insuffisance auriculo-ventriculaire.

Si le bruit a lieu au second temps, il donnera lieu à des conclusions inverses ; que se passe-t-il en effet dans ce temps ? Le cœur entre en diastole, le sang y afflue de l'intérieur de l'oreillette, et celui qui a été lancé dans l'aorte tend à rentrer dans le ventricule ; en conséquence, si l'orifice auriculo-ventriculaire est rétréci, il y aura souffle ; si l'orifice aortique est insuffisant, il y aura souffle également. Un souffle au second temps indique donc ou une insuffisance aortique ou un rétrécissement auriculo-ventriculaire.

Jusqu'à présent nous n'avons encore rien déterminé, puisque nous hésitons entre deux hypothèses ; les idées se fixeront par la recherche du lieu où se produit le bruit anormal. Nous avons dit que les bruits des orifices ventriculo-artériels s'entendent particulièrement à la base du cœur, ceux des orifices auriculo-ventriculaires à la pointe (Barth) : ce qui est vrai pour l'état normal est encore plus vrai pour l'état pathologique, car les bruits de la seconde espèce se déplacent et s'abaissent quand le cœur s'allonge.

Il résulte de là que, si nous entendons un bruit anormal à la pointe, ce sera un bruit auriculo-ventriculaire ; s'il a lieu au premier temps, ce sera nécessairement une insuffisance ; s'il a lieu au second temps, ce sera un rétrécissement. Même chose, mais en sens inverse, pour l'aorte.

Ainsi en résumé : un bruit de souffle au premier temps, à la base, indiquera un rétrécissement de l'aorte ou de l'artère pulmonaire ; un bruit de souffle au second temps, à la base, indiquera une insuffisance artérielle ; un bruit de souffle au premier temps, à la pointe, une insuffisance auriculo-ventriculaire ; un bruit de souffle au second temps, à la pointe, un rétrécissement auriculo-ventriculaire.

Mais il peut exister un double bruit, c'est-à-dire un souffle au premier temps et un au second ; s'ils ont tous deux leur maximum à la base, c'est l'indice d'un *rétrécissement avec insuffisance aortique*. S'ils existent, au contraire, à la pointe, ils indiquent une *insuffisance avec rétrécissement auriculo-ventriculaire*.

On observe quelquefois des combinaisons différentes quand il y a un double bruit. L'un peut être à la base, l'autre à la pointe. Si c'est le premier qui est à la base, et que le second soit à la pointe, il y aura un double rétrécissement; si le premier est à la pointe et le second à la base, ce sera une double insuffisance.

Mais nous avons à faire remarquer que les souffles présentent quelques modifications.

Quelquefois un souffle, au lieu d'être extrêmement limité, peut être très-étendu. Cela tient quelquefois à son intensité; d'autres fois, à ce que l'orifice où il se forme est très-près du thorax : ainsi le souffle des rétrécissements et insuffisances aortiques est quelquefois fort étendu. Mais aussi cela peut tenir à l'étendue des lésions. Nous avons observé récemment un homme qui avait, à la base du cœur, un double souffle indicateur d'un rétrécissement avec insuffisance aortique : le premier bruit s'étendait de la base du sternum jusqu'au voisinage du mamelon, sans descendre cependant absolument jusqu'à la pointe. A l'autopsie, on trouva un rétrécissement de l'aorte avec altération des valvules, et de plus un état crétacé de toute la face ventriculaire de la lame antérieure de la valvule bicuspide, circonstance bien propre à rendre compte de l'étendue dans laquelle le bruit anormal se faisait entendre.

D'autres fois, avec des lésions bien prononcées des orifices et des valvules, le souffle manque; ainsi un rétrécissement auriculo-ventriculaire, une insuffisance aortique, n'ont quelquefois pas de bruit. En voici le motif : ces deux souffles doivent s'accomplir pendant la diastole ventriculaire; mais cette diastole est un mouvement passif; le sang n'est pas poussé, mais attiré dans le cœur, aspiré pour mieux dire. S'il y a un rétrécissement auriculo-ventriculaire, il n'entre dans le ventricule que la quantité de sang que l'orifice peut admettre, et pas davantage; d'un autre côté, le sang n'est pas poussé *a tergo* d'une manière énergique. Qu'est-ce en effet que la force de contraction auriculaire? Peu de chose; l'orifice n'est donc pas violenté, distendu outre mesure, le sang glisse donc facilement sans produire de souffle. Même remarque pour l'insuffisance aortique; le sang, en rentrant dans le ventricule sous l'influence de la diastole peu énergique de celui-ci et de la systole artérielle peu énergique également, ne frotte pas avec excès et peut ne pas produire de bruit de souffle. M. Beau attribue à l'asystolie cette absence de bruit; mais nous ne pouvons pas admettre que cette explication convienne à tous les cas.

Il n'en est pas de même des souffles qui se manifestent pendant la systole ; ceux-ci se produisent de toute nécessité et ne manquent jamais ou presque jamais ; en effet, ils ont lieu pendant la contraction du ventricule, contraction énergique, active, et dans laquelle le cœur tend à se vider absolument du sang qu'il contient ; alors, quel que soit l'obstacle, léger ou fort, cet obstacle est surmonté, violenté ; le sang le franchit de force rapidement et produit un souffle. Si l'orifice aortique est rétréci, le sang ventriculaire passe tout entier dans l'aorte ; s'il y a insuffisance auriculo-ventriculaire, l'ondée sanguine rentre aussi de force dans l'oreillette et avec rapidité : en conséquence, les souffles, pendant la contraction du cœur, se produisent à peu près nécessairement.

On peut résumer ces remarques en disant que les souffles systoliques se produisent facilement et habituellement, même pour des lésions faibles, tandis que ceux de la diastole se produisent difficilement, même quand il y a des lésions prononcées. On ne s'étonnera donc plus de la fréquence des bruits du premier temps et de la rareté comparative de ceux du second temps. On s'étonnera moins encore de voir que des affections des valvules et orifices puissent exister sans bruit de souffle.

D'après ce que nous venons de dire, on doit comprendre que le souffle s'entendra toujours dans le rétrécissement aortique et l'insuffisance auriculo-ventriculaire, tandis qu'il manquera souvent dans l'insuffisance aortique et dans le rétrécissement auriculo-ventriculaire. Si donc on a un malade présentant tous les signes généraux d'une maladie du cœur, sans bruits anormaux, on peut, à peu près sûrement, diagnostiquer une de ces deux maladies.

Mais voici une autre modification dans la production des bruits de souffle, qui est très-importante, embarrassante au premier abord, et qui a servi de point de départ à des objections fort vives contre la doctrine généralement adoptée sur les mouvements du cœur.

On remarque souvent que chez des individus affectés de rétrécissements auriculo-ventriculaires, on trouve à la pointe un bruit de souffle au premier temps, au lieu d'un souffle au second temps que la théorie indique ; et l'on se demande comment ce bruit peut se produire, et si le mode d'explication proposé jusqu'à ce jour est exact.

Ce fait s'explique très-facilement dans la théorie dont nous nous servons, seulement il faut connaître la disposition anatomique normale des rétrécissements en question. Voici en effet comment se présente cette affection dans la très-grande majorité des cas (nous raisonnerons surtout sur l'orifice auriculo-ventriculaire gauche, où cette lésion s'observe particulièrement).

La valvule mitrale se compose de deux lames distinctes, l'une antérieure, l'autre postérieure, qui n'ont aucune connexion entre elles, mais qui sont rapprochées par leurs bords droits et gauches, sur lesquels s'insèrent les cordages des colonnes charnues.

Quand une endocardite se déclare sur ces valvules, elle a pour premier effet de produire des fausses membranes, qui donnent lieu à l'agglutination de leurs bords contigus; de cet accolement résulte un canal un peu aplati d'avant en arrière et qui présente un orifice tout à fait au sommet. Celui-ci devient alors le véritable orifice auriculo-ventriculaire. Peu à peu il se rétrécit, devient solide, forme un anneau circulaire ou un peu aplati d'avant en arrière, et qui ne tarde pas à être privé de toute espèce de souplesse; il demeure béant; quant au corps des valvules, il s'indure et finit par former une sorte de cône tronqué, de bec d'entonnoir qui proémine dans le ventricule; on peut aussi comparer cette disposition à la saillie du col de l'utérus au fond du vagin. Ce cône fibro-cartilagineux ou crétacé, qui est assez ordinairement dans l'axe du ventricule, présente du côté de l'oreillette un enfoncement comparable à l'ouverture anale, et du côté du ventricule une ouverture plus ou moins large, arrondie, ovalaire, en forme de boutonnière ou de *glotte,* dont la lumière, constamment ouverte, forme une insuffisance réelle. Cette disposition a été admirablement décrite par M. Bouillaud (1). — Comme on le voit, dans ce cas l'orifice auriculo-ventriculaire n'est pas modifié, du moins sensiblement, mais il n'est plus le véritable détroit, le véritable point de communication entre l'oreillette et le ventricule ; il y a un nouvel orifice situé plus bas, à l'extrémité des valvules ; celui-ci est plus étroit et béant. C'est ce qu'on appelle en général un rétrécissement auri-

(1) Bouillaud, *Traité clinique des maladies du cœur*. Paris, 1841. t. II, p. 318, 319.

culo-ventriculaire ; et, en effet, c'en est un, puisqu'il peut être étroit au point de ne plus admettre qu'un seul doigt, qu'un tuyau de plume même. Mais c'est aussi et à un haut degré, une insuffisance. Eh bien ! comment veut-on qu'une lésion de cette espèce ne produise pas de souffle au premier temps (Barth et Roger) ? Pendant la systole, la colonne sanguine se divise en deux ondes, l'une *progressive* (Gerdy), qui entre dans l'aorte ; l'autre *rétrograde,* qui rentre dans l'oreillette et produit un souffle d'autant plus marqué que le détroit est plus resserré ou plus irrégulier. Le bruit se produit dans ce cas d'autant plus facilement, plus nécessairement même, qu'il a lieu pendant la systole, mouvement actif du cœur.

Pourquoi, maintenant, dans le même cas, le bruit de souffle, au deuxième temps, ne se manifeste-t-il pas, ainsi que la théorie le demande ? Pour deux raisons : d'abord parce que le sang ne coule à travers le rétrécissement que dans la diastole ventriculaire, c'est-à-dire pendant le mouvement passif du cœur ; et parce qu'il n'est pressé que par un organe contractile d'une faible énergie (l'oreillette). Nous ajouterons encore que pendant ce mouvement, malgré l'induration de l'entonnoir en question, il y a toujours un léger degré d'écartement des valvules, qui facilite le passage du sang ; tandis que, dans le premier temps, il y a rapprochement et tendance à l'occlusion, ce qui resserre encore le détroit par lequel le sang rentre dans l'oreillette. Aussi avons-nous coutume de dire que le bruit de souffle se produit au premier temps, parce que *le détroit de l'insuffisance est plus resserré que celui du rétrécissement.* Ces considérations nous portent à rejeter, comme inexacte, la proposition de MM. Littré (1), Barth et Roger : que le souffle de l'insuffisance est ordinairement doux. Cela n'est vrai que pour l'insuffisance aortique.

Telle est la disposition la plus commune du rétrécissement auriculo-ventriculaire, et l'on pourrait dire que, pour le côté gauche du cœur, il n'y a presque pas de rétrécissement sans insuffisance ; mais la réciproque n'est pas vraie.

Ainsi un rétrécissement auriculo-ventriculaire peut se traduire par un souffle au premier temps, aussi bien qu'une insuffisance.

(1) Littré, *Dictionnaire de médecine* en 30 vol., art. Coeur.

Comment alors distinguera-t-on une insuffisance simple d'un rétrécissement avec insuffisance? Par les phénomènes généraux ou éloignés que nous étudierons plus loin, et que nous pouvons indiquer en deux mots par anticipation. Dans un rétrécissement, il y a toujours, à un degré plus ou moins prononcé, gêne de la circulation par arrêt du sang dans l'oreillette; et l'on observe, de proche en proche, la stase dans le poumon, d'où des congestions, des œdèmes; la stase dans le cœur droit et les veines, d'où l'anasarque, l'engorgement du foie, l'ascite, les épanchements pleuraux; enfin moins de sang entrant dans le ventricule gauche, il y a étroitesse et faiblesse du pouls. Aucun de ces phénomènes ne se remarque dans l'insuffisance pure (celle qui est déterminée, par exemple, par le ratatinement des valvules ou leur accolement à la face interne des ventricules).

C'est cependant, et nous ne pouvons laisser passer cela sans nous y arrêter, c'est cependant ce fait d'un bruit de souffle au premier temps dans les rétrécissements qui a fait naître une théorie des mouvements et des bruits du cœur opposée à celle que professe M. Bouillaud.

M. Fauvel est un des premiers qui ait dirigé son attention sur ce sujet (1); mais il n'a pas osé tirer de conclusions de son travail. M. Beau, venant ensuite, a pensé que, pour accorder la théorie avec les faits, il n'y avait qu'à renverser les mouvements du cœur, à mettre la diastole à la place de la systole, et qu'alors tout s'expliquerait. En effet, dans cette manière de voir, le souffle au premier temps s'explique bien par le fait du rétrécissement en question, si le sang passe au premier temps du cœur, de l'oreillette dans le ventricule; si, en un mot, la diastole ventriculaire est le premier des mouvements du cœur. Mais, d'après les indications que nous avons données, le fait ne s'explique pas moins bien par l'insuffisance qui accompagne presque toujours le rétrécissement. Alors, quelle nécessité y avait-il à créer une nouvelle théorie des bruits et des mouvements du cœur ?

Cependant, nous ne voulons cacher aucune objection. On a nié la valeur de l'explication que nous avons donnée d'après MM. Bouillaud, Barth et Roger et plusieurs autres

(1) Fauvel, *Archives générales de médecine*, 1843.

observateurs, en disant que l'insuffisance que nous avons décrite avait été créée pour le besoin de la cause ! Il n'y a qu'une réponse à faire à une pareille objection : c'est que, en dépit de tous les efforts, cette insuffisance n'en existe pas moins, comme un des éléments les plus importants de la lésion qu'on nomme ordinairement rétrécissement ; c'est un fait que l'examen anatomique démontrera mieux que toutes les discussions possibles.

Nous ne saurions terminer sans constater que, depuis quelque temps, un compromis s'est établi tacitement entre les partisans de la nouvelle et ceux de l'ancienne doctrine. On a trouvé dans une distinction, plus subtile que réelle à notre avis, une sorte de terrain neutre où toutes deux peuvent exister à la fois sans trop se nuire : nous voulons parler du bruit de souffle *présystolique,* qui remplace maintenant, pour beaucoup d'observateurs, le souffle au premier temps. Les partisans de l'ancienne doctrine admettent, comme on le sait, que le passage du sang dans le ventricule se fait au second temps, mais ils accordent actuellement à la nouvelle doctrine qu'une certaine quantité de sang passe encore de l'oreillette dans le ventricule, un peu avant la contraction de celui-ci. N'est-il pas facile, dès lors, de concevoir que, s'il y a un rétrécissement auriculo-ventriculaire, un souffle puisse se produire, non au second temps, mais un peu avant le premier temps, et dans la présystole ? Or, suivant cette nouvelle manière de voir, ce souffle présystolique ne serait rien autre chose que ce que l'on a pris jusqu'à présent pour un souffle au premier temps ; et ce souffle présystolique caractériserait un rétrécissement auriculo-ventriculaire, sans qu'il fût nécessaire désormais d'admettre l'insuffisance que nous avons décrite. Nous ne pouvons insister sur ce nouvel ordre d'idées, dont on trouvera le résumé dans un bon travail de M. le docteur Hérard (1). Tel est l'état de la question. Nous ne ferons qu'une seule remarque : c'est que, si l'on a déjà bien de la peine à reconnaître qu'un bruit se passe au premier ou au second temps du cœur, il doit être encore bien

(1) Hérard, *Des signes stéthoscopiques du rétrécissement de l'orifice auriculo-ventriculaire du cœur, et spécialement du bruit de souffle au second temps.* (*Archives générales de médecine*, 1853-54.)

plus difficile de déterminer si ce phénomène se passe exactement avant le premier temps, c'est-à-dire dans la présystole.

Nous croyons devoir terminer ici des remarques que l'on pourrait développer davantage, mais sans grande utilité. Ce que nous voulons, avant tout, faire remarquer, c'est que la doctrine nouvelle est née d'une discussion théorique, qu'elle a procédé par une hypothèse pour expliquer un fait, et qu'elle a institué des expériences, non pour découvrir, mais pour confirmer une idée. Or, tout le monde le sait, c'est là une voie un peu dangereuse pour arriver à la découverte de la vérité.

Ajoutons, enfin, que c'est aussi de cette doctrine des mouvements que celle des bruits est sortie après coup.

Peut-on en dire autant de la doctrine des mouvements et des bruits professée par M. Bouillaud? Pour les mouvements, elle remonte à Haller, et se fonde sur l'observation directe et l'expérience. Avant de songer à aucune théorie, on avait établi que la contraction systolaire du cœur est le premier des mouvements de l'organe, et la dilatation le deuxième. Pour les bruits, après qu'on en a constaté la coïncidence avec chacun des mouvements, on a essayé tour à tour toutes les théories qui pouvaient s'accorder avec les mouvements physiologiques trouvés, et on ne s'est arrêté qu'à celle qui s'y adaptait le mieux. Est-on, dans ce cas, parti d'une hypothèse? Non, assurément; on a pris pour point de départ un fait, une chose certaine, démontrée. Maintenant, quand l'explication serait fausse, le fait n'en resterait pas moins : le premier temps du cœur, c'est la systole : un bruit qui se produit pendant ce temps est un bruit systolique, on ne peut sortir de là.

[[La discussion qui précède montre que, d'après l'observation des faits, le rétrécissement mitral est presque toujours accompagné d'une insuffisance mitrale ; et d'après cela l'expression *maladie mitrale,* employée par Stokes et quelques autres auteurs, et comprenant à la fois le rétrécissement et l'insuffisance, pourrait s'appliquer à la généralité des cas. Reste à savoir si les résultats fournis par l'auscultation permettent de démêler, par une analyse minutieuse, ce qui appartient au rétrécissement et ce qui appartient à l'insuffisance.

Pour bien comprendre ce qui peut se passer dans la maladie mitrale, reportons-nous à ce que les recherches physiologiques et en particulier celles de Chauveau et Marey nous ont appris. Le passage du sang de l'oreillette dans le ventricule a lieu pendant tout l'intervalle qui sépare deux systoles ventriculaires successives ; mais ce passage s'effectue d'abord lentement et par la seule action de la *vis a tergo* du sang contenu dans les veines et dans les oreillettes, puis il est activé à la fin par la contraction auriculaire, laquelle se produit immédiatement avant la systole du ventricule, c'est-à-dire pendant cet espace de temps très-court qui a reçu le nom de présystole. On comprend donc que, si l'orifice mitral est rétréci, des bruits morbides puissent se produire durant le passage du sang de l'oreillette dans le ventricule, et on conçoit encore que ces bruits puissent présenter des caractères différents au commencement et à la fin, caractères en rapport avec la lenteur du courant sanguin au début, avec sa rapidité relative à la fin de ce mouvement. — Quand la diastole du ventricule est terminée, la systole ventriculaire arrive immédiatement, et la valvule mitrale se ferme ; mais, si cette valvule est insuffisante, le sang reflue dans l'oreillette et on s'explique qu'un nouveau bruit morbide puisse apparaître, ayant aussi des caractères particuliers en rapport avec les conditions qui président à son développement.

On voit donc que la théorie conduit à admettre la possibilité de la production de trois bruits morbides lorsqu'il existe une maladie mitrale complète, c'est-à-dire un rétrécissement et une insuffisance réunis. L'observation des faits justifie ces données théoriques. Il résulte, en effet, d'un travail remarquable de Duroziez (1) que la maladie mitrale donne lieu à une succession de bruits morbides très-particuliers et pathognomoniques du rétrécissement avec insuffisance ; c'est d'abord un bruit de roulement que l'on perçoit pendant la diastole ventriculaire et qui résulte du passage du sang de l'oreillette dans le ventricule par l'orifice mitral rétréci ; en second lieu, un bruit de souffle très-court qui a lieu aussi pendant la diastole du ventricule, mais à la fin de ce mouvement, c'est-à-dire dans la présystole, et qui résulte du passage du sang de

(1) Duroziez, *Du rhythme pathognomonique du rétrécissement mitral*, in *Arch. gén. de méd.*, 1862.

l'oreillette dans le ventricule, passage accéléré par la contraction auriculaire ; enfin un troisième bruit soufflant, prolongé, coïncidant avec la systole ventriculaire et le choc de la pointe, et qui résulte du reflux du sang du ventricule dans l'oreillette par l'orifice mitral insuffisant. Les deux premiers bruits dépendent donc du rétrécissement mitral, le troisième se rattache à l'insuffisance mitrale concomitante. Tous trois ont leur maximum d'intensité à la pointe du cœur, lieu d'élection des bruits auriculo-ventriculaires. Duroziez a établi de plus qu'il y avait en outre un dédoublement du deuxième bruit, résultant de la différence de la tension sanguine dans l'aorte et dans l'artère pulmonaire par le fait de la maladie mitrale.

On peut représenter toutes les particularités qui précèdent par la notation suivante, proposée par Duroziez et modifiée par Maurice Raynaud (1) conformément à la théorie que nous avons présentée plus haut :

rrroû.	f.	foût.	ta ta
roulement diastolique.	souffle présystolique.	souffle systolique	dédoublement du 2e bruit normal.

Souffle prolongé de la pointe.

Tel est le type complet des bruits morbides que peut produire la maladie mitrale. Suivant la prédominance du rétrécissement ou de l'insuffisance, l'un ou l'autre de ces bruits peut prédominer sur les autres ; ou bien, suivant les cas, quelques-uns d'entre eux peuvent être difficiles à percevoir.]]

2° *Détermination du côté de l'organe où se trouve la lésion.*

Reste maintenant à déterminer le côté du cœur dans lequel siége la lésion des orifices ou des valvules.

On a dit que l'on entendait particulièrement les bruits anormaux du cœur droit dans le côté droit de la poitrine, et ceux du cœur gauche dans le côté gauche; c'est une règle beaucoup trop vague et surtout très-peu exacte.

(1) Maurice Raynaud, Art. Cœur, du *Nouveau Dictionn. de méd. et de chir. pratiques*, t. VII, p. 633, Paris, 1868.

M. Littré a donné quelques préceptes d'une grande importance quand ils sont bien appliqués. « Quand il y a, dit-il, rétrécissement ou insuffisance au cœur gauche, le bruit morbide qui, à la région précordiale, masque le bruit naturel correspondant au cœur droit, disparaît à mesure qu'on s'éloigne ; et dans un point du côté droit de la poitrine, point qu'il faut chercher, on n'entend plus qu'un tic tac naturel, quoique éloigné. M. Rayer a observé que l'endroit où l'on entend le mieux le cœur droit sain, quand le cœur gauche est malade, est la région épigastrique. J'ai entendu plusieurs fois en ce point, d'une manière très-nette, le tic tac régulier, tandis que le cœur gauche donnait un bruit morbide. Le contraire a lieu si c'est le cœur droit qui est malade ; c'est à gauche et loin du cœur qu'il faut chercher le tic tac naturel. Enfin, si l'on trouvait, loin du cœur et des deux côtés de la poitrine, un bruit morbide, on conclurait que les deux moitiés sont affectées, etc. (1). »

Ainsi que MM. Barth et Roger le font observer, on a souvent mal appliqué la règle indiquée par M. Littré ; il ne s'agit pas du *siége absolu* du bruit, mais bien de son siége relativement à un point où l'on entend le tic tac normal du cœur ; si ce tic tac est relativement à droite, quelle que soit d'ailleurs la position du bruit à la région précordiale, le cœur droit est sain, et inversement pour le côté gauche du cœur.

Les auteurs que nous venons de citer font observer avec très-juste raison que cette règle ne s'applique qu'aux orifices auriculo-ventriculaires, mais nullement aux orifices artériels ; ici, en effet, les bruits anormaux de l'aorte se propageront dans la direction de cette artère, c'est-à-dire derrière le sternum et vers la clavicule droite, tandis que ceux de l'artère pulmonaire tendront vers la clavicule gauche.

Toutes ces règles peuvent avoir leur importance, mais nous croyons que les phénomènes généraux en ont plus encore. En effet, dans les rétrécissements auriculo-ventriculaires gauches, on remarquera surtout de l'étroitesse du pouls; dans celui de l'aorte, le pouls sera vibrant,

(1) Littré, *Dictionnaire de médecine*, en 30 volumes. t. VIII, p. 335.

accompagné de frémissement. C'est surtout dans les lésions du cœur droit que le diagnostic devra s'appuyer sur la considération des troubles généraux de la circulation.

[Dans quelques cas, on a pu diagnostiquer des lésions de l'artère pulmonaire, en se basant surtout sur la localisation du souffle à gauche du sternum. M. Aran a observé au niveau de l'articulation sternale du troisième cartilage gauche un souffle rude qui lui permit de diagnostiquer un rétrécissement de l'orifice de l'artère pulmonaire. Mais ces faits sont exceptionnels. Le plus souvent les lésions du cœur droit passeraient complétement inaperçues si on ne se guidait que sur les signes stéthoscopiques. Dans un excellent mémoire, M. Gouraud a montré que ces lésions se développaient fréquemment à la suite des maladies pulmonaires, et que, si elles se dévoilaient rarement par des phénomènes d'auscultation comme les lésions du cœur gauche, en revanche le reflux du sang dans les jugulaires, les congestions viscérales, les hydropisies formaient un ensemble de symptômes le plus souvent caractéristique (1).]

Maintenant nous devons nous poser une question. Quand on entend au cœur un bruit de souffle non chlorotique, doit-on toujours supposer ou un rétrécissement ou une insuffisance? Non, car nous avons vu que le simple état de gonflement, de dépoli de l'endocarde, que de légères concrétions sanguines ou fibreuses peuvent donner lieu à un souffle. On ne se décidera donc à diagnostiquer une lésion d'orifice ou de valvule que quand il y aura, en même temps que du souffle, des phénomènes généraux en rapport avec la lésion que l'on suppose. Il nous arrive bien souvent, chez des individus affectés de maladies étrangères au cœur et qui n'ont pas de chlorose, de trouver un souffle, soit à la base, soit à la pointe; nous ne diagnostiquons alors ni rétrécissement ni insuffisance; nous établissons seulement qu'il existe quelque lésion de peu d'importance, ancienne, reste d'inflammations partielles de la membrane interne du cœur, comme on en voit si souvent chez les personnes qui ont eu des rhumatismes, des fluxions de poitrine, ou même des bronchites intenses et prolongées. Ce diagnostic

(1) Xavier Gouraud, *Influence pathogénique des maladies pulmonaires sur le cœur droit*. Thèse de doctorat. Paris, 1865.

a été si souvent confirmé par l'autopsie, que nous n'en comptons plus les cas. On se rappellera combien il est rare de trouver sur le cadavre des valvules saines, minces et translucides, comme dans l'état normal; et, d'un autre côté, combien il faut peu de chose pour produire un bruit de souffle cardiaque. Enfin, on remarquera que ces bruits, qui se rattachent à de simples rugosités, à des végétations, etc., ne s'entendent jamais qu'au premier temps.

Inutile d'ajouter que les dilatations aortiques, les anévrysmes donnent aussi lieu à un souffle simple ou double, dont le siége est en général à la partie droite du sternum, vers le haut de cet os, à la base du col, etc.

Nous ne pouvons pas terminer ce qui est relatif aux souffles sans rappeler ce que nous avons dit plus haut. L'auscultation est sans doute d'un grand secours, mais elle n'est pas un guide infaillible dans le diagnostic des maladies du cœur. Souvent elle fait percevoir des souffles quand il n'y a point d'affection cardiaque; quelquefois elle n'en fait pas reconnaître, quoiqu'il y ait des lésions organiques fort prononcées; d'autres fois enfin ses renseignements sont si incomplets, qu'ils ne peuvent donner des résultats que quand on consulte en même temps tous les autres phénomènes observables.

XVII. — Bruits de rape, de scie, de lime.

Ce ne sont que des modifications du bruit de souffle, et ils ne s'en distinguent que par leur rudesse et la gravité ou l'acuité de leur timbre.

Le bruit de râpe ressemble au bruit de la râpe à bois, au ronflement d'un rouet; il imite le son prolongé de la lettre R; il est ordinairement très-prolongé, et quelquefois assez pour remplacer complétement les deux bruits du cœur. Son timbre est toujours plus ou moins gras, comme enroué; le plus ordinairement il change de caractère pendant sa durée, et il commence ou finit par un souffle; il a souvent assez d'intensité pour être entendu dans une grande étendue de la poitrine et pour se propager surtout dans la région dorsale. Souvent aussi il paraît se passer à une grande profondeur, et il ne s'entend que dans un seul point; il semble que l'ondée sanguine arrive perpendiculairement aux parois de la poitrine et que le bruit pénètre directement dans l'oreille. Presque toujours le bruit de râpe se passe dans les orifices auriculo-ventriculaires.

Les bruits de scie et de lime ont un timbre aigu et criard, qui va jusqu'au sifflement, mais ils sont généralement plus brefs que les précédents. Le premier imite le son prolongé de la lettre S; tous deux sont plus communs dans la systole que dans la diastole; ils se passent principalement dans les orifices artériels.

Tous sont permanents; ils ne se modifient que très lentement, et ordinairement leur rudesse va en croissant, par suite de l'augmentation des lésions qui les produisent.

Presque toujours ils s'accompagnent de *frémissement vibratoire.*

Le caractère de ces bruits est en rapport avec l'état anatomique des orifices traversés par le sang. Le bruit de râpe se produit surtout dans des orifices rétrécis et garnis de rugosités épaisses, à demi solides; aussi indique-t-il surtout l'**épaississement des valvules**, les **végétations**, les **dépôts fibrineux durs**, les **caillots**, etc. Il emprunte son caractère gras et ronflant à la demi-mollesse des parties dans lesquelles il se passe. Les bruits de scie et de lime indiquent plus particulièrement la sécheresse, la dureté, l'ossification des membranes valvulaires et des orifices. C'est pour cette raison qu'on entend surtout ces derniers aux orifices artériels, tandis que les autres se manifestent plutôt aux orifices ventriculo-auriculaires, l'état d'ossification se produisant plus promptement dans les premiers que dans les seconds.

Il résulte de ce que nous venons de dire que les bruits rudes ont une valeur plus grande que le souffle simple, car ils indiquent toujours une lésion des valvules ou des orifices. Et, de plus, ils traduisent pour ainsi dire la nature de la lésion et le degré auquel elle est parvenue. Tandis que par le souffle on ne peut juger que d'un état de dépoli, de la présence de rugosités légères sur l'endocarde, par le bruit de râpe on reconnaît l'épaississement, la formation de produits cellulo-fibreux, de végétations plus ou moins dures, et, par celui de scie ou de lime, la formation de concrétions tout à fait dures, cartilagineuses, ossiformes.

Ici nous devons faire une remarque importante. MM. Littré, Barth et Roger ont établi que les bruits de souffle par insuffisance sont toujours doux. Or cette proposition nous paraît être inexacte; et elle doit tomber, s'il est vrai que le bruit de souffle au premier temps, à la pointe, et que l'on rapporte au rétrécissement auriculo-ventriculaire, est réellement lié à l'insuffisance qui accompagne celui-ci, ainsi que nous avons cherché à le démontrer. La proposition, disons-nous, serait inexacte, puisque ce bruit a ordinairement le caractère râpeux.

XVIII. — Bruit de piaulement

Le bruit de piaulement (*sibilus*, *sifflement musical*) ne serait, selon M. Bouillaud, que le degré le plus élevé, le ton le plus aigu du bruit de souffle, et il supposerait à peu près les mêmes conditions portées à leur degré extrême. « Il y a entre ces deux bruits la même différence qu'entre l'action de *souffler* et celle de *siffler*, et tout le monde sait par quel mécanisme on passe de l'une à l'autre. »

Le bruit de piaulement a été remarqué pour la première fois par M. Bouillaud et par M. le docteur Moret. Sa découverte remonte à l'année 1828, mais, jusqu'à l'époque de la publication du *Traité des maladies du cœur* (1), personne, au dire de M. Bouillaud, n'en avait encore parlé; il a été depuis constaté par plusieurs observateurs et décrit dans bon nombre de livres.

Caractères. Le bruit de piaulement se distingue du souffle par son timbre musical; il ressemble quelquefois au miaulement d'un jeune chat, au roucoulement d'une tourterelle ou d'un pigeon, au cri de la caille (Bouillaud); M. J. Pelletan, MM. Barth et Roger l'ont comparé au cri du *canard*, que l'on imite avec ces jouets d'enfants que tout le monde connaît. M. Cazenave l'a assimilé au piaulement d'un jeune poulet. Ce bruit est toujours sur un ton musical élevé, mais la note peut varier quelque peu dans un court espace de temps, de façon à donner une sorte de modulation.

Ce bruit, à la différence des bruits anormaux et musicaux des artères, n'est jamais double ni continu; il ne se

(1) Bouillaud, *Traité clinique des maladies du cœur*, 2e édition, Paris, 1841.

fait entendre qu'à un seul temps des battements du cœur; il n'a été entendu jusqu'à présent qu'au premier temps: souvent il termine un bruit de scie; on trouve ce fait noté deux fois dans les livres de M. Bouillaud. Il est souvent faible et difficilement perceptible; quelquefois fortement accusé; quelquefois si intense, qu'on peut le percevoir sans appliquer l'oreille sur la poitrine et à une distance de plusieurs pouces à un et deux pieds; les malades en ont alors conscience. Ce qui est singulier, c'est que, quand on l'entend à distance du thorax, on ne le perçoit plus aussi bien par l'application de l'oreille. On le constate soit à la pointe, soit à la base du cœur, et même, quand il se fait entendre à distance, on peut encore facilement le rapporter à tel ou tel point de la région précordiale.

C'est de tous les bruits peut-être le plus variable; il se fait entendre d'une manière continue, ou bien pendant quelques battements seulement, pour revenir après un intervalle plus ou moins long; la plupart du temps, il ne dure que quelques jours et en présentant toujours par intervalles une diminution ou une augmentation de force. Chez un jeune homme, où il était assez intense pour être entendu à près de deux pieds de la poitrine, il n'a duré que quinze jours environ, et il ne s'est pas reproduit depuis, quoique ce malade fût atteint d'un rétrécissement avec insuffisance de l'aorte. Presque jamais il n'est seul; il coïncidait une fois avec un triple bruit (1). Le plus souvent il s'accompagne de bruits de râpe ou de souffle pendant le premier ou deuxième temps, et quelquefois aux deux temps; quand il est seul, il peut masquer un souffle qui redevient perceptible quand le sibilus disparaît. M. Bouillaud l'a rencontré une fois chez une femme dont les battements du cœur se répétaient cent seize fois par minute. Peut-être cette accélération est-elle la cause du bruit dans ce cas, mais elle n'est pas nécessaire cependant pour la production du sibilus, car, chez la malade dont nous avons parlé, la circulation était calme.

(1) Bouillaud, *Traité des maladies du cœur*, t. II, p. 353.

Maladies dans lesquelles on rencontre le bruit de piaulement. — Valeur diagnostique.

Le piaulement accompagne toujours une maladie organique du cœur, circonstance dont on ne peut douter quand même on n'a pas l'occasion de s'en assurer anatomiquement, car il existe simultanément avec d'autres phénomènes si tranchés, qu'on ne peut les méconnaître.

M. Bouillaud l'a rencontré, une fois, chez une femme atteinte d'un **rétrécissement auriculo-ventriculaire** gauche si prononcé, qu'il n'existait plus qu'une fente de 7 millimètres dans le plus grand diamètre de l'orifice. Chez une autre, il y avait un **rétrécissement aortique** avec épaississement et incrustations calcaires et fibro-cartilagineuses des valvules, qui rendaient leur surface inégale et comme raboteuse. Chez deux autres malades, on a constaté des rétrécissements d'orifice, dont le siége n'est pas indiqué. MM. Barth et Roger l'ont trouvé dans un rétrécissement aortique; le cas que nous avons cité était de ce dernier genre. Il résulterait de ces faits que peut-être le sibilus serait plus fréquent dans les rétrécissements aortiques que dans toute autre lésion, mais nous n'avons pas assez de données pour la solution de ce problème.

Quoi qu'il en soit, il est certain que ce bruit se rattache toujours à des lésions d'orifices ou de valvules; mais comme il n'est pas permanent, peut-être faut-il en attribuer la formation à des conditions, passagères aussi, déterminées par ces rétrécissements. Une fois il coïncidait avec une grande fréquence des battements du cœur; peut-être n'était-il alors que le résultat de la **rapidité de la circulation** et de vibrations plus vives imprimées par la colonne sanguine aux parois indurées; mais dans un autre cas, où la circulation n'était pas accélérée, on devait peut-être l'attribuer à des **caillots**, à des **flocons pseudo-membraneux** attachés aux valvules, et qui, en flottant, pouvaient couper la colonne sanguine; la facilité avec laquelle disparaissent et ce bruit et les caillots dont nous parlons semble confirmer une pareille supposition. Il a été publié, dit M. Bouillaud, dans le *Journal hebdomadaire de médecine*, un cas de bruit de sifflement du cœur chez un individu à l'ouverture duquel on ne trouva rien autre chose qu'une concrétion sanguine, évidemment formée avant la mort (1).

La présence d'un sifflement musical sera donc l'indice d'un rétrécissement d'orifice avec lésion valvulaire, et de la formation probable de caillots ou de concrétions fibrineuses dans cet orifice.

XIX. — Bruit de frottement.

Dans l'état normal, les mouvements de *locomotion* du cœur dans la cavité du péricarde se font d'une manière silencieuse ; dans l'état pathologique et par suite du dépoli des surfaces, il se produit des bruits divers qu'on désigne sous le nom de *frottements du péricarde.*

Laënnec avait entendu « un bruit semblable au *cri de cuir* d'une selle neuve sous le cavalier », et il le rapportait à la péricardite, mais il renonça à son explication, car il ajouta : « J'ai cru pendant quelque temps que ce bruit pouvait être un signe de péricardite, mais je me suis convaincu depuis qu'il n'en était rien. » Sous ce rapport Laënnec n'a pas été plus heureux que pour l'explication d'un grand nombre de phénomènes acoustiques du cœur. Un de ses chefs de clinique reproduisit le fait et l'explication, et établit qu'en effet le bruit de cuir est un signe de péricardite. Il n'est pas fait mention de cette démonstration dans la deuxième édition du *Traité de l'auscultation*, bien qu'elle soit postérieure au livre de M. Collin. Au reste, l'un et l'autre n'avaient indiqué qu'une des formes les plus rares du frottement ; c'est à M. Bouillaud que revient l'honneur d'en avoir donné une description complète.

Caractères. Le bruit en question donne la sensation de deux corps plats et plus ou moins rugueux qui frottent l'un contre l'autre dans une certaine étendue. Ce bruit est toujours superficiel, car on n'entend que celui qui se passe entre la face antérieure du cœur et la portion du péricarde qui tapisse les côtes et le sternum. Il n'est pas probable qu'on ait jamais entendu celui qui se produit entre la face postérieure du cœur et le feuillet correspondant du péricarde. Nous avons plusieurs fois trouvé des péricardites rétro-cardiaques et dans lesquelles nous n'avions constaté aucun frottement pendant la vie. On le perçoit dans une

(1) Bouillaud, *Traité clinique des maladies du cœur*, t. I, p. 212.

grande étendue et quelquefois dans toute la région précordiale, à moins que les fausses membranes ne soient partiellement déposées sur le cœur. Nous avons vu une fois M. Bouillaud annoncer qu'il n'entendait de frottement que dans la région des cavités droites, et l'autopsie montra qu'il n'y avait en effet de fausses membranes que sur le ventricule droit; mais les faits de localisation de cette nature sont fort rares. A part cette exception, il n'y a pas de lieu de maximum d'intensité pour le frottement; le bruit est à peu près égal dans une grande surface. Enfin il est *plat* et non arrondi ou filé, comme les bruits qui se passent dans les orifices.

Il se produit soit au second temps, soit surtout au premier, et quelquefois pendant tous les deux; il forme alors un va-et-vient qui rappelle le bruit de la scie, non pour le timbre, mais pour le mode de succession. Quelquefois il n'appartient manifestement ni à l'un ni à l'autre temps, quoiqu'il soit cependant isochrone aux battements du cœur.

Ce bruit est beaucoup plus court que le frottement pleural, plus rapidement formé et terminé, ce qui est nécessairement en rapport avec la rapidité plus grande des mouvements du cœur.

Il est très-sujet à varier ; quelquefois sous l'oreille même il disparaît et se reproduit sans cause connue. Il se modifie toujours très-rapidement en peu de jours ; il peut persister des semaines et même des mois, mais il est rare alors qu'il conserve les mêmes caractères. Nous reviendrons plus bas sur ce fait. Chez quelques individus on le sent plus fort dans la station assise, ce qui s'explique par le rapprochement du cœur contre la paroi thoracique.

Il s'accompagne quelquefois d'un frémissement vibratoire distinct.

Son intensité et ses caractères diffèrent beaucoup suivant l'état des surfaces qui le produisent. Nous sommes étonnés qu'on ait pu dire que le frottement péricardique est presque toujours beaucoup plus fort que le frottement pleural; d'après nos observations, ce serait tout le contraire qu'il faudrait énoncer, au moins pour la plupart des formes de ce bruit.

M. Bouillaud en distingue trois espèces, un bruit doux ou frôlement, un plus rude, craquement, un troisième plus fort encore, raclement.

Le bruit le plus doux donne quelquefois la simple sensation d'un *grattement* léger qui se passerait sous l'oreille et dans un point assez limité, qui généralement ne correspond à aucun orifice et se déplace facilement ; d'autres fois c'est un *frôlement* ou un *froissement*, quelquefois une sorte de *lapement ;* enfin, à un degré plus avancé, c'est un *froufrou* comparable à celui d'une étoffe de soie, du taffetas, du papier, du *billet de banque* ou du *parchemin*.

Cette forme de frottement est souvent confondue avec le souffle, néanmoins elle s'en distingue et n'empêche pas de percevoir les claquements valvulaires, quand on les cherche attentivement.

La seconde forme est désignée par M. Bouillaud sous le nom de *frottement rude* et de *craquement ;* elle imite le cri du *cuir neuf*, le *tiraillement*, le *craquement sec* qu'on entend souvent au sommet du poumon chez les tuberculeux qui ont une pleurésie sèche et des adhérences commençantes. C'est un bruit très-rare ; M. Bouillaud dit ne l'avoir entendu qu'une fois. M. Andral l'a entendu une fois aussi. Nous avons constaté aussi, chez un rhumatisant, un bruit qui ressemblait beaucoup à un gros râle crépitant de pneumonie en résolution, et que M. Bouillaud nous dit être analogue à ce qu'il nomme craquement ou frottement rude. Il existait dans les deux mouvements du cœur.

Le bruit de *raclement* est une variété du bruit de frottement, qui diffère de toutes les autres, en ce qu'il semble réellement produit par le raclement d'un corps très-dur et cartilagineux contre la surface du péricarde. Il présente quelquefois une grande ressemblance avec la crépitation des fractures. C'est ordinairement ce bruit qui s'accompagne de frémissement vibratoire.

Les modifications, la marche et la durée du frottement sont variables comme les lésions qui le produisent. Nous analyserons ces phénomènes plus bas.

Diagnostic différentiel. On peut confondre le frottement péricardique avec le frottement pleurétique, le souffle et le bruit de râpe qui se passe dans le cœur.

Le frottement du péricarde peut être confondu avec celui de la plèvre, parce qu'il arrive que dans la pleurésie la respiration accélérée peut se rapprocher par sa fréquence de celle du cœur. On évitera la méprise en faisant suspendre la respiration, précaution que l'on doit toujours avoir quand on n'a pas une grande habitude de l'auscultation.

Quelquefois une péricardite et une pleurésie coexistantes peuvent donner lieu chacune à un frottement; or ces deux bruits, ayant lieu dans le voisinage l'un de l'autre, se renforcent mutuellement et peuvent faire croire à une lésion du cœur ou de la plèvre, plus importante que celle qui existe réellement. On amoindrira encore l'effet produit, par la suspension de la respiration, et l'on attribuera alors à chacune des séreuses la part qui lui revient dans la production du bruit.

Nous avons déjà dit que le bruit de souffle du cœur peut être confondu avec le frottement doux du péricarde. Nous répétons que les caractères différentiels sont les suivants : le frottement péricardique est plat, non filé, ne paraissant pas se passer dans un orifice; il est superficiel, éparpillé, sans maximum d'intensité. Il varie par la position des malades, c'est-à-dire qu'il est plus fort dans la position assise. Il se modifie rapidement et change en peu de jours. Le souffle est au contraire profond, plus ou moins *filé*, de *forme cylindrique*, toujours circonscrit; il ne se modifie pas par les changements de position et est ordinairement permanent; enfin ce souffle s'accompagne, ou d'autres phénomènes de lésions organiques, ou de phénomènes de chlorose. On tirera aussi d'utiles renseignements des circonstances dans lesquelles le phénomène se développe. La péricardite ne se produisant guère que dans le cours ou dès le début du rhumatisme, de la pneumonie, de la pleurésie, on ne pensera pas beaucoup au frottement dans d'autres cas; mais aussi, quand on aura sous les yeux une des maladies en question, on pensera de suite au frottement du péricarde, et, dans le doute, on penchera plutôt en faveur de ce dernier, vu la fréquence de coïncidence de la péricardite avec les maladies énumérées.

Le frottement rude ressemble quelquefois au bruit de râpe, et la distinction est difficile ; cependant, si l'on trouve ce bruit dans la convalescence d'un rhumatisme, d'une pneumonie ou d'une pleurésie, chez un individu qui n'en a jamais eu d'autres attaques et qui n'a pas eu consécutivement de maladies du cœur; si ce bruit se manifeste en peu de temps, il est à peu près certain que c'est un frottement, car les endocardites valvulaires ne produisent jamais si promptement les altérations fibreuses, fibro-cartilagineuses qui peuvent donner lieu au souffle râpeux. La rapidité avec laquelle le frottement rude se modifie et disparaît, pour faire place à un souffle plus ou moins doux, aidera encore le diagnostic. Le frottement râpeux n'est quelquefois pas tout à fait isochrone à l'un ou à l'autre des temps du cœur, et l'on peut alors percevoir le double claquement valvulaire sans altération. Enfin, il est rare qu'on ait un souffle râpeux sans hypertrophie du cœur, frémissement vibratoire, battements irréguliers, modifications dans la circulation artérielle ou veineuse.

Maladies dans lesquelles le frottement se rencontre. — Valeur diagnostique.

Ce phénomène ne se montre et ne peut se montrer que quand il y a un état de dépoli et de rugosité du cœur et du péricarde pariétal, et, comme ces deux états ne se rencontrent que dans la **péricardite**, il devient nécessairement un caractère à peu près univoque de cette maladie.

Mais, pour bien en faire comprendre la valeur, nous devons en étudier les diverses formes.

Tout à fait au début de l'inflammation du péricarde, et quand il n'y a qu'un peu de boursouflement de la séreuse, quand la surface n'est que dépolie, desséchée ou moins humide que de coutume, on ne peut percevoir qu'une sorte de grattement et de lapement; on sent que la pointe se décolle un peu difficilement de la paroi thoracique, mais il n'y a pas de frottement rude, à proprement parler. Un peu plus tard, tout phénomène acoustique disparaît, car il se fait un épanchement qui éloigne le cœur des parois thoraciques : les bruits sont éloignés, sourds, plus ou moins étouffés; on entend quelquefois alors un léger souffle, mais qui tient à une endocardite. Quand l'épanchement se résorbe, on commence à entendre de nouveau un bruit de frottement, dû au retour du contact du cœur contre le thorax. Il y a donc dans la péricardite un bruit de frottement de *début* et un bruit de frottement de *retour*, comme il y a pour la pneumonie un râle crépitant d'invasion et un râle crépitant de retour. Mais tandis que dans la pneumonie ces bruits se ressemblent beaucoup, ils diffèrent considérablement dans la péricardite. En effet, celui de début est doux et léger, quelquefois à peine perceptible : celui de retour est plus ou moins rude, circonstance qui dépend de ce que les fausses membranes ont eu le temps de s'organiser, ou, du moins, de se solidifier pendant le temps qu'a duré l'épanchement. Alors ce bruit prend les caractères du froufrou, du râle crépitant, du bruit de cuir neuf, etc. Ces bruits se modifient promptement; quelquefois, mais rarement, ils deviennent plus rudes; le plus ordinairement, ils diminuent d'intensité, ce qui indique que les pseudomembranes se résorbent ou deviennent plus unies à la surface. Quand celles-ci se réduisent à l'état de taches blanches ou laiteuses, on retrouve un frôlement doux et comparable à un souffle. M. Bouillaud a souvent diagnostiqué cette disposition, par la présence d'un frôlement superficiel, plus ou moins étendu, chez des individus atteints antérieurement de rhumatismes ou de pleuro-pneumonies. S'il se forme des adhérences, on entend du craquement, du tiraillement; enfin, si les produits pseudo-membraneux deviennent crétacés, on entend du raclement plus ou moins prononcé. M. Bouillaud a diagnostiqué une fois la présence d'un produit de cette nature, et à l'autopsie on rencontra en effet une plaque ossiforme, qui recouvrait en partie le cœur et s'enfonçait, d'autre part, entre ses fibres charnues.

Comme on le voit, le frottement est un signe certain de péricardite, ou, pour mieux dire, de la présence de *produits récents ou anciens de péricardite* à la surface du cœur et du péricarde pariétal. Comme il ne se manifeste que quand il n'y a pas de liquide, c'est un signe de péricardite sèche, ou du moins avec peu de liquide. Par ses modifications, il indique l'état des fausses membranes qui le produisent. Enfin, comme il ne se manifeste que très-faiblement au début, et qu'il devient plus fort après la résorption de l'épanchement, ce sera, toutes les fois qu'il deviendra bien appréciable, un signe de péricardite en résolution plutôt qu'en voie de progrès. Cette circonstance est fort importante pour la thérapeutique. En effet, si l'on pense qu'un frottement un peu rude indique une forte péricardite, on se croira obligé d'intervenir à l'aide d'un traitement actif, et l'on nuira plus au malade qu'on ne lui sera utile; car on agira alors sur une maladie en résolution et qui se serait terminée seule.

Ainsi, un frottement de moyenne intensité est plutôt un symptôme de péricardite en résolution que de péricardite commençante.

Nous avons vu une fois le péricarde parsemé de **tubercules** crus assez volumineux, chez un individu qui n'avait présenté aucun symptôme morbide du côté du cœur. Peut-être, dans d'autres cas, cette lésion peut-elle donner lieu à un frottement, de même aussi que des **tumeurs colloïdes, mélaniques,** des **kystes**, de **petits anevrysmes sans adhérences** ; mais jusqu'ici rien de tout cela n'a été vu.

Art. II. — Signes locaux fonctionnels.

Nous ne décrirons comme tels que la *douleur* et les *palpitations*. Nous pourrions y joindre la dyspnée ; mais, d'abord, ce phénomène n'appartient plus au cœur, et, d'un autre côté, nous l'étudierons à propos des maladies pulmonaires.

I. — De la douleur.

Nous devons rappeler ici ce que nous avons dit à propos des affections cérébrales, et que nous répéterons à l'occasion des maladies de l'abdomen. La douleur ne se manifeste et ne peut se manifester que dans des organes naturellement pourvus de nerfs sensitifs, c'est-à-diré provenant du système cérébro-spinal, tandis qu'elle manque et qu'elle doit manquer dans les viscères privés de nerfs rachidiens directs et qui ne sont animés que par le grand sympathique. Nous ferons remarquer combien sont latentes les affections, même les plus graves, de l'intestin grêle, parce que ce viscère ne reçoit directement aucun nerf de l'épine. Nous rappellerons que les ulcérations tuberculeuses sont indolentes, que celles de la fièvre typhoïde le sont aussi. En effet, comment la localisation intestinale de cette affection aurait-elle échappé jusqu'à présent à l'observation, si elle n'avait pas été tout à fait *latente* sous le rapport de la douleur ? Ce n'est pourtant pas une affection moderne ; elle existe probablement depuis la plus haute antiquité ; cependant on n'a connu ses lésions intestinales que par l'anatomie pathologique, et pas autrement. Il n'en a pas été de même de toutes les affections douloureuses ; de toute antiquité on les a localisées, de toute antiquité on a connu la pleurésie, la pneumonie, la phrénésie (méningite), la paraphrénésie (pleurésie diaphragmatique).

Ce que nous disons de l'intestin grêle, nous pouvons le dire du cœur. C'est un viscère dont beaucoup d'affections sont restées *latentes* jusqu'ici et doivent rester telles, en effet, si l'on ne sait pas les rechercher par des moyens particuliers d'observation.

Le cœur est en effet insensible dans l'état normal (Haller). On peut le pincer, le tenailler, etc., sans y déterminer la moindre douleur ; et, dans l'état pathologique, il n'est pas, il ne peut pas être plus douloureux ; l'inflammation ou tout autre état morbide ne peut pas l'*élever* jusqu'à la hauteur d'un organe sensible, à moins qu'elle ne détermine la formation spontanée, et de toutes pièces, de nerfs sensitifs, ce qui est peu probable !

Si l'on part de ce principe, que M. Bouillaud s'efforce toujours de mettre en lumière, on verra combien on doit en tirer d'importantes conséquences pour le diagnostic des maladies du cœur et pour le traitement des malades.

Par lui-même le cœur est insensible, c'est donc dire que toutes ses maladies sont indolentes ; le fait est vrai, mais demande quelques développements.

Maladies dans lesquelles la douleur se manifeste. — Valeur diagnostique.

On voit beaucoup de personnes jeunes, surtout des emmes, se plaindre de palpitations, d'étouffements, et qui, de plus, ressentent une douleur plus ou moins vive sous le sein gauche et au niveau de la pointe du cœur. On commettrait une erreur si l'on considérait ces personnes comme affectées de lésions du cœur, et si l'on regardait cette douleur comme appartenant au cœur lui-même. La plupart de ces malades sont chlorotiques ou anémiques, leurs palpitations sont nerveuses, et leur douleur n'est qu'un point névralgique. En effet, on voit que, pour les palpitations, elles ne reviennent que sous l'influence d'une émotion, d'une agitation un peu forte, de l'action de courir, de monter, qu'elles se passent promptement, qu'elles sont aussi mobiles dans leur manière d'être que les maladies nerveuses elles-mêmes ; qu'elles ne s'accompagnent d'aucun trouble notable dans la circulation, et qu'il est impossible de saisir aucun indice de changements dans le volume, la forme, l'épaisseur du cœur. Ces individus présentent, en outre, les souffles chlorotiques des vaisseaux ; et, quant aux phénomènes généraux, ils témoignent seulement de l'état de liquidité ou d'appauvrissement du sang, et nullement d'une gêne de la circulation. Quant à la douleur, elle est nerveuse, car elle est superficielle et siége dans l'épaisseur de la paroi thoracique, comme on peut s'en assurer par la pression ; elle est mobile, et de plus il existe d'autres points douloureux dans le même côté du thorax, vers les trous de conjugaison des vertèbres ; enfin il y a aussi d'autres affections douloureuses, des névralgies abdominales, faciales, de la gastralgie ; chez les femmes, des névralgies du col utérin, de la leucorrhée, etc.

Tous ces phénomènes sont chlorotiques, et, si les faits précédents ne suffisent pas pour le démontrer, nous ajouterons qu'ils finissent ordinairement par disparaître en laissant les malades en santé, ce qui n'arrive que de la manière la plus exceptionnelle pour les affections organiques du cœur. On aurait donc tort de considérer la douleur précordiale comme indiquant une lésion organique. C'est cependant ce qui n'a lieu que trop souvent, soit chez les femmes, soit chez les hommes. On pratique des saignées, on applique des sangsues, des ventouses ; les accidents augmentent par l'appauvrissement du sang, et l'on voit alors survenir des palpitations énormes, des douleurs extrêmes et des accès de dyspnée, une coloration jaune de la peau semblable à celle des maladies du cœur, accidents qui peuvent en imposer même à un médecin instruit.

On se tiendra donc toujours en garde contre les erreurs que peut causer l'existence d'une douleur précordiale, et l'on se demandera toujours, quand on en rencontrera, si l'on n'a pas affaire à une simple **chlorose**.

Dans la **péricardite**, observe-t-on la douleur ? Tous les écrivains en ont parlé comme d'un symptôme constant et lui ont attribué des caractères particuliers et une intensité remarquable. La douleur de la péricardite, dit-on, siége à la pointe du cœur, et de là s'irradie à la paroi antérieure du thorax, au diaphragme, à l'épaule et dans le bras gauche; elle est aiguë, lancinante, atroce, les malades sont dans un état d'anxiété extrême; il y a des lipothymies, des défaillances, des syncopes même. M. Bouillaud, le premier, s'est élevé contre ces assertions si formelles, qui ne sont nullement l'expression de la vérité; nous partageons sur ce point sa manière de voir. Dans la grande majorité des cas, la péricardite existe sans les symptômes précédents, et, quand ils se manifestent, ils sont toujours l'indice d'une affection différente, d'une complication.

Si, en effet, on considère la péricardite dans son état de simplicité, comme quand elle accompagne le rhumatisme articulaire aigu, et qu'il n'existe ni pleurésie ni pneumonie, on voit qu'elle se développe sans aucune espèce de douleur; il y en a si peu, que le malade ne dirige pas l'attention du médecin sur ce qui se passe du côté du cœur, parce qu'il n'y sent rien en effet; et, si l'on n'examine pas la région précordiale et les divers signes qu'elle peut fournir, on peut laisser passer inaperçues les péricardites les plus intenses. Il n'y a peut-être aucune maladie qui soit aussi latente sous le point de vue de la douleur, et, est-il nécessaire de le dire? c'est à cause de l'absence de ce symptôme qu'elle est restée si longtemps méconnue. Depuis les temps les plus reculés, on connaît la pleurésie et la pneumonie, à cause du point de côté par lequel ces maladies se caractérisent, mais on ne connaît la péricardite que depuis les recherches de l'anatomie et de l'auscultation. On a pourtant cité des exemples de péricardite avec douleur, et en particulier celui de Mirabeau. On trouva, à l'ouverture du corps du célèbre orateur, une péricardite purulente, et l'on attribua à cette affection les douleurs atroces qui avaient existé pendant la vie; ces douleurs étaient si vives, qu'il suppliait son médecin, Cabanis, de lui donner de l'opium pour obtenir un état d'engourdissement et d'insensibilité. Mais on peut se convaincre, d'après la relation de sa maladie, qu'il y avait autre chose qu'une péricardite: il y avait aussi une pleurésie purulente, et, selon toutes probabilités, une pleurésie diaphragmatique (Bouillaud); or, on sait que, de toutes les formes de la pleurésie, celle qui occcupe le diaphragme est la plus douloureuse ; dans le cas actuel, il est bien présumable que c'est à cette complication qu'était due la douleur.

Cette même douleur peut être observée dans la péricardite, si l'inflammation s'étend aux parties environnantes pourvues de nerfs sensitifs, c'est-à-dire aux parois thoraciques, aux nerfs phréniques, au médiastin, etc. ; [[ainsi, lorsque le sac fibreux du péricarde est envahi par l'inflammation, on observe une douleur qui se propage sur le trajet des nerfs diaphragmatiques, et que l'on peut provoquer par une pression exercée au cou dans l'intervalle des deux attaches inférieures des muscles sterno-clédo-mastoïdiens et aussi par une pression pratiquée au niveau de l'épigastre (Noël Gueneau de Mussy), douleur analogue à celle qu'on rencontre dans la pleurésie diaphragmatique ;]] mais quant à l'inflammation de la séreuse, considérée en elle-même, elle n'est point douloureuse.

Dans la grande majorité des rhumatismes, on trouve une coïncidence de péricardite qu'on ne découvrirait pas si l'on ne s'en rapportait qu'aux sensations des malades. Il faut donc chercher le mal sans attendre qu'il se présente. Voici un fait que nous avons observé :

Un jeune homme de vingt-deux ans, entré en juin 1853 dans le service de M. Bouillaud, et couché au nº 16 de la salle Saint-Jean de Dieu, était affecté depuis huit jours d'un rhumatisme du poignet droit. Au moment de l'entrée, il ne présentait rien du côté du cœur et il n'avait que peu de fièvre. Deux jours après, nous recommençons l'examen de la région précordiale, quoique le malade ne ressentît et n'accusât rien de ce côté ; il existait alors une voussure étendue de plus d'un centimètre de saillie, et une matité de quatre travers de doigts dans tous les sens ; le choc de la pointe était imperceptible, les bruits étaient profonds et éloignés. Un épanchement abondant s'était fait à notre insu et à celui du malade. Deux saignées suffirent pour faire disparaître la matité et la voussure, et bientôt le cœur se trouva sous l'oreille.

Ainsi, pas de douleur dans la péricardite, si ce n'est lorsqu'il y a coïncidence de pleurésie ou d'inflammation des parties environnantes. Nous ne voulons pas dire qu'il n'existe pas quelquefois des sensations incommodes et dépendant de la péricardite, mais c'est seulement un état de gêne, d'embarras à la région précordiale. Nous admettons aussi qu'il peut se produire des lipothymies, des syncopes, mais sans ces affreuses douleurs indiquées par les auteurs.

Quant à l'**hydro-péricarde** et à l'**épanchement chronique** résultant d'une péricardite, ils ne sont pas plus douloureux que la maladie précédente, et le plus ordinairement on ne les reconnaîtrait pas, si l'on ne possédait les ressources de la percussion et de l'auscultation.

Nous pouvons dire de l'**endocardite** ce que nous avons dit de la péricardite.

L'**hypertrophie simple** du cœur n'est nullement douloureuse, et l'on est étonné de trouver quelquefois le cœur volumineux, chez des individus qui n'ont jamais accusé de symptôme du côté de cet organe.

Mêmes remarques à propos des **lésions des orifices** et des **valvules** : ces affections se développent dans l'ombre et ne se traduisent que tardivement, et par des phénomènes éloignés, dépendants du trouble de la circulation dans les poumons, le système veineux, artériel, etc.

Mêmes remarques également pour les **anévrysmes partiels**, les **perforations**, les **communications anormales des cavités**.

Il y a une maladie qui ferait exception à la règle, s'il était démontré qu'elle a réellement le cœur pour point de départ. Nous voulons parler de l'**angine de poitrine**. On sait qu'elle est caractérisée par un sentiment de barre ou de constriction, siégeant à la base de la poitrine ou entre les mamelons ; par une anxiété considérable, sans gêne de la respiration, et enfin par une douleur aiguë qui envahit le côté gauche de la paroi thoracique, l'épaule, et qui descend dans le bras gauche en suivant le trajet du nerf cubital. Cette affection revient par accès, souvent pendant la marche, surtout quand on monte une côte, un plan incliné, etc. On sait aussi qu'on l'a attribuée, tour à tour, à des lésions de l'aorte, des valvules, de la substance charnue du cœur, à l'ossification des artères coronaires, etc., mais qu'aucune de ces hypothèses ne peut soutenir la discussion ; plus rarement, on en a placé le siége dans les nerfs cardiaques, et l'on en a fait une névralgie du cœur (Desportes, Grisolle). Mais nous ferons remarquer que la plupart des éléments de la maladie, douleurs des parois thoraciques, de l'épaule, du bras, siégent dans des points qui n'ont aucune connexion nerveuse avec le cœur ; que celui-ci ne reçoit que des nerfs du grand sympathique, c'est-à-dire des nerfs non sensitifs ; il reçoit, il est vrai, des filets du pneumogastrique et des nerfs laryngés, mais qui pourraient bien n'être que des rameaux indirects de ce même grand sympathique, par suite des anastomoses du pneumogastrique, au col, avec le ganglion cervical supérieur et quelques autres points du même système. Enfin, pendant l'accès, on n'observe aucun trouble du côté de la circulation ; le pouls est calme, régulier, sans intermittences. Or, la plupart des névralgies ont pour effet de déterminer des contractions, des spasmes des muscles dans lesquels les nerfs malades se distribuent (névralgies de la face, du col de la vessie, de l'estomac, du rectum, etc.).

N'est-il pas plus naturel de ne voir, jusqu'à présent, dans l'angine de poitrine, qu'une névralgie des parois thoraciques et des nerfs du plexus cervico-brachial? On resterait, du moins, dans la limite des faits.

En résumé, l'absence de douleur à la région précordiale ne doit pas empêcher de rechercher s'il y a des altérations du cœur, la plupart des affections cardiaques étant *indolentes*. Et, au contraire, la douleur de cette région doit éveiller l'attention sur une simple névrose de la paroi thoracique, névrose très-ordinairement concomitante de la chlorose, ou sur une complication de pleurésie, de pleuro-pneumonie, etc.

II. — DES PALPITATIONS

On désigne sous ce nom des battements du cœur énergiques, pénibles pour le malade, et coïncidant avec une irrégularité du rhythme de ses mouvements. C'est un phénomène à la fois fonctionnel et physique, car le médecin peut le constater aussi bien que le malade.

Pour celui-ci, elles lui donnent la sensation d'un choc incommode au niveau de la pointe du cœur, ou dans une plus grande étendue de la région précordiale ; quelquefois ces battements sont peu prononcés, d'autres fois ils sont assez forts pour produire le soulèvement de la paroi thoracique, des vêtements, des couvertures; les palpitations s'accompagnent d'une sensation ingrate ou d'un pincement passager au cœur, de battements dans la gorge, d'une sorte d'étranglement; les malades sont obligés de s'asseoir, la voix s'altère, des syncopes surviennent. Quelques malades assurent que le sang ne pénètre plus dans les membres. Nous en avons vu un chez lequel le fait devait être réel : en effet, pendant les accès de palpitations, il n'y avait pas de pouls dans les principales artères, et la mort survint par une gangrène des jambes.

Les palpitations reviennent par accès plus ou moins éloignés; ces accès sont rarement longs, mais souvent la moindre cause les fait reparaître.

Quand elles se répètent fréquemment, les malades finissent par s'alarmer; ils sont en proie à la tristesse, à un chagrin sombre, et rien ne porte plus le découragement dans l'esprit que cette sensation incommode. On voit beaucoup de jeunes gens, et surtout d'étudiants en médecine, tourmentés et livrés aux plus tristes appréhensions, parce qu'ils ont quelques accès passagers de palpitations, que, d'ailleurs, leurs préoccupations viennent encore accroître. C'est de là qu'est née l'idée, professée par Corvisart, que les maladies du cœur disposent au suicide.

Quelquefois elles se terminent par des épistaxis, des hémorrhagies pulmonaires, etc.

Le médecin perçoit, pendant les palpitations, des troubles dans le choc du cœur et dans le rhythme de ses battements; nous en avons parlé précédemment, et nous n'y reviendrons ici que succinctement.

Le choc se fait avec plus de violence, dans une étendue quelquefois plus grande : ainsi, on voit souvent le cœur battre par sa base ; ces pulsations alternent quelquefois avec celles de la pointe et se passent alors pendant la dilatation des ventricules. Quelquefois, on voit plusieurs chocs successifs et rapides de la pointe, comme si plusieurs contractions se faisaient les unes après les autres, sans être suivies chacune d'une diastole, ou plutôt comme si la systole s'opérait en plusieurs temps, fait d'ailleurs confirmé par l'auscultation.

Quant au rhythme, il est troublé de plusieurs manières, que nous avons analysées dans un des paragraphes précédents; nous n'y reviendrons donc pas.

Maladies dans lesquelles on rencontre des palpitations. — Valeur diagnostique.

Les palpitations surviennent dans deux cas bien distincts : chez des individus qui n'ont aucune lésion matérielle appréciable du cœur, chez des individus dont le cœur est plus ou moins fortement altéré dans son organisation. Les premières sont des palpitations *essentielles*, *nerveuses*, *inorganiques;* les autres sont *symptomatiques* ou *organiques*.

Les palpitations nerveuses sont incomparablement plus fréquentes que les autres.

Beaucoup de jeunes garçons et de jeunes filles, à l'époque de la **puberté**, et même un peu avant, sont sujets à des palpitations nerveuses ; ces palpitations surviennent sans cause connue, ou bien par suite d'un exercice un peu violent; elles se calment aussi spontanément ou par une épistaxis; pour quelques médecins, elles sont l'expression d'une pléthore passagère.

Après la puberté, ces mêmes palpitations persistent chez les jeunes filles, par suite d'un **état chlorotique** ou **anémique**, par l'effet de l'**irrégularité de la menstruation**, par des habitudes secrètes de **masturbation**, ou enfin par la **mobilité nerveuse**, propre à leur sexe et à cet âge de la vie; chez les jeunes garçons, elle est entretenue par quelques-unes des causes énumérées plus haut, mais surtout par des excès de diverse nature, parmi lesquels ceux de travail sont les plus rares.

Ce n'est que d'une manière exceptionnelle que ces palpitations, à cette époque de la vie, sont produites par de vraies maladies du cœur. Aussi doit-on souvent calmer les craintes qu'éprouvent alors les malades, ainsi que leurs parents, sur leur prétendue gravité.

Il ne faut pas oublier non plus que chez beaucoup de personnes et chez les individus prédisposés, comme ceux indiqués ci-dessus, **diverses substances** provoquent des palpitations: nous signalerons surtout le thé et le café, les liqueurs fortes, les vins généreux pris en trop grande quantité, l'opium, etc.

On cite, au nombre des causes des palpitations, la marche, la course, l'action de monter un escalier, les émotions morales; tout cela a réellement une influence, mais seulement chez les individus que nous venons d'indiquer.

Dans une autre classe se rangent les malades qui ont réellement des **affections chroniques organiques du cœur**. Chez ceux-là aussi des palpitations surviennent, mais elles ne sont plus l'expression d'une irritabilité trop grande du cœur; ce sont simplement des effets d'une gêne de la circulation dans les cavités cardiaques ou les gros vaisseaux. Aussi voit-on que ces palpitations surviennent seulement quand il y a une cause de cette nature, et qu'elles cessent quand la circulation se calme et tombe dans le repos. C'est donc spécialement dans les affections avec **rétrécissements des orifices** qu'on observera surtout les palpitations organiques. Aussi voit-on qu'elles sont excessivement rares dans la **péricardite simple**; qu'elles s'observent, dans l'**endocardite aiguë**, seulement quand il se forme des **concrétions sanguines** ou **pseudo-membraneuses** sur les valvules et dans les orifices; qu'elles sont rares dans les **insuffisances**, **l'hypertrophie simple**, etc.

Quand un malade se présente en accusant des palpitations, il faut rechercher immédiatement s'il rentre dans la première ou dans la seconde des catégories indiquées. On n'oubliera pas d'abord que les palpitations nerveuses sont incomparablement plus fréquentes que les autres.

Il y aura probabilité de palpitations nerveuses si le malade est un jeune homme ou une jeune fille, si l'on peut soupçonner un des excès que nous avons signalés, si ces palpitations sont accompagnées de douleurs au cœur (signe ordinaire de chlorose); il ne faut pas s'en laisser imposer par de l'embonpoint et des couleurs fraîches, ces caractères de santé persistant chez des individus chlorotiques; il y aura certitude s'il existe un souffle doux au premier temps et à la base du cœur, des bruits anormaux dans les vaisseaux du col, si la pointe du cœur n'est pas déplacée, si la matité n'a pas augmenté; et, en outre, s'il y a d'autres symptômes nerveux, quelques phénomènes d'hystérie ou d'hypochondrie, un état d'excitation nerveuse, d'éréthisme, des douleurs vagues, une diurèse aqueuse; enfin si ces phénomènes ont une marche intermittente.

Les palpitations seront plutôt organiques, si le malade a été affecté une ou plusieurs fois de rhumatisme, de pleurésie, de bronchite grave; si les palpitations sont venues peu à peu et ont augmenté depuis cette époque; s'il n'y a aucun phénomène de chlorose; si l'on trouve quelque changement dans le volume et la matité du cœur, et dans l'énergie de son impulsion habituelle; s'il y a des intermittences fausses. (Voyez *Rhythme*.)

Au début des affections organiques, la distinction est fort difficile. On tirera alors quelque parti des propriétés de la digitale et de l'influence de quelques moyens de traitement.

Les émissions sanguines exaspèrent les battements nerveux, en augmentant l'état chlorotique et l'irritabilité des sujets.

La digitale apaise, avec une rapidité merveilleuse, les palpitations qui se lient à une affection organique, et n'a pas d'influence sensible sur les palpitations nerveuses.

Le traitement tonique calme celles-ci et exagère les autres.

Enfin les palpitations organiques ne surviennent pas par accès, ne s'accompagnent pas de troubles nerveux, de cette mobilité particulière aux individus impressionnables, de cette diurèse aqueuse signalée plus haut. D'un autre côté, il y a souvent des affections pulmonaires liées aux affections du cœur, et qu'on ne rencontre pas dans le cas opposé.

En résumé, les palpitations ne caractérisent aucune affection en particulier; et, quand on les observe, loin de penser à une affection organique du cœur, on songera d'abord à un état spasmodique, à une névrose, et l'on ne se décidera pour une lésion organique que quand on aura des caractères indubitables. C'est surtout à cause du traitement que nous insistons sur cette distinction.

CHAPITRE III

SIGNES ÉLOIGNÉS ET SIGNES GÉNÉRAUX DES MALADIES DU CŒUR.

Sous ce titre, nous comprenons les signes fournis par les artères, les veines et les capillaires, les phénomènes qui se passent du côté du tissu cellulaire, de la peau, des membranes séreuses et muqueuses, dans les parenchymes, et enfin dans les principaux organes de l'économie.

I. — PHÉNOMÈNES PRÉSENTÉS PAR LES ARTÈRES.

Dans certaines affections le pouls n'offre aucune altération. Dans d'autres il est petit, filiforme et ressemble à un fil métallique en vibration; quelquefois il est si faible, qu'on ne peut le compter. Cet état du pouls artériel est d'autant plus remarquable que souvent il contraste avec la taille et la force des malades, l'énergie des battements du cœur, l'augmentation de la matité et l'abaissement de la pointe, qui témoignent d'une forte hypertrophie. Cette faiblesse du pouls n'appartient pas indistinctement à toutes les affections du cœur, elle est particulièrement propre au **rétrécissement auriculo-ventriculaire gauche**, et on s'en rend compte en réfléchissant que, dans ce cas, le ventricule ne peut jamais être rempli par une bien grande quantité de sang, et que l'ondée artérielle doit être fort petite à chaque pulsation, le sang stagnant en grande partie dans l'oreillette ; cette stagnation s'explique par ce fait que le sang n'est attiré dans le ventricule que par la diastole, c'est-à-dire par une sorte d'aspiration passive, et qu'il n'est poussé que par la contration fort peu énergique de l'oreillette ; il ne passe alors par l'orifice que la quantité de sang que le rétrécissement veut bien admettre.

On a pensé et l'on a dit que ce rétrécissement du pouls était un signe de **rétrécissement aortique** ; cela n'est vrai que pour les cas extrêmes. Ce qui est plus vrai, c'est que, dans les rétrécissements moyens, le pouls est aussi fort et quelquefois même plus fort que de coutume. Cela se conçoit, car, dans ces cas, le ventricule s'hypertrophie toujours d'une manière suffisante pour surmonter l'obstacle et chasser dans l'aorte toute la masse du sang qu'il contient ; aussi remarque-t-on que l'hypertrophie du cœur n'est jamais portée aussi loin que dans les rétrécissements aortiques, et que c'est surtout dans les affections de ce genre que les bruits de souffle ou de râpe du premier temps (à la base) sont le plus fortement prononcés. Cette ampleur du pouls dépend encore de ce que les valvules auriculo-ventriculaires, fonctionnant normalement, empêchent la rétrogradation du sang dans l'oreillette.

Dans le rétrécissement aortique, le pouls est donc ou large comme dans l'état normal (à moins de lésions auriculo-ventriculaires concomitantes), ou même plus large ; il est, de plus, souvent accompagné d'un frémissement vibratoire, qu'on sent aux carotides, aux humérales et aux radiales, en comprimant ou légèrement ou fortement l'artère ; il semble alors qu'on ait sous le doigt une tige métallique en vibration ou la corde d'un violon. Nous avons senti une fois et entendu ce frémissement jusque dans l'arcade palmaire et dans la pédieuse. Corvisart connaissait la valeur de ce phénomène, qui lui suffisait quelquefois pour diagnostiquer un rétrécissement aortique.

Quelquefois les artères battent d'une manière visible au col, aux coudes, aux poignets, dans la paume de la main, aux aines, au dos du pied : c'est ce qu'on appelle *vibrations* des artères. Cette dénomination est assez exacte, car, au lieu d'une pulsation unique, simple et bien arrêtée, on voit une sorte de tremblement de l'artère, qui continue même entre deux pulsations. Ces vibrations sont toujours accompagnées de frémissement perceptible à la main ; elles ont été indiquées pour la première fois par Corrigan, et se rattachent à une insuffisance des sigmoïdes aortiques ; et, comme cette insuffisance accompagne presque toujours un rétrécissement, on peut, quand on la rencontre, annoncer tout à la fois l'une et l'autre maladie ; il ne restera aucun doute si l'on entend à la base du cœur un double bruit de souffle sous forme de va-et-vient.

Ce frémissement tient-il à ce que la systole artérielle devient perceptible et visible comme la diastole, ou doit-on croire que c'est une diastole qui se fait en plusieurs fois et d'une manière pour ainsi dire permanente ? On conçoit en effet que, quand les sigmoïdes sont insuffisantes, l'ondée sanguine est toujours sous l'influence des contractions du cœur. Dans ce même cas, si l'on fait élever le bras aux malades, on trouve que le pouls devient encore plus fort et plus *vibrant*, ce qui tient évidemment à ce que, dans cette position, la courbure de l'artère axillaire se trouvant effacée, l'artère radiale reçoit presque en droite ligne la colonne sanguine chassée par le ventricule.

On n'oubliera pas que dans les **ossifications des artères** le pouls est sec, et que cela n'indique rien du côté du cœur. Cet état crétacé des artères est commun chez les vieillards et se reconnaît à la dureté, à la forme tubulaire des artères.

Enfin le pouls radial est quelquefois différent aux deux bras, dans les **anévrysmes de l'aorte**, lorsque le tronc brachio-céphalique ou la sous-clavière se trouvent plus ou moins comprimés par la tumeur.

Ces caractères bien appréciés ont une grande valeur.

[Dans ces derniers temps, M. le docteur Marey a doté

la séméiologie cardiaque d'un nouveau procédé d'investigation qui donne au diagnostic une grande certitude. Nous voulons parler des tracés sphygmographiques obtenus dans les différentes maladies du cœur à l'aide de l'appareil imaginé par cet ingénieux observateur (1).

L'idée d'appliquer à l'étude clinique du pouls un instrument qui rendît perceptible à l'œil les battements du vaisseau n'est pas nouvelle. Elle appartient à Hérisson, qui imagina le premier *sphygmomètre*. Cet instrument très-simple se composait d'une boule surmontée d'un tube. La boule, largement ouverte par en bas, était fermée par une membrane tendue. L'appareil était rempli de mercure qui montait dans le tube jusqu'à une certaine élévation. On conçoit que la membrane appliquée sur la radiale transmettait le choc à la colonne mercurielle et lui communiquait un mouvement d'oscillation. Plus tard, Ludwig inventa un appareil enregistreur qu'il appliqua au manomètre de Poiseuille. Après lui, Vierordt construisit un sphygmographe à l'aide duquel il enregistra les pulsations des artères.

Le sphygmographe de M. Marey (*fig.* 5) offre divers perfectionnements qui lui assurent une supériorité incontestable sur tous les autres appareils.

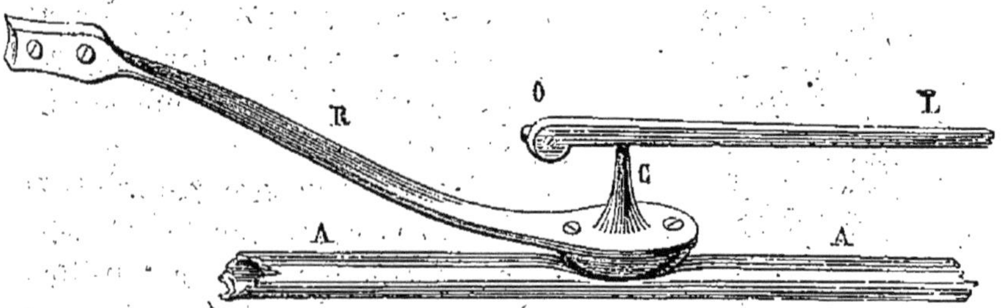

Fig. 5. — Sphygmographe de M. Marey.

Voici en quoi il consiste :

Soit AA, une artère dont il faut explorer les battements. Un ressort R, maintenu fixe par des vis, porte à son extrémité libre une surface arrondie qui repose sur le vaisseau et le déprime. Chaque fois que le pouls de l'artère soulèvera le ressort, le mouvement se transmettra, par une arête verticale rigide C, au levier horizontal L qui repose sur elle.

(1) Marey, *Physiologie médicale de la circulation du sang*, 1863

Ce levier se meut autour du point O ; il oscillera donc dans un plan vertical, et son extrémité libre, munie d'une plume, pourra tracer ses mouvements sur un cylindre tournant, comme cela se passe dans les appareils enregistreurs. La figure 6 représente l'appareil appliqué sur l'avant-bras.

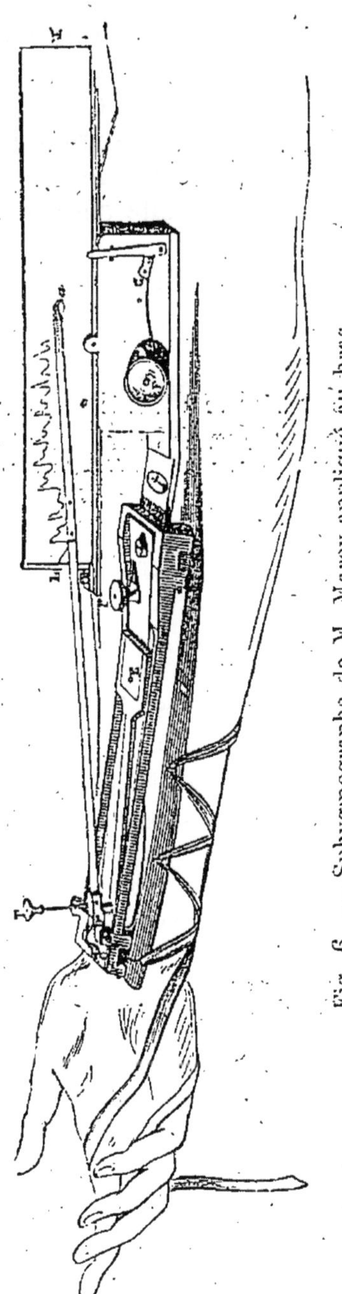

Fig. 6. — Sphygmographe de M. Marey appliqué au bras.

On comprend tout le parti qu'on peut, avec une certaine habitude, tirer d'un pareil instrument. Le pouls offre en effet, pour chaque maladie du cœur, des caractères particuliers reproduits par le tracé du sphygmographe. L'instrument enregistre des différences que la simple exploration digitale ne saurait reconnaître.

Nous donnons ci-joints les principaux tracés obtenus, soit dans les maladies du cœur, soit dans des circonstances capables de faire varier la tension artérielle : nausée, syncope, fièvre, etc.

Mais, pour comprendre la valeur de ces tracés, il est indispensable d'analyser un tracé normal et d'en étudier les différents détails.

Tout tracé se compose d'une série de courbes dont chacune correspond à un battement du pouls. Ces courbes forment la *pulsation*. Chaque pulsation comprend trois parties : l'*ascension*, le *sommet* et la *descente*.

L'ascension correspond à l'afflux du sang, le sommet à la durée de cet afflux, la descente à l'écoulement du sang par les capillaires (*fig.* 7).

La ligne qui relierait le sommet des pulsations porte le nom de *ligne d'ensemble*. Elle est sensiblement horizontale, quand le pouls est régulier. Cette ligne correspond aux maxima de la tension artérielle; mais elle ne donne nullement la mesure de cette tension. Suivant que la pression du sang augmente ou diminue, la ligne d'ensemble s'élève ou s'abaisse. Le sphygmographe indiquera donc très-exactement les variations de la tension artérielle chez le même sujet.

La ligne d'ascension se rapprochera d'autant plus de la verticale que l'afflux du sang dans les artères sera plus

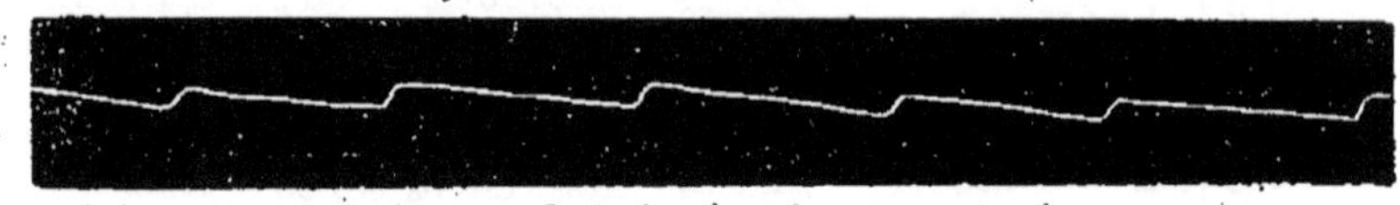

Fig. 7. — Tracé du pouls normal.

énergique et plus rapide. Plus l'afflux sera lent, plus la ligne d'ascension s'éloignera de la verticale.

Le sommet correspond au moment où l'équilibre s'établit entre l'afflux et l'écoulement du sang. Le sommet n'est jamais marqué par un point sur les tracés. Il y a toujours un temps d'arrêt dans lequel le levier du sphygmographe reste fixe. Quand ce temps d'arrêt se prolonge, le sommet présente une ligne horizontale à laquelle on donne, en sphygmographie, le nom de *plateau*.

La descente correspond au moment où le sang s'écoule par les vaisseaux. Elle se prolonge jusqu'à la pulsation suivante. L'obliquité plus ou moins grande de la ligne de descente fournira donc des renseignements importants sur la facilité avec laquelle se fait l'écoulement. En outre, cette ligne de descente peut varier singulièrement dans sa forme.

Il est facile, avec ces notions particulières, d'interpréter la signification des tracés suivants (*fig.* 8 et suivantes). Nous engageons le lecteur, curieux de détails plus étendus, à se reporter à l'ouvrage si attrayant de M. Marey. On trouvera surtout dans un récent ouvrage de M. Lorain (1) des développements intéressants sur les caractères du pouls fournis par les appareils enregistreurs, non-seulement dans les

(1) Lorain, *Études de médecine clinique. Le pouls, ses variations et ses formes diverses dans les maladies.* Paris, 1870.

maladies du cœur et des artères, mais dans la plupart des maladies.

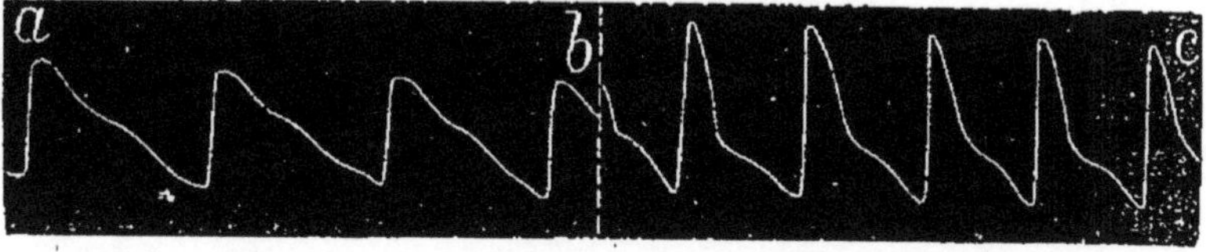

Fig. 8. — Variations du pouls sous l'influence de l'exercice. (J. Marey.)

Pouls à la suite de l'exercice. — Le tracé est pris chez le même individu, au repos de *a* en *b*, après une course de *b* en *c*. On voit que, par l'exercice, la fréquence est accrue et la pression augmentée.

Pouls dans le rétrécissement aortique. — On y reconnaîtra les caractères suivants : régularité des pulsations ; période d'ascension plus longue, se traduisant par une courbe qui remplace la verticale de l'ascension normale.

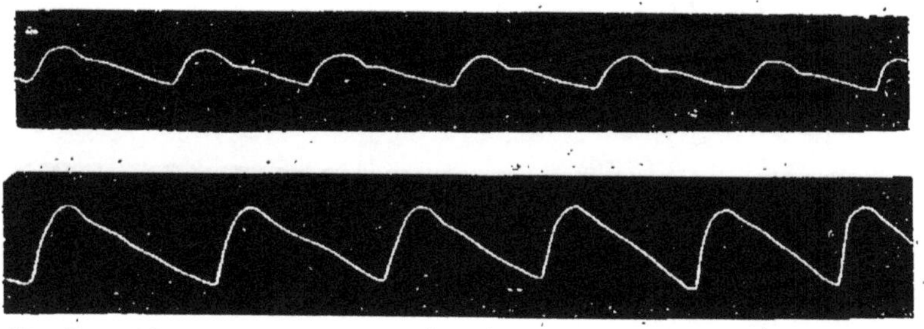

Fig 9 et 10. — Types de pouls dans le rétrécissement aortique. (J. Marey.)

Pouls dans l'insuffisance aortique. — C'est le tracé le plus

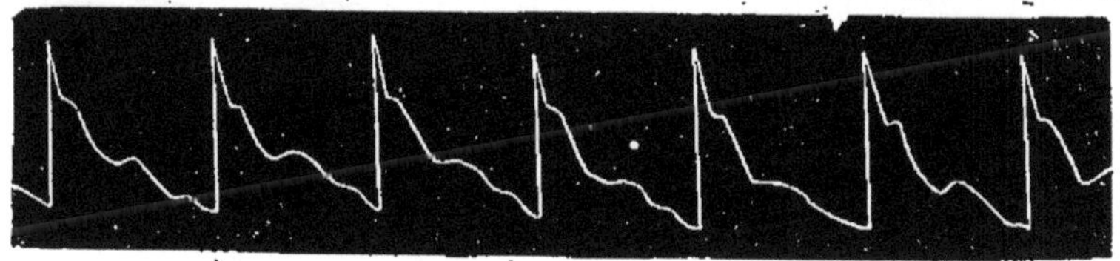

Fig. 11. — Pouls dans l'insuffisance aortique.

caractéristique de tous ceux qu'on obtient dans les maladies du cœur : il est véritablement pathognomonique. Ligne d'ascension verticale, le sommet terminé par une pointe aiguë ou par un crochet.

Régularité des pulsations.

Pouls dans l'insuffisance mitrale. — Irrégulier, très-petit, souvent dicrote.

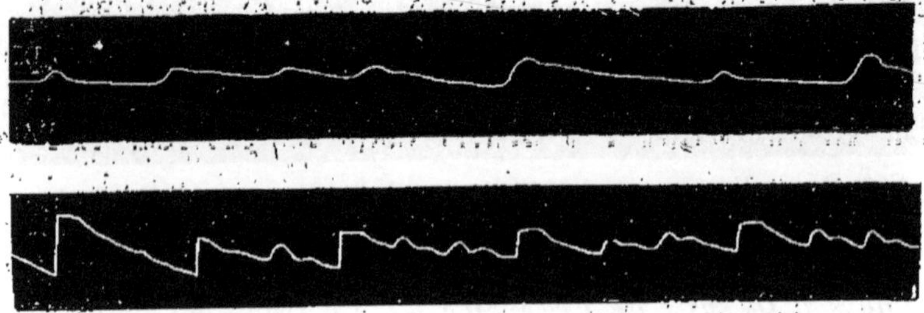

Fig. 12 et 13. — Pouls dans l'insuffisance mitrale.

Pouls du rétrécissement mitral. — Ordinairement régulier. Ondulations de la ligne d'ensemble (dues à la dyspnée).

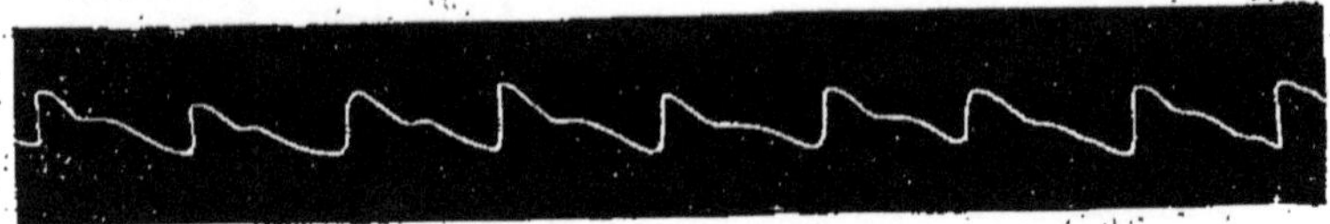

Fig. 14. — Pouls du rétrécissement mitral.

Pouls dicrotes. — Dans la figure 15, le dicrotisme se produit dans la ligne d'ascension. Dans la figure 16, le dicro-

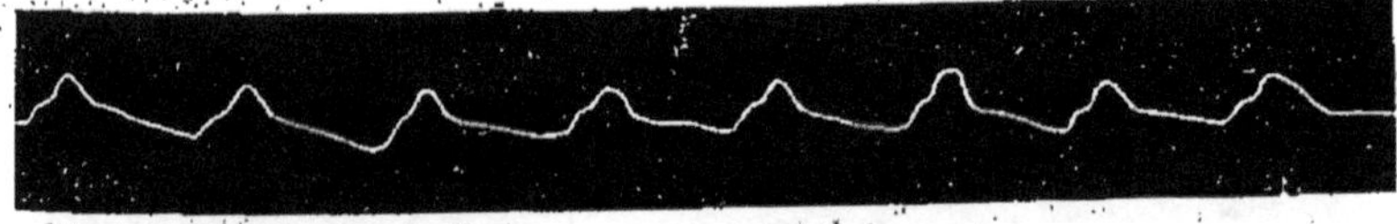

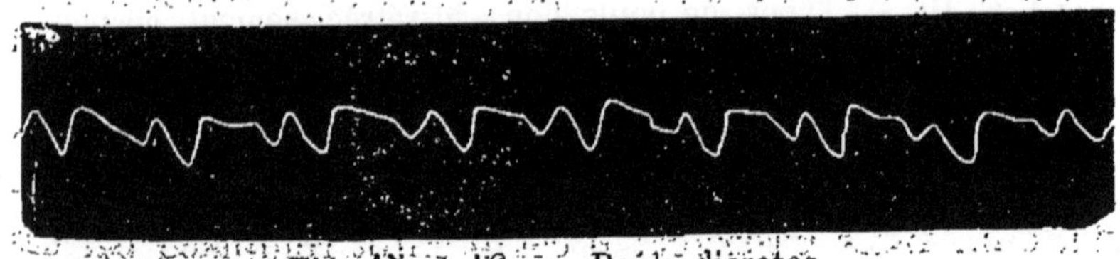

Fig. 15 et 16. — Pouls dicrotes.

tisme se produit dans la période de descente. C'est le vrai dicrotisme.

Pouls dans l'état de nausée. — Régularité, petitesse, lenteur de l'écoulement.

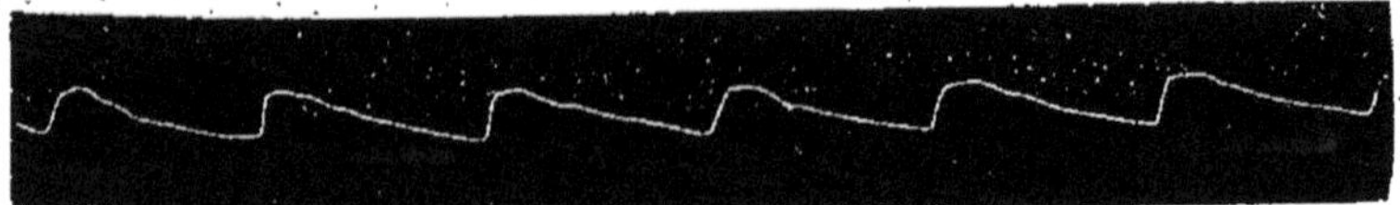

Fig. 17. — Pouls dans l'état de nausée.

Nous ne pouvons insister plus longtemps sur cet aperçu des études sphygmographiques. Fort intéressantes au double point de vue de la physiologie et de la pathologie, elles ne peuvent servir au lit du malade, nous le répétons, qu'à contrôler et à affermir les données que fournissent les procédés habituels d'exploration].

On entend différents bruits dans les artères. A l'état normal elles donnent un son mat, étouffé, simple aux membres, double au col. Dans l'état pathologique, ce bruit se transforme en un souffle simple ou double, en un murmure sibilant, sifflant, musical.

M. le docteur Duroziez (1), ancien chef de clinique de la Faculté, a fait connaître un nouveau signe des maladies du cœur, déduit de l'auscultation des artères. L'auteur résume ses remarques dans les conclusions suivantes :

« 1° Le *double souffle intermittent crural*, signalé par beaucoup d'auteurs dans l'*insuffisance aortique*, n'a jamais, à ma connaissance, du moins, été donné comme un signe constant de cette lésion.

« 2° Le plus souvent il n'existe pas, il faut le produire au moyen de la compression.

« 3° Dans l'insuffisance aortique, le sang, chassé au premier temps par le ventricule gauche jusqu'aux extrémités, reflue des extrémités vers le cœur, repoussé par les artères de la périphérie et attiré par le ventricule gauche.

« 4° Le doigt, comprimant l'artère à deux centimètres environ en amont du stéthoscope, produit le premier souffle; à deux centimètres en aval du stéthoscope, produit le second souffle, etc.

« 5° Le double souffle intermittent crural existe dans la fièvre typhoïde, dans la chlorose, dans l'intoxication saturnine, etc., mais passager; il est bientôt remplacé par des bruits contenus. »

Souffle prolongé dans l'aorte et perçu au dos jusqu'au sacrum, dans les cas de **lésions aortiques.** Nous avons rencontré le même phénomène chez un homme qui avait un énorme **épanchement purulent dans le péricarde.**

(1) Duroziez, *Archives générales de médecine*, 1861.

II. — PHÉNOMÈNES PRÉSENTÉS PAR LES VEINES.

En général, on n'observe dans ces vaisseaux que des phénomènes résultant de la gêne de la circulation en retour; mais ces accidents diffèrent suivant les régions.

Il est rare que les membres inférieurs présentent des lésions veineuses; la circulation intracardiaque n'est jamais assez embarrassée pour provoquer la formation de dilatations des veines, de varices permanentes. En général, ces dilatations dépendent bien plus de lésions de la veine cave inférieure et de ses branches que de toute autre chose; s'il y a un obstacle sur le trajet d'une des iliaques primitives, les veines du membre correspondant se distendent; s'il y a obstruction de la veine cave elle-même, il y a dilatation des veines des deux membres, et, de plus, dilatation des veines sous-cutanées abdominales, qui, recevant, au niveau de l'aine, le sang des fémorales, le transportent dans les veines mammaires, et de là dans la veine cave supérieure. Dans un cas fort remarquable observé il y a quelques années, dans plusieurs hôpitaux, on a constaté une dilatation considérable avec battement des veines des membres inférieurs. On aurait pu rapporter ce cas à une affection cardiaque, mais la lésion était trop limitée pour cela; et, comme il y avait dans la région moyenne de l'abdomen un frémissement, un susurrus appréciable à la main et à l'oreille, comme la maladie était consécutive à une plaie pénétrante, on pensa qu'il y avait une communication anormale entre l'aorte et la veine cave, une varice anévrysmale en un mot.

Quand on trouve une dilatation seulement des veines des membres supérieurs, on peut croire que la lésion siége dans la veine cave supérieure, et non dans le cœur.

Nous avons cité ces exemples pour montrer que la dilatation des veines ne saurait être rapportée à une maladie du cœur si elle n'est générale; à moins cependant qu'elle ne siége, comme nous allons le dire tout à l'heure, dans des veines qui peuvent recevoir directement l'impulsion du cœur. Nous devons ajouter que cette dilatation générale est d'ailleurs extrêmement rare et tout à fait passagère. Nous n'en avons vu qu'un seul cas : c'est celui d'un garçon de seize ans qui fut couché, en 1853, au nº 7 de la salle Saint-Jean de Dieu (service de M. le professeur Bouillaud, à l'hôpital de la Charité). Ce jeune homme avait une énorme hypertrophie du cœur, un rétrécissement de l'orifice auriculo-ventriculaire gauche et une dilatation des cavités droites. Le jour de son entrée à l'hôpital, il était très-fatigué, essoufflé, son cœur battait très-irrégulièrement; toutes les veines superficielles du col, des bras, des jambes, étaient remplies de sang, tendues, résistantes, comme si le sang y eût été coagulé. Plusieurs petites saignées, pratiquées à quelques jours d'intervalle, ramenèrent le calme dans la circulation, et la distension des veines disparut.

Il y a quelques veines qui sont plus directement sous l'influence du cœur que toutes les autres, et où l'on peut, par conséquent, observer des phénomènes sous la dépendance immédiate du cœur : ce sont les veines du col. Ces canaux sont, en effet, la continuation en ligne droite de la veine cave supérieure, et elles peuvent, en conséquence, sentir l'action des contractions de l'organe cardiaque. Aussi le sang y stagne quelquefois ou y reflue, d'où quelques signes importants (dilatation des veines, pouls veineux, reflux ascendant du sang).

La *dilatation des veines* occupe la jugulaire interne, la jugulaire externe et leurs branches afférentes ; ces vaisseaux acquièrent le volume du doigt, celui de la veine cave elle-même ; ils forment des flexuosités, des ampoules dont une surtout, placée au niveau de la clavicule, est particulièrement remarquable. On apprécie cette dilatation et cette ampoule sus-claviculaire en faisant faire une grande inspiration ; le sang pénètre alors dans l'intérieur du thorax, et l'on voit se former une dépression quelquefois très-considérable, mais toujours en rapport avec le volume anormal des vaisseaux.

Le *pouls veineux* consiste en une dilatation des veines, isochrone aux battements du cœur, visible, mais jamais assez forte pour donner un choc sous le doigt. Le pouls veineux se montre aux jugulaires, surtout du côté droit, et quelquefois il s'étend jusqu'aux veines du bras. Si l'on place le doigt en travers sur le milieu de la veine pour en intercepter le calibre, on voit que la pulsation persiste dans la moitié inférieure, mais cesse dans la moitié supérieure. On ne confondra pas le pouls veineux avec les battements communiqués aux veines par les carotides.

Dans quelques cas, si l'on chasse le sang de la veine,

par une compression exercée avec le doigt, de haut en bas, et qu'on oblitère l'extrémité supérieure de la veine, on voit néanmoins le sang reparaître brusquement et de bas en haut, refoulé de l'intérieur du cœur. C'est ce phénomène que nous nommons *reflux ascendant*. Quelquefois il ne se manifeste que dans les efforts de toux.

Ces trois accidents se montrent dans l'**hypertrophie de l'oreillette droite**, dans le **rétrécissement auriculo-ventriculaire droit**, dans l'**insuffisance de la valvule tricuspide**, et enfin dans l'**élargissement de l'orifice auriculo-ventriculaire** par suite de la dilatation des cavités droites. On comprend si facilement le mécanisme de leur production, que nous n'y insisterons pas.

[[Le pouls veineux de la veine jugulaire et le reflux ascendant sont, comme on vient de le voir, des signes précieux de l'insuffisance tricuspide ; ils se rattachent directement à la récurrence de l'ondée sanguine dans la veine cave supérieure et dans ses branches, qui se produit à chaque systole cardiaque. Le même reflux du sang par l'orifice tricuspide a lieu dans la veine cave inférieure, et s'il se propage dans les veines sus-hépatiques, il peut donner naissance à des *battements du foie* : on sent alors, à chaque contraction du cœur, un mouvement d'expansion du foie qui coïncide exactement avec le pouls veineux des jugulaires. Ce symptôme, peu fréquent à la vérité, avait été déjà signalé par Sénac et Kreysig ; il a été plus récemment étudié par Friedreich et surtout par M. Mahot, qui lui a consacré un travail intéressant (1).]]

III. — PHÉNOMÈNES PRÉSENTÉS PAR LES CAPILLAIRES.

Lorsque la gêne de la circulation veineuse dure depuis longtemps, les veinules de différentes parties du corps se distendent ; de là la formation de réseaux visibles sous la peau ou dans son épaisseur et le gonflement de certaines régions ; le *facies propria* des maladies du cœur (Corvisart) tient en partie à cette cause. En effet, on observe alors l'épaississement des paupières, des lèvres ; l'injection des vaisseaux des conjonctives ; la formation d'étoiles veineuses

(1) Mahot, *Des battements du foie dans l'insuffisance tricuspide*. Thèses de Paris, 1869.

sur les pommettes, le nez, les oreilles ; de petites tumeurs molles et variqueuses à la surface interne des lèvres, des joues, etc.

Quand la gêne de la circulation ne date pas de longtemps, mais qu'elle est très-considérable, on observe à la face, aux lèvres, aux mains, aux pieds, une teinte bleuâtre asphyxique, qu'on nomme *cyanose*. Les individus affectés de **persistance du trou de Botal** ont une cyanose qui peut tenir au mélange du sang artériel et du sang veineux, mais qui pourrait bien aussi s'expliquer par la gêne de la circulation veineuse ; car il y a toujours, ou presque toujours alors, un rétrécissement considérable de l'artère pulmonaire ou quelque lésion analogue qui agit à la manière de ce rétrécissement.

La circulation capillaire peut être gênée au point d'amener la gangrène des extrémités.

Mais, comme on le voit, ces phénomènes ne se manifestent et ne peuvent se manifester que dans des maladies mécaniques, dans des affections avec entrave de la circulation ; aussi ne les observe-t-on pas dans la **péricardite** et l'**endocardite aiguë**, dans l'**atrophie simple du cœur**, dans les **insuffisances** (excepté celle de la **valvule tricuspide**), mais on les trouve dans tous les **rétrécissements d'orifices**.

Si l'on consulte le pouls capillaire (voy. *Maladies du système nerveux*, p. 274), on trouve qu'il présente aussi des indices d'un trouble et d'un ralentissement considérables de la circulation.

IV. — PHÉNOMÈNES PRÉSENTÉS PAR LES MUQUEUSES ET PAR LA PEAU.

Nous avons signalé la coloration violette de la peau dans quelques cas, sa teinte jaune cireuse dans les maladies organiques très-avancées ; quelquefois elle est le siége d'un ictère dépendant d'une hypertrophie et d'une congestion du foie, très-communes dans beaucoup d'affections. Sa température est généralement basse dans la cyanose par persistance du trou de Botal, et les malades sont très-impressionnables au froid. Elle s'éraille quand il y a anasarque, et quelquefois se déchire, se perfore, se gangrène, pour laisser passer le liquide accumulé dans les mailles du tissu cellulaire. Alors elle devient souvent le siége d'une gangrène envahissante ou d'un érysipèle qui se termine à son tour par mortification.

Beaucoup de muqueuses sont le siége de congestions passives, de stases mécaniques du sang, d'où des hémorrhagies par diverses voies, des flux catarrhaux, etc. On attribue certaines espèces d'hémorroïdes à des maladies du cœur, mais cette origine est douteuse. Nous avons vu souvent des épistaxis dans les insuffisances aortiques.

Parmi les phénomènes que l'on observe du côté de la peau, on doit surtout remarquer la *cyanose.*

Cette expression a été employée abusivement par M. E. Gintrac, pour indiquer les communications congénitales ou accidentelles entre les cavités droites et les cavités gauches du cœur. Le nom de *cyanose* ne devrait être usité que pour indiquer la coloration bleue ou livide de la peau ; et, si on voulait continuer à s'en servir pour dénommer la lésion du cœur que nous venons d'indiquer, il conviendrait de l'appeler *cyanose par persistance du trou de Botal.*

Considérée d'une manière générale, la cyanose n'est qu'un symptôme, et, à ce titre, elle rentre dans le cadre de ce livre.

Elle est caractérisée de la manière suivante : teinte bleuâtre ou livide de la peau et des membranes muqueuses visibles à l'extérieur ; turgescence légère ou engouement de ces membranes ; dilatation variqueuse des veinules superficielles ; abaissement de la température de la peau, refroidissement facile ; tendance à l'œdème et aux eschares.

La cyanose peut être permanente ou passagère ; cependant, même dans le cas où elle dérive d'une lésion organique permanente, elle est plus ou moins prononcée : ainsi, chez les enfants, elle augmente par les efforts, les cris, les pleurs, et diminue dans les moments de repos et de calme. Elle est quelquefois limitée à une partie du corps, aux muqueuses, aux extrémités.

Cet accident dépend de la stase du sang dans les vaisseaux capillaires et des obstacles qui s'opposent à sa rentrée dans les cavités droites du cœur.

La cyanose se montre dans les maladies suivantes :

Au début des accès de **fièvre intermittente** (forme algide) ; alors elle est souvent générale. Dans les accès de

fièvre intense; dans ces cas, elle est partielle et se révèle par un cercle bleu autour des yeux, la lividité des lèvres, la couleur bleuâtre des ongles, la décoloration et la flaccidité de la peau ; dans la période algide du **choléra sporadique** et du **choléra épidémique;** enfin dans toutes les **maladies du cœur** où il y a obstacle à la circulation veineuse ; tels sont : les rétrécissements des orifices auriculo-ventriculaires, les dilatations du cœur, l'amincissement de ses parois, l'affaiblissement de sa force contractile (asystolie de M. Beau), les épanchements abondants dans le péricarde, le déplacement du cœur, les communications anormales entre les oreillettes ou entre les ventricules, l'anévrysme variqueux de l'aorte et de la veine cave supérieure, les oblitérations de cette même veine, etc.

Comme on le voit, la cyanose n'est qu'un symptôme et son importance diagnostique n'est pas grande ; en effet, elle ne sert qu'à fixer l'attention sur un certain nombre de maladies, et le diagnostic doit s'appuyer sur d'autres éléments.

V. — PHÉNOMÈNES PRÉSENTÉS PAR LE TISSU CELLULAIRE.

Nous avons dit que l'on n'observait dans les maladies du cœur ni amaigrissement ni embonpoint remarquables. Mais le tissu cellulaire est fréquemment le siége d'une infiltration œdémateuse plus ou moins considérable.

L'œdème ou l'anasarque des maladies du cœur est généralement froid ou passif, c'est-à-dire sans chaleur, ni rougeur, ni douleur de la peau, et sans réaction fébrile ; il est mou, indolent, pâteux, à moins qu'il n'y ait une distension extrême de la peau ; il se produit d'abord dans les parties les plus déclives du corps, c'est-à-dire aux jambes ; dans les premiers temps il ne se manifeste que le soir, mais bientôt il devient permanent ; on le voit ensuite remonter aux cuisses, à la paroi de l'abdomen et au tronc, au scrotum et à la vulve. Ce n'est que dans les cas les plus avancés qu'il gagne la face et les membres supérieurs. Cet œdème s'accroît par l'exercice, la fatigue, et diminue ou disparaît par le repos au lit.

Quand il est extrême, il produit la déchirure de la peau; la sérosité s'écoule ; la petite plaie, constamment baignée par ce liquide, s'ulcère, s'enflamme ; un érythème ou un érysipèle se produit, gagne les points voisins et se termine souvent par une gangrène mortelle.

Ce n'est que dans des cas extrêmement rares qu'on voit l'œdème se manifester d'abord à la face et aux bras.

Quand l'œdème est un peu étendu, il se forme presque toujours de l'épanchement dans les différentes séreuses du corps.

Cet œdème des maladies du cœur se distingue de celui de la maladie de Bright par l'absence d'albumine dans l'urine; à la vérité l'urine en contient quelquefois, mais toujours fort peu ; elle est très-colorée; d'ailleurs, l'anasarque de l'albuminurie commence par la face ; il disparaît facilement et à plusieurs reprises, et ne s'accompagne d'aucun phénomène sérieux du côté du cœur.

On voit aussi survenir l'anasarque dans la cachexie des fièvres intermittentes, dans celle du cancer, du scorbut ; chez les tuberculeux, chez les chlorotiques extrêmement affaiblis ; chez les malades affectés de pleurésie chronique simple ou double.

[Toutes les maladies des orifices du cœur peuvent donner lieu à l'œdème, au moment où, par suite de leurs progrès, la circulation en retour se trouve entravée d'une manière permanente. Parmi ces maladies l'insuffisance aortique est celle dans laquelle l'œdème se produit le plus tardivement. Lorsque, chez un malade qui présente depuis longtemps les signes rationnels d'une maladie de cœur et une hypertrophie considérable, l'œdème fait défaut, il y a grande chance pour qu'on ait affaire à une insuffisance aortique.]

Ajoutons que, dans ces derniers temps, M. le docteur Oulmont (1) a signalé une forme très-remarquable d'œdème, due à l'**oblitération de la veine cave supérieure.** Cette oblitération est produite soit par coagulation spontanée du sang, soit par des concrétions cancéreuses formées dans la veine, soit aussi par des tumeurs extérieures qui rapprochent et compriment ses parois ; les anévrysmes de l'aorte, les tubercules des ganglions bronchiques, les tumeurs cancéreuses des poumons sont les plus importantes à signaler.

(1) Oulmont, *Des oblitérations de la veine cave supérieure*. Paris. Mém. de la Société d'observation. Paris, 1856.

Lorsque la veine cave est ainsi oblitérée, il y a stase du sang dans toutes les veines de la partie supérieure du corps, et ensuite dilatation de toutes les veines collatérales (intercostales, azygos) qui peuvent rétablir la circulation par la veine cave inférieure.

Rien n'est plus facile à comprendre que la production et le mode de succession des symptômes de cette affection, car ils sont entièrement mécaniques. Le début a lieu d'une manière lente, par de la dyspnée, des palpitations, de la toux, des hémoptysies ; puis on voit survenir un œdème de la face, qui s'étend ensuite aux bras et à toute la partie supérieure du corps ; la partie inférieure en est exempte, puisque la circulation en retour, par la veine cave inférieure, n'éprouve aucun obstacle. On observe ensuite de la cyanose de la face et la dilatation de quelques veines superficielles, quelques hémorrhagies par le poumon et par les fosses nasales ; mais surtout des troubles cérébraux.

Lorsque la circulation collatérale s'est rétablie, on peut voir diminuer ou disparaître l'œdème, mais la cyanose persiste.

L'œdème limité à la tête, aux bras et à la partie supérieure du tronc est le caractère pathognomonique de la maladie. Cependant on pourrait confondre ce cas avec le début de la *maladie de Bright*, qui, en effet, commence souvent par un œdème de la face. Mais dans ce dernier cas, il n'y a pas de cyanose, l'œdème se généralise et s'accompagne d'épanchements dans les cavités séreuses ; l'urine contient une *grande* quantité d'albumine. Si l'œdème avait disparu, on pourrait penser à une communication des cavités droites et gauches du cœur, maladie nommée improprement *cyanose*. Le diagnostic serait impossible s'il n'existait pas une dilatation marquée des veines sous-cutanées, comme témoignage de l'obstruction de la veine cave supérieure.

L'œdème de la partie supérieure du corps et tous les autres symptômes énumérés plus haut appartiennent encore à une autre affection des gros vaisseaux, **anévrysme variqueux** ou **artérioso-veineux** de l'**aorte** et de la **veine cave supérieure**. L'obstacle à la circulation en retour du sang veineux explique l'identité des symptômes. Le diagnostic se tirera des considérations suivantes : l'anévrysme variqueux débute brusquement, les accidents arrivent à leur summun d'acuité en quelques jours ; la marche de la maladie est si rapide, que la mort survient du troisième au dixième jour ; enfin on constate, par l'auscultation, l'existence d'un bruit de souffle et d'un frémissement vibratoire très-intense, à la partie droite et supérieure du sternum.

VI. — PHÉNOMÈNES PRÉSENTÉS PAR LES MEMBRANES SÉREUSES.

A une certaine époque des maladies du cœur, les séreuses deviennent le siége d'un épanchement plus ou moins abondant, mais passif et sans traces d'inflammation ; c'est le résultat d'une gêne extrême de la circulation. Quelquefois ces épanchements sont antérieurs à l'anasarque, le plus souvent ils lui sont consécutifs. Mais il existe, pour l'abdomen, une cause particulière d'épanchement, qui fait que l'ascite est plus commune que l'hydrothorax et l'hydropéricarde, et qui fait aussi qu'elle précède quelquefois l'œdème des jambes. Cette cause est l'hypertrophie du foie. Lorsque cette augmentation de volume succède promptement à une maladie du cœur, on voit survenir une ascite plus ou moins forte, avant que tout autre phénomème d'hydropisie se soit manifesté ; il serait facile de confondre les cas de ce genre avec la cirrhose, si les malades n'avaient pas des douleurs assez prononcées, un foie volumineux et des traces de maladie du cœur.

Les épanchements dans les plèvres sont presque toujours doubles, indolents, ne se traduisant que par une augmentation de la dyspnée. Ceux du péricarde produisent peu de phénomènes. Il est très-rare de voir des épanchements séreux dans les cavités du cerveau et dans les méninges ; quand il s'en manifeste, on voit survenir les accidents de la compression aiguë ou lente du cerveau. L'ascite produite par une maladie du cœur, soit directement, soit par l'intermédiaire du foie, n'est jamais considérable, et lorsque, par hasard, elle prend un grand développement, on peut presque toujours la rattacher non plus à une congestion du foie, mais à une cirrhose concomitante de la maladie du cœur.

Nous avons vu quelquefois, dans diverses séreuses, un liquide séro-sanguinolent, mais c'est un cas rare.

VII. — PHÉNOMÈNES PRÉSENTÉS PAR L'APPAREIL RESPIRATOIRE.

Aphonie dans certains anévrysmes de l'aorte, par suite de la compression ou de la destruction du nerf récurrent laryngé du côté gauche. Œdème de la glotte dans quelques cas. Dyspnée, accès d'asthme, nécessité de se tenir assis sur le lit, sur le bord du lit, les jambes pendantes, etc. L'influence des maladies pulmonaires sur la dyspnée qui se manifeste dans les affections cardiaques est considérable. Ces maladies sont le plus habituellement: la congestion ou l'apoplexie pulmonaire, l'œdème, les épanchements pleurétiques. On ne peut donc nier qu'elles ne soient une des causes les plus ordinaires de la dyspnée. Mais il ne faut pas oublier la part qui revient aux oblitérations vasculaires dans la production de ce phénomène. Les cas de dyspnée extrême survenant rapidement et quelquefois promptement mortelle se rapportent presque toujours à des oblitérations.

[[M. Peter a récemment appelé l'attention sur les accidents pulmonaires auxquels la grossesse expose les femmes atteintes de maladie du cœur et que, pour cette raison, il appelle gravido-cardiaques. C'est spécialement dans les cas de maladie mitrale qu'on voit ces accidents survenir: ils consistent spécialement en congestions pulmonaires intenses, accompagnées quelquefois de catarrhe suffocant et même d'hémoptysies, dont l'intensité et la violence sont telles, qu'elles peuvent en un court espace de temps mettre la vie de la femme en grand danger, dans d'autres circonstances entraîner l'avortement ou la mort du fœtus. Ces accidents se montrent surtout à partir du cinquième mois de la grossesse; M. Peter les attribue à l'augmentation de la masse totale du sang chez la femme enceinte et à l'hypertrophie du cœur pendant la grossesse; les émissions sanguines paraissent être le meilleur moyen de les combattre(1).]]

VIII. — PHÉNOMÈNES PRÉSENTÉS PAR L'APPAREIL URINAIRE, LE TUBE DIGESTIF, LES CENTRES NERVEUX, ETC.

En général, urine peu abondante, foncée, contenant quelquefois un peu d'albumine, et souvent du sucre.

(1) Peter, *Leçons de clinique médicale*. Paris 1873, p, 178.

M. Gendrin signale des accidents qu'il nomme *diurèse colliquative*, « et qui consistent dans l'excrétion habituelle d'une quantité d'urine supérieure à celle des boissons ingérées. C'est ordinairement pendant la nuit que cette excrétion est surtout abondante. L'urine est incolore, sans albumine. La diurèse colliquative n'est pas toujours continue; lorsqu'elle existe, la dyspnée est ordinairement diminuée; la diurèse précède presque toujours l'anasarque, et, presque toujours, reconnaît pour cause les obstacles qui ont leur siége aux orifices, et surtout aux orifices auriculo-ventriculaires. Cependant on l'observe assez souvent dans quelques cachexies, dans la chlorose, par exemple (Aran). ».

Pour le tube digestif, nous avons déjà cité les hémorrhagies par les muqueuses, par l'intestin, les lésions du foie, l'ictère, l'ascite, etc.

Du côté du cerveau, on observe des congestions passives ou actives, des hémorrhagies, des suffusions séreuses, etc. En général, ces accidents sont le résultat de rétrécissements; mais nous avons vu, une fois, survenir une hémorrhagie cérébrale chez une femme affectée d'insuffisance aortique.

[En terminant cet exposé général des symptômes propres aux maladies du cœur, nous devons brièvement rappeler les signes propres à une forme particulière de l'endocardite, encore à l'étude, l'**endocardite ulcéreuse.**

M. Bouillaud, dans son *Traité des maladies du cœur*, parle d'une endocardite *typhoïde*, en faisant remarquer toutefois qu'il ne s'agit pour lui que d'une endocardite modifiée par un état typhoïde du malade, mais non d'une endocardite donnant lieu par elle-même à des symptômes typhoïdes.

Depuis la publication de l'ouvrage de M. Bouillaud, des faits analogues ont été observés, et on décrit aujourd'hui, sous le nom d'*endocardite ulcéreuse*, une forme particulière caractérisée anatomiquement par des ulcérations de l'endocarde et donnant lieu à une double série de symptômes dont les uns, locaux, ne diffèrent pas de ceux de l'endocardite ordinaire, et dont les autres, généraux, éloignés, donnent à la maladie une physionomie toute particulière.

On a admis deux formes principales d'endocardite ulcéreuse, la *typhoïde* et la *pyoémique*.

Tandis que dans la première forme on voit se dérouler l'ensemble des symptômes qui caractérisent l'état typhoïde, la fièvre typhoïde, à l'exception des taches lenticulaires, on voit dans la forme pyoémique se manifester des accès de fièvre assez réguliers, accompagnés quelquefois d'hémorrhagies, d'abcès se manifestant dans différentes régions, et d'ictère. L'état général est des plus graves et la maladie se termine invariablement par la mort. A l'autopsie, on trouve une altération constante de l'endocarde, consistant en une perte de substance siégeant au niveau des valvules. L'ulcération communique dans ce cas avec des foyers purulents creusés dans l'épaisseur de ces valvules. On trouve dans les différents organes des lésions analogues à celles qu'on constate ordinairement dans l'infection purulente, et dont les plus remarquables sont des infarctus hémorrhagiques ou puriformes, siégeant de préférence dans la rate, le foie, les reins, le cerveau, les poumons.

Senhouse Kirkes, le premier, chercha l'interprétation de ces faits dans une infection du sang causée par le transport des débris de fibrine divisée et dissociée.

MM. Virchow, Charcot et Vulpian, Lancereaux pensent que l'intoxication du sang est due aux détritus provenant de l'ulcération de l'endocarde. Il faudrait admettre en tous cas que ces détritus sont doués de propriétés septiques; car on n'ignore pas que des débris fibrineux, athéromateux ou autres, portés dans le torrent de la circulation, ne donnent pas lieu à des lésions aussi généralisées.

En outre, M. Bouillaud a rapporté dans ses belles observations des cas où les malades ont succombé avec les phénomènes typhoïdes les plus évidents, sans qu'on trouvât autre chose que les lésions de l'endocardite ordinaire.

On voit donc que la lumière n'est pas encore complétement faite à ce sujet. Nous n'aurions cependant pas été complets si nous avions négligé l'exposé des faits qui se rapportent à l'endocardite ulcéreuse (1).]

(1) Voy. Martineau, *Des endocardites*, 1866. Thèse de concours pour l'agrégation.

REMARQUES ET CONCLUSIONS SUR LES PHÉNOMÈNES ÉLOIGNÉS ET GÉNÉRAUX DES MALADIES DU CŒUR.

On donne aux phénomènes étudiés ci-dessus, tels que l'anasarque, les épanchements dans les membranes séreuses, les accidents pulmonaires, le nom de symptômes généraux ou communs des maladies du cœur. Cette dénomination est inexacte. En effet, ces phénomènes ne sont pas généraux, à proprement parler, puisqu'ils se localisent dans certains tissus et certains appareils; et, d'un autre côté, loin d'être communs à toutes les maladies ou au plus grand nombre des maladies du cœur, ils sont, au contraire, tout à fait particuliers à un très-petit nombre d'entre elles. C'est pour ces motifs que nous leur donnons le nom de symptômes éloignés, réservant celui de symptômes généraux à des accidents tels que la fièvre, les troubles nerveux, etc.

Il est bien facile, par l'expérience et par le raisonnement, de démontrer que les phénomènes dits généraux ne sont pas communs à toutes les maladies du cœur. S'ils étaient communs, en effet, il y a longtemps qu'on aurait reconnu avec leur aide, pendant la vie, un grand nombre d'affections méconnues jusqu'à présent, comme la péricardite, l'endocardite, les adhérences du cœur, les insuffisances, etc; et, d'un autre côté, on ne trouverait pas, après la mort, un si grand nombre d'altérations du cœur qu'on n'avait pas soupçonnées pendant la vie.

En cherchant à expliquer la production de ces phénomènes, nous allons montrer à quels cas ils appartiennent en réalité.

Supposons que nous ayons affaire à une insuffisance auriculo-ventriculaire gauche. Dans ce cas, pendant la contraction ventriculaire, une partie du sang va refluer vers l'oreillette, mais ce mouvement rétrogade sera bientôt arrêté par les colonnes de sang provenant des veines pulmonaires, et le reste de la colonne contenue dans le ventricule continuera de progresser dans l'intérieur de l'aorte; en définitive, il y aura une quantité de sang à peu près normale, lancée dans les artères. Il n'y a donc pas de gêne de la circulation, partant pas de stagnation du sang, pas d'œdème, d'ascite, de tuméfaction du foie, pas de congestion des veines, de la face, de stase du sang dans les poumons; en un mot, aucun des phénomènes dits *généraux* des maladies du cœur. Même remarque pour une insuffisance aortique. Même chose aussi pour un rétrécissement de l'aorte. Que se passe-t-il dans ce dernier cas? Ici, dira-t-on, il y a obstacle, impossibilité au sang de progresser comme de coutume. Mais on remarquera que derrière ce rétrécissement il se forme toujours une hypertrophie proportionnelle du ventricule, peut-être même exagérée, relativement au rétrécissement; et le résultat de cette hypertrophie est que l'obstacle sera surmonté, vaincu (*hypertrophie providentielle* de M. Beau); enfin, d'un autre côté, comme les valvules auriculo-ventriculaires sont saines, il sera impossible que le sang ne passe pas dans les artères. Ainsi, malgré le rétrécissement artériel, la circulation conservera sa régularité; alors encore aucun phénomène de gêne de la circulation, autrement dit *général*, ne se manifestera. Donc encore: ni ascite, ni anasarque, ni phénomènes pulmonaires, dans les maladies de l'orifice aortique.

Mais il n'en sera plus de même dans les rétrécissements de l'orifice auriculo-ventriculaire. Ici, en effet, se rencontrent toutes les conditions, les mieux choisies, si l'on peut ainsi dire, pour la production de la gêne de la circulation. Un rétrécissement auriculo-ventriculaire gauche existe; le sang va-t-il passer facilement dans le ventricule? Non, certainement. D'abord le rétrécissement s'y oppose mécaniquement; et, ensuite, il n'y a plus ici d'agents d'impulsion énergique pour forcer et violenter l'orifice. La principale cause de l'entrée du sang dans le ventricule est l'aspiration exercée par la diastole. Or, c'est une force passive, pour ainsi dire, et qui n'est pas comparable à la force active de la systole, lorsque celle-ci fait passer de force le sang par l'orifice aortique rétréci. Puis, la seconde cause de l'arrivée du sang dans le ventricule réside dans la contraction de l'oreillette, contraction faible, peu énergique, on en conviendra. En conséquence, il ne passera par l'orifice que ce que le rétrécissement voudra bien admettre, et le ventricule ne se remplira pas, ou que d'une manière incomplète. Alors, stagnation du sang dans l'oreillette et dans le poumon; et de là, de proche en proche, dans les cavités droites du cœur, dans les veines caves et le foie. De là, par une conséquence bien facile à comprendre, naîtront la cyanose de la face et des mains, l'œdème, l'engorgement du foie, l'ascite, les épanchements dans les cavités séreuses, les engorgements pulmonaires, etc.; enfin tout l'ensemble des symptômes dits *généraux* des maladies du cœur.

Or, comme on le voit, bien loin d'être *généraux* ou *communs*, ces symptômes sont extrêmement *spéciaux*, c'est-à-dire qu'ils sont particuliers à une affection ou aux affections dans lesquelles il y a gêne réelle de la circulation intra-cardiaque.

Ces affections sont peu nombreuses; nous citerons comme les plus communes: le rétrécissement auriculo-ventriculaire gauche, la dilatation avec ou sans amincissement des cavités droites du cœur, l'atrophie et le ramollissement de cet organe, le rétrécissement de l'artère pulmonaire (presque toujours cause de la persistance du trou de Botal), les épanchements chroniques abondants du péricarde, les maladies du cœur de moyenne gravité, mais accompagnées d'un épanchement pleural simple ou double, et, enfin les vastes épanchements pleurétiques avec déplacement du cœur.

Il résulte de là une conséquence pratique importante: c'est que l'existence de ces symptômes, chez un malade, doit tout de suite attirer l'attention sur une affection avec gêne de la circulation intra-cardiaque, et, en particulier, sur un rétrécissement auriculo-ventriculaire; car, en définitive, dans la pratique, on rencontre vingt cas de ce genre contre un des autres affections indiquées. Il est bien entendu, cependant, que l'on ne se bornera pas à consulter ces symptômes, et qu'on devra recourir à un examen local et à celui du pouls; quand ces phénomènes existent, le pouls est généralement étroit, irrégulier, intermittent.

Nous ajoutons que ces symptômes sont précieux dans une autre circonstance. Nous avons dit que le rétrécissement et l'insuffisance auriculo-ventriculaire produisent, tous deux, un bruit de souffle au premier temps à la pointe du cœur, et que, par conséquent, l'auscultation ne sert en aucune façon à établir une distinction entre ces deux états. La présence ou l'absence de ces phénomènes *généraux* peut seule trancher la difficulté: phénomènes généraux dans le rétrécissement; absence de ces phénomènes s'il n'y a qu'une insuffisance, mais une insuffisance franche, c'est-à-dire sans rétrécissement.

Beau (1) étudie tous les phénomènes dont nous venons de nous occuper longuement; il les rapproche, les réunit en faisceau, et en forme un groupe morbide naturel, qu'il nomme d'abord *symptômes rationnels* des maladies organiques du cœur; et, enfin, il cherche à les rattacher à quelque *principe pathogénique* qui en rende compte d'une manière satisfaisante. Beau énumère successivement comme symptômes rationnels : l'aspect de la face, le gonflement des veines jugulaires, la petitesse du pouls, la dyspnée, les congestions sanguines des principaux viscères, les hydropisies. Et il ajoute : « On a peut-être droit de s'étonner que le groupe des symptômes précédents, qui est, comme nous le verrons, si naturel et si important, n'ait pas encore été envisagé à part, et par conséquent n'ait pas encore reçu de nom qui lui donne une existence pathologique; c'est une lacune qu'il faut combler (p. 322). »

Beau est certainement peu juste envers les auteurs. La plupart d'entre eux, en effet, ont insisté sur cette réunion de symptômes qui, dit Laënnec, permettent de reconnaître une maladie du cœur « au premier coup d'œil ». Ce même auteur a donné un très-bon tableau de ce groupe de phénomènes (2). Après lui, MM. Bouillaud, Andral, Gendrin, Hope, en ont fait mention. Mais il y a plus, c'est que plusieurs auteurs ont déjà donné des noms divers à cet ensemble de symptômes. Corvisart le nommait *facies propria* (3); Stokes le rapporte à ce qu'il nomme *weakness or deficient muscular power of the heart* (4); et enfin, si l'on nous permet de nous citer nous-mêmes après ces maîtres, nous ferons remarquer que, dès 1854, dans la première édition de cet ouvrage, nous avons caractérisé les divers phénomènes d'ensemble des maladies du cœur, par le nom de

(1) Beau, *Traité expérimental et clinique d'auscultation, appliquée à l'étude des maladies des poumons et du cœur*. Paris, 1856, p. 318 et suiv.

(2) Laënnec, *Traité de l'auscultation médicale*, 4e édition. Paris, 1837, t. III, p. 159 et suiv.

(3) Corvisart, *Essai sur les maladies du cœur*. Paris, 1806, p. 373.

(4) Stokes, *The diseases of the heart and the aorta*. Dublin, 1854.

type cardiaque (1). D'ailleurs il est proverbial, depuis longtemps, dans la pratique, de les rapporter à la *faiblesse*, à l'*atonie*, à l'*engouement* du cœur.

Nous ne voudrions pas laisser croire que la faiblesse et la diminution d'énergie du cœur n'ont pas encore été remarquées, et que les symptômes qui en résultent n'ont été ni réunis ni dénommés.

C'est par le nom d'*asystolie* que Beau a désigné l'ensemble des symptômes énumérés plus haut. Cette dénomination indique, non pas le défaut de contraction du cœur, mais seulement la diminution de sa puissance d'action. Sous ce nom on doit comprendre, tout à la fois, et l'affaiblissement du cœur et les symptômes de dyspnée, et ceux de stase sanguine et d'épanchements séreux dans tous les organes.

Mais ici apparaissent dans toute leur nouveauté et dans tout leur imprévu les doctrines de Beau; et nous avouons que nous sommes fortement disposés à les partager, sauf quelques restrictions. Si nous comprenons bien la pensée de l'auteur, l'asystolie serait une espèce d'affaiblissement ou d'atonie du cœur, par suite de laquelle il ne remplirait plus ses fonctions mécaniques d'une manière complète. Comme conséquence de cet état, on verrait apparaître la dyspnée, l'injection et l'état vultueux de la face, la congestion sanguine des organes parenchymateux, les hydropisies, etc. Et ce même nom d'asystolie conviendrait aussi bien aux effets qu'à la cause: ainsi, un homme affecté d'asystolie serait un individu présentant cette réunion de symptômes, réunion que l'on pourrait légitimement attribuer à l'affaiblissement du cœur.

Selon Beau, l'asystolie dépendrait, d'abord, d'obstacles au cours du sang; incapable de les surmonter, le cœur se laisserait distendre et *forcer;* et il recevrait plus de sang qu'il n'en enverrait. De là les stases sanguines et toutes leurs conséquences. D'un autre côté, le cœur pourrait encore tomber en asystolie, s'il perdait sa force par l'amincissement et l'atrophie de ses parois; alors, sans qu'il y eût de rétrécissement des orifices, la circulation serait encore entravée: ainsi, par exemple, l'effort à faire pour sou-

(1) Racle, *Traité du diagnostic*, 1re édition. Paris, 1854, p. 235, 254 et 259; et dans l'édition actuelle, p. 312.

lever la colonne de sang aortique serait au-dessus de la puissance du ventricule gauche; et, encore une fois, le sang stagnerait en partie au lieu de progresser dans l'arbre circulatoire. Comme dernière influence, Beau signale les causes morales, le chagrin profond, le désespoir, la contrariété, la peur.

Entraîné par ces conceptions séduisantes, Beau fait de l'asystolie une maladie, une entité pathologique. S'il a fait bon marché des lésions d'orifices, en ne les considérant que comme causes occasionnelles, il est encore moins généreux pour l'hypertrophie, qui est rejetée sur un plan tout à fait secondaire. L'hypertrophie n'est plus une maladie primitive, existant par elle-même; c'est un effet nécessaire et qui résulte d'un besoin fonctionnel; le cœur s'hypertrophie pour recouvrer sa puissance d'action; et, à ce titre, elle mérite bien le nom d'*hypertrophie providentielle*. Enfin, comme il n'y avait pas moyen de s'arrêter sur une semblable pente, la digitale serait le *quinquina du cœur;* car il est certain que ce médicament amende les phénomènes de l'asystolie; et comment pourrait-elle le faire, si elle ne tonifiait pas, si elle n'augmentait la puissance contractile de l'organe?

De toute cette théorie nous n'acceptons que l'asystolie, c'est-à-dire l'affaiblissement du cœur; mais nous ne pouvons pas y voir une maladie ni la cause de l'hypertrophie. Il nous semble qu'elle ne constitue qu'un élément des maladies du cœur, élément quelquefois forcé, nécessaire, et quelquefois futur, éventuel. L'asystolie pourrait, comme l'adynamie dans les fièvres, tour à tour se présenter ou faire défaut; de sorte que telle maladie du cœur, sans lésion propre à gêner la circulation, déterminerait des stases sanguines, des hydropisies, de la dyspnée, etc.; dans ces cas, le trouble circulatoire ne serait pas un obstacle matériel, il dépendrait seulement de ce que le cœur serait tombé dans l'asystolie. Et réciproquement, avec des obstacles bien évidents des orifices, ces mêmes symptômes manqueraient, parce que le cœur ne serait pas en état d'asystolie. On expliquerait par l'apparition ou la décroissance de ce phénomène, la production et la guérison alternatives des hydropisies, de la dyspnée, etc., dans un grand nombre d'affections du cœur.

CHAPITRE IV

RÉSUMÉ. TABLEAU DES SIGNES DES PRINCIPALES AFFECTIONS DU CŒUR.

Asystolie. — A notre avis, l'asystolie décrite par Beau n'est pas une maladie, mais seulement un élément des maladies du cœur, comme l'ataxie et l'adynamie sont des éléments des fièvres ; car elles ne peuvent avoir d'existence indépendante. L'asystolie peut se joindre à toutes les maladies chroniques organiques du cœur, et leur imprimer, en conséquence, des caractères communs, qui constituent le *facies pro-dria* de Corvisart, le *weakness* de Stokes, ou ce que nous avons nommé le *type cardiaque*.

L'asystolie est l'affaiblissement du cœur ; elle est quelquefois produite par un obstacle mécanique, comme un rétrécissement d'orifice ; d'autres fois par l'accumulation du sang dans le cœur, ainsi que cela a lieu dans les efforts ; par l'affaiblissement des fibres communes aux deux ventricules ; par le poids de la colonne de sang aortique ; par l'anémie globulaire, par les causes morales. Dans tous ces cas, le cœur se trouve dans l'état d'un instrument qui a été *forcé* et qui ne peut plus remplir qu'imparfaitement son office.

Cet affaiblissement *vital* ou *dynamique* donne lieu aux symptômes suivants, qui permettent de reconnaître une maladie du cœur « au premier coup d'œil », comme le dit Laënnec :

Face gonflée ou bouffie, ayant une teinte cireuse et une demi-transparence ; yeux saillants, paupières œdématiées ; lèvres livides, violacées, couvertes d'arborisations et d'étoiles veineuses ; jugulaires gonflées, ne se désemplissant pas complétement dans l'inspiration, souvent agitées de battements ; dyspnée, toux, catarrhe pulmonaire ; augmentation du volume du foie ; œdème, anasarque, épanchements dans les cavités séreuses ; souvent albuminurie.

Déplacement. — C'est presque exclusivement dans les épanchements considérables de la plèvre gauche que le cœur est dévié ; il est alors porté sous le sternum ou sous les côtes du côté droit. On constate alors : absence du choc et des battements du cœur, au côté gauche de la poitrine ; choc et battement à l'épigastre ou à droite du sternum ; matité dans les mêmes points (Piorry), signe illusoire, car cette matité dépendant du cœur se confond avec celle de l'épanchement et avec celle du foie, et elle n'a pas de caractères acoustiques propres à la faire distinguer des deux autres. Double bruit déplacé et accompagné ou non d'un choc perceptible à la main : bruits semblables à ceux de l'état normal, ou modifiés par quelque souffle, s'il y a endocardite concomitante, fait assez ordinaire ; ces deux bruits dans les mêmes rapports qu'à l'état normal, c'est-à-dire ayant chacun un siége particulier, l'un à la pointe, l'autre à la base, et à la même distance l'un de l'autre. Pas de voussure notable, pas de douleur, pas de frémissement vibratoire ; signes d'un épanchement pleural qui remplit toute la cavité gauche du thorax ; tendance à la syncope ; mort subite.

Ne pas oublier que les bruits du cœur peuvent être déplacés sans que l'organe le soit ; l'induration du bord antérieur du poumon droit ou du sommet de ce poumon, une pleurésie à droite, peuvent les transmettre et les faire entendre à droite du sternum ou sous les clavicules, sous l'aisselle ; mais alors il y a matité dans ces points, absence de choc, et d'ailleurs on sent encore le cœur battre à la région précordiale ; enfin il n'y a pas d'épanchement pleurétique à gauche.

Un anévrysme de l'aorte peut donner un choc et des battements simples ou doubles, à droite du sternum. On n'oubliera pas de rechercher alors si le cœur bat encore dans son lieu normal ; à un certain degré l'anévrysme use et perfore les côtes ; il donne lieu à un frémissement vibratoire, à une inégalité dans la force des battements des artères radiales, à de l'aphonie, à des phénomènes de compression de l'œsophage, de la trachée, des veines, etc.

Le cœur peut être déplacé par des tumeurs du médiastin ; nous n'avons pas encore vu de cas de ce genre, et il nous serait impossible d'en donner la description.

Déplacement du cœur par transposition des viscères. Pour mémoire.

Péricardite. — *Péricardite aiguë.* Malade affecté d'un rhumatisme articulaire aigu, généralisé ou étendu à plusieurs articulations importantes, ou bien d'une pleurésie, d'une pleuro-pneumonie, d'une bronchite grave généralisée, etc. ; ne se plaignant d'aucune douleur précordiale, n'ayant ni agitation, ni anxiété, ni syncopes. On trouve, dès les premiers jours : région précordiale sans voussure ni matité ; choc de la pointe normal ; à l'oreille, léger grattement ou frôlement dans un point quelconque ; la pointe semble collée contre la paroi thoracique et ne se détache que difficilement ; plus tard, frôlement, froissement superficiel, large, disséminé ; bruit de taffetas, froufrou dû au dépoli de la séreuse, ou au frottement de fausses membranes molles, à demi liquides. En très-peu de temps, formation d'un épanchement, voussure, matité de plus en plus étendue ; le choc de la pointe du cœur n'a plus lieu : bruits profonds, éloignés, obscurs, sans froissement ni frottement d'aucune espèce ; mais le frottement peut revenir si l'on fait asseoir le malade ; souffle léger s'il y a endocardite. La matité se déplace un peu, si l'on fait coucher le malade sur le côté droit et sur le côté gauche alternativement. Aucun sentiment d'angoisse, mais gêne, sensation pénible, sentiment de l'accomplissement pénible d'une fonction ; cœur nageant dans l'eau, quelquefois, mais rarement des lypothymies; pouls sans changement ni irrégularités, palpitations. Disparition ou diminution de l'épanchement : la voussure et la matité diminuent ; le cœur redevient superficiel à la main et à l'oreille ; on sent de nouveau le choc de la pointe. Quelquefois froissement, frémissement vibratoire, cas fort rare ; à l'oreille, frôlement, craquement, bruit de cuir neuf, bruit semblable au râle crépitant, râpement, à l'un ou à l'autre temps, aux deux, ou dans l'intervalle ; généralement bref, bien plus fort qu'au début ; ces bruits changent rapidement, en quelques heures disparaissent et reviennent, suivant les alternatives de sécheresse et de retour de l'épanchement, Quelquefois ils augmentent, le plus souvent ils diminuent de force, pour revenir au frôlement doux qui ressemble à un bruit de souffle ; ce qui dépend de l'absorption des fausses membranes et du poli que prennent leurs surfaces. Quand elles s'indurent, le bruit devient de plus en plus rude, mais cela ne s'observe que longtemps après. Ce qui frappe surtout, dans cette affection, ce sont les modifications rapides des phénomènes locaux. Phénomènes généraux (fièvre, sang couenneux), qui persistent, quand les douleurs et le gonflement articulaires viennent à disparaitre.

Quand il y a complication de pleurésie, de pneumonie, et surtout de pleurésie diaphragmatique : douleurs quelquefois atroces, lypothymies, syncopes et la plupart des phénomènes indiqués par Corvisart. Exemple, Mirabeau.

Péricardite chronique. Antécédents : péricardite aiguë, ou au moins rhumatisme, fluxion de poitrine, traitement peu énergique ou lent ; guérison lente, incomplète ; depuis ce temps, accidents persistants du côté du cœur. Pas de douleur, à moins de pleurésie ; voussure, absence de choc et de battements perceptibles à la pointe ; le cœur peut venir se mettre en contact avec la paroi thoracique quand on fait asseoir le malade. Matité, quelquefois dans une grande étendue, absolue, très-résistante au doigt, ne se prolongeant pas dans le côté gauche du thorax ; déplacement des limites droite et gauche de la matité quand on fait coucher le malade sur le côté. Pas de fluctuation sensible ; le cœur ne bat pas *çà* et *là*, comme dit Corvisart. Tic tac profond, sourd, éloigné, comme les bruits du cœur du fœtus ; souffle et bruits anormaux, mais non sous l'oreille, à moins qu'on ne fasse asseoir le malade. Pas de frottement ; modification de la voussure, de la matité et des bruits, par les saignées et les vésicatoires ; le liquide diminue rapidement, la voussure et la matité diminuent aussi ; les bruits deviennent plus superficiels, plus clairs, et le cœur se rapproche de l'oreille. Cette modification, due au traitement, empêche de confondre les épanchements-chroniques avec l'hypertrophie du cœur. Symptômes éloignés, variables et sans importance.

Hydropéricarde. — Accumulation de sérosité simple, par excès de sécrétion (hydropéricarde active) ou défaut d'absorption du péricarde (hydropéricarde passive). Mêmes caractères que ci-dessus, si ce n'est que la maladie, ne succédant pas à une affection inflammatoire, n'a pas, à son début, présenté de caractères d'acuité. L'hydropéricarde active arrive rapidement chez les sujets jeunes, vigoureux, sanguins, après un refroidissement, un excès de travail. On ne peut citer que bien peu de cas d'hydropéricarde active ; la plupart de ceux qui ont été donnés comme tels n'étaient peut-être que des péricardites. L'hydropéricarde passive est plus commune ; elle se manifeste chez les sujets épuisés par des maladies antérieures, et infiltrés.

Hémopéricarde. — Les signes physiques de cet épanchement doivent être essentiellement les mêmes que ceux d'un épanchement séreux. Nous manquons, au reste, de faits sur ce sujet. Lorsque cet épanchement est le résultat d'une rupture du cœur, de l'origine de l'aorte ou de l'artère pulmonaire, il est suivi d'une mort subite, aussi prompte que l'éclair, et c'est là l'hémorrhagie foudroyante par excellence (Bouillaud).

Pneumo-péricarde et hydro-pneumo-péricarde. — Le cœur peut être entendu à distance. « Il m'est arrivé quelquefois d'annoncer le pneumo-péricarde à une résonnance plus claire du bas du sternum, survenue depuis peu de jours, ou à un bruit de fluctuation déterminé par les battements du cœur et par les inspirations fortes. » (Laënnec.) Le diagnostic de l'hydro-pneumo-péricarde repose sur deux signes principaux, savoir : une résonnance tympanique et un bruit de fluctuation dans la région du péricarde (Bouillaud), bruit qui ressemble assez bien à celui que fait l'eau agitée par la roue d'un moulin, et dû évidemment aux mouvements alternatifs du cœur. Ce caractère a été observé par Bricheteau, dans un cas où le péricarde contenait du pus fétide et des gaz qui s'échappèrent en sifflant (*Archives*, 1844). Ce bruit de *roue de moulin* et l'agitation rhythmique du liquide par les mouvements du cœur sont, en quelque sorte, la clef du diagnostic (Bouillaud).

Plaques laiteuses. — Celles de la surface postérieure du cœur ne donnent pas de symptômes ; celles de la face antérieure donnent souvent un frottement léger, superficiel, semblable à un grattement ou à un souffle, mais diffus et non cylindrique, siégeant vers la partie moyenne du cœur et non vers les orifices. Ce caractère peut acquérir une certaine importance, s'il est permanent, s'il augmente quand on fait asseoir le malade, si l'on sait qu'il y a eu antérieurement une pleurésie, un rhumatisme, ou mieux encore une péricardite. Nous avons vu, plusieurs fois, M. Bouillaud diagnostiquer des plaques laiteuses un peu épaisses, polies, mais saillantes, de quelques centimètres de diamètre.

Adhérences du cœur au péricarde. — Le diagnostic des adhérences partielles, lâches, molles, celluleuses, est impossible.

Celui des adhérences générales, serrées, est quelquefois possible, mais toujours difficile. Au reste, il n'est pas absolument indispensable, car on ne peut rien faire à ces adhérences, et elles n'ont pas la gravité que leur attribuait Corvisart. Dépression plus ou moins forte des côtes et espaces intercostaux de la région précordiale (Bouillaud, Barth); mouvement perpétuel d'une très-forte ondulation, se montrant plus bas que celle que l'on sent naturellement dans la région du cœur et sous les côtes gauches de la région supérieure du ventre (Sander). La pointe du cœur donne une sensation d'ondulation plutôt que de choc; elle se détache mal dans la diastole; elle ne se déplace pas quand on fait coucher la malade sur le côté droit ou sur le côté gauche (Bouillaud). Bruits superficiels, sous l'oreille, mais sourds et comme avortés; l'un d'eux, le deuxième surtout, s'affaiblit et peut venir à manquer complétement (Aran).

Surcharge graisseuse. — Ne peut être diagnostiquée positivement. On peut en soupçonner l'existence chez des individus gros et replets.

Atrophie du cœur. — L'atrophie du cœur est une affection problématique. Nous pensons que le cœur peut maigrir, comme tous les autres organes, et perdre de son poids, par la disparition de la graisse, du tissu cellulaire, qui entrent dans sa composition; la fibre charnue peut se décolorer et paraître transformée en substance graisseuse; mais nous ne croyons pas qu'elle diminue ou disparaisse, même partiellement. Cette atrophie serait incompatible avec la vie. Tous les symptômes énumérés ci-dessus se rapportent donc à l'amaigrissement du cœur.

Hypertrophie du cœur. — *Hypertrophie générale simple.* Impulsion augmentée, soulevant toute la paroi thoracique, les vêtements, les couvertures du malade, la tête de l'observateur qui ausculte; battements jusqu'à la base du col; choc de la pointe dans une étendue plus grande, dans deux, trois espaces intercostaux, soulevant le stéthoscope; quelquefois, battements distincts de la base du cœur, dans le deuxième ou troisième espace intercostal, pendant la systole, souvent pendant la diastole, et alternativement avec ceux de la pointe. Pointe abaissée dans les sixième, septième, huitième espaces intercostaux, et portée dans la ligne verticale du mamelon ou en dehors; voussure, matité exagérée, le cœur restant sous l'oreille et sous la main; distance plus grande entre le lieu où l'on entend le premier bruit au maximum, et celui où l'on entend le second; choc comparable à un coup de marteau, faisant mal à l'oreille et à la main. Cette énergique impulsion est permanente. Le double bruit très-fort, quelquefois un peu sourd, mais entendu dans une étendue plus grande que de coutume et jusqu'à la partie postérieure de la poitrine. Palpitations par intervalles, soit spontanées, soit par suite d'exercice; difficulté à monter un escalier, essoufflement, dyspnée facile, respiration habituellement haute, jamais gênée à l'excès, décubitus dorsal, tête élevée ; réplétion de l'estomac pénible ; œdème, cyanose, etc., seulement quand il y a des lésions d'orifices ; pas de bruits anormaux, si ce n'est dans les palpitations ; pas de douleurs ; cliquetis métalliques permanents ou passagers. Tous ces phénomènes, permanents, s'accroissant constamment, datent toujours de loin ; marche lente de la maladie.

Hypertrophie siégeant principalement dans le ventricule gauche. Pouls fort et développé (Laënnec), vibrant (Corvisart) ; épistaxis, disposition aux hémorrhagies cérébrales, prédisposition aux inflammations ; face rouge, colorée par le sang artériel, bouffées de chaleur, étourdissements, céphalalgie habituelle ; bruit sourd au-dessous et en dehors du sein (Laënnec, Bouillaud), bruit normal et clair à l'épigastre.

Hypertrophie du ventricule droit. Matité et voussure sous la partie inférieure du sternum ; choc, bruits anormaux dans le même point et à l'épigastre. Dans un point quelconque du côté gauche de la poitrine, on entend le tic tac normal des cavités gauches (Littré, Rayer) : engorgement sanguin du poumon, hémoptysies (problématiques), présence habituelle de liquides dans les bronches (Piorry).

Hypertrophie des oreillettes. Jamais isolée. C'est à cette lésion qu'il faut rapporter les battements qui se manifestent quelquefois vers la base du cœur.

On ne doit accepter qu'avec défiance beaucoup des signes précédents, car ces diverses variétés sont rarement isolées, et leurs prétendus symptômes résultent souvent d'altérations des valvules et des orifices.

Dilatation du cœur. — Battements peu sensibles à la vue, obscurs au toucher, impulsion faible, molle, sorte d'ondulation ; pointe abaissée et portée en dehors, peu de voussure, matité comme dans l'hypertrophie, mais diminuant rapidement par la saignée (Piorry). Cœur sous la main : bruits plus clairs et accompagnés d'une sorte de claquement sec, surtout le premier, entendus dans un faible rayon ; palpitations fréquentes, sourdes, douloureuses, peu énergiques, molles, et avec une sorte de fluctuation.

Dilatation des cavités gauches. Pouls mou et faible ; bruits clairs et faibles de la cinquième à la septième côte gauche, sous le mamelon, entendus aussi au dos ; température abaissée, extrémités froides, gangrène facile.

Dilatation des cavités droites. Matité sous la partie inférieure du sternum, stase sanguine dans les veines, pouls veineux, cyanose extrême de la face, refroidissement, dyspnée forte, diathèse séreuse.

Anévrysmes vrais. — Deux cas se présentent. 1° Il n'y a pas de tumeur. 2° Il existe une tumeur.

Quand il n'y a pas de tumeur, le diagnostic se fonde sur les signes suivants ; impulsion forte à la base du cœur, frémissement cataire plus ou moins marqué. Une percussion attentive fait constater une matité marquée dans la région de la crosse aortique. A l'auscultation double bruit de souffle au même niveau, le premier ordinairement plus rude.

La tumeur, quand elle existe, siége ordinairement à droite du sternum, au niveau du cartilage de la deuxième côte. Elle présente un mouvement d'expansion synchrone à la systole ; frémissement vibratoire. Double bruit plus marqué que dans le cas précédent. Symptômes de suffocation, aphonie par compression des récurrents ; dysphagie.

Le diagnostic de l'anévrysme, surtout quand il n'y a pas de tumeur appréciable, est toujours difficile. Souvent on observera un symptôme qui paraît propre à ce genre de lésions : c'est l'inégalité du pouls observé dans les deux radiales.

M. Marey a donné plusieurs tracés sphygmographiques du pouls dans les anévrysmes de l'aorte. On les consultera avec intérêt.

Endocardite. — Malade affecté de rhumatisme articulaire aigu, de pneumonie ou de pleurésie, de bronchite grave. Sensation de malaise à la région précordiale, voussure, matité, choc plus énergique, soulèvement du cœur en masse et mouvement de totalité ; les deux bruits moins distincts, enroués, étouffés, gras ; quelquefois l'un d'eux manque entièrement ; bruit de souffle filé, tubaire, soit à la base, soit à la pointe, soit à la partie moyenne de l'organe. Si la fièvre persiste après la cessation d'un rhumatisme, d'une pneumonie, on doit encore soupçonner l'existence d'une endocardite, c'est-à-dire d'un rhumatisme cardiaque ou angio-carditique, ainsi que le dit M. Bouillaud.

Les signes de l'endocardite valvulaire sont ceux des affections que nous allons décrire.

Caillots formés dans le cœur pendant la vie. — Il n'y a aucun symptôme caractéristique des caillots du cœur ; le diagnostic peut se tirer de la marche de la maladie. Si l'on a affaire à un malade atteint de rhumatisme, de pleurésie, de pleuro-pneumonie (maladies dans lesquelles l'endocardite se montre à peu près exclusivement), et si l'on a constaté que, pendant les premiers jours, le cœur est en bon état ou à peu près ; si l'on voit ensuite se manifester quelques irrégularités, un peu de souffle, un léger degré de matité ou de voussure ; puis que, tout à coup, les battements deviennent extrêmement tumultueux, déréglés, fréquents, de 150 à 180 et 200 ; que le cœur, tout en restant superficiel, ne donne qu'un choc ondulatoire ; que les bruits soient sourds, étouffés, enroués ; qu'on n'entende pas distinctement le claquement valvulaire, qu'on ne sente pas battre les artères éloignées, qu'il y ait refroidissement, un peu de cyanose ; alors on pourra admettre, avec de grandes probabilités, la formation de caillots. Dira-t-on que ce sont des palpitations ? Mais jamais elles ne donnent lieu à un trouble aussi profond et aussi permanent du cœur et des artères. Dira-t-on que c'est le résultat des lésions organiques des orifices ? Mais on a vu naître la maladie rapidement, en quelques heures. Que c'est une péricardite ? Mais le cœur est sous la main, la matité ne dépasse pas ses limites normales. Que c'est une rupture des tendons ou des piliers ? Mais les accidents ne sont pas permanents et ne vont pas toujours en empirant. On peut donc avoir de grandes probabilités sur la formation des caillots, mais elles se tirent bien plus de la marche des accidents que des caractères des symptômes.

Lésions des orifices et valvules. Végétations. — Il est extrêmement difficile d'attribuer aux lésions des valvules et des orifices les signes qui leur appartiennent véritablement, parce que, dans la pratique, les phénomènes propres à ces lésions sont confondus avec ceux des lésions concomitantes, hypertrophie, dilatation, etc. En général, cependant, les phénomènes les plus particuliers à ces lésions sont des modifications des bruits naturels ou l'apparition des bruits anormaux.

Il y a un grand nombre de genres de lésions valvulaires ; M. Bouillaud seul les a bien distinguées les unes des autres, et a fait voir qu'il ne s'agissait pas toujours de rétrécissements et d'insuffisances.

Dans un premier degré d'endocardite valvulaire, les valvules sont seulement épaissies, boursouflées, mais molles ; alors les deux claquements valvulaires sont encore perçus ; mais ils sont gras, enroués, étouffés ; si l'endocardite est plus ancienne et que les valvules soient épaisses, mais sèches, parcheminées, les bruits seront eux-mêmes secs, parcheminés ; on sentira le mouvement des valvules avec la main, et ils présenteront aussi un caractère analogue.

Si les valvules sont rugueuses, recouvertes de végétations, d'ossifications, de dépôts plastiques, on sentira du frémissement vibratoire, on entendra un piaulement à distance de la poitrine, et, par l'auscultation immédiate, des bruits de râpe, de scie ou de souffle ; quant au tic tac normal, l'un des temps aura disparu, et quelquefois tous les deux seront remplacés par le bruit anormal. Cependant le tic tac plus ou moins naturel se retrouvera toujours loin du lieu où siége le souffle.

Nous rappelons avec grand soin qu'un souffle n'est jamais absolument parlant, et comme on le dit trop généralement, un phénomène de rétrécissement ou d'insuffisance ; car il peut se produire dans l'intérieur même des ventricules et dans l'état d'intégrité des orifices et des valvules.

Cependant, quand il est reconnu qu'il se lie à une lésion d'orifice, il est admis qu'il a une signification assez tranchée, suivant son siége et le temps où il existe. Voici les cas que l'on rencontre dans la pratique :

Rétrécissement aortique : souffle au premier temps à la base du cœur; insuffisance : souffle au deuxième temps et dans le même lieu; rétrécissement et insuffisance : souffle double ou de va-et-vient. Mais ces deux phénomènes s'entendent aussi dans les anévrysmes de l'aorte. Insuffisance auriculo-ventriculaire : souffle au premier temps à la pointe. Rétrécissement : souffle également au premier temps à la pointe, à cause de la présence constante d'une insuffisance concomitante. Pour distinguer les deux cas : phénomènes éloignés nuls dans l'insuffisance, très-marqués dans le rétrécissement; ces phénomènes sont : l'anasarque, les épanchements dans les séreuses, l'hypertrophie du foie, la petitesse du pouls, etc. C'est surtout dans les rétrécissements qu'on trouve de triples et de quadruples bruits, de fausses intermittences, des irrégularités des battements du cœur. (Consultez l'addition entre doubles crochets, p. 378 et suiv.)

Ramollissement. — Impossible à diagnostiquer. Phénomènes de l'atrophie, de la dilatation du cœur et de l'asystolie.

Cyanose par persistance du trou de Botal. — Peu de temps après la naissance, coloration violacée, bleuâtre, de divers points du corps, des ongles, des mains, puis de la face; gêne de la respiration et de la circulation, tendance au refroidissement; accès de suffocation, d'asthme.

Oblitération de la veine cave supérieure. — Début par de la toux et de la dyspnée, palpitations, vertiges, céphalalgie, tendance aux congestions cérébrales; œdème de la face et de la moitié supérieure du corps, cyanose, dilatation des veines superficielles, hémorrhagies (hémoptysie, épistaxis, hémorrhagies cérébrales); phénomènes cérébraux, tels que : céphalalgie, éblouissements, tintements d'oreilles, sommeil agité, pénible; durée longue (Oulmont).

Anévrysme artérioso-veineux de l'aorte et de la veine cave supérieure. — Mêmes symptômes que ci-dessus; de plus, bruit de souffle et frémissement vibratoire à la partie droite et supérieure du sternum; début brusque, marche rapide, mort en quelques jours.

Anévrysme de l'aorte thoracique. — Sensation de battements dans la poitrine. Deux centres de battements, isochrones; susurrus, frémissement vibratoire ou cataire, presque toujours à droite du sternum; matité, souffle simple ou double distinct de celui du cœur. Phénomènes de compression de l'œsophage, de la trachée; aphonie. Plus tard, saillie de la tumeur au dehors, à travers une perforation du sternum ou des côtes (le cœur ne perfore jamais les parois thoraciques). Cette tumeur a tous les caractères des anévrysmes, et ses battements sont distincts de ceux du cœur.

MALADIES QUI SIMULENT LE PLUS SOUVENT LES AFFECTIONS DU CŒUR.

Chlorose. Anémie. — Jeunes gens, petites filles, femmes, n'ayant jamais eu antérieurement de rhumatismes, de pleurésie, ni de pneumonie; palpitations, remontant quelquefois à une époque antérieure à la puberté. Excès de tous genres, vénériens, de masturbation, pertes séminales; privation de sommeil, excès de travail physique ou intellectuel, occupations sédentaires ; continence extrême, inclinations contrariées ; alimentation insuffisante ; dysménorrhée, aménorrhée ; émotions vives ; changement d'habitation, passage de la vie habituelle de la campagne à celle de la ville. Palpitations, étouffements, dyspnée spontanée, ou par le travail, l'action de monter ; palpitations très-fortes, mais non permanentes : douleur vive à la pointe du cœur, douleurs passagères dans différentes parties du corps ; migraines habituelles, points de côté ; décoloration générale des téguments, quelquefois la face restant colorée ; muqueuses très-pâles ; vaisseaux superficiels absents ou marqués par des sillons violets, veines à demi vides ; maigreur, corps chétif, fatigue facile, travail intellectuel pénible ; émotions faciles, pleurs également ; quand on aborde le malade, production de palpitations qui se calment rapidement ; gastralgie, appétit bizarre, capricieux ; leucorrhée chez les femmes ; cœur de volume normal, pointe non abaissée ; pas de frémissement vibratoire, double claquement très-accentué, choc net, bien frappé, souffle doux au premier temps à la base, se prolongeant dans l'aorte. Dans les vaisseaux du col, souffle continu ou à double courant, ou musical et sibilant ; quelquefois frémissement sensible au doigt sur le trajet des grosses veines, et comparable au bourdonnement d'une grosse mouche.

Angine de poitrine. — Constriction angoissante de la poitrine, survenant à l'improviste au milieu de la santé la plus florissante, et disparaissant en peu d'instants, après avoir atteint son plus haut degré d'intensité. Accès éloignés d'abord, absence de dyspnée, de toux, de palpitations dans leur intervalle ; douleur s'étendant dans l'épaule et le bras gauche ; régularité des battements du cœur et du pouls ; âge avancé.

Pleurésie chronique. — Simple ou double. Nous ne rappelons cette affection que pour mémoire, et parce que c'est une des maladies qui sont le plus souvent cause de méprises et de confusion. Nous en trouverons les caractères dans les chapitres suivants.

MALADIES DES POUMONS

L'étude des maladies de l'appareil respiratoire est beaucoup plus avancée que celle des affections que nous avons étudiées jusqu'à présent ; les signes en sont mieux connus, mieux appréciés, et en conséquence il est possible d'établir le diagnostic avec plus de facilité et de certitude. C'est surtout ici que la science médicale pourrait être rapprochée des sciences exactes ; car les faits sont, en partie, réduits en formules générales et en principes jusqu'à un certain point comparables à des axiomes. Cette précision, loin de nous engager à développer le sujet, nous permettra, au contraire, d'être concis ; les détails ne sont véritablement utiles que quand les choses qu'il s'agit de faire connaître sont obscures.

Comme les signes principaux de ces maladies consistent surtout en phénomènes physiques tirés de la forme, des mouvements, des bruits du thorax, il est indispensable de connaître les dispositions anatomiques de toute la cavité de la poitrine et les phénomènes physiologiques qui s'y produisent.

CONSIDÉRATIONS ANATOMIQUES SUR LES ORGANES DE LA RESPIRATION.

Organes pairs, mais peu symétriques cependant, les poumons sont suspendus dans chacune des moitiés de la cavité thoracique, comme le cœur dans le péricarde. Leurs moyens naturels d'union avec le reste du corps consistent dans un double faisceau de canaux aériens, de vaisseaux et de nerfs, qu'on nomme racines des poumons. Ces deux racines, en se réunissant en un tronc commun dont la trachée artère est la partie principale, établissent entre les deux poumons une communauté de fonctions, une dépendance mutuelle fort remarquable, et dont on trouve à chaque instant des applications dans la pathologie. Mais il ne faut pas oublier que ces rapports mutuels existent seulement pour la surface muqueuse de ces organes, pour leurs parties vasculaires, mais qu'ils cessent absolument pour leur parenchyme même et pour ce qui est de la surface extérieure de l'organe et pour la plèvre. De là résulte ce fait bien facile à constater, mais sur lequel l'attention ne s'est pas encore suffisamment fixée : c'est que les affections qui procèdent de l'extérieur à l'intérieur n'affectent ordinairement qu'un côté de l'appareil pulmonaire; tandis que celles qui naissent du côté de la surface muqueuse sont presque toujours doubles. Ainsi, une pleurésie, une pneumonie, produites par l'action du froid agissant à l'extérieur de la poitrine, sont ordinairement simples ; tandis qu'une bronchite résultant aussi du froid, mais appliquée à la surface muqueuse des poumons, est presque constamment double ; de même aussi une bronchite pseudo-membraneuse consécutive à une angine couenneuse, à un croup, etc.; de même enfin un œdème du poumon, procédant de la gêne de la circulation dans le cœur, seront doubles aussi, parce que le système vasculaire de chaque poumon sera pris dans l'un et l'autre, au même degré. De même encore un hydrothorax est presque toujours double, parce qu'il provient du ralentissement de la circulation dans les deux poumons et qu'il se produit, en définitive, bien plus pour le compte du poumon lui-même que pour celui de la plèvre. En un mot, toutes les maladies qui arrivent aux poumons par leur racine sont en général doubles; toutes celles qui leur arrivent de l'extérieur sont simples.

L'indépendance que nous signalons, et qui a pour cause l'existence d'un médiastin épais, formant une cloison complète et infranchissable dans l'état normal, est d'autant plus digne de remarque, que, si elle est bien tranchée chez l'homme, elle ne l'est plus chez certains animaux. Chez les chevaux et les solipèdes en général, la cloison du médiastin est incomplète, fine, quelquefois réticulée comme de la dentelle, et il en résulte que l'inflammation d'une plèvre se propage facilement à celle du côté opposé ; alors les épanchements qui se produisent, même dans un seul côté du thorax, se partagent toujours également entre les deux; dans ces cas, comme on le voit, la pleurésie double est la règle, si l'on peut ainsi dire ; l'inflammation de la plèvre est donc presque nécessairement mortelle chez le cheval, tandis qu'elle est ordinairement sans danger chez l'homme.

Il résulte de cette remarque que l'existence d'une affection double aidera au diagnostic, soit de la nature anatomique, soit de la cause du mal. Que l'on trouve, par exemple, des phénomènes douteux, comme du râle sous-crépitant fin, ou du râle sous-crépitant humide, qui puissent faire croire à une bronchite capillaire ou à une pneumonie: on recherchera si le phénomène est simple ou double; ce sera probablement une bronchite capillaire si les deux poumons sont pris, et une pneumonie s'il n'y en a qu'un seul. Que l'on trouve des signes d'épanchement, ce sera très-probablement de l'hydrothorax, si l'affection occupe les deux côtés de la poitrine; que l'on n'en trouve que d'un seul côté, ce sera certainement une pleurésie.

Les deux poumons sont d'inégal volume. Le droit est plus court que le gauche, le foie ne lui permettant pas de descendre aussi bas que celui-ci; par opposition, il est plus large dans le sens transversal, de sorte qu'il s'étend jusqu'à la partie moyenne du sternum, tandis que le gauche, refoulé par le cœur, ne dépasse guère la partie interne du mamelon gauche correspondant.

On n'oubliera pas que les bronches ne sont pas égales entre elles, que la droite est plus courte, d'un diamètre plus large, plus horizontalement placée que la gauche, circonstances auxquelles on attribue généralement un souffle normal, perceptible chez beaucoup d'individus, en dedans de l'omoplate droite.

Un fait d'une importance capitale, dans la structure des poumons, consiste dans leur élasticité. Ces organes ont, en effet, le même ressort qu'un ballon de caoutchouc: ils tendent constamment à revenir sur eux-mêmes, à se resserrer, à diminuer leur cavité intérieure; et ce qui le prouve, c'est que, quand on ouvre la cavité thoracique, ils se rétractent et diminuent de volume; on a coutume d'attribuer ce fait à la pression de l'atmosphère, ce qui n'est pas absolument exact. Nous allons essayer de faire comprendre, par un exemple, la nature et le rôle de cette élasticité qui a surtout été bien appréciée par van Swieten et par Bérard aîné (1).

(1) P. Bérard, *Archives générales de médecine*, 1re série, t. XXIII, p. 169 et suiv. Paris, 1830.

Supposons une vessie élastique fermée et contenant un peu d'air, placée sous le récipient de la machine pneumatique ; on sait ce qui arrivera si l'on opère le vide : la pression extérieure disparaîtra et l'air contenu dans la vessie se dilatera, l'agrandira dans tous les sens, jusqu'à ce qu'elle touche les parois du récipient et en remplisse toute la cavité. La cause de cette dilatation ne sera pas une force active, une force d'expansion de la vessie ; ce sera la pression excentrique de l'air contenu dans son intérieur. Or, que cette vessie contenue dans le récipient soit fermée, ou qu'elle soit ouverte à l'extérieur par un conduit qui traverse les parois du vase, sans que cependant celui-ci communique avec l'air extérieur, le résultat sera exactement le même; malgré son élasticité et sa puissance rétractile, elle n'en restera pas moins distendue; en effet, elle est soumise à la puissance expansive de l'air intérieur, tandis qu'elle ne supporte extérieurement aucune pression. Mais si actuellement on ouvre le vase, les phénomènes vont changer : l'air extérieur, en y entrant, pourra contre-balancer la pression intérieure que subit la vessie, et celle-ci, abandonnée à elle-même, en équilibre entre deux forces égales, obéira à la propriété d'élasticité qui lui est inhérente ; elle reviendra sur elle-même et se rapetissera jusqu'à ce que cette élasticité soit satisfaite. Comme on le voit, le retrait en question appartiendra bien à la vessie, et non à l'air extérieur.

Ce que nous venons de dire s'applique exactement au poumon ; chaque cavité pleurale est un récipient de machine pneumatique. Le poumon n'a pas normalement le volume nécessaire pour la remplir ; mais il est dilatable, et il la remplit, en définitive, parce qu'il y a vide entre sa surface extérieure et la paroi thoracique. Dans ce cas, le poumon est donc tendu, comme un ressort, par la pression de l'air extérieur pénétrant dans la trachée et les bronches. Mais si l'on vient à ouvrir le thorax, l'air pourra y pénétrer, le poumon se resserrera élastiquement et l'air extérieur entrera dans la poitrine pour faire équilibre à la pression intra-pulmonaire. Ce n'est donc pas la pression extérieure qui affaisse le poumon; c'est le poumon lui-même qui se resserre activement et qui fait entrer l'air dans la plèvre. Cette manière de voir, qui est d'ailleurs l'expression pure et simple de la réalité, avait permis à Auguste Bérard de comparer le poumon à un organe composé d'une infinité de ressorts spiroïdes qui auraient été allongés de force depuis la racine du poumon jusqu'à la paroi thoracique, et qui, comme autant de rayons divergents, tendraient à se rapprocher de leur centre commun, la bronche principale, lors de l'ouverture du thorax. La connaissance de cette propriété élastique et rétractile du poumon est indispensable pour donner la clef, l'intelligence d'un grand nombre de phénomènes de la respiration et de phénomènes pathologiques, comme ceux du pneumothorax, de l'emphysème, etc. Cette rétractilité si remarquable du poumon tient à la présence de fibres élastiques dans la paroi des alvéoles et des bronches. Cette élasticité diminue dans un certain nombre d'états pathologiques, dans l'emphysème notamment.

Les poumons ont une certaine action sur les parois du thorax; quand ils se dilatent, ils écartent celles-ci; ils les forcent au contraire à s'affaisser quand ils se rapetissent par une cause morbide quelconque; de sorte que les côtes, qui sont faites pour maintenir forcément la dilatation de l'organe, sont cependant, à leur tour, sous la dépendance de quelques-unes des manières d'être de celui-ci.

La cavité thoracique a la forme d'un cône à base inférieure et à sommet supérieur, et dont l'apparence extérieure de la poitrine donnerait une idée fort inexacte; en effet, les clavicules situées à la partie supérieure de la poitrine, éloignant de la ligne médiane le moignon de l'épaule, donnent à cette partie du tronc une largeur transversale plus considérable que celle de la base, en sorte que la poitrine semble se rétrécir de haut en bas; mais ce serait une erreur de supposer que la largeur du corps, mesurée aux épaules, traduit la largeur réelle du thorax. Cette remarque a pour but de nous conduire à ce précepte, qu'il ne faut jamais tenir compte, dans l'exploration de la poitrine, de la partie externe des régions sous-claviculaire et sus-épineuse; en effet, ces régions ne correspondent ni aux côtes ni aux poumons, mais à ces vastes espaces, remplis de muscles et de plus ou moins de tissu cellulaire, qui forment le creux de l'aisselle.

La poitrine est notablement aplatie d'avant en arrière; l'égalité du diamètre transversal et du diamètre antéro-postérieur est un cas pathologique. Sa face postérieure est légèrement convexe, l'antérieure est à peu près plane, excepté chez la femme, où l'on rencontre une double convexité transversale et verticale. Le sternum est ordinairement déprimé et plan, si ce n'est chez les femmes encore : en effet, chez elles, la première pièce du sternum fait souvent avec la suivante un angle proéminent en avant. On notera encore, dans ce sexe, la brièveté remarquable de cet os, circonstance qui empêche de faire l'exploration du poumon en avant, dans une grande étendue. Il y a, dans la conformation de la poitrine, des variétés nombreuses, qui sont cependant compatibles avec la santé ; la disposition en carène (saillie du sternum en avant), comme chez les oiseaux, est de ce nombre.

L'épaisseur des parois de la poitrine n'est pas partout la même, et l'on doit tenir compte de ce fait, surtout dans les explorations délicates. Toute la région antérieure de la poitrine est d'une médiocre épaisseur, le poumon est presque sous la main et sous l'oreille : aussi l'exploration est-elle toujours facile de ce côté, pourvu qu'on ne se porte pas trop vers la région externe de la clavicule. On pourra souvent, avec avantage, explorer la région des clavicules elle-même : en effet, quoique le poumon soit assez éloigné de l'oreille, il fonctionne, à son sommet, avec une énergie plus grande qu'ailleurs (Cruveilhier), énergie qui compense, et au delà, les effets de l'éloignement.

L'auscultation et la percussion dans les fosses sus et sous-épineuses sont de peu de profit ; une double ceinture osseuse, une triple couche de muscles épais, du tissu cellulaire, séparent le poumon de la peau ; il n'en faut pas davantage pour altérer et rendre confus le bruit respiratoire et les sons rendus par la percussion ; aussi conseillons-nous surtout l'examen de la région située entre l'omoplate et la série des apophyses épineuses des vertèbres, celui de la région située au-dessous de l'angle du scapulum, enfin celui des parties latérales du thorax et de la région axillaire. Ce sont là les seuls points où les recherches peuvent faire découvrir distinctement les phénomènes anormaux.

Chez un individu bien conformé et qui jouit d'un embonpoint ordinaire, on doit sentir assez distinctement les côtes ; les espaces intercostaux doivent être déprimés et assez larges pour recevoir l'extrémité du doigt.

Le thorax jouit d'un degré marqué d'élasticité ; on peut le comprimer assez fortement et le voir ensuite reprendre sa forme et ses dépressions naturelles. Dans un mémoire d'un grand intérêt, M. Woillez (1) a étudié avec soin les variations de cette élasticité. Comme nous reviendrons sur ce sujet, digne de fixer l'attention, nous n'indiquerons ici que quelques points principaux. Si l'on mesure circulairement la base du thorax au niveau de l'appendice xiphoïde, on trouve des dimensions qui varient selon le degré de pression que l'on exerce avec le ruban métrique. Entre la mensuration *par simple application*, et la mensuration *par tension forcée*, c'est-à-dire en serrant le thorax jusqu'à ce qu'il ne cède plus, on trouve des différences toujours considérables. Chez un sujet, elles montaient à 11 centimètres. Or, dans les maladies, cette élasticité est sujette à varier, et l'on peut, selon M. Woillez, tirer de là d'excellents signes diagnostiques. Nous avons déjà dit que nous reviendrions sur ce sujet.

Telles sont les principales dispositions anatomiques qui méritent de fixer l'attention, au point de vue de la pathologie.

CONSIDÉRATIONS PHYSIOLOGIQUES SUR LES ORGANES DE LA RESPIRATION.

L'acte respiratoire comporte des phénomènes de deux ordres : les uns chimiques, les autres mécaniques. Ceux de la première espèce intéressent surtout les physiologistes. En clinique, on ne se préoccupe que des phénomènes mécaniques; c'est donc sur ceux-ci que nous fixerons exclusivement notre attention.

Mouvements de la respiration. La respiration s'accomplit à l'aide de deux mouvements successifs, que l'on nomme mouvements d'*inspiration* et d'*expiration*; la réunion des deux constitue ce que l'on appelle, par abréviation, *une respiration*. Dans les respirations ordinaires, ces deux phénomènes sont entièrement distincts l'un de l'autre, sous le rapport de leur cause, de leur nature et des résultats

(1) Woillez, *Recherches sur les variations de la capacité thoracique dans les maladies aiguës (Mémoires de la Société médicale d'observation*, 1854, t. III).

qu'ils produisent. L'inspiration est un phénomène actif, dû à des contractions musculaires, indépendant du poumon, et même opposé à la tendance rétractile naturelle de cet organe ; enfin il est destiné à l'introduction de l'air dans les cellules aériennes. Le mouvement d'expiration se produit sans contraction des muscles, du moins en très-grande partie, et par suite même du repos des puissances musculaires qui avaient agi dans l'inspiration. Sa cause principale et immédiate réside dans l'élasticité et la tendance au retrait que possède le poumon : il suit de là que c'est un phénomène en grande partie passif ; son but consiste dans le rejet de l'air qui s'était introduit dans le thorax. L'expiration est donc le repos de la poitrine et des poumons, comme l'état de diastole est le repos du cœur. Chacun de ces phénomènes demande à être étudié avec quelques détails.

L'*inspiration* s'opère par un grand nombre de muscles, les scalènes, le trapèze, les intercostaux d'une part, et d'autre part le diaphragme ; mais tous ces muscles ne prennent pas une part égale aux mouvements. Le diaphragme est certainement l'agent le plus actif de ce phénomène, au moins chez l'homme ; son action est plus complexe qu'on ne l'a pensé jusqu'à présent ; il agrandit le diamètre vertical du thorax par l'abaissement de sa convexité centrale (Haller et tous les physiologistes) ; mais de plus, ainsi que l'avait pressenti Magendie et que l'ont démontré Beau et Maissiat (1), et Duchenne, de Boulogne (2), il est le dilatateur, dans le sens transversal de la partie inférieure de la poitrine ; l'appui qu'il prend, pendant sa contraction, sur la surface convexe des organes abdominaux (Duchenne), et peut-être la résistance que le médiastin et le péricarde opposent à son abaissement (Beau et Maissiat), sont les circonstances qui favorisent cette action dilatatrice. [En effet, le diaphragme n'a pas, à proprement parler, d'insertions fixes ; en se contractant, il prend un point d'appui relativement fixe sur les côtes pour abaisser le centre phrénique et les viscères ; il prend aussi un point d'appui relativement fixe sur les viscères pour élever les côtés et élargir ainsi la

(1) Beau et Maissiat, *Recherches sur le mécanisme de la respiration (Archives générales de médecine*, 1842 et 1843).

(2) Duchenne (de Boulogne), *Recherches électro-physiologiques sur le diaphragme (Union médicale). — Physiologie des mouvements démontrée à l'aide de l'expérimentation électrique.* Paris, 1867.

cavité thoracique]. Si l'on vient à ouvrir l'abdomen, de façon que les viscères qui y sont contenus n'offrent plus de résistance au diaphragme, l'action de ce muscle se transforme simplement en une puissance de resserrement de la base du thorax.

Telle est l'action du diaphragme ; mais elle a paru à tous les physiologistes moins prononcée chez la femme que chez l'homme ; en effet, chez la première, la dilatation du thorax s'effectue, en très-grande partie, par l'élévation et l'écartement des côtes à l'aide des intercostaux, scalènes, etc., et dans une limite plus faible par l'abaissement du diaphragme. On a cru trouver la raison physiologique de ce fait en disant que les mouvements d'oscillation, imprimés par ce muscle aux viscères abdominaux, pourraient être nuisibles à l'utérus chargé du produit de la conception, et que, dès lors, le diaphragme devait moins agir dans la respiration que les muscles de la poitrine. Quelle que soit la raison que l'on puisse invoquer, le fait n'en est pas moins très-réel, et peut se formuler ainsi : chez l'homme, la respiration est essentiellement *diaphragmatique* ou *abdominale*, et à peine voit-on de légers mouvements de la poitrine ; chez la femme, la respiration est principalement *thoracique* ou *costale*, et à peine diaphragmatique ; en effet, chez elle on voit surtout la poitrine se soulever, tandis que l'abdomen est à peine agité de légers mouvements.

La déduction pratique qui résulte de ces remarques est la suivante : Lorsque, chez un homme, il existera une affection pulmonaire qui produira de la dyspnée et demandera une augmentation d'action des puissances respiratoires, cette suractivité mettra en jeu des muscles qui se trouvaient jusque-là dans un repos relatif, c'est-à-dire les muscles thoraciques ; alors on observera, outre la respiration abdominale, une respiration *costale* très-marquée ; en conséquence, que l'on approche du lit d'un homme malade : si l'on remarque que la poitrine se soulève comme chez une femme, en même temps que la respiration abdominale est conservée, on devra penser tout de suite à une affection des organes respiratoires. Réciproquement, l'existence de la respiration abdominale, chez une femme, devra faire soupçonner un état semblable. Il est vrai que l'on n'aura pas jusque-là de renseignements sur la nature de la lésion, mais on saura du moins quel est son siége principal : et c'est déjà un très-grand point quand on a affaire à des malades inintelligents ou à des maladies que l'absence de douleur ne permet pas aux patients de localiser avec précision.

[[A l'état physiologique, dans l'un et l'autre sexe, la contraction du diaphragme, celles des intercostaux, des surcostaux, des scalènes et d'une portion des grands dentelés suffisent pour déterminer l'inspiration. Quand l'inspiration, pour une raison quelconque, devient laborieuse, les muscles inspirateurs *auxiliaires* entrent en contraction; on voit alors se dessiner sous la peau les muscles sterno-mastoïdiens, les pectoraux, le grand dentelé, le grand dorsal, dont les insertions sont à leur tour fixées par les contractions d'autres muscles plus éloignés, particulièrement ceux de l'omoplate et de la colonne vertébrale. (Voy. *Dyspnée,* pag. 467.)

Le mouvement d'expiration, avons-nous dit, est purement passif, et tient au retrait élastique du poumon et des cartilages costaux; il ne nécessite donc l'intervention d'aucune action musculaire. Il est des cas cependant où l'expiration devient *active* et constitue ce qu'on appelle l'*expiration forcée*. Les muscles qui produisent ce mouvement sont spécialement les constricteurs et les abaisseurs de la base du thorax, c'est-à-dire les muscles préabdominaux (grand et petit oblique, grand droit de l'abdomen, etc.). L'énergie de l'expiration forcée est même plus considérable que celle de l'inspiration forcée, et chacun sait qu'on produit plus d'effet mécanique en expirant qu'en aspirant de toutes ses forces, dans un tube rempli d'eau par exemple. — L'expiration forcée, avec fermeture concomitante de la glotte, constitue ce que l'on appelle l'*effort*.

Le mouvement d'expiration normal présente une durée *plus longue* que celle de l'inspiration, rapport chronologique précisément inverse de celui que donne l'auscultation des deux temps respiratoires : nous verrons, en effet, que le murmure vésiculaire est plus prolongé pendant l'inspiration que pendant l'expiration.]]

[[La plupart des physiologistes admettent que l'inspiration est séparée de l'expiration par un temps de repos très-court ; l'expiration, de l'inspiration suivante par un repos un peu plus long. M. Marey, en appliquant la méthode graphique à la respiration, a montré que l'immobilité des parois thoraciques n'est jamais complète et que les *pauses* inspiratoires et expiratoires ne sont pas réelles. Le mouvement du thorax se ralentit, mais sans s'arrêter entièrement à aucun moment (1). M. P. Bert et Riegel sont arrivés à des résultats identiques.]]

Influence de la respiration sur la circulation.

[[A chaque inspiration, il se produit dans l'intérieur du thorax une tendance au vide qui est satisfaite par l'afflux de l'air par le tuyau bronchique d'une part; de l'autre, par une sorte d'aspiration du sang des veines caves. L'inspiration, en diminuant la pression à l'embouchure de ces veines dans le cœur, facilite donc la circulation veineuse. Dans l'expiration, surtout dans l'expiration forcée (la glotte fermée), la pression intra-thoracique augmente, les veines caves se vident plus difficilement; de là stase dans les jugulaires, cyanose de la face, etc. On s'explique ainsi le retentissement habituel des affections pulmonaires sur l'appareil circulatoire.]]

Locomotion du poumon.— Pendant la respiration, le poumon exécute des mouvements de locomotion très-prononcés. Dans l'inspiration, il se distend, sa base s'abaisse avec le diaphragme et sa surface extérieure glisse de haut en bas derrière les côtes. Pendant l'expiration, cédant à sa rétractilité normale, il se rapetisse et remonte de bas en haut derrière les côtes, en frottant sur leur surface interne; seulement ces mouvements sont silencieux ou aphones, à cause de l'état poli des surfaces pleurales opposées. L'élévation qui accompagne l'expiration est si considérable, que l'organe quitte, par tout le pourtour de sa base, le sinus où le diaphragme s'unit aux côtes (sinus costo-diaphragmatique). Il résulte de là, selon l'ingénieuse remarque de Cloquet, que, pendant l'expiration, on pourrait, à l'aide d'un instrument piquant, percer la base du thorax et le diaphragme, en traversant la cavité de la plèvre, sans offenser le poumon. Quant à la démonstration du mouvement ascendant et descendant du poumon, on en trouve la preuve dans le phénomène du *frottement pleurétique* et dans les vivisections. Nous empruntons à Fournet l'indication d'une expérience sur ce sujet : « Un

(1) Marey, *Pneumographie (Journ. de l'anat et de la physiol.* 1865, p. 425).

lapin de taille moyenne, exécutant de forts mouvements, jouissant d'une bonne énergie vitale, fut assujetti sur le dos. Après une incision médiosternale, on lui disséqua rapidement la peau des régions thoraciques, et on la rejeta sur les côtés. Les muscles pectoraux enlevés, les parois thoraciques ne se trouvant plus formées que par les muscles intercostaux et les côtes, on put voir à travers leur transparence ce qui se passait dans la poitrine : un corps blanc montait et descendait successivement, comme par un mouvement d'expansion et de resserrement : c'était le poumon (1) ».

Fréquence, profondeur de la respiration. — Les respirations se répètent en moyenne 16 fois par minute, de sorte qu'elles sont avec le pouls dans le rapport de 1 à 4 environ. Dans l'état fébrile et dans presque toutes les affections étrangères à la poitrine, cette proportion se maintient; ainsi, quand le pouls monte à 80, à 100, 120, la respiration s'accélère aussi et se fait 20, 25, 30 fois par minute, assez exactement. Mais elle se dérange dans les affections thoraciques, et l'on voit la respiration s'accélérer à proportion plus que le pouls; nous l'avons vue monter à 30, 40, et même plus, quand le pouls ne battait que 80 ou 90 fois par minute. Cette accélération relative peut donc devenir l'indice d'une affection pulmonaire, dans des cas où on ne l'aurait pas soupçonnée, vu l'absence de tout autre phénomène extérieur (2).

[[Le système respiratoire peut être altéré, non-seulement quant à la fréquence des mouvements respiratoires, mais aussi quant à leur *profondeur*, à leur intensité. Dans la plupart des dyspnées, les deux facteurs interviennent, la respiration est à la fois plus active et plus profonde. Cependant il existe un certain nombre d'exceptions à la règle.

Dans les cas de rétrécissement du larynx ou de la trachée, tels que le croup, l'œdème de la glotte, la respiration est plutôt ralentie qu'accélérée, mais l'inspiration de-

(1) Fournet, *Recherches cliniques sur l'auscultation*, t. I, p. 126. Paris, 1839.

(2) Andral, Notes ajoutées à la quatrième édition de Laënnec, *Auscultation*, t. I, p. 27.

vient très-profonde et très-prolongée ; l'expiration est, en général, courte et facile. Ce n'est que dans les stades ultimes du croup, quand le rétrécissement glottique est excessif, que l'expiration à son tour devient pénible et de longue durée.

Dans certaines affections du parenchyme pulmonaire, dans l'emphysème vésiculaire notamment, la gêne est surtout *expiratoire* et c'est l'expiration qui est longue et ralentie (F. Riegel). Les recherches graphiques de M. Marey, à l'aide d'obstacles artificiels apportés à la respiration, donnent l'interprétation de ces faits et montrent que « l'obstacle allonge la période de la respiration pendant laquelle il agit. »

La respiration peut présenter un *ralentissement* pathologique que l'on constate surtout dans les affections cérébrales (méningites de la base, foyers hémorrhagiques ou de ramollissement). Ces états pathologiques rappellent ce que l'on constate expérimentalement chez les animaux par la section des pneumogastriques, qui a toujours pour effet de ralentir la respiration en même temps qu'elle la rend plus profonde. Dans cette classe de respiration rentre la modification spéciale du rhythme respiratoire connue sous le nom de *phénomène respiratoire de Cheyne-Stokes*. Il consiste dans un arrêt total de la respiration (apnée) d'une durée de 20 à 30 secondes, et même d'une minute, se reproduisant à intervalles réguliers. Cet état d'apnée est precédé de phénomènes respiratoires tout aussi frappants : la respiration d'abord très-faible, très-superficielle, devient de plus en plus profonde, l'inspiration prenant un véritable caractère dyspnéique, sans accélération toutefois du rhythme; parvenue au maximum d'intensité, la respiration passe ensuite par une phase décroissante, en devenant de plus en plus faible, et finalement elle se suspend totalement (apnée). L'apnée se dissipant fait place au retour du même cycle respiratoire, dont la durée totale est généralement d'une minute à une minute et demie.

Ce phénomène singulier a été constaté pour la première fois par Cheyne et par Stokes, qui l'ont observé dans les phases ultimes des maladies du cœur, surtout dans la dégénérescence graisseuse ; il se voit également dans diverses affections cérébrales (Traube) et dans quelques états urémiques. Traube l'interprète par une diminution de l'excitabilité respiratoire du bulbe. Quoi qu'il en soit de cette interprétation, ce qu'il importe surtout de connaître, c'est que ce symptôme est toujours un symptôme terminal, annonçant inévitablement une issue fatale prochaine.]]

Il reste quelques autres phénomènes physiologiques qu'on ne peut apprécier que par divers modes d'examen, que l'on emploie plus généralement pour la recherche des phénomènes morbides. Il est indispensable de connaître les renseignements fournis dans l'état de santé par ces moyens, pour pouvoir apprécier les modifications qui ont pu survenir par le fait d'un état pathologique. Ces caractères auxquels nous faisons allusion sont surtout perçus par la *palpation*, la *percussion* et l'*auscultation*.

Palpation de la poitrine à l'état sain. — Dans l'état sain, quand on applique les mains sur les parties latérales du thorax d'un individu de moyenne taille et d'un embonpoint ordinaire, on sent distinctement l'élévation et l'abaissement des côtes, c'est-à-dire la dilatation et le resserrement du thorax, c'est-à-dire encore les mouvements d'inspiration et d'expiration. Quand on commence l'étude de l'exploration du thorax, on prend assez souvent l'un des mouvements pour l'autre, lorsqu'on ne regarde pas ; il faut donc s'habituer de bonne heure à ne pas confondre ces deux actes distincts. On doit aussi s'habituer à les reconnaître, l'oreille et la tête appliquée sur le thorax, parce qu'il est important, quand on ausculte, de pouvoir dire si un phénomène se produit durant l'inspiration ou l'expiration.

Dans la palpation on perçoit aussi la contraction des muscles dentelés, l'affaissement des espaces intercostaux, etc. Au niveau de l'abdomen, on constate, les mains appliquées sur les hypochondres, qu'il y a un mouvement de propulsion en avant et en bas, communiqué à la paroi abdominale par les viscères abdominaux, et dont la contraction du diaphragme est la cause. — Ce fait a été signalé par Stokes et Duchenne.

Si l'on fait parler ou compter l'individu qu'on explore, les mains sentent un frémissement plus ou moins énergique transmis aux parois thoraciques par les vibrations de la voix. C'est ce qu'on appelle les *vibrations thoraciques*.

Ces mouvements oscillatoires se modifient, s'exagèrent ou diminuent et manquent même dans quelques maladies.

Percussion de la poitrine à l'état sain. — Si l'on explore le thorax sain par la *percussion*, on recueille des caractères fournis les uns par la *sonorité*, les autres par la *résistance* des parois thoraciques.

Relativement à la *sonorité*, on constate, en général, que l'on n'obtient que le son des parties les plus superficielles ; nous ne croyons pas qu'on obtienne de son des parties situées à plus d'un ou deux travers de doigt de la surface extérieure de la poitrine ; nous en donnerons plus tard la preuve. Si l'on veut parvenir à connaître le mode de résonnance des parties situées au-dessous de la superficie de l'organe, on doit percuter très-fort (percussion profonde) ; mais ce mode d'examen n'est pas toujours sans danger, ni même toujours praticable, à cause des douleurs qu'il peut faire naître. Nous ne nions pas que les parties profondes, par leur nature, ne puissent influer sur la qualité du son, ainsi que l'indiquent MM. Skoda et Roger, mais, après tout, elles ne changent rien à la *clarté* ni à la *matité* des sons obtenus.

Dans l'état sain, le son des différents points du thorax varie comme il suit : en avant, depuis les clavicules jusqu'à la troisième côte, le son est clair, pur, un peu prolongé et d'un ton assez grave ; à droite, au niveau de la quatrième côte, il est brusquement arrêté par la matité absolue que le foie présente vers la cinquième côte. Ce son s'étend jusqu'à la partie moyenne du sternum et quelquefois au delà. Nous avons fait connaître plus haut les limites de la matité du cœur, qui, comme on le comprend, laisse moins d'étendue à la sonorité du poumon du côté gauche. A la partie externe des régions sous-claviculaires, sonorité quelquefois assez marquée, mais sur laquelle on ne doit pas compter, la percussion ne se faisant que d'une manière oblique sur les côtes. Sous l'aisselle et jusqu'au bas du thorax latéralement, le son est abondant, plein, presque tympanique, prolongé et grave ; il descend moins à droite qu'à gauche. En arrière, son peu prononcé, bref, assez aigu, dans les fosses sus-épineuses ; nous accordons très-peu de confiance aux résultats de la percussion pratiquée dans ce point. Mais on retrouve le véritable son pulmonaire sans altération, en dedans de la fosse sus-épineuse, entre le bord vertébral de l'omoplate et la rangée des apophyses épineuses des vertèbres ; là ce son est pur, assez clair, mais beaucoup moins cependant qu'en avant. Même remarque pour la fosse sous-épineuse, surtout dans sa partie inférieure. Enfin, le son redevient beaucoup plus clair et plus pur en dedans de l'omoplate et au-dessous de l'angle inférieur de cet os. Au reste, le son est le même dans les points correspondants du côté gauche du thorax, à part les modifications déterminées par la présence du foie et du cœur.

La *résistance au doigt* qui percute, ou à celui sur lequel on percute, varie aussi suivant les diverses régions de la poitrine. En avant et sur les côtés on trouve une élasticité très-marquée ; le doigt percuté n'éprouve aucune sensation pénible ; mais il n'en est plus de même dans les fosses sus et sous-épineuses, au voisinage du foie, du cœur, sur les clavicules, le sternum, etc. On doit apporter à la recherche et à la perception de ce fait une très-grande attention, car on en peut tirer de précieuses ressources pour le diagnostic.

Il y a des variétés dans les caractères fournis par la percussion, suivant les individus. Un large développement osseux et musculaire, un fort embonpoint, font rencontrer une matité générale et une résistance telles, qu'au premier abord on serait tenté de croire à l'existence d'un épanchement abondant de liquide ; mais les mêmes caractères se révèlent du côté opposé, et il ne s'y joint pas d'ailleurs d'accidents assez sérieux pour qu'on puisse admettre une double lésion. Chez les individus ainsi conformés, il faut renoncer à peu près à ce mode d'exploration, et souvent aussi à l'auscultation, comme nous le verrons plus loin. D'autres individus, sans être malades, ont normalement des points de la poitrine peu sonores ; tels sont les sommets en arrière ; mais alors ce fait, quand il est normal, est presque toujours double. Quelques autres, par opposition, ont la poitrine qui résonne partout presque à la façon d'un tambour, de sorte que, dans le cas d'une lésion circonscrites, la résonnance des parties voisines couvre facilement la matité qui devrait se manifester. Notons enfin qu'il y a une affection qui rend la percussion absolument impraticable, ou, pour mieux dire, inutile : nous voulons parler des déviations de la colonne vertébrale. La présence des corps vertébraux contre la surface interne des côtes, du côté de la convexité de l'épine, donne lieu à une matité considérable et qu'on prendrait facilement pour celle de la pleurésie, de la pneumonie, etc.

Auscultation de la respiration à l'état sain. — Si l'on explore la poitrine à l'aide de l'*auscultation*, on distingue un bruit que l'on nomme *murmure respiratoire*, *bruit respiratoire*, *bruit vésiculaire*, *expansion pulmonaire*, etc., etc. Ce bruit n'est pas produit par le frottement des plèvres, puisque nous avons dit que le glissement ou locomotion de l'organe pulmonaire dans la cage thoracique se fait silencieusement dans l'état sain; nous en établirons plus bas la véritable cause. Ce bruit se compose de deux temps distincts : celui de l'*inspiration* et celui de l'*expiration;* mais il présente en outre à considérer ses *caractères*, son *rhythme*, son *intensité,* son *timbre*, son *acuité* ou sa *gravité*, et enfin ses *variétés* suivant les régions de la poitrine, suivant les individus et suivant les âges. Étudions tous ces caractères.

Caractères. Le *bruit d'inspiration* est le plus important, comme étant le plus prononcé des deux. Il ressemble à un *souffle* sans timbre métallique ; il est doux, moelleux, égal et continu, c'est-à-dire non saccadé ; l'oreille a la sensation de la pénétration de l'air dans les vésicules d'un parenchyme mou, facile à déplisser, sans humidité ni sécheresse. Ce murmure est prolongé et dure pendant toute l'inspiration ; la tête de l'observateur, appuyant sur la poitrine, éprouve en même temps la sensation du soulèvement opéré par la dilatation du thorax.

A ce bruit succède un repos assez court, suivi d'un *bruit d'expiration* qui se produit pendant l'affaissement de la poitrine. Ce second bruit est beaucoup plus faible et plus court que le premier; on évalue en général sa durée au tiers de la longueur du bruit précédent. Le peu de force dépensée pendant l'expiration rend bien compte de sa faiblesse relativement au premier bruit. Laënnec n'avait point fixé son attention sur les caractères du murmure d'expiration, quoiqu'il l'eût signalé (1); c'est surtout aux travaux de Fournet qu'est due la connaissance exacte de

(1) Laënnec, *Auscultation médiate*, 4e édit., 1836, t. I, p. 60.

ce phénomène (1). Nous devons faire remarquer, comme nous l'avions déjà fait pressentir plus haut, que le bruit d'expiration est plus court que celui d'inspiration, quoique le mouvement qui l'accompagne soit plus long que le mouvement d'introduction de l'air dans la poitrine. Nous devions présenter cette observation, afin que l'on ne pensât pas que les mouvements et les bruits sont dans un rapport exact, et calqués les uns sur les autres.

Rhythme. Le rhythme de ces bruits est le même que celui du cœur, à la fréquence près. Premier bruit sonore et prolongé ; petit silence ; deuxième bruit court ; long silence et ensuite retour d'une nouvelle série ou d'une nouvelle *révolution* respiratoire.

Intensité. L'intensité de ces murmures est telle, qu'en général on peut les entendre sans difficulté dans tous les points du thorax. Néanmoins on conçoit qu'on doit mieux les percevoir dans les points où la paroi thoracique a le moins d'épaisseur. Ce murmure s'entend mieux aussi dans les inspirations lentes et ordinaires que dans les respirations forcées, exagérées. Aussi doit-on toujours recommander aux malades de respirer doucement et avec calme. Nous indiquerons plus loin d'autres variations d'intensité, qui tiennent à l'âge, aux individus, etc.

Timbre. Il est impossible de peindre le *timbre* de la respiration normale. Quant à son *ton*, il varie suivant la rapidité des mouvements, et aussi suivant la grandeur des cellules pulmonaires. Aigu chez l'enfant, grave chez le vieillard, il est d'un degré moyen chez l'adulte.

Variétés. Ce qu'il importe surtout d'étudier, ce sont les *variétés* assez nombreuses que présente la respiration suivant les régions de la poitrine, suivant les individus et aussi suivant les âges ; c'est qu'en effet il ne faut pas attribuer aux bruits respiratoires des caractères partout et toujours identiques, et prendre, par conséquent, des phénomènes normaux pour des résultats morbides.

La respiration est plus pleine, plus abondante, plus superficielle au sommet du poumon en avant que partout ailleurs ; elle est un peu moins intense dans l'aisselle, à la base du poumon en arrière et en dedans de l'omoplate ;

(1) Fournet, *Recherches cliniques sur l'auscultation*, etc. Paris, 1839, t. I, p. 4.

mais elle est tout à fait obscure dans les fosses sus et sous-épineuses et vers les régions hépatique et cardiaque. L'abondance et la force des bruits ne dépendent pas seulement de l'épaisseur du parenchyme qui est sous l'oreille, mais aussi du degré d'expansion des vésicules; en effet, il semble résulter des recherches de J. Cruveilhier que le sommet du poumon respire plus constamment et plus amplement que la base, dont la dilatation complète n'aurait lieu que dans les grandes respirations.

Chez quelques individus, on perçoit, en dedans de l'omoplate droite, soit au sommet, soit plus bas et au niveau de la racine du poumon, un *souffle bronchique* véritable, que l'on a désigné sous le nom de *normal*, et qui mérite en effet cette dénomination. Chez ces personnes ce phénomène est permanent et ne se lie à aucune lésion morbide; on l'attribue aux dispositions anatomiques de la bronche droite, que nous avons signalées plus haut. Quoi qu'il en soit de cette explication, le fait est réel et assez commun; on y fera donc toujours attention dans l'état pathologique.

Les individus fortement constitués, loin d'avoir, comme on pourrait le supposer, une respiration large et abondante, ont la respiration faible et quelquefois à peine perceptible. MM. Barth et Roger, Piorry, L. Mailliot (1) ont surtout insisté sur ce phénomène qui est en opposition avec toutes les prévisions.

Chez les enfants, la respiration est abondante, son ton est élevé et le bruit paraît d'une extrême intensité; à tel point, que l'expression de *respiration puérile* est devenue synonyme de respiration forte, exagérée, etc. On attribue ce fait au nombre considérable et à la petitesse des vésicules pulmonaires, qui augmentent la surface de contact de l'air et des poumons. Par suite de la disposition inverse que présentent les vieillards, c'est-à-dire par la diminution et l'agrandissement des cellules, on explique la faiblesse du murmure respiratoire à cette époque de la vie. Enfin, chez l'adulte, la force des bruits respiratoires est moyenne. Nous devons faire remarquer, en terminant, que l'on ne saurait faire varier à volonté ces caractères; un adulte, ou un vieillard, en respirant fortement, ne peut pas faire

(1) Mailliot, *Traité pratique de la percussion*. Paris, 1843.

reparaître la respiration puérile; l'état de maladie d'un poumon est seul capable d'amener ce résultat dans le poumon opposé.

[[Il est indispensable pour la saine intelligence des bruits pathologiques qui se passent dans le poumon de connaître le mode de production des bruits physiologiques. Peu de questions ont été autant controversées et aussi diversement résolues. Laënnec attribuait le murmure respiratoire au passage de l'air dans l'arbre aérien et aux vibrations qu'il provoque dans les parois des différentes parties de cet appareil. — Plus tard, Spittal et Beau rejetèrent l'idée de la production du bruit respiratoire dans toutes les portions du poumon ; pour eux, le son qui se produit par le passage de l'air au niveau de la glotte serait la *cause unique* de tous les bruits que l'on perçoit à l'auscultation du poumon normal (bruit trachéal et murmure vésiculaire). En résumé, pour Laënnec, suivi en cela par la plupart des auteurs, le murmure vésiculaire est un bruit local, pulmonaire; pour Beau, il n'est qu'un bruit glottique propagé.

Les nouvelles recherches des physiciens sur les bruits produits par l'écoulement des liquides et des gaz dans des tuyaux de différent calibre ont modifié l'interprétation des faits fournis par l'auscultation.

D'abord, et d'une façon générale, les recherches de Savart et celles de Chauveau ont montré que dans le cas de l'écoulement d'un fluide par un orifice, ce n'est pas la paroi qui vibre et produit le son, mais le fluide lui-même. Ce fluide, liquide ou aérien, entre en vibration chaque fois que, par un orifice rétréci, il arrive brusquement dans une partie élargie (c'est ce qui détermine le mugissement du vent à travers les fentes d'une porte, par exemple). Il se produit dans ces cas ce que les physiciens appellent une *veine fluide*.

Or l'air en pénétrant de l'extérieur dans la profondeur du poumon rencontre deux rétrécissements suivis chacun aussitôt d'un élargissement. Le premier de ces rétrécissements est constitué par l'ouverture glottique; là se forme une veine fluide dont les vibrations donnent naissance au bruit glottique inspiratoire, bruit trachéal, bruit bronchique.

On sait aussi que la dernière ramification bronchique se jette brusquement dans une dilatation cloisonnée et ampullaire, appelée alvéole pulmonaire; ici aussi l'air passe subitement d'un endroit rétréci dans un espace relativement élargi; nouvelle veine fluide, nouvelle vibration sonore qui produit le *murmure vésiculaire*. (Chauveau et Bondet.)

Ainsi, le bruit inspiratoire a un double siége : la glotte et le poumon; il est dû à la vibration des veines fluides qui se forment à la glotte et dans les alvéoles; le bruit glottique pur ne s'entend, à l'état normal, qu'au niveau de la trachée et de la bifurcation des bronches, surtout vers la bronche droite; partout ailleurs, il est masqué par le bruit alvéolaire (murmure vésiculaire). Mais si les vésicules viennent à être oblitérées par des produits inflammatoires (pneumonie) ou par la compression d'un liquide (pleurésie), ou un néoplasme (tubercules), le murmure vésiculaire disparaît et le *souffle* qu'on perçoit à sa place n'est que le bruit *glottique* transmis par le poumon devenu meilleur conducteur du son. Si alors on pratique une trachéotomie (Chauveau et Bondet) on n'entend plus rien.

Voilà pour les *bruits inspiratoires*. Celui de l'*expiration* est plus difficile à interpréter. Il paraît résulter des recherches de M. Bergeon, dont nous ne donnons ici que les conclusions, que ce bruit a un siége unique : la glotte; s'il est possible de l'entendre en auscultant le poumon même, cela est dû, selon cet auteur, à ce que le courant d'air expiré irait se briser contre l'arête formée par la corde vocale supérieure et la base de l'épiglotte, d'où propagation du son en sens inverse de l'ébranlement primitif de la veine sonore (1).

RÈGLES A SUIVRE DANS L'EXAMEN DES MALADIES DES POUMONS.

Les règles à suivre pour l'exploration du poumon diffèrent peu de celles que nous avons indiquées pour l'examen du cœur. Les unes sont relatives au malade, les autres au médecin :

(1) Voy. pour plus de détails Wund, *Traité élémentaire de physique médicale*, trad. Monoyer. Paris, 1871, p. 245. — Bergeon, *Théorie des bruits physiologiques de la respiration*. Paris, 1869.

1° Le malade sera couché ou assis, et dans une station facile à maintenir sans grands efforts musculaires, autrement on entendrait, pendant l'auscultation, un murmure continu (bruit rotatoire), attribué avec raison par Laënnec à la contraction des muscles, et ce bruit masquerait la respiration ; il pourrait même être pris pour le bruit vésiculaire. La poitrine sera découverte partout où l'on devra l'explorer ; pour l'auscultation on pourra interposer entre l'oreille et la paroi thoracique un linge fin, mais on évitera les vêtements épais, et surtout la laine, la flanelle, etc. On fera respirer le malade, tantôt fortement, tantôt faiblement ; on fera quelquefois suspendre la respiration ; on engagera, suivant les cas, le malade à tousser, à parler, etc., etc.

2° Le médecin se mettra tantôt du côté du lit opposé au point à explorer, tantôt du même côté ; il sera nécessaire de se placer au pied du lit, et directement en face du malade, quand il s'agira de comparer les deux côtés de la poitrine, sous les rapports de la symétrie des mouvements, etc.

Après avoir jeté un coup d'œil sur l'ensemble du malade, pour apprécier sa constitution, son état de maigreur ou d'embonpoint ; après avoir recherché s'il existe de la fièvre, on arrivera à l'examen local du thorax. On mettra successivement en usage l'*inspection*, la *palpation*, la *percussion*, l'*auscultation ;* dans quelques cas, la *mensuration*, la *succussion*, seront utiles.

La percussion donne quelquefois, dans deux points symétriques de la poitrine, des différences notables qui disparaissent pour se produire dans un ordre inverse si l'on se place de l'autre côté du lit du malade. (Piorry.) On ne négligera pas ce renseignement.

Quand on ausculte, on doit toujours explorer les points symétriques des deux côtés de la poitrine, avec la même oreille ; il n'y a pas d'inconvénient à ausculter en arrière de la poitrine avec une oreille et en avant avec l'autre ; mais il y en aurait à ausculter, par exemple, avec l'oreille gauche en avant et à droite, et avec l'oreille droite en avant et à gauche ; on ne pourrait plus alors comparer les sensations, les deux oreilles n'ayant pas toujours le même degré de finesse.

Tous les médecins ont renoncé, depuis longtemps, à l'emploi du stéthoscope pour l'exploration des bruits du poumon. Cet instrument n'est réellement utile que pour les points de la poitrine sur lesquels l'oreille ne peut pas s'appliquer et dans les cas où les convenances s'opposent à une exploration directe.

On n'oubliera pas l'examen des matières expectorées.

SYMPTOMES ET SIGNES DES MALADIES DES POUMONS.

Nous reproduisons encore une fois la division que nous avons adoptée pour les deux groupes d'affections que nous avons étudiés précédemment; nous décrirons donc successivement : l'*habitude extérieure du corps* dans les maladies de poitrine, les *symptômes locaux* de ces affections et enfin les *phénomènes éloignés et généraux* qui s'y rattachent. Un résumé complétera cette étude.

CHAPITRE PREMIER

DE L'HABITUDE EXTÉRIEURE DU CORPS

L'apparence générale de l'économie est tout aussi caractéristique dans les maladies de poitrine que dans celles du cerveau et du cœur; mais elle varie dans les principaux groupes de maladies, et surtout suivant qu'il s'agit d'une affection aiguë ou d'une maladie chronique. De sorte qu'il y a plus d'une espèce de *type pulmonaire*, comme aussi il y a différents types cérébraux, différents types cardiaques. Nous avons déjà insisté sur cette multiplicité d'apparences générales de l'économie dans les maladies d'une même cavité; nous n'y reviendrons donc plus; mais nous devions, au moins, appeler ici de nouveau l'attention sur un fait que nous considérons comme ayant la plus grande importance pratique.

Avant d'indiquer les particularités de chaque type, nous croyons devoir faire connaître, d'abord, les caractères les plus généraux des maladies des poumons.

Le *facies* frappe tout d'abord. Tandis que, dans les maladies de l'abdomen, la figure exprime la souffrance, l'abattement, les tourments de l'esprit et souvent le masque du *tædium vitæ;* tandis que, dans les maladies du cœur, elle présente ou les traces de la turgescence sanguine active, ou celles de la stase passive ou mécanique du sang dans le système veineux, ou enfin qu'elle est œdématiée, jaunâtre, cireuse et sans expression; dans les maladies des poumons, l'expression faciale est toujours différente et caractéristique. Ici il ne s'agit plus de souffrances, ni de gêne de la circulation; il s'agit de troubles de la respiration, qui se traduisent et se peignent énergiquement sur la physionomie.

Tout le monde le sait, la face est pourvue d'un puissant appareil respiratoire, qui, pour être au repos et à peine évident dans l'état de santé, n'en est pas moins prêt à se manifester dans l'état de maladie. Cet appareil respiratoire (nerf de la septième paire — muscles dilatateurs des orifices de la face — Ch. Bell et Magendie), qui fonctionne d'une manière synergique avec le thorax et le diaphragme, entre en jeu, dans les maladies de poitrine, aussitôt qu'il y a insuffisance des efforts musculaires ordinaires pour l'entretien de la respiration. Sans doute les muscles de la face contribuent peu à faciliter la respiration entravée, mais cependant ils ne peuvent pas ne pas exalter leur action, avec les autres puissances de la respiration, et d'ailleurs ils agissent dans la limite de leur développement. On voit alors : la dilatation forcée des ailes du nez, l'ouverture de la bouche, l'agrandissement de l'ouverture des paupières, le tiraillement excentrique de tous les traits, en un mot l'*expansion* de la face, signe presque infaillible d'une maladie pulmonaire. On rencontre ce signe à divers degrés avec des modifications, mais au fond toujours le même, chez les phthisiques et les pneumoniques, dans l'emphysème, dans la pleurésie, dans la coqueluche, dans l'asthme, dans le croup; en un mot, dans les affections les plus opposées du même appareil.

La *rougeur* de l'une des *pommettes* avait déjà été signalée par tous les anciens auteurs. M. Gubler (1) a repris l'étude de ce phénomène, et il résulte de ses observations : que les inflammations pulmonaires donnent lieu à la coloration rouge et à l'augmentation de température des pommettes; que la joue congestionnée correspond au poumon qui est le siége de la phlegmasie, ou du moins à celui qui est le

(1) Gubler, *De la rougeur des pommettes comme signe d'inflammation pulmonaire (Union médicale*, 1857, p. 201).

plus affecté ; que cette rougeur se montre dans la phthisie, les pneumonies typhoïdes, la bronchite capillaire, la pneumonie, et particulièrement celle du sommet ; enfin, que cette *congestion malaire* peut être le point de départ de plaques érysipélateuses.

M. Jaccoud a publié plusieurs faits dans lesquels la rougeur de la pommette siégeait du côté opposé à la pneumonie. Ces cas exceptionnels n'infirment cependant pas les conclusions de M. Gubler, qui sont vraies dans l'immense majorité des pneumonies (1).

Un autre phénomène commun consiste dans l'*accélération de la respiration* avec *mouvements d'élévation du thorax*. L'existence des deux phénomènes se comprend trop facilement pour qu'il y ait besoin de longues explications. La plupart des affections thoraciques portent atteinte à l'hématose, en diminuant la surface d'absorption de l'oxygène de l'air, et il est nécessaire alors que les malades compensent, par des respirations plus nombreuses que de coutume, l'insuffisance de chacune d'elles. Cependant l'ampliation exagérée du thorax peut, à elle seule, fournir à l'air une surface absorbante pour l'accomplissement de l'hématose, de sorte que l'accélération de la respiration n'est pas toujours indispensable. Cette remarque suffit pour expliquer le peu de fréquence, et même, dans quelques cas, la rareté des mouvements respiratoires dans certaines maladies de poitrine. M. Bouillaud fait souvent remarquer que la respiration ne dépasse pas seize et tombe quelquefois au-dessous de ce chiffre, dans certaines variétés de bronchites, dans l'emphysème pulmonaire, etc. ; mais, par compensation, le thorax se développe avec énergie et dans tous les sens.

On doit encore prendre en considération le *décubitus* qu'affectent les malades, et qui indique quelquefois la nature de l'affection, quelquefois le côté de la poitrine où se trouvent les principales lésions.

Dans les affections où la *douleur* joue le premier rôle, les malades ne peuvent se coucher sur le côté où celle-ci existe ; telles sont la pleurodynie, la pleurésie et la pneumonie au début.

(1) Jaccoud, *Leçons de clinique médicale faites à l'hôpital de la Charité*. Paris, 1867.

Dans celles où l'*asphyxie* est imminente (asthme, épanchement double, bronchite capillaire, etc.), les malades gardent le plus souvent la position assise; ils se placent sur le bord de leur lit, les jambes pendantes; ils sont quelquefois obligés de passer la nuit dans un fauteuil; s'ils sont couchés, le tronc a besoin d'être soutenu par plusieurs oreillers, la tête est élevée, etc. Cette attitude est caractéristique des maladies de l'appareil respiratoire; on la rencontre dans les maladies du cœur, mais seulement lorsqu'il existe une complication pulmonaire; en sorte que, une maladie cardiaque étant donnée, et le patient affectant le décubitus indiqué, on peut affirmer, avant tout examen, que l'appareil pulmonaire est compromis plus ou moins gravement.

Quand il s'agit d'une affection où l'*un des deux côtés de la poitrine* est surtout affecté, mais de manière que la respiration y soit *suspendue* à peu près complétement, on remarque que le malade se couche constamment sur le côté malade, afin de laisser au côté sain toute liberté d'action; c'est ce qu'on observe dans la pleurésie d'un seul côté avec épanchement abondant, dans la pneumonie avec hépatisation, dans le pneumothorax et l'hydropneumothorax, dans l'infiltration tuberculeuse de tout un poumon, etc.

Enfin, il y a, dans la phthisie au troisième degré, un décubitus particulier qui, à notre connaissance, n'a pas encore été décrit, et que nous avons entendu signaler seulement par M. Barth, dans ses leçons cliniques. Dans l'immense majorité des cas, les phthisiques ne se couchent que sur le côté sain et ne peuvent se tenir, longtemps au moins, sur le côté où existent la caverne ou les cavernes du sommet du poumon. Nous ne savons si l'on trouverait une explication facile de ce fait, mais il est réel, et, depuis que nous l'avons entendu annoncer par M. Barth, nous en avons constaté un grand nombre de fois l'exactitude. Il résulte de là que quand on voit un phthisique à la troisième période, on peut reconnaître, sans aucun examen, le côté où siége l'excavation tuberculeuse, en prenant en considération seulement le mode du décubitus. Il résulte aussi du même fait différentes particularités remarquables : s'il y a des cavernes au sommet des deux poumons, le malade se couchera du côté de la plus petite; si elles sont égales, le décubitus dorsal sera seul possible; s'il y a une caverne d'un côté et une pleurodynie de l'autre, le décubitus sera également dorsal. Nous comptons encore les exceptions à cette règle remarquable.

Cette remarque due à M. Barth, sans être vraie d'une façon constante, l'est cependant dans la grande majorité des cas; les deux tiers au moins des phthisiques arrivés à la troisième période se couchent habituellement sur le côté où siége l'excavation, ou, si les deux poumons sont atteints, du côté le plus malade. Quand ils essayent de se coucher sur le côté malade, ils éprouvent de la gêne respiratoire; ils ont la sensation de la stagnation de mucosités dans l'intérieur du thorax, de râles et de gargouillements qui s'y produisent, et ils se voient bientôt obligés de changer de position.

Tels sont les principaux caractères communs à toutes les maladies de poitrine. Exposons maintenant ceux qui sont particuliers aux principaux groupes d'affections thoraciques.

L'état fébrile, la turgescence de la face, la coloration des pommettes ou d'une d'entre elles seulement, la dyspnée et le point de côté, quelquefois la teinte ictérique de la peau, l'attitude assise ou demi-assise, l'impossibilité de se coucher sur tel ou tel côté de la poitrine, la toux pénible, déchirante, ou l'impossibilité de tousser, dénotent presque infailliblement une pneumonie, une pleurésie, ou toute autre affection aiguë des poumons. C'est là le *type des affections aiguës inflammatoires.*

Aux accidents précédents se lient une anxiété extrême, une crainte, une terreur profonde et une agitation considérable, dans les affections avec menace de suffocation, comme l'apoplexie pulmonaire, la congestion des poumons, l'hémoptysie, le croup, les corps étrangers du larynx ou de la trachée, la bronchite capillaire, les accès d'asthme de l'emphysème, etc. Ces caractères sont d'autant plus importants à prendre en considération, qu'il n'y a pas de maladies qui donnent lieu à des terreurs aussi profondes et aussi soudaines que celles où la respiration est compromise. Aussi, lorsqu'on arrive près d'un malade qui ne peut répondre et qui est en proie aux accidents que nous décrivons, on doit, avant toute chose, rechercher s'il n'existe pas quelque gêne de la respiration, quelque lésion dans le thorax. Nous donnerons à ces accidents le nom de *type des affections asphyxiantes aiguës.*

L'asphyxie de la submersion, celle de la strangulation rentrent dans cette catégorie. Il faut en distinguer l'asphyxie par la vapeur de charbon, qui n'est pas une asphyxie proprement dite, c'est-à-dire une simple diminution de l'oxygène et une augmentation de l'acide carbonique du sang; c'est un véritable empoisonnement, dû à la fixation de l'oxyde de carbone sur l'hémoglobine des globules rouges du sang, qui deviennent ainsi incapables d'absorber l'oxygène (Cl. Bernard). (1)]]

Dans les affections chroniques l'habitude extérieure est fort différente, mais le type varie suivant l'effet produit sur les poumons et sur l'économie entière par la lésion existante.

S'agit-il d'un état anatomique qui soustraie une grande étendue de poumon à l'action de l'air, on a surtout des phénomènes d'asphyxie lente. Les malades sont dans l'orthopnée, restent habituellement assis dans leur lit ou sur un fauteuil, ne peuvent se coucher; ils ont la tête élevée ou renversée en arrière, leur respiration est haute et fréquente; la face est pâle ou violette, les lèvres sont livides, les joues marbrées ou couvertes de veinules dilatées, les extrémités sont cyanosées, la peau est froide et couverte d'une sueur visqueuse; il y a des détentes, mais tous ces accidents reviennent après un certain temps de repos. Ce *type*, qui est celui des *affections asphyxiantes chroniques*, traduit infailliblement, pour un observateur exercé, quelqu'une des maladies suivantes : un épanchement pleurétique remplissant tout un côté du thorax, un épanchement double, l'hydrothorax, la congestion passive du poumon dépendant des affections du cœur, l'œdème pulmonaire, l'engouement des bronches, la bronchite capillaire à marche lente, la phthisie granuleuse généralisée et quelques autres affections du même genre.

Pour les maladies pulmonaires qui agissent plutôt en altérant ou appauvrissant les liquides de l'économie, par suite d'une sécrétion excessive, par suite d'une inflammation lente, d'une suppuration, etc., comme les tubercules, le cancer, la mélanose, le catarrhe pulmonaire chronique simulant la phthisie, elles produisent un type différent qu'on pourrait nommer *type des affections organiques*. L'apparence extérieure des phthisiques en est la plus complète expression. Ses traits principaux sont : la

(1) Voy. *Dictionnaire de médecine et de chirurgie pratiques*, article *Asphyxie*, par P. Bert.

décoloration générale de la peau et l'amaigrissement, l'expression de souffrance de la face, la coloration bleuâtre des sclérotiques, une toux extrêmement fréquente avec ou sans expectoration, la déformation de la poitrine, la courbure du tronc en avant, enfin la fièvre hectique et les accidents de colliquation.

[[Un autre signe fréquent quoique non constant ni pathognomonique de la tuberculose confirmée, est la déformation particulière de la dernière phalange des doigts, connue sous le nom de *doigts claviculés ;* la phalangette paraît augmentée de volume, renflée en massue ou en baguette de tambour ; en outre la convexité des ongles, surtout dans le sens longitudinal, est augmentée, d'où une incurvation souvent très-accusée de ces produits épithéliaux.]]

Si l'on veut y faire bien attention, on parviendra souvent, à l'aide de ces caractères, à reconnaître, avant tout renseignement d'auscultation, le siége et souvent la nature de la lésion pulmonaire.

Nous n'avons cité que les principales espèces de *types* de l'habitude extérieure du corps dans les maladies de poitrine; il y en a bien quelques autres, mais que nous ne pourrions citer sans entrer dans des détails trop particuliers. Il nous suffit d'avoir indiqué les groupes qui sont les plus communs, et qui ont, par conséquent, la plus grande importance dans la pratique.

CHAPITRE II

SYMPTOMES ET SIGNES LOCAUX

Les uns sont physiques, les autres fonctionnels. Ceux de la première espèce étant plus nombreux, plus facilement appréciables, plus caractéristiques surtout, fixeront tout d'abord notre attention.

ART. I. — SYMPTOMES PHYSIQUES.

Les symptômes de cet ordre sont extrêmement nombreux, car on peut explorer la poitrine à l'aide de moyens très-divers ; en effet, on peut mettre tour à tour en usage l'*inspection*, la *mensuration*, la *palpation*, la *percussion*, l'*auscultation* et la *succussion*. Nous allons donc voir successivement tous les phénomènes que l'on peut recueillir à l'aide de ces procédés.

§ I. — Signes fournis par l'inspection.

Ces phénomènes consistent dans la *dilatation de la poitrine*, sa *dépression*, les *mouvements anormaux* qu'on peut y remarquer, les *tumeurs*, les *perforations* dont elle peut être le siége.

I. — Augmentation du volume de la poitrine. Voussure.

Malgré la solidité de la charpente osseuse de la poitrine et la résistance qu'elle paraît être en état d'opposer au poumon, l'un des organes les plus mous, les moins denses de l'économie, cette charpente n'en est pas moins exposée à éprouver, par l'action de ceux-ci, des modifications très-remarquables de forme et de volume. La généralité du fait dans toute l'économie peut diminuer l'étonnement qu'on éprouve, mais sans le faire cesser complétement. Personne n'ignore que des épanchements liquides dilatent certaines cavités osseuses (sinus maxillaires, frontaux, cavités de l'oreille interne, des os longs) ; que la simple pression de la langue projette les dents en avant, lorsqu'elles ne sont plus soutenues par les lèvres ; que les os s'incurvent, à la longue, sous l'influence des muscles dont l'action n'est plus contre-balancée par des antagonistes ; que les tumeurs anévrysmales et pulsatiles usent et détruisent les os, tels que les corps des vertèbres, etc.

Mais, cependant, il y a toujours quelque chose de surprenant à voir les côtes s'élever ou s'abaisser, se ployer en divers sens, sous l'influence de la seule pression des organes pulmonaires. Tout au plus trouverait-on un commencement d'explication dans la mobilité des articulations costales et dans la présence de leur cartilage ; mais ce ne sont pas seulement des mouvements d'articulations qui s'exécutent ; il y a aussi courbure, incurvation réelle ou aplatissement des arcs osseux que représentent les côtes, et, par conséquent, changement de forme variable ; c'est surtout ce fait qui a lieu d'étonner, lorsqu'on pense que le poumon est le seul agent des déformations de cette nature. Quoi qu'il en soit, et malgré le défaut d'explications satisfaisantes, le fait n'en est pas moins réel ; il ne s'agit donc que de faire connaître les diverses espèces de déformations de la poitrine, d'en indiquer les causes et la valeur séméiologique.

Caractères. La poitrine peut être altérée dans sa forme, soit partiellement, soit généralement ; l'augmentation de volume est quelquefois très-limitée ; d'autres fois elle affecte tout un côté de la poitrine, d'autres fois encore les deux côtés. On réserve particulièrement le nom de *voussure* au développement partiel, et celui de *dilatation* à l'augmentation générale ou au moins fort étendue de la poitrine.

La *voussure* ou *dilatation partielle* occupe fréquemment les régions sus et sous-claviculaire, les deux côtés du sternum dans toute la hauteur de la poitrine, la base du thorax en arrière, ou la région intermédiaire à la colonne vertébrale et au bord interne de l'omoplate. Elle affecte la forme d'une élévation plane, sans sommet marqué, sans limites nettement arrêtées ; l'on voit et l'on sent qu'une ou plusieurs côtes sont, dans ce point, plus élevées, plus saillantes que les côtes inférieures et supérieures, ou que celles du côté opposé ; les espaces intercostaux sont moins creux ; les côtes ainsi élevées offrent quelquefois une résistance plus grande que les autres. Quand la voussure est peu prononcée, il faut faire coucher le malade horizontalement et dans une position très-symétrique, et se placer au pied de son lit : en regardant très-obliquement la surface du thorax, on distingue facilement l'excès de saillie d'un côté sur l'autre ; au niveau de cette voussure on constate par la percussion une augmentation ou une diminution de la sonorité, quelquefois un son normal. Nous avons déjà dit qu'il y a des déformations normales du thorax, mais qui ne vont jamais jusqu'à simuler une déformation véritablement morbide. (*Voy.* p. 445.)

Quand la voussure occupe les régions sus et sous-claviculaire, on ne sent pas de saillie des côtes, mais il y a élévation des parties molles. On ne s'en laissera pas imposer par la *dépression* sous-claviculaire, qui peut faire croire à une voussure du côté opposé; la percussion aidera beaucoup au diagnostic différentiel. A la partie postérieure de la poitrine, la voussure ne peut être appréciée qu'en dedans de l'omoplate; là elle se traduit par une saillie exagérée de l'angle des côtes; et, comme celles-ci forment une série continue, la voussure est disposée comme une espèce de bande verticale entre l'épine et l'omoplate.

Lorsque la *dilatation* occupe un *côté* de la poitrine, on remarque ce qui suit : le côté semble, à la vue, plus gros, plus arrondi, plus plein; les côtes sont moins dessinées que du côté opposé, par suite de l'élévation des espaces intercostaux; les mouvements sont moins appréciables à la vue et à la main. Dans la grande majorité des cas, c'est à la base du thorax, en arrière et en dehors, que la saillie est le plus prononcée; et, quand elle se manifeste en avant, c'est qu'elle est extrêmement développée en arrière. En faisant asseoir le malade et le regardant de profil, on voit la base de la poitrine dépasser, en arrière et en avant, le plan du côté sain; si on le regarde de face, on voit le côté dilaté porté en dehors et quelquefois plus relevé que l'autre; il arrive quelquefois que l'épaule est sensiblement soulevée. La mensuration ne fait pas toujours apprécier aussi manifestement que la vue les différences qui peuvent exister entre les deux côtés de la poitrine. (*Voy.* p. 478.)

[[Il est un autre moyen, primitif en apparence, mais en réalité très-sensible, pour constater l'augmentation d'un côté de la poitrine, surtout dans le sens du diamètre antéro-postérieur. Il consiste simplement à appliquer à plat une main en avant, l'autre en arrière du thorax; c'est là une sorte de compas d'épaisseur et qui permet de discerner de très-faibles différences entre le diamètre antéro-postérieur des deux moitiés du thorax.]]

La *dilatation double* ou pour mieux dire *générale* de la poitrine est quelquefois difficile à apprécier; en effet, si les deux côtés ont subi une égale augmentation de volume, on peut prendre la conformation anormale du thorax pour un état naturel; mais le plus souvent il n'en est pas ainsi: la déformation n'est pas régulière et symétrique; un côté est sensiblement plus développé que l'autre; il y a des points plus saillants, qui ne correspondent pas à une voussure semblable du côté opposé; en un mot l'irrégularité est le propre de cette dilatation générale de la poitrine, et elle devient, par conséquent, le moyen qui permettra de la reconnaître quand elle existe.

Causes. Un grand nombre de causes peuvent donner lieu à la voussure ou à la dilatation du thorax. Telles sont la tuméfaction simple des organes intrathoraciques, des accumulations de gaz ou de liquides, des tumeurs solides, des abcès.

La forme, l'étendue, les caractères de la voussure varient avec la nature de la cause ; et les différences sont souvent assez tranchées pour qu'il soit possible, à la première vue, de reconnaître l'affection à laquelle on a affaire. Nous devons insister sur ce point essentiel pour le diagnostic.

Un épanchement pleurétique peu considérable et enkysté, une tumeur intrathoracique, ne donneront lieu qu'à une voussure localisée et de peu d'étendue, parce qu'il n'y aura pression que contre une faible portion de la paroi de la poitrine. Mais si le corps qui produit la dilatation est libre dans la plèvre ou dans le poumon ; s'il est de la nature de ceux qui transmettent la pression dans tous les sens, si c'est, en un mot, un liquide ou un gaz, le développement du thorax ne saurait être partiel ; aussi à moins de circonstances particulières (adhérences), toute une moitié de la poitrine subira l'influence dilatatrice. C'est dans ces cas que l'on verra une grande dilatation et comme une sorte de ballonnement de tout un côté du thorax. Que si enfin il s'agit de ces cas où la pression excentrique s'exerce dans les deux côtés de la poitrine, la dilatation sera double et générale (emphysème, épanchement double, etc.).

Maladies dans lesquelles on rencontre la dilatation de la poitrine et la voussure. — Valeur diagnostique.

Les déformations du thorax ne reconnaissent pas pour seules causes les affections des organes respiratoires ; il y a une maladie générale qui altère tout le système osseux et qui, en portant son action sur les parois de la poitrine, y détermine quelquefois des changements de forme considérables : nous voulons parler du **rachitisme**. Il ne faudrait pas prendre les déformations qu'amène cette maladie pour un effet d'une affection thoracique. Nous croyons donc devoir, tout d'abord, indiquer les caractères qu'elle peut imprimer aux parois pectorales.

Quand le rachitisme est assez prononcé pour produire la déviation de la colonne vertébrale, le diagnostic est établi sur-le-champ par l'existence de cette déviation. Mais lorsqu'il est moins accusé, il peut y avoir doute ; il faut alors prendre en considération les caractères de la déformation elle-même, pour savoir à quoi on a réellement affaire. Les caractères des déformations rachitiques du thorax sont les suivants : sternum saillant, convexe de haut en bas, quelquefois coudé, à angle saillant en avant ; cartilages costaux se portant presque directement en arrière, puis se dirigeant en dehors avant de se courber définitivement : d'où la forme de la poitrine en *guitare*, *en carène ;* articulations chondro-sternales volumineuses ; série de nodosités répondant à l'articulation de ces cartilages et des côtes (*chapelet rachitique*, Rilliet et Barthez). Joignez à ces caractères le développement de la tête et du front, les courbures des os des membres, le gonflement des articulations, la tuméfaction habituelle de l'abdomen, l'appétit vorace, la diarrhée fréquente, le retard de la dentition, et vous aurez le tableau des caractères du rachitisme. Si l'on constate, dans ces conditions, des déformations de la poitrine, on songera à cette affection avant de penser à une maladie des organes pulmonaires.

Comme on le voit, quand il s'agit d'établir le diagnostic d'une déformation du thorax, il faut d'abord éliminer la question du rachitisme ; c'est alors qu'on peut soupçonner une maladie des organes respiratoires.

Or, en laissant de côté les cas rares, et s'en tenant aux faits les plus communs, et par conséquent les plus cliniques, on remarque que la dilatation du thorax se montre principalement dans la *pleurésie*, la *pneumonie*, la *congestion* et l'*emphysème des poumons*, et dans le *pneumothorax*. Cependant nous indiquerons quelques particularités relatives à la *pleurodynie* et à la *bronchite*.

Chez un individu affecté de **pleurodynie**, la douleur est quelquefois assez vive pour rendre ces mouvements difficiles ou impossibles dans le côté malade. Il en résulte une immobilité qui simule souvent une dilatation ; mais cette dilatation n'est qu'apparente. En effet, si l'on mesure comparativement les deux côtés de la poitrine, on les trouve sensiblement égaux entre eux. Cette disposition fait souvent croire à un épanchement pleurétique. Les circonstances suivantes feront reconnaître qu'il s'agit seulement d'une pleurodynie : la douleur de cette affection est beaucoup plus aiguë que celle de la pleurésie et sa marche est plus rapide ; cette douleur augmente très-fortement par une pression, même superficielle ; il y a peu ou point de fièvre. D'un autre côté, pour produire une dilatation comme celle qui semble exister, il faudrait un épanchement considérable, et il y aurait alors une matité énorme et facilement appréciable ; enfin, un épanchement n'amènerait le résultat en question qu'au bout d'un certain nombre de jours, tandis que c'est seulement après un jour, douze heures, et même moins, que la dilatation apparente du côté se manifeste de la sorte dans la pleurodynie.

Nous croyons avoir remarqué une disposition analogue dans quelques **névralgies intercostales** et dans quelques **hémiplégies** ; le mécanisme étant le même que dans le cas précédent, nous n'y insistons pas.

La **pleurésie** donne lieu à une dilatation fort remarquable, mais variable. — Quand l'épanchement est médiocre, c'est surtout la partie postérieure et inférieure du thorax qui se dilate, quelquefois la partie inférieure et latérale ; les côtes s'écartent en s'élevant ; les espaces intercostaux s'élargissent et s'effacent. [[Cet effacement tient en partie à la pression mécanique exercée par l'épanchement ; mais elle est due surtout à l'inflammation de la plèvre pariétale correspondante, à l'infiltration œdémateuse et à la paralysie des muscles intercostaux sous-jacents.]] A mesure qu'on remonte vers la partie supérieure de la poitrine, ces caractères disparaissent pour faire place à ceux de l'état sain. Dans les points correspondants : matité, absence des vibrations produites par la voix, absence de respiration, quelquefois égophonie, surtout vers la limite supérieure de la matité, etc. — Dans les épanchements considérables, et qui remplissent toute une plèvre, le côté se dilate en totalité depuis la clavicule jusqu'aux fausses côtes ; il y a voussure en avant, en arrière et sur le côté, effacement de tous les espaces intercostaux et du creux sous-claviculaire, saillie notable de la région mammaire; enfin, l'hypochondre correspondant est quelquefois plus saillant, par suite de l'abaissement du diaphragme. Si l'épanchement occupe le côté droit du thorax, outre les caractères fournis par la matité, l'absence de respiration, etc., on constate l'abaissement du foie; s'il siége à gauche, on reconnaît un abaissement de la rate et le refoulement du cœur du côté droit.

La dilatation du thorax ne peut pas être signalée comme un fait constant dans la **pneumonie**, mais on l'observe cependant quelquefois. Nous l'avons constatée, il y a peu de temps encore, chez un homme affecté de pneumonie de la base du poumon droit, avec complication d'ictère; peut-être y avait-il aussi un certain degré de pleurésie, mais il n'existait certainement aucun signe d'épanchement. Dans ce cas, toute la base de la poitrine, du côté droit, était développée d'une manière exagérée et débordait de beaucoup le plan du reste du thorax, soit en avant, soit en arrière; l'oreille percevait du souffle et du râle crépitant dans la moitié inférieure de la poitrine. La question de la dilatation du poumon dans la pneumonie a été agitée avec passion par Broussais et Laënnec : le premier, en disant que les côtes s'imprimaient sur le poumon enflammé, donnait une mauvaise raison en faveur d'un fait vrai; et le second, en niant la dilatation du poumon par ce motif que les côtes n'y laissent réellement pas d'empreintes, méconnaissait une disposition parfaitement évidente. Le premier tirait une conclusion vraie d'un argument faux, et le second agissait d'une manière inverse. Les deux adversaires seraient tombés d'accord s'ils avaient reconnu l'existence de la dilatation de la paroi thoracique.

En réalité, le poumon se dilate dans la pneumonie et prend un développement beaucoup plus grand que celui qu'il a à l'état normal; il suffit de voir avec quelle facilité cet organe se gonfle sous l'influence d'une injection; il suffit de voir quel volume il acquiert dans une hépatisation complète et générale, pour qu'il ne reste aucun doute à cet égard.

La **bronchite** produit une sensible dilatation des poumons et du thorax. Tous les médecins des hôpitaux de vieillards ont remarqué que, pendant l'hiver, les malades qui s'enrhument deviennent emphysémateux, c'est-à-dire que leur poitrine se gonfle, se développe, présente des voussures partielles; lorsque vient le printemps, cette dilatation passagère disparaît, la poitrine reprend sa conformation habituelle, en même temps que les symptômes de bronchite se dissipent. Que s'est-il passé dans ces cas? Peut-être, par suite des efforts de toux, s'est-il fait quelque rupture de vésicules et de l'air s'est-il infiltré dans le parenchyme des poumons; peut-être le poumon pressé excentriquement par l'air, pendant la toux, a-t-il cédé et perdu de son ressort; peut-être enfin de l'air est-il resté emprisonné dans quelques divisions bronchiques par les mucosités visqueuses et tenaces du catarrhe, et a-t-il dilaté quelques groupes de vésicules dans lesquelles il se trouve foulé à la manière de l'air dans la crosse d'un fusil à vent? Toutes ces suppositions sont plausibles, aucune n'est démontrée; nous ne tenons ni à l'une ni à l'autre, nous voulions seulement faire connaître le fait, qui est très-réel.

Nous avons remarqué que la **bronchite** avec râle sibilant des **fièvres typhoïdes** produit la dilatation générale du thorax; en effet, la poitrine se bombe en avant et surtout en arrière, et, à mesure que la maladie marche, on constate une augmentation de sonorité du thorax. Nous faisons remarquer qu'il ne s'agit pas ici des phénomènes que l'amaigrissement peut produire. En effet, dans aucune autre maladie aiguë nous n'avons vu de changement aussi notable de forme et de sonorité de la poitrine que dans la fièvre typhoïde; et d'ailleurs nous n'avons constaté ces phénomènes que dans les cas où il y a une bronchite intense.

Mêmes remarques pour la **bronchite capillaire**.

La **congestion des poumons** produit un effet analogue; nous reviendrons sur ce fait à l'occasion de la mensuration.

L'**emphysème pulmonaire** donne aussi lieu à la voussure et à la dilatation de la poitrine. — Lorsqu'il est partiel, il occupe, dans la majorité des cas, le bord antérieur ou le sommet des poumons; il n'y a pas alors de dilatation générale; mais seulement un ou plusieurs points de voussure qui siégent en dehors des bords du sternum, ou bien au-dessus ou au-dessous des clavicules. Quelquefois le sternum est aussi soulevé et porté en avant; au niveau de ces points, la sonorité est exagérée, le bruit d'inspiration presque nul, l'expiration est prolongée, etc. — Quand l'emphysème est général, la poitrine est dilatée dans sa totalité; son diamètre antéro-postérieur est augmenté et aussi long que le diamètre transversal; la forme de la poitrine devient celle d'un cylindre; cependant, comme elle se voûte en arrière, on dit généralement que la poitrine devient *globuleuse*. Sa conformation ne reste jamais régulière; il y a des voussures partielles au niveau des points les plus fortement emphysémateux. Si l'on joint à cette conformation de la poitrine une sonorité partout exagérée, la gêne habituelle et la sibilance de la respiration, des accès d'asthme, une bronchorrhée, c'est-à-dire une expectoration séro-muqueuse ordinairement transparente et écumeuse, on aura la plupart des caractères propres à faire connaître facilement l'emphysème pulmonaire.

La dilatation de la poitrine est aussi un des effets du **pneumothorax**. Elle se produit généralement d'une manière assez lente; quelquefois elle est générale; souvent elle est partielle, l'existence de fausses membranes, d'adhérences, limitant fréquemment l'espace dans lequel l'air peut se répandre. Cette dilatation occupe le plus souvent la partie latérale et inférieure de la poitrine; sa forme est régulière; la poitrine ne se meut plus de ce côté; la vibration produite par la voix s'y fait sentir; il y a une sonorité tympanique; enfin les accidents sont survenus brusquement; le malade a senti un craquement, une douleur vive; il respire difficilement; il se couche sur le côté malade, etc. A l'aide de l'auscultation, on constate de la respiration amphorique, du tintement métallique.

Natalis Guillot a fait connaître une nouvelle cause de la déformation de la poitrine chez les enfants qui toussent. Il s'agit d'une infiltration gazeuse, c'est-à-dire d'un *emphysème*, qui commence par le tissu cellulaire sous-pleural et qui se propage ensuite au médiastin, au col, aux membres et au tronc. Dans ce cas, il y a déformation de la poitrine par des soulèvements partiels de la peau; la pression détermine de la crépitation, et l'oreille la perçoit aussi. Natalis Guillot n'a constaté qu'un seul cas de guérison sur seize observations recueillies chez des enfants atteints de phthisie et surtout de coqueluche (1).

[[L'emphysème sous-cutané du thorax, du cou, du tronc et même des membres s'observe du reste également chez l'adulte, à la suite de plaies pénétrantes de poitrine, de l'opération de l'empyème, de la thoracentèse, de la laryngite nécrotique avec fistule muqueuse ou cutanée, de l'ouverture spontanée au dehors de collections purulentes intrapleurales, etc.]]

Pour compléter ce chapitre, il est nécessaire de se reporter à celui qui est consacré à la voussure dans les maladies du cœur (p. 314).

II. — De la dépression des parois de la poitrine.

Ce chapitre, consacré à la dépression des parois de la poitrine, est en quelque sorte le corollaire ou la contrepartie du précédent. En effet, le raisonnement et l'expérience indiquent que, lorsqu'il existe un aplatissement d'une partie de la cage thoracique, il doit exister aussi une lésion inverse de celle qui produirait la voussure ou la dilatation de cette région. Cependant, quoique le fait soit absolument vrai, une remarque est nécessaire : il ne faut pas inférer de ce qui précède que les dépressions dont il va être question seront produites par des *maladies opposées* ou *contraires* à celles qui amènent la voussure. La seule proposition que l'on puisse légitimement formuler est : que ces deux effets reconnaissent pour causes des *lésions anatomiques opposées*. Or une même maladie peut produire des états anatomiques opposés; par conséquent, la voussure et la dépression peuvent être deux expressions d'une même maladie, mais à des époques différentes de sa durée.

Caractères. La dépression des parois de la poitrine est

(1) Nat. Guillot, *Actes de la Société médicale des hôpitaux de Paris*, 1855. — Blache et Roger, *De l'emphysème généralisé des enfants* (*Union médicale*, 1853).

partielle ou occupe toute une moitié du thorax; elle n'est jamais générale.

Le retrait partiel se caractérise par un affaissement, dans une étendue peu considérable, d'une ou de plusieurs côtes : la convexité de ces os est remplacée par une surface plane ou presque plane; les espaces intercostaux sont ou à l'état normal ou diminués. Quand tout un côté a subi la rétraction en question, sa conformation est normale et régulière; mais, comparé à l'autre côté, il est plus étroit, plus affaissé; les côtes sont rapprochées de la ligne médiane et abaissées, l'épaule est déprimée, le scapulum saillant ; quelquefois le rebord inférieur du thorax, soutenu par les viscères abdominaux, conserve sa largeur normale, mais les côtes placées au-dessus s'affaissent, et il en résulte un sillon semi-circulaire et horizontal au-dessus des derniers côtés; cette conformation rappelle celle des rachitiques.

Maladies dans lesquelles on rencontre la dépression thoracique. — Valeur diagnostique.

Deux maladies principales présentent ce symptôme : la phthisie et la pleurésie.

Lorsque la **pleurésie** a donné lieu à un épanchement considérable et à la formation de fausses membranes épaisses, denses, résistantes, qui ont enveloppé le poumon de toutes parts, il est rare que la dépression du thorax n'en soit pas la conséquence. En effet, le poumon, refoulé vers le médiastin et la colonne vertébrale, a diminué de volume, et c'est dans cet état que les fausses membranes sont venues l'envelopper. Lorsque l'épanchement disparaîtra, retenu par cette enveloppe inextensible, le poumon ne pourra se dilater, reprendre son volume normal, et la paroi thoracique devra s'affaisser, venir au-devant du poumon, par suite du *vide virtuel* qui s'établit dans la cavité de la plèvre. Ajoutons que des adhérences entre le poumon et les côtes peuvent, en se rétractant, ajouter encore à la puissance de la cause que nous venons de signaler.

Il résulte de ce mécanisme que la rétraction, suite d'un epanchement thoracique, s'étend à toute une moitié du thorax. Aussi est-elle régulière, puisqu'il n'y a pas d'action plus prononcée sur un point du thorax que sur l'autre.

Comme on le voit, c'est un phénomène de la guérison de la pleurésie, et l'indice de la résorption de l'épanchement. Laënnec, qui a le premier fait connaître ce phénomène, et qui en a aussi donné l'explication, considérait ce retrait comme définitif; et, selon lui, la déformation de la poitrine était permanente et constituait une infirmité incurable. Cette proposition paraît un peu exagérée. Chomel a reconnu que la poitrine peut reprendre, en plusieurs années, sa dimension première (1). Ce sont les côtes qui, par leur élasticité, amènent l'ampliation du poumon, mais en déterminant souvent la dilatation des bronches (2).

Dans la **phthisie**, il est bien rare qu'on ne rencontre pas, à une certaine époque, des dépressions des parois du thorax. La poitrine se rétrécit dans toute son étendue, cela est incontestable; [[mais les recherches de M. Hirtz ont montré que ce rétrécissement occupe surtout la partie supérieure du thorax et qu'il se manifeste dès les débuts de la phthisie, d'où saillie des omoplates et de la clavicule et modification de la forme générale du thorax qui se transforme en un cône à base inférieure, de supérieure qu'elle est chez l'homme sain.]] Ces phénomènes se prononcent bien plus fortement quand la tuberculose est en voie de progrès, et l'on ne saurait y voir un simple effet d'amaigrissement.

Mais ce genre d'affaissement de la poitrine est peut-être difficile à apprécier; les dépressions partielles le sont bien moins. C'est presque toujours sous les clavicules ou sur les côtés du sternum qu'elles se montrent. Nous en avons indiqué les caractères. Elles reconnaissent pour cause ou la formation de cavernes, ou simplement le retrait, le ratatinement de l'organe pulmonaire, par suite de l'oblitération des vésicules autour de quelques masses tuberculeuses ou par suite de la rétraction de brides pleurétiques.

(1) Chomel, *Pathologie générale*. — Rostan, *Dictionnaire de médecine* en 30 volumes ; 2e édition, t. XXV, p. 394.

(2) Barth, *Recherches sur la dilatation des bronches. (Mémoire de la Société médicale d'observation*. Paris, 1856, t. III.)

Dans tous les cas, lorsqu'on trouve, chez un individu qui tousse et qui maigrit, une dépression sous-claviculaire; lorsqu'il existe au même niveau de la douleur et de la matité, on ne peut guère conserver de doutes sur l'existence de la tuberculisation du sommet du poumon. Quelquefois on perçoit dans le même point le bruit de pot fêlé, de gargouillement, etc. Et alors le diagnostic ne comporte plus de doute.

III. — Des mouvements anormaux du thorax.

A l'aide de la vue, on perçoit les mouvements que le thorax exécute pendant l'inspiration et l'expiration. En examinant un malade soupçonné d'affection thoracique, on n'oubliera jamais d'apprécier ces mouvements, dans leur étendue et leur fréquence, et de prendre connaissance de leur régularité; car on pourra recueillir par là des indices précieux.

Nous avons dit que, chez l'homme, la respiration est essentiellement diaphragmatique; aussi, toutes les fois que l'on remarquera chez lui une respiration costale bien marquée, on devra rechercher s'il n'existe pas d'affection pulmonaire. On se rappellera cependant que la respiration est costale également dans quelques affections abdominales, par suite de la gêne des mouvements du diaphragme; les symptômes concomitants éclaireront le diagnostic. Mêmes remarques à l'occasion du diaphragme en ce qui concerne les femmes.

Quand il y a douleur ou paralysie des parois thoraciques, la respiration diaphragmatique s'exagère, et l'on voit des mouvements étendus dans la paroi abdominale. Nous avons observé, en 1854, à l'hôpital Beaujon, un remarquable exemple de ce fait. Il s'agissait d'un jeune homme atteint d'une paraplégie récente et rapidement développée. La paralysie remontait jusqu'à la partie moyenne du thorax. Les côtes étaient immobiles, mais l'abdomen se soulevait d'une manière extraordinaire; au niveau de l'épigastre surtout, il y avait, au moment de l'inspiration, une propulsion, en avant, de 5 centimètres au moins, de la paroi abdominale.

Quand il existe un obstacle prononcé à l'entrée de l'air au niveau du larynx ou de la trachée, les mouvements respiratoires présentent une modification remarquable, dont le type le plus accusé est réalisé dans le dernier stade du croup. Si l'on examine dans ce cas le petit malade, on constate qu'au moment de l'inspiration la paroi abdominale, loin d'être refoulée en avant, comme dans la respiration normale, se déprime au contraire et semble remonter vers le thorax (tirage inférieur); les téguments de la région sus-claviculaire et sus-sternale se dépriment également et s'enfoncent vers l'ouverture supérieure du thorax (tirage supérieur). C'est là le résultat direct de l'empêchement à la pénétration de l'air, au moment de l'inspiration; le vide qui tend à s'effectuer dans le thorax à ce moment de la respiration, ne pouvant être satisfait par l'arrivée de l'air, fait en quelque sorte appel aux parties molles environnantes, d'où ces dépressions si remarquables.]

La respiration augmente de fréquence dans les affections thoraciques. On devra s'assurer directement du fait. Nous conseillons de ne pas s'en rapporter aux assertions des malades. En effet, lorsque la respiration est gênée depuis longtemps, ils s'habituent à l'accélération des mouvements de la poitrine et finissent par perdre la sensation de la dyspnée. Nous avons vu même des malades, affectés de pneumonie et de pleurésie, assurer qu'ils n'éprouvaient pas de gêne de la respiration, quoique l'on vît tout le thorax s'élever avec effort, et que l'on comptât jusqu'à quarante et cinquante inspirations par minute. On regardera donc et on comptera les mouvements du thorax.

Nous avons déjà dit qu'il y a un rapport à peu près constant entre la respiration et la circulation ; on compte, en moyenne, quatre battements du pouls pour une respiration. Ce rapport se conserve dans l'état de maladie, quand le cœur et le poumon demeurent sains. Mais si le poumon devient malade, la respiration s'accélère, sans que la fréquence du pouls augmente dans la même proportion ; le rapport se trouve alors détruit, et l'on peut observer trois respirations, et, même deux, pour un seul battement du pouls. Lorsqu'on trouvera une pareille discordance entre les deux fonctions, on soupçonnera une lésion pulmonaire.

Nous n'avons jamais remarqué d'irrégularité ou d'inégalité des mouvements respiratoires dans les maladies thoraciques. Ces symptômes appartiennent plus particulièrement aux affections cérébrales.

IV. — Des tumeurs de la paroi thoracique.

Nous avons observé deux fois, sur la paroi thoracique, des tumeurs qui avaient des rapports directs avec les poumons. Ces faits sont exceptionnels, et nous n'en connaissons que peu d'exemples. Nous croyons, en conséquence, devoir en donner ici une description succincte :

En 1845, une femme de cinquante-cinq ans environ entra dans le service de Magendie, à l'Hôtel-Dieu ; elle avait un érysipèle de la face et du col, qui bientôt s'étendit sur la poitrine. Au bout de quelques jours, l'inflammation prit les caractères de l'érysipèle phlegmoneux, ou plutôt du phlegmon diffus ; une fièvre vive se déclara, puis de la toux, et un profond état d'adynamie. Sur le côté gauche du sternum, et un peu au-dessous de la clavicule, apparut une tumeur assez aplatie ; de la fluctuation s'y produisit rapidement, et bientôt on sentit facilement un gargouillement, indiquant la présence de gaz dans la cavité de l'abcès. Le sommet de la tumeur se gangrena, mais la malade mourut avant l'ouverture spontanée de la peau. L'intérieur de l'abcès était gangrené ; du pus et des gaz s'y trouvaient en grande quantité. Il y avait, en outre, deux perforations de la paroi thoracique, l'une au-dessus, l'autre au-dessous de la troisième côte. Ces perforations conduisaient dans un énorme foyer gangréneux du poumon gauche. La tumeur extérieure avait donc des rapports extrêmement intimes avec les organes intrathoraciques.

La même année, un phthisique, couché dans le service de Husson, à l'Hôtel-Dieu, nous présenta une tumeur située également au-dessous de la clavicule gauche; mais il n'y avait pas d'état érysipélateux; la peau était blanche, il n'y avait pas de douleurs. Cette tumeur était remplie de gaz et de liquides, dont la présence occasionnait un gargouillement considérable. On pouvait la réduire, et l'on sentait que liquides et gaz rentraient dans le thorax. A l'oreille, gargouillement comme dans une caverne. Instruit par le cas précédent, nous pensâmes à une perforation de la paroi thoracique : et, en effet, à l'autopsie, nous trouvâmes au-dessous de la deuxième côte une ouverture qui faisait communiquer l'abcès extérieur avec une caverne du sommet du poumon.

M. Gubler a rapporté un cas analogue au précédent (1). Il s'agissait d'une pleurésie purulente du côté gauche.

On voit, par ces exemples, que l'examen des tumeurs qui existent à l'extérieur du thorax n'est pas indifférent, puisque quelques-unes peuvent avoir des rapports avec le poumon.

[[Dans certains cas, les collections purulentes de la plèvre, en se faisant jour sous la peau, forment une tumeur plus ou moins volumineuse, animée de pulsations (Stokes) et que l'on pourrait confondre avec un anévrysme si l'on ne constatait que la tumeur s'affaisse pendant l'inspiration et fait saillie pendant l'expiration. C'est ce que l'on appelle l'*empyème pulsatile*. Dans un cas de Heyfelder, il s'agissait d'un épanchement purulent enkysté siégeant dans le voisinage du sternum, vers la deuxième et la troisième côte droite, et le cœur lui imprimait des pulsations.]]

V. — Des perforations de la paroi thoracique.

Ce sujet aurait besoin d'être étudié avec soin, aucun travail important n'ayant encore été publié dans le but de l'éclairer (2).

Un grand nombre de malades portent au thorax des ouvertures permanentes, des fistules; on considère généralement ces ouvertures comme résultant d'une affection des côtes (carie, nécrose, etc.). Or, nous avons vu, dans quelques cas, qu'il s'agissait de toute autre chose, c'est-à-dire d'une perforation s'étendant jusqu'au poumon.

Magendie avait recommandé, un jour, de faire des injections d'eau chlorurée, dans un trajet fistuleux qu'une femme portait au dos : on pensait qu'il s'agissait de la nécrose d'une côte. Pendant qu'on faisait l'injection, la malade poussa un cri, en disant qu'elle sentait toute sa poitrine remplie par une vapeur chlorée, et elle sentit cette vapeur remonter et rapporter aux fosses nasales l'odeur du chlore; suffocation imminente, toux sèche, pénible, quinteuse ; l'odeur étran-

(1) Gubler, *Comptes rendus de la Société de biologie*, 1850, p. 117.

[[(2) Cette lacune a été comblée, en partie, depuis la publication de la très-remarquable thèse de M. Peyrot, *Étude sur la Pleurotomie*. Paris, 1876.]]

gère resta dans la gorge et les fosses nasales toute la journée. Il y avait ici évidemment une fistule broncho-cutanée. Nous avons vu plusieurs cas de ce genre, et tous les recueils en citent d'analogues. Il serait important de faire des recherches qui apprissent dans quels cas on rencontre de pareilles lésions ; on pourrait alors, renversant la question, remonter de ce phénomène morbide à la maladie qui l'a déterminé.

§ II. — Signes fournis par la palpation.

On n'a pas encore fait des recherches exactes et suffisamment multipliées sur les phénomènes qu'on peut apprécier par l'application de la main sur les parois du thorax ; et l'on n'a pas tout dit non plus sur la valeur des signes que l'on a recueillis par ce procédé d'exploration.

A l'aide de la main, on apprécie la *forme* et les *mouvements* du thorax, l'état des *muscles* et des *espaces intercostaux*, la *tension* de tout le thorax, la *fluctuation* intercostale, la fluctuation produite par la *succussion*, enfin les *vibrations* transmises par la voix.

VI. — Tension, fluctuation, vibrations des parois thoraciques.

La palpation fait percevoir, mieux que l'inspection, les changements de forme, les dépressions, les voussures des côtes, dispositions que les parties molles peuvent cacher à l'œil, soit à cause du développement des muscles, soit en raison de l'abondance du tissu cellulaire ou d'un état d'infiltration œdémateuse. Nous avons indiqué plus haut la valeur de ces déformations, nous n'y revenons pas. On reconnaît aussi, par le toucher, l'écartement des côtes, résultant d'une suffusion séreuse abondante.

Les épanchements abondants dans un côté de la poitrine, une pneumonie de tout un poumon, une infiltration tuberculeuse générale, sont autant de lésions qui donnent au côté affecté une tension particulière, que la main apprécie parfaitement. On sent, en effet, que ce côté est dans un état de plénitude très-marqué ; les espaces intercostaux sont effacés, le relief des côtes est à peine appréciable ; il n'y a plus d'élasticité; les mouvements manquent, ou le côté se soulève en masse; en un mot, on apprécie, par une foule de petites circonstances difficiles à bien préciser, que le côté malade est rempli par un corps plus volumineux et plus résistant que le poumon à l'état sain.

On a assuré que, dans les épanchements pleurétiques, on pouvait constater la fluctuation dans les espaces intercostaux; nous n'avons jamais pu apprécier ce phénomène, soit en explorant un même espace intercostal, soit en examinant des espaces voisins.

Beau a signalé, de son côté, une *sensation de flot perçue par la main,* lorsqu'on pratique la succussion dans le cas d'hydro-pneumothorax; jusqu'à présent on n'avait indiqué que le *bruit* qui accompagne cette fluctuation. On trouvera, dans une observation publiée par M. Guyot (1), quelques détails sur ce signe nouveau et digne d'intérêt.

Enfin la palpation fait encore apprécier les modifications que les vibrations des parois thoraciques peuvent éprouver. Quand un individu sain vient à parler, les parois de la poitrine entrent en vibration et font éprouver à la main une sensation particulière de frémissement. Ce phénomène peut être altéré et peut même disparaître dans l'état de maladie; son absence est marquée au plus haut degré dans la pleurésie.

[Mais il faut d'abord savoir que chez tous les individus la poitrine ne vibre pas, normalement, avec la même force. Le phénomène se produit avec son maximum d'intensité chez les sujets maigres, à voix forte et grave. La vibration est à peine sensible chez les sujets chargés d'embonpoint, à voix grêle et d'un timbre élevé, chez les femmes, par exemple. M. le professeur Monneret a étudié avec soin ce phénomène (2), et a montré tout le parti qu'on pouvait en tirer pour le diagnostic de certaines maladies, principalement la pleurésie. Dans les cas d'épanchement, on peut, en étudiant les vibrations, suivre avec une grande exactitude l'augmentation ou le retrait du liquide. Dans certains cas difficiles, chez les vieillards en particulier, les vibrations constituent un signe très-précieux, le seul peut-être à l'aide duquel on puisse distinguer la pleurésie de la pneumonie.

(1) Guyot, *Moniteur des hôpitaux*, 11 mai 1854.
(2) Monneret, *Revue médico-chirurgicale*, 1848.

Dans cette dernière maladie, les vibrations sont augmentées. Il en est de même dans la congestion, dans l'infiltration tuberculeuse. Le fait est plus douteux pour les pleurésies avec adhérences sans épanchement. — Dans les épanchements pleuraux, dans le pneumothorax, dans l'emphysème, les vibrations sont supprimées ou diminuées.]

§ III. — Signes fournis par la mensuration.

VII. — De l'augmentation et de la diminution du volume de la poitrine.

Nous avons déjà signalé les cas où la capacité du thorax augmente ou diminue. Ces variations peuvent être très-facilement appréciées par la vue, et il est nécessaire de dire que la mensuration ne saurait en donner une idée aussi exacte que l'inspection. En effet, la mensuration, en quelque lieu qu'elle soit faite, ne peut indiquer ni les voussures ni les dépressions partielles; elle n'indique que les différences de capacité totale qui peuvent exister entre les deux côtés de la poitrine. Ce procédé d'exploration ne donne donc qu'une appréciation grossière, si nous osons ainsi dire, et qui n'acquiert d'importance que quand on rapproche ses résultats de ceux fournis par les autres moyens de recherche.

Quoi qu'il en soit, voici ce que l'on a constaté à l'aide de la mensuration, et l'indication des procédés d'exploration.

On mesure la poitrine dans sa circonférence horizontale ou dans son diamètre antéro-postérieur. Dans le premier cas, en emploie un ruban métrique inextensible; dans le second, on met en usage, ainsi que le faisait Chomel, un compas d'épaisseur. L'emploi de ce dernier instrument est facile. Quant au ruban métrique, on doit l'appliquer fortement contre la poitrine, et s'en servir pour comprimer le thorax jusqu'à ce qu'il ne cède plus. Quelquefois on mesure toute la circonférence de la poitrine, à la base, au sommet, à la partie moyenne; d'autres fois on embrasse seulement une demi-circonférence, et c'est alors presque toujours à la base du thorax; une des extrémités du ruban est fixée sur l'appendice xiphoïde, tandis que l'autre est dirigée sur une des apophyses épineuses des vertèbres; on répète ensuite la même opération sur le côté opposé du thorax, dans un point symétrique, en ayant soin que, dans les deux cas, le ruban soit bien horizontal. M. Woillez a publié sur la pratique de ce genre d'exploration et sur les résultats qu'il fournit des détails très-dignes d'intérêt (1). Voici, en quelques mots, l'exposé de ses recherches.

Nous donnons d'abord le résumé très-succinct des remarques contenues dans son premier ouvrage.

Il est rare que les deux côtés de la poitrine soient égaux; il en résulte des *hétéromorphies physiologiques* qu'il ne faudrait pas prendre pour le résultat de maladies. Le côté droit de la poitrine est plus étendu que le gauche de 1 à 3 centimètres; quelquefois les deux côtés sont égaux; dans des cas plus rares le gauche est plus étendu que le droit de 1 centimètre, ou de 2 au plus. Il existe souvent des saillies latérales antérieures ou postérieures, soit à droite, soit à gauche. Ces saillies rendent les deux côtés égaux ou le côté gauche plus étendu que le droit; à droite, où leur influence est moins nettement dessinée, elles rendent plus sensible la différence que l'on observe ordinairement à l'avantage du côté droit. La saillie antérieure que présentent les gauchers rend ordinairement le côté gauche plus étendu que le droit. Lorsqu'il n'existe pas de saillies à gauche, ce côté n'est jamais plus étendu que le droit.

Dans l'état pathologique, ces rapports changent, et l'on observe une augmentation relative de volume dans l'emphysème et dans la pleurésie avec épanchement; et, au contraire, une diminution dans la pleurésie et la pneumonie en résolution, dans quelques cas de phthisie, etc. Il n'y a aucun changement dans la bronchite.

En analysant avec soin les résultats de M. le docteur Woillez, on ne peut se défendre de l'idée que la mensuration est tout à fait incertaine, comme moyen exact d'appréciation, dans les cas indiqués. En effet, le plus souvent, il n'y a pas de différence, à la mensuration, entre les deux côtés de la poitrine, dans les grandes et importantes affec-

(1) Woillez, *Recherches pratiques sur l'inspection et la mensuration de la poitrine*. Paris, 1836. — *Sur les variations de la capacité thoracique dans les maladies aiguës (Mémoires de la Société médicale d'observation*. Paris, 1856, t. III, 129).

tions des poumons; tandis que, si l'on examine, par l'inspection seule, les parois thoraciques, elles paraissent très-sensiblement altérées. On trouvera, dans les observations du livre que nous citons, la preuve que les dilatations et les dépressions partielles ont été bien plus utiles que la mensuration générale pour établir le diagnostic; ces remarques rendent donc raison de l'indifférence que les médecins professent, en général, pour ce mode d'exploration.

Mais il n'en est plus de même pour la valeur qu'il peut avoir dans l'appréciation des *variations de la capacité thoracique dans les maladies aiguës*. Ici les résultats sont évidents et en même temps nets et précis. Il est vrai de dire aussi qu'il s'agit de faits d'un tout autre ordre que dans les paragraphes précédents. Comme nous n'avons pas encore vérifié ces résultats, nous laissons parler l'auteur :

« *Résumé général*. 1° Dans le cours des maladies aiguës, la capacité de la poitrine m'a présenté fréquemment des modifications importantes, qui n'étaient pas sensibles à la vue, mais seulement à la mensuration circulaire envisagée à des points de vue particuliers.

2° La capacité relative des deux côtés de la poitrine, que l'on a eue seule jusqu'à présent pour objet dans l'emploi de la mensuration, n'offre pas, dans les maladies aiguës, des variations qui constituent des signes de quelque valeur. Une seule fois, sur vingt-trois cas de pneumonie simple, cette mensuration a démontré l'existence d'une dilatation relative du côté malade.

3° La capacité générale du thorax, explorée à différentes époques des maladies à l'aide de la mensuration, a été, au contraire, presque constamment modifiée dans les affections aiguës les plus diverses, mais seulement lorsqu'elles débutaient par des symptômes généraux fébriles bien caractérisés.

4° La mensuration faisait alors constater, dès le début, une ampliation des deux côtés de la poitrine, présentant trois périodes : de progrès, d'état et de déclin; d'une durée variable comme celle des maladies dont elle suivait en général les phases, et d'une étendue de 1 centimètre 1/2 à 8 centimètres, 4 centimètres en moyenne.

5° De plus, la mensuration, opérée dans de certaines conditions, fait constater mathématiquement les différents degrés de l'*élasticité générale de la poitrine*. Cette élasticité était constamment diminuée pendant l'ampliation progressive et stationnaire du thorax, puis revenait graduellement vers son état normal pendant le déclin de l'ampliation.

6° L'ampliation thoracique générale des maladies aiguës a été la même pour toutes, si ce n'est que, dans certains exanthèmes, tels que la scarlatine et surtout la variole et l'érysipèle de la face, elle a été, en général, beaucoup plus courte, et que dans la variole elle était terminée avant le développement complet de l'éruption.

7° Dans l'affection typhoïde et les diverses maladies aiguës de l'abdomen, cette ampliation ne peut être toujours régulièrement constatée, à raison des causes particulières qui, dans ces maladies, peuvent faire varier irrégulièrement la capacité générale de la poitrine.

8° Cette ampliation générale avec diminution de l'élasticité thoracique était due à la congestion pulmonaire coïncidant d'abord avec les symptômes généraux du début des maladies. Cette congestion, révélée par la mensuration, est donc un élément important des affections aiguës.

9° Ni la fréquence plus ou moins grande du pouls, ni les émissions sanguines, ni les évacuations gastro-intestinales, ni le régime alimentaire, n'ont paru avoir d'influence sur l'apparition des diverses phases de l'ampliation thoracique.

10° Les oscillations que présentaient, chez un petit nombre de sujets, les chiffres de l'ampliation progressive, stationnaire ou décroissante, étaient produites soit par la présence accidentelle de gaz dans les organes digestifs, soit par des oscillations de la congestion pulmonaire elle-même.

11° L'amaigrissement produisait, dans certains cas, une rétrocession thoracique très-lente et très-irrégulière, qu'on ne pouvait confondre avec la rétrocession de l'ampliation thoracique des maladies aiguës.

12° L'ampliation croissante annonçait en général les progrès de la maladie ; l'ampliation stationnaire persistante, sa prolongation ; et la décroissance de l'ampliation, sa résolution. La rétrocession thoracique de la troisième période indiquait souvent la résolution de la maladie avant la diminution de ses symptômes ou signes locaux. »

Comme on le voit, ces résultats sont très-importants et dignes d'intérêt. Nous y trouvons de plus la confirmation de la proposition que nous avons formulée plus haut, et que, dans son premier travail, M. le docteur Woillez avait résolue négativement; nous voulons parler de la dilatation du thorax dans la pneumonie et la bronchite. Si ces résultats se confirmaient, on aurait une sorte d'échelle indiquant les progrès ou la décroissance non-seulement du mal local, mais encore de l'état morbide général de l'économie.

Depuis l'époque de ses premières recherches, M. Woillez a imaginé un instrument propre à faire connaître l'augmentation ou la diminution de la circonférence de la poitrine, et surtout les déformations qu'elle peut subir dans la pleurésie (1).

L'instrument, aussi peu embarrassant qu'un simple ruban gradué, indique : 1° l'étendue du contour circulaire ou *périmètre* de la poitrine; 2° ses différents *diamètres;* 3° la forme (tracée sur le papier) de sa *courbe circulaire*. M. Woillez le nomme *cyrtomètre*. Nous croyons qu'on peut en donner une bonne idée en le représentant comme un instrument de *moulage*. En effet, c'est une espèce de ruban métrique, mais composé de pièces de baleine, articulées à double frottement, et qui, en conséquence, conserve l'incurvation que les parois thoraciques lui ont donnée. On peut le porter sur un papier et y tracer la configuration de la ligne demi-circulaire qu'il a embrassée. Cet instrument doit donner la forme de la poitrine à la fin de l'*expiration*.

Considéré comme simple instrument de mensuration du contour circulaire de la poitrine, le cyrtomètre ne vaut pas mieux que le ruban métrique ; mais il a d'autres mérites : il peut faire apprécier les voussures et les dépressions, et surtout il peut indiquer les changements de diamètres.

Or, cette dernière application est intéressante. En effet, comme la poitrine est ovale, elle peut se remplir de liquide, dans un des côtés, sans que sa circonférence s'accroisse; mais elle tend alors à devenir cylindrique, et c'est ce que le cyrtomètre fait découvrir. On voit alors augmenter les diamètres les plus courts, tels que les dia-

(1) *Recherches cliniques sur l'emploi d'un nouveau procédé de mensuration dans la pleurésie (Recueil des travaux de la Société médicale d'observation.* Janvier 1857, p. 1).

mètres *vertébro-sternal* et *vertébro-mammaire*. L'exagération ou la diminution de ces formes anormales indiquent évidemment les progrès ou la décroissance des épanchements pleurétiques.

Les figures 18 et 19 indiquent au lecteur l'utilité de l'exploration à l'aide du *cyrtomètre*. La figure 18 montre le contour circulaire et les diamètres de la poitrine à l'état normal. Dans la figure 19 on remarque les développements graduels que donne à la poitrine un épanchement pleurétique. On voit qu'il s'agit de mesurer les diamètres vertébro-sternal et vertébro-mammaire et nullement le contour circulaire, qui n'apprendrait rien à l'explorateur.

Les résultats fournis par ce moulage de la poitrine justifient l'assertion que nous avions déjà émise dans notre

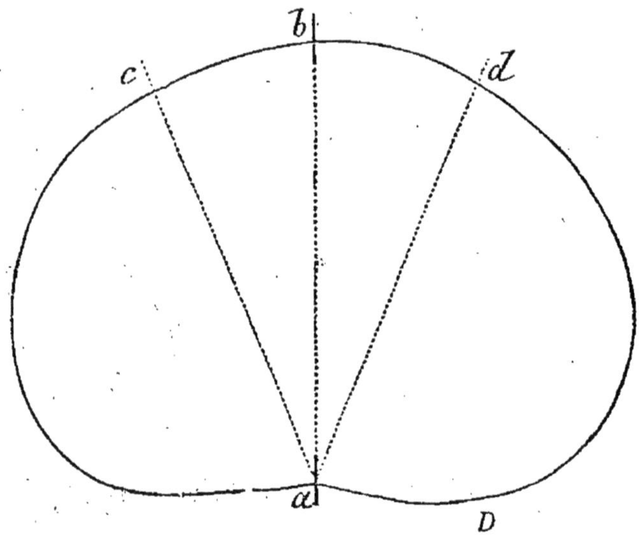

Fig. 18. — Tracé (au quart) de la courbure circulaire normale de la poitrine au niveau de l'articulation sterno-xiphoïdienne.

a. Épine vertébrale. — *b*. Articulation sterno-xiphoïdienne. — *ab*. Ligne vertébro-sternale. — *ac*, *ad*. Lignes vertébro-mammaires.— *D*. Côté droit de la poitrine.

première édition, à savoir : que la mensuration est un moyen insuffisant, et que la vue la remplace parfaitement; car M. Woillez convient que très-souvent la poitrine n'est pas dilatée. Mais nous ne condamnons pas de la même manière l'exploration par le cyrtomètre, car elle donne quelque chose de plus : les diamètres du thorax.

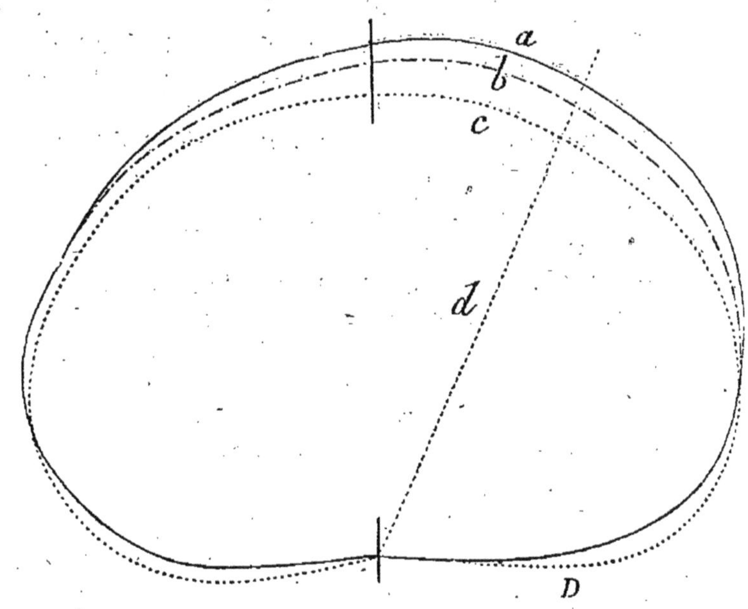

Fig. 19. — Courbes thoraciques pendant la période d'accroissement de la pleurésie.

a. Développement extrême par suite de l'épanchement. — *b*. Développement moyen. — *c*. État normal. — *D*. Côté droit.

§ IV. — Signes fournis par la percussion.

Les signes fournis par la percussion ont une grande importance pour le diagnostic des affections de la poitrine. [[Malheureusement, depuis la publication du livre, du reste si remarquable, de Skoda, il règne une sorte de perturbation dans la terminologie des phénomènes que fournit la percussion. Ce désarroi est regrettable dans une question purement pratique et où la constatation claire et précise des faits doit l'emporter de beaucoup sur leur interprétation plus ou moins hypothétique. Sans doute les explications empruntées à l'acoustique scientifique méritent la plus grande attention ; mais nombre d'entre elles sont encore discutées et discutables, comme le prouve surtout l'encombrante nomenclature allemande, où, depuis la prétendue réforme de Skoda, presque chaque auteur se crée son vocabulaire plessimétrique personnel. Comme le font remarquer MM. Béhier et Hardy, ce sont là des raisons qui doivent toujours faire donner la préférence à la nomenclature classique et consacrée par l'usage, celle d'Avenbrüger et de Laënnec.

Voici, en quelques mots, l'énumération de cette nomenclature avec l'explication physique succincte qu'elle comporte. Dans le langage médical, le bruit fourni par la percussion est appelé *mat* ou *obscur*, quand il est à la fois faible et instantané et qu'il est impossible d'en mesurer la tonalité ; la percussion de masses musculaires profondes, de la cuisse par exemple, donne un son mat.

Le son *plein* (sonore) ou *clair* dure plus longtemps que le son obscur et l'oreille parvient presque à en apprécier la tonalité. Tel est le bruit que donne la percussion du thorax sain ; les masses gazeuses situées sous le point percuté jouent le rôle d'un appareil de résonnance.

Quand cet appareil de résonnance devient plus parfait, le son devient presque musical et prend le caractère *tympanique*. Toutefois si la masse gazeuse résonnante est soumise à une pression trop forte, elle ne peut entrer en vibration et le son redevient mat (Skoda). Enfin le son peut encore se rapprocher davantage du son musical et prendre un timbre particulier, *métallique ;* tel est le bruit de *pot fêlé* que donne la percussion des cavernes superficielles.

La percussion, appliquée à l'appareil pulmonaire, permet de constater : les variations de l'*élasticité des parois thoraciques ;* la *diminution du son*, *submatité* ou *matité ;* l'*exagération du son*, ou le *son tympanique ;* enfin le *bruit de pot fêlé*.

VIII. — Des modifications de l'élasticité des parois thoraciques.

Dans l'état normal, lorsqu'on pratique la percussion médiate à l'aide des doigts, on perçoit, et par la main qui percute et par le doigt sur lequel on frappe, on perçoit, disons-nous, une *résistance élastique* des parois thoraciques. Or, cette élasticité augmente ou diminue selon la nature des corps contenus dans le thorax.

S'il y a un épanchement gazeux dans la plèvre, un emphysème, une bronchite sibilante, une très-vaste caverne vide, outre le son clair et tympanique même, on constatera encore un degré très-prononcé d'élasticité des côtes; et, au contraire, cette élasticité diminuera et même disparaîtra complétement s'il y a pneumonie, épanchement pleurétique, infiltration tuberculeuse d'un poumon, etc.

Ce défaut d'élasticité peut être partiel; souvent nous l'avons constaté sous la clavicule, en même temps que de la submatité, au commencement de la tuberculisation.

Pour le constater, il faut percuter lentement et avec une certaine force ; le doigt sur lequel on frappe éprouve en particulier une sensation pénible, douloureuse même, comme quand on percute sur un corps résistant, un mur, etc.

IX. — De la sonorité et de la matité de la poitrine.

Il est si facile de se rendre compte des causes et du mode de production de la matité ou de la sonorité, d'en constater les caractères, que nous ne voulons pas insister sur ces différents points, et que nous indiquerons immédiatement les caractères qu'offrent les principales affections thoraciques sous ce rapport. Pour bien des faits, une indication suffira.

Maladies dans lesquelles on constate de la sonorité ou de la matité. — Valeur diagnostique.

Une remarque préliminaire est nécessaire. On ne perçoit que le son des parties les plus superficielles du poumon: les lésions anatomiques qui peuvent exister à la profondeur de 2 à 3 centimètres seulement au-dessous de la surface extérieure du poumon n'ont plus ou presque plus d'influence sur la nature du bruit; seulement, elles peuvent en altérer le timbre. Cette circonstance trop négligée a une grande importance pour le diagnostic.

Dans la **pleurodynie**, sonorité normale.

Dans la **bronchite** ordinaire, état naturel également. Dans la bronchite sibilante, son exagéré et presque tympanique, ce qui peut se concevoir par l'emprisonnement de l'air dans des groupes de vésicules et même dans une grande étendue du poumon. Nous avons déjà signalé l'augmentation de volume du thorax et sa dilatation dans les fièvres typhoïdes au début, ou du moins dans les deux premiers septénaires. Il y a donc à ce moment augmentation de la sonorité. Il n'en est plus de même à une période plus avancée de la maladie. A ce moment il survient ordinairement une congestion plus ou moins considérable, et peut-être un peu d'œdème, d'où une diminution sensible dans la sonorité de la poitrine, surtout dans les parties déclives.

La **pneumonie** au premier degré offre une diminution de son, mais appréciable seulement par comparaison ; au deuxième degré, matité marquée, mais jamais absolue ; quand la surface seule est hépatisée, il n'y a qu'une submatité ; quand une grande épaisseur ou toute l'épaisseur du poumon est prise, la matité est complète comme celle de la cuisse, mais pourtant il reste un certain degré d'élasticité, qui manque absolument dans l'épanchement pleurétique. Pendant la résolution de la pneumonie, le poumon conserve longtemps une sonorité obscure ; cela tient à ce qu'il reste des produits plastiques qui ne sont résorbés que lentement. La persistance de cette matité ne doit pas engager à continuer un traitement actif, qui serait nuisible au malade ; si les symptômes généraux ont disparu ou se sont amendés, on s'abstiendra de tout traitement ; les seuls efforts de la nature suffiront pour produire la résolution du reste de l'engorgement.

L'**œdème du poumon** donne une matité assez facilement reconnaissable ; faible à la partie moyenne de la poitrine en arrière, elle augmente jusqu'à la partie inférieure, où elle est souvent absolue ; l'élasticité des côtes est conservée ; cette matité est double et parfaitement semblable des deux côtés ; la respiration est remplacée par des râles muqueux et sous-crépitants ; il n'y a pas de fièvre ; il y a souvent affection du cœur.

L'**apoplexie** et la **gangrène du poumon** donnent rarement lieu à de la matité, parce que le plus souvent elles occupent le centre du poumon.

Dans la **phthisie**, il y a un si grand nombre de variétés qu'il est difficile d'indiquer toutes les particularités que la percussion peut accuser. Voici les principaux cas qui peuvent être observés :

Tubercules crus, petits et en petit nombre au sommet du poumon : pas de modification sensible de la sonorité. Plus nombreux : son obscur, sans matité absolue ; infiltration abondante : matité complète, résistance très-forte au doigt. Quelquefois il arrive que la matité est complète, puis, qu'il y a un retour, mais un retour incomplet de sonorité ; on peut soupçonner alors que les tubercules ont été entourés d'une atmosphère de congestion ou d'inflammation.

Quand il se forme une caverne, matité plus ou moins forte. Ce fait peut surprendre, mais il est incontestable. On conçoit que, si la paroi de la caverne est épaisse, même de l'épaisseur d'un seul doigt, cela suffira pour donner la matité ; la vacuité de la caverne ne saurait rien changer à ce résultat ; l'air est trop loin de la paroi thoracique pour donner des vibrations sonores. Il est encore une autre condition anatomique qui donne la raison de cette matité observée au niveau des cavernes ; c'est la présence habituelle des fausses membranes formant des adhérences plus ou moins épaisses et qui doivent nécessairement modifier considérablement la nature du son obtenu. Nous engageons le lecteur à remarquer ce fait, car, en général, on pense que les cavernes pulmonaires donnent un son clair à la percussion. La sonorité ne se manifeste que si la paroi est très-mince et constituée seulement par la plèvre, ou bien si la caverne est extrêmement vaste et absolument vide.

La phthisie granuleuse générale donne une submatité et même une matité assez forte, à peu près égale partout. Ce caractère, joint aux phénomènes stéthoscopiques, a une grande valeur, quand il n'occupe qu'un côté ; mais, quand il occupe les deux côtés, il est difficile à apprécier et, par conséquent, il a moins de valeur.

Il y a aussi de grandes variétés de sonorité dans la **pleurésie**. On doit diviser les épanchements en faibles, moyens et abondants, en primitifs et secondaires. Quand le liquide est en petite quantité, tout au début de la maladie, il paraît être disposé sous la forme d'une couche mince ou d'une nappe, entre le poumon et la paroi thoracique, de sorte qu'il y a une submatité dans une hauteur plus ou moins grande. — Lorsque la quantité est plus grande, l'influence de la pesanteur se faisant sentir, le liquide s'accumule dans la partie inférieure de la plèvre, tandis qu'une couche mince remonte seule un peu plus haut; il résulte de là une matité absolue en bas, à laquelle succède une semi-matité qui va sans cesse en diminuant de bas en haut. Dans le cas d'épanchement léger et moyen, c'est toujours en arrière et en bas que la matité est prononcée; jamais on ne l'observe en avant; elle ne se prolonge que rarement vers le côté du thorax. — Si le liquide est en grande quantité : matité absolue, dure, sans vibrations du thorax, et existant en arrière, sur les côtés, en avant; quelquefois il n'y a aucun point sonore dans toute l'étendue d'une moitié de la cavité thoracique.

M. le professeur Piorry fait observer avec raison qu'il faut avoir soin, dans les épanchements pleurétiques, de pratiquer la percussion avec une force variable, afin d'apprécier jusqu'à un certain point l'épaisseur de la nappe liquide. Quand la couche est mince, une percussion forte donne une sonorité profonde due à la résonnance du poumon encore dilaté par une certaine quantité d'air.

Quand la pleurésie est primitive, l'épanchement commence par les parties inférieures du thorax, et, s'il augmente, il remonte peu à peu; la matité qui le traduit suit la même marche. Il n'en est plus de même quand la pleurésie est secondaire; des adhérences existent souvent alors, et le liquide peut s'accumuler à la partie supérieure ou à la partie moyenne de la poitrine; on trouve de la sonorité dans la partie inférieure, et alors le diagnostic devient difficile. Dans ces cas, on est guidé par la nature et l'intensité de la douleur, par la toux sèche, l'absence d'expectoration, l'égophonie et par la considération qu'il y a eu une ou plusieurs pleurésies antérieures.

De nombreux travaux ont été consacrés à divers points relatifs à la matité dans la pleurésie.

On a l'habitude de considérer la matité de la pleurésie comme pouvant se déplacer facilement, et l'on a même cru pouvoir tirer de là un signe important. En réalité, on s'est abusé à cet égard. Lorsqu'un malade présente une certaine matité à la partie inférieure de la poitrine et qu'on le fait coucher sur le ventre, il peut arriver que la matité fasse place à une sonorité notable; le liquide s'est, dans ce cas, déplacé en s'accumulant, par l'effet de la pesanteur, à la partie antérieure du thorax, qui, dans cette situation, est en réalité devenue inférieure. Mais ce déplacement de la matité est tout à fait exceptionnel, et ne se constate bien que dans l'hydrothorax. Les recherches de Damoiseau expliquent cette apparente singularité, en montrant que tous les épanchements inflammatoires s'enkystent et, dès lors, sont fixés d'une manière invariable dans le lieu de leur première formation.

Les recherches du même médecin (1) ont encore appris de curieux détails sur les limites de l'épanchement pleurétique, sur les lignes que le niveau de la matité trace sur la paroi thoracique et sur la valeur diagnostique qui peut ressortir de ces caractères. Indiquer tous les détails serait trop long : voici le résultat de ces recherches : les pleurétiques sont ordinairement couchés sur le dos quand leur épanchement se forme; le liquide se met de niveau dans cette position, et, par conséquent, sa face supérieure, plane, coupe obliquement le thorax, selon une ligne dirigée de haut en bas et d'arrière en avant, relativement à l'axe vertical de cette cavité. Bientôt l'épanchement s'enkyste dans cette position, et il est dès lors fixé, retenu, sans pouvoir céder désormais à l'action de la pesanteur; de sorte que si l'on fait asseoir le malade, la matité s'élève en arrière du thorax, plus haut qu'en avant et sur les côtés. Si l'on trace alors sur la peau la limite supérieure de la matité, elle décrit une courbe qui affecte, relativement au thorax, le tracé des *sections coniques obliques*. Cette forme particulière de courbe serait, selon Damoiseau, très-importante pour établir le diagnostic différentiel entre la matité de la pleurésie et celle des pneumonies et autres affections avec induration du poumon. — On tirerait aussi des modifications dans cette disposition de la matité, des signes importants pour distinguer les périodes d'accroissement ou de déclin de l'épanchement. Quand celui-ci est

(1) Damoiseau, Thèse. Paris, 845.

moyen, sa surface est plane et elle forme avec la direction de la colonne vertébrale un angle aigu ouvert en bas; quand l'épanchement augmente, l'accumulation du liquide se fait à la partie moyenne du kyste, c'est-à-dire sous l'angle de l'omoplate; alors l'angle formé avec le rachis est droit; enfin, si la quantité du liquide s'exagère, l'angle devient aigu, à ouverture supérieure; le résultat serait inverse dans le cas de résorption du liquide. Il résulterait aussi, de là, que les dernières parties sonores de la poitrine se retrouveraient toujours en dedans et en haut du thorax, c'est-à-dire dans la fosse sus-épineuse et dans la partie interne de la région sous-claviculaire.

« Récemment M. Peter est revenu à l'étude de la forme de la matité pleurétique et de la direction de la ligne de niveau, envisagées surtout au point de vue de la *nature* du liquide épanché. Voici les principales conclusions auxquelles il est arrivé :

« Il faut d'abord se rappeler que le malade est couché sur un plan incliné et que, par conséquent, en vertu de la pesanteur, le liquide exsudé se masse à la partie inférieure de la gouttière costo-vertébrale. Cela posé, si ce liquide est complétement *séreux*, si l'on fait asseoir le malade, le liquide, vu sa grande fluidité, obéira exactement à la pesanteur, quittera la gouttière vertébrale pour se porter en avant, et la percussion révèlera une ligne de niveau horizontale.

« Supposons maintenant le liquide entièrement *fibrineux*, c'est-à-dire à peine fluide; lorsque le malade mettra son tronc dans la position verticale, le liquide, doué de propriétés adhésives, n'obéira que lentement et difficilement à la pesanteur, et la plus grande partie restera adhérente aux points de la gouttière costo-vertébrale primitivement occupés; de sorte que l'exsudat, dans la position verticale qu'a prise le malade, conserve à peu près la même disposition qu'il affectait quand le tronc était sur un plan incliné; aussi la ligne de niveau de la matité ne sera-t-elle plus horizontale, mais oblique à l'axe du cône thoracique.

« Supposons enfin que l'épanchement soit *séro-fibrineux;* il se ramassera, comme les précédents, aux points les plus déclives du thorax, le malade étant couché; puis, dès qu'il s'asseoira, la partie séreuse de l'épanchement glissera vers la base de la poitrine, laissant, comme une eau boueuse qui se retire, une épaisse couche de limon sur les points qu'elle abandonne ; de sorte qu'on aura, par la percussion : 1° aux points naguère occupés par la totalité de l'épanchement, de la matité superficielle due à la présence de la matière fibrineuse restée collée aux parois de la poitrine ; 2° dans une zone inférieure, une matité profonde et absolue, causée par la masse séreuse qui a glissé sur ces points. Ces deux matités réunies seront limitées par une ligne courbe à sa partie supérieure (matité de la matière fibrineuse), ligne qui devient horizontale en se prolongeant vers les parties latérales et inférieures (matité de la sérosité). » (1)]]

Jusqu'à ces derniers temps on s'était surtout préoccupé de la *matité* de la pleurésie, et nullement de la *sonorité* des points que le poumon touche encore ; [[depuis les recherches de Skoda, confirmées en partie par celles de M. Barth, et plus récemment par celles de M. N. Gueneau de Mussy (2), on a acquis la connaissance d'un certain nombre de faits nouveaux. Ainsi, au niveau même de l'épanchement, lorsque celui-ci est encore très-peu considérable (au début de la phlegmasie) on constate non pas de la matité, mais un son clair et même légèrement tympanique. Cela tient à ce que le poumon, très-peu refoulé par le liquide, est moins tendu et vibre mieux. Si l'on a donc occasion de pratiquer la percussion *tout à fait au début* de la pleurésie, on remarque une sonorité exagérée dans les points où quelques heures plus tard, avec les progrès de l'épanchement, on signalera de la matité.

Dans les épanchements pleurétiques, même considérables, le sommet de la poitrine reste généralement libre ; néanmoins cette portion de poumon demeurée libre s'est rétractée en partie, grâce à son élasticité ; elle est par conséquent moins tendue et vibre mieux ; de là le son *tympanique* (skodique) que l'on constate dans ces cas à la percussion sous-claviculaire et qui contraste avec la matité absolue des régions inférieures.

Il est des cas où l'épanchement occupe littéralement toute une moitié du thorax, même les régions supérieures ;

(1) Peter, *Leçons de clinique médicale*, t. II, p. 520. Paris, 1873.
(2) Gueneau de Mussy, *Clinique médicale*, leçon sur la *Tonalité des sons organiques*, t. I, p. 629. Paris, 1874.

dans ce cas, la percussion sous-claviculaire donne une matité complète, ou bien un son tympanique, mais *à timbre métallique* et simulant le *bruit de pot fêlé*. Ce dernier fait est rare; il tient à la compression du poumon qui permet à la percussion de faire vibrer la colonne d'air trachéo-bronchique. Il y a longtemps, du reste, que M. Bouillaud enseigne que le bruit de pot fêlé n'est pas un symptôme exclusif des cavernes pulmonaires et qu'il se rencontre dans certains cas de pleurésie.]]

Dans l'**emphysème pulmonaire**, sonorité générale, exagérée, mais surtout forte au niveau des voussures. Toute la poitrine résonne comme un tambour, soit à la percussion superficielle, soit à la percussion profonde. Ici se produit la remarque de Skoda : on peut trouver une diminution de sonorité dans les points où l'air est accumulé en grande quantité et comprimé dans le poumon.

Les mêmes considérations s'appliquent au **pneumothorax** et à l'**hydropneumothorax**, et expliquent des faits, jusqu'ici embarrassants, qui s'étaient présentés à beaucoup d'observateurs. Dans ces cas, on entend tantôt un son exagéré, tympanique à un haut degré, quelquefois une absence presque complète de son, dans des points où il n'y a que de l'air dans la plèvre; le degré plus ou moins fort de tension que l'air subit suffit pour expliquer ces variations dans la matité.

§ V. — Phénomènes fournis par l'auscultation.

Il ne saurait entrer dans notre plan de faire ici l'histoire complète de l'auscultation; cette science peut, à elle seule, fournir la matière d'un ouvrage, et nous ne voulons pas faire entrer un livre dans un autre livre. D'un autre côté, d'excellents traités ont été publiés sur cette matière, et nous ne pourrions que les reproduire. Nous avons cru devoir insister sur des faits moins étudiés; mais, arrivé à cette partie de notre tâche, nous nous bornons à des indications absolument sommaires et presque aphoristiques.

L'auscultation de la poitrine fait percevoir des modifications dans la respiration, la voix et la toux. Nous reproduisons presque exactement la division de l'ouvrage de MM. Barth et Roger (1).

[[Voici quelques détails, aussi sommaires que possible, sur le mécanisme et le mode de production des bruits pathologiques que nous révèle l'auscultation.

Nous avons vu plus haut (pag. 461), que le murmure vésiculaire était la résultante de deux bruits, l'un rude, soufflant, formé au niveau des cordes vocales, l'autre fin, excessivement doux, formé à l'embouchure des petites bronches dans les vésicules pulmonaires. Les maladies de l'appareil trachéo-pulmonaire ont pour résultat soit de renforcer, soit de diminuer l'un ou l'autre de ces bruits, soit de l'altérer par des bruits surajoutés.

Certaines maladies du parenchyme pulmonaire, en comblant les vésicules pulmonaires ou en les oblitérant (pneumonie, pleurésie) suppriment le bruit qui se produit au niveau de ces vésicules; la masse du parenchyme pulmonaire hépatisé ou splénisé conduit au contraire plus facilement le bruit qui se passe dans la trachée et les bronches; il en résulte que là où à l'état normal on percevait le murmure vésiculaire, on entend un bruit de *souffle bronchique*, plus ou moins *voilé* ou *rude* (tubaire), qui n'est autre chose que le souffle trachéal normal directement transmis à l'oreille de l'observateur.

Les vibrations de la voix, cessant pareillement d'être modifiées par le parenchyme spongieux du poumon, sont transmises telles qu'on les perçoit en auscultant la trachée ou les bronches (*retentissement vocal*, *bronchophonie*). Quelquefois la voix subit une modification de son timbre ; elle devient chevrotante *(égophonie)*. Ce signe, habituel dans la pleurésie avec épanchement, se constate aussi, quoique exceptionnellement, dans la pneumonie et les excavations tuberculeuses ; l'explication physique rigoureuse en fait encore défaut.

Les mêmes altérations anatomiques qui font que la voix retentit rendent aussi la toux *retentissante*.

Lorsque les bronches d'un certain calibre s'abouchent directement dans une excavation d'un certain calibre (caverne, dilatation bronchique, cavité pleurale), le souffle, la

(1) MM. Barth et Roger, *Traité pratique d'auscultation*, 6e édition, 1865.

voix et la toux deviennent *caverneux*; dans certaines circonstances, l'appareil de résonnance est encore plus parfait, et ces bruits prennent le timbre *métallique* ou *amphorique*.

Il est des cas où les voies aériennes sont obstruées par des mucosités et des produits de sécrétion qui, par leur collision avec l'air, donnent naissance à des bruits particuliers appelés *râles*. On les a distingués en *secs* et *humides*. Les premiers prennent naissance quand le dépôt de mucus est visqueux; les seconds quand l'air traverse un liquide très-fluide et produit des bulles. Les râles secs sont graves (*ronflants*) quand ils se passent dans les grosses bronches, ou aigus (*sibilants*) s'ils se produisent dans les bronches plus petites; les râles humides se distinguent d'après le volume des bulles qui les déterminent, volume que l'oreille apprécie facilement; c'est ainsi que l'on distingue des râles à grosses bulles (*gargouillement, râles muqueux*), à bulles moyennes (*râle sous-crépitant moyen*) et enfin à bulles fines (*râle sous-crépitant fin*). Tous ces râles s'entendent à l'inspiration et à l'expiration. Il est une variété très-importante de râle, intermédiaire entre les râles secs et les râles humides, c'est le *râle crépitant*, dont le type s'entend dans la pneumonie franche. Il n'est pas dû à la formation de bulles, mais au déplissement brusque des parois des vésicules agglutinées par une sécrétion visqueuse. Aussi ne se perçoit-il qu'à l'inspiration.

Les mouvements de la plèvre, silencieux à l'état normal, peuvent se trahir par un *bruit de frottement*, dû aux rugosités ou aux fausses membranes qui couvrent la séreuse; ces frottements, qui simulent quelquefois le râle sous-crépitant ou le ronchus grave, sont superficiels, s'entendent aux deux temps de la respiration et ne sont pas modifiés par la toux.]]

La respiration peut être altérée dans son *intensité*, dans ses *caractères*, dans son *timbre*, ou remplacée par des *bruits anormaux*.

X. — Altérations de rhythme, d'intensité, de caractère et de timbre de la respiration.

Quand une moitié des poumons ne respire pas, l'autre la supplée, et le murmure respiratoire augmente, s'exagère; il en résulte une respiration *puérile supplémentaire* ou *exa-*

gérée. Cette respiration est moelleuse comme dans l'état normal, et le rapport entre la durée de l'inspiration et celle de l'expiration est conservé. La respiration puérile n'annonce pas d'affection du point où elle se manifeste, mais elle indique qu'une autre partie de l'appareil pulmonaire est altérée.

La respiration est *faible* ou *nulle* dans la **pleurodynie**, la **pneumonie** commençante, les **épanchements pleurétiques considérables**, les **infiltrations tuberculeuses**, en un mot dans toutes maladies où le parenchyme pulmonaire cesse d'être perméable à l'air. Elle est faible également et comme *humée* dans l'**emphysème**, mais en même temps accompagnée d'expiration prolongée.

Nous avons indiqué la valeur de la respiration *fréquente* ou *rare*. L'*expiration prolongée* caractérise surtout l'**emphysème pulmonaire** et les **tubercules** à l'état de crudité.

La respiration peut prendre divers *caractères*.

Elle est *rude* quand elle a perdu son mœlleux habituel. L'**emphysème**, la **bronchite commençante**, les **tubercules crus** lui donnent ce caractère.

Elle est *tubaire* quand elle ressemble à un *souffle* dans un tube métallique : il y a deux espèces de souffle : le souffle pur et le souffle voilé. Toutes les causes d'induration du parenchyme pulmonaire produisent ce souffle, et notamment : la **pneumonie**, les **tubercules**, l'**apoplexie pulmonaire**, et, en général, toutes les maladies avec épanchement de matières concrescibles dans le poumon. Le souffle existe, mais voilé, dans les **dilatations des bronches**. Selon M. Monneret, et contrairement à l'opinion généralement adoptée, le souffle bronchique est un symptôme très-fréquent de la **pleurésie**.

Quand la respiration semble se faire dans un espace creux, plus volumineux que les bronches, elle est dite *caverneuse*; cette espèce de murmure respiratoire indique une **dilatation des bronches**, une **caverne tuberculeuse** ou **gangréneuse**.

La respiration *amphorique* indique ou une très-large **caverne** ou un **pneumothorax**. Cependant il résulte des observations de MM. Barthez et Rilliet, que : 1° la respiration caverneuse; la respiration amphorique et le gargouillement peuvent être perçus dans la pleurésie et en l'absence de toute excavation pulmonaire ; 2° et que ces bruits ne sont que le retentissement exagéré de ceux qui se produisent normalement dans la trachée et dans les grosses bronches (1). Ces observations ont été confirmées par M. le professeur Béhier (2).

XI. — Altération de la respiration par des bruits anormaux.

On nomme *râles* les bruits anormaux qui se passent dans les bronches, et *frottements* ceux qui s'exécutent dans la plèvre.

Nous ne pouvons pas donner d'indications sur les caractères de ces bruits, et moins encore sur leurs divisions, leur nature, etc. ; nous serions, malgré nous, entraîné beaucoup plus loin que nous ne voudrions. Qu'il nous suffise d'indiquer en quelques mots la valeur que l'on doit attribuer à chacun d'eux.

Râle crépitant. **Pneumonie** à la première période et dans la résolution; **bronchite capillaire, œdème du poumon ;** quelquefois le frottement pleurétique simule ce bruit.

Râle sous-crépitant. **Bronchite capillaire, œdème du poumon, bronchite, pneumonie** se terminant par une bronchite.

Râle muqueux. **Bronchite, accumulation** de **liquides** dans les bronches, par suite de **bronchorrhée,** d'**apoplexie pulmonaire** et de **congestion passive** du poumon (comme dans les maladies du cœur).

Râle caverneux, mélange de râle muqueux et de respiration caverneuse : **cavernes** de diverses origines, mais surtout tuberculeuses.

Râles ronflants et sibilants ou *vibrants :* sécrétion visqueuse des bronches. **Bronchite à la première période, emphysème.**

Craquement. **Tubercules** commençant à se ramollir, **adhérences** sèches de la plèvre.

Tintement métallique. **Cavernes** et **hydropneumothorax.**

(1) *Actes de la Société médicale des hôpitaux de Paris*, 1855.

(2) Béhier, *ibid.*, et *Conférence de clinique médicale, leçons faites à la Pitié.* Paris, 1864.

Frottement pleurétique. **Pleurésie en résolution**. On a attribué le frottement à l'emphysème, mais à tort.

XII. — ALTÉRATIONS DE LA VOIX ET DE LA TOUX.

Bronchophonie ou résonnance de la voix, dans la **pneumonie** et toutes les **indurations pulmonaires**; *égophonie* dans les **épanchements moyens**, quelquefois dans la *pneumonie* ou dans des cas d'*excavation*. *Voix caverneuse* et *voix amphorique*, dans le cas d'**excavation** plus ou moins large des poumons ou d'**épanchement d'air** dans la plèvre, et quelquefois dans la **pleurésie**. Mêmes caractères pour la toux.

§ VI. — Signes fournis par la succussion.

Ce mode d'exploration ne donne qu'un seul signe, celui qu'on nomme *bruit de flot* ou de *fluctuation*.

XIII. — BRUIT DE FLUCTUATION THORACIQUE.

On produit ce phénomène en imprimant au tronc des mouvements brusques et en sens opposés. Le malade peut également le développer par les mouvements du corps. Le bruit qu'on entend ressemble au ballottement d'un liquide dans une bouteille qui contiendrait à la fois de l'air et de l'eau ; il est assez difficile de percevoir ce phénomène à une grande distance ; il faut presque toujours, pour l'entendre, approcher l'oreille à quelques centimètres de la poitrine. Le bruit a quelquefois un timbre aigu et sonore qui rappelle le son argentin du tintement métallique.

Ce phénomène exige, pour sa production, la présence de gaz et de liquides dans la cavité de la plèvre ; il est donc pathognomonique de l'**hydropneumothorax**. On ne l'a jamais perçu dans le cas de cavernes. Il est bien entendu qu'on ne le confondra pas avec le bruit de gargouillement stomacal. (Voy. *Maladies de l'abdomen*.)

Nous avons parlé plus haut de la sensation de *flot* perçue par la main. (*Voy*. p. 440.)

Art. II. — Symptomes fonctionnels.

La *douleur*, la *dyspnée*, la *toux*, sont les principaux symptômes fonctionnels qu'on puisse observer dans les affections de poitrine. Il faut y ajouter l'étude des *matières expectorées* et celle de l'*air expiré*.

XIV. — De la douleur.

La douleur est un symptôme commun à un grand nombre d'affections de poitrine, mais on peut tirer de son siége, de ses caractères, de son intensité, de sa durée enfin, des renseignements précieux pour le diagnostic.

Caractères. La douleur du thorax siége particulièrement le long du sternum, à l'épigastre, à la base de la poitrine, au dos, entre les épaules, ou enfin au-dessous et un peu en dehors du mamelon; celle-ci est la plus commune de toutes. Les malades la comparent à un déchirement, à une brûlure, à un point, à une contusion; quelquefois c'est un simple sentiment de pesanteur. Elle est permanente ou bien elle ne se montre que quand les malades font une grande respiration, ou qu'ils se livrent à des efforts pour parler, tousser, etc. D'autres fois la douleur ne se réveille qu'à la pression, ou que par le décubitus sur un des côtés de la poitrine.

L'invasion en est lente ou rapide, quelquefois instantanée. Tantôt elle augmente, tantôt elle diminue à partir du moment de l'invasion. Elle est ou n'est pas accompagnée de fièvre, de toux, d'expectoration.

Son point de départ est très-variable, ce qui explique les variétés qu'elle présente. Elle occupe, en effet, soit les parties molles des parois de la poitrine, soit les nerfs intercostaux, soit enfin le diaphragme ou la plèvre. Selon la très-judicieuse remarque de Récamier, le poumon, à cause de la nature des nerfs qu'il reçoit, ne saurait être aussi sensible que les autres parties que nous avons indiquées; de sorte que l'existence d'une douleur vive doit toujours faire penser que la plèvre ou les parois thoraciques sont affectées soit primitivement, soit consécutivement. Nous reviendrons sur ce fait.

Maladies dans lesquelles on rencontre de la douleur. — Valeur diagnostique.

Dans la **pleurodynie**, la douleur siége au-dessous et en dehors du mamelon, comme dans la pleurésie et la pneumonie; elle est aiguë, lancinante, non permanente; elle est plus prononcée dans un point que dans tous les autres, mais elle s'environne d'une sorte d'atmosphère d'endolorissement. Elle augmente par la pression. Elle est surtout très-superficielle, caractère diagnostique important. Les circonstances suivantes peuvent la faire confondre avec la douleur pleurétique : les malades ont souvent de la fièvre, la paroi thoracique est immobile et paraît plus saillante que celle du côté opposé; il y a absence de murmure vésiculaire et de tout autre phénomène acoustique. On évitera l'erreur en remarquant que les vibrations thoraciques produites par la voix persistent, qu'il n'y a point de matité, que la douleur est plus superficielle que dans la pleurésie; et enfin que, pour produire des symptômes aussi sérieux en apparence, il faudrait un épanchement pleurétique considérable; or, il y aurait alors des symptômes qui ne pourraient laisser aucun doute sur la présence de cet épanchement.

Les douleurs de la **névralgie intercostale** sont trop connues, ses *points* d'élection sont trop bien déterminés, pour que nous ayons besoin d'insister.

La **pleurésie** est aussi accompagnée d'une douleur sous-mammaire, mais plus limitée que la précédente et généralement moins vive; elle s'accompagne d'une toux sèche; dans les premiers temps, cependant, elle ressemble beaucoup à celle de la pleurodynie, et c'est ce qui a fait dire que souvent la pleurodynie se transforme en pleurésie. Au bout de quelques jours la difficulté disparaît : la fièvre s'établit, en prenant le caractère propre aux inflammations des membranes séreuses; la peau est sèche et brûlante, le pouls étroit, dur et serré; le malade ne peut se coucher sur le côté douloureux; la respiration devient obscure, puis manque dans les parties inférieures du thorax; de la matité s'établit, en commençant aussi à la partie inférieure de la plèvre, et va en remontant, en décrivant les courbes indiquées plus haut (voy. *Percussion*, p. 495); enfin, l'on entend de l'égophonie. Quand l'épanchement est formé, la douleur aiguë disparaît et est remplacée par un sentiment de pesanteur.

Dans la *pleurésie diaphragmatique,* la douleur est atroce et d'une nature si particulière, qu'on en reconnaît le point de départ au premier abord. Dans les inspirations ordinaires, qui sont courtes, aucun accident; mais aussitôt que le malade fait une grande respiration, il est pris d'une espèce de sanglot, de mouvement convulsif, et la respiration s'arrête brusquement; en même temps, le malade pousse involontairement un cri très-bref, et tous les traits de la figure se contractent pour exprimer cette douleur (rire sardonique des anciens). C'est la douleur diaphragmatique qui accompagne souvent la péricardite, et qu'on a prise pour un symptôme de cette affection.

[[Dans la pleurésie diaphragmatique, outre la douleur locale (bouton diaphragmatique), il existe souvent une douleur irradiée dans l'épaule et le plexus cervical du côté correspondant, et surtout une douleur provoquée par la pression sur le trajet du nerf phrénique, au niveau des scalènes. (N. Gueneau de Mussy.)]]

La *pleurésie chronique* est seulement accompagnée d'un sentiment de tension, de gêne, de plénitude, mais jamais de douleur vive, à moins que l'affection ne passe à l'état aigu.

Les *pleurésies partielles* sont accusées par de petites douleurs très-limitées que nous décrirons plus bas.

Quand un homme se plaint de fièvre et d'une douleur sous-mammaire, qu'il a une toux pénible, mais grasse, et qu'il crache du sang combiné avec les crachats, on ne peut douter qu'il n'ait une **pneumonie.** Selon Récamier, la douleur n'existerait réellement que dans le cas de complication de pleurésie, c'est-à-dire quand la pneumonie s'étend jusqu'à la surface du poumon. Ce fait, vrai pour la généralité des cas, n'est pas exact absolument parlant, car il y a aussi de la douleur dans les pneumonies centrales; mais alors elle est sourde et obtuse. La douleur pneumonique ne dure pas plus longtemps que celle de la pleurésie, c'est-à-dire trois ou quatre jours; passé ce terme, la toux et l'expectoration s'accomplissent assez facilement.

La douleur manque bien plus souvent dans la pneumonie que dans la pleurésie, de sorte qu'il ne faudrait pas, à cause de l'absence de ce symptôme, rester dans une fausse sécurité. C'est surtout dans les pneumonies des vieillards, dans la pneumonie lobulaire des enfants et dans les pneumonies consécutives à des bronchites simples ou à des bronchites capillaires (broncho-pneumonie, pneumonie catarrhale, pneumonie latente), que la douleur fait défaut. Le clinicien ne se laissera pas tromper par la marche de ces maladies. Un vieillard est pris de fièvre et d'accidents adynamiques; il ne tousse ni ne crache; il n'a pas de douleur de côté; il faut ausculter néanmoins : souvent on trouve du souffle tubaire dans un côté de la poitrine, au sommet du poumon : une pneumonie s'est développée dans l'ombre. Même remarque pour la bronchite capillaire.

Quel que soit le siége de la pneumonie, la douleur occupe toujours la région sous-mammaire. Beau explique ce fait par une *névrite* intercostale.

La pneumonie du sommet est à peu près la seule forme de pneumonie franche qui, chez l'adulte, soit exempte de douleur.

Le retour de la douleur, dans la convalescence de la pneumonie, est quelquefois l'indice d'une récidive ou d'une complication de pleurésie.

La **bronchite** ne donne pas de point de côté. Le plus souvent elle occasionne des douleurs sous forme de brûlure ou de déchirement, derrière le sternum. Cette sensation n'est jamais assez pénible pour empêcher la toux. Quand la maladie a duré un certain temps, il y a de la douleur à la base de la poitrine, d'une manière égale des deux côtés; elle occupe les attaches du diaphragme et résulte de la fatigue de ce muscle. Quelquefois, mais rarement, la bronchite s'accompagne de pleurodynie, et, par conséquent, d'une douleur de côté; mais les phénomènes locaux et généraux ne sont pas ceux des pleurésies et des pneumonies.

L'**œdème**, l'**apoplexie des poumons**, sont sans douleur ou à peu près.

Les **phthisiques** ont des douleurs de diverse nature ; beaucoup souffrent entre les épaules, sur le devant de la poitrine, et cette douleur semble être le résultat de la fatigue que détermine la toux plutôt que de toute autre cause. Mais, par instants, ils ont des douleurs vives, fixes, qui durent quelques jours et disparaissent ensuite ; on les attribue à des pleurésies partielles. Chez beaucoup il y a, dans une région sous-claviculaire ou dans les deux, des douleurs que l'on ne réveille que par la pression (Beau) ; elles siégent dans le premier, et, plus souvent, dans le second espace intercostal, et seulement au niveau du sommet malade ; s'ils le sont tous les deux, la douleur est plus forte où le mal est le plus avancé.

Le **pneumothorax** qui résulte d'une perforation du poumon s'annonce par une douleur subite, très-aiguë, avec suffocation imminente, mais cette douleur s'apaise rapidement. Cependant, plusieurs fois déjà, on a vu des perforations du poumon s'effectuer sans la moindre douleur ; et l'on est surpris alors de constater l'existence d'un pneumothorax, dont la formation ne s'était révélée par aucune sensation pénible.

L'**emphysème** du poumon est absolument indolent.

XV. — De la dyspnée, de la toux, de l'expectoration.

La dyspnée est un phénomène commun à un si grand nombre d'affections pulmonaires, qu'il ne saurait avoir une grande valeur diagnostique. Il sert seulement à fixer l'attention sur le thorax ; nous croyons donc ne pas devoir décrire ce symptôme, et nous appliquerons aussi les mêmes remarques au phénomène de la toux.

On ne saurait en dire autant de l'expectoration. L'étude de cet acte anormal est bien certainement de la plus haute importance. Cependant nous ne croyons pas devoir, au moins quand à présent, nous occuper de ce sujet ; il nous faudrait, en effet, indiquer les caractères chimiques et microscopiques des produits expectorés, et sortir, par conséquent, des études purement cliniques que nous avons voulu faire jusqu'à présent. Nous renvoyons donc l'étude des crachats au chapitre *Microscopie*.

XVI. — Examen de l'air respiré.

Comme nous ne voulons faire connaître, dans ce livre, que les moyens d'exploration facilement applicables, pratiques et *cliniques*, nous ne mentionnerons que très-rapidement quelques procédés indiqués récemment, et qui ne nous semblent pas être appelés à une application générale.

Il n'est pas douteux qu'il ne soit possible de tirer quelques renseignements ou quelques indications diagnostiques de l'analyse de l'air expiré, de la diminution survenue dans la quantité d'air inspiré, des qualités et de la température de ce gaz. Mais ce sont là des expériences de *laboratoire*, qui exigent des instruments spéciaux, une grande dépense de temps, et qui, jusqu'à présent, n'ont encore fourni aucun résultat pratique. Quelques mots suffiront pour ces divers sujets.

Odeur de l'air expiré. L'odeur de l'haleine fébrile est caractéristique; il serait difficile de la définir, mais tout le monde la connaît. Dans les maladies à caractère typhoïde, cette odeur est fade, nauséeuse; elle est fétide au plus haut degré dans le scorbut, la salivation mercurielle; elle sent le marécage dans la phthisie au troisième degré; elle exhale l'odeur de gangrène, de matières fécales, dans la gangrène du poumon; enfin elle est aigre et véritablement acide dans certaines hémoptysies. [[Dans l'apoplexie pulmonaire, elle présente parfois une odeur particulière, que M. N. Gueneau de Mussy compare à celle du sirop antiscorbutique.]] Dans les empoisonnements où l'élimination du toxique a lieu par les voies respiratoires, l'haleine se charge d'une odeur caractéristique, comme dans l'ivresse, l'empoisonnement par le phosphore, etc., etc. Comme on le voit, ces caractères n'ont qu'une importance médiocre et ne sont applicables qu'à un bien petit nombre d'affections pulmonaires.

Température. L'air expiré est sec et brûlant dans la fièvre et les maladies franchement inflammatoires. Sa température paraît peu modifiée dans les maladies typhoïdes; l'haleine est réellement froide dans le frisson des fièvres intermittentes, dans le sclérème des enfants, dans la période algide du choléra, dans les derniers instants de l'agonie (Bouchut).

Composition chimique. L'air expiré par un individu sain est chargé d'acide carbonique et de vapeur d'eau. Dans le choléra la proportion d'acide carbonique diminue (Doyère), et quelquefois l'air sort du poumon sans avoir subi aucun changement (J. Davy). On n'a pas encore étudié les modifications que l'air peut éprouver dans les maladies pulmonaires.

Quantité d'air respiré. Spirométrie. Les physiologistes s'occupent depuis longtemps de la quantité d'air respiré, mais il n'y a que peu de temps que l'on a cherché si les maladies pulmonaires apportaient quelques modifications dans l'ampleur de la respiration.

On donne le nom hybride de *spirométrie* à l'art de mesurer la capacité de la poitrine chez l'homme sain et chez l'homme malade.

Il faut pour ces recherches des instruments spéciaux. Borelli, Keill, Hales, recueillaient l'air expiré dans une cloche renversée sur la cuve à mercure. Edw. Kentisch, médecin anglais, inventa un *pulmomètre*, constitué par une cloche graduée, renversée sur l'eau, et dans laquelle l'air expiré pénétrait par la partie supérieure (1824). Hutchinson, médecin anglais également, perfectionna le mode opératoire, par un instrument compliqué, auquel on donna le nom de *spiromètre* (1846). Boudin a fait exécuter un appareil plus simple, en caoutchouc vulcanisé. Wintrich et Bonnet, de Lyon, ont ensuite employé les compteurs à gaz. M. Schnepf a construit un autre spiromètre, hydraulique, d'un emploi assez facile et d'une grande sensibilité (1). Enfin on a encore construit des spiromètres sur le principe des anémomètres. Parmi ces appareils, les uns sont compliqués, peu sensibles et susceptibles de donner lieu à des erreurs; les autres, comme celui de M. Schnepf, sont simples et d'une grande sensibilité.

[[Récemment, MM. Bergeon et Kastus ont décrit, sous le nom d'*anapnographe* (spiromètre écrivant) un appareil enregistreur indiquant à la fois la durée de l'inspiration et de l'expiration, les variations de pression et de vitesse du courant d'air, enfin le volume d'air inspiré ou expiré (2).

Ajoutons que dans ces derniers temps, M. Gréhant (3), à l'aide d'une méthode aussi simple qu'ingénieuse, a déterminé avec une précision mathématique la capacité absolue des poumons, la capacité vitale, le coefficient de ventilation, etc.

Ces recherches sont très-intéressantes au point de vue

(1) Schnepf, *Capacité vitale du poumon*. Paris, 1856.
(2) Voy. Wundt, *Physique médicale*, trad., avec de nombreuses additions de Monoyer. Paris, 1871, page 199.
(3) *Revue scientifique*, 1871.

physiologique; mais elles n'ont pas encore, jusqu'ici, reçu d'application clinique.

Les seuls résultats fournis jusqu'à présent par ces appareils sont les suivants : 1° dans l'âge adulte, et selon la taille, la quantité d'air inspirée, dans une forte respiration, est de 3, 3 1/2 à 4 litres; 2° toutes les maladies du poumon diminuent la capacité respiratoire; 3° on doit soupçonner qu'il existe des lésions anatomiques dans les poumons dès que le plus grand volume d'air que puisse rejeter un adulte, et dans une seule expiration, tombe à deux litres ou à une quantité moindre (Bonnet, de Lyon).

Mais la spirométrie ne peut donner que des résultats peu précis; elle est impuissante à faire connaître la nature de la lésion pulmonaire; de plus, elle n'est véritablement utile que quand on connaît la capacité vitale propre à chaque individu, dans l'état de santé. Pour ces motifs, la spirométrie ne peut donner que de vagues indices sur l'existence des lésions pulmonaires; et, d'un autre côté, l'outillage qu'elle exige en restreindra toujours l'emploi.

CHAPITRE III

SYMPTOMES ÉLOIGNÉS OU GÉNÉRAUX

Les maladies des poumons retentissent sans doute sur toute l'économie, de façon à donner naissance à des symptômes éloignés de l'appareil respiratoire, à des phénomènes généraux. Mais ces accidents ne sont pas tellement particuliers, qu'ils puissent servir à spécifier la nature et le siége du mal. Sous ce rapport, les poumons diffèrent très-notablement de l'appareil cardiatique; ici, tous les accidents généraux sont caractéristiques; là, ils ne le sont nullement. Ainsi, un malade a, par suite d'une maladie de poumon, de la cyanose et de l'œdème : cela ne signifie pas autre chose qu'une gêne de la circulation intrapulmonaire; qu'un individu, affecté d'une maladie du cœur, présente les mêmes symptômes, ils indiqueront, selon toutes probabilités, un rétrécissement d'orifice. D'un autre côté, les maladies du poumon ne donnent lieu à aucun symptôme caractéristique comme l'hypertrophie du foie, les vibrations artérielles, la petitesse du pouls, etc. De sorte qu'en définitive ce serait en vain qu'on chercherait quelques signes d'une grande valeur dans les symptômes généraux que présentent les maladies des poumons.

CHAPITRE IV

RÉSUMÉ. SIGNES DES PRINCIPALES AFFECTIONS DES POUMOMS.

Pleurodynie. — Douleur vive dans un côté du thorax, le plus souvent au-dessous et en dehors du mamelon ; diffuse, mais plus prononcée au centre, superficielle, augmentant par la pression, la toux, la respiration. Diminution ou suspension du mouvement des côtes de cette moitié de la poitrine. Persistance des vibrations produites par la voix. Respiration obscure, quelquefois nulle ; pas de matité. Quelquefois fièvre vive, mais ne durant pas longtemps. Le plus souvent apyrexie, circonstance qui est en opposition avec la vivacité de la douleur, et qui démontre qu'il ne s'agit pas d'une affection inflammatoire.

Névralgie intercostale. — Douleurs comme des éclairs : points douloureux fixes, respiration pure, apyrexie. Affection se montrant particulièrement chez les hystériques, chlorotiques, etc., et s'accompagnant parfois d'éruption vésiculeuse sur le trajet du nerf (zona).

Pleurésie. — *Pleurésie de moyenne intensité ou ordinaire.* Elle commence souvent comme la pleurodynie. Outre la douleur, il y a toux pénible, déchirante, absence d'expectoration ; le malade ne peut se coucher sur le côté affecté. Quand l'épanchement se forme, la douleur diminue, quoique la fièvre persiste. Le liquide s'accumulant surtout en arrière et en bas, on constate une matité forte, sans vibrations des parois thoraciques, et dont la limite supérieure forme la courbe elliptique décrite plus haut ; diminution, puis absence de respiration. Égophonie, absence de râles, souffle voilé ; le malade se couche alors sur le côté de l'épanchement. Dans la résolution, frottement plus ou moins fort ; ce bruit est très-rare au début de la pleurésie ; quand on l'entend, il annonce presque toujours la résorption de l'épanchement. — Cyrtométrie (p. 492).

Pleurésie grave. Mêmes symptômes au début ; mais bientôt l'épanchement remplit toute une plèvre : on trouve alors de la matité partout, en avant comme en arrière ; le thorax est fortement dilaté de ce côté ; les espaces intercostaux sont élargis, et moins déprimés qu'à l'état sain ; absence de frémissement des parois thoraciques, quand le malade parle. Si l'épanchement est à droite, le foie est abaissé ; s'il est à gauche, le cœur est refoulé sous le sternum ou à droite de cet os ; absence de murmure respiratoire, quelquefois souffle voilé, au sommet, en arrière ou en avant. Décubitus sur le côté de l'épanchement : impossibilité de se tenir dans toute autre position. Fièvre continue, avec redoublement le soir. Œdème des membres inférieurs. Frissons si l'épanchement devient purulent.

Pleurésie partielle. Jamais primitive ; survenant presque toujours chez des tuberculeux, et s'annonçant par des douleurs vives, qui durent quelques jours et se calment spontanément, ou par l'application de quelques vésicatoires. Pas de phénomènes stéthoscopiques, si ce n'est un peu de frottement.

Pleurésie diaphragmatique. Phénomènes précédents, plus une douleur aiguë très-intense à la base de la poitrine, et une respiration entrecoupée et convulsive, ou une sorte de sanglot.

Pleurésie chronique. Ne diffère de la forme grave que par les symptômes généraux, qui sont ceux de la phthisie.

Hydrothorax. — Phénomènes des épanchements pleurétiques, mais sans douleur ; presque toujours des deux côtés de la poitrine ; généralement plus de liquide d'un côté que de l'autre. L'affection est toujours symptomatique, soit d'une maladie du cœur, soit d'une maladie de Bright, soit d'un état de cachexie ou de débilité, comme on en rencontre chez les vieillards. L'hydrothorax est commun aussi chez les individus âgés qui, par suite d'une maladie chronique, d'une fracture, sont retenus longtemps au lit. Dans ces circonstances il faut presque deviner la maladie, car elle ne s'annonce ni par de la douleur ni par de la toux ; on devra donc, dans les cas spécifiés, explorer le thorax aussitôt qu'il se manifestera quelque aggravation dans l'état habituel du malade.

Pneumonie. — Point de côté sous le mamelon, moins vif que dans la pleurésie ; toux pénible, sèche d'abord, puis avec expectoration visqueuse, collante : plus tard, crachats rouillés, sanglants, jus de pruneau ; pas de voussure notable, si ce n'est quand il y a hépatisation de tout un poumon. Matité, jamais absolue ; il y a toujours un certain degré de résonnance et d'élasticité du thorax ; exagération des vibrations thoraciques. Râle crépitant d'invasion, puis souffle tubaire et bronchophonie : dans la résolution, râle crépitant de retour. Quand la pneumonie accompagne une bronchite ou lui succède, il y a diverses espèces de râles bronchiques. Frissons, fièvre vive, sueur, rougeur de la pommette.

Dans la *pleuro-pneumonie*, il y a une combinaison variable des signes des deux affections ; et, de même, dans la *broncho-pneumonie* ou *pneumonie catarrhale*, un mélange des caractères de la bronchite et de la pneumonie. La *pneumonie lobulaire* des enfants ne se révèle par aucun phénomène stéthoscopique.

Bronchite. — *Bronchite aiguë simple des grosses bronches.* Pas de point de côté, dyspnée légère, fièvre, pendant plusieurs jours ; toux sèche, éclatante, pénible ; puis expectoration blanchâtre, aérée, et enfin de couleur jaune et opaque ; tout le thorax résonne bien, quelquefois d'une manière exagérée. Respiration rude d'abord, puis râles ronflants, sonores, sibilants, qui s'entendent à distance et se perçoivent même par l'application de la main. A la période de sécrétion, râle muqueux, à grosses bulles, etc., quelquefois douleur à la base du thorax des deux côtés, par suite des efforts de toux. Dans les degrés les plus légers, pas de râles.

Bronchite capillaire. Gêne extrême de la respiration, anxiété, suffocation, cyanose du visage et des extrémités. Submatité ; râle sous-crépitant général, mêlé de râles ronflants et muqueux. Fièvre vive ; marche de la maladie, assez lente ; ténacité des accidents. Gravité extrême.

Tuberculisation des poumons. — *Forme commune.* Premier degré : d'abord, phénomènes de bronchite prolongée et souvent de laryngite ; étroitesse de la poitrine, saillie du sternum, dépressions sous-claviculaires et douleurs dans les mêmes points ; matité d'un sommet, respiration rude ou obscure, expiration prolongée et quelquefois soufflante ; hémoptysie. Deuxième degré : craquements secs d'abord, puis humides ; râle muqueux limité à un sommet, soit en avant, soit en arrière, et persistant toujours dans le même point ; autour de ce point, modifications de la respiration, qui est obscure, soufflante ou sèche. Très-souvent phénomènes de pneumonie limitée au sommet, c'est-à-dire : râle crépitant ; souffle, crachats visqueux et, d'un autre côté, état fébrile. Quand on rencontre ces accidents très-localisés chez un sujet d'apparence chétive, on doit craindre l'existence des tubercules ; ces pneumonies partielles guérissent facilement et promptement ; mais, après leur résolution, on découvre de petites cavernes qui n'existaient pas auparavant. Troisième degré : les cavernes sont formées et plus ou moins spacieuses. Une caverne de moyenne dimension, demi-pleine de liquide, donne de la matité à la percussion, et un bruit hydro-aérique ou de pot fêlé, quand le malade a la bouche ouverte ; l'élasticité de la paroi thoracique est moindre et il y a dépression au niveau de la caverne ; quelquefois douleur dans le même point. A l'auscultation, gargouillement, c'est-à-dire râle muqueux avec respiration caverneuse ; la toux et la voix sont caverneuses. Quand la caverne est vide, mêmes phénomènes, seulement la respiration est creuse ou caverneuse avec résonnance métallique. Si la caverne est vaste, on y entend de la respiration amphorique et du tintement métallique, et la percussion peut donner un son clair. Enfin, si le poumon est creusé de cavernes multiples et de petites dimensions, on perçoit un bruit de gargouillement fin et assez étendu, qu'on a nommé cavernuleux (Hirtz). L'expectoration n'est pas caractéristique de la phthisie, mais elle a cependant une grande importance.

On ne doit pas oublier que la chlorose simule quelquefois la phthisie (Rilliet, 1855).

La *phthisie aiguë* ou *phthisie granuleuse* s'annonce par un grand état de dyspnée, l'obscurité générale du murmure vésiculaire, une submatité dans toute l'étendue des poumons et des phénomènes de bronchite. Les circonstances dans lesquelles la maladie se déclare aident surtout au diagnostic. On pensera surtout à la phthisie aiguë quand le malade sera un enfant ou une personne de vingt à vingt-cinq ans, lorsqu'on constatera un état aigu fébrile, sans lésion des organes encéphaliques ou abdominaux; lorsqu'il y aura une dyspnée qui ne s'expliquera ni par une pneumonie ni par une pleurésie, et qu'il n'y aura pas non plus d'affection du cœur. Cette forme de phthisie est insidieuse, quand il n'y a pas de fièvre au début; lorsqu'il en existe, elle est souvent confondue avec la fièvre typhoïde : la nature des accidents du côté du thorax, le peu d'intensité des phénomènes abdominaux, l'absence de l'éruption des taches rosées lenticulaires, aideront au diagnostic.

Pneumothorax. — En général, individu tuberculeux. Dans la grande majorité des cas, la maladie débute brusquement par une douleur vive, dans un côté du thorax; gêne subite et très-prononcée de la respiration, anxiété, suffocation, toux quinteuse, sèche, prolongée; décubitus impossible, le malade est obligé de se tenir assis dans son lit. Côté du thorax sensiblement dilaté, sonorité exagérée. Respiration vésiculaire absente et remplacée par du bruit amphorique; tintement métallique plus ou moins marqué; quelquefois ces accidents ne se manifestent qu'au bout de quelques jours. Chez les vieillards, les alcooliques, les aliénés, le pneumothorax se produit sans causer de dyspnée considérable. — Quand l'épanchement d'air se fait lentement, la suffocation n'est pas aussi imminente; lorsqu'il existe des adhérences, le pneumothorax peut être partiel. Le pneumothorax par rupture de vésicules d'emphysème est problématique.

Hydropneumothorax. — Presque toujours la conséquence du pneumothorax, mais quelquefois aussi la suite de l'ouverture, dans les bronches, d'un épanchement pleurétique. — Aux phénomènes précédents se joignent : le bruit de fluctuation thoracique et la sensation de flot perçue par la main (Beau).

Congestion pulmonaire. — *Congestion active.* De vingt à quarante ans; élévation de la température, excès alcooliques, acide carbonique, causes d'asphyxie, tuberculeux. Sensation de chaleur, de gêne dans la poitrine. Oppression, toux sèche, puis crachats blancs, filets de sang; son obscur quelquefois. Respiration plus faible, quelquefois presque nulle, quoique le point correspondant soit sonore; râles muqueux, fins, se déplaçant facilement; fièvre. Ces symptômes sont quelquefois suivis d'une hémoptysie ou d'une pneumonie.

On rencontre, chez quelques individus, une forme de congestion plus aiguë et plus intense encore, qui se traduit par : une suffocation extrême, un état asphyxique tres-rapide et qui fait succomber le malade en quelques minutes ; l'insolation en est la principale cause.

Congestion passive. Maladies du cœur, fièvres graves. Aucun accident appréciable pour le malade ; on est obligé de soupçonner que le mal existe, et de le rechercher par l'étude des caractères physiques. On rencontre une submatité, une faiblesse considérable de la respiration et des râles fins permanents. Cette affection a de grands rapports avec la bronchite capillaire et l'œdème du poumon.

Congestion pulmonaire des maladies aiguës. Dans le cours des maladies aiguës on observe : ampliation de la poitrine, avec diminution de son élasticité, sensibles l'une et l'autre à la mensuration : respiration puérile, faiblesse du murmure respiratoire, avec ou sans râles sonores ; respiration *granuleuse ;* submatité de la poitrine, surtout en arrière (Woillez).

Apoplexie pulmonaire. — L'hémoptysie est le seul caractère important, quoique non constant, de cette maladie ; mais toute hémoptysie n'est pas un signe d'apoplexie. Quand le foyer est central, on ne perçoit rien par l'auscultation et la percussion. S'il est superficiel, on peut rencontrer de la matité et un râle à bulles plus ou moins grosses ; plus tard, bruit caverneux ; plus tard encore, phénomènes de pneumonie, limités au voisinage du foyer.

Gangrène du poumon. — Aucun signe certain, si ce n'est la fétidité des crachats.

Emphysème pulmonaire. — Profession exigeant des efforts musculaires, âge avancé. Pas de douleurs thoraciques ; dyspnée habituelle, toux, expectoration puriforme ou muqueuse, surtout le matin ; apyrexie. Poitrine cylindrique ou globuleuse, irrégulière ; voussures partielles, en avant, près du sternum, au-dessus et au-dessous des clavicules ; en arrière, à la base ; sonorité exagérée, tympanique quelquefois ; respiration obscure, quelquefois à peine perceptible ; expiration prolongée, dans les points sonores. Très-souvent râles sonores, sibilants, perceptibles à l'oreille et à la main, s'entendant aussi à distance. — Par intervalles, accès de suffocation (asthme), expectoration pituiteuse. Accroissement des accidents en hiver. Complication fréquente des maladies du cœur.

Catarrhe pulmonaire. — Se rattachant à la bronchite et à l'emphysème, mais devant être étudié à part, à cause de son importance.

Forme ordinaire ou simple. Catarrhe purulent. Toux habituelle, un peu fatigante, se produisant par suite des plus légers refroidissements, par l'action de l'humidité, d'un air vif, de l'ingestion des boissons froides, irritantes, alcooliques, etc. Expectoration habituelle, surtout le matin, de matières muqueuses et purulentes ; crachats larges, plaqués, panachés, rarement diffluents ; quand les bronches sont débarrassées, dès le matin, du produit de la sécrétion qui s'est faite la nuit, la toux se reproduit rarement dans la journée. Respiration à peine mêlée de râles, souvent semblable à celle des emphysémateux.

Catarrhe pituiteux. Bronchorrhée. Respiration plus gênée, dyspnée plus marquée que dans les cas précédents, toux et expectoration plus continuelles. Produit de sécrétion consistant en un liquide à peine visqueux, complétement transparent, légèrement filant, homogène, surmonté d'une mousse fine, persistante. Les malades en rendent jusqu'à 250 grammes dans les vingt-quatre heures. Complication fréquente de l'emphysème.

Catarrhe simulant la phthisie. Fièvre, toux constante, amaigrissement, sécrétion purulente, râles muqueux dans toute l'étendue de la poitrine. Dans quelques points, surtout en arrière, au sommet ou à la partie moyenne, râle simulant le gargouillement ; respiration rude, légèrement soufflante, quelquefois voisine de la respiration caverneuse, par suite de dilatation des bronches. Dépérissement général comme dans la phthisie. Différences avec la phthisie : il n'y a que des signes douteux de cavernes, et la lésion est ordinairement double, égale des deux côtés, et aussi prononcée à la partie moyenne des poumons qu'au sommet; enfin, elle survient à un âge plus avancé que celui où débute la phthisie. Il est vrai que quelques vieillards deviennent aussi phthisiques, mais, chez ceux-là, il se forme ordinairement des cavernes très-faciles à reconnaître avec certitude.

Dilatation des bronches. — Maladie qui simule ordinairement la phthisie. Causes : âge avancé, pleurésies, pneumonies répétées ou passant à l'état chronique, bronchites chroniques. Mécanisme : traction excentrique exercée par les adhérences pleurétiques sur le poumon; ou bien atrophie de l'organe par absorption interstitielle. L'affection est rarement double; un poumon diminue de volume, tandis que l'autre s'élargit et fait saillie dans l'autre moitié du thorax (Barth).

Caractères : avant le développement de l'affection, une ou plusieurs affections inflammatoires thoraciques, comme : pneumonie, pleurésie, bronchites. — Pas de douleur, gêne de la respiration : décubitus sur le côté sain ; toux grasse, humide, quinteuse ; crachats purulents, de 3 à 400 grammes par jour ; déformation et atrophie d'une moitié de la poitrine ; respiration affaiblie ou rude, bronchique et caverneuse.

Différences avec la phthisie : siége à la partie moyenne ou inférieure d'un seul poumon ; rarement caractères de cavernes en avant ; pas d'hémoptysie ; l'apparence extérieure n'est pas celle de la tuberculisation ; le teint se conserve frais, les forces persistent longtemps. Commémoratifs : maladies inflammatoires des organes pulmonaires, plus ou moins longtemps auparavant. Dans tous les cas, diagnostic très-difficile.

LIVRE TROISIEME

MALADIES DE L'ABDOMEN

Sous ce nom, nous comprenons toutes les affections des organes abdominaux et les maladies qui, sans résider tout entières peut-être dans l'abdomen, y ont au moins leurs localisations les plus importantes ; telles sont : les affections puerpérales, certaines maladies des reins ; l'ascite elle-même. Ces diverses maladies, et d'autres que nous pourrions nommer, sont abdominales par leurs principales manifestations plutôt que par leur origine même.

Nous indiquerons d'abord, d'une manière très-sommaire, les principales dispositions anatomiques de la cavité abdominale et les règles à suivre dans l'examen des maladies de cette région du corps ; puis nous passerons à l'étude des signes de ces maladies, lesquelles se divisent naturellement en trois groupes : signes fournis par l'habitude extérieure du corps, signes locaux, signes éloignés et généraux ; nous terminerons, comme dans les livres précédents, par un résumé qui contiendra l'énoncé pur et simple des signes principaux des affections abdominales.

CONSIDÉRATIONS ANATOMIQUES SUR L'ABDOMEN.

La paroi abdominale antérieure, la seule qui puisse être explorée, présente des dispositions qui varient selon l'âge et le sexe.

Chez tous les jeunes enfants, l'abdomen est très-volumineux et comme globuleux, l'ombilic est situé très-bas ; chez les enfants de quatre à dix ans, il est encore gros et saillant, mais d'une manière moins prononcée ; dans l'adolescence, sa saillie disparaît pour faire place à un aplatissement complet; quelquefois même, alors, les parois du ventre sont concaves ou excavées; jusqu'à cette époque les différences entre les garçons et les filles sont peu tranchées; elles se prononcent à partir de la puberté.

Chez les hommes, l'abdomen prend peu de développement de seize à vingt-huit ou trente ans, quoique les organes digestifs fonctionnent alors avec beaucoup d'énergie; mais, à partir de cette époque, les intestins se développant, la paroi abdominale proémine et s'élève jusqu'au niveau du plan de la paroi thoracique; le ventre redevient alors convexe, de haut en bas et dans le sens transversal; l'ombilic, qui est ordinairement déprimé, occupe la partie la plus saillante de la convexité; il existe toujours une dépression à l'épigastre, dans l'écartement des cartilages costaux (fourchette); un pli plus ou moins profond forme, au niveau de l'aine, la limite entre la cuisse et l'abdomen; enfin, les flancs sont toujours un peu excavés et les hanches saillantes. Dans la virilité confirmée, l'abdomen s'élève au-dessus du plan de la paroi thoracique, devient quelquefois très-proéminent, et sa saillie la plus plus forte répond à la région sous-ombilicale. Dans les flancs, les parties molles débordent la crête de l'os des îles. Chez les vieillards, l'abdomen conserve ces caractères ou diminue de volume.

Chez les femmes, à partir de la puberté, l'abdomen devient volumineux et plus ou moins saillant; il est régulièrement arrondi, déprimé à l'épigastre, mais peu dans les flancs; l'ombilic en occupe le centre et est toujours extrêmement enfoncé. Chez celles qui ont eu des enfants, il est généralement un peu plus gros et moins ferme.

Les personnes obèses ont l'abdomen très-gros, quelquefois saillant directement en avant, ou retombant sur les cuisses, et présentant un ou plusieurs plis transversaux.

Dans l'état de santé, la consistance de la paroi abdominale est celle d'un corps mou. Cette paroi se laisse déprimer et permet facilement l'exploration des organes intérieurs. Chez les très-jeunes enfants, elle est presque toujours dure, et cette exploration est à peu près impossible.

Des muscles, la peau et une couche de graisse constituent ces parois. Chez la femme, la couche graisseuse est considérable, en sorte qu'il est toujours difficile, dans ce sexe, d'explorer les organes profonds. Chez les hommes, les muscles droits sont toujours rapprochés; chez les femmes qui ont eu des enfants, ils sont souvent écartés, et, dans les efforts, l'intestin refoulé en avant forme entre eux une tumeur saillante, à grand diamètre vertical, et plus large au niveau de l'ombilic qu'à ses extrémités (éventration, écartement de la ligne blanche). Le même fait a lieu dans les deux sexes, après une distension considérable de l'abdomen par une ascite, une tumeur, etc.

La sonorité de l'abdomen est faible dans la partie moyenne ou ombilicale, qui répond à l'intestin grêle; elle est plus forte dans les flancs et à l'épigastre, à cause de la présence du côlon et de l'estomac, qui sont toujours distendus par des gaz.

L'estomac ne répond pas toujours à l'épigastre, comme on le dit généralement; il ne se met en rapport avec la paroi abdominale que dans l'état de plénitude, et c'est alors sa grande courbure qui se dirige en avant; dans l'état de vacuité, il perd tout contact avec cette paroi, et l'arc du côlon le remplace. L'intestin grêle occupe la région ombilicale et hypogastrique; le côlon remplit les flancs et la plus grande partie de l'épigastre. La rate est, dans l'état sain, entièrement cachée sous les fausses côtes gauches, inaccessible au toucher et souvent à la percussion: quand on la trouve par ce dernier mode d'exploration, elle donne une matité de 6 à 8 centimètres de hauteur et de 4 de largeur environ. Le foie ne se sent pas par le palper et ne déborde pas les côtes du côté droit; mais, à le région épigastrique, il fait saillie et offre une résistance que l'on ne doit pas prendre pour celle de l'estomac; il s'avance plus ou moins dans l'hypochondre gauche. Sa matité, à droite, commence vers la quatrième côte et descend jusqu'à la base du thorax, où elle s'arrête brusquement. Chez quelques femmes la pression du corset étranglant cet organe en fait descendre une partie au-dessous des fausses côtes et quelquefois jusque dans la fosse iliaque. On ne sent jamais la vésicule biliaire ni le pancréas. Les reins sont trop profonds pour être limités par la palpation, et, si l'on peut les circonscrire en arrière par la percussion, ce n'est que d'une manière fort obscure, toute la région postérieure de l'abdomen étant presque mate. La vessie est toujours complétement cachée derrière le pubis et ne le déborde que dans l'état de distension. L'aorte est sentie par une pression assez forte, mais seulement lorsque la paroi abdominale est souple.

RÈGLES A SUIVRE DANS L'EXAMEN DES MALADIES DE L'ABDOMEN.

Les unes sont relatives au malade, les autres au médecin.

1° On fait coucher le malade sur le dos, on relève sa chemise en couvrant les membres inférieurs et la région du pubis, et en découvrant la base de la poitrine, afin de pouvoir comparer l'abdomen au thorax; on fait prendre au malade, suivant le besoin, diverses attitudes; mais celle qui se prête le mieux aux recherches est la suivante :

Le malade doit avoir la poitrine soutenue et relevée par des oreillers, la tête appuyée, la bouche ouverte, les jambes fléchies sur les cuisses, les cuisses fléchies sur le bassin, les bras étendus le long du corps; on lui recommande de ne faire aucun effort, de se laisser aller comme s'il était mort, de respirer librement et doucement, en ouvrant la bouche, et de *ne point agiter* la paroi abdominale par la respiration.

2° Le médecin, se plaçant d'un côté du lit, examine d'abord la paroi abdominale, puis il porte les deux mains sur l'abdomen, et, en commençant, n'exerce aucune pression; il appuie ensuite légèrement afin que les muscles s'habituent au contact; une pression brusque les fait contracter d'une manière spasmodique, et la paroi abdominale devient roide comme une planche; quand cette disposition existe, on presse légèrement les muscles en les prenant à pleine main en différents endroits; de la sorte on les assouplit, et l'on peut palper ensuite profondément et même avec une pression assez considérable. La palpation se fait par l'extrémité des doigts réunis ou écartés, mais toujours sur de larges surfaces; autrement on provoquerait de la douleur et des contractions musculaires. Les deux mains doivent agir soit alternativement, soit simultanément, et explorer d'abord d'une manière générale l'abdomen, puis revenir examiner avec plus de soin ce qui peut paraître anormal. Il est quelquefois nécessaire d'exercer une pression un peu brusque, lorsqu'il s'agit de déterminer des gargouillements, ou pour sentir une saillie anormale. Ce procédé est surtout indispensable quand il existe une ascite; alors, en déprimant brusquement la paroi abdominale, le liquide fuit sous les doigts ; et, s'il existe un engorgement d'organe ou une tumeur, on en est averti par un obstacle qui empêche les doigts de pénétrer plus avant. C'est ainsi que l'on reconnaît les engorgements du foie et de la rate, dans le cas d'hydropisie péritonéale. Il est souvent utile de faire prendre aux malades diverses attitudes, de les faire tenir sur le côté, debout, à quatre pattes, afin d'apprécier la fixité ou la mobilité de certaines parties, etc. La palpation se fait encore d'une autre manière, qui n'a pas reçu de nom ; nous voulons parler du genre de palper par lequel on produit la *fluctuation ;* pour obtenir le *flot*, on place une main, par toute sa surface palmaire, sur le côté de l'abdomen opposé à celui où l'on est placé, et, avec un doigt de l'autre main, on donne des chiquenaudes plus ou moins fortes sur le côté où l'on se trouve ; les mains peuvent être placées en sens inverse dans quelques cas. Quand la fluctuation n'est pas bien sentie de la sorte, on doit rapprocher les mains, et quelquefois on ne sent le flot que dans un point très-voisin du lieu percuté ; il faut alors éviter de prendre pour de la fluctuation le mouvement d'ondulation qui est communiqué à la peau et au tissu cellulaire ; cette palpation a reçu de Tarral le nom de *percussion périphérique,* par opposition à la précédente, qui pourrait être nommée *percussion diamétrale ;* et, selon ce médecin, elle peut être exécutée avec une seule main ; en effet, le pouce et le médius d'une main peuvent être chargés de recevoir la sensation, tandis que le doigt indicateur de la même main opère la percussion ; ce procédé est utile dans les épanchements peu abondants.

Enfin la palpation a encore une autre forme dans le *toucher*, soit vaginal, soit rectal.

Le toucher vaginal s'exerce la femme étant couchée ou debout ; en pratiquant le toucher dans cette dernière position, la pesanteur rend les organes du petit bassin plus accessibles et plus faciles à explorer.

Pour pratiquer le toucher la femme étant debout, on l'appuie contre un meuble ou contre le mur, et on lui recommande d'écarter les cuisses. Le médecin met le genou droit en terre et introduit sous les vêtements l'indicateur droit, enduit d'huile ou de cérat ; on fait glisser le doigt d'arrière en avant dans le pli interfessier, et l'on pénètre ainsi directement dans le vagin ; on peut de la sorte apprécier la configuration, l'état lisse ou granuleux de ce conduit, la position du col utérin, sa consistance, le plus ou moins de dilatation de l'orifice, l'état des culs-de-sac, la présence de tumeurs ou de collections fluctuantes, le ballottement fœtal, etc.

Pour pratiquer le toucher la femme étant couchée, on se place à droite de la malade, on lui fait soulever légèrement la cuisse droite et l'on pénètre dans le vagin en suivant d'arrière en avant le pli interfessier. Ce procédé est préférable à celui qui consiste à toucher la femme en plaçant la main en avant et parallèlement à la direction des cuisses; on ne s'expose pas à s'égarer dans les replis des grandes et des petites lèvres et du côté du clitoris; en outre, on soulève légèrement le bassin, ce qui facilite l'exploration.

Il est souvent utile de combiner le toucher vaginal pratiqué d'une main, avec la palpation abdominale pratiquée de l'autre.

Le toucher rectal ne comporte pas de règles spéciales; généralement on le pratique le malade étant couché sur le côté, une cuisse étendue, l'autre fléchie à angle droit sur le bassin.

La *percussion* complète les renseignements fournis par le palper, et l'on fait alterner ou concourir les deux modes d'exploration.

La *mensuration*, l'*auscultation*, la *succussion* ne s'emploient que dans des cas particuliers; nous n'en parlons ici que pour mémoire.

SYMPTOMES ET SIGNES DES MALADIES ABDOMINALES

L'*habitude extérieure du corps*, les *signes locaux* et les *signes éloignés* forment l'ensemble des caractères propres à faire reconnaître les maladies abdominales.

CHAPITRE PREMIER

DE L'HABITUDE EXTÉRIEURE DU CORPS

Il y a plusieurs types des affections abdominales.

Dans les maladies *avec douleur* et *fièvre* (péritonite, hépatite, dysentérie, cystite), les malades sont couchés sur le dos ou sur le côté, le tronc courbé en avant, les cuisses fléchies sur l'abdomen; en un mot, roulés ou pelotonnés sur eux-mêmes; la face présente le masque particulier qu'on nomme grippé, et dans lequel les traits sont amincis et rapprochés du centre du visage; les rides et sillons sont plus accusés que de coutume; la peau est pâle, quelquefois couverte d'une sueur froide, le pouls petit, concentré, misérable. La pression sur l'abdomen est insupportable.

Dans les affections *douloureuses*, mais *sans fièvre* (névralgies, coliques intestinales, hépatique, néphrétique, etc.), l'abdomen est rétracté; la pression soulage la douleur; il y a des rémissions franches, l'urine est aqueuse. La figure s'altère promptement et se remet de même.

Les affections du *foie* ont pour caractère de leur type l'ictère, l'éruption d'acné à la face, le lichen.

Il y a un type *utérin* que tous les praticiens ont remarqué et dont les principaux traits sont : la pâleur de la face, les yeux cernés et enfoncés, les douleurs lombaires et inguinales, l'épigastralgie, etc.

Les *affections chroniques* impriment à toute l'économie un cachet particulier. Au premier abord on reconnaît un individu affecté de cancer de l'estomac. La teinte cireuse ou jaune de la peau, la décoloration des lèvres, l'état de langueur générale, l'état d'accablement intellectuel, la tristesse constante et le penchant au suicide dénotent surtout les affections stomacales.

On pourrait signaler d'autres types; nous avons voulu noter seulement les principaux.

CHAPITRE II

SIGNES LOCAUX DES MALADIES DE L'ABDOMEN

Ces signes sont physiques et fonctionnels.

ART. Ier — SYMPTOMES OU SIGNES PHYSIQUES.

Les modifications qui surviennent dans la forme et le volume de l'abdomen, dans sa consistance, sa température, etc., sont les signes physiques des maladies de cette cavité. Nous les étudierons suivant l'ordre que nous avons adopté pour les affections des poumons, c'est-à-dire selon qu'ils seront fournis par l'inspection, la palpation et tous les autres modes d'exploration qu'on peut appliquer à l'abdomen.

§ Ier — Signes fournis par l'inspection.

A l'aide de l'inspection on constate :

Des éruptions, dont les principales sont : les *taches rosées lenticulaires*, les *sudamina*, les *taches ombrées*, les *pétéchies*, l'*éruption varioliforme*.

Des augmentations de volume, dues à des solides (*tumeurs*), à des liquides (*ascite*) ou à des gaz. Ces dernières constituent les *pneumatoses* ou *tympanites*.

La diminution de volume ou *rétraction des parois de l'abdomen*.

Nous étudions tous ces phénomènes à l'occasion de l'inspection, parce qu'ils frappent surtout la vue ; mais il est bien entendu que, pour en apprécier tous les caractères, on a besoin de mettre en usage tous les autres moyens d'exploration physique que la science possède.

1. — Des taches rosées lenticulaires.

Taches rosées lenticulaires, taches typhoïdes, papules typhoïdes, éruption typhoïde.

Description. On désigne sous ces diverses dénominations des taches papuleuses, pleines, formées par un léger épaississement du derme, sans base indurée, de *couleur* rouge variant du rose clair au violet, disparaissant sous la pression du doigt et qui se développent particulièrement sur la paroi abdominale. Ces taches ont de 2 à 4 millimètres de diamètre ; elles sont arrondies, plates, quelquefois unies, très-rarement surmontées d'une vésicule sudorale. Elles sont isolées et leur nombre est généralement peu considérable ; on en compte trois, quatre, dix, vingt, trente ; dans des cas exceptionnels elles sont nombreuses et confluentes, et ont pu simuler une varioloïde (Taupin, Rilliet et Barthez), mais il n'en existait pas à la face. Leur siége est la partie antérieure de l'abdomen, la partie supérieure et antérieure des cuisses, les aines, les flancs, les fesses, le bas du dos, la base de la poitrine. Elles commencent par un point rouge très-petit, qui s'agrandit assez rapidement; elles ne durent guère que deux ou trois jours chacune, elles pâlissent alors et s'effacent sans laisser de desquamation; mais elles se succèdent les unes aux autres, et l'éruption a généralement une durée totale de six à dix jours.

On peut les confondre avec les piqûres de puces, l'acné, la varicelle, l'ecthyma, les pétéchies.

Les *piqûres de puces* forment, au début, de larges papules roses semblables à celles de l'urticaire, qui plus tard s'effacent en laissant après elles un petit point noir ecchymotique, que la pression ne fait pas disparaître. L'*acné* est constituée par des *pustules* acuminées, qui suppurent au sommet et laissent une base indurée persistant longtemps, et suivies de cicatrices blanches, enfoncées, déprimées; son siége est principalement au dos, où l'on trouve des pustules à tous les degrés et des cicatrices. La *varicelle* ne pourrait en imposer qu'avant la production de la sérosité ou du pus dans les vésicules. Des pustules larges, plates, ombiliqués, caractérisent l'*ecthyma;* des ecchymoses ne disparaissant pas sous la pression du doigt caractérisent les *petéchies*.

Maladies dans lesquelles on rencontre les taches rosées. — Valeur diagnostique.

Les taches rosées se rencontrent dans la **fièvre typhoïde**, l'**entérite des enfants** (Barthez et Rilliet), dans la **pneumonie**, la **tuberculose miliaire aiguë**, les **fièvres intermittentes**, **puerpérales** (forme typhoïde, Voillemier), dans quelques cas de **maladies fébriles** mal déterminées, dans la **morve** (Becquerel) (1), etc.; de sorte qu'elles n'ont pas de caractères diagnostiques bien tranchés. Cependant elles sont plus communes dans la fièvre typhoïde que dans toute autre affection, car elles se rencontrent dans les deux tiers et même dans les trois quarts des cas, et dans une proportion moindre dans toutes les autres affections; en

(1) H. Roger, *Des éruptions cutanées dans les fièvres*. Thèse de concours pour l'agrégation, 1847.

conséquence, quand on a affaire à une fièvre peu caractérisée, qui ne présente que des phénomènes intestinaux peu prononcés, l'apparition des taches rosées donnera à penser que c'est plutôt une fièvre typhoïde que toute autre affection. Ces présomptions se confirmeront si l'éruption affecte la marche suivante, qui est propre à cette affection.

Dans la fièvre typhoïde, les taches apparaissent vers le huitième ou le dixième jour, c'est-à-dire au commencement de la seconde période; elles siégent surtout à la paroi abdominale antérieure; elles ne durent que six ou huit jours. Elles se montrent exceptionnellement le sixième et même le troisième jour; on a vu cette éruption n'avoir lieu que vers le trentième jour de la maladie.

Les taches rosées sont fréquentes dans certaines épidémies de fièvre typhoïde, très-rares dans d'autres; elles semblent tenir alors à une constitution médicale particulière. L'éruption des taches lenticulaires ne se fait pas d'un seul coup. Plusieurs éruptions successives peuvent se produire dans le courant de la maladie. Il est facile de s'en assurer en marquant à l'encre ou avec le crayon de nitrate d'argent les taches rouges qui se sont primitivement développées. On a prétendu que la méthode de traitement pouvait retarder ou même prévenir l'éruption. Nous n'en sommes pas convaincu.

Les observations récentes faites sur le **typhus** ont dissipé les incertitudes qui régnaient sur la nature de l'éruption propre à cette maladie. Il y a, en effet, une double éruption : l'une *érythémateuse*, l'autre *pétéchiale*. La première est ordinairement plus précoce que l'autre; elle paraît vers le cinquième jour et couvre l'abdomen, la poitrine, le dos, rarement la face : elle diffère complétement de l'éruption typhoïde, et se rapproche à tel point de celle de la rougeole, que bien des cas de typhus sont pris, dès l'abord, pour des rougeoles ataxiques. [[La roséole de la fièvre typhoïde est, dans l'immense majorité des cas, très-discrète; celle du typhus est plus considérable; on compte d'ordinaire plus de 10,000 taches occupant le tronc, quelquefois le visage et en particulier les avant-bras et les membres inférieurs (Griesinger) (1). Dans les cas légers

(1) Griesinger, *Traité des maladies infectieuses*, 2e édition, annotée par E. Vallin. Paris. 1877.

seulement, la roséole disparaît vers le troisième ou le quatrième jour; le plus souvent elle est suivie d'un autre élément, les *pétéchies*. Celles-ci proviennent, les unes de l'exanthème initial lui-même qui devient hémorrhagique et de roséole se transforme en pétéchie; d'autres fois les pétéchies se forment dans l'intervalle même des taches de roséole, celles-ci se flétrissant et subissant la desquamation furfuracée (1). Généralement l'intensité du processus typhique est en rapport avec celle de l'éruption pétéchiale. Ce qui distingue au premier abord la pétéchie de l'exanthème roséoleux, c'est qu'elle ne disparaît pas sous la pression du doigt; il y a là plus qu'une hyperhémie circonscrite de la peau, il y a une extravasation, une hémorrhagie.]]

II. — Des sudamina.

Sudamina, éruption sudorale.

Description. Cette éruption est formée par de petites vésicules hémisphériques, non acuminées, du volume d'une tête d'épingle à un grain de millet, recouvertes d'une enveloppe épidermique extrêmement mince et transparente, facile à déchirer; ces vésicules sont absolument incolores et ressemblent à de petites gouttes de rosée (Bouillaud). Elles sont difficiles à voir, on ne les aperçoit qu'en regardant obliquement la surface de la peau; on les reconnaît quelquefois seulement par le toucher; elles forment une petite saillie et donnent à la peau une surface chagrinée; on les écrase facilement par le toucher et les doigts restent mouillés comme par de la sueur; le liquide contenu est séreux et à réaction acide (Andral). Elles sont toujours nombreuses et confluentes; plusieurs peuvent se réunir et former des vésicules globuleuses comme celles de l'herpès, ou un peu aplaties et irrégulières. Dans l'intervalle des vésicules, l'épiderme se ride et se détache facilement de la peau quand on le presse un peu obliquement. Cette éruption se forme rapidement, en quelques heures; les vésicules durent peu, mais se reproduisent et se succèdent pendant quelques jours. La durée totale de l'éruption est bien plus variable que celle des taches rosées. Les vésicules se ter-

(1) Godélier, *Mémoire sur le typhus* (Bulletin de l'Académie de médecine, 1855-56, tome XXI, p. 888).

minent presque toujours par la déchirure de l'épiderme et par une légère desquamation ; elles ne passent pas par la suppuration, comme le donnent à penser quelques auteurs.

Les sudamina siégent, par ordre de fréquence, sur l'abdomen, le thorax, les épaules, le haut des cuisses, aux aisselles, aux parties latérales du col.

Cette éruption présente une variété *rouge* et une *blanche*. Dans la première, les vésicules reposent sur un fond rouge, non induré ; elles sont alors très-faciles à voir ; de loin cependant l'éruption ressemble à celle de la rougeole ; la seconde, qui justifie la comparaison qu'on a faite des vésicules avec les graines du *millet*, présente une couleur blanche, due à la teinte lactescente du liquide, qui contient sans doute alors un peu de pus ; hors ces cas, qui sont rares, les vésicules ne suppurent pas. — Quelquefois, deux ou trois de ces formes de sudamina se rencontrent sur le même malade.

On ne peut les confondre qu'avec les affections vésiculeuses, gale, herpès, zona. La distinction est facile.

Maladies dans lesquelles les sudamina se manifestent. — Valeur diagnostique.

A l'époque des premiers travaux importants sur la fièvre typhoïde, on remarqua que les sudamina étaient communs dans cette affection ; on les considéra comme dépendants de la maladie, comme ayant, ainsi qu'elle, un caractère spécifique, et l'on en fit facilement un signe *diagnostique* de fièvre typhoïde (Louis, Chomel). Cette proposition fut contestée. M. Bouillaud, un des premiers, fit remarquer que, loin d'être propres à cette maladie, les sudamina se montraient dans beaucoup d'autres et qu'on les rencontrait dans la variole, dans la pneumonie, dans les fièvres ou métro-péritonites puerpérales, chez des tuberculeux, et surtout dans le rhumatisme articulaire aigu. Les sudamina, en conséquence, n'avaient rien de spécifique, et ils dépendaient si peu de la nature et du caractère de l'affection, qu'ils ne se rattachaient qu'à une seule condition commune à tous ces cas : aux *sueurs* abondantes et prolongées. Cette objection n'est pas restée sans réponse ; on n'a pas contesté l'existence des sudamina dans toutes les maladies indiquées, mais on a ajouté que ce qui donne un caractère particulier à ceux de la fièvre typhoïde, c'est qu'ils se produisent sans sueurs (Andral). Au rapport de Grisolle, Louis formulerait même cette proposition, que la fréquence et l'abondance des sudamina seraient en raison inverse des sueurs. M. Bouillaud maintient, au contraire, comme un fait cliniquement démontré, qu'ils sont en rapport constant avec les sueurs, c'est-à-dire d'autant plus nombreux que les sueurs sont plus copieuses et plus prolongées. — Nous faisons remarquer qu'il est facile de constater le rapport en question dans les pneumonies, varioles, fièvres puerpérales, rhumatismes, parce que les sueurs y sont beaucoup plus continues que dans le fièvre typhoïde, que les malades se tiennent habituellement couverts, comme on le leur recommande, et que, jouissant de leur intelligence, ils rendent un compte exact de ce qu'ils ressentent; tandis que dans la fièvre typhoïde on constate difficilement la coexistence des sueurs et des sudamina, bien qu'elle soit réelle, parce que les sueurs ont surtout lieu la nuit, que les malades se tiennent habituellement découverts, et que, interrogés sur l'existence de ce phénomène, ils répondent négativement, comme ils font du reste à l'égard de toute autre question, à cause de leur état habituel de stupeur et d'indifférence.

Nous admettons donc que les sudamina sont liés aux sueurs, dans la fièvre typhoïde comme dans toute autre maladie, et qu'ils n'ont, dans cette affection, aucun caractère spécifique et par conséquent diagnostique. — Ajoutons que leur apparition est presque toujours plus tardive que celle des taches rosées (du douzième au vingtième jour), et que leur durée est extrêmement variable. Ils se montrent dans les formes graves et dans les formes légères, chez les malades qui succombent et chez ceux qui guérissent. On les observe dans plus des deux tiers des cas. [Hébra a prétendu que dans la fièvre typhoïde la miliaire ne se développe qu'à la suite d'une pyémie (à foyer intestinal) et que son apparition supposait toujours un processus de cette nature. Griesinger (1) s'élève avec raison contre cette manière de voir.

(1) *Traité des maladies infectieuses*, 2e édit. française, annotée par Vallin. Paris, 1877, p. 273.

Dans la majorité des cas où elle fait apparition, l'éruption miliaire est donc purement liée à l'abondance des sueurs; néanmoins cette éruption constitue quelquefois la détermination cutanée d'une maladie infectieuse, contagieuse, fébrile, d'une véritable pyrexie *(fièvre miliaire, suette miliaire)*. L'existence de cette maladie en tant qu'entité morbide a été niée, mais à tort, par d'excellents observateurs, notamment par Hébra, qui la regarde comme un simple exanthème sudoral ou pyémique. Elle est endémique en certaines contrées (Picardie, Alsace, Piémont) et, chose curieuse, plus fréquente dans les campagnes que dans les villes. La symptomatologie consiste surtout en une fièvre continue, irrégulière, avec sueurs profuses et poussées successives d'éruptions miliaires, soit blanches, soit rouges, identiques à celles décrites plus haut. Si la sueur et l'éruption manquent ou rétrocèdent, anxiété précordiale énorme, dyspnée et souvent mort subite (1).]]

III. — Des taches ombrées.

Taches ombrées, taches d'encre, taches bleuâtres, improprement vergetures (Littré).

Éruption très-rare et fort peu connue, qui semble appartenir exclusivement à la fièvre typhoïde et à la synoque; elle a été signalée par plusieurs auteurs, mais décrite avec soin seulement par Piédagnel, Forget et Davasse.

On peut regarder ces taches comme des espèces d'ecchymoses et comme un premier degré de pétéchies qui établiraient le passage des éruptions de la fièvre typhoïde à celles du typhus.

Elles consistent en taches ovalaires, allongées, larges de quelques millimètres, longues d'un à plusieurs centimètres, sans saillie, quelquefois même déprimées légèrement, comme les éraillures de la peau, et sans prurit. Leur couleur est bleu clair, pâle, ou semblable à celle d'une tache d'encre effacée. Elles ne disparaissent pas par la pression. Elles se forment lentement, disparaissent de même; leur durée est assez longue; leur couleur s'affaiblit quelquefois d'un jour à l'autre, pour reparaître le jour suivant. Elles sont peu nombreuses, quatre, six, dix, et siégent sur l'ab-

(1) Voy. Foucart, *De la suette miliaire*. Paris, 1864.

domen, le haut des cuisses, la base du thorax, quelquefois aux membres (H. Roger, thèse citée).

On ne peut les confondre qu'avec les *vergetures* de la grossesse et de l'ascite.

Elles n'ont été rencontrées que dans la fièvre typhoïde et la synoque, et encore elles y sont très-rares ; dans le cours d'une année, et dans un service ordinaire d'hôpital, il est rare qu'on en observe plus de deux ou trois exemples ; elles sont cependant plus fréquentes dans certaines épidémies. Elles se montrent à une époque variable, souvent près du début de la maladie. Elles se rencontrent ordinairement dans les cas légers et qui guérissent facilement (1), circonstance assez bizarre, puisque leur nature (ecchymose) serait propre à faire soupçonner un état de dissolution du sang.

Leur rareté s'oppose à ce qu'on leur attribue une valeur.

IV. — Des pétéchies.

Description. Les pétéchies consistent en de petites hémorrhagies qui se produisent dans l'épaisseur de la peau et sous l'épiderme. Elles ont la forme de taches arrondies, d'une teinte rouge, brune ou violette, qui ne disparaissent pas sous la pression du doigt, qui ne font pas de saillie à la surface de la peau et ne causent ni douleur ni démangeaison. Les unes sont petites comme de simples piqûres, les autres un peu plus larges ; elles sont rares ou confluentes. Ces taches ont toutes les caractères du *purpura.* Elles se développent sur le tronc et les membres, jamais à la face.

On ne peut les confondre qu'avec les taches rosées lenticulaires et le purpura.

Les taches rosées sont de simples congestions du derme, qui s'effacent par la pression, tandis que les pétéchies sont de véritables hémorrhagies qui ne disparaissent pas sous la pression. Plusieurs médecins donnent encore, à tort selon nous, le nom de pétéchies aux taches rosées lenticulaires, et persistent dans cette confusion, parce qu'ils consi-

(1) Littré, *Dictionnaire de médecine* en 30 volumes. — *Compendium de médecine pratique.*

dèrent la fièvre typhoïde et le typhus comme deux degrés d'une même maladie, le typhus étant spécialement caractérisé par de véritables pétéchies. Quand même ces deux affections seraient identiques, ce ne serait pas une raison pour confondre deux éruptions différentes. Andral (1) blâme lui-même cette confusion de langage. Pringle décrivait déjà les pétéchies comme des « effusions de la sérosité, teinte par quelques globules rouges (2). »

Il n'y a pas lieu d'établir de distinction entre les pétéchies des maladies abdominales et le purpura, car ce n'est qu'une seule et même affection, avec cette différence cependant que le purpura est idiopathique, et que nous nommons pétéchies celui qui est symptomatique.

Maladies dans lesquelles on rencontre les pétéchies. — Valeur diagnostique.

Les pétéchies reconnaissent pour cause un état de dissolution du sang et se montrent toujours dans des maladies graves. Parmi les maladies abdominales, elles se rencontrent dans les fièvres typhoïdes graves, le typhus et le *typhus fever*, la peste d'Orient, la fièvre jaune.

Dans la **fièvre typhoïde**, elles sont extrêmement rares, ne se montrent que dans les formes les plus graves ou adynamiques et le plus ordinairement à une époque avancée de la maladie, quelquefois même dans la convalescence. Cette éruption est quelquefois seule, ou bien elle s'accompagne d'épistaxis, d'hémorrhagies intestinales, d'infiltration sanguine dans les tuniques de l'intestin, dans la vessie, le poumon (apoplexie pulmonaire). Les taches deviennent quelquefois assez étendues pour former des ecchymoses (Andral), et peuvent être suivies d'eschares (Littré). Ce n'est jamais un des premiers symptômes de la fièvre typhoïde : cette éruption se montre surtout dans la deuxième ou dans la troisième période de la maladie, ou même dans la convalescence; indiquant, ainsi, que l'altération du sang, qui en est la cause, n'est pas encore déve-

(1) Andral, *Clinique*, 4e édition, t. I, p. 624.
(2) Pringle, *Maladies des armées dans les camps*, p. 396, 2e édition. Paris, 1793.

loppée au début de la maladie et ne se produit que consécutivement. Ces pétéchies se mêlent quelquefois aux sudamina et aux taches rosées. — Nous avons vu guérir un jeune homme qui en fut atteint.

Les pétéchies forment, au contraire, un des premiers caractères du **typhus**; elles se manifestent dans la première période, au quatrième ou cinquième jour (Pringle), au deuxième ou troisième (Gerhard) (1); quelquefois, mais rarement, plus tard (quatorzième jour), et elles disparaissent vers le vingtième. Pringle assure qu'elles se forment quelquefois après la mort. Au début, elles ressemblent aux taches typhoïdes, mais le troisième ou le quatrième jour, elles prennent une couleur violette; les plus grandes laissent, après la mort, des traces d'ecchymoses, les petites disparaissent complétement. Elles ne sont pas constantes dans le typhus, en sorte que Pringle ne veut point qu'on donne, à l'exemple de de Haën et de Borsieri, le nom de fièvre pétéchiale à la fièvre d'hôpital ou de prison (*febris petechialis sine petechiis*, Borsieri). Elles sont plus générales, plus nombreuses que les taches rosées de la fièvre typhoïde; une fois seulement il ne s'en manifesta qu'au-dessous d'une ligature de saignée; mais, le plus souvent, elles s'étendent jusqu'aux membranes muqueuses.

On pourrait peut-être conclure, des descriptions assez confuses des auteurs, qu'il y a, dans les pétéchies du typhus, quelque autre chose que les hémorrhagies sous-épidermiques. En effet, Pringle parle d'*ébullitions* qui ne durent que peu de temps et sont souvent suivies de taches de sang; et Rochoux indique aussi le même fait, mais plus formellement.

Ainsi, les pétéchies du typhus seraient peut-être formées, tout à la fois, d'un purpura et d'une éruption de simples taches congestives, comme celles de l'érythème papuleux, de l'urticaire.

Nous croyons devoir laisser subsister les considérations qui précèdent, et qui appartiennent à la première édition de ce livre (1834), afin de montrer que, dès cette époque, nous avions déjà soupçonné le double élément éruptif du typhus. Néanmoins nous reconnaissons que M. Godélier a démontré par l'observation la réalité de deux éruptions

(1) *Expérience*, t. I, p. 105.

distinctes dans cette maladie; nous avons donné une analyse détaillée de ses remarques sur ce sujet, à l'article *Taches rosées* (p. 530).

Sans nous étendre davantage sur ce sujet, nous conclurons que : dans nos pays, une fièvre qui, dès le troisième, le quatrième ou le cinquième jour, présente une éruption plus ou moins abondante, mais bien marquée de *pétéchies*, et une autre éruption de nature *exanthématique*, ne saurait être une fièvre typhoïde et doit être considérée comme un typhus. Nous ne parlons pas des circonstances d'encombrement, d'épidémie, qui sont encore plus caractéristiques.

Le **typhus fever** présente une éruption semblable à celle du typhus et est du reste la même maladie.

Peste. — Les pétéchies ne sont, dans la peste, qu'un symptôme ultime et qui se montre à une époque où la maladie est déjà caractérisée par tous ses autres symptômes et par sa marche. Elles se montrent, sur les membranes muqueuses, plus fréquemment que dans le typhus; on les voit aux paupières, aux gencives, à la langue; et, après la mort, on les retrouve dans l'intestin, la vessie, le poumon et les principales séreuses. Le diagnostic de la peste est d'ailleurs très-facile; les circonstances de pays, de contagion, la production des bubons et des charbons la caractérisent suffisamment.

Fièvre jaune. — Pétéchies dans la deuxième période, couleur pâle, cendrée, rouge violette; partout, même à la face, et plus fréquemment que dans la peste; nombre considérable; forme ronde, petites dimensions, en moyenne 2 millimètres de diamètre.

V. — De l'éruption varioliforme.

Cette éruption est constituée par des boutons isolés, peu nombreux, larges de 5 à 20 millimètres, plats et ombiliqués, qui se montrent à l'abdomen, aux hanches, aux fesses, quelquefois à la figure et aux bras (Andral) : ces boutons se remplissent quelquefois de sang, ou suppurent lentement les uns après les autres, sans jamais devenir fort élevés : ils sèchent sur place ou, en s'ulcérant, deviennent le point de départ de plaques gangréneuses qui restent isolées ou se réunissent entre elles. Cette éruption est la cause, sinon constante, du moins la plus commune, des eschares, dans les fièvres typhoïdes; et, comme elle est disséminée, elle explique la dissémination des plaques gangréneuses du sacrum; enfin, comme elle siége dans des points très-variables, il en résulte que les eschares sont placées tantôt sur des points saillants, tantôt sur des points enfoncés, fait qui ne s'expliquerait pas si l'on voulait toujours attribuer la formation des eschares à la pression du corps sur le lit.

Elle rentre dans l'espèce d'éruption désignée sous le nom d'ecthyma.

Jusqu'à présent on ne l'a décrite que dans la fièvre typhoïde. Andral, un des premiers, l'a signalée, et lui a donné le nom sous lequel nous la décrivons. M. Piorry l'a décrite dans ses Leçons sur les *dermopathies* de la région sacrée, publiées par M. Blanchet, et l'a considérée surtout dans ses rapports avec la formation des eschares.

Andral l'a vue au dixième, au treizième jour, au bout de plus de deux mois et dans la convalescence; tous les malades succombèrent. Nous avons vu cette éruption au huitième jour, chez un homme qui succomba plus tard à une hémorrhagie intestinale; cependant plusieurs autres malades qui nous l'ont présentée ont guéri.

Nous avons vu survenir cette affection, avec tous les caractères indiqués précédemment, dans des pneumonies et des pleurésies, chez des rhumatisants, qui ont tous guéri; en sorte qu'elle ne nous paraît être ni un symptôme grave ni un signe pathognomonique de fièvre typhoïde.

VI. — Autres signes fournis par l'inspection.

Enfin on tirera encore de l'apparence extérieur de l'abdomen des renseignements utiles, en examinant l'état de l'ombilic, qui peut présenter des tumeurs (hernies, distension par suite d'ascite), des végétations, des chancres, un écoulement purulent, une ouverture anormale communiquant avec la vessie, l'intestin, etc.; on examinera les cicatrices de brûlures, de furoncles, d'anthrax, les traces de sangsues, de vésicatoires, de ventouses, qui peuvent s'y trouver; les cicatrices des frictions avec la pommade stibiée, l'huile de croton; l'examen des aines, de la verge, indique quelquefois des traces d'affections syphilitiques.

Chez les ouvriers qui travaillent aux préparations de plomb, l'administration des bains sulfureux détermine une coloration noire (sulfure de plomb), qui peut fournir au diagnostic un renseignement utile; il en est de même encore lorsqu'on soupçonne une affection saturnine et que les malades ignorent si les matières dont ils font usage contiennent du plomb. Chez une femme traitée dans le service de M. le professeur Bouillaud, pour une chlorose, l'administration d'un bain sulfureux détermina une coloration noire très-marquée de la paroi abdominable, des cuisses et des organes génitaux; après quelques recherches, on apprit que cette femme avait récemment fait usage d'injections d'acétate de plomb.

Les vergetures brunes ou blanches indiquent une distension, suivie du retrait de la paroi abdominale; elles sont produites particulièrement par la grossesse et par l'ascite.

Les veines sous-cutanées sont développées lorsqu'il existe un obstacle à la circulation intra-abdominale. Le réseau veineux sous-cutané établit alors une circulation collatérale ou supplémentaire qui porte le sang des membres inférieurs dans le système de la veine cave supérieure, par l'intermédiaire des veines thoraciques. Nous avons vu, chez une femme qui avait une tumeur phlegmoneuse du cæcum, des veines sous-cutanées dilatées de ce côté seulement; il n'y avait obstacle à la circulation que dans la veine crurale droite.

Les éventrations, les hernies, étant du domaine de la chirurgie, ne nous occuperont pas ici.

VII. De l'augmentation du volume de l'abdomen, produite par des gaz. — Tympanite.

Tympanite, pneumatose intestinale, ballonnement, météorisme, inflation, flatuosités, flatulence.

Le nom de météorisme est réservé à l'accumulation peu considérable du gaz dans l'intestin; ceux de tympanite et de ballonnement s'appliquent aux distensions considérables, avec cette différence que la première dénomination s'applique aux affections aiguës, la deuxième aux maladies chroniques.

Description. La tympanite ou augmentation du volume de l'abdomen par accumulation de gaz dans le tube digestif est générale ou partielle; elle occupe l'estomac, le gros intestin, l'intestin grêle, en totalité ou en partie; la plus commune et la plus prononcée est ordinairement celle du gros intestin.

Générale, elle donne à l'abdomen un volume quelquefois considérable, une forme globuleuse, sphérique, avec projection en avant; les saillies des côtes et des os du bassin s'effacent; la base du thorax n'est élargie que dans les cas extrêmes; la peau est quelquefois tendue, luisante, et semble près de se rompre; l'ombilic n'est presque jamais saillant. La paroi abdominale offre, au toucher, une résistance élastique, égale partout; on peut rencontrer des parties plus tendues ou plus dures, formées par les muscles contractés ou par des tumeurs solides; mais ce caractère est indépendant de ceux de la tympanite elle-même. Il y a généralement peu de douleur, à moins qu'il n'y ait une distension considérable des intestins ou une inflammation péritonéale.

Quand elle est portée très-loin, la tympanite détermine le refoulement du diaphragme en haut, l'élargissement de la base de la poitrine, et par conséquent la gêne de la respiration et de la circulation; l'asphyxie peut en être la conséquence; nous avons vu mourir de cette manière une jeune femme affectée de fièvre typhoïde, et chez laquelle la partie convexe du diaphragme remontait jusqu'au niveau de la troisième côte.

La percussion donne partout un son clair et tympanique; l'appréciation de ce phénomène est facile dans les cas extrêmes; mais dans ceux où la tympanite est partielle ou commençante, elle l'est moins. Cependant on se rappellera que, dans l'état normal, l'abdomen ne donne qu'un son fort obscur et d'un timbre légèrement métallique ou humorique, dans toute son étendue; et l'on conclura, de là, qu'un son *franchement clair,* même avec un faible développement de l'abdomen, doit être considéré comme l'indice d'une tympanite commençante. Dans les distensions considérables, la sonorité remonte jusqu'au mamelon; le foie étant refoulé en haut et en arrière, sa matité diminue de hauteur.

Le son clair de la tympanite était déjà connu du temps de Morgagni. Cet illustre anatomiste dit très-explicitement, dans sa trente-huitième lettre, que ce caractère sert à distinguer la tympanite de l'ascite, qui ne donne point de son. J. P. Frank employait aussi ce caractère (1), et récemment, enfin, Rostan et M. Piorry en ont très-complétement indiqué la valeur.

[Bien que dans l'immense majorité des cas les organes distendus par les gaz donnent un son clair à la percussion, nous devons indiquer une circonstance où cette sonorité particulière est tout à fait modifiée.

Nous avons observé une jeune fille hystérique dont l'estomac, distendu outre mesure et formant une saillie qui en dessinait nettement les contours, donnait un son presque absolument mat. Le son redevenait tympanique quand la distension était moindre. Ce phénomène fut maintes fois constaté : il trouve son explication dans le fait physique signalé pour la première fois par Skoda, à savoir qu'une membrane distendue outre mesure par l'air qu'elle renferme vibre plus difficilement et produit un son moins clair à la percussion. Nous avons eu maintes fois occasion d'invoquer cette loi à propos des phénomènes que fournit la percussion de la poitrine.]

Quand il existe du liquide dans l'intestin, les malades éprouvent des borborygmes, et l'on perçoit alors, dans différents points, un son hydroaérique ou hydropneumatique plus ou moins marqué.

La forme de l'abdomen ne varie pas, non plus que le lieu de la sonorité, quand on déplace le malade et qu'on le fait coucher sur les côtés.

La tympanite partielle occupe la région épigastrique, la région sus ou sous-ombilicale, les flancs, suivant que les gaz siégent dans l'estomac, dans le côlon transverse, dans l'intestin grêle ou dans les côlons ascendant ou descendant.

Quand la tympanite occupe plus particulièrment les anses de l'intestin grêle, on voit celles-ci se dessiner à

(1) J.-P. Frank, *Traité de médecine pratique*, traduit par Goudareau. Paris, 1842, t. II.

travers l'épaisseur de la paroi abdominale, et ces bosselures changent de place quand le gaz est mis en mouvement par les contractions intestinales.

La sonorité surmonte la matité quand il y a ascite.

Lorsqu'il y a tuméfaction, adhérence des anses intestinales, la sonorité est profonde, quelquefois difficile à percevoir, entremêlée de matité quand il y a des tumeurs (tubercules ou autres).

Des gaz sont fréquemment rejetés par la bouche ou l'anus; les uns sont complètement inodores, les autres sentent l'acide sulfhydrique, le gaz nitreux, l'hydrogène carboné; quelques-uns peuvent s'enflammer.

La reproduction des gaz est lente ou rapide; quelquefois le météorisme se produit tout à coup, en quelques heures, en quelques minutes; dans certains cas il y a des alternatives d'élévation et d'affaissement de l'abdomen.

La tympanite se dissipe soit par le rejet des gaz, soit par leur absorption; chez quelques malades, on voit, sans aucune espèce d'évacuation gazeuse, l'abdomen se détendre et reprendre son volume normal; il faut admettre que les gaz ont été absorbés et sont rentrés dans le sang sous une forme condensée.

La tympanite ne dure que quelques jours, ou quelques heures, ou bien elle est permanente et persiste des semaines, des mois.

Elle accompagne quelquefois la diarrhée, le vomissement, la constipation, l'ascite.

Causes. La sécrétion exagérée, ou le défaut d'excrétion des gaz, telle est la double cause de la tympanite. Il y a des cas où les gaz sont réellement produits par une *sécrétion exagérée:* c'est ce qui a lieu, par exemple, dans l'hystérie, où l'on voit tout à coup l'estomac ou l'intestin se distendre et des éructations abondantes et continuelles se manifester pendant des heures et des journées entières. C'est, d'ailleurs, dans ces mêmes circonstances qu'on voit aussi les gaz être résorbés tout à coup et la tympanite disparaître plus ou moins brusquement.

Un autre mécanisme préside aussi à la production de cette affection : nous voulons parler de la *rétention*. Elle a lieu toutes les fois qu'un obstacle au cours des matières existe dans l'intestin ou à l'extérieur de l'organe ; ou bien c'est une paralysie de la tunique musculaire, qui empêche le tube digestif de se contracter; ou, enfin, c'est une simple atonie de l'organe, qui donne à ses mouvements une grande lenteur.

[[Tout tend à prouver que c'est la paralysie ou l'atonie des fibres musculaires de l'intestin et non l'hypersécrétion des gaz qui est la cause principale, sinon unique, des pneumatoses intestinales. A l'état normal, la tonicité de la musculature intestinale est en lutte permanente contre la tension des gaz contenus dans le tube digestif. Que cette tonicité vienne à s'affaiblir, les gaz se dilateront outre mesure et distendront les parois qui les contiennent. Cet état paralytique des muscles intestinaux est produit tantôt par une cause nerveuse soudaine (hystérie, émotion), tantôt par une altération de la muqueuse qui recouvre la tunique musculeuse (catarrhe, entérite), ou par une lésion de la séreuse (péritonite). On sait en effet que le muscle souffre directement des troubles apportés à la nutrition de ses enveloppes soit muqueuse, soit séreuse (Stokes).

La tonicité des muscles abdominaux contribue donc à la contention des gaz intestinaux; ces muscles perdent leur élasticité, deviennent paresseux dans certains états de faiblesse générale, surtout dans les formes adynamiques de la fièvre typhoïde, de l'infection puerpérale, etc. L'action de la sangle abdominale étant, dans ces cas, entravée, le tympanisme se produit, et c'est même là une excellente mesure des progrès de l'adynamie.]]

Diagnostic différentiel. On doit distinguer la tympanite intestinale de celle du péritoine et de l'utérus.

Tympanite utérine. Physométrie. Avant d'établir le diagnostic de cette affection, on doit se demander si elle existe réellement et, par conséquent, si elle doit être mise en parallèle avec les autres pneumatoses abdominales.

On a décrit plusieurs sortes de pneumatoses utérines, mais il paraît à peu près démontré aujourd'hui qu'il n'y en a qu'une seule qui soit réelle : c'est celle qui succède à l'accouchement. On conçoit, en effet, que, dans cette circonstance, l'organe se prête facilement à la dilatation, puisque ses parois sont encore étendues, molles et peu susceptibles de résistance; des gaz peuvent alors, par une pression excentrique, reproduire en partie le volume qu'avait l'organe peu de temps auparavant. Mais que, dans l'état de vacuité, des gaz puissent surmonter la rigidité de la fibre musculaire de cet organe et l'amener à acquérir des dimensions un peu considérables, c'est ce que nous ne comprenons pas; nous rejetons donc, jusqu'à démonstration contraire, les tympanites utérines indépendantes de l'état de grossesse ou d'accouchement.

Cette tympanite reconnaît pour cause l'oblitération momentanée du col de la matrice par des caillots, des membranes ou tout autre corps. Le sang, les débris du placenta, les liquides contenus dans l'utérus, entrent alors en fermentation putride et produisent des gaz qui distendent l'organe. Deneux a été témoin de deux cas de ce genre, qui ont été publiés par Chomel: l'un est survenu le cinquième jour après l'accouchement; l'époque du second n'est pas mentionnée.

Quand on pratique le toucher, ou que la malade fait quelques efforts, quelques mouvements violents, l'obstacle se déplace et les gaz s'échappent bruyamment, et quelquefois pendant longtemps. Les gaz ont ordinairement une odeur fétide, ils peuvent même s'enflammer au contact d'une bougie. C'est ce qui arriva dans un cas où Leduc retira, avec un crochet, le corps d'un enfant putréfié. L'issue des gaz soulage la malade et fait disparaître tous les accidents, mais ils peuvent se reproduire.

Les accidents qu'ils causent sont : des coliques, de la dyspnée, de l'agitation, quelquefois de la fièvre; des phénomènes putrides peuvent suivre une rétention trop prolongée.

On a signalé, comme moyens de diagnostic, les caractères suivants, dont quelques-uns nous paraissent un peu théoriques : tumeur hypogastrique, semblable à celle de la grossesse, élastique, remontant quelquefois, mais rarement, jusqu'à l'ombilic; sonorité tympanique; par le toucher, on sent que l'utérus est distendu et qu'il est *très-léger;* pas de ballonnement; par l'introduction du doigt dans le col, issue quelquefois rapide de gaz fétides, inflammables.

On a dit que cette affection pouvait se développer dans le cas de cancer ulcéré de l'utérus. Pomme assure l'avoir rencontrée comme symptôme d'hystérie. Nous ne croyons pas aux accidents de cette espèce, à cause de la rigidité des parois utérines dans le cas de vacuité de l'organe. Il s'agissait probablement de gaz contenus seulement dans le vagin. MM. Stoltz et Nægelé ont nié, d'une manière absolue, la physométrie en dehors de l'accouchement (1), et nous croyons que c'est avec raison. Il n'y a donc pas lieu de faire le diagnostic d'une maladie imaginaire.

Tympanite péritonéale. Pneumatose du péritoine. Il n'y a pas encore très-longtemps, on croyait que la cavité du péritoine était le siége exclusif de la tympanite ; des autopsies mal faites et dans lesquelles on avait perforé l'intestin avaient pu faire naître cette erreur. Les recherches modernes montrent, au contraire, qu'il n'y a pas un seul cas authentique de pneumatose du péritoine. Dans les autopsies, on trouve constamment l'intestin extrêmement distendu, accolé aux parois abdominales et disposé à faire hernie par la moindre ouverture qu'on y pratique ; d'un autre côté, on sait que les cavités séreuses ne sécrètent pas de gaz ; les gaz ne pourraient donc y pénétrer que par des perforations. Eh bien, même dans ce cas, la tympanite péritonéale ne se produirait pas. On sait combien sont fréquentes les perforations intestinales, dans la fièvre typhoïde, par exemple ; pourtant, on n'a jamais trouvé que quelques gouttes de liquide dans l'abdomen, et point de gaz. Il serait peut-être difficile d'expliquer ce fait d'une manière satisfaisante, mais il est réel et autorise à dire qu'il n'y a pas de tympanite du péritoine.

Nous ne voulons cependant pas être exclusif, et nous rappellerons, avec Chomel, que Combalusier et Baldinger ont cité chacun une observation, lesquelles paraîtraient se rapporter à une véritable pneumatose péritonéale ; et nous trouvons le fait suivant dans les *Mémoires de la Société de biologie.*

Cazeaux a observé sur une femme en couches ce qui suit : « Dans un espace qui avait à peu près 15 à 16 centimètres de largeur sur 10 à 12 de hauteur, les parois abdominales étaient séparées de la paroi utérine par une couche de gaz étalée en nappe, couche qui avait un travers de doigt d'épaisseur pendant la contraction et semblait diminuer de moitié pendant l'intervalle des douleurs. La percussion donnait un son clair dans toute l'étendue de cette couche, et mat sur tout le reste de la tumeur utérine. En déprimant brusquement avec le doigt la paroi abdominale, on sentait

(1) Nægelé et Grenser, *Traité pratique de l'art des accouchements,* traduction française par Aubenas. Paris, 1868.

très-manifestement la couche gazeuse qui se laissait refouler, puis on arrivait sur le tissu dur de l'utérus. On avait, en un mot, une sensation semblable, sous beaucoup de rapports, à celle qu'on obtient lorsque, dans l'hydropisie du genou, on presse brusquement sur la face antérieure de la rotule (1). »

Le lendemain il n'y avait plus trace de ces gaz; la malade se rétablit parfaitement bien, quoique l'accouchement eût été laborieux. Cazeaux pense que les gaz étaient bien dans le péritoine et non dans l'intestin. Provenaient-ils de l'extérieur par une perforation du vagin et du péritoine, ou de la cavité utérine par l'intermédiaire des trompes? Était-ce le résultat d'une sécrétion anormale? Cette dernière supposition a paru la plus vraisemblable.

Nous concluons, en résumé, que, comme cette lésion est au moins excessivement rare, on ne doit guère s'en préoccuper dans le diagnostic des tympanites, hors le cas d'accouchement.

Maladies dans lesquelles on rencontre la tympanite intestinale. — Valeur diagnostique.

La tympanite reconnaît pour causes : l'hystérie, l'hypochondrie, la dyspepsie, les diverses espèces de péritonites, la fièvre typhoïde, l'étranglement interne, le cancer de l'estomac : sa coïncidence avec la péritonite explique pourquoi elle accompagne si fréquemment les épanchements ascitiques.

Hystérie. — La tympanite peut devenir un élément important du diagnostic de l'hystérie, lorsque la maladie ne se manifeste pas par des attaques convulsives. Si une femme se plaint de douleurs épigastriques et qu'il survienne une tympanite stomacale, on soupçonnera cette affection. Le diagnostic se confirmera si la malade se plaint de se sentir *gonfler*, de ne pouvoir supporter la constriction des vêtements; si elle éprouve un sentiment de contraction qui remonte de l'estomac à la gorge (boule hystérique), ou qui

(1) Cazeaux, *Mémoires de la Société de biologie*, 1e série. Paris, 1849, p. 161.

parcourt l'abdomen (globe hystérique, bosselures intestinales); s'il survient des éructations abondantes de gaz inodores; enfin, si tous ces phénomènes se produisent sans fièvre, sans trouble d'aucune fonction importante. Ces accidents se terminent par des cris, des soupirs, des pleurs, des urines abondantes et incolores; à cette crise succède un abattement, une prostration plus ou moins grande. Cet ensemble de phénomènes constitue une attaque hystérique sans convulsion, une attaque de *vapeurs :* espèce de petit drame qui semble avoir pour point de départ la tympanite stomacale ou intestinale, qui commence avec la production du gaz et finit avec la disparition de ce fluide; l'expression de *vapeur*, consacrée pour les accidents de cette nature, semble, en effet, indiquer qu'on a toujours considéré les gaz intestinaux comme étant l'origine de tous ces phénomènes (1).

Les **hypochondriaques** sont sujets à des accidents qui ont, avec les précédents, une grande ressemblance.

Dyspepsie. — Les malades atteints de dyspepsie conservent souvent l'appétit, la bouche n'est ni mauvaise ni amère; mais l'épigastre est le siége d'une sensation pénible, il gonfle après l'ingestion des aliments et les malades sont obligés de desserrer leurs vêtements; la digestion est longue, pénible, accompagnée de coliques, de borborygmes, d'évacuations par haut et par bas de gaz abondants, à odeur nidoreuse ou sulfhydrique; il y a habituellement de la constipation et, par intervalles, de la diarrhée. Apyrexie, mais lassitudes fréquentes, tristesse, céphalée, difficulté de travail intellectuel.

Le météorisme est un symptôme à peu près constant de la **fièvre typhoïde**, et qui se manifeste dès le début de la maladie. Au commencement de l'affection, son siége est dans la partie inférieure de l'intestin grêle; aussi occupe-t-il non pas les flancs et l'épigastre, mais la région sous-ombilicale (Bouillaud); nous avons, un très-grand nombre de

(1) Pomme, *Traité des affections vaporeuses*, 4e édition, 1769. — Trousseau et Pidoux, *Thérapeutique et matière médicale*, 8e édit. Paris, 1868, t. II.

fois, constaté l'exactitude de ce fait; nous ne croyons pas qu'on doive l'attribuer aux lésions intestinales, à l'entérite elle-même; et Andral partage aussi cette opinion, car il fait remarquer qu'on ne l'observe pas chez les phthisiques « dont les intestins présentent toutes les variétés possibles d'inflammation. »

[Tiendrait-il à la rétention des gaz arrêtés par la tuméfaction de la valvule iléo-cæcale? Évidemment non, puisque le météorisme coïncide habituellement dans la fièvre typhoïde avec une diarrhée plus ou moins abondante, et on ne peut supposer qu'une valvule qui laisse passer des matières semi-liquides arrête le cours des gaz. L'explication est tout autre et doit être cherchée dans la parésie des fibres musculaires de l'intestin, laquelle tient elle-même à l'état général du malade. Il est plus que probable que la tympanite qui survient dans la péritonite reconnaît la même cause; avec cette différence que dans ce cas la paralysie est due à l'inflammation de la séreuse. Ajoutons que dans la fièvre typhoïde la nature même des matières intestinales donne lieu à un dégagement considérable de gaz, produits d'une sorte de fermentation putride. Ce qui prouve que c'est bien là la cause du météorisme, c'est qu'on ne le voit presque jamais survenir dans les premiers temps de la maladie, époque où les forces de l'organisme conservent encore une certaine énergie. Plus tard, quand l'état du malade s'aggrave, quand le ballonnement du ventre est considérable, la distension exagérée de l'intestin concourt encore à lui faire perdre sa tonicité musculaire. Les purgatifs, en réveillant les contractions intestinales, sont donc le meilleur remède qu'on puisse apporter au météorisme. Un traitement également rationnel consiste à diminuer le volume des gaz par des applications froides et même glacées (Monneret). Quant à l'influence du météorisme sur les perforations intestinales, elle peut et doit être discutée. Jamais l'intestin *n'éclate* dans la fièvre typhoïde, comme cela devrait arriver par le fait d'une distension outrée, et c'est là la meilleure preuve que la dilatation gazeuse résulte de celle de la tunique intestinale et ne la détermine point. On sait au contraire que la perforation est toujours petite, qu'elle est en rapport avec la profondeur des ulcérations et que souvent elle se fait dans des cas où le météorisme n'a rien d'exagéré.]

Au début de la maladie, la tuméfaction, étant peu considérable et circonscrite à la région sous-ombilicale, peut échapper aux recherches ; il faut alors se rappeler que cette région est rarement saillante dans la jeunesse, c'est-à-dire à l'époque où la fièvre typhoïde se développe le plus ordinairement, et surtout que l'intestin, à l'état normal, n'offre qu'un son extrêmement obscur ; il y aura en conséquence tympanite dès que le son sera notablement clair.

On doit donc considérer la tympanite modérée et sous-ombilicale comme un signe précieux chez un malade qui n'aurait que de la fièvre, de la céphalalgie, et quelques autres phénomènes incertains de fièvre typhoïde.

La tympanite ne se manifeste ni dans l'**entérite simple** ni dans la **dysentérie**, fait important à signaler et que nous appuyons de nouveau sur l'observation des phthisiques cités par Andral. MM. Barthez et Rilliet reconnaissent aussi qu'elle n'existe pas dans l'entérite des enfants, tandis qu'elle est habituelle dans la péritonite tuberculeuse. L'existence de ce phénomène appelle donc l'attention sur toute autre chose que l'état de la muqueuse intestinale, le cas de fièvre excepté.

Dans le **carreau** (tuberculisation des ganglions du mésentère), la tympanite manque également la plupart du temps ; le ventre est bien quelquefois tuméfié, mais il est mou, ondulant, peu sonore, et son volume dépend principalement de l'augmentation du volume de l'intestin, des épiploons et souvent du foie, de la rate, etc.

Péritonite. — La tympanite est un phénomène à peu près constant des péritonites, et d'une très-grande valeur diagnostique. Elle paraît tenir à la paralysie de la membrane musculaire de l'intestin.

Qu'un individu ait reçu une contusion de l'abdomen et qu'il survienne des douleurs, de la tympanite, de la fièvre, on doit craindre une péritonite plutôt que toute autre affection. Si une femme récemment accouchée est prise de frisson et de fièvre, de quelques coliques et de tympanite, on doit concevoir aussi des craintes de péritonite. Ce phénomène est important alors, car il est quelquefois le seul qui se manifeste au début.

Les péritonites simples ou tuberculeuses, à marche chronique, se traduisent quelquefois par ce seul phénomène pendant un certain temps. Une femme, qui était entrée dans le service de M. Bouillaud, à la Charité, au mois de décembre 1852, ne présentait pour toute maladie qu'une tympanite, qui, par son volume considérable, l'empêchait de travailler. On demeura plusieurs jours dans l'incertitude sur la nature de l'affection qui existait, mais on ne tarda pas à reconnaître que c'était une vraie péritonite, car il survint de la fièvre, des vomissements et de la diarrhée; l'abdomen devint douloureux; un épanchement ascitique médiocre se déclara. Un traitement antiphlogistique énergique guérit, en quelques jours, la péritonite et la tympanite.

Dans le **cancer** de l'estomac, siégeant au pylore, les gaz et les liquides s'accumulent dans la cavité de l'organe et donnent lieu à une dilatation quelquefois considérable de ce viscère; la tympanite épigastrique, la fluctuatiou produite par la succussion, l'existence d'une tumeur, des vomissements noirs ou glaireux, l'âge du malade, les troubles de la digestion, etc., mettent sur la voie du diagnostic.

Étranglement interne. — Une tumeur placée sur le trajet de l'intestin, un cancer déterminant une diminution du calibre de cet organe, ont pour résultat l'interruption du cours des matières stercorales et des gaz. La constipation et la tympanite sont les deux phénomènes qui révèlent cette coarctation de l'intestin; la constipation seule, longtemps prolongée, mais sans tympanite, ne serait pas suffisante pour établir le diagnostic d'une oblitération. [[Il est important dans ces cas de considérer la forme de la tympanite; de reconnaître, autant que possible, quelle est la partie de l'intestin qui est dilatée. Comme cette dilatation siége toujours au-dessus de l'obstacle, on conçoit sans peine quelles précieuses indications peut fournir cet examen, lorsqu'il s'agit d'intervenir par une opération chirurgicale. Quand l'étranglement siége à la partie inférieure de l'intestin, dans l'S iliaque, par exemple, on voit l'arc du côlon se dessiner sous la paroi abdominale, dans les parties latérales et supérieures. Si l'obstacle occupe une partie de l'intestin grêle, le cæcum, on voit la tympanite se prononcer vers la partie médiane, là où se trouve le paquet de l'intestin grêle.]] Dans l'étranglement la marche des accidents est caractéristique. Dans les premiers temps, la coarctation n'étant pas absolue, les matières et les gaz peuvent s'échapper de temps en temps; il y a des *débâcles* de gaz et de liquides et cessation momentanée de la tympanite. Chomel considère ces alternatives de réplétion et d'évacuation de l'intestin comme caractéristiques de l'étranglement interne; mais il arrive un moment où la distension de l'intestin est permanente et où la mort par asphyxie en est la conséquence nécessaire. On doit profiter d'un de ces moments de déplétion pour rechercher s'il n'existe pas de tumeur qui puisse rendre compte de ces accumulations de matières.

On a publié (1) un cas très-intéressant de coarctation intestinale qui a présenté les caractères énumérés précédemment et qui se termina par un arrêt définitif des matières; on pratiqua la ponction de l'intestin et, après l'évacuation des gaz, au bout de quelques jours, on reconnut, dans le flanc droit, l'existence d'une tumeur qui avait intercepté le calibre de l'intestin.

VIII. — De l'augmentation du volume de l'abdomen, produite par des liquides. — Ascite.

Le volume de l'abdomen augmente aussi par l'accumulation de liquides dans la cavité du péritoine ou dans divers organes. Nous n'étudierons ici que les cas de la première espèce, les autres rentrent naturellement dans l'étude des tumeurs.

L'épanchement de liquide dans la cavité péritonéale reçoit le nom d'*ascite* ou d'*hydropisie du péritoine;* on la reconnaît aux caractères suivants :

Description. L'ascite donne à l'abdomen une forme ovoïde, qui comprend toute l'étendue de cette région; il y a une symétrie parfaite dans tous les points; aucune région n'est plus élevée ni plus déprimée que les autres. Lorsqu'elle est considérable, la base de la poitrine est fortement dilatée et d'une façon égale des deux côtés.

(1) *Moniteur des hôpitaux*, 26 mai 1853.

Le ventre ne pointe jamais en avant, et la région épigastrique n'est pas déprimée.

L'ombilic forme quelquefois une petite tumeur saillante, plus ou moins conique, produite par de la sérosité qui a franchi l'anneau et distendu la cicatrice ombilicale; cette tumeur est fluctuante et transparente comme une hydrocèle.

La résistance à la pression est partout égale, elle offre de la souplesse, moins d'élasticité que la tympanite; dans les cas d'excessive distension, l'abdomen est d'une remarquable dureté.

La fluctuation est un caractère important de l'ascite : on doit la rechercher par différents procédés, suivant la quantité présumée du liquide. Si elle est abondante, on pratiquera la percussion *diamétrale;* on se placera pour cela à la droite du malade et l'on appliquera la main gauche à plat, et dans toute son étendue, sur le côté gauche de l'abdomen, tandis qu'avec la main droite on frappera de petits coups ou des chiquenaudes sur le flanc droit et plus ou moins près du pubis; on produira ainsi un *flot* plus ou moins marqué. Pour que la percussion puisse ainsi transmettre le choc d'une main à l'autre, il faut que le liquide forme une colonne non interrompue entre ces deux points; si l'intestin est interposé, s'il existe une cloison, le flot ne parvient plus; on doit alors placer les mains dans une autre situation, les rapprocher l'une de l'autre, les appliquer sur le même côté de l'abdomen; on évitera de prendre pour de la fluctuation les mouvements de tremblement qu'on peut communiquer à la peau par la percussion; on comparera alors la sensation perçue dans le point où l'on suppose l'existence d'un liquide avec celle que l'on trouve dans un endroit où il n'y en a certainement pas. Quand le liquide est en petite quantité, il faut faire prendre au malade une position (décubitus latéral) qui accumule le plus de liquide possible dans un seul point, et pratiquer la percussion *périphérique* (Tarral). Cette exploration se pratique avec une seule main, dont on applique le pouce et le médius à une distance plus ou moins grande, tandis qu'on percute légèrement avec l'indicateur; s'il existe du liquide, les autres doigts éprouvent manifestement la sensation du flot; si l'on est habitué à distinguer les mouvements de la peau des mouvements des liquides, on peut tirer de ce mode d'examen un signe très-important. Nous ne devons pas omettre de dire que la fluctuation est aussi très-difficile à percevoir quand l'abdomen est extrêmement tendu, ou quand il existe un œdème épais de la paroi abdominale.

Ce symptôme est malheureusement moins commun dans l'ascite qu'on ne le pense, et, par conséquent, l'absence de ce signe n'est pas une preuve de la non-existence de cette affection. Sur dix-sept cas d'ascite, Andral a remarqué que la fluctuation n'était manifeste que dans six, qu'elle était obscure dans six autres et qu'elle manquait dans les cinq derniers.

La percussion donne des renseignements très-précieux. Nous avons dit que Morgagni et J.-P. Frank (1) s'en servaient déjà pour distinguer l'ascite de la tympanite. Mais il était réservé à Rostan d'employer ce moyen de diagnostic pour différencier l'ascite de toutes les autres tumeurs liquides de l'abdomen. M. Piorry a ajouté à ce procédé, mais sans changer les faits fondamentaux établis par Rostan. Voici en quoi ils consistent :

Dans le cas d'épanchement ascitique moyen, si le malade est couché en supination, le liquide s'accumule d'abord dans le bassin qu'il remplit, puis il remonte au-dessus du détroit supérieur de cette cavité et s'élève plus ou moins haut suivant sa quantité, mais en obéissant toujours aux lois de la pesanteur ; en effet, sa limite supérieure devient horizontale et suit une ligne de niveau. Quant à l'intestin, entraîné par la légèreté spécifique du gaz qu'il contient, il surnage au-dessus du liquide et s'élève dans les parties les plus supérieures de l'abdomen, c'est-à-dire vers l'ombilic et l'épigastre, tandis que le liquide occupe l'hypogastre et les flancs. Tout l'espace occupé par l'intestin donne un son clair ou tympanique, et tous les points occupés par le liquide, un son mat ; la limite entre ces deux sons différents correspond précisément à la surface supérieure de l'épanchement, et, comme cette surface est horizontale, cette limite l'est également ; elle forme ce qu'on appelle la *ligne de niveau*. Au voisinage de cette ligne la matité est moins absolue, à cause de l'épaisseur toujours moins

(1) J.-P. Frank, *Traité de médecine pratique*. Paris, 1842, t. II, p. 69.

considérable du liquide, et l'on obtient souvent un *son hydroaérique;* mais cette nuance particulière de sonorité n'empêche pas la ligne de niveau d'être ordinairement très-prononcée. Que si l'on déplace le malade, le liquide et l'intestin se déplacent à leur tour et, obéissant constamment aux lois de la pesanteur, conservent leurs positions relatives, c'est-à-dire que le liquide s'accumule dans la partie de l'abdomen devenue en ce moment inférieure, et le gaz dans la partie momentanément supérieure, et, entre la sonorité et la matité, la ligne de niveau se rétablit comme dans le cas précédent. Ce phénomène est un des signes les plus précieux pour le diagnostic de l'ascite, et ses indications sont si précises, qu'on a voulu en transporter l'application à d'autres régions (épanchements de la plèvre et du péricarde); nous avons vu que l'espoir qu'on avait conçu a été en partie réalisé (Damoiseau, Peter).

Il y a aussi pour l'abdomen quelques circonstances, rares il est vrai, où ces indications ne sont pas aussi précises.

Si quelques anses intestinales adhèrent à un point déclive des parois abdominales, la sonorité peut y persister, tandis que la matité se fera entendre dans les points plus élevés ; s'il existe des cloisons, des adhérences, si le liquide est visqueux, s'il contient des concrétions caséiformes, dans les déplacements du malade le liquide et le gaz ne se déplaceront pas comme on pourrait s'y attendre, et il restera de l'incertitude dans les résultats; quelquefois le déplacement se fait seulement au bout de quelques instants; dans d'autres cas, il n'a jamais lieu ; mais alors quelques circonstances particulières viennent, presque toujours, mettre sur la voie de ces anomalies et aider le diagnostic.

Quand l'ascite devient encore plus abondante, le liquide monte de l'hypogastre jusqu'à l'ombilic et même au delà, s'élève aussi dans les flancs, et l'intestin remonte à l'épigastre; il arrive enfin un moment où, retenu par le mésentère, l'intestin ne peut plus suivre la paroi abdominale, et alors le liquide ascitique s'étale entre cette paroi et l'intestin, la matité devient dès lors générale; cependant elle reste toujours moins forte au niveau de l'intestin.

La percussion, comme on le voit, fournit de précieux renseignements pour le diagnostic.

Ajoutons que si l'on pratique une ponction, soit pour

évacuer le liquide, soit comme moyen d'exploration, on retire un liquide qui, le plus souvent, établit définitivement le diagnostic. Le liquide de l'ascite est ordinairement séreux, jaune verdâtre, transparent, fort fluide, très-légèrement filant, et coagulable par la chaleur ; on le voit rarement teint en rouge ; il contient quelquefois des paillettes de cholestérine qui ont l'apparence micacée.

Nous rappellerons que l'ascite peu considérable, compliquée d'œdème de la paroi abdominale, est souvent fort obscure.

Dans des cas de ce genre, nous nous sommes bien trouvé de faire placer le malade, appuyé sur les genoux et les coudes, à *quatre pattes*, comme on dit vulgairement. Dans cette position les plus faibles quantités de liquide se réunissent au niveau de l'ombilic et s'accusent par une matité sensible.

Diagnostic différentiel. L'ascite peut être confondue avec l'*œdème de la paroi abdominale*, les *kystes de l'ovaire*, les *kystes de la paroi abdominale* et de *divers viscères*, l'*hydrométrie*, la *rétention d'urine dans la vessie*, etc.

L'*œdème de la paroi abdominale* ne donne jamais lieu à une saillie globuleuse ; la paroi de l'abdomen conserve sa configuration et ses saillies normales, l'ombilic reste déprimé ; il se forme, sur les flancs, des bourrelets qui débordent les hanches et qui se prononcent davantage sur le côté où le malade se couche habituellement. L'épaisseur de la paroi abdominale devient souvent assez considérable pour qu'il y ait matité partout. Il n'y a pas de fluctuation, à moins de collections partielles ; il ne faudrait pas s'en laisser imposer par une sorte de tremblotement semblable à celui de la gélatine, qui se communique, par la percussion, à une distance quelquefois considérable. L'impression du doigt se conserve dans les cas moyens, mais si la distension est très-forte ce symptôme manque.

Cet œdème est rarement isolé ; le plus ordinairement il accompagne celui des jambes, de la vulve, du scrotum.

Quand il y a œdème de la paroi abdominale, il est fort difficile de diagnostiquer l'ascite qui l'accompagne quelquefois.

Les *kystes ovariques* se montrent fort ordinairement chez les femmes qui n'ont pas eu d'enfants. Ils forment, au début, une tumeur qui s'élève du bassin et part d'un côté ou de l'autre de la ligne médiane ; quand ils sont volumineux, ils donnent à l'abdomen une saillie qui n'est jamais régulière ni symétrique, ce qui est dû aux bosselures de leur surface et surtout à ce qu'ils s'inclinent d'un côté ou de l'autre ; ils sont toujours limités en haut par une surface courbe, résistante, plus ou moins accusée ; quelquefois la tumeur est mobile en totalité. Quand leur volume est extrême, ils se portent plus en avant que l'ascite, font pointer le ventre, et ne dilatent que fort incomplétement la base du thorax. Ces kystes sont plus tendus, moins fluctuants que l'ascite. Ils sont mats dans toute leur étendue ; il n'y a jamais de ligne de niveau et les intestins, se trouvant refoulés supérieurement et dans les flancs, donnent de la sonorité dans des points plus inférieurs que ceux où l'on trouve la matité ; quelquefois, il est vrai, l'intestin peut être placé entre la paroi abdominale et la tumeur, et la sonorité est alors superficielle ; mais ce rapport reste inamovible, quelle que soit la position, et il n'y a pas de ligne de niveau marquée (1). Le toucher vaginal permet souvent de constater dans les culs-de-sac latéraux une tumeur saillante, élastique, fluctuante, et des déplacements que la tumeur fait subir à l'utérus.

Les kystes sont uniloculaires ou multiloculaires. Dans le premier cas, la fluctuation y est ordinairement nette. Dans le second, elle peut faire défaut ou être fort obscure. On la sent en certains points, elle manque dans d'autres.

L'ascite s'accompagne bien plus souvent que les kystes de l'œdème des membres inférieurs.

Enfin, l'ascite, étant ordinairement due à des causes qui exercent une action profondément délétère sur l'économie, est moins conciliable avec une santé générale à peu près satisfaisante, comme on l'observe souvent dans les kystes. La ponction des kystes fournit un liquide très-épais et visqueux, jaunâtre ou verdâtre, généralement trouble, qui file comme du blanc d'œuf et s'écoule difficilement. Une ponction ne vide presque jamais toute la tumeur, car les kystes sont souvent multiloculaires. Si l'on fait plusieurs

(1) L. Bauchet, *Anatomie pathologique des kystes de l'ovaire* (Mémoires de l'Académie de médecine. Paris, 1859, t. XXIII, p. 19 et suivantes).

ponctions successives, on retire plusieurs espèces de liquides, les uns transparents, les autres roux, bruns, noirâtres, couleur chocolat, car les diverses loges contiennent en effet souvent des produits différents.

Quelques détails sur les *kystes de la paroi abdominale* nous paraissent nécessaires avant que nous établissions une comparaison entre cette affection et l'ascite.

Sous cette dénomination et celle d'*hydropisie enkystée des parois de l'abdomen*, d'*hydropisie enkystée du péritoine*, d'*hydropisie du péritoine* (Morgagni), on a décrit une affection dont l'existence ne nous paraît pas encore bien démontrée, au moins en tant que maladie indépendante de toute autre affection.

Cette maladie avait été indiquée d'une manière vague et confuse avant Morgagni; mais cet anatomiste est le premier qui l'ait décrite avec soin (Lettre XXXVIIIe). Cependant on voit, d'après ses remarques, qu'il n'admet qu'avec réserve la plupart des observations recueillies avant lui et qu'il en rejette un grand nombre; enfin il semble ne reconnaître cette affection, comme maladie distincte, que pour ne pas être accusé de nier la possibilité d'un semblable fait pathologique.

Cette réserve n'a pas été imitée, et il y a peu de livres où l'on ne fasse la description et le diagnostic de cette maladie comme d'une chose bien réelle.

Dans ces derniers temps, Dance a de nouveau reproduit des doutes sur cette affection, et nous croyons que c'est avec raison. En effet, plus on avance dans l'observation, plus on est disposé à croire que les diverses accumulations de liquides ne se font que dans des cavités préexistantes, comme celles des séreuses; et, comme la paroi abdominale n'en présente aucune, on peut être porté à douter de la formation des kystes dont il est question. D'un autre côté, il est certain que les praticiens de nos jours, exercés aux recherches anatomo-pathologiques, n'ont jamais vu rien qui ressemblât à ces kystes. Et enfin, si l'on examine les observations rapportées par Morgagni, on reconnaîtra facilement, et conformément à ses propres remarques et surtout à celles de Dance, qu'on a presque toujours pris pour kystes de la paroi abdominale, tantôt des kystes de l'ovaire adhérant à la paroi du ventre et dans lesquels on arrive sans passer par la cavité péritonéale (et Morgagni commet certainement cette erreur dans ses dernières observations), tantôt des ascites avec formation de cloisons qui isolent la plupart des viscères de la poche séreuse; cela est si vrai que, dans deux cas, on trouva dans la tumeur l'intestin sans aucun vestige du foie, de la rate, des reins. Comment voudrait-on qu'une cavité dans laquelle se trouvent des viscères ne fût pas celle du péritoine? Nous avons vu nous-même un cas de cloisonnement du péritoine, dans lequel l'intestin occupait la loge inférieure; le foie, la rate, l'estomac, la loge supérieure. Enfin, il est aussi question d'un cas où la tuméfaction était « formée par de l'urine que la vessie, perforée par des ulcères, avait répandue dans la cavité du ventre » (Morgagni). Comme on le voit, rien n'est plus vague que le terme de kystes des parois abdominales; car on a décrit, sous ce nom, une foule d'affections déjà connues sous d'autres dénominations, et pas une seule affection nouvelle.

Il n'y a, dans le livre de Morgagni, qu'une seule observation où il paraisse être question d'un vrai kyste, indépendant du péritoine : il était situé au-dessous des muscles transverses; mais il y avait en même temps une ascite et la cavité kystique communiquait avec le péritoine par une ouverture située vis-à-vis de l'estomac ; le liquide contenu dans le péritoine et dans le kyste était le même. Morgagni conjecture que le kyste s'était ouvert depuis peu dans le péritoine; mais la supposition inverse ne serait-elle pas plus vraisemblable? Nous pensons qu'il existait une ascite et que le liquide a pu s'échapper à travers une éraillure du péritoine et former dans l'épaisseur des parois abdominales un kyste, ou pour mieux dire un diverticule latéral ayant quelque analogie avec les anévrysmes disséquants; nous ne comprenons pas qu'un kyste, même séreux, s'ouvre dans le péritoine sans qu'il se forme une péritonite suraiguë; or rien de semblable ne s'est montré chez le malade de Morgagni.

S'il existe réellement des kystes des parois de l'abdomen, il y a lieu de croire que leur véritable nature est celle que nous venons d'indiquer.

Quoi qu'il en soit, on a décrit les symptômes, la marche de cette affection, on en a établi le pronostic et le diagnostic. Pour n'être pas incomplet, nous rapporterons les signes que Morgani a donnés comme caractéristiques, mais en faisant observer que nous les considérons comme théoriques bien plutôt que comme pratiques.

L'hydropisie enkystée de la paroi abdominale se manifeste à peu près exclusivement chez les femmes (raison de plus pour penser qu'on a souvent appelé de ce nom des kystes de l'ovaire); elle se développe très-lentement; elle forme une tumeur qui se porte plus en dehors que celle de l'ascite; cela veut dire sans doute que la paroi abdominale est plus proéminente et présente comme une tumeur surajoutée *(abdomen succedaneum)*; il y a moins de gêne de la respiration que dans l'ascite, la soif est nulle, l'urine en quantité normale; les traits de la figure sont moins altérés, ainsi que la santé générale; les forces sont conservées, les règles persistent. Elle dure des années sans dérangement de la santé; pas d'œdème des pieds, au moins au commencement; les médicaments ne font aucun effet. Enfin, on a ajouté, dans ces derniers temps, que la percussion donne lieu à une matité générale qui surmonte la sonorité intestinale : rien ne manque à l'exactitude des signes, mais on ne saurait en dire autant de la réalité de l'affection. En lisant cette description dans Morgagni, il est difficile de ne pas reconnaître qu'elle s'applique, de tous points, aux kystes des ovaires; et cet auteur ajoute, comme pour ne laisser aucun doute, qu'il ne sait comment on parviendra à distinguer cette hydropisie de celle qui a son siége dans l'ovaire. Cet embarras nous semble, en effet, fort naturel; comment distinguer deux cas de la même affection?

M. Cruveilhier ne dit que quelques mots de ces kystes et paraît ne pas en avoir observé; il fait remarquer qu'ils sont presque toujours confondus avec l'hydropisie enkystée de l'ovaire (1).

On a dit que l'*hydrométrie* ou *hydropisie de l'utérus* pouvait être confondue avec l'ascite.

On peut dire de cette affection ce que nous avons écrit à l'occasion de la tympanite utérine. C'est une maladie qui n'existe pas en dehors de l'état de grossesse. Elle est

(1) Cruveilhier, *Traité d'anatomie pathologique générale*. Paris, 1856, t. III. — Bernutz, art. *Abdomen*, in *Nouveau diction. de méd. et chir. pratiques*. Paris, 1864.

produite par le développement de l'œuf dans lequel le fœtus est mort et a été détruit par dissolution ou absorption. Ce qui a trompé beaucoup de médecins, c'est l'absence de tout débris de fœtus et aussi l'absence de portions de placenta, des membranes, etc.; l'absence de débris de fœtus est réelle, mais il n'en est pas de même des autres corps solides; seulement il arrive rarement qu'on les présente au médecin, ou même qu'on y fasse attention, lorsqu'on voit sortir une grande quantité de liquide et pas de fœtus.

Les journaux publient fréquemment de nouvelles observations dans lesquelles on s'efforce de démontrer l'indépendance de l'hydrométrie et de la grossesse; mais aucune d'elles n'est entourée de détails assez précis pour établir incontestablement ce fait.

Cette affection se caractérise par la formation d'une tumeur bien circonscrite et arrondie supérieurement, qui remonte de bas en haut et gagne l'ombilic, et qui est plus fluctuante et plus molle que l'utérus contenant un fœtus. Il y a suspension des règles; pas de battement ni de bruits comme ceux du cœur du fœtus; mais on peut percevoir le souffle utérin.

En somme, c'est une affection qui se confond plutôt avec la grossesse qu'avec l'ascite.

Les *kystes séreux* ou *hydatiques du foie*, *de la rate*, etc., ne se confondent pas facilement avec l'ascite. (*Voy.* plus bas.)

Nous ne citerions pas la *rétention d'urine dans la vessie*, si cette affection n'avait donné lieu à une erreur de diagnostic. Plusieurs médecins avaient reconnu une ascite chez un malade; le professeur Boyer, qui n'avait pas vu le patient, devait assister à la ponction; après examen, il fut d'avis que l'on pratiquât d'abord le cathétérisme; il sortir une énorme quantité d'urine, l'abdomen se détuméfia complètement: il n'y avait jamais eu ascite.

Nous venons de présenter les caractères différentiels de l'ascite et des collections liquides de l'abdomen qui peuvent la simuler. Nous avons maintenant une autre série de faits à parcourir.

En effet, quand on a reconnu qu'on a affaire à une ascite, on n'a résolu que la moitié du problème; pour le compléter, il faut faire le diagnostic des affections auxquelles elle se lie.

Or, l'ascite se rencontre dans les maladies du péritoine, dans celles du foie, du cœur, dans la maladie de Bright et dans diverses affections générales. Et enfin, comme c'est tout à la fois un symptôme et une maladie, elle peut se montrer isolément; elle constitue alors l'hydropisie essentielle du péritoine, l'ascite idiopathique. Étudions ces différents cas.

Maladies dans lesquelles on rencontre l'ascite. — Valeur diagnostique.

Ce symptôme se montre dans les diverses espèces de péritonites et dans le cas de tumeurs colloïdes, cancéreuses ou autres du péritoine.

L'ascite est rare dans la **péritonite simple**, et surtout dans la forme suraiguë. Lorsque la marche est un peu moins rapide, on voit quelquefois ce symptôme se développer, et il est très-facile alors de reconnaître que cette ascite se rattache à une inflammation du péritoine; elle ne survient en effet que quelque temps après le début de la maladie; elle a été précédée et accompagnée de douleurs vives, augmentant par la moindre pression : les malades ne peuvent supporter même le poids des couvertures; il y a des vomissements peu abondants, mais fréquents et incoercibles; constipation, fièvre, pouls petit, misérable, filiforme, face profondément altérée. Enfin, cette ascite est survenue sans avoir été précédée de lésion viscérale.

La **péritonite chronique** donne plus communément lieu à l'ascite. Celle qui reconnaît une cause tuberculeuse a une marche lente et insidieuse; l'abdomen se tuméfie insensiblement et les malades n'y font attention que quand son volume est porté déjà assez loin. Il y a de la diarrhée, de l'amaigrissement et de la fièvre le soir; la forme de l'abdomen est assez régulière, mais on y sent de l'empâtement ou des tumeurs larges, molles, plates, dues aux anses intestinales agglutinées ou à l'épiploon chargé de tubercules; ces pelotons sont, le plus ordinairement, rassemblés autour de l'ombilic; l'abdomen ne se porte pas en avant. Le son est obscur et se déplace difficilement; le liquide n'obéit pas à l'action de la pesanteur dans les changements de position du corps ; la maladie est lente dans sa marche ; chronique pendant longtemps, elle finit par des symptômes aigus, fièvre, vomissements, qui deviennent très-utiles pour le diagnostic ; quelquefois il y a des signes de tuberculisation dans d'autres organes, mais souvent il n'y en a nullement, et l'on est fort embarrassé. Dans cette dernière circonstance, la difficulté redouble si l'on a affaire à une femme. En 1852, une jeune femme fraîche, d'un embonpoint prononcé, entra dans le service de M. le professeur Bouillaud ; elle avait l'abdomen assez volumineux et elle vomissait depuis quelques jours ; elle avait aussi de la fièvre. Elle assurait être enceinte de cinq mois. Tout l'abdomen était pâteux, assez résistant ; une tumeur mate, qui remontait jusqu'à l'ombilic et plongeait dans le bassin, simulait assez bien l'utérus ; par le toucher, on constate que le col est assez élevé, petit, à orifice circulaire, que l'utérus semble peu volumineux, mais très-solidement fixé ; pas de bruit du cœur d'un fœtus, pas de souffle utérin. On rejette l'idée d'une grossesse ; mais de quelle nature est la tumeur ? Au bout de quelques jours une ascite se manifeste, il y avait de la diarrhée ; on diagnostiqua une péritonite tuberculeuse. L'existence de cette affection fut, peu après, confirmée anatomiquement : la tumeur était formée par l'épiploon très-fortement chargé de tubercules et par les intestins agglutinés.

On n'observe pas, à notre connaissance, d'ascite dans la **péritonite suite de couches.**

Mais elle est commune dans le cas de **cancer du péritoine**, et ce cas est fort difficile à diagnostiquer ; nous avons vu l'ascite se lier à la présence de nombreuses tumeurs colloïdes dans l'épiploon, à l'existence de masses encéphaloïdes, de mélanose, dans ce même organe ou dans tout autre point du péritoine ; le diagnostic est à peu près impossible quand on ne parvient pas à circonscrire, par la palpation, une ou plusieurs tumeurs. La concomitance d'autres cancers éclaire alors beaucoup le praticien. [[L'engorgement des ganglions de l'aine et la couleur sanguinolente de l'épanchement sont des signes sur lesquels insiste M. N. Gueneau de Mussy.]] Nous avons observé, dans notre service à l'hôpital Baujon, un jeune homme affecté d'ascite et qui portait, en même temps, des tumeurs nombreuses dans l'abdomen; il y a quelques années, on lui avait enlevé l'œil gauche affecté de cancer; ce renseignement nous parut suffisant pour faire reconnaître comme cancéreuses les tumeurs de l'abdomen et pour rapporter l'ascite à cette cause.

L'ascite se montre aussi comme symptôme de diverses *maladies du foie.*

La cirrhose, l'hypertrophie du foie, la congestion sanguine, consécutive aux maladies du cœur, en sont les principales causes. C'est en gênant ou retardant la circulation du foie et en empêchant, en outre, le retour du sang dans la veine cave inférieure, que ces affections donnent naissance à l'ascite; en effet, on trouve alors, dans l'organe hépathique, des rameaux de la veine porte rétrécis, oblitérés, des radicules complétement obstruées.

La **cirrhose** est rare chez la femme; ses commencements sont obscurs; elle ne détermine jamais de douleur; l'abdomen grossit insensiblement, les malades ne s'en aperçoivent que quand leurs vêtements paraissent devenir trop étroits; il n'y a aucun trouble du côté du tube digestif, mais il se manifeste de l'amaigrissement quand l'ascite est développée. On est alors frappé du contraste qui existe entre le volume de l'abdomen et la maigreur de toutes les parties du corps. Il n'y a pas d'œdème des jambes, ou, s'il s'en développe, ce n'est que consécutivement, et l'on en conçoit la raison. Au début, il n'y a aucune gêne de la circulation dans la veine cave inférieure; par conséquent pas de motif pour une infiltration séreuse dans le tissu cellulaire des membres inférieurs, où sont les radicules de cette veine. L'hydropisie se développe donc tout entière dans l'abdomen, puisque là seulement se trouvent les origines des veines obstruées; mais lorsque l'ascite est portée à un point extrême et que le liquide comprime la veine cave inférieure, de l'œdème se produit aux jambes; donc cet œdème est consécutif à l'ascite.

La gêne de la circulation intra-abdominale se traduit par l'apparition de réseaux veineux développés dans la paroi du ventre. Ces réseaux ont été comparés à la tête de Méduse.

D'après un travail de M. Sappey (1), ces réseaux seraient formés par des veinules comprises dans le ligament suspenseur du foie et qui, énormément dilatées, feraient communiquer la veine porte avec la veine crurale, par l'intermédiaire de veines tégumenteuses abdominales, et avec la veine cave supérieure par l'intermédiaire de la mammaire interne. Quelquefois on entend un bruit de souffle continu au niveau de ces veines dilatées (Sappey, Potain).

Le foie est d'un très-petit volume, il ne descend plus jusqu'au bord inférieur des fausses côtes. Il n'y a aucun symptôme qui puisse faire penser à une péritonite, à une maladie du cœur, de la rate, etc. Enfin, les affections de cette espèce naissent presque toujours chez les buveurs d'eau-de-vie; l'abus de ce genre de boisson n'est peut-être pas la cause immédiate de la cirrhose, mais c'est une circonstance qui paraît contribuer à son développement. Cependant, nous avons vu des cas de cirrhose chez des femmes, dont quelques-unes, jeunes, n'avaient certainement pas l'habitude de ce genre de boisson.

L'**engorgement sanguin** du foie, consécutif aux maladies organiques du cœur, et particulièrement aux rétrécissements des orifices, donne aussi lieu à une ascite plus ou moins prononcée, par le même mécanisme que la cirrhose, c'est-à-dire par la diminution du calibre des branches de la veine porte.

Cette ascite n'est jamais extrêmement considérable ; elle se forme lentement, à l'insu du malade, c'est-à-dire sans douleur; elle s'accompagne fort souvent d'œdème de la paroi abdominale et du poumon ; le foie est volumineux et descend de trois, quatre, six travers de doigt au-dessous des côtes; nous l'avons vu descendre jusqu'à la crête iliaque; son bord tranchant est mousse, arrondi; quelquefois le liquide passe entre le foie et la paroi abdominale, et l'on ne sent plus l'organe par le palper; il faut alors presser un peu brusquement, de façon à enfoncer les doigts profondément; on est alors arrêté par une surface lisse, polie, plane, non douloureuse : c'est le foie; par le même procédé on reconnaîtra le bord de l'organe. Le foie s'étend aussi à l'épigastre ; à cause du poids de l'organe, les

(1) Sappey, *Mémoires de l'Académie de médecine*, 1859, t. XXIII

malades préfèrent se coucher à droite ou sur le dos. Il y a des accidents du côté du cœur. L'embonpoint est conservé. Cette ascite diminue par le repos, mais ne disparaît pas complétement. Elle précède souvent l'œdème des pieds.

L'**hypertrophie du foie** donne lieu aux mêmes accidents, de même que le **cancer** de cet organe, et quelquefois les **tumeurs hydatiques**; cela dépend de l'action qui peut être exercée sur la veine porte.

Nous n'avons jamais vu le **foie gras** donner lieu à l'ascite.

Les **engorgements de la rate** agissent comme ceux du foie, en comprimant la veine porte.

Il arrive quelquefois que les **maladies du cœur** donnent lieu à l'ascite, sans produire préalablement l'engorgement sanguin du foie. L'hydropisie est alors le résulat de la gêne de la circulation en retour dans la veine cave inférieure; elle commence par les membres inférieurs, et l'épanchement dans le péritoine ne survient que quand l'œdème a envahi la partie inférieure du tronc. Cette forme d'ascite, née sous l'influence directe et immédiate du cœur, est donc toujours précédée d'œdème des membres inférieurs, ce qui la différencie de l'ascite par compression de la veine porte.

La **maladie de Bright, néphrite albumineuse,** ne donne lieu à l'ascite que quand elle a atteint un degré avancé; l'hydropisie abdominale n'en est jamais la première manifestation; elle est toujours précédée d'œdèmes passagers, variables dans leur siége, et qui ont généralement commencé par la face. Cette ascite n'est jamais considérable. Urine albumineuse, marche lente. C'est presque toujours un symptôme ultime et qui, avec la diarrhée et les vomissements, indique une cachexie avancée. Cependant, chez un jeune homme que nous avons observé, elle a paru avoir une certaine acuité : toutes les grandes membranes séreuses étaient le siége d'épanchements, et tous ces épanchements guérirent en quelques semaines. L'albuminurie persista néanmoins.

Des **tumeurs de diverse nature** qui compriment la veine porte, le cancer du pancréas, l'augmentation de volume des ganglions lymphatiques du hile du foie, des oblitérations spontanées par caillots ou autres lésions de cette veine donnent lieu à une ascite qui ressemble beaucoup à celle que produit la cirrhose. Le diagnostic en sera facile si l'on parvient à reconnaître la tumeur, presque impossible dans le cas opposé. Cependant on pourra approcher plus ou moins de la vérité en pesant toutes les circonstances et remarquant qu'on n'a affaire ni à une maladie du foie, ni à une affection du cœur ou des reins, etc.

D'un autre côté, l'ascite survient aussi sans aucune espèce de lésion apparente du péritoine ou des organes abdominaux. On doit la considérer comme le résultat d'une *exsudation active ou passive* du péritoine. Cette ascite essentielle ou idiopathique prend alors le nom de *sthénique* ou d'*asthénique;* les circonstances dans lesquelles elle survient sont nombreuses. On reconnaîtra cette affection aux caractères suivants :

L'**ascite idiopathique aiguë** ou **sthénique** est une affection rare, qui survient surtout chez les jeunes gens robustes, sanguins, à la suite d'exercices violents, d'accès de colère, d'émotions morales ; elle est souvent produite par l'ingestion de boissons froides, le corps étant en sueur. Elle commence avec un appareil fébrile prononcé, des frissons, de la chaleur et de la sécheresse de la peau, de la soif, une urine rare et foncée ; l'abdomen se tend, devient ballonné et douloureux, mais à un moindre degré que dans la péritonite ; puis un épanchement ascitique se manifeste très-rapidement et devient quelquefois abondant. Vomissements dans quelques cas, mais moins fréquents et moins incoercibles que ceux de la péritonite ; moins d'altération des traits, moins de faiblesse du pouls.

On a vu cette affection se terminer par la mort, et l'on a pu alors constater l'absence des caractères de la péritonite et la présence d'un liquide séreux, sans pus ni fausses membranes.

Le plus souvent l'état aigu s'apaise, l'ascite se prolonge plus ou moins pour guérir soit spontanément, soit sous l'influence du traitement. Des moyens antiphlogistiques énergiques jugent rapidement cette affection. On la reconnaîtra facilement d'après la nature de la cause, l'absence des maladies antérieures, l'acuité de la marche, l'influence du traitement antiphlogistique. On la distinguera de la péritonite aigüe, à sa durée qui est plus longue, à la présence de l'ascite qui est exceptionnelle dans la péritonite, à l'altération moins profonde de toute la constitution, à la possibilité de la guérison. Enfin elle se sépare des ascites symptomatiques par l'absence des maladies viscérales que celles-ci reconnaissent pour cause.

Nous avons un cas de ce genre qui fut très-aigu à son début et s'accompagna d'un léger ictère. La maladie dura en tout trois semaines et se termina par une diurèse excessivement abondante; en quarante-huit heures l'ascite disparut et le malade sortit de l'hôpital parfaitement guéri.

Cette forme d'ascite pourrait être rapprochée de la péritonite; elle semble en effet résulter d'une congestion, d'une sorte d'érythème du péritoine, qui n'irait pas jusqu'à la formation de fausses membranes et de pus et dont le seul résultat serait une sécrétion séreuse abondante. Il est certain que quand on a des faits de ce genre sous les yeux, on est disposé à les considérer comme plus voisins de la péritonite que des ascites passives ou mécaniques.

C'est à cette même forme qu'appartient l'ascite qui succède aux fièvres éruptives et surtout à la scarlatine. Cette ascite est constamment accompagnée d'anasarque et d'albuminurie, et par conséquent facile à diagnostiquer; elle reconnaît pour cause le refroidissement pendant la desquamation; elle survient du septième au quatorzième jour de la convalescence et s'annonce par le retour des accidents aigus, fièvre, etc.; elle est un peu moins aigüe et moins rapide que la précédente et elle se rapproche moins de la péritonite; sa durée est de deux ou trois semaines; elle guérit plus rapidement par les émissions sanguines générales et surtout locales; elle s'accompagne d'un état congestif des reins, qui fait qu'on la décrit comme une forme aigüe de la maladie de Bright.

[Il existe dans la science un certain nombre de ces faits bien avérés d'ascites primitives (1) développées subitement à la suite du froid ou de l'usage de boissons gla-

(1) Voy. H. Gintrac, art. *Ascite*, in *Nouveau dictionnaire de médecine et de chirurgie pratiques*, t. III.

cées, sans albuminurie concomitante, et dues probablement à une hyperhémie réflexe des vaisseaux sous-péritonéaux.]]

La facilité avec laquelle cette forme d'ascite cède aux saignées justifie de nouveau l'idée qu'on se forme sur son caractère d'activité. Sauvages a vu un cas de ce genre guérir par l'emploi de vingt saignées.

Nous croyons que les **ascites idiopathiques passives** ou **asthéniques** tendent à disparaître de jour en jour; en effet, on arrive, dans beaucoup de cas, à les rattacher à des lésions matérielles dont elles sont un effet mécanique.

On a d'abord rangé dans cette catégorie les ascites suite de fièvres intermittentes ; mais qui ne sait aujourd'hui que ces affections reconnaissent pour cause un engorgement de la rate, et consécutivement une gêne de la circulation de la veine porte ?

A la même classe appartiennent aussi les ascites observées chez les gens plongés dans la misère, privés de nourriture, d'insolation, d'exercice, livrés aux passions tristes et concentrantes. Mais qui ne sait aussi que toutes ces influences produisent des maladies tuberculeuses, cancéreuses, des altérations du sang? Ne peut-il pas se faire que l'ascite ne soit alors que le résultat de ces affections? Nous n'admettons donc cette forme qu'avec réserve, certain qu'un jour on fera rentrer tous ces cas dans la classe des ascites symptomatiques. On peut dire de nos jours que nous appelons ascites asthéniques celles dont nous ne pouvons pas trouver la cause anatomique.

Leurs caractères sont ceux de toutes les ascites, avec absence de phénomènes d'acuité et de lésions appréciables d'organes.

IX. — De la diminution du volume de l'abdomen.

Ce phénomène a beaucoup moins d'importance que le précédent, mais on peut en tenir compte, comme d'un signe accessoire de quelque valeur, dans les cas suivants.

Cette diminution de volume a lieu ou par la contraction des muscles des parois abdominales ou par le déplacement des viscères, ou enfin par la diminution de leur volume.

Dans les **méningites** des enfants, le ventre est excavé en bateau, et ce caractère sert quelquefois à différencier cette maladie de la fièvre typhoïde. Ce phénomène reconnaît pour cause la contraction des muscles abdominaux; en effet, on sent qu'ils sont roides sous la main et résistants au point d'empêcher l'exploration des parties profondes.

Une rétraction spasmodique de la même nature fait aussi affaisser le ventre dans les **coliques de plomb,** les **coliques néphrétiques** et **hépatiques,** au moment des accès douloureux.

L'abdomen s'aplatit par déplacement des viscères, dans les **hernies** scrotales très-volumineuses, les **hernies diaphragmatiques,** etc.

Enfin son volume diminue dans le cancer du pylore, dans l'étranglement interne par invagination, dans les fistules intestinales et dans l'amaigrissement général du corps.

Dans le **cancer du pylore,** lorsque l'orifice pylorique est d'une grande étroitesse, les aliments sont en grande partie rejetés par le vomissement, et l'intestin, cessant d'en recevoir, se rétrécit progressivement. L'abdomen est alors plat, puis excavé très-fortement; la paroi de l'abdomen s'applique contre la colonne vertébrale, que l'on sent très-bien par la palpation; on sent également l'aorte sous les doigts. L'intestin est divisé en deux paquets situés de chaque côté de la colonne vertébrale. A la partie supérieure de l'abdomen on sent une tension plus ou moins considérable, produite par l'estomac dilaté, et souvent aussi on perçoit la tumeur formée par le cancer pylorique.

L'**extrême maigreur** produit des effets analogues, mais il n'y a pas de tumeur formée par l'estomac. On ne s'en laissera pas imposer par quelques portions saillantes du foie, qui simulent quelquefois la tumeur dont nous parlons.

Dans l'**étranglement interne par invagination,** on sent et on voit, dans un point de l'abdomen, une tumeur formée par l'intestin dans lequel s'est faite l'intussusception, et, du côté opposé, une dépression par absence de la portion d'intestin invaginée.

Enfin tous les accoucheurs ont signalé l'affaissement de l'abdomen qui se fait vers le troisième mois de la grossesse; ce peut être un signe de quelque valeur dans les cas douteux.

§ II. — Signes fournis par la mensuration.

La mensuration n'est utile que pour faire apprécier les modifications en plus ou en moins que l'abdomen a subies dans le cours d'une maladie. Elle ne fournit pas d'indications absolues, car il n'y a pas ici, comme pour la poitrine, de terme de comparaison, puisqu'il n'y a pas deux moitiés symétriques séparées. Pourtant on ne doit pas négliger de la mettre en usage. Elle indique si une tympanite, une ascite, entrent en résolution, ou si elles augmentent; de sorte que, si cette méthode d'exploration ne sert pas au diagnostic, elle est utile pour indiquer si l'on doit continuer ou suspendre le traitement mis en usage contre ces affections.

§ III. — Signes fournis par la palpation.

La palpation fait percevoir les modifications survenues dans la *température de l'abdomen* et dans sa *consistance*; elle fait également découvrir les diverses espèces de *tumeurs*.

X. — De la température de l'abdomen.

Dans les maladies avec état pyrétique général, c'est-à-dire avec fièvre, l'élévation de la température du corps peut être perçue sur toute l'étendue de la peau; la chaleur est égale à peu près partout; de sorte qu'il n'est pas possible de juger du point où se passent les phénomènes phlegmasiques; ainsi, dans la fièvre typhoïde, dans la pneumonie, il est impossible de reconnaître par l'application de la main le lieu où existe le foyer d'inflammation.

Mais il n'en est plus de même dans tous les cas où la fièvre est nulle ou seulement modérée; on sent, au niveau du point où se fait le travail de phlogose, une augmentation plus ou moins forte de la chaleur, laquelle contraste avec l'état de fraîcheur des parties voisines. On peut dire alors que là est le siége du mal. La profondeur à laquelle se trouvent les organes enflammés n'empêche pas la peau de participer à leur souffrance, et d'éprouver une congestion sanguine qui se traduit pour l'observateur par l'élévation de température dont nous parlons. C'est alors qu'il est utile de se rappeler que l'inflammation a été avec juste raison nommée *fièvre locale*.

Tous les observateurs savent que, dans la méningite, la tête est brûlante, quoique le reste du corps soit à une température naturelle.

Il en est de même pour l'abdomen. Dans l'**entérite**, la **dysentérie aiguë** ou **chronique,** dans la **péritonite chronique,** les **phlegmons de la fosse iliaque, du bassin,** la **métrite,** la **cystite**, etc., la peau de l'abdomen est chaude; quelquefois sa chaleur est âcre et mordicante; sa surface est sèche, aride, rugueuse, écailleuse, tandis que les parties environnantes sont souples, moites; les malades ont souvent la sensation de cette élévation de la température.

On doit surtout prendre ce caractère en considération dans les affections douloureuses; en effet, si la douleur n'est pas de nature inflammatoire, la température ne s'élèvera pas, et réciproquement. L'espèce de contradiction qui résulte alors de l'existence de la douleur et de la fraîcheur de la peau dénonce la présence d'une maladie non phlegmasique, d'une névrose, d'une névralgie, etc. C'est ce qui se remarque dans les névralgies, les douleurs abdominales des femmes hystériques, la colique de plomb, les coliques hépatiques, néphrétiques, etc. Et ce caractère est d'une si grande importance, que, si à l'affection purement nerveuse succède une lésion réellement inflammatoire, les phénomènes changent sur-le-champ: tant que les douleurs ont été purement nerveuses la chaleur a manqué; aussitôt qu'il se produit une phlegmasie, la température s'élève d'une manière anormale ; et dès lors ce phénomène est en quelque sorte le trait d'union qui, pour l'observateur, signale la transformation d'une affection en une autre, le passage d'une affection simplement dynamique à une maladie essentiellement matérielle.

XI. — Des modifications dans la consistance de l'abdomen.

Nous ne voulons pas parler ici des modifications de consistance produites par des tumeurs, ce sera l'objet d'un paragraphe particulier; il est question seulement de cette résistance de l'abdomen qui n'est point déterminée par des masses solides ou liquides circonscrites et dont les limites sont bien arrêtées.

Tous les médecins savent que l'abdomen est plus ou moins souple dans les maladies; tous cherchent à constater, sous ce rapport, l'état de la cavité abdominale, car on en tire des caractères diagnostiques, pronostiques et thérapeutiques très-importants; et cependant, jusqu'à présent, personne n'a insisté sur ce point et n'en a fait une étude particulière. Nous croyons, en conséquence, devoir donner quelques développements aux remarques que nous avons à faire sur ce sujet.

Lorsqu'il existe une maladie douloureuse des organes abdominaux, les parois abdominales se tendent sous la main qui exerce la palpation et résistent plus ou moins fortement, suivant le degré de la douleur; une résistance analogue a lieu, mais par un autre mécanisme, quand les organes dont nous parlons sont le siége d'une forte congestion sanguine, lorsque l'intestin est rempli de gaz, de liquides; même chose encore, mais par suite de contraction musculaire habituelle, chez les individus nerveux, irritables ou en proie à une colique de quelque nature que ce soit. Et par opposition, on remarque une laxité, un relâchement extrême de ces mêmes parois lorsqu'il y a vacuité de l'intestin, abattement des forces, défaut de ressort ou de contractilité des muscles. De là bien des signes importants.

Caractères. Dans l'état naturel, la paroi de l'abdomen est médiocrement souple, on peut la déprimer, la presser plus ou moins fortement, sans causer de douleur; néanmoins on ne peut circonscrire aucun des viscères intérieurs; un juste équilibre entre la résistance de toutes les parties s'y oppose; d'un autre côté, par la palpation, on ne reconnaît aucune des parties musculaires de l'abdomen, on ne sent pas les intersections des muscles droits, les plans des muscles obliques, etc. ; la résistance est partout uniforme.

Il n'en est plus de même dans l'état pathologique. Chez quelques malades l'abdomen se *relâche* au point qu'on pénètre, avec les doigts, jusqu'à la colonne vertébrale; qu'on peut sentir le foie, la rate, l'utérus; qu'on analyse en quelque sorte la paroi abdominale, dont on sent tous les muscles et toutes les parties minces ou épaisses. Chez d'autres, cette laxité n'existe que dans une moitié latérale de l'abdomen, ou bien dans la partie supérieure ou dans l'inférieure, etc.

Dans des cas opposés l'abdomen est plus résistant; on dit qu'il est *pâteux, tendu, bouffi, rénitent.* Quelquefois il est véritablement dur, dur comme une pierre, disent quelques malades. Dans d'autres cas encore, il y a une roideur générale.

Cet accident est quelquefois localisé dans une seule région de l'abdomen, tandis que les autres sont souples comme de coutume, ou même plus que de coutume. Cette tension peut se déplacer.

Il y a en même temps tuméfaction ou aplatissement, sonorité exagérée ou son semi-mat, humorique, ou enfin matité complète. Il est bien entendu que nous ne parlons pas des cas d'ascite, de tumeurs, qui ont été étudiés ou qui seront étudiés plus tard.

[[Il faut aussi se rappeler que chez les femmes qui ont eu plusieurs enfants l'élasticité des parois abdominales a été épuisée; le ventre est flasque, relâché; la sangle abdominale n'agit plus; de là une disposition aux engorgements viscéraux, aux pneumatoses et aux déplacements herniaires.]]

Maladies dans lesquelles on rencontre des modifications de la consistance de l'abdomen. — Valeur diagnostique.

Il y a quelques affections étrangères à l'abdomen qui peuvent modifier le degré de résistance des muscles abdominaux.

Dans l'**hémiplégie**, de quelque nature qu'elle soit, on voit, souvent, du côté paralysé, une flaccidité absolue de la paroi du ventre, tandis que le côté opposé présente sa consistance naturelle. Il ne faudrait pas s'en laisser imposer par ce fait, car on pourrait craindre une lésion inflammatoire, par exemple, du côté où la résistance persiste, tandis qu'en réalité ce n'est qu'un état normal. On remarquera donc qu'il n'y a aucune douleur abdominale, aucun trouble des organes digestifs ou autres, et enfin l'on prendra en considération l'existence d'une paralysie hémiplégique étendue.

Le **tétanos**, autre affection nerveuse, produit aussi un effet analogue ; seulement il y a une roideur générale, avec résistance très-énergique ; la contraction qui la produit ne revient que par intervalles, et par conséquent l'abdomen a, par instants, une souplesse naturelle.

Dans l'**embarras gastrique**, la région épigastrique est tuméfiée, un peu endolorie, mais il y a surtout une résistance quelquefois élastique, quelquefois pâteuse ; toute la région sous-ombilicale est saine et quelquefois déprimée. Les malades ont conscience de cet état de l'estomac, car ils ne peuvent supporter les vêtements serrés à la taille. Cette résistance devient générale s'il y a de l'**embarras gastro-intestinal.** L'existence de borborygmes, les éructations nidoreuses, l'inappétence, le dégoût, la coloration jaune de la langue, l'apyrexie, établissent le diagnostic.

La **dyspepsie flatulente** produit le même effet. Tous les médecins l'ont aussi remarqué dans l'**hypochondrie** et l'**hystérie.**

Dans tous ces cas, la présence d'une grande quantité de gaz dans l'estomac, et l'atonie de ce viscère qui semble ne pas pouvoir s'en débarrasser, expliquent la tension anormale dont nous parlons. Dans l'hystérie en particulier, cette tension peut être portée à un degré extrême. Nous avons vu en 1844, dans le service de M. le professeur Piorry, à l'hôpital de la Charité, une femme de vingt-quatre ans chez laquelle l'estomac était rempli de gaz à un tel point, qu'il faisait une saillie considérable et se dessinait complétement à l'épigastre.

La **colite**, la **dysentérie aiguë** ou **chronique** donnent aussi lieu à la tuméfaction et à la tension de l'abdomen ; les flancs, la région sus-ombilicale et tous les points où se trouve le gros intestin sont soulevés et fort résistants.

Si la lésion est localisée dans un seul point du côlon, cet endroit seul est saillant et résistant.

Dans l'**entérite aiguë simple** il est rare qu'il y ait de la tuméfaction et de la douleur, mais on sent un empâtement marqué au niveau de l'ombilic et dans l'hypogastre; une sensation de brûlure, la diarrhée ou la suppression complète des évacuations aident au diagnostic.

La tension, le ballonnement de l'abdomen, sont des signes importants et fort ordinaires de la **fièvre typhoïde**, et l'on doit toujours en étudier avec soin les variations. Au début, il y a une rénitence et une élévation assez fortes dans la région sous-ombilicale ; à mesure que la maladie marche, le ballonnement augmente et devient général; si les malades tombent dans l'adynamie, il devient énorme (voyez *Tympanite*). La diminution du volume du ventre commence avec la convalescence. Néanmoins, pendant plus ou moins longtemps, il y a moins de souplesse que de coutume, tout le côté droit de l'abdomen principalement est empâté; cet accident augmente par les écarts de régime, et, très-souvent, la palpation de l'abdomen apprend au médecin si le malade a mangé plus qu'il ne lui a été permis.

Dans le cours de la fièvre typhoïde, la production et la rétention des gaz et des liquides est la cause de cette résistance. Dans la convalescence il semble, au toucher et à la percussion, qu'il y ait plutôt gonflement, tuméfaction congestive de l'intestin lui-même. Les autopsies montrent, en effet, qu'alors les parois intestinales sont épaisses, gorgées de sang et de fluide blanc ; cette lésion occupe souvent la région des plaques de Peyer, mais quelquefois aussi toute la longueur du gros intestin.

En définitive, on tiendra toujours compte de l'état de souplesse ou d'empâtement du ventre dans la fièvre typhoïde, et l'on réglera d'après cela le régime des malades.

Dans la **péritonite simple** il y a, par suite de la paralysie intestinale, rétention des gaz et tension plus ou moins forte de l'abdomen; mais il y a aussi douleur plus ou moins forte, contraction des muscles, etc. La tension va jusqu'à la tympanite dans la **péritonite chronique**.

Un fait remarquable c'est le relâchement considérable de l'abdomen dans la **péritonite puerpérale;** ici l'on ne remarque plus cet état de résistance du ventre, quoiqu'il y ait beaucoup de gaz dans l'intestin, et même de la tympanite; on peut déprimer la paroi abdominale de façon à sentir l'utérus et tous les organes intérieurs. Ce défaut de ballonnement s'explique d'ailleurs facilement par la distension énorme que subit la paroi abdominale pendant la grossesse. Il est évident que les intestins peuvent se dilater notament par le fait de la péritonite sans que la peau soit distendue. Il ne faudrait pas croire cependant que cette flaccidité persiste longtemps. Le ventre se ballonne au bout de quelques jours.

Nous n'insistons pas sur cette espèce d'empâtement que l'on sent autour des foyers d'inflammation ou de suppuration de l'intérieur du ventre. C'est souvent ce caractère qui fait reconnaître l'existence des **phlegmons de la fosse iliaque**, ou des **ligaments larges**, et les **suppurations périnéphrétiques**, etc.

Enfin, on n'oubliera pas que chez les individus nerveux, les femmes hystériques, la paroi abdominale se tend quelquefois sous la main de façon à simuler la résistance et l'engorgement d'organes de l'intérieur de l'abdomen.

XII. — Des tumeurs de l'abdomen.

La palpation fait quelquefois percevoir des *tumeurs* dans la cavité abdominale.

Caractères. Ces tumeurs sont extrêmement variables sous le rapport de leurs caractères physiques. Leur volume, leur nombre, diffèrent considérablement. Elles ont une consistance tantôt extrêmement dure, tantôt molle et comme pâteuse, tantôt liquide. Elles sont quelquefois mobiles, et alors le plus souvent parfaitement circonscrites, ou bien adhérentes, et dans ce cas souvent diffuses et comme entourées d'une atmosphère d'engorgement. Elles sont accompagnées ou non de douleur et d'inflammation. Quelquefois la paroi abdominale participe au travail pathologique qui se fait dans la tumeur elle-même ou à son pourtour. Quelques tumeurs sont sujettes à se déplacer. Il y en a quelquefois deux ou plusieurs, de nature différente.

La recherche des tumeurs abdominales est ordinairement facile. Nous ne saurions trop recommander aux médecins de palper l'abdomen avec beaucoup de légèreté de main, surtout pendant les premiers moments de l'exploration. Trousseau insistait avec raison sur cette précaution. On ne prendra pas pour des tumeurs de l'abdomen, comme le font quelques malades et quelques médecins, la saillie de l'appendice xiphoïde et celle du foie à l'épigastre, la convexité de la colonne vertébrale chez les individus très-maigres. Quelques tumeurs pourront échapper à cause de leur petit volume, de leur mobilité et surtout de la présence d'un épanchement ascitique. Dans ce dernier cas, le liquide passe souvent au-devant de la tumeur et la dérobe ainsi à l'exploration. Si l'on soupçonne une complication de ce genre, on devra déprimer brusquement, avec l'extrémité des doigts, la paroi abdominale, et l'on sera averti de la présence de la tumeur par une résistance assez forte, qui contraste avec le peu de résistance des parties que l'on vient de déplacer. Cette double sensation n'existe pas dans l'ascite simple.

Diagnostic différentiel. On ne doit pas confondre les tumeurs de l'abdomen avec la résistance, la tension des muscles abdominaux, avec les hernies, les tumeurs graisseuses et les phlegmons de cette même paroi.

Chez les individus maigres, d'un caractère impressionnable et mobile, et qu'on désigne sous le nom d'individus nerveux, on sent la paroi abdominale se tendre, résister comme une planche et opposer un obstacle invincible aux explorations profondes. On a conscience de la tension brusque, rapide, des muscles, et l'on ne se méprend pas sur ce genre de résistance; mais quand la tension est partielle, comme cela arrive surtout et très-fréquemment à l'extrémité supérieure des muscles droits de l'abdomen, on peut être induit en erreur et croire à l'existence d'une tumeur. L'écueil signalé, c'est en quelque sorte apprendre à l'éviter. D'ailleurs on reconnaîtra la cause de la résistance qu'on éprouve, en faisant mettre les muscles dans le relâchement, en engageant le malade à ne pas faire d'efforts, et en continuant à exercer la pression sur les muscles contractés, mais en l'exerçant pendant longtemps, d'une manière douce, et sur une grand surface.

Cette tension se remarque particulièrement chez les individus doués d'une sensibilité exagérée, impressionnables au chatouillement, lorsqu'il existe une affection douloureuse des organes intra-abdominaux. Enfin, nous avons observé chez un hémiplégique une disposition qui pouvait simuler, tout à la fois, ou une tumeur ou cette tension abdominale que nous signalons. Du côté de l'hémiplégie, la paroi du ventre était complétement relâchée; du côté sain, elle avait son degré naturel de fermeté et de résistance, de sorte que les diverses portions du muscle droit, du côté non paralysé, donnaient au premier abord l'idée de tumeur.

Outre les difficultés que nous venons de signaler, il en est d'autres que la clinique révèle à chaque instant. C'est ainsi que certaines tumeurs peu sensibles de la paroi antérieure de l'estomac ou du lobe gauche du foie sont souvent masquées par l'appendice xiphoïde ou les cartilages costaux. — Il est bon de faire exécuter au malade de grandes inspirations. On sentira souvent alors, au moment du refoulement des viscères abdominaux, des tumeurs qui échapperaient à la main dans des respirations ordinaires.

La distinction entre les hernies intra-pariétales, les tumeurs graisseuses, les phlegmons des parois abdominales et les tumeurs de l'intérieur de l'abdomen n'est pas toujours facile. Cependant, il suffit de signaler ces causes d'erreurs pour qu'on parvienne, après quelques recherches, à les éviter.

Enfin, sous peine de tomber dans des méprises ridicules et souvent funestes, le médecin, en face d'une tumeur abdominale, doit toujours songer à l'éventualité possible de la *grossesse*. Nous n'avons pas à rappeler ici avec détails les signes tant probables que certains de grossesse; qu'il nous suffise de mentionner que l'utérus gravide forme une tumeur régulièrement ovoïde, située sur la ligne médiane ou inclinant légèrement à droite; à l'auscultation, on perçoit un souffle doux, isochrone aux pulsations artérielles de la mère (*souffle utérin, souffle placentaire*) et des pulsations d'un rhythme bien plus fréquent que les pulsations du cœur de la mère; ce sont les bruits du cœur fœtal, ou *doubles battements*. La palpation abdominale permet en outre de percevoir les mouvements actifs (vulgairement les *coups de pied*) du fœtus. Enfin le toucher révèle les modifications du col particulières à la grossesse (raccourcissement, ramollissement) et permet de provoquer le *ballottement* (1).]]

Des diverses espèces de tumeurs abdominales. — Caractères diagnostiques.

Ces tumeurs varient sous le rapport de la lésion anatomique qui les constitue et de l'organe qu'elles occupent. En effet, ce sont tantôt des hypertrophies, des phlegmons, des cancers; tantôt des liquides ou des solides retenus dans les organes creux; tantôt des produits fibreux, etc., etc. Et, d'un autre côté, ces diverses lésions peuvent exister, soit dans le tube digestif, soit dans les voies urinaires, les organes génitaux, le péritoine, les vaisseaux, etc., etc.

Avant d'étudier avec détail les principales tumeurs de l'abdomen, donnons d'une manière succincte les caractères fondamentaux qui serviront à en faire reconnaître le siége et la nature.

Ces caractères se tirent principalement du siége de la tumeur et des phénomènes fonctionnels dont elle s'accompagne. On recherchera ensuite si la tumeur est aiguë ou chronique, si elle est unique ou multiple, si elle est liquide ou solide, quelle en est la forme, quel en est le volume. On tirera encore de grandes lumières des phénomènes de voisinage qu'elle détermine, des maladies concomitantes, des causes qui l'ont amenée; et enfin des circonstances d'âge, de profession, d'habitudes des malades.

Le *lieu de l'abdomen* où se trouve une tumeur indique en général quel est l'organe affecté : une tumeur de l'estomac occupera l'épigastre; une tumeur, un kyste du foie apparaîtront à l'hypochondre droit; les tumeurs de la rate dans l'hypochondre gauche, et jusqu'à l'ombilic ou dans la fosse iliaque gauche, mais en remontant toujours dans

(1) Voy. Nægelé et Grenser. *Accouchements*, traduction d'Aubenas. Paris, 1870. — Chailly-Honoré, *Traité de l'art des accouchements*. 6e édition. Paris, 1878.

le flanc du même côté. Les tumeurs de la vessie, de l'utérus, montent de l'intérieur du bassin; celles des reins occupent les parties postérieures et latérales de l'abdomen.

On n'oubliera pas de remarquer s'il y a un point où la tumeur adhère, ou paraît se perdre en s'unissant aux autres parties; là est le point de départ, la racine du mal, et, quel que soit le déplacement de la tumeur, il faut toujours ou presque toujours en rapporter le point d'origine à cette région du ventre. Un kyste de l'ovaire peut flotter plus ou moins librement dans l'abdomen, mais il a toujours un pédicule qui descend dans un des côtés du bassin: c'est de là que provient la tumeur.

Ce caractère est important à prendre en considération, car souvent les tumeurs se déplacent, soit par suite de leur poids, soit par suite d'adhérences, de déformations de l'organe où elles ont pris naissance. Souvent les reins calculeux deviennent mobiles. L'extrémité pylorique de l'estomac affecté de cancer a été trouvée dans la fosse iliaque droite, et même dans celle du côté gauche (Rostan); le poids de la tumeur et l'ampliation de l'organe avaient simultanément agi pour produire le déplacement.

C'est alors que les *symptômes fonctionnels* viennent en aide à l'observateur pour lui faire reconnaître que la tumeur, malgré le déplacement qu'elle a subi, a son point de départ dans tel organe plutôt que dans tel autre. C'est ainsi que, dans le cas précédent, on a reconnu dans la tumeur de la fosse iliaque gauche un cancer du pylore, par l'existence de vomissements se reproduisant deux ou trois heures après le repas, et par une fluctuation particulière dont nous parlerons plus bas. Il est bien certain aussi que les tumeurs des voies urinaires s'accompagnent de troubles dans la sécrétion de l'urine; celles de l'utérus, de troubles dans la menstruation, etc. Cependant, ces caractères ne sont pas absolus, car des tumeurs étrangères aux organes peuvent déterminer, par leur voisinage, des symptômes que ceux-ci produiraient s'ils étaient réellement malades. — Mais enfin ces premières observations sur le *siége* et les *troubles fonctionnels* ont pour résultat d'éliminer un certain nombre d'affections et de fixer l'attention sur un petit nombre seulement; et il faut alors avoir recours aux autres phénomènes pour fixer la nature de la maladie; d'ailleurs, la prise en considération de ces autres éléments vient confirmer ou infirmer l'idée première qu'on s'était faite sur le siége du mal.

D'un autre côté, on recherchera si la tumeur est *aiguë* ou *chronique*. Tout d'abord, une tumeur indolente, existant depuis des années, ne peut être de la nature des phlegmasies ; et, au contraire, une affection survenue depuis peu de jours ou de semaines, douloureuse, qui augmente rapidement et s'accompagne de fièvre, d'accidents aigus, est de la classe des inflammations et éloigne l'idée d'affection chronique; cependant, il ne faut pas oublier qu'un phlegmon aigu peut survenir autour d'une tumeur chronique.

Forme et volume. Les tumeurs squirrheuses, tuberculeuses, n'acquièrent pas, même après une longue durée, un volume bien considérable ; les premières sont généralement de la grosseur d'une noix, d'une pomme, du poing ; ce n'est que très-exceptionnellement qu'elles deviennent aussi grosses que la tête d'un adulte ; les secondes sont toujours fort petites ; les encéphaloïdes et les kystes, au contraire, s'accroissent rapidement et sans cesse, jusqu'au point de remplir l'abdomen. Quelques-unes ont une forme caractéristique : les tumeurs cancéreuses disséminées dans le foie sont, à leur surface, creusées d'une dépression en cupule, facile à reconnaître à travers la paroi abdominale. La surface du foie est plane et polie, l'intestin bosselé ; l'épiploon induré forme souvent une bride transversale à l'épigastre.

La *nature* solide, liquide, gazeuse, du coutenu d'une tumeur est d'une haute importance pour le diagnostic.

Le *nombre* des tumeurs varie. Celles qui proviennent d'une cause diathésique, cancer, tubercule, mélanose, matière colloïde, etc., sont presque toujours multiples. Dans le cancer en particulier, on trouve fréquemment plusieurs tumeurs, dont l'une est plus volumineuse que les autres. Celle-ci est la première développée et la principale localisation du mal; les autres sont souvent des ganglions engorgés par suite de résorption de la matière cancéreuse, ou par propagation d'inflammation.

Causes. Maladies concomitantes. Un malade présente, dans l'hypochondre droit, une tumeur formée par un développement anormal du foie ; la tumeur est lisse et polie, à bord mousse et arrondi, non douloureuse ; elle s'est développée lentement; elle est évidemment produite par le foie; mais aucun de ces caractères ne suffit pour qu'on puisse en préciser la nature, car ils appartiennent indistinctement à l'hypertrophie, à la congestion sanguine, à l'état gras ou amyloïde du foie. La considération des affections concomitantes lèvera tous les doutes. Le malade est-il tuberculeux, c'est à un état gras ou amyloïde du foie qu'on a affaire; a-t-il une maladie de cœur, c'est à une congestion sanguine; a-t-il eu des fièvres intermittentes, c'est à une hypertrophie simple. Il y a bien peu de chances d'erreur dans une semblable détermination.

Tels sont, en général, les principaux élements de diagnostic des tumeurs de l'abdomen. Il convient maintenant d'en étudier quelques-unes en particulier.

Nous passerons en revue les tumeurs qui prennent naissance dans le tube digestif et ses annexes, dans les voies urinaires, dans l'utérus, etc.

Le *tube digestif* est le siége de tumeurs de diverses espèces, telles que des cancers, des étranglements, etc.

Le **cancer de l'estomac** forme une tumeur qui siége à l'épigastre ou au voisinage de l'hypochondre droit; sa consistance est très-ferme; la masse est très-bien circonscrite; du volume d'une noix à celui du poing; elle est quelquefois douloureuse; dans ce cas, les muscles se contractent au-devant de la tumeur, et l'on peut éprouver de la difficulté à reconnaître qu'il s'agit réellement d'une tumeur. On se trouve bien alors de faire reposer les malades, de leur donner des bains et d'appliquer à l'épigastre un emplâtre de thériaque ou de ciguë: au bout de quelques jours, la contraction des muscles a cessé et la tumeur est bien appréciable. Cette tumeur est quelquefois mobile; sa nature est peu douteuse lorsque les malades ont des vomissements noirs, revenant quelques heures après le repas, etc. En général, on ne perçoit que les tumeurs de la région pylorique, de la grande courbure et de la face antérieure de l'estomac; celles du cardia sont inaccessibles au toucher. Quand l'estomac se dilate, la tumeur de l'orifice pylorique se déplace, s'abaisse; dans un cas, elle s'était portée dans la fosse iliaque gauche; on l'a vue contracter des adhérences avec la cæcum, avec l'utérus et les ovaires;

néanmoins, des vomissements noirs permirent d'en reconnaître la nature et le siége.

[[L'existence d'une tumeur dans la région pylorique, avec accès de gastralgie, vomissements, hématémèse, amaigrissement, etc., ne suffit point pour établir d'un façon absolue le diagnostic du cancer de l'estomac. Tous ces symptômes peuvent se constater dans l'**ulcère simple** ou **rond de l'estomac** et du duodénum. Quelquefois, quoique très-rarement, l'ulcère provoque autour de lui un épaississement de la séreuse péritonéale et une hypertrophie des fibres musculaires du pylore, qui donnent lieu à une tumeur qu'on pourrait prendre dans ces cas pour une tumeur cancéreuse. L'âge du malade, la longue durée de l'affection, le bon état relatif des forces et de la nutrition, la nature franchement cardialgique de la douleur aideront dans ces cas difficiles à établir le diagnostic.]]

Ce n'est pas là la seule difficulté du diagnostic des tumeurs de la région pylorique (épigastrique). Des tumeurs du lobe gauche du foie, de ce côté du pancréas, de l'épiploon, des ganglions lymphatiques peuvent occuper la région épigastrique, comprimer le pylore et cacher ensuite la dilatation de l'estomac, et simuler le cancer du pylore. C'est surtout avec le **cancer du lobe gauche du foie** que la distinction est souvent difficile ; la précocité de l'ictère et sa persistance sont un bon signe ; la percussion de la tumeur peut aussi fournir quelques données utiles ; le son de la tumeur du pylore n'est pas absolument mat : la tumeur hépatique au contraire présente une matité complète ; les tumeurs de l'estomac sont en outre moins déplacées par les mouvements respiratoires et les excursions du diaphragme que celles du foie.

Le **cancer de l'intestin** forme également une tumeur de moyen volume qui siége tantôt vers le milieu de l'abdomen, tantôt sur le trajet des diverses portions du gros intestin. [Mais le plus souvent la tumeur existe dans les parties déclives, dans l'une des fosses iliaques ou à l'hypogastre, où elle est entraînée par la pesanteur]. Les caractères locaux et généraux qu'il présente ne diffèrent pas notablement des précédents ; seulement on voit plus souvent alors des évacuations alvines chargées de sang ; ce liquide est plus ou moins altéré, suivant que la lésion occupe un point plus ou moins élevé de la longueur de l'intestin.

Dans le cas d'**étranglement interne** (volvulus, brides péritonéales, invagination, etc.), on trouve quelquefois, mais pas toujours, une tumeur abdominale. Quand la lésion s'est produite rapidement, on voit survenir brusquement des accidents semblables à ceux de la péritonite. Quand elle marche lentement, ce qui est le cas le plus ordinaire, les malades éprouvent, pendant plusieurs semaines ou plusieurs mois, des dérangements dans les fonctions de l'intestin ; il y a des douleurs, des vomissements, de la constipation et de la diarrhée qui alternent ; ces accidents augmentent, les malades continuent à aller à la garde-robe, mais en petite quantité ; ils rendent plus de gaz que de matières solides ; bientôt l'abdomen se météorise, des vomissements de matières à odeur fécale se produisent ; enfin, on sent dans un point de l'abdomen, le plus souvent sur le trajet du côlon descendant, une tumeur plus ou moins résistante, mate, douloureuse. Dance avait remarqué que le flanc droit s'aplatit par suite de la disparition du côlon ascendant ; ce signe serait utile dans le cas où il n'y aurait pas de ballonnement de l'abdomen. Des accidents de péritonite se jettent souvent à la traverse, dans le cours de la maladie.

Pour compléter la description de l'étranglement interne, nous croyons devoir donner les renseignements suivants :

Selon M. Bucquoy (1), il y aurait des différences notables dans les invaginations intestinales, selon qu'elles occupent la partie supérieure de l'intestin grêle ou le gros intestin. Dans le premier cas, on n'observerait que des vomissements bilieux et l'absence de météorisme ; dans le second, vomissements de matières à odeur fécale, tympanite, quelques déjections sanguinolentes, grande tendance à la péritonite. Cette distinction est importante au point de vue de la pratique : dans l'étranglement de la partie supérieure de l'intestin grêle, peut-être pourrait-on pratiquer la gas-

(1) Bucquoy, *Recherches sur les invaginations morbides de l'intestin grêle.* (*Recueil des travaux de la Société médicale d'observation*, fascic. 2, 1857, p. 181.)

trotomie ; mais dans l'invagination du gros intestin, il faut, bien certainement, établir un anus artificiel. Il faut, ainsi que le dit Denonvilliers, parer au plus pressé (1) et pratiquer une opération que Nélaton a bien simplifiée (2). Ce chirurgien incise la paroi abdominale au-dessus de l'aine, fixe la portion d'intestin distendu qui se présente, l'incise, et rien de plus ; on laisse à la nature le soin de faire le reste, c'est-à-dire de rétablir le cours des matières.

Bien que nous ne fassions pas ici de thérapeutique, nous devons dire qu'avant d'arriver à l'emploi de ces dangereuses opérations, on fera bien d'essayer, selon la méthode de Chomel, les purgatifs répétés et les douches ascendantes. De nombreux succès ont suivi l'emploi de ces moyens de traitement.

Nous ne croyons pas devoir tenir compte des observations de M. Cossy (3), dont les recherches statistiques ont produit des résultats absolument opposés à ceux présentés par M. Bucquoy. Nous ne comprenons nullement comment les vomissements stercoraux seraient *constants* lorsque l'obstacle a son siége dans le haut de l'intestin grêle ; c'est pourtant ce qu'avance M. Cossy.

Des matières fécales endurcies et siégeant dans le côlon forment souvent des tumeurs. On les rencontre particulièrement chez les vieillards ; elles sont ordinairement multiples, très-dures, mobiles, indolentes ; il n'y a aucun accident local ou général. Les purgatifs les déplacent ou les font disparaître. On les désigne sous le nom de **scybales.**

[[Le siége habituel des tumeurs stercorales est la fosse iliaque *gauche*. Quelquefois ces tumeurs, au lieu d'être dures, présentent une consistance pâteuse spéciale, comme de la terre glaise où s'enfoncent les doigts, et qui est presque caractéristique.]]

Le tube digestif présente rarement des tumeurs différentes de celles que nous venons d'énumérer.

(1) Denonvilliers, *Gazette hebdomadaire de médecine et de chirurgie*, 30 janvier 1857.

(2) Nélaton, *Gazette hebdomadaire*, même numéro.

(3) Cossy, *Mémoire sur une cause encore peu connue d'engouement interne de l'intestin (Mémoires de la Société médicale d'observation*, t. III, 1856, p. 120, en note).

Un des principaux organes annexés au tube digestif, le *foie*, est souvent le siége de lésions qui se traduisent, pendant la vie, sous la forme de tumeurs. Le diagnostic est loin d'en être facile. En effet, ces tumeurs sont nombreuses, car on observe tour à tour des déplacements, des hypertrophies, des congestions actives ou passives du foie, des kystes simples ou acéphalocystiques, des tumeurs de mauvaise nature, des dilatations de la vésicule biliaire, etc. (1)

En général, il n'est pas difficile de reconnaître qu'on a affaire à une maladie du foie ; le siége de la tumeur dans l'hypochondre droit et son grand volume sont des indices très-importants ; mais il est difficile d'en préciser la nature.

Les **déplacements** de l'organe sont, de toutes, les plus faciles à reconnaître : on n'oubliera pas que le foie se déplace en s'abaissant dans le cas de pleurésie du côté droit, chez les femmes qui ont la base de la poitrine rétrécie par la pression du corset, et dans le cas de simple amaigrissement. Dans tous ces cas, le foie éprouve un mouvement de bascule ou de rotation sur son axe transversal : sa face supérieure devient antérieure et son bord tranchant inférieur. On sent alors, au-dessous du rebord des côtes droites, une surface résistante, dure quelquefois, plane, lisse, non douloureuse, qui descend plus ou moins bas et qui se termine inférieurement par un bord tranchant ; ce bord est quelquefois, du côté droit, abaissé jusqu'à la crête iliaque, mais il remonte rapidement vers l'épigastre ; il dépasse cette région en se portant du côté gauche et se perd insensiblement vers l'hypochondre de ce côté ; ce bord offre les sinuosités ou échancrures que l'on connaît au foie. Cette tumeur est mate, mais pas cependant jusqu'à son bord inférieur ; là, en effet, l'organe est si mince, qu'on entend, à travers sa faible épaisseur, la sonorité de l'intestin. La présence d'une tumeur semblable chez des individus très-maigres, chez les femmes qui se sont fortement serré la taille, et qui d'ailleurs ne souffrent pas de cette région, doit faire soupçonner un simple abaissement du foie. Quant

(1) Th. Frerichs, *Traité pratique des maladies du foie*. 3e édit., trad. par MM. Duménil et Pellagot. Paris, 1877.

à la limite supérieure de la matité de l'organe, elle est rarement abaissée.

[[Il est quelquefois difficile de distinguer le déplacement, l'abaissement du foie, consécutif à un épanchement pleural du côté droit, d'avec les maladies du foie s'accompagnant d'augmentation de volume de ce viscère. Voici quelques caractères qui peuvent servir à éclaircir le diagnostic : Quand le foie hypertrophié dépasse le rebord des fausses côtes, il ne se développe généralement pas en même temps vers la cavité thoracique ; lors donc qu'on constate que le foie dépasse notablement le rebord des côtes et qu'en outre sa matité supérieure remonte sensiblement, il est probable que cette matité tient à un épanchement pleurétique et que le foie est simplement abaissé. Dans quelques cas rares néanmoins (kystes échinocoques) le foie se développe par la face convexe du côté du thorax ; mais dans ce cas la matité s'étend plus haut sur la paroi antérieure du thorax qu'en arrière, tandis qu'on constate l'inverse dans la pleurésie. Les mouvements d'inspirations font abaisser la ligne de matité dans les cas d'hypertrophie du foie ; ce niveau est invariable dans l'épanchement pleurétique, la moitié droite du diaphragme étant, dans ce cas, dans un état d'inspiration, c'est-à-dire d'abaissement permanent.]]

Outre ces caractères différentiels, lorsque le **foie** est **hypertrophié,** on observe que le bord inférieur de l'organe est moins tranchant, plus mousse, plus irrégulier et plus dur. Cette hypertrophie se remarque surtout dans la cachexie paludéenne, dans les maladies du cœur, dans la phthisie (foie gras), dans la cirrhose hypertrophique.

L'*hypertrophie* d'origine *paludéenne* ne se manifeste que quand il y a déjà un état cachectique prononcé, et est par conséquent facile à reconnaître. Elle succède surtout aux fièvres intermittentes nées dans les pays marécageux, et rarement aux fièvres intermittentes bénignes des grandes villes ; elle se montre particulièrement après les fièvres quartes d'emblée ou quartes consécutives à la fièvre tierce ; il y a en même temps un engorgement, plus prononcé encore, de la rate ; épanchement ascitique plus ou moins considérable, œdème des jambes et teinte jaune de la peau ; quelquefois ictère. — Les fièvres intermittentes de type anormal peuvent produire aussi le même résultat ; ainsi, nous avons observé, au mois de mai 1854, à l'hôpital Beaujon, un cas de ce genre : le foie débordait les côtes de deux travers de doigt, la rate s'avançait jusqu'à l'ombilic ; il y avait ictère, ascite, œdème des jambes ; et le malade, très-intelligent d'ailleurs, assurait n'avoir eu que des accès de fièvre mal réglés ; les toniques, le quinquina sous diverses formes, les bains sulfureux, produisirent un amendement considérable et rapide ; le malade quitta l'hôpital avant d'être complétement guéri.

Lorsqu'un individu est affecté d'une maladie du cœur et particulièrement d'un rétrécissement auriculo-ventriculaire gauche, d'une dilatation consécutive des cavités droites, d'un état de ramollissement ou d'amincissement des parois ventriculaires, on observe, à une certaine période, de l'œdème des membres inférieurs et de l'ascite. Quand les accidents sont arrivés à ce point, il est rare que le foie n'ait pas augmenté de volume ; ce n'est pas alors de l'hypertrophie proprement dite, c'est un état de turgescence déterminé par la stase passive ou mécanique du sang dans le tissu de l'organe : ce qui le démontre, c'est que, si l'on fait des incisions à l'organe et qu'on le suspende quelque temps en l'air, on voit ruisseler du sang noir, et le poids du viscère peut, en quelques heures, diminuer de plusieurs centaines de grammes. Dans ces cas, aussi, comme il n'y a point eu hypernutrition, la capsule fibreuse ne s'est point agrandie, et l'augmentation de volume a dû se faire dans les limites étroites de son extensibilité ; il en résulte que le foie prend une forme globuleuse et que son bord s'arrondit. Le palper, à travers la paroi abdominale, fait très-bien reconnaître cette disposition. Dans ce cas encore, il y a toujours un peu de douleur. Les saignées, le repos, diminuent sensiblement cette *hypertrophie par congestion* ou plutôt par *stase*.

[Le foie peut, dans certaines circonstances, subir une dégénérescence particulière, en même temps qu'il augmente de volume. Ce mode d'altération, décrit pour la première fois par Rokitansky sous le nom de *dégénérescence lardacée* et, par Budd, sous celui d'*hypertrophie scrofuleuse du foie*, a été mieux étudié par Virchow qui lui a donné le nom de *dégénérescence amyloïde*, en se fondant sur cette particularité que les foies ainsi altérés prennent une teinte violacée par l'addition d'une certaine quantité de teinture d'iode et d'acide sulfurique. On la désigne aussi sous le nom de dégénérescence céruminеuse.

Le foie dans ces circonstances peut acquérir un volume considérable. Frerichs cite des cas où l'organe atteignait le poids de 5 et 6 kilogrammes. D'autres fois, le volume de la glande n'est pas augmenté. On l'a même trouvé diminué.

Les causes de cette dégénérescence sont assez bien connues. On la rencontre de préférence chez les scrofuleux atteints de maladies osseuses, dans la syphilis constitutionnelle, dans la phthisie, dans la cachexie paludéenne.

La dégénérescence peut être habituellement suivie sur d'autres organes : rate, reins, glandes lymphatiques, muqueuse gastro-intestinale.

On la reconnaît à la tuméfaction régulière de la glande, à l'augmentation de sa consistance, au gonflement concomitant de la rate, souvent à l'albuminurie coexistante. Les foies gras sont plus mous, n'atteignent pas le volume des foies amyloïdes, n'ont pas la même étiologie. Le diagnostic n'est pas toujours possible.

A l'autopsie, le foie offre un aspect qu'on a comparé à celui du saumon fumé. Il est lourd ; son enveloppe lisse et luisante, ses bords arrondis. Souvent la dégénérescence amyloïde se mêle à d'autres altérations, le plus souvent à d'abondants dépôts adipeux, à la dégénérescence cirrhotique, à des cicatrices syphilitiques, des nodosités gommeuses. A l'examen microscopique, on trouve les vaisseaux et principalement les radicules de l'artère hépatique profondément altérés (1), et les cellules hépatiques transformées en masses homogènes de substance amyloïde.

[[La cirrhose vulgaire (de Laënnec) est parfois précédée d'un stade transitoire d'hypertrophie. Mais dans certains cas celle-ci, au lieu d'aboutir à la rétraction de l'organe, persiste et s'exagère; elle s'accompagne alors de symptômes particuliers et présente une marche et des lésions anatomiques spéciales (cirrhose hypertrophique). L'hypertrophie du foie s'accompagne le plus souvent d'hypertrophie concomitante de la rate; ascite tardive, moins accusée que dans la cirrhose vraie, pouvant manquer quelquefois; ictère plus ou moins intense, chronique; poussées de péritonite et de périhépatite subaiguës (Hanot), dans

(1) Voy. Frerichs, Ouvrage cité.

l'intervalle desquelles la santé peut demeurer bonne; maladie de longue durée, se terminant le plus souvent par les phénomènes de l'ictère grave.

Anatomiquement, il s'agit d'une hyperplasie non-seulement du tissu conjonctif situé autour des radicules de la veine porte, comme dans la cirrhose commune, mais aussi du tissu conjonctif entourant les canalicules biliaires; la lumière de celles-ci est elle-même le siége d'une inflammation catarrhale (Cornil, Hayem, Hanot). C'est une cirrhose à la fois péri et intra-lobulaire. L'étiologie est obscure; il faut mentionner la lithiase biliaire, l'impaludisme (1).]]

L'*hépatite simple aiguë* que l'on observe dans nos climats, l'*hépatite aiguë grave* et l'*hépatite chronique* des pays chauds produisent aussi une augmentation de volume du foie (2). Celle-ci, outre les caractères physiques que nous avons signalés, présente les phénomènes de douleur et de fièvre que l'on n'observe pas ou très-atténués et passagers dans les cas précédents ; il y a douleur plus ou moins vive, irradiant vers l'épaule droite, ictère intense, quelquefois permanent, et souvent formation d'abcès. Ici, les phénomènes locaux et généraux démontrent très-clairement que toute la maladie siége dans l'organe hépatique et qu'elle n'a pas son point de départ dans des organes éloignés, comme dans les cas cités plus haut.

Pour rendre cette énumération aussi complète que possible, n'oublions pas que le foie peut être abaissé par suite d'une *péritonite sus-hépatique*, qui aurait donné lieu à un abcès, ou plutôt à un kyste purulent, situé entre la face supérieure du foie et la face inférieure du diaphragme.

Le **cancer du foie**, qui est fort ordinairement de nature encéphaloïde, forme souvent tumeur dans l'hypochondre et dans le flanc droit. Ces régions sont plus soulevées que dans les cas précédents ; on sent aussi que l'organe est plus dur, plus pesant, plus mat ; il y a douleur, irrégularité, bosselures de l'organe. Quand le cancer est en masses disséminées, il forme des tumeurs distinctes, déprimées en cupule à leur centre ; nous avons entendu souvent M. Barth

(1) Voy. la remarquable thèse de M. Hanot, *Étude sur une forme de cirrhose hypertrophique du foie*. Paris, 1876.

(2) J.-L. Louis, *Recherches sur les suppurations endémiques du foie*. Paris, 1860.

insister sur ce caractère qui est véritablement pathognomonique. Ascite, ictère intense, permanent. Tous ces caractères, en l'absence de la cause paludéenne, d'une maladie du cœur, etc., ne peuvent guère laisser de doute sur un cancer du foie. Il faut ajouter les caractères rationnels, tirés de l'état cachectique et de l'apparence de *maladie organique*, présentés par le malade.

Les **kystes acéphaloscystiques** du foie se diagnostiquent par exclusion, et seulement quand ils ont un certain développement moyen. Un kyste du volume du poing, par exemple, ne peut guère être reconnu, même lorsqu'il forme une tumeur appréciable à la main ; en effet, cette tumeur est souvent irrégulière, très-dure et sans frémissement ; on peut la prendre pour une masse cancéreuse, un abcès, une tumeur étrangère au foie. Très-volumineuse, elle remplit l'abdomen et forme une masse fluctuante qui en impose pour une ascite ou un kyste de l'ovaire. On ne peut donc reconnaître facilement ce genre de lésion que quand la masse est d'un volume moyen, de la grosseur de la tête d'un enfant à terme, par exemple. Alors on sent une tumeur plus ou moins irrégulière, faisant fortement saillir la région hypochondriaque et repoussant les côtes inférieures en haut et en avant. Par la palpation on perçoit une élasticité marquée ; quelquefois une fluctuation obscure, fort difficile à produire. Disons ici que le frémissement hydatique est un phénomène des plus rares, que, pour notre part, nous n'avons jamais constaté. Trousseau disait qu'il ne l'avait jamais observé dans son immense pratique. Peut-être même ce prétendu frémissement, quand il existe, n'est-il dû qu'à des adhérences péritonéales, aux frottements déterminés par les mouvements de l'abdomen. Les tumeurs hydatiques sont mates à la percussion. On sent qu'elles font corps avec le foie. Enfin, quand le diagnostic est à peu près certain, une ponction exploratrice peut être pratiquée. Elle donne issue dans les kystes hydatiques à une quantité plus ou moins considérable de liquide limpide, clair comme l'eau de roche, ne précipitant pas par les acides et la chaleur, ne renfermant par conséquent, chose remarquable, pas de trace d'albumine, mais simplement quelques sels sodiques et potassiques. En laissant reposer ce liquide, on trouve souvent dans les couches inférieures des grains blanchâtres de la grosseur de grains d'amidon, et qui ne sont autre chose que des hydatides parfaitement reconnaissables à un grossissement de 80 diamètres. On trouve encore, à défaut d'hydatides, des débris caractéristiques, tels que des couronnes de crochets ou des crochets isolés.

Disons à cette occasion qu'on a dans ces derniers temps signalé des accidents mortels consécutifs à une ponction exploratrice. Nous croyons qu'on évitera ces accidents en laissant la poche se vider complétement par la canule du trocart. En effet, si l'on retire cette canule alors que la poche est encore distendue, une certaine quantité de liquide pourra être chassée dans la cavité abdominale et déterminer une péritonite.

Les nouveaux perfectionnements qu'a reçus la ponction exploratrice, grâce à l'emploi d'appareils *par aspiration* (de Dieulafoy, Potain, etc.), rendent cette précaution moins nécessaire et diminuent singulièrement les dangers de l'opération pratiquée tant au point de vue thérapeutique que diagnostique.

Dans cette maladie, pendant longtemps, il n'existe aucun trouble notable de la santé ; il n'y a pas d'antécédents de fièvres intermittentes, d'hépatite, etc. Enfin, absence d'accidents du côté des reins, de l'intestin. Aucun âge n'est exempt de cette affection. Souvent ces tumeurs s'ouvrent à travers la paroi abdominale, dans le poumon, l'intestin ; et les malades indiquent qu'ils ont rendu une grande quantité de liquide séreux ou purulent, avec des fragments membraneux, etc. Souvent il reste à la paroi abdominale des fistules qui donnent quelquefois passage à des membranes d'hydatides dans lesquelles on retrouve des crochets d'échinocoques, etc., etc. (1).

La **dilatation de la vésicule biliaire** forme aussi, dit-on, des tumeurs dans l'hypochondre droit. Nous ne savons pas si l'on a jamais senti et diagnostiqué ces tumeurs ; cela nous paraît au moins fort difficile. Nous nous abstiendrons, jusqu'à plus ample informé, d'indiquer les caractères qui ont été donnés et qui sont plus théoriques que pratiques. Si la vésicule contenait des **calculs biliaires**,

(1) Dolbeau, *Des grands kystes de la surface convexe du foie.* Thèse de doctorat, 1856.

pourrait-on en sentir la *collision*, à l'aide de la percussion, ainsi que l'a dit Martin Solon ?

La *rate* n'offre qu'une seule espèce de tumeur vraiment importante : c'est celle qui est formée par l'**hypertrophie** de son parenchyme.

Rien de plus facile que d'établir le diagnostic de ce genre de tumeur, d'après son siége, son volume, sa mobilité et les circonstances au milieu desquelles elle se développe. Ces circonstances sont le plus habituellement des fièvres intermittentes prolongées. Mais la rate peut acquérir un volume énorme dans une maladie particulière connue sous le nom de *leucocythémie* et caractérisée, outre le volume de la rate et l'hypertrophie souvent généralisée des ganglions lymphatiques, par une augmentation considérable des globules blancs du sang (1).

Le *péritoine* a aussi des tumeurs qui lui sont propres. Tels sont les cancers, les tubercules et les brides formées par l'épiploon ; en outre, la péritonite donne lieu à la formation de tumeurs plus ou moins volumineuses, résultant de l'agglutination des intestins ; enfin on y observe des hématocèles.

Dans la **péritonite chronique** le grand épiplon se raccourcit fréquemment, se roule sur lui-même et forme une bride, assez ordinairement transversale, qui occupe la région sus-ombilicale. Lorsqu'on constate ce phénomène, en même temps que du météorisme et un peu d'ascite, en même temps que de la diarrhée, des douleurs et une fièvre continue avec exacerbation le soir, on doit penser à une péritonite chronique.

Cette même maladie donne aussi lieu à l'agglutination des intestins, et l'on constate alors, avec les accidents précédents : une induration irrégulière de l'abdomen, parti-

(1) Virchow, *Gesamm. Abhandlungen zur wissenchaftliche Medizin.* Frankfurt, 1855, grand in-8. — Bennett, *Edinburgh Journal*, 1851. — Leudet, *Bulletins de la Société anatomique*, 1852; *Comptes rendus de la Société de biologie*, 1853 ; *Gazette médicale de Paris*, 1853, p. 430, et novembre 1858 ; *Clinique médicale de l'Hôtel-Dieu de Rouen*. Paris, 1874. — Vidal, *De la leucocythémie splénique (Gazette hebdomadaire de médecine*, 1856). — Valleix, *Guide du médecin praticien*, 5e édition. Paris, 1866, t. I, p. 546. — Trousseau, *Clinique médicale de l'Hôtel-Dieu*, 5e édition. Paris, 1877, t. III.

culièrement au niveau de l'ombilic ; des bosselures, des dépressions se manifestent ; il n'y a pas de limites bien arrêtées autour de la partie où siége l'induration ; enfin, malgré leur apparence de corps solides, ces parties donnent une sonorité qui exclut l'idée d'une masse véritablement pleine. Cette affection est commune chez les sujets lymphatiques, scrofuleux, surtout vers l'âge de quinze à trente ans. La marche de l'affection est lente ; l'agglutination des intestins se faisant progressivement et les dépôts plastiques augmentant sans cesse, l'abdomen grossit peu à peu ; quand cela a lieu chez des femmes, elles croient être enceintes ; des vomissements fréquents, un malaise continuel, la suppression habituelle des règles, concourent encore à l'illusion.

L'engorgement et la dégénérescence caséeuse des ganglions du **mésentère** donnent aussi lieu à la formation de tumeurs de l'abdomen ; c'est surtout chez les enfants que cette lésion se développe (*carreau*) ; mais il est rare qu'on puisse les constater, car il y a presque toujours simultanément une tympanite ou une ascite qui s'opposent à toute exploration. Dans le cas où l'examen est possible, on trouve des tumeurs multiples, rarement volumineuses, indolentes, occupant la partie moyenne de l'abdomen. Accidents généraux indiquant une atteinte profonde à la nutrition ; colliquation, marasme, maigreur extrême contrastant avec la tuméfaction du ventre, tumeurs au col et dans tous les ganglions superficiels.

Nous ne savons pas si l'on a jamais rencontré des tumeurs squirrheuses dans le péritoine, mais on y voit fréquemment des masses encéphaloïdes et du cancer colloïde. Les masses colloïdes sont ordinairement petites, disséminées dans tout le péritoine, sur l'épiploon et les intestins, et jamais en masses assez considérables pour former des tumeurs appréciables à la palpation. Mais il n'en est pas de même de l'**encéphaloïde du péritoine**. Il forme des masses multiples, dures, inégales, bosselées ; libres d'abord, elles ne tardent pas à adhérer et à se fixer dans quelque point. Un caractère qui aide beaucoup au diagnostic, c'est la multiplicité des tumeurs ; quelques-unes sont des cancers, d'autres des ganglions engorgés consécutivement ; souvent ascite, résultant d'une sub-inflammation. Tant que les tumeurs sont petites, il y a difficulté de diagnostic. Mais elles deviennent quelquefois volumineuses comme la tête d'un enfant à terme, et alors il n'y a presque plus d'erreur possible. La concomitance de lésions du même genre, placées à l'extérieur, lève tous les doutes. Un malade de vingt-cinq ans, couché dans notre service, à l'hôpital Beaujon, portait dans l'abdomen, qui était extrêmement développé, plusieurs tumeurs dures, mates, irrégulières, dont l'une était du volume de la tête d'un enfant au moment de la naissance ; il y avait un peu d'ascite, de l'œdème des membres inférieurs, une maigreur extrême. Ce malade avait subi, il y avait quelques années, l'extirpation d'un œil affecté d'encéphaloïde. Nous croyons qu'on pouvait légitimement considérer les tumeurs de l'abdomen comme de nature encéphaloïde aussi. A ces tumeurs, en effet, conviennent les caractères qu'on observait : jeunesse (l'encéphaloïde est très-commun chez les enfants et les jeunes gens), volume énorme des tumeurs, accroissement rapide, multiplicité, lésion encéphaloïde ayant frappé un autre organe.

Les *reins* sont le point de départ de quelques tumeurs; on y observe, en particulier, l'hydronéphrose et la pyélite calculeuse ; enfin le rein peut être mobile, soit à l'état sain, soit à l'état pathologique. La présence de la tumeur dans la région lombaire et au-dessous du foie ou de la rate, les troubles dans la sécrétion urinaire et l'absence d'accidents du côté des autres viscères abdominaux sont les principaux caractères qui établissent qu'on a affaire à une lésion des reins.

L'**hydronéphrose** ou dilatation des reins par accumulation d'un liquide séreux, qui n'est pas le produit d'une inflammation, forme une tumeur qui se développe lentement et sans douleur, ou à peu près sans douleur. Elle occupe la région rénale et fait saillir la paroi abdominale postérieure ; en avant, on la sent quand elle a un volume un peu fort; elle est arrondie, régulière, dure, indolente. Elle prend quelquefois un tel volume, qu'elle simule un kyste de l'ovaire ou une grossesse. Pas de dérangement dans la sécrétion urinaire.

La **pyélite** donne lieu à une tumeur qui, outre les symptômes qui lui sont communs avec l'affection précédente, offre comme caractères distinctifs les phénomènes suivants : des douleurs lombaires et abdominales plus ou moins vives, des accès de colique néphrétique et des urines purulentes. Quoique la tumeur dépende d'une oblitération de l'uretère, on ne s'étonnera pas de la présence du pus dans l'urine ; l'oblitération n'est pas absolue et permanente ; elle est déterminée par des calculs qui tombent sur l'embouchure du bassinet, mais qui peuvent être momentanément déplacés ; des quantités plus ou moins considérables de pus ou d'urine purulente peuvent donc descendre dans la vessie. On perçoit aussi, dans ces cas, du gargouillement et du tintement métallique, lorsque des gaz se mêlent au liquide contenu dans la tumeur. Notons encore que la pyélite, comme la néphrite, s'accompagne d'accidents du côté de la moelle et d'un affaiblissement des membres, d'une véritable paraplégie (Rayer). Chez les vieillards elle détermine fréquemment de la fièvre et des accidents typhoïdes ou adynamiques.

Les **reins** peuvent devenir **mobiles.** Enveloppés par le péritoine et fixés seulement par un pédicule vasculaire, ils prennent, dans l'abdomen, des positions variables. On voit des reins mobiles parfaitement sains ; d'autres, au contraire, contiennent des calculs qui sont peut-être un résultat de la mobilité de l'organe. En général, il n'y a qu'un rein déplacé, l'autre demeurant dans sa situation naturelle ; très-ordinairement, c'est le rein droit qui a quitté sa position habituelle. La tumeur est indépendante du foie ; elle est d'un volume peu considérable et allongée verticalement ; l'intestin est situé au-devant d'elle ; elle est très-mobile et paraît privée d'adhérences. [Les symptômes fonctionnels de cette ectopie sont peu accusés la plupart du temps, ou consistent en sensations vagues de tiraillement et de pesanteur ; parfois il semble aux malades qu'un de leurs organes s'est *décroché* (Trousseau). Pas de troubles de la sécrétion urinaire ni de la miction. Source d'innombrables erreurs de diagnostic. La palpation permet quelquefois de reconnaître que la région rénale correspondant au côté où se trouve la tumeur ne contient pas le rein (1).]

Les tumeurs dont l'*utérus* est le siége sont : le cancer, les

(1) E. Fritz, *Des reins flottants (Archives générales de médecine*, 1859). — Trousseau, *Clinique médicale de l'Hôtel-Dieu*. 1877, t. III.

corps fibreux, l'hydrométrie et la physométrie. Les douleurs lombaires, inguinales et fémorales, l'existence de sécrétions anormales qui s'écoulent par le vagin, les dérangements de la menstruation, les modifications dans le volume, la forme, la situation de l'utérus, appréciables par le toucher, enfin les accidents du côté de la vessie et du rectum sont les sources du diagnostic.

Nous avons, en énumérant les caractères précédents, indiqué les éléments à l'aide desquels on peut arriver au diagnostic; insister sur l'étude de chacune de ces tumeurs serait empiéter sur le domaine de la pathologie descriptive.

Mais nous croyons devoir donner quelques détails sur une affection qui, depuis quelques années, fixe, avec juste raison, l'attention des praticiens; nous voulons parler de l'*hématocèle rétro-utérine.*

Signalée d'abord par Récamier et Bourdon sous le nom de *tumeur fluctuante du petit bassin*, plus tard par M. Bernutz dans son mémoire sur la rétention des menstrues, cette maladie a reçu de Nélaton l'heureuse dénomination d'hématocèle rétro-utérine.

L'hémorrhagie rétro-utérine se manifeste principalement chez les femmes de vingt-cinq à trente ans. Elle reconnaît pour cause immédiate la fluxion qui se manifeste dans les organes génitaux profonds, au moment des règles (*hémorrhagie rétro-utérine cataméniale,* Trousseau), ou seulement au moment de l'excitation sexuelle, ainsi que l'a établi M. Aug. Voisin (1). Le sang s'épanche dans la partie inférieure de la cavité du péritoine, dans le cul-de-sac situé entre l'utérus et le rectum, en arrière des ligaments larges. Par exception, ce liquide peut s'accumuler entre l'utérus et la vessie; mais il n'est pas encore démontré que l'hémorrhagie puisse être sous-péritonéale. Les auteurs ne sont pas d'accord sur le point d'origine de l'hémorrhagie. Ainsi, on l'attribue à une exhalation sanguine du péritoine (Tardieu), à la rupture d'une vésicule de Graaf (Nélaton et Laugier), à une hémorrhagie de la trompe utérine (Trousseau), à la rupture des veines utéro-ovariques variqueuses (Richet), à une ponte extra-utérine suivie d'hémorrhagie (Gallard), au reflux, par les trompes, du sang exhalé par la surface interne de l'utérus (Bernutz), etc. Enfin on a noté,

(1) Auguste Voisin, *De l'hématocèle rétro-utérine*. Paris, 1860.

comme causes occasionnelles, les coups, les chutes, les violences extérieures, le coït pendant les règles; et même toute excitation génitale en dehors de la menstruation (Aug. Voisin).

Quoi qu'il en soit, les symptômes sont les suivants : Début lent ou brusque; douleur sourde, ou vive et subite, dans l'hypogastre, s'étendant aux lombes, aux aînes, aux cuisses; frissons, syncopes, vomissements, faiblesse et accélération du pouls; décoloration de la peau; ces derniers symptômes sont permanents, ou bien ils se représentent, à plusieurs reprises, dans le cours de l'affection. Pesanteur dans le bassin; difficulté de la miction ou de la défécation; pneumatose intestinale (Voisin). Quelquefois phénomènes dysentériques; troubles de la menstruation, comme dysménorrhée ou ménorrhagie, soit au moment où se forme l'hématocèle, soit aux époques menstruelles antérieures. Le plus souvent, hémorrhagies utérines et évacuations de caillots, lorsque l'hématocèle se produit. Formation lente ou rapide d'une *tumeur hypogastrique*, remontant jusqu'à l'ombilic, et quelquefois plus haut, située le plus ordinairement du côté droit, et présentant son plus grand développement au début de la maladie; ce n'est que par exception (Aug. Voisin, Gallard) qu'elle s'accroît aux époques menstruelles suivantes. Suivant le siége de la tumeur hématique, l'utérus est élevé, abaissé, dévié latéralement ou dans le sens antéro-postérieur; et la position du corps utérin indique, presque toujours, une situation inverse du corps de l'organe. Par le toucher vaginal ou rectal, on constate le déplacement de l'utérus et la présence d'une tumeur, soit sur les parties latérales du vagin, soit entre cet organe et le rectum. Cette tumeur n'a pas une marche progressive, comme on pourrait le croire : ayant acquis, à son début, le plus grand développement possible, elle tend ensuite à disparaître; et M. Aug. Voisin a signalé, d'une manière toute particulière, le retrait rapide qu'elle éprouve à chaque période menstruelle. On devra remarquer surtout un fait important et bien propre à éclairer le diagnostic dans les hématocèles rétro-utérines; c'est qu'elles sont *fluctuantes* à leur début (*tumeurs fluctuantes du petit bassin*, Récamier, Bourdon); et cette fluctuation peut être perçue non-seulement dans la tumeur vaginale, mais encore de celle-ci à la tumeur hypogastrique (Aug. Voisin). Enfin, et comme s'il ne devait rien manquer à la physiologie pathologique de ces tumeurs, on a constaté qu'elles s'indurent, qu'elles deviennent solides, qu'elles présentent des bosselures, à mesure que le sang dont elles sont formées se coagule dans la cavité péritonéale. Elles tendent donc à une *résorption spontanée;* mais cependant on en a vu s'ouvrir dans le rectum, le vagin, le péritoine même, ou donner lieu à la formation de phlegmons.

La durée de ces tumeurs est de un à huit mois.

Nous avons dit qu'on observait, au début, des accidents généraux, tels que : frisson, fièvre, pouls petit, fréquent, à 120, vomissements; en un mot, des *accidents abdominaux;* ces symptômes se représentent, à plusieurs reprises, dans le cours de la maladie.

[[Dans sa remarquable monographie, M. Aug. Voisin insiste beaucoup sur ce caractère phlegmasique que présente la plupart du temps la maladie, et sur la marche clinique qui est souvent celle d'une *péritonite hémorrhagique*. Cette manière de voir a été surtout développée par Virchow. D'après lui, dans la majorité des cas, les collections sanguines du petit bassin ne sont pas la cause, mais le résultat de l'inflammation du péritoine de la région; le sang proviendrait, entièrement ou en grande partie, des vaisseaux de nouvelle formation si fragiles qui se développent dans les néo-membranes péritonéales. Il se passerait là quelque chose d'analogue à ce que l'on constate pour les chématomes de la dure-mère dans la pachyméningite hémorrhagique (1).]]

Comme nous ne nous occupons pas ici des maladies des organes génitaux, nous renvoyons, pour le diagnostic différentiel, à l'excellent ouvrage de M. le docteur Aug. Voisin, dont nous avons extrait tous les détails qui précèdent (2).

(1) Virchow, *Pathol. des tumeurs*, trad. Aronsohn, t. I, p. 148.

(2) Consulter aussi Viguès, Thèse. Paris, 1850. — Prost, Thèse. Paris, 1854. — Tardieu, *Annales d'hygiène*. Paris, 1854, t. II, p. 157. — Fenerly, Cestan, Thèses. Paris, 1855. — Engelhardt, Thèse. Strasbourg, 1856. — Gallard, Thèse. Paris, 1856. — Puech, Thèse. Montpellier, 1858. — Id. Paris, 1861. — Bernutz, art. *Hématocèle*, in *Nouveau Dict. de méd. et de chirurgie pratiques*, t. XVII, 1873.

Les affections des *ligaments larges* et de l'*ovaire* donnent aussi lieu à des tumeurs.

Si une femme, peu de temps après l'accouchement, présente une tumeur aiguë, douloureuse, dans un des côtés de l'hypogastre, on songera de suite à un **phlegmon du ligament large** ou à une **ovarite**. Ces tumeurs sont d'une consistance moyenne, mates, douloureuses, à contours peu arrêtés, pâteux; elles sont peu mobiles, elles remontent de bas en haut en se développant. Par le toucher vaginal, on sent qu'elles descendent sur le côté de l'utérus et du vagin.

Rappelons pour mémoire la **grossesse extra-utérine.**

Le *tissu cellulaire* de l'abdomen est souvent aussi le point de départ de lésions qui forment tumeur ; des **kystes hydatiques**, des **corps fibreux** ou **fibro-plastiques**, des **phlegmons** sont les affections les plus ordinaires de ce tissu. Les premières sont rares et exceptionnelles, le phlegmon seul est commun; aussi ne nous occuperons-nous que de cette affection.

On voit naître les phlegmons du tissu cellulaire dans les fosses iliaques, dans les ligaments larges et dans l'excavation du petit bassin.

Les **phlegmons** de la **fosse iliaque** sont bien plus communs à droite qu'à gauche; rarement primitifs, ils reconnaissent presque toujours pour cause une affection du cæcum ou de son appendice (pérityphlite); des lésions analogues du côlon descendant produisent aussi, mais bien plus rarement, un phlegmon dans la fosse iliaque gauche.

Dans ces deux cas, le phlegmon est *sous-péritonéal* et présente les caractères suivants : tumeur pâteuse, molle, mal limitée, douloureuse, sourde à la percussion ; la masse ne paraît pas descendre dans le bassin; souvent, au contraire, elle remonte sur le trajet du côlon ascendant. Cette tumeur est bien arrondie, superficielle, et quelquefois la paroi abdominale semble faire corps avec elle. Il y a toujours des troubles plus ou moins considérables du côté des fonctions intestinales, tels que diarrhée et constipation, vomissements; et, si l'on remonte à l'étiologie, on reconnaît que l'affection a presque toujours été précédée de symptômes de la même nature. Nous avons vu une fois cette affection compliquée d'un ictère dont l'origine s'expliquerait peut-être par la propagation de l'inflammation le long du côlon ou du tissu cellulaire sous-péritonéal de la paroi postérieure de l'abdomen.

Quand le *phlegmon* est *sous-aponévrotique*, la tumeur est plate, étalée, profonde; elle se perd en haut vers la colonne vertébrale, en bas au-dessous du ligament de Fallope; il y a presque toujours rétraction de la cuisse; on ne tarde pas à voir de la fluctuation se manifester à la partie externe de la région inguinale.

Le *psoïtis,* les *abcès par congestion* de la colonne lombaire ne sont que des cas particuliers du phlegmon que nous décrivons.

La marche de ces tumeurs fournit d'excellents signes diagnostiques. Dans le premier cas, les accidents marchent rapidement, s'accompagnent de fièvre, la tumeur est très-douloureuse; petite d'abord, elle grossit rapidement et provoque de la tuméfaction, de l'empâtement, de l'érythème même de la paroi abdominale; tous les mouvements sont gênés et douloureux; puis des battements dans la tumeur, des frissons, annoncent la suppuration; bientôt la tumeur s'approche de la peau, et l'on sent de la fluctuation; ou bien elle diminue rapidement en s'ouvrant dans l'intestin, dans le vagin, dans la vessie, etc. Quelquefois les malades ne s'aperçoivent pas de l'évacuation du pus par ces voies; il faut donc toujours surveiller les excrétions quand on peut craindre l'existence d'un phlegmon de cette espèce. Si l'affection est chronique, elle marche d'une manière progressive et s'accroît comme les abcès froids.

Les **phlegmons des ligaments larges** naissent dans les mêmes circonstances que l'ovarite et en présentent les caractères. Accouchement récent, douleurs dans l'hypogastre, tumeur irrégulière, ordinairement assez volumineuse, plongeant dans le bassin, occupant un des côtés de la ligne médiane [donnant à la palpation pratiquée de haut en bas la sensation d'une *corde tendue* (Béhier)]; marche rapide; suppuration, terminaison comme dans les cas précédents.

Bien plus redoutable que les précédents, le **phlegmon du tissu cellulaire du bassin** reste cependant bien plus longtemps caché à l'observation ; en effet, il ne forme une tumeur que quand il s'accompagne d'inflammation des ligaments larges ou du tissu cellulaire des fosses iliaques. Il survient à la suite des couches, dans les maladies du rectum, de la vessie, de la prostate, dans les cas de déchirure de l'urèthre, d'infiltration urineuse, dans les opérations pratiquées sur le rectum et le bas-fond de la vessie ; on se tiendra donc, dans ces circonstances, toujours en garde contre le développement d'une semblable complication. Le toucher rectal ou vaginal sera le meilleur moyen de faire reconnaître l'existence de la tumeur, son siége et son étendue. On sent alors dans un point du pourtour du bassin, autour du rectum, de l'utérus ou du vagin, une tumeur dure, chaude, douloureuse à la pression ; la miction et la défécation sont plus ou moins compromises. Quand la tumeur remonte jusqu'au détroit supérieur du bassin, on en sent l'extrémité supérieure, et l'on s'aperçoit facilement, par son siége, par les mouvements qui se communiquent facilement de ce point à celui qu'on a senti par le vagin ou le rectum, qu'on n'a affaire qu'à une seule et même masse. — La marche est celle des phlegmons ordinaires.

[Peu de questions ont autant divisé les gynécologistes que celle des inflammations péri-utérines et des collections qu'elles produisent ; nous n'en citerons comme exemple que l'inextricable synonymie qui règne dans cette partie restreinte de la pathologie utérine : *cellulite pelvienne* (Gendrin), *phlegmon*, *engorgement péri-utérin* (Nonat), *pelvi-péritonite* (Bernutz), *périmétrite* (Scanzoni), *paramétrite* (Virchow). M. Nonat indiqua le premier avec précision le rôle du tissu connectif péri-utérin dans la production de ces inflammations, tant à l'état puerpéral qu'au dehors de cet état ; ce tissu conjonctif est bien certainement, dans nombre de cas, ainsi que l'on vérifié Virchow, West et tout récemment M. Gallard, le point d'origine de la phlegmasie. Mais on doit à M. Bernutz d'avoir démontré que souvent, le plus souvent même, les collections pelviennes sont dues à des inflammations séro-adhésives ou purulentes du péritoine qui tapisse le petit bassin et notamment le cul-de-sac utéro-rectal. Il a insisté avec beaucoup de sagacité sur le mode de production de ces péritonites partielles, qui traduisent habituellement un état inflammatoire des organes génitaux, de l'utérus ou de l'ovaire ; il se passe là quelque chose d'analogue à ce qu'on constate chez l'homme où rien n'est plus fréquent que de voir l'inflammation du testicule provoquer celle de la séreuse d'enveloppe, de la vaginale. En résumé, et pour conclure comme M. Courty, les inflammations et les collections péri-utérines reconnaissent deux sources : les unes prennent naissance dans le tissu cellulaire sous-péritonéal, comme l'enseigne M. Nonat; les autres, et ce sont les plus nombreuses, constituent de vraies pelvi-péritonites adhésives ou suppurées (1).]

Des **anévrysmes** peuvent se développer dans l'abdomen et former tumeur. Le diagnostic est très-facile, en raison des battements et des mouvements d'expansion de la tumeur. Cependant on ne s'en laissera pas imposer par les battements nerveux et par les mouvements que des artères saines peuvent communiquer au foie, à divers organes plus ou moins sains, ou à des tumeurs anormales. Nous insisterons sur ces points en traitant des mouvements perçus dans l'abdomen. (*Voy.* plus bas.)

Nous sommes loin d'avoir épuisé la liste des tumeurs de l'abdomen ; nous pourrions en citer encore un grand nombre, mais nous avons voulu indiquer les plus communes, celles dont la clinique offre le plus d'exemples. Il nous paraît inutile de décrire maintenant celles qui sont très-rares, et par conséquent exceptionnelles, d'abord parce qu'on n'aura que très-peu d'occasions de les observer, ensuite parce que les signes en sont très-incertains, considérés d'une manière générale ; et qu'enfin, dans les cas particuliers, le diagnostic ressortira surtout des conditions tout à fait spéciales dans lesquelles le mal se sera développé.

A quoi bon, en effet, exposer les prétendus signes de *tumeurs gazeuses* qui se sont montrées, à de rares intervalles, dans le foie ; ceux des *abcès de la vésicule biliaire*, des *hémorrhagies* ou *tumeurs hématiques du foie*, des *corps étrangers de l'estomac*, des *tumeurs du pancréas*, des *calculs intestinaux* (2)?

(1) Voy. Courty, *Maladies de l'utérus et de ses annexes*. Paris, 1869. — Fleetwood Churchill, *Traité pratique des maladies des femmes*. 2e édit. Paris, 1874.

(2) Consulter la Thèse intéressante de M. le docteur Pénard, *Sur les tumeurs de l'abdomen*. Paris, 1848.

XIII. — Des mouvements dans l'abdomen, pulsations abdominales.

La palpation fait encore percevoir des *mouvements* dans l'abdomen. Les principaux sont les pulsations abdominales et les mouvements actifs du fœtus. L'étude de ces derniers appartient spécialement à l'art des accouchements, nous les laisserons donc de côté.

En appliquant la main sur la paroi abdominale, on peut sentir des battements analogues à ceux des anévrysmes. Ces battements sont dus à trois causes différentes; 1° à des anévrysmes véritables; 2° à la transmission des battements de l'aorte ou de ses grosses branches, par des tumeurs ou des parties solides; 3° à des battements spasmodiques ou nerveux des artères. Ce dernier accident, en raison de sa singularité, mérite de fixer notre attention.

Pulsations abdominales. Battements épigastriques. Cet accident s'observe à peu près exclusivement chez les femmes, et particulièrement chez celles d'un tempérament nerveux, c'est-à-dire vif, impressionnable, mobile; on le voit communément chez les hystériques, et quelquefois chez les hypochondriaques, chez les gastralgiques, au commencement de la grossesse.

Ces battements se manifestent surtout au creux épigastrique, où ils occasionnent un soulèvement visible qui, au premier abord, pourrait en imposer pour un anévrysme cœliaque. Souvent ils s'étendent jusqu'à la fin de l'aorte et aux iliaques primitives. Ils naissent quelquefois d'une manière rapide et sont promptement portés au plus haut degré d'intensité; on remarque alors que les battements sont irréguliers et ne correspondent ni à la diastole artérielle ni aux battements du cœur; ils sont tantôt plus lents, et tantôt plus fréquents, souvent aussi plus énergiques que les battements du cœur. Ces pulsations varient de moment à autre pour la force; quelquefois à peine sensibles, d'autres fois si prononcées, qu'elles sont extrêmement pénibles pour les malades. Enfin, on sent quelquefois à l'épigastre comme une *tumeur* plus ou moins volumineuse, qui en impose encore davantage pour un anévrysme. Laënnec considérait cette tumeur comme formée, le plus souvent, par des gaz enfermés dans une cellule du côlon transverse. Ces battements artériels disparaissent quelquefois aussi vite qu'ils sont venus ; ils cèdent spontanément, ou par une éructation de gaz, ou sous l'influence d'une saignée, de médicaments antispasmodiques, etc.

Il est plus facile de dire ce que ces pulsations ne sont pas que de dire ce qu'elles sont (Morgagni). En effet, on sait très-bien qu'elles ne sont pas dues à des anévrysmes ou à des tumeurs qui transmettent les battements aortiques. Mais a-t-on affaire à une maladie des artères, ou à une lésion des nerfs qui les environnent? C'est ce qu'il est à peu près impossible de dire. Cependant on est assez disposé à croire qu'il s'agit d'une affection nerveuse des artères, cette maladie présentant en effet la mobilité, la violence des affections nerveuses, et se produisant sous l'influence des mêmes causes. Le plexus solaire, qui forme autour des vaisseaux de l'abdomen une tunique presque complète, pourrait bien entrer pour quelque chose dans la production de l'affection. Une expérience de sir Everard Home tendrait à le confirmer. « Ayant mis à nu l'artère carotide d'un lapin, il appliqua de la potasse caustique sur un des filets voisins du grand sympathique, et il vit bientôt cette artère battre avec violence, ce qu'elle continua de faire pendant quelques instants » (Dance). Ne pourrait-on pas rapprocher cette affection des battements artériels qui se produisent autour des phlegmons et des articulations prises de rhumatisme ? On sait que, dans ces cas, les battements prennent une énergie plus considérable qu'avant la maladie, et que les artères semblent avoir acquis un calibre bien plus grand que celui qu'elles ont réellement.

Ces pulsations diffèrent de celles des anévrysmes par leur production rapide, l'irrégularité de leurs battements, et l'absence de concordance avec ceux du cœur ; l'auscultation fait en outre reconnaître un bruit en rapport avec le calibre normal de l'artère dans laquelle ce phénomène se passe. Le tempérament du malade, son sexe, la cause qui produit ces battements (émotion, gastralgie, hystérie), sont encore des indices importants. S'il y a une tumeur, elle est le plus ordinairement gazeuse, et par conséquent sonore.

Les véritables *anévrysmes* donnent lieu à des mouvements isochrones à ceux du cœur, présentent une tumeur *expansive* dans tous les sens, mate à la percussion ; il s'y passe un bruit de souffle énorme, faisant mal à l'oreille (Laënnec), et révélant une cavité plus grande que celle des artères les plus grosses de l'abdomen.

Le foie hypertrophié, l'estomac squirrheux, le pancréas induré, transmettent les battements de l'aorte ; les tumeurs qu'on observe alors n'ont pas de mouvements d'expansion et peuvent être délimitées et reconnues à leur forme. Pas de souffle marqué, régularité des battements.

[[Dans l'insuffisance tricuspide, le reflux par la veine cave inférieure est quelquefois assez intense pour retentir sur la circulation des veines sus-hépatiques et donner naissance à des pulsations hépatiques (*pouls veineux hépatique* de Friedreich). Ce phénomène, bien plus que le pouls veineux du cou, est pathognomonique de l'insuffisance tricuspidienne.]]

§ IV. — Signes fournis par la percussion.

Il est impossible d'étudier à part, en ce qui touche l'abdomen, les phénomènes fournis par la percussion. Il faut, à chaque instant, rapprocher les renseignements donnés par ce mode d'exploration de ceux qui sont accusés par l'inspection, la palpation, etc. Isoler ici ces résultats serait sans utilité, et, de plus, ce serait faire double emploi, car nous ne pourrions que répéter ce que nous avons dit dans les chapitres précédents, et ce que nous avons à faire connaître dans les suivants.

§ V. — Signes fournis par l'audition et l'auscultation.

L'audition à distance et l'auscultation pratiquée par l'application directe de l'oreille ou du stéthoscope sur l'abdomen font percevoir diverses espèces de bruits, savoir : les *borborygmes*, le *bruit de fluctuation stomacale*, le *gargouillement*, le *souffle vasculaire*, le *bruit de crépitation* ou de *collision des calculs*, le *frottement péritonéal* et le *tintement métallique*.

XIV. — DES BORBORYGMES.

On donne le nom de *borborygmes* ou *borborysmes* aux bruits produits par les mouvements spontanés des liquides et des gaz intestinaux. Ce bruit diffère du gargouillement, qui ne se perçoit que quand on imprime, avec les mains, des mouvements aux parois de l'abdomen et aux intestins.

Caractères. Ce phénomène est commun chez les personnes en santé; il se produit surtout à jeun; il est presque habituel chez les femmes, et paraît être produit par la gêne apportée à la circulation intestinale par la pression du corset.

Dans l'état pathologique, il se manifeste surtout lorsqu'il y a gêne dans le cours naturel des matières contenues dans l'intestin, ou lorsque la quantité des gaz et des liquides est plus grande que de coutume. Les borborygmes sont communs chez les personnes sédentaires, chez celles qui sont sujettes à la constipation, dans la grossesse et après l'accouchement. Ils accompagnent presque toujours les digestions pénibles et prolongées (dyspepsie), accompagnées de flatulence, et se rencontrent en conséquence chez les hystériques et les hypochondriaques. Très-communs chez les maniaques, ils deviennent souvent le point de départ d'hallucinations qui font croire aux malades qu'ils sont atteints d'affections graves, ou qu'ils ont dans l'abdomen des corps étrangers, des êtres vivants, des couleuvres, des serpents, des ennemis intérieurs, etc. Certains aliments (farineux, crucifères), les vers, déterminent aussi des borborygmes. Enfin, on les observe également dans les hernies étranglées, l'étranglement interne, la péritonite, le cancer de l'estomac, de l'intestin.

Les borborygmes sont des phénomènes trop communs, trop peu variés dans leurs caractères, pour avoir une valeur diagnostique; ils n'indiquent qu'une production trop abondante de gaz et de liquides et qu'une circulation difficile de ces matières dans le tube digestif.

XV. — Du bruit de fluctuation stomacale.

Fluctuation de l'estomac, gargouillement.

Quelques malades éprouvent, en se déplaçant un peu brusquement, une sensation de mouvement de liquides dans l'abdomen et entendent distinctement une fluctuation qu'ils comparent au bruit produit par l'agitation d'un liquide dans une carafe. Ce phénomène peut être produit par la succussion, c'est-à-dire en imprimant au tronc quelques mouvements brusques et secs de va-et-vient, dans le sens transversal ou dans toute autre direction. Ce bruit, comparable à celui de l'hydropneumothorax, donne parfaitement l'idée d'un flot ou d'une collision de molécules liquides dans une grande cavité à moitié pleine de gaz. Il peut s'entendre à une distance quelquefois très-grande, à travers la largeur d'une chambre ; mais quelquefois on est obligé, pour le percevoir, d'approcher l'oreille au voisinage de la paroi abdominale, tandis qu'une autre personne imprime au corps les mouvements nécessaires pour amener le phénomène.

Ce bruit ne peut se produire que dans une grande cavité renfermant à la fois des gaz et des liquides. On ne l'a rencontré jusqu'à présent que dans les cas de dilatation de l'estomac ; et comme ces dilatations, à moins de circonstances tout à fait exceptionnelles, résultent presque toujours d'oblitérations de l'orifice pylorique de l'organe, soit par un cancer, soit par des tumeurs extérieures qui compriment cette ouverture, soit par des cicatrices, il devient nécessairement, quoique indirectement, signe des *rétrécissements* de cette espèce.

Dans presque tous les cas où nous l'avons perçu, il existait une tumeur pylorique et une dilatation de l'estomac ; la percussion donnait un son hydro-aérique, quelquefois jusqu'à l'ombilic ; il y avait des vomissements et des symptômes généraux de l'affection cancéreuse. C'est ce phénomène qui, joint au son stomacal, aux vomissements, a permis de reconnaître, comme lésions du pylore, ces tumeurs descendues dans les fosses iliaques, et dont l'abaissement reconnaissait pour cause une dilatation de l'estomac.

Nous avons rencontré une fois ce phénomène chez un homme qui ne présentait aucune lésion du pylore, mais qui avait une péritonite chronique.

XVI. — Du gargouillement intestinal.

Le gargouillement intestinal est un bruit produit par le mélange des gaz et des liquides contenus dans l'intestin, et dont on provoque la formation par la pression sur les parois abdominales. La pression est nécessaire pour faire naître ce phénomène : c'est ce qui le distingue des borborygmes.

Le plus ordinairement le gargouillement se traduit par un bruit percevable à distance, et qu'on peut faire entendre aux personnes qui ne touchent pas le malade ; mais quelquefois il est impossible d'obtenir de bruit distinct et de le faire entendre à d'autres personnes. L'observateur seul en a conscience, et il ne le perçoit qu'avec les doigts ; mais, alors même, la sensation est si distincte, si bien tranchée, qu'il semble qu'on l'*entende*. Est-ce un phénomène d'acoustique transmis par la main ? Est-ce une perception des sons par les nerfs de la sensibilité générale ? C'est ce que nous ne pourrions dire. On sait que Gerdy et M. Blanchet affirment qu'on peut entendre par les nerfs destinés à la sensibilité tactile.

Le gargouillement ne se passe presque jamais ailleurs que dans la cavité de l'intestin, ou dans celle d'un abcès contenant des gaz et des liquides (cas extrêmement rare) ; la rareté des épanchements gazeux dans l'abdomen ne permet pas de croire qu'il puisse jamais se produire dans le péritoine. Il pourrait, à la rigueur, exister dans ces pyélonéphrites où les reins contiennent un mélange de pus, d'urine et de gaz.

Le gargouillement est, dans certains cas, facile à percevoir, et, en appliquant la main sur l'abdomen, on le produit quelquefois sans le chercher ; mais le plus souvent il est difficile à produire ; on doit alors appliquer les deux mains sur l'abdomen, à une petite distance, et déprimer la paroi doucement, mais assez profondément. Alors, tandis qu'une main reste immobile, on imprime, avec l'autre, de petits mouvements un peu brusques et secs, en évitant cependant de faire souffrir le malade. Ces mouvements doivent être répétés un certain nombre de fois pour que le bruit se produise. Une fois qu'on en a déterminé la formation, il persiste pendant quelque temps, puis il disparaît par le déplacement des gaz et des liquides. On le retrouve alors un peu plus loin, ou bien il a disparu pour quelque temps.

Le gargouillement est le plus ordinairement partiel. Quand il est général, il ne persiste que pendant quelque temps et finit toujours par se localiser dans un point déterminé.

Son siége le plus habituel est le long du trajet du gros

intestin, mais le plus ordinairement il est limité à la fosse iliaque droite.

Ce phénomène est d'ailleurs passager ou permanent.

Lorsque l'abdomen est distendu par des gaz, lorsqu'il existe une ascite, il est à peu près impossible de constater l'existence du gargouillement.

Son caractère et son volume varient.

Quelquefois il est formé par des bulles *fines*, égales, abondantes, qui semblent se produire dans un liquide épais ou *gras*. On donne, en clinique, à ce gargouillement le nom de *gargouillement fin* ou de *râle crépitant*, par suite d'une comparaison, fort éloignée d'ailleurs, avec le râle crépitant de la pneumonie. Il est généralement limité. Le gargouillement *moyen* est produit par un liquide moins visqueux et donne la sensation de bulles moins nombreuses, plus volumineuses, inégales; cette espèce occupe une plus grande étendue et est plus sonore que la précédente; elle persiste assez longtemps dans le même point. On donne le nom de *gros* gargouillement à celui dont les bulles sont très-volumineuses et peu abondantes ; on sent alors qu'il existe dans l'intestin plus de gaz que de liquides et que ceux-ci sont peu visqueux. Ce gargouillement est très-sonore et ressemble beaucoup aux borborygmes; il accompagne surtout la tympanite modérée; il se déplace et se perd très-facilement; il occupe surtout le gros intestin. Il existe de la submatité et du bruit hydro-aérique dans les gargouillements fins et moyens, de la sonorité dans celui à bulles volumineuses. Le gargouillement qui se produit dans les vastes abcès contenant de l'air (abcès par congestion de la région lombaire et de la fosse iliaque), donne plutôt une sensation de clapotement qu'un bruit bullaire.

Maladies dans lesquelles on rencontre le gargouillement. — Valeur diagnostique.

Toutes les maladies qui donnent lieu à une accumulation de gaz et de liquides dans l'intestin s'accompagnent de gargouillement. On rencontre donc ce symptôme dans la simple indigestion intestinale, dans l'entérite, la fièvre typhoïde, la colite, la dysentérie. Mais il a, dans quelques cas, des caractères particuliers de siége et de persistance, qui en font un symptôme d'une grande valeur.

Dans l'**indigestion intestinale** on perçoit du gargouillement dans tout l'abdomen, et surtout dans les flancs; il est toujours très-gros, peu étendu, peu visqueux, fort sonore; il n'a pas de siége fixe, parce qu'il n'y a pas de lésion déterminée et localisée dans un point plutôt que dans un autre; il ne persiste que peu de temps, disparaît avec les évacuations des gaz et des liquides, et ne se reproduit que longtemps après. Il ne se produit qu'à la suite d'ingestion plus ou moins abondante d'aliments et de boissons, et disparaît après une diète même peu prolongée. Nous ne l'avons jamais vu durer plus de quatre ou cinq jours.

L'**entérite simple** et l'**entérite tuberculeuse** s'en accompagnent fort rarement, et seulement lorsqu'il y a sécrétion de gaz, circonstance rare, ainsi que nous l'avons dit : il n'y a pas non plus de siége fixe pour ce phénomène ; la diète le fait disparaître et il ne persiste qu'un petit nombre de jours.

Mais il n'en est plus de même dans la **fièvre typhoïde**. Dans cette affection, c'est un phénomène à peu près constant ; il peut être très-étendu, lorsqu'il y a des liquides et des gaz dans le gros intestin ; mais, le plus ordinairement, il a un siége fixe et très-limité : la région iléo-cæcale ou de la fosse iliaque droite ; s'il est général, il est toujours plus abondant dans ce point que partout ailleurs ; il se manifeste et persiste chez des malades qui mangent peu, ou qui sont même à la diète depuis plusieurs jours ; malgré la diète, il va presque toujours en augmentant, à moins que le traitement ne fasse avorter la maladie ; il persiste pendant très-longtemps, et toujours dans le même point ; nous l'avons vu durer trois, quatre, cinq semaines. Cette persistance, ce siége particulier, ne doivent pas étonner ; les liquides et les gaz qui le déterminent sont produits et sécrétés d'une manière continuelle dans un seul et même point de l'intestin : la partie inférieure de l'intestin grêle et le cæcum ; et, s'ils sont rejetés, il ne tardera pas à s'en reproduire dans le même lieu ; leur production dure autant que l'ulcération des plaques de Peyer, et augmente même avec leur étendue. Ces conditions font donc du gargouillement un phénomène à peu près constant de la maladie typhoïde. Mais nous avons dit qu'un excès de tympanite en rend la perception impossible.

Comme on le voit, le gargouillement intestinal ne caractérise aucune maladie en particulier; mais s'il est limité à la fosse iliaque droite, s'il est permanent dans ce point, s'il va en augmentant malgré la suppression des aliments, il indiquera à peu près certainement une lésion permanente, et susceptible d'accroissement, de la fin de l'intestin grêle, et comme en fait de maladies aiguës de cette région nous ne connaissons que les lésions des plaques de Peyer, ce sera un indice à peu près certain de la fièvre dite typhoïde. Il est bien entendu que les symptômes généraux fébriles doivent exister pour qu'on soit en droit d'établir ce diagnostic.

Nous ajouterons, en terminant, que le gargouillement de la colite et de la dysentérie existe surtout dans le gros intestin, mais sans localisation spéciale, ces affections donnant lieu à des lésions dont le siége est fort variable et qui sont le plus ordinairement étendues à la plus grande partie de la longueur du côlon.

On perçoit encore du gargouillement dans les abcès contenant à la fois des liquides et des gaz, tels que les **abcès de la fosse iliaque**, les **abcès par congestion**, dans les **suppurations des reins**, la **pyélite**, etc.; enfin, dans toutes les circonstances où des gaz et des liquides peuvent s'accumuler à la fois dans une même cavité. Mais il faut dire que ces cas sont fort rares relativement à ceux où le gargouillement siége dans l'intestin lui-même.

XVII. — Du souffle vasculaire perçu par l'auscultation.

Quand on explore les artères avec le stéthoscope et sans les comprimer, on perçoit un son mat, étouffé et bref; lorsqu'on les comprime, on produit un *souffle* plus ou moins fort, plus ou moins long, dû au rétrécissement de l'artère, à la rapidité plus grande du courant et au frottement plus considérable exercé par le sang contre les parois vasculaires. L'auscultation de l'abdomen fait souvent percevoir des bruits de cette nature qui ne sont pas dus à la pression du stéthoscope, mais à une modification apportée aux vaisseaux par quelque lésion intra-abdominale, en sorte que ce phénomène peut devenir l'indice et même le signe des lésions dont il est question.

Les médecins n'ont pas toujours considéré ce phénomène sous un point de vue aussi général ; ce qui tient à ce que le souffle en question a été étudié, tout d'abord, dans l'état de grossesse et qu'on l'a cru propre à cet état et déterminé par des conditions qui ne peuvent se rencontrer que dans ce cas particulier. Nous croyons que l'on doit rattacher ce phénomène à une cause beaucoup plus générale et le regarder comme un fait qui peut se produire toutes les fois qu'une artère est comprimée par une tumeur solide ou liquide.

Kergaradec, qui le premier, en 1822, a constaté ce phénomène, ne l'avait perçu que chez des femmes enceintes; il en expliquait la production par le passage du sang dans de prétendus vaisseaux utéro-placentaires. — Laënnec croyait qu'il se produisait dans l'artère qui sert principalement à la nutrition du placenta, artère non moins imaginaire que les vaisseaux utéro-placentaires. —Paul Dubois (1) rapproche le souffle utérin de celui qu'on entend dans les varices anévrysmales. Il considère le tissu utérin comme un véritable tissu érectile dans lequel le sang passe par de larges communications des artères dans les veines. Toute la théorie de Dubois, échafaudée sur ce fait des larges communications artérioso-veineuses, tombe devant cette observation que ces communications n'existent pas et que les artères et les veines utérines ne s'abouchent directement que par des ramifications capillaires (Cazeaux).

M. Bouillaud pense que le souffle utérin est surtout produit par la compression des artères du bassin. C'est aussi l'opinion soutenue par Beau. On doit y ajouter comme cause au moins adjuvante, ainsi que le fait remarquer Cazeaux, l'état particulier du sang qui présente chez les femmes grosses tous les caractères qu'il offre chez les chlorotiques (pléthore séreuse) (2).

Donc quand on percevra ce phénomène, on devra penser

(1) Paul Dubois, *Dictionnaire de médecine* en 30 volumes, art. *Grossesse*.

(2) Cazeaux, *Traité d'accouchements*.

soit à une grossesse, soit à une tumeur comprimant les vaisseaux. La rareté des tumeurs, eu égard à la grossesse, fera incliner le plus ordinairement en faveur de celle-ci ; mais enfin il n'y aura aucune certitude, tant qu'à ce phénomène ne viendront pas s'ajouter des caractères plus tranchés.

M. Bouillaud (1) cite un exemple des erreurs qui peuvent résulter de l'importance trop grande accordée à ce phénomène comme signe de grossesse.

Nous ne croyons pas devoir faire de paragraphe particulier pour décrire la *crépitation des calculs biliaires* et le *frottement péritonéal*, parce qu'il n'est nullement établi que l'on ait réellement observé ces phénomènes.

M. Sappey a signalé au niveau des veines sous-cutanées abdominales, dont la dilatation est si remarquable chez les malades atteints de cirrhose, un bruit de souffle que l'on entend dans celle de ces veines qui présente le calibre le plus considérable. — Ce bruit serait accompagné d'un frémissement perceptible à la main. Ce serait donc un signe précieux pour le diagnostic souvent obscur de la cirrhose (2).

M. Hérard (3) a entendu une fois le *tintement métallique* dans une tumeur kystique du rein, contenant des gaz et des liquides ; placée sur une table, la tumeur faisait encore entendre le même bruit quand on la percutait. Le même observateur a eu l'occasion de retrouver ce phénomène dans un kyste de l'ovaire. La communication avec l'extérieur n'est donc pas nécessaire pour la production du bruit en question. Nous avons nous-même observé, avec M. Charcot, un fait de ce genre dans un cas de pyélite avec dilatation considérable du rein et urines purulentes.

ART. II. — SIGNES FONCTIONNELS.

Ces signes sont très-nombreux. Pour le moment, nous croyons devoir passer sous silence tous ceux qui dépendent des organes génito-urinaires, et nous réserverons

(1) Bouillaud, *Traité clinique des maladies du cœur*. 2e édition. Paris, 1841, t. I, p. 282.

(2) Sappey, *Anatomie pathologique de la cirrhose* (*Bulletin de l'Académie de médecine*, mars 1859, t. XXIV, p. 596, 943, et *Mém. de l'Acad. de méd.*, 1859, t. XXIII, p. 269).

(3) Hérard, *Bulletin de la Société anatomique*, 1850, p. 98.

toute notre attention pour ceux qui dépendent des organes digestifs.

Nous étudierons donc successivement: la *douleur abdominale*, la *dyspepsie*, le *vomissement*, la *constipation*, la *diarrhée*, etc.

I. — De la douleur abdominale.

La douleur est du nombre des phénomènes dits subjectifs, c'est-à-dire perçus par le malade et que le médecin ne peut pas constater lui-même; on peut, en conséquence, être trompé sur la nature, l'intensité et même la réalité du phénomène, et l'on ne saurait trop se mettre en garde contre la mauvaise foi des malades. Le médecin se tiendra donc toujours sur la réserve, et il cherchera à s'assurer, par tous les moyens possibles, de la sincérité et du degré d'intelligence du malade. Ce que nous disons ne s'applique qu'aux douleurs de moyenne intensité; les douleurs violentes se traduisent par un état d'agitation et une alteration des traits qui ne peuvent être simulés.

Caractères. La douleur présente un grand nombre de caractères que l'on doit prendre en considération.

Siége. Elle est générale ou locale, suivant l'étendue de la lésion. — Locale, elle est, au début, bornée à l'organe malade, mais elle se généralise avec une grande facilité et perd beaucoup de sa valeur; quelquefois on est assez heureux pour rencontrer un point plus douloureux que les autres, ce qui est un indice précieux, car il révèle, le plus souvent, le point de départ du mal. — La douleur a quelquefois des irradiations particulières qui aident à en trouver le point de départ: les douleurs de l'estomac s'étendent à la région correspondante du dos et à la paroi antérieure de la poitrine; celles du rein descendent le long du trajet de l'uretère, et quelquefois jusqu'à l'extrémité de la verge; celles de l'utérus s'étendent aux lombes, aux aines et aux cuisses; celles du foie s'irradient jusqu'à l'épaule droite, dans quelques cas, etc.

La douleur est profonde ou superficielle, suivant l'organe affecté.

Nature. Elle est sourde, aiguë, lancinante, suivant les

cas: sourde dans les parenchymes, plus aiguë dans les membranes. Quand elle se manifeste par un sentiment de pincement et de contraction, elle prend le nom de *crampe;* si elle revient par accès et s'accompagne d'une espèce de tortillement, faible d'abord, puis graduellement croissant et qui se déplace, elle reçoit le nom de *colique.* C'est du *ténesme* lorsqu'elle provoque un besoin d'évacuation qui ne peut pas être satisfait, faute de matières à évacuer, et qui se répète à intervalles rapprochés; le ténesme se remarque particulièrement dans le rectum, la vessie, le vagin et l'utérus. — Souvent la douleur est spontanée; quelquefois elle ne se révèle que par la pression. — Certaines douleurs sont soulagées par une compression plus ou moins forte et large. — Sensation de brûlure, de chaleur, ou de froid, dans quelques circonstances.

Durée. Elle est extrêmement variable. La douleur est permanente dans les affections graves avec lésions profondes et bien définies; elle est vague et fugace dans les affections légères et nerveuses. Sa cessation indique quelquefois une aggravation dans les accidents (péritonite, perforation, etc.).

Marche. Elle se développe lentement et graduellement dans les affections chroniques et les désorganisations. Elle éclate rapidement dans les maladies nerveuses, dans les affections inflammatoires aiguës, dans les perforations, les empoisonnements.

État général. Les douleurs qui résultent d'affections chroniques, cancéreuses, tuberculeuses, amènent un état de souffrance générale et d'abattement moral, qui se traduit par une expression particulière de la face, généralement connue; les traits sont tirés en bas, allongés, les ailes du nez et les lèvres s'amincissent, les yeux s'enfoncent dans les orbites. Les douleurs aiguës donnent lieu à une décomposition de la figure, qui diffère de la précédente: les traits sont concentrés, les sillons des joues sont plus profonds et leurs bords plus minces que de coutume; le teint est pâle. Quand une douleur est peu prononcée et qu'on la réveille par la pression, les malades s'agitent, contractent leurs membres, la figure exprime la souffrance, l'anxiété. — Quelquefois ces phénomènes sont simulés.

Lorsqu'un malade se plaindra d'une douleur abdominale,

on ne manquera jamais de rapprocher ce fait de l'habitude extérieure du corps; cette comparaison fournit des renseignements précieux; si le malade a conservé son embonpoint, la fraîcheur de la peau, un teint clair: la maladie est récente; si le corps est décharné, jaunâtre: la maladie est ancienne et ordinairement grave. Quelquefois les malades qui présentent un état cachectique assurent que leur douleur est récente : c'est alors, selon toutes probabilités, l'indice d'un travail pathologique aigu, enté sur une affection chronique.

Il ne faut pas oublier que certains individus sont naturellement très-impressionnables et se plaignent vivement pour des douleurs qui seraient à peine remarquées par d'autres; la vivacité, la mobilité du caractère du malade, la disproportion entre les douleurs exprimées et les autres symptômes feront distinguer cette sensibilité exagérée de la douleur vraie — D'un autre côté, quelques malades sont trop peu intelligents pour distinguer une sensation d'une autre; et nous en voyons fréquemment qui rapportent à l'intérieur de l'abdomen les douleurs déterminées à la peau par des piqûres de sangsues, des mouchetures de ventouses; c'est ce qu'on voit fréquemment dans les fièvres typhoïdes.

Maladies dans lesquelles la douleur abdominale se manifeste. Valeur diagnostique.

Nous étudierons surtout la douleur dans les affections des parois de l'abdomen et dans celles des viscères intérieurs.

Douleurs des parois de l'abdomen. Elles se montrent dans l'hystérie, les névralgies, le rhumatisme, les apoplexies musculaires.

Les femmes **chlorotiques** et **hystériques** se plaignent presque toutes de douleurs de l'abdomen qui siégent dans différents points de l'épaisseur des parois abdominales. Il en est une qui occupe les muscles : elle est vague, obtuse, non lancinante; elle se déplace et disparaît facilement; elle n'est pas tout à fait superficielle. MM. Briquet et

Alph. Bezançon (1) signalent des caractères qui permettent de la distinguer des autres genres de douleurs: il existe toujours des points où la pression réveille une sensibilité plus vive que partout ailleurs; les attaches supérieures et inférieures des muscles droits de l'abdomen, les digitations du grand oblique, principalement du côté gauche, sont les parties où cette exagération est surtout prononcée. Il existe aussi une douleur au-dessous du sein et un peu en dehors de la pointe du cœur. Il y en a d'autres à l'occiput, dans les gouttières vertébrales; la peau est insensible dans quelques points du corps, et spécialement aussi à gauche; on trouve enfin souvent, au niveau d'une ou de plusieurs apophyses épineuses, une douleur vive qui, par la pression, augmente quelquefois au point de produire la syncope. Les accidents douloureux ont toujours suivi une émotion morale plus ou moins vive, un chagrin profond, une vive colère, etc.

[[M. Briquet a été trop loin en localisant toutes les douleurs abdominales des hystériques dans les muscles préabdominaux. Souvent on a affaire à une hyperalgésie cutanée incontestable, ainsi que le prouve la douleur produite par le pincement ou le soulèvement de la peau seule, ou le simple fait du frôlement.

Cette douleur, chez les hystériques, a un point d'élection qui est l'épigastre (épigastralgie). D'après M. Briquet, les neuf dixièmes des personnes hystériques présenteraient une douleur siégeant au creux épigastrique, et il attribue à ce symptôme une valeur presque pathognomonique.]]

D'autres hystériques ont des douleurs beaucoup plus vives et qui peuvent simuler la péritonite (Bezançon). — M. Piorry (2) pense que leur siége réel est alors dans l'utérus. Dans ces cas, le facies est excellent, le pouls sans altération, les malades exécutent des mouvements qu'elles éviteraient bien certainement de faire si une péritonite existait. Malgré l'évidence de ces symptômes, on a quelquefois appliqué jusqu'à 80 sangsues, et l'on se félicitait d'avoir guéri une péritonite.

Il y a des cas plus trompeurs encore: ceux où la douleur

(1) Bezançon, *Considérations sur l'hystérie et en particulier sur son diagnostic.* Thèse, 1849. — Briquet, *Traité de l'hystérie.* Paris, 1859.
(2) Piorry, *Traité de diagnostic,* t. II, p. 515.

siége, non dans les parties profondes, mais dans la paroi même de l'abdomen, et qui s'accompagnent d'accidents intestinaux. M. Bezançon est le premier qui en ait donné une description complète. Il y a alors ballonnement, vomissement, constipation, difficulté dans l'émission des urines; le facies est altéré, le pouls fréquent; quant à la douleur, elle est excessivement vive, elle augmente par la pression, par le moindre mouvement; elle est tellement superficielle, que les malades ne peuvent supporter le poids d'aucun corps et que la plus légère pression sur la paroi abdominale peut donner lieu à des convulsions. — Dans ces cas, en apparence si graves, malgré la fréquence du pouls, la peau est sans chaleur; la douleur est plus superficielle que celle de la vraie péritonite, car c'est de l'hyperesthésie cutanée; et, enfin, il existe toujours des points douloureux aux attaches des muscles que nous avons indiqués.

Les **névralgies** des parois abdominales ont un siége fixe, donnent lieu à des douleurs quelquefois continues, mais surtout à des élancements qui suivent plus ou moins exactement le trajet d'un nerf bien connu (névralgie iléo-lombaire, iléo-scrotale, iléo-valvulaire); il y a toujours un ou plusieurs point douloureux, et particulièrement au niveau des trous de conjugaison, de la crête iliaque, du pubis; les accidents sont ordinairement intermittents; il n'y a pas de phénomène d'hystérie; le traitement par les révulsifs a plus d'action que dans le cas précédent.

Le **rhumatisme des parois abdominales** produit aussi des douleurs superficielles, apyrétiques, accompagnées d'autres douleurs musculaires des bras, du tronc, qui sont caractéristiques.

Les **apoplexies musculaires** des parois de l'abdomen donnent aussi lieu à des douleurs. — « M. Cruveilhier a vu la gaîne des deux muscles droits de l'abdomen être distendue par des caillots sanguins qui avaient lacéré, détruit les fibres musculaires, altération qui s'était accompagnée, pendant la vie, de douleurs si vives, qu'elles avaient fait supposer l'existence d'une péritonite. Ces apoplexies musculaires se remarquent spécialement dans le scorbut et dans les résorptions purulentes (Grisolle); » et nous ajouterons, d'après Andral et Barth, dans la fièvre typhoïde.

[[Zenker a découvert dans la fièvre typhoïde une altération particulière des fibres musculaires striées, décrite par lui sous le nom de *dégénérescence cireuse* et que l'on retrouve dans la plupart des pyrexies graves, la scarlatine, la rougeole, la variole, etc. Le contenu de la fibre musculaire primitive perd sa striation et devient hyalin et transparent comme le verre (*altération vitreuse* de Cornil et Ranvier). Cette substance est excessivement fragile et la simple pression de la lamelle à recouvrir suffit pour la réduire en fragments irréguliers, à cassures nettes, que Zenker compare assez heureusement aux brisures d'une bougie. Ces fractures se produisent aussi sur le vivant, sous l'influence des contractions du muscle, particulièrement dans les muscles droits de l'abdomen et fléchisseurs de la cuisse. Tel est le mécanisme de ces ruptures musculaires suivies d'hémorrhagie et d'abcès, signalées par Andral et Barth dans la fièvre typhoïde (1).]]

Douleurs ayant leur siége dans l'estomac. **Gastralgie.** — Elle se montre surtout chez les femmes. Sur dix cas de gastralgie, il y en a neuf chez les femmes, un seulement chez l'homme. Cette maladie se caractérise par une douleur sous forme de tiraillements, de crampes; les malades se plaignent d'un sentiment de faiblesse à l'épigastre; il leur semble que la paroi de l'abdomen soit affaiblie, ou même manque complétement dans cette région; la partie correspondante du dos est aussi douloureuse; quelquefois les malades disent que l'épigastre est appliqué sur la colonne vertébrale; souvent il y a sensation d'un pressant besoin d'aliments, mais sans appétit, car tous les aliments répugnent, provoquent du dégoût, des envies de vomir. Les douleurs s'irradient à la partie antérieure du thorax, quelquefois jusque dans les bras et au col. — La pression à l'épigastre, l'action de tendre les bras en avant, de porter un poids plus ou moins lourd, une émotion même, les

(1) Voy. Rindfleisch, *Traité d'histologie pathologique*, traduction F. Gross. Paris, 1873, p. 708.

réveillent avec beaucoup de vivacité. — Soulagées quelquefois par l'ingestion des aliments, elles se reproduisent pendant la digestion. — Il y a ordinairement tension, tympanite épigastrique, sonorité exagérée de cette région et les malades ne peuvent endurer de vêtements serrés. — Pendant les digestions et même à jeun, il y a souvent d'abondantes éructations de gaz inodores, qui soulagent les malades. L'ingestion de substances aqueuses, émollientes, l'eau, les tisanes, le thé, le café, augmentent ou même produisent les accès de douleur; les excitants, les toniques, le vin, le quinquina, les amers, les calment quelquefois très-rapidement; mais il ne faudrait pas en conclure que ces agents soient utiles pour le traitement de l'affection. Pendant les digestions, qui sont laborieuses, les malades rendent quelquefois des liquides filants, muqueux, sans goût ou d'une acidité prononcée.

La gastralgie se manifeste par accès plus ou moins longs, revenant sous l'influence des causes signalées, ou spontanément; ces accès ne sont jamais accompagnés de fièvre. Il est rare que les femmes qui en sont affectées ne soient pas, en même temps, tourmentées par de la leucorrhée et par tous les accidents de la chlorose, et quelquefois de l'hystérie. Mais ce qu'il y a de remarquable, c'est qu'après des douleurs longtemps prolongées, qui se renouvellent souvent et qui durent des années entières, la santé ne souffre pas d'une manière sensible; l'embonpoint persiste, quelquefois aussi la fraîcheur des couleurs, et le moral n'est ordinairement pas abattu et languissant, comme dans les affections chroniques organiques de l'estomac. Quelques femmes cependant sont languissantes; la peau a une teinte jaunâtre, les chairs sont molles; il y a de légers frissons le soir; ce sont surtout les chlorotiques qui présentent ces phénomènes. D'un autre côté, les gastralgies sont l'apanage de la jeunesse et de l'âge adulte; avec les années, les douleurs de cette nature s'apaisent, et, chez les femmes, elles disparaissent souvent à l'époque de la cessation des règles.

[[Récemment, M. le professeur Charcot a appelé l'attention sur les crises gastralgiques qui, dans quelques cas, signalent le début de l'ataxie locomotrice et alternent avec les douleurs fulgurantes des membres (1).]]

(1) Charcot, *Leçons faites à la Salpêtrière*. 1871.

La gastralgie présente quelques variétés. On appelle *pyrosis, soda, fer rouge*, celle dans laquelle il y a un sentiment de chaleur, de tension, qui remonte le long de l'œsophage et qui s'accompagne de renvois, de rejet d'un liquide aigre, acide. On désigne sous le nom de *cardialgie* celle où la douleur amène une tendance à la syncope. Il s'y joint quelquefois de la *boulimie* ou faim exagérée; du *malacia*, appétence pour une seule substance (vinaigre, salade), à l'exclusion des autres aliments; ou du *pica*, désir de manger des substances non alimentaires, comme de la craie, du charbon, du café en grains, de la terre, du plâtre, du savon : sortes de perversion du goût très-communes chez les jeunes filles.

Les autopsies n'ont, jusqu'à présent, fourni aucune notion sur les lésions qui produisent la gastralgie ; de sorte qu'on est réduit à considérer, même aujourd'hui, l'affection comme étant de nature nerveuse.

[[Il nous faut maintenant indiquer les caractères à l'aide desquels on distinguera la gastralgie vraie, nerveuse, de la douleur que l'on constate dans les différentes maladies organiques de l'estomac.

Gastrite. — Dans les éditions précédentes de ce livre, cette affection n'était mentionnée que par acquit de conscience et en en discutant la fréquence et même la réalité. Aujourd'hui que la réaction contre les exagérations de Broussais est tombée à son tour, la gastrite, tant aiguë que chronique, a retrouvé sa place dans le cadre nosologique et l'on reconnaît « que c'est moins en exagérant la fréquence de l'inflammation de l'estomac que Broussais s'est trompé, qu'en assignant à cette maladie une symptomatologie et une gravité imaginaires (1). »

La douleur, dans la gastrite aiguë ainsi que dans la gastrite chronique, est généralement médiocre et fort tolérable ; elle se borne à une sensation de tension, de plénitude, que la pression ainsi que l'ingestion des aliments exagèrent.

Dans l'*ulcère rond* au contraire et dans le *cancer de l'estomac* on constate des douleurs paroxystiques offrant une grande analogie avec la gastralgie. Mais cette dernière se

(1) Jaccoud, *Traité de pathologie interne*. Paris, 1870.

produit généralement à jeun, elle est calmée par l'ingestion des aliments et par la pression extérieure ; le contraire a lieu dans les affections organiques. La présence d'autres symptômes névralgiques, l'absence de vomissements noirs, d'amaigrissement prononcé, de cachexie, servent à compléter le diagnostic.]]

Empoisonnement. — La cautérisation de la surface interne de l'estomac par les *poisons corrosifs*, tels que l'acide nitrique, l'acide sulfurique, le sulfate d'indigo en liqueur, si fréquemment employé par les blanchisseuses et les teinturiers comme moyen de suicide, donne lieu à des douleurs dont il faut d'autant mieux savoir reconnaître le siége et la nature, que, la plupart du temps, les malades cherchent à cacher la cause de leurs souffrances, pour dissimuler l'intention de mort volontaire. On reconnaîtra donc cette douleur gastrique aux caractères suivants :

Douleur épigastrique excessive; les malades portent constamment les mains au creux de l'estomac, comme pour le comprimer ou arracher ce qui s'y trouve ; ils se courbent, se plient en deux, se tordent dans différents sens ; la face est altérée, décomposée, exprime une souffrance extrême. Les lèvres quelquefois sont cautérisées ou couvertes d'ampoules, et colorées de diverses manières ; l'acide sulfurique donne une teinte blanche aux lèvres, à la langue, à la muqueuse des joues ; l'acide nitrique, une couleur jaune ; le sulfate d'indigo, une teinte bleue ; l'acide arsénieux ne laisse pas de traces appréciables : ces marques du passage des caustiques existent quelquefois sur la lèvre inférieure, sur les doigts, sur les habits qui présentent des taches rouges, acides au goût, où l'étoffe est ramollie et friable ; les malades sont pris de vomissements qui font effervescence sur le carreau ; les liquides rendus sont acides, mais seulement au début ; plus tard, ce sont des boissons, des matières glaireuses, bilieuses ; les vomissements reviennent à intervalles plus ou moins rapprochés, la surface du corps est couverte d'une sueur froide, le pouls est misérable, insensible, extrêmement fréquent ; suppression d'urine. Tous ces phénomènes ont débuté rapidement au milieu d'une santé ordinairement parfaite. Quelques recherches chimiques, faciles à faire et dont nous donnerons un aperçu dans le IVe livre de cet ouvrage, décèlent la nature des matières ingérées; on éprouvera des difficultés si ces matières ou la substance des vomissements ont été jetées; néanmoins, les symptômes consécutifs, parmi lesquels domine une stomatite très-intense, mettront ordinairement sur la voie. L'empoisonnement par l'acide arsénieux est un des plus difficiles à diagnostiquer, à cause du peu de traces qui restent dans la cavité buccale; mais cette absence de lésions avec des symptômes d'un empoisonnement seront précisément des indices de ce genre d'empoisonnement.

L'empoisonnement par la *belladone* produit rarement des douleurs; mais c'est un de ceux que les malades ont ordinairement le moins d'intérêt à cacher, car il n'est pas habituellement volontaire; c'est presque toujours le résultat d'un accident, d'une méprise; il survient chez des individus qui ont pris par mégarde des préparations (extrait, teinture) belladonées, qui devaient être employées à l'extérieur, ou chez des individus, et surtout chez des enfants, séduits par la belle apparence et la douceur des fruits de la belladone. On retrouve dans la matière des vomissements des fragments de ces fruits, sous forme de pulpe, et dans lesquels on reconnaît souvent des débris du calice vert à cinq divisions, qui persiste et accompagne le fruit; d'un autre côté, on observe d'abord un délire gai, quelquefois furieux, puis des hallucinations et enfin une somnolence, un engourdissement progressifs, la dilatation des pupilles.

L'empoisonnement par l'*opium* produit peu de douleurs; cependant nous en avons vu quelques exemples; les malades portent la main à l'épigastre, comme s'ils souffraient beaucoup; ils se tordent et s'agitent; la bouche, la langue, les doigts, sont tachés en jaune et exhalent une odeur vireuse (lorsque c'est du laudanum qui a été employé); les vomissements sont jaunes également, ne font pas effervescence sur le carreau; enfin, il y a deux symptômes d'une grande valeur : le resserrement extrême de la pupille et une démangeaison générale de la peau, et surtout de celle du visage, démangeaison qui porte les malades à se frotter continuellement et à gratter autour du nez, de la bouche, des yeux et sur le front.

Nous ne pousserons pas plus loin cette analyse; d'après ce que nous venons de dire, on peut voir comment la douleur épigastrique plus ou moins vive, subite, peut amener à rechercher s'il n'y a pas eu empoisonnement.

Douleurs ayant leur siége dans l'intestin. **Entérite.** — L'inflammation bornée à l'intestin grêle est, sinon toujours, du moins très-fréquemment indolente.

Tout le monde sait que l'*indigestion intestinale* est absolument indolente ; que les malades ne sont arrêtés que par un sentiment de pesanteur, de gêne, de chaleur dans l'abdomen ; et qu'elle ne s'accompagne de douleurs que quand les matières non digérées arrivent dans le gros intestin ; il se produit alors des coliques et de la diarrhée, par suite de l'irritation que le côlon éprouve à son tour. Ainsi, quand on a pris, le soir, des aliments indigestes, on est tourmenté toute la nuit de borborygmes, d'un malaise indéfinissable, mais peu douloureux ; et ce n'est que le lendemain matin que les matières sont arrivées au gros intestin, que les coliques se déclarent.

L'*entérite des tuberculeux*, si souvent accompagnée de lésions graves et étendues, d'ulcérations confluentes et qui détruisent quelquefois toute la circonférence de la membrane muqueuse de l'intestin grêle, est absolument indolente ; et cela est si vrai, que les malades n'appellent jamais l'attention du côté de l'abdomen ; aussi est-on journellement obligé de leur demander s'ils ont de la diarrhée, pour savoir s'il y a quelque complication du côté du tube digestif. Ce fait n'a pas échappé à Andral (1). « Les ulcérations qui se produisent si fréquemment dans les intestins des phthisiques se développent bien souvent sans donner lieu à aucune douleur. » Aussi, la douleur abdominale chez les tuberculeux éveille presque toujours l'attention sur une complication autre que l'entérite, comme la péritonite, par exemple.

L'*entérite typhoïde*, étudiée au point de vue de la douleur, présente les résultats les plus remarquables et que nous empruntons presque tous à M. le professeur Bouillaud.

Nous reconnaissons, avec ce savant observateur, que la douleur est nulle ou à peine prononcée dans le cas où l'inflammation est simple, bornée à la partie inférieure de

(1) Andral, *Clinique*, 4e édition, t. I, page 538.

l'intestin et sans complication. Dans ce cas, quels que soient le degré de la lésion, sa profondeur, son étendue, il n'y a ni douleur spontanée, ni douleur à la pression. Ce fait peut être démontré par des preuves de plusieurs ordres. D'abord, par l'examen direct : en effet, on peut palper toute la région abdominale, la presser, la percuter dans tous les sens, sans que les malades se plaignent ; ils peuvent bien ressentir une légère douleur, mais elle ne dépasse pas les limites de celle qu'on peut produire, chez un homme sain, par la pression de la paroi abdominale ; cette légère douleur, si elle existe, n'est pas plus prononcée dans la fosse iliaque droite que dans la gauche ; il est bien entendu qu'on se rappellera que certains individus sont plus impressionnables que d'autres et accusent une douleur au moindre contact ; la vivacité même de cette douleur, les mouvements brusques que font les malades, sont les meilleures preuves que cette irritabilité est naturelle et nullement l'effet de la maladie ; d'ailleurs, les malades savent fort bien déclarer eux-mêmes qu'ils sont sensibles naturellement et que c'est sur la peau surtout qu'ils ressentent l'impression pénible dont il est question. Nous n'avons pas besoin de faire remarquer non plus qu'on ne prendra pas pour douleur intestinale celle qui pourrait résulter de piqûres récentes de sangsues ou de mouchetures de ventouses ; on y est quelquefois trompé.

D'autres faits déposent encore en faveur de l'absence de douleurs abdominales dans la fièvre typhoïde ; quand on interroge les malades, ils se plaignent de mal de tête et jamais de mal de ventre, même quand ils ont la diarrhée. Ils n'entrent guère à l'hôpital que le huitième, le dixième, le douzième et même le quinzième jour de leur maladie, parce qu'ils n'ont pas souffert d'autre part que de la tête, et que la céphalalgie n'est généralement pas considérée comme une maladie ; or, on sait que toutes les affections douloureuses, pleurésie aiguë, rhumatisme articulaire, amènent les malades de bien meilleure heure à l'hôpital, du troisième au cinquième jour, et très-rarement plus tard. A quoi tient cette différence ? A l'absence de douleurs dans la fièvre typhoïde.

D'un autre côté, nous rappellerons les cas assez fréquents de fièvres typhoïdes, dites *latentes ;* quelques individus arrivent au vingtième ou au trentième jour d'une fièvre de cette espèce sans s'être alités, sans avoir réclamé de soins ; ils ont été languissants, ils n'ont pas travaillé et ont eu la diarrhée ; ils ne se sont pas fait soigner, parce qu'ils n'avaient pas souffert. Mais tout à coup ils font appeler un médecin ou entrent à l'hôpital, parce qu'ils sont pris d'une douleur vive subite ; une perforation intestinale s'est faite, une péritonite suraiguë est survenue.

Enfin, est-il nécessaire de rappeler que la fièvre typhoïde n'est connue, comme maladie spéciale et distincte, que depuis un nombre d'années relativement restreint ; que c'est elle qui a fourni les éléments de cette multitude de fièvres qui embarrassent tous les écrits des médecins des âges précédents, et dont on avait arbitrairement fixé le siége dans le cerveau, les nerfs, les muscles, le sang, la pituite, les flux muqueux, la bile, etc. ? On la localisa seulement à l'époque où l'anatomie pathologique démontra que, pour les fièvres précédentes, il n'y avait qu'une seule et même lésion, celle de l'intestin grêle ; et alors on lui donna le nom de fièvre entéro-mésentérique. Pourquoi, avant cette époque, ne lui avait-on pas donné ce nom ? Parce qu'on ne savait pas que l'intestin fût pris. Et pourquoi ne le savait-on pas quand on ne faisait pas d'anatomie pathologique ? Parce que rien dans la vie n'indiquait que l'intestin fût malade, parce que la douleur manquait. En effet, avant qu'on connût la lésion, disait-on un seul mot de l'état du ventre, du gargouillement, de la tympanite légère ? Ces caractères n'ont été trouvés qu'après coup, parce qu'on a cherché si, pendant la vie, il n'y avait pas de symptôme du côté de l'organe où l'on savait que se passaient les principaux phénomènes anatomiques.

Et d'un autre côté, dans l'antiquité, a-t-on eu besoin de l'anatomie pathologique pour localiser la pneumonie dans le poumon, la pleurésie dans la plèvre, l'hépatite dans le foie, la méningite dans le crâne, etc. ? Non assurément. Et qui a fait les frais de cette localisation ? La douleur ! Toutes ces affections étaient parfaitement rapportées à leurs organes respectifs sans le secours du scalpel de l'anatomiste. Qu'est-il résulté de là ? C'est qu'aucune de ces maladies n'a pris le nom de fièvre, ou qu'on a ajouté à ce nom commun une épithète indiquant le point de départ de la maladie ; et l'on a dit : *fièvre péripneumonique*, *fièvre pleurétique*, *fièvre cérébrale*. Mais, quant à la fièvre typhoïde, elle n'a jamais eu d'épithète de *localisation*, parce qu'elle ne présentait pendant la vie aucun caractère indiquant l'affection d'un organe. A quelle époque a-t-elle pris un nom ? Quand on a reconnu les lésions intestinales. Et quel est le premier nom qu'elle a pris ? Encore une fois, celui de fièvre entéro-mésentérique.

En conséquence, la douleur n'est pas un symptôme de la lésion intestinale de la fièvre typhoïde ; c'est seulement un phénomène appartenant aux complications qui l'accompagnent, circonstance très-importante à prendre en considération pour établir le degré de simplicité ou de complication de la maladie et, par conséquent, pour instituer le pronostic et le traitement.

Ainsi, l'absence de douleur abdominale ne doit pas faire méconnaître une fièvre typhoïde ; ce serait peut-être même une raison pour diagnostiquer cette maladie. En effet, si l'on a affaire à une fièvre continue, qui dure depuis un certain temps, qui s'accompagne d'un peu de diarrhée, de tympanite légère de la région sous-ombilicale, d'un gargouillement léger dans la région iléo-cæcale et sans douleur notable, on peut diagnostiquer une fièvre typhoïde ; seulement on dira que l'entérite est simple, bornée à l'intestin grêle.

Mais il n'en sera pas de même si l'entérite typhoïde est plus étendue et occupe le gros intestin, soit qu'il y ait des ulcérations dans cet intestin, soit qu'il ne s'y trouve que de la rougeur inflammatoire. Il y a alors une douleur plus ou moins vive ; et l'on reconnaît que cette douleur a véritablement son siége dans le gros intestin, car elle en suit le trajet, se présente sous la forme de colique et s'accompagne d'une tympanite et d'une diarrhée plus fortes que dans les cas précédents.

Enfin, la douleur abdominale dans la fièvre typhoïde est aussi le caractère d'une complication de péritonite. Il y a peu de temps, une femme entra dans notre service, au quinzième jour d'une fièvre de cette nature ; la figure était fort altérée, il y avait dans la fosse iliaque droite une douleur spontanée et qui augmentait considérablement par une pression même superficielle ; enfin, des vomissements. Nous diagnostiquâmes une péritonite circonscrite liée probablement à une perforation ; la mort eut lieu le lendemain, et le diagnostic fut vérifié à l'ouverture.

Andral (1) signale encore une autre cause de douleur dans la fièvre typhoïde : « La douleur paraissait due à un épanchement de sang dans les faisceaux musculaires des parois abdominales, et spécialement dans les muscles droits. En pareil cas, la douleur est parfois très-vive, la moindre pression lui donne une grande intensité, et elle pourrait faire croire à l'existence d'une péritonite. » Barth (2) a aussi fixé son attention sur ce fait singulier, et il est arrivé aux mêmes résultats que ceux que nous venons de rappeler. (Voy. *Douleur siégeant dans les parois abdominales*, p. 620.)

En résumé, la douleur abdominale n'est pas un symptôme de fièvre typhoïde ; son absence est la règle, et sa présence indique une complication de colite, de péritonite, d'hémorrhagie des parois abdominales. C'est à Broussais et surtout à M. Bouillaud qu'on doit d'avoir développé cette remarque si importante.

On sait quelles vives douleurs accompagnent la péritonite provoquée par la perforation intestinale.

Les auteurs qui ont écrit sur le **typhus** ont à peine parlé de la douleur abdominale ; d'autres ne s'en sont occupés que pour dire qu'elle manque. M. Dalmas (3) donne l'absence de la douleur dans l'hypochondre droit comme un *caractère différentiel* entre le typhus et la fièvre typhoïde. D'après ce que nous venons de dire, ce caractère doit avoir peu de valeur ; mais il résulte au moins de cette remarque que la douleur abdominale manque aussi dans le typhus.

Dans la **fièvre jaune**, les malades ont à l'épigastre une sensation plus incommode que douloureuse.

Colite, Dysentérie. — C'est dans l'inflammation du gros intestin qu'on observe particulièrement le genre de douleur appelé *colique ;* elle consiste dans des douleurs exacerbantes, accompagnées d'un sentiment de pincement, de tortillement, de borborygmes, de déplacement de gaz et de liquides dans l'abdomen, et d'un besoin plus ou moins

(1) Andral, *Clinique*, 4e édit., t. I, page 534.
(2) Barth, *Union médicale*, 23 octobre 1847.
(3) Dalmas, *Dictionnaire de médecine* en 30 volumes.

pressant d'évacuation. Ces douleurs sont quelquefois générales; elles suivent aussi fort habituellement le trajet du côlon et peuvent être égales partout, ou plus prononcées dans un point, dans le côlon transverse, dans l'S iliaque, etc. Elles se terminent ordinairement dans le bassin et cessent, après une évacuation plus ou moins copieuse, pour revenir à une époque plus ou moins rapprochée; dans les premiers moments de la colite simple, les évacuations sont abondantes; plus tard, elles le sont moins et l'expulsion est accompagnée de ténesme, de chaleur, de brûlure à l'anus, etc. Les douleurs reviennent presque aussitôt après l'ingestion des aliments, des boissons; quand l'affection est simple, il n'y a pas de fièvre; l'appétit est conservé, la digestion stomacale est peu troublée.

La douleur de la *dysentérie aiguë*, *bénigne* ou *sporadique* est plus sourde; elle commence par une sorte de commotion dans l'abdomen et donne lieu rapidement à un besoin d'évacuation; l'expulsion est accompagnée de douleurs et de brûlure; des efforts, quelquefois considérables, sont faits pour évacuer une très-petite quantité de matières, et presque aussitôt après il se manifeste du ténesme, des épreintes et un nouveau besoin. Les matières rendues sont en très-petite quantité, quelquefois moins d'une cuillerée de matières muqueuses, glaireuses, semblables à du blanc d'œuf, à du frai de grenouille, avec plus ou moins de sang pur. Il y a aussi du ténesme vésical, quelquefois procidence du rectum, surtout chez les enfants; de la leucorrhée, chez les femmes. Dépression des forces, qui ne s'explique ni par l'intensité des douleurs ni par la quantité des matières rendues.

La *forme grave* ou *épidémique* donne lieu à des douleurs quelquefois atroces, à des évacuations très-fréquentes, mais toujours peu abondantes. Les matières sont muqueuses, sanglantes, brunâtres, d'une horrible fétidité; elles entraînent des fragments de fausses membranes, des débris muqueux; il existe souvent une douleur fixe dans un point déterminé de l'abdomen; cet endroit correspond aux ulcérations principales de l'intestin; dans les Indes orientales, cette douleur se trouve communément dans la région cæcale, tandis qu'en Algérie c'est dans la fosse iliaque gauche qu'elle se fait le plus ordinairement sentir, d'après Cambay (Grisolle); aussi, en Afrique, les lésions sont-elles plus profondes dans le rectum et dans l'S iliaque que partout ailleurs.

Dans la *dysentérie chronique*, elles sont plus modérées, mais se révèlent aussi par la pression et s'accompagnent d'une diarrhée séreuse ou muqueuse. Quand l'affection est guérie, la diarrhée se reproduit, ainsi que les douleurs, avec une grande facilité et sous l'influence des causes les plus légères, comme le refroidissement, un simple écart de régime. Beaucoup de personnes qui ont eu, en Algérie, des dysentéries graves et qui sont guéries depuis longtemps, ne peuvent cependant éprouver le plus léger refroidissement soit aux jambes, soit à l'abdomen, sans éprouver un retour des douleurs et de la diarrhée.

C'est dans la **péritonite** surtout qu'on trouve le type de la douleur abdominale; elle est excessivement vive, continue, avec exacerbations plus ou moins fréquentes; elle est très-superficielle, à ce point que les malades poussent des cris à la plus simple pression, ou même quand ils voient approcher les mains; ils ne peuvent supporter aucun poids, pas même celui des couvertures ou des cataplasmes; ils se couchent volontiers sur le côté et pliés en deux; il y a des vomissements fréquents, rappelés par l'ingestion des boissons; de la tympanite; ordinairement de la constipation. Les traits sont fortement altérés, le pouls petit, misérable, insensible quelquefois.

Il y a cependant quelques modifications dans cette douleur, selon les variétés de la péritonite.

Elle n'est jamais plus prononcée, plus aiguë, plus violente que dans la péritonite suraiguë, *traumatique*, ou *par perforation*.

Dans la *péritonite puerpérale*, elle manque souvent, surtout au début.

Dans la *péritonite subaiguë* et dans les formes *chroniques simple et tuberculeuse*, elle manque si ordinairement, qu'on méconnaît souvent ces deux affections. La tympanite et la diarrhée, qui existent presque toujours alors, sont quelquefois les seuls symptômes de quelque valeur qui puissent faire soupçonner, sinon reconnaître la maladie. Les ascites abandonnées à elles-mêmes, ou pour lesquelles on a pratiqué une ou plusieurs ponctions, la cirrhose, donnent fréquemment lieu à une péritonite subaiguë qui reste souvent latente, par suite de l'absence de douleurs; mais on peut cependant soupçonner cette complication, en voyant s'établir des vomissements et de la diarrhée et le malade tomber dans la prostration, perdre ses forces, avoir une fièvre continue, avec sécheresse de la peau et exacerbation le soir; on peut faire les mêmes remarques chez les tuberculeux. . . . .

La péritonite peut être locale, dans les cas de perforation typhoïde, d'ictère avec hépatite, de pleurésie diaphragmatique, de kystes du foie, des ovaires, de métrite; l'augmentation subite de la douleur, sa localisation dans les points occupés par l'organe malade, le caractère superficiel qu'elle présente, l'impossibilité qu'il y a pour les malades à endurer la pression, quelques vomissements, l'altération des traits, les modifications dans le pouls, la prostration rapide des forces, annonceront cette grave complication.

La douleur est encore un symptôme important des hémorrhagies péritonéales, désignées sous le nom d'**hématocèles rétro-utérines.** (Voy. à l'art. *Tumeurs.*)

Colique de plomb. — L'entéralgie saturnine est ordinairement facile à diagnostiquer, cette affection se développant, le plus ordinairement, chez des individus qui sont, par leur profession, exposés à manier du plomb ou des préparations de plomb, qui savent être exposés aux accidents de cette nature, et qui sont les premiers à prévenir le médecin que leur maladie est de nature saturnine; mais il arrive aussi très-souvent que des individus ont été soumis, à leur insu, à l'action de préparations plombiques et qu'ils ne peuvent donner aucun renseignement sur l'origine des douleurs qu'ils éprouvent. Cette intoxication est souvent produite par l'usage de vin sophistiqué avec le plomb, de cidre qui a séjourné dans des vases de ce métal, par des pilules d'acétate de plomb administrées contre les sueurs nocturnes; par l'usage de bandelettes de diachylon, employées contre les ulcères des jambes. Une femme observée dans le service de M. Bouillaud avait une colique déterminée par l'application d'un fard à base de plomb.

Un fabricant de chaussons, que j'ai vu à l'Hôtel-Dieu en 1846, avait de vives coliques dont il ignorait la nature : en le pressant de questions, j'appris qu'il blanchissait avec une poudre blanche la semelle des chaussures qu'il fabriquait ; c'était du blanc de céruse. Plusieurs personnes ont été empoisonnées pour avoir mangé du pain cuit dans un four chauffé au moyen de bois peint avec des couleurs à base de plomb. Mon frère a donné des soins à une dame qui s'occupait de peinture et qui, employant la couleur appelée blanc d'argent, dans laquelle il entre de la céruse, avait contracté une colique de plomb. Nous pourrions multiplier ces exemples ; nous avons tenu à en citer quelques-uns, pour montrer dans combien de circonstances il peut arriver que la cause de la colique échappe ; et pour montrer, en conséquence, combien il est possible de se tromper, si l'on ne connaît au juste les caractères de cette douleur.

La colique de plomb débute d'une manière lente et graduelle ; il y a d'abord des douleurs passagères et une légère constipation ; quand elle est confirmée, la douleur devient excessivement vive ; elle se manifeste par accès ; elle est ordinairement générale, quelquefois concentrée à la région ombilicale ; la pression la soulage, mais la pression exercée sur une large surface ; les malades se couchent volontiers sur l'abdomen et en travers de leur lit, pour comprimer l'intestin ; cependant il arrive souvent que la palpation, même étendue, l'exaspère notablement, et que les malades ne peuvent pas endurer même le poids d'un cataplasme. L'abdomen est presque toujours rétracté, plat et dur comme une planche, quelquefois déprimé ; névralgie des testicules, augmentée par la pression, dans les trois quarts des cas (Grisolle).

Des vomissements ou plutôt des vomituritions surviennent ; il y a une constipation opiniâtre ; de temps à autre, des matières sèches, ovillées, sont rendues en petite quantité et avec beaucoup d'efforts. Il y a des rémissions plus ou moins longues, mais suivies du retour des douleurs. On observe quelquefois une teinte jaune de la peau, presque toujours un liséré gris ou bleuâtre au bord libre des gencives, quelquefois des taches ardoisées ou noirâtres sur la face muqueuse des joues en contact avec les dents. La matité hépatique diminue, le foie est rétracté (Potain). Tous ces accidents, même à un haut degré d'intensité, sont apyrétiques ; ils durent quelquefois fort longtemps sans beaucoup altérer la santé des malades. Le doute sur la nature des douleurs ne peut subsister un instant si l'on voit survenir de l'arthralgie, de l'amaurose, des symptômes épileptiques, [de l'anesthésie de la face dorsale des avant-bras et de la face externe des mollets (Gubler)], de la paralysie des extenseurs communs des doigts, avec intégrité des radiaux et des extenseurs propres. Souvent l'administration de bains sulfureux, en colorant en noir la surface de la peau, les ongles, aide puissamment au diagnostic. Les purgatifs, en amenant la guérison, confirment aussi cette manière de voir.

La colique saturnine donne quelquefois lieu à des douleurs qui augmentent considérablement par la pression et qui s'accompagnent de fièvre ; dans ces cas, les purgatifs, loin de réussir, aggravent le mal : il est probable qu'il y a alors complication d'inflammation intestinale. Nous avons vu, dans un cas, dans le service d'Andral, cette colique donner lieu à tous les phénomènes de la péritonite et la guérison survenir facilement sous l'influence des antiphlogistiques. On n'oubliera pas ces cas, où la maladie se cache sous les apparences d'une autre affection.

Nous devons mentionner l'opinion émise par M. Briquet (1) sur le siége de la colique de plomb. Selon cet auteur, les douleurs auraient leur point de départ dans les muscles de la paroi abdominale, et non dans l'intestin ; et elles guériraient très-facilement par l'*électrisation faradique*. Nous n'insistons pas sur ce point, parce qu'il n'a aucun intérêt au point de vue du diagnostic. Tout porte à croire cependant que la colique de plomb tient à une stricture spasmodique de l'intestin déterminant à la fois la douleur et la constipation ; le succès de la médication opiacée contre l'un et l'autre de ces symptômes milite en faveur de cette hypothèse.

Colique du Poitou, végétale, du Devonshire, de Madrid, des Antilles. — Citois a décrit, en 1636, une épidémie de colique qu'il observa dans le Poitou, et qui était caractérisée par des coliques violentes, accompagnées de vomissement, de hoquet, de diarrhée, etc. ; suivies de paralysie des extenseurs des mains, d'amaurose, quelquefois d'épi-

(1) Briquet, *Archives générales de médecine*, 5e série, t. XI, 1858, p. 129 et suiv.

lepsie ; cette affection se manifestait particulièrement chez les personnes qui faisaient usage de vin blanc. Huxham a décrit une colique du Devonshire semblable à la précédente par les symptômes, et causée, dit-il, par l'abondance incroyable de pommes et l'usage abusif du cidre. Bonté, Lepecq de la Cloture, ont observé une affection semblable en Normandie ; on en vit une pareille à Madrid. Dans les Antilles, à la Guyane, au Sénégal, on a observé des épidémies du même genre, suivies d'accidents de la même nature, et qu'on a attribuées à l'influence de certains vents ; seulement cette variété diffère de la précédente par la constipation : aussi l'appelle-t-on *colique sèche des Antilles*. Nous avouons que nous ne sommes pas disposé à considérer ces affections comme distinctes de la colique de plomb, malgré l'opinion contraire de M. le professeur Fonssagrives (1). Nous ne comprenons pas, en effet, qu'une maladie qui serait différente, par son origine, de la colique de plomb, puisse offrir avec celle-ci une aussi grande ressemblance de symptômes, et soit, comme elle, suivie de paralysie des extenseurs des mains, d'amaurose, d'épilepsie. On répondra qu'il y a un symptôme qui établit une grande différence, la diarrhée ; mais, d'abord, elle n'existe pas toujours, et, ensuite, nous savons qu'elle se voit quelquefois dans des cas de colique de plomb compliqués d'entérite. Tout le monde a vu des faits de ce genre ; et, dans les cas qui nous occupent, ne voit-on pas qu'il y avait précisément une condition capable de produire la diarrhée ? Nous voulons parler de l'usage immodéré de fruits et de boissons récentes et à peine fermentées (cidre, etc.). D'un autre côté, si l'on nous objectait qu'on n'a jamais saisi de cause saturnine, nous répondrions que cela ne peut nullement prouver que cette cause n'a pas existé. Enfin, des médecins contemporains ont déjà attaqué, comme nous, la nature indépendante des coliques dites végétales, et en ont fait, comme nous le faisons en ce moment, des coliques de plomb. C'est surtout Lefèvre (de Brest) qui a dirigé les at-

(1) Fonssagrives, *Archives de médecine*, 1852 ; *Gazette hebdomadaire*, 1857, et *Traité d'hygiène navale*, 2e édit., Paris, 1877. On consultera avec intérêt les articles de Le Roy de Méricourt *in* Valleix, *Guide du médecin praticien*, 5e édition. Paris, 1866, t. IV, p. 84, t. V, p. 1010 ; et le livre de Dutroulau, *Traité des maladies des Européens dans les pays chauds*, 2e édition. Paris, 1868.

taques les plus vives contre la non-identité (1) des maladies. Il n'y a donc pas de diagnostic à établir pour des maladies qui probablement n'existent pas. Nous renvoyons, pour compléter ce sujet, à ce que nous avons dit de la paralysie dans la colique sèche.

On a aussi parlé de **coliques** de **zinc** et de **cuivre**, qui nous semblent problématiques comme les précédentes. Les coliques observées dans les ateliers où l'on travaille ces métaux ne peuvent-elles pas tenir à ce que les alliages contenaient du plomb ? Et, quelquefois aussi, la colique a pu n'être autre chose qu'un empoisonnement par un de ces sels de cuivre ou de zinc qui se forment si facilement, soit à l'air, soit par le contact des acides. Nous croyons enfin, par un exemple que nous avons eu sous les yeux, qu'on a souvent pris pour coliques de cuivre de simples fièvres typhoïdes.

Lorsqu'il se fait une **perforation** de l'intestin, les malades éprouvent ordinairement une douleur vive et ont la sensation de l'épanchement d'un liquide plus ou moins chaud dans l'abdomen. Beaucoup sont pris, à ce moment, de sueurs froides et de syncopes. On observe ces accidents dans les perforations spontanées, dans celles qui succèdent à la fièvre typhoïde, à des ulcérations, à des cancers de l'intestin ou de l'estomac, dans les maladies du cæcum et de son appendice ; on a assuré, mais sans preuves suffisantes, que les vers, et particulièrement les lombrics, peuvent perforer l'intestin. Un fait plus certain, c'est que les contusions de l'abdomen sont fréquemment l'origine des perforations ; nous en avons vu deux exemples : l'un chez un homme qui avait reçu un coup de pied de cheval ; l'autre chez une femme enceinte de cinq mois, qui avait éprouvé une contusion par le choc d'un panier.

Les circonstances que nous venons de mentionner, jointes à la nature de la douleur, à son mode d'invasion, sont presque caractéristiques. Ainsi, par exemple, un individu est convalescent de fièvre typhoïde, il est même voisin de la guérison ; il éprouve tout à coup, sans cause connue, ou à

(1) A. Lefèvre (de Brest), *Recherches sur les causes de la colique sèche*, etc. Paris, 1859.

la suite d'un excès d'aliments, une douleur vive dans un des côtés du ventre et une sensation de chaleur douce; il tombe en syncope; puis des douleurs permanentes s'établissent, des vomissements surviennent : il n'y a point de doute qu'une perforation a eu lieu. On portera le même jugement si des accidents de cette nature se montrent chez une personne qui a un phlegmon de la fosse iliaque, par suite d'une maladie du cæcum; ou bien, s'il y a eu contusion de l'abdomen, etc.

[[L'*ulcère rond* ou *perforant de l'estomac* s'accompagne quelquefois d'une perforation subite de toutes les parois avant la formation d'adhérences protectrices, de la pénétration des matières alimentaires dans le péritoine et de péritonite mortelle. Il est même des cas où cette péritonite suraiguë est le premier et unique symptôme de l'ulcère (Niemeyer); la perte de substance de l'estomac s'est effectuée d'une manière sourde et presque à l'insu du malade. Cependant, si l'on interroge attentivement le sujet, il accuse presque toujours quelques troubles légers de la digestion et de la sensibilité à la pression épigastrique précédant de quelques jours ou de quelques semaines la catastrophe finale.]]

La présence de *calculs* dans les voies urinaires, ou dans les canaux biliaires, donne lieu à des accès de douleur qu'on nomme *colique néphrétique* et *colique hépatique*.

La **colique néphrétique** ne se remarque guère que chez les goutteux; elle se manifeste par accès dans l'intervalle desquels la santé est assez bonne, sauf quelques accidents légers du côté de la sécrétion urinaire. L'accès débute très brusquement, soit spontanément, soit surtout à la suite d'un exercice violent, d'une course, du mouvement du cheval ou de la voiture, soit seulement par le simple changement de position du corps. Les malades ressentent, dans un côté de la région lombaire, une douleur aiguë qu'ils comparent à un déchirement, à un tiraillement, à un pincement. Cette douleur s'irradie dans une grande étendue de l'abdomen, et particulièrement le long du trajet de l'uretère, dans l'hypogastre, et quelquefois jusqu'à l'extrémité de la verge. Ce dernier caractère est cependant plus commun dans les calculs vésicaux. La pression sur les lombes ou sur la paroi abdominale diminue ou apaise la douleur; aussi, la plupart des malades se couchent sur le ventre, pour obtenir quelque soulagement. La rétraction du ventre, des vomissements bilieux, quelquefois très-répétés; la rétraction des testicules, quelquefois la suppression de la sécrétion urinaire, sont des phénomènes qui accompagnent presque constamment ceux que nous venons de décrire. Au milieu de ces accidents quelquefois fort graves, apyrexie complète; rémissions et exacerbations souvent nombreuses; la durée des accidents dépasse rarement douze ou vingt-quatre heures. Au bout de ce temps, les malades sont, en général, avertis de la fin de l'accès par le rétablissement du cours de l'urine ou par les changements que présente ce liquide. Pendant le cours de l'accès, l'urine est peu abondante et incolore; l'accès passé, elle redevient plus ou moins abondante, rouge, colorée comme par du sang, et elle dépose un sédiment épais d'acide urique. Quelquefois on rencontre, dans les urines, le gravier ou des graviers qui ont été la cause de la colique néphrétique; mais le plus souvent, on ne les voit pas, parce qu'ils sont restés au sein de l'organe malade. La cessation de la douleur a lieu par le mécanisme suivant : la présence d'un calcul volumineux dans une partie étroite des voies urinaires forme un obstacle complet à l'écoulement de l'urine, et en détermine l'accumulation; mais le corps étranger, par suite de l'irritation qu'il cause, détermine autour de lui une sécrétion de mucosités; celles-ci permettent au calcul de s'éloigner des parois du canal de l'uretère; l'urine s'interpose, le soulève et le fait monter vers le bassinet, pendant qu'elle-même, libre de tout obstacle, reprend son cours ordinaire et fait cesser tous les accidents. Il est bien entendu que, dans le cas de pyélite, l'urine présente, même pendant l'accès douloureux, une proportion plus ou moins forte de sang ou de pus.

Des accidents analogues signalent la présence des **calculs biliaires** dans les canaux excréteurs du foie : les malades sont pris aussi d'une douleur vive qu'ils rapportent à la région hépatique ou épigastrique et qui irradie souvent vers l'épaule droite, de vomissements, de rétraction de l'abdomen. Au bout de quelques heures ou de quelques jours et après la disparition des accidents, on trouve, dans les matières excrétées, des calculs biliaires plus ou moins gros ou de la *gravelle* biliaire. Quelquefois cependant on ne rencontre pas ces corps étrangers, qui sont remontés dans une partie plus large des voies biliaires, par un mécanisme semblable à celui que nous avons signalé plus haut pour les calculs urinaires. Dans la plupart des cas, un ictère léger et fugace suit les attaques de colique hépatique. Chez quelques malades, cet ictère persiste dans l'intervalle des accès et prend les caractères de l'ictère le plus intense ou ictère noir.

II. — De la dyspepsie.

On désigne sous le nom de dyspepsie la lenteur et la difficulté de la digestion.

La dyspepsie est une maladie ou un symptôme : une maladie, quand elle est l'expression d'un trouble fonctionnel, d'une névrose de l'estomac, comme cela a lieu dans l'indigestion ; un symptôme, quand elle reconnaît pour cause une maladie antérieure du tube digestif ou de toute autre partie.

Par suite du *consensus* de tous les organes, et surtout en raison des sympathies qui unissent le tube digestif au reste de l'organisme, il est rare que la dyspepsie ne se montre pas, à titre de phénomène sympathique, dans toutes les affections qui troublent l'ensemble de l'économie ; en effet, elle apparaît aussi bien dans le plus léger accès de fièvre que dans la maladie la plus grave. Et souvent, sans avoir aucun rapport avec l'affection qui va éclater, elle en signale l'apparition ; puis, ensuite, les progrès, la décroissance. Elle n'est pas toujours dans un rapport parfait avec le mal local, qui en est la cause ; ainsi elle peut décroître quand ce mal s'aggrave, et réciproquement. Néanmoins, le véritable médecin devra en tenir le plus grand compte ; en effet, l'augmentation ou la diminution de la dyspepsie donne la mesure exacte de la participation de l'économie au mal local.

On doit distinguer deux espèces de dyspepsies : la *dyspepsie accidentelle* et la *dyspepsie habituelle* (1). M. Nonat (2)

(1) Chomel, *Des dyspepsies*. Paris, 1857.
(2) Nonat, *Traité des dyspepsies*. Paris, 1862, pages 19 et 106.

signale à l'attention des médecins la dyspepsie *sympathique,* dont une variété *peu connue* accompagne fréquemment les maladies de l'utérus et de ses annexes.

Caractères. La *dyspepsie accidentelle* n'est rien autre chose que l'*indigestion.* Les malades éprouvent de la pesanteur et de la tension à l'épigastre, du malaise, des vertiges, l'obscurcissement de la vue, des frissons, de l'horripilation, des sueurs froides, un sentiment d'anxiété précordiale, des pincements d'estomac et enfin des vomissements ; ceux-ci sont ordinairement précédés d'une sécrétion abondante de salive. L'expulsion des aliments et d'un peu de matière bilieuse termine la série des accidents ; il ne reste qu'un peu de courbature ; mais quelquefois il survient un accès de fièvre.

L'indigestion, au lieu d'être *stomacale,* peut être *intestinale.* Alors se manifestent : des douleurs abdominales, des coliques, des borborygmes ; des liquides et des gaz parcourent avec bruit l'intestin ; enfin, déjections alvines abondantes, formées d'aliments à peine digérés, de gaz, de liquides bilieux et muqueux. Brisement, affaiblissement des membres, sensibilité au froid, quelquefois fièvre ; souvent l'appétit est conservé ; aussi, quelques malades, continuant à prendre des aliments, entretiennent cet état, qui prend alors le nom de *lientérie.*

Quelquefois l'indigestion est précédée de divers troubles nerveux assez alarmants, tels que : anxiété, palpitations, irrégularité du pouls, défaillances, vertiges, demi-délire, mouvements désordonnés et presque convulsifs, engourdissement, affaiblissement partiel des membres pouvant simuler l'hémiplégie.

L'indigestion est ordinairement un accident passager, mais qui peut se reproduire ou devenir permanent par une mauvaise hygiène, par des excès, ou enfin par la répétition ou la persistance de toutes les causes que l'on connaît et que nous ne croyons pas devoir énumérer.

La *dyspepsie habituelle* ou *chronique* peut aussi avoir son siége dans l'estomac ou dans l'intestin. Elle se révèle par des troubles permanents des voies digestives, qui n'ont avec l'indigestion que des rapports éloignés. Ses caractères principaux sont les suivants : inappétence, répugnance pour les aliments en général, ou seulement pour quelques-uns appétence pour d'autres et pour certaines boissons ; douleur à l'épigastre et à la base du thorax; sentiment de plénitude dans le haut de l'abdomen, ou à sa partie moyenne, selon que l'estomac ou l'intestin sont le siége des accidents. Nausées, vomissements, éructations de gaz à odeur acide, nidoreuse ou sulfureuse. Ces phénomènes augmentent après l'ingestion des aliments. La salive est rare, mousseuse, et elle forme, sur les bords de la langue, deux lignes qui convergent vers la pointe. Les malades éprouvent un malaise général, de la fatigue; ils sont moroses et deviennent facilement hypochondriaques; céphalalgie, insomnie la nuit, somnolence le jour; l'intelligence paresseuse; voix affaiblie; dyspnée, toux dite *stomacale;* palpitations; quelquefois fièvre.

Les accidents que nous venons d'énumérer peuvent être constants ou passagers; mais on doit comprendre qu'ils présentent toujours des recrudescences au moment de la digestion; ils surviennent presque immédiatement après l'ingestion des aliments si la dyspepsie est stomacale, et ils durent pendant tout le temps de cette fonction; ils n'arrivent qu'après plusieurs heures si la dyspepsie est intestinale.

Tels sont les caractères généraux de la dyspepsie; mais elle peut revêtir différentes formes, que Chomel divise en formes *flatulente, gastralgique et entéralgique, boulimique, acide, alcaline, dyspepsie des liquides* (1). Ces dénominations indiquent suffisamment la nature particulière des accidents et la physionomie de chaque espèce.

Les médecins, et Chomel lui-même, n'ont pas assez insisté sur les conséquences de la dyspepsie, se bornant à étudier les troubles des fonctions mécaniques et chimiques du tube digestif. Ils ont oublié, presque tous, sa fonction d'absorption, et, par conséquent, les troubles que la nutrition et la réparation de l'économie devaient subir.

Or, nous croyons qu'il y a ici une distinction importante à faire: chez quelques individus, l'embonpoint, les forces et la fraîcheur du teint se conservent; chez d'autres, il y a amaigrissement du corps, teinte jaune cireuse de la peau, appauvrissement du sang. N'est-il pas évident que, chez les premiers, malgré les troubles digestifs et les douleurs, la chymification et l'absorption des aliments se sont opérées

(1) Chomel, *Des dyspepsies*. Paris, 1857, p. 86.

normalement, ou à peu de chose près? N'est-il pas évident aussi que, chez les autres, les aliments n'ont pas été transformés en matière nutritive, et qu'il n'y a eu qu'une absorption insuffisante, ou une absorption de matières nuisibles?

Cette distinction avait été notée par J.-H. Beau, qui avait fait de la dyspepsie son étude de prédilection et nous a laissé sur ce sujet un livre où ses idées sont longuement développées (1). Pour Beau, la dyspepsie est une lésion fonctionnelle qui domine toute la pathologie. Il lui reconnaît des symptômes primitifs localisés dans le tube digestif, des symptômes secondaires constitués par les deux séries *hémopathique* et *névropathique*, et des symptômes *ternaires* constitués par différentes lésions de tissu.

Il est incontestable que l'analyse des symptômes primitifs et secondaires a été faite par Beau avec une rare sagacité. Plusieurs de ces symptômes, tels que l'analgésie, la dyspnée gastrique, sont de véritables découvertes universellement acceptées aujourd'hui : les idées de Beau ont donné plus de prise à la critique en ce qui concerne les symptômes *tertiaires* ou *ternaires*. On y a vu généralement une série de déductions un peu forcées. Nul doute que la dyspepsie n'ouvre souvent la porte aux manifestations d'une diathèse; mais n'est-il pas évident que la dyspepsie n'est le plus habituellement qu'un symptôme accompagnant l'éclosion de la diathèse, ou plutôt des produits diathésiques ; qu'elle n'est, en un mot, que le retentissement sympathique des altérations qui se produisent déjà dans l'intimité des tissus? Quoi qu'il en soit, l'œuvre de Beau, pleine d'aperçus nouveaux, de vues ingénieuses, tout animée d'une vigoureuse personnalité, a donné à l'étude de la dyspepsie une impulsion toute nouvelle et ne saurait être passée sous silence.

Maladies dans lesquelles on rencontre la dyspepsie. — Valeur diagnostique.

La dyspepsie est un des symptômes de la plupart des maladies du tube digestif ; mais elle se montre aussi assez fréquemment comme phénomène sympathique des affections

(1) Beau, *Traité de la dyspepsie*. 1866.

du cerveau, de la poitrine, de l'appareil génito-urinaire, et dans les affections générales cachectiques.

On la rencontre dans l'embarras gastrique et gastro-intestinal, dans les gastrites et antérites aiguës et chroniques, dans les affections organiques de l'estomac et de l'intestin, du foie, du pancréas, des épiploons, dans les hernies épiploïques latentes; enfin dans les cas de relâchement des parois abdominales, comme chez les sujets qui ont maigri et chez les femmes qui ont eu beaucoup d'enfants.

L'**embarras gastrique** présente tous les symptômes principaux de la dyspepsie essentielle, mais on l'en distingue facilement par les caractères suivants : invasion rapide; bouche pâteuse, amère; fétidité de l'haleine et des évacuations intestinales; langue saburrale, c'est-à-dire chargée d'un enduit limoneux, épais, adhérent, blanc, jaune ou verdâtre, principalement accumulé à la base; guérison prompte par un vomitif ou un purgatif, selon que l'embarras gastrique est stomacal ou intestinal.

La **gastrite aiguë** proprement dite présente à peu près les mêmes symptômes, mais plus prolongés et s'accompagnant de fièvre à type rémittent.

Mêmes symptômes aussi, mais mitigés, dans la **gastrite chronique**. Retours fréquents à l'état aigu.

Les **affections chroniques de l'estomac**, telles que l'ulcère simple, le cancer, débutent par des phénomènes de dyspepsie et restent longtemps obscures. Les indices qui seuls peuvent en faire soupçonner l'existence sont ; la gastrorrhagie et le mélæna, survenant tout à coup; un dépérissement graduel; l'inappétence croissante, le *dégoût* pour les aliments (1); une rénitence permanente dans un point circonscrit de la région épigastrique; la dysphagie et la régurgitation des aliments, dans quelques cas; et, dans d'autres, les vomissements deux ou trois heures après le repas. — Inutile d'ajouter que, quand il y a une tumeur

(1) Chomel, *Des dyspepsies*, p. 126.

appréciable et des phénomènes de cachexie cancéreuse, le diagnostic ne présente plus aucune incertitude.

Mêmes observations pour les **lésions organiques de l'intestin.**

Selon Chomel, des **tumeurs de l'épiploon**, un **engorgement** quelconque du **foie**, du **pancréas**, de la **rate**, du **rein**, pourraient aussi donner lieu à des troubles digestifs. L'exploration de l'abdomen indiquera le point de départ ; d'ailleurs les troubles de l'estomac n'auront pas la fixité, la régularité de ceux de la dyspepsie vraie ; et, enfin, il y aura des symptômes propres à chacun des organes malades.

Les **petites hernies épiploïques** donnent lieu à des vomissements fréquents et à des vomituritions ; à un sentiment de gêne, d'embarras dans l'abdomen, et à des troubles digestifs en tout semblables à ceux de la dyspepsie. Il ne faut donc jamais négliger l'examen de la paroi abdominale. On reconnaîtra ces hernies aux caractères suivants : elles siégent soit au pli de l'aine, soit surtout aux régions ombilicale et épigastrique ; dans ces derniers points, elles sont voisines de la ligne médiane et se forment par des éraillures de la ligne blanche ou des aponévroses ; elles sont très-petites, du volume d'un pois à celui d'une noisette ; elles ne produisent pas de saillie apparente à la vue ; elles sont arrondies. La palpation avec l'extrémité des doigts les fait seule percevoir ; elles sont rénitentes ; par le taxis, on parvient à les réduire ; le doigt sent alors une petite cavité au fond de laquelle se trouve un anneau membraneux. Si l'on maintient la réduction, par un bandage approprié, tous les accidents disparaissent comme par enchantement.

Le **relâchement des parois abdominales**, chez les sujets qui ont maigri, ou chez les femmes qui ont eu beaucoup d'enfants, donne aussi lieu aux accidents de la dyspepsie ; fait qui s'explique par le défaut de soutien des viscères abdominaux. Il suffit d'avoir indiqué cette cause si facile à reconnaître.

D'après ce qui précède, on voit clairement que le diagnostic de la **dyspepsie essentielle** ne peut être fait que *par exclusion.*

En effet, en présence des accidents d'une dyspepsie, le médecin jaloux de poser un diagnostic exact devra rechercher s'il n'existe aucune des affections que nous venons d'indiquer; et, lorsqu'il en aura constaté l'absence, il pourra légitimement prononcer le nom de dyspepsie essentielle. Ajoutons enfin que la connaissance des causes viendra jeter une nouvelle lumière sur le diagnostic. En effet, les dyspepsies primitives reconnaissent seules l'une des causes suivantes : l'usage habituel d'aliments indigestes, répugnants ou de mauvaise qualité; les excès de table; les boissons trop excitantes ou trop émollientes ; la mastication incomplète, comme chez les vieillards privés de dents; l'insalivation incomplète, l'irrégularité ou la trop grande répétition des repas; l'emploi intempestif des médicaments; les bains, la saignée après le repas; les émotions vives; le début d'une maladie aiguë; enfin la grossesse.

En terminant sur ce sujet, nous devons faire remarquer qu'il se présente souvent, pour le diagnostic, une difficulté assez sérieuse et qui ne peut être vaincue que par un examen très-attentif. En effet, les phénomènes sympathiques éveillés par la dyspepsie peuvent acquérir assez de prédominance pour masquer et effacer ceux de la dyspepsie elle-même. Ainsi des accidents d'étouffement, de dyspnée, des palpitations, des vertiges, la somnolence, l'inaptitude aux travaux de l'esprit peuvent être les seuls symptômes de la dyspepsie ; les malades ne se plaignent pas de troubles digestifs. Le praticien ne devra donc pas oublier que ces symptômes dérivent souvent de la perversion de la digestion, et il devra toujours avoir l'attention éveillée à cet égard.

Il y a aussi des dyspepsies symptomatiques ou sympathiques des maladies du cerveau, de la poitrine, de l'appareil génito-urinaire, et des affections dyscrasiques générales, comme la chlorose, le scorbut, la goutte, le rhumatisme. Ici le diagnostic n'offre pas de difficultés, car ces dyscrasies ont toutes des symptômes particuliers, faciles à reconnaître. La seule difficulté à surmonter consiste à établir si les maladies en question sont antérieures ou postérieures à la dyspepsie : dans le premier cas, la dyspepsie n'est évidemment qu'un symptôme.

III. — Du vomissement.

Le vomissement est un acte tout à la fois physiologique et pathologique, qui a pour but le rejet, par la bouche, des matières contenues dans l'estomac.

Description. Nous devons considérer successivement les matières vomies, l'acte du vomissement lui-même, sa fréquence et les diverses conditions dans lesquelles il peut se présenter.

Matières rendues par le vomissement. De quelque nature que doive être le vomissement, il commence toujours par le rejet des matières alimentaires contenues dans l'estomac ou des liquides récemment ingérés. Les substances qui doivent caractériser définitivement le vomissement ne viennent qu'ensuite, à moins que cet acte anormal ne survienne chez un individu soumis depuis longtemps à la diète.

Des aliments, des matières glaireuses et saburrales, de la bile jaune ou mélangée et plus ou moins séreuse, du sang, du pus, des matières à odeur fécale, des substances provenant des voies aériennes et préalablement ingurgitées, telles sont les principales matières rejetées par l'acte du vomissement. Isolées ou mélangées, en grande ou en faible quantité, elles doivent toujours être examinées, car la connaissance de leur nature et de leur mélange importe beaucoup au diagnostic.

Acte du vomissement. Considéré en lui-même, c'est-à-dire dans la manière dont il s'exécute, le vomissement ne présente que trois modifications : il est facile, difficile ou impossible.

Avant d'apprécier la valeur des caractères fournis par la manière dont cet acte s'exécute, il est nécessaire de connaître les différences individuelles que présentent les malades. Quelques personnes vomissent avec une grande facilité, c'est-à-dire sans efforts et pour la moindre cause ; ces personnes n'éprouvent ni le malaise précurseur du vomissement, ni la fatigue qui le suit ; les matières remontent de l'estomac comme par une simple régurgitation. Certaines personnes même ont la faculté de vomir à volonté et de choisir parmi les matières ingérées celles dont elles veulent débarrasser l'estomac (*méricysme*). D'autres personnes, au contraire, ne vomissent qu'avec la plus grande difficulté et même ne peuvent pas accomplir cet acte sans se livrer à des efforts qui vont jusqu'à amener des syncopes ou des convulsions. Dans la majorité des cas, cependant, le vomissement est assez facile et accompagné des phénomènes suivants :

Il y a d'abord : nausées, mal de cœur, dégoût profond, indifférence aux choses extérieures ; puis un sentiment de pincement à l'épigastre et d'oppression qui gêne la respiration ; vient ensuite une sorte d'étourdissement, un nuage semble couvrir la vue ; enfin on sent l'estomac se soulever, les matières stomacales remontent, affluent dans le pharynx et sont expulsées brusquement par la bouche et les fosses nasales. Deux ou trois efforts semblables se succèdent ; le calme renaît, le dégoût se dissipe, et pendant quelques instants on éprouve un bien-être parfait, qui n'est troublé que par le goût toujours fort désagréable que les matières rejetées ont laissé dans la bouche ; la respiration se rétablit, s'exécute avec facilité. Quelquefois les accidents se bornent à ces quelques secousses, mais d'autres fois elles se répètent un nombre de fois plus ou moins considérable.

Les différences individuelles que nous venons d'indiquer se conservent ordinairement dans l'état de maladie ; mais souvent, par le fait même de l'affection morbide, les caractères du vomissement s'altèrent : ainsi, telle personne qui ne vomissait que difficilement accomplit cet acte avec une grande facilité dans quelques maladies, et réciproquement. Il est donc nécessaire, auprès des malades qui éprouvent ce symptôme, de s'informer s'ils trouvent quelque différence entre la manière dont il s'accomplit actuellement et celle qu'ils ont remarquée autrefois.

[[Rien n'est facile comme le vomissement chez les enfants, surtout chez l'enfant à la mamelle, où le lait remonte sans effort, par simple régurgitation, parce que l'estomac est trop plein. Cela tient en partie à la forme spéciale de l'estomac des enfants qui ressemble à celui des carnivores: sa forme est conique ; il n'y a, pour ainsi dire, ni grand ni petit cul-de-sac : les aliments peuvent donc remonter directement de l'estomac dans l'œsophage.]]

En général, voici ce que l'on observe dans les cas pathologiques. Le vomissement s'accomplit avec une grande facilité dans tous les cas où l'estomac contient une abondante quantité de liquides et toutes les fois qu'il est dans un état d'atonie, de relâchement ; le vomissement est facile aussi quand une affection organique a détruit ou fortement élargi l'orifice cardiaque. Ainsi il est facile dans la péritonite, le choléra, l'étranglement interne, dans les hémorrhagies gastriques abondantes, dans le cancer du cardia avec élargissement de l'orifice, enfin dans les maladies avec un état ataxique ou adynamique. Il est bien entendu qu'il devient facile également quand on remplit l'estomac de liquides.

Le vomissement est difficile dans les cas où l'estomac ne contient ou ne sécrète pas de liquides, dans celui où les matières à rejeter ont une grande consistance, dans ceux où il y a un état spasmodique très-prononcé, et enfin quand l'orifice cardiaque ou l'œsophage sont plus ou moins rétrécis par des tumeurs, des dégénérescences, etc. Aussi voit-on cette difficulté quand le vomissement survient à jeun et après une saignée par exemple, dans les différentes espèces de dyspepsies, dans les diverses espèces de coliques (néphrétique, hépatique, saturnine, etc.), dans les rétrécissements spasmodiques, inflammatoires, organiques de l'œsophage ou du cardia.

Dans la plupart des autres cas où le vomissement survient, il se produit avec une médiocre difficulté, et l'on ne peut alors tirer aucune induction de la manière dont cet acte s'accomplit.

[[*Mécanisme.* Depuis la célèbre expérience de Magendie, on sait que le vomissement est dû à la contraction spasmodique du diaphragme et des muscles abdominaux et que l'estomac est purement passif; néanmoins les recherches expérimentales récentes de Schiff ont montré que la contraction de la musculature stomacale entre pour quelque chose dans le phénomène. Les fibres musculaires longitudinales du viscère se contractent et dilatent d'une façon active le cardia. Si ces fibres viennent à être coupées ou paralysées (par la section des pneumogastriques) le vomissement devient impossible ou il ne se produit que par hasard, au moment du relâchement du cardia, à la suite d'efforts inutiles et prolongés (1).]]

(1) Schiff, *Leçons sur la digestion*, t. II. 1869.

Fréquence. Elle est très-variable, suivant la nature de l'affection à laquelle le vomissement est lié. Un fait principal règle la répétition de cet acte : c'est la facilité avec laquelle les matières à rejeter se reproduisent ou pénètrent dans l'estomac.

Nous n'insisterons pas sur sa fréquence plus ou moins grande dans telle ou telle affection, parce que nous y reviendrons à propos de chaque maladie dans laquelle le vomissement survient ; mais nous voulons présenter une observation sur un fait qui n'est pas assez généralement remarqué.

Certaines affections, comme la péritonite et la méningite, passent pour être le type des maladies dans lesquelles le vomissement est le symptôme prédominant. On a raison, si l'on considère ce phénomène comme très-commun ou presque constant dans ces maladies ; mais on serait dans l'erreur si l'on pensait qu'il est très-répété et presque continuel. Dans ces deux affections, le vomissement est rare ; il se produit un petit nombre de fois, et il arrive un moment où il disparaît : on ne voit, dans quelques cas, que deux ou trois vomissements tout au plus.

Conditions particulières dans lesquelles le vomissement se manifeste. On doit toujours prendre en considération les circonstances dans lesquelles le vomissement survient et les causes qui le ramènent ; ces faits sont de la plus haute importance pour le diagnostic.

Quelques malades vomissent seulement dans les quintes de toux dont ils sont affectés ; cet accident est alors le simple résultat des efforts accomplis et des secousses convulsives du diaphragme, qui se propagent à l'estomac et aux muscles des parois abdominales. C'est ce qui a lieu chez les phthisiques et chez tous les malades qui ont une toux quinteuse, prolongée, spasmodique : ainsi, les malades affectés de catarrhe pulmonaire chronique toussent et vomissent le matin en se levant ; les enfants affectés de coqueluche vomissent également dans les quintes de toux, etc. Dans tous ces cas, il n'y a pas lieu de soupçonner une maladie de l'estomac ou de l'abdomen ; le vomissement est provoqué par une affection étrangère à la cavité du ventre.

On doit aussi considérer les rapports du vomissement avec l'ingestion des aliments.

Quelquefois les matières ingérées descendent jusqu'au cardia, séjournent quelques instants au-dessus de cet orifice, et remontent ensuite, sans pouvoir pénétrer dans l'estomac : cette circonstance annonce un rétrécissement spasmodique ou organique de l'œsophage. D'autres fois, les aliments pénètrent dans l'estomac et y séjournent deux ou trois heures, mais sont rejetés ensuite plus ou moins complétement : il est évident qu'il y a alors obstacle au cours des aliments par suite d'une lésion de l'orifice pylorique.

Nous avons observé, mon frère et moi, à l'hôpital Saint-Louis, un fait fort singulier et qui a de grands rapports avec les cas des deux catégories précédentes. Un homme qui avait tenté de s'empoisonner avec de l'acide sulfurique, et qui souffrait depuis deux ans des suites de l'action de ce caustique, vomissait après tous ses repas et maigrissait continuellement. Le vomissement survenait au bout de deux, trois ou six heures ; les matières rendues formaient une sorte de bouillie grise, argileuse. La nutrition cessa bientôt de se faire et le malade mourut dans le marasme. L'orifice pylorique était le siége d'une cicatrice blanche, fibreuse, qui réduisait le calibre de son ouverture au diamètre d'un tuyau de plume. Tout l'intérieur de l'estomac était couvert de cicatrices fibreuses, rayonnées ; le cardia était lésé également. Au tiers inférieur de l'œsophage, il existait, du côté droit, une perforation de 2 centimètres de diamètre environ : c'était l'orifice d'une vaste poche ou arrière-cavité creusée dans le tissu cellulaire du médiastin, et qui pouvait contenir un litre de liquide. Ce réservoir accidentel, qui représentait le jabot des oiseaux, recevait la presque totalité des aliments ; ceux-ci y subissaient une altération particulière plutôt qu'une digestion, et étaient rejetés ensuite par une régurgitation qui s'opérait, ainsi que nous l'avons dit, toutes les deux, trois ou six heures.

Les substances ingérées dans l'estomac ralentissent ou renouvellent le vomissement, mais toute n'agissent pas de la même manière ; et la nature des agents qui rappellent ou calment ce symptôme aide encore au diagnostic.

Les excitants calment les vomissements nerveux, ceux de la gastralgie, du choléra, etc. ; les émollients les rappellent au contraire avec beaucoup de force. La glace et l'opium seuls peuvent diminuer ou suspendre ceux de la péritonite et des diverses espèces de coliques; les émissions sanguines locales arrêtent les vomissements de la fièvre typhoïde, etc.

Comme on le voit, un certain nombre de caractères étrangers aux matières rejetées de l'estomac, étrangers également à l'acte du vomissement en lui-même, peuvent servir à établir le diagnostic du phénomène dont nous nous occupons; on devra donc ne pas négliger les lumières fournies par ces sources et par quelques autres faits que nous n'avons pas besoin d'indiquer avec détail.

Étudions, pour compléter cette question, les caractères du vomissement dans quelques affections principales.

Maladies dans lesquelles on rencontre le vomissement. — Valeur diagnostique.

Il serait impossible d'énumérer toutes les affections dans lesquelles le symptôme du vomissement survient et peut survenir. Nous parcourrons seulement les groupes principaux des maladies où il est commun.

On remarque le vomissement dans quelques affections de la tête, dans un petit nombre de maladies de poitrine et dans un très-grand nombre de maladies abdominales.

Maladies de la tête. Le vomissement s'observe dans les congestions, l'apoplexie, l'encéphalite, la méningite, dans la migraine et dans la plupart des névroses. Deux de ces maladies seulement nous occuperont, parce que leur début insidieux peut donner lieu à des erreurs de diagnostic.

Dans la **migraine** ou **hémicrânie**, il y a vomissement qui se manifeste dans les circonstances suivantes : le matin, au moment du lever, on sent une lourdeur ou pesanteur de tête, qui va en augmentant; quelquefois elle est localisée, quelquefois générale; il y a dégoût, inappétence, puis nausées et enfin vomissement bilieux peu abondant, assez difficile et se faisant par une sorte de régurgitation; ces vomissements ne soulagent pas. La tête reste toujours embarrassée; la lumière fatigue la vue; on éprouve le besoin de fuir le bruit, d'éviter le travail. Apyrexie. Le soir ou le lendemain tous les accidents ont cessé. La migraine affecte les individus nerveux, chez lesquels elle finit par devenir une habitude ; elle succède aux travaux, aux veilles, à la contention d'esprit ; elle résulte aussi du jeûne, de l'insolation, etc. Elle est quelquefois périodique.

La **méningite** donne lieu à une céphalalgie intense, continue et fébrile ; les vomissements surviennent dans la première période ou période d'excitation ; ils sont bilieux, et se font avec quelque difficulté ; ils ne sont ni abondants ni fréquents, en sorte que l'on ne doit pas, à cause de leur rareté, rester dans une fausse sécurité. On craindra cette affection si l'on a affaire à un enfant qui n'a ni indigestion, ni vers, ni accidents de dentition ; s'il y a de la fièvre, de la tristesse, du mal de tête et quelques vomissements spontanés, sans diarrhée.

Nous avons dit que le vomissement survient aussi dans quelques *maladies de poitrine*. Il n'a alors aucun caractère particulier ; les circonstances dans lesquelles il se développe ne peuvent laisser aucun doute sur la nature de l'affection à laquelle il se rattache.

On le remarque dans la **coqueluche**, dans la **phthisie**, dans les diverses espèces de **catarrhe**, et, dans tous ces cas, il tient ou aux efforts violents et répétés de la toux, ou aux mouvements énergiques que les malades exécutent pour effectuer l'expectoration de crachats visqueux et fortement adhérents.

Les vomissements se manifestent aussi, mais par un autre mécanisme, dans la **pleurésie diaphragmatique**, dans la **pneumonie bilieuse** et dans la **pneumonie** avec **ictère**.

Nous n'indiquerons que quelques-unes des nombreuses *affections abdominales* qui donnent lieu à ce même accident.

Il y a vomissement dans la **dysphagie**, de quelque nature qu'elle soit : il y a alors douleur derrière le sternum, sentiment de constriction, régurgitation pure et simple des liquides ingérés.

Mêmes caractères dans le cas de **corps étrangers** arrêtés dans **l'œsophage.** Des observations récentes (1) établissent

(1) *De l'hématémèse due à des varices de l'œsophage, à propos de deux observations recueillies* par MM. Le Diberder et Fauvel (*Rec. des travaux de la Société médicale d'observation*, fascicule 3, 1858).

que les **varices de** l'**œsophage** peuvent donner lieu à de graves *hématémèses*. Dans un de ces cas, celui qui a été recueilli par M. Fauvel, le foie était affecté de cirrhose; cette donnée a fourni à M. Gubler les éléments d'une théorie ingénieuse sur la production d'une circulation collatérale dans cette dernière maladie (1).

Dans un cas observé par M. Millard, les hématémèses étaient tellement abondantes, que le diagnostic porté pendant la vie fut celui d'ulcère de l'estomac. A l'autopsie on trouva l'estomac sain, mais une cirrhose du foie, avec énormes varices œsophagiennes (2).

Les vomissements doivent assurément exister parmi les symptômes de la **gastrite aiguë** ou **chronique**; mais ces deux affections sont en réalité tellement rares, qu'il serait téméraire de vouloir, de nos jours, en poser le diagnostic, dans quelque circonstance que ce soit.

Le vomissement est un des meilleurs caractères des **empoisonnements**. Un individu était en bonne santé; il est pris tout à coup de vomissements répétés, abondants : on pensera tout de suite à un empoisonnement ; il est bien entendu qu'en temps d'épidémie de choléra, on s'attachera moins à cette idée.

Ce premier soupçon établi, on devra chercher, par tous les moyens possibles, à s'assurer de ce qu'il peut avoir de fondé. Or, on remarquera ceci : il y a, sous le rapport de l'origine, deux espèces d'empoisonnements : celui qui est accidentel, et celui qui est volontaire. Dans le premier cas, la cause se trouve assez facilement : une erreur a fait prendre un liquide pour un autre, des aliments ont été apprêtés dans du cuivre non étamé et y ont séjourné; le malade a mangé des champignons, des baies de belladone, etc.; d'un autre côté, si l'empoisonnement est accidentel, le malade lui-même cherchera et indiquera les causes probables de son état.

Au contraire, dans l'empoisonnement volontaire, les malades cherchent à cacher la cause de leur mal, mais bien des circonstances la décèlent. L'air sombre et résigné du malade, son silence obstiné, les renseignements que

(1) Gubler, Thèse pour l'agrégation. Paris, 1853.
(2) Dusaussay, *Des varices de l'œsophage dans la cirrhose*. Thèses de Paris, 1877.

l'on recueille sur sa position et sur les motifs qui auraient pu le porter au suicide, éclairent le médecin. Il y aura plus de probabilités encore, s'il s'agit d'une femme jeune, à intelligence peu cultivée, d'un tempérament nerveux, irritable, etc.

Les vomissements dans les empoisonnements sont abondants et répétés, ils vont quelquefois jusqu'à l'hématémèse.

On recherchera dans les vases, les fioles qui entourent le malade, s'il ne reste pas des traces de laudanum, d'arsenic, d'acide sulfurique, de bleu d'indigo, de vert-de-gris, etc. On examinera les lèvres, les dents, la bouche ; on y posera un papier de tournesol rouge ou bleu; on conservera et l'on examinera les matières vomies. La manière dont elles se comportent sur le carreau, dont elles colorent le linge, etc., fournit de précieux renseignements. La présence de matière jaune (laudanum), d'une pulpe recouverte d'un épiderme violet, avec quelques appendices verts belladone), de fragments de champignons, etc., établira définitivement la nature du mal.

Il nous suffit d'avoir indiqué la marche à suivre dans les recherches à faire ; nous ne pouvons insister davantage sur ce point.

L'**indigestion** et l'**embarras gastrique** provoquent aussi le vomissement ; mais le diagnostic de ces affections est si facile, que nous ne nous y arrêterons pas.

Beaucoup d'affections chroniques de l'estomac présentent encore le vomissement parmi leurs symptômes : telles sont le ramollissement de la muqueuse stomacale, l'ulcère simple chronique, le cancer de l'estomac, la gastralgie.

Le **ramollissement de la muqueuse de l'estomac** s'observe surtout chez les enfants à la mamelle ou peu avancés en âge. Aussitôt que le lait ou les aliments sont ingérés, ils sont rejetés, puis des matières bilieuses, porracées, sont rendues ensuite ; rien ne peut arrêter ces vomissements, l'ingestion d'une simple cuillerée d'eau sucrée les ramène. Il n'y a pas de fièvre au début, mais bientôt elle se déclare ; les enfants maigrissent et sont pris de diarrhée ; la bouche est chaude, la langue sèche et rouge ; l'abdomen est déprimé ou tendu ; il n'y a point de douleur à l'épigastre, mais la peau du ventre est brûlante. J. Cruveilhier et Louis ont les premiers décrit cette singulière affection.

L'**ulcère simple chronique de l'estomac** (Cruveilhier) (1) survient particulièrement chez les adultes et les personnes avancées en âge ; ses symptômes ressemblent beaucoup à ceux du cancer de l'estomac. Les malades rejettent des matières glaireuses, des aliments, de la bile. Les hématémèses, ou vomissements de sang pur, sont plus communes dans ce cas que dans le cancer de l'estomac ; elles se montrent aussi bien au début que vers la terminaison ; elles dépendent de la perforation des artères splénique, coronaire, stomachique ; quelquefois les vomissements ont lieu d'une manière assez régulière et un certain temps après les repas. On soupçonnera cette affection si les matières rendues sont surtout des aliments, du mucus ; si les vomissements se prolongent sans qu'on voie survenir de matière noire, marc de café ; si la santé générale ne s'altère pas rapidement ; s'il y a un point douloureux à l'épigastre et dans le point correspondant du dos, sans tumeur. Cette affection a une singulière tendance à gagner en profondeur et à envahir les organes voisins, après la formation d'adhérences ; ainsi la paroi antérieure de l'estomac peut être perforée et remplacée par la substance même du foie, plus ou moins ulcérée elle-même ; dans un cas, nous avons vu le fond d'une perforation constitué par le sternum dépouillé de son périoste ; la substance osseuse était hypertrophiée et éburnée ; c'est aussi la cause de l'érosion des artères. Il résulte de cette tendance à l'ulcération profonde qu'il se forme souvent des perforations, suivies de péritonites mortelles. Enfin cette affection a des temps d'arrêt, ce qui n'a presque jamais lieu dans le cancer de l'estomac ; elle guérit même quelquefois complétement, après avoir duré fort longtemps et avoir jeté les malades dans un état d'amaigrissement très-prononcé et même de cachexie. Tous ces caractères, qui permettent de poser avec précision le

(1) Cruveilhier, *Anatomie pathologique* avec planches, X[e] livraison, *Maladies de l'estomac*, p. 1 ; — et *Revue médicale*, février et mars 1838.

diagnostic pendant la vie, ont été de nouveau étudiés et vérifiés par M. Alfred Luton (1).

Les vomissements du **cancer de l'estomac** sont souvent caractéristiques, soit par leur nature, soit par la manière dont ils se produisent, soit à cause des circonstances dans lesquelles ils se manifestent. En général, quand il s'agit de cette affection, on a affaire à des personnes, et surtout à des hommes, arrivés à l'âge de quarante à cinquante ans ; ces malades sont quelquefois adonnés à l'usage des boissons et des liqueurs fortes : ils ont un régime mal entendu, ou bien ils sont en proie à des chagrins, à des passions tristes, concentrantes ; il y a depuis longtemps des troubles de la digestion ; le matin ils rendent, par régurgitation, des matières glaireuses ; plus tard les aliments sont vomis, et presque jamais il n'y a d'évacuations bilieuses ; enfin des vomissements de sang, et surtout de matières *noires*, se manifestent ; c'est du sang à demi digéré qui colore les aliments. Quand le cancer siége au cardia, les vomissements ont lieu avant l'introduction des aliments dans l'estomac, ou bien, quand ces aliments y ont pénétré, il y a des efforts quelquefois énormes, mais infructueux, quelques liquides seulement sont rendus. Si, au contraire, le mal siége à l'orifice pylorique, les vomissements ne se manifestent qu'au bout de deux ou trois heures ; souvent on perçoit une tumeur à l'épigastre ; souvent aussi on constate tous les signes d'une dilatation de l'estomac (fluctuation stomacale, sonorité de l'estomac occupant une grande étendue de l'abdomen, tumeur pylorique abaissée, etc.) Enfin l'apparence cachectique des malades, la teinte jaune paille, l'amaigrissement, la sécheresse de la peau, la production d'œdèmes locaux dus à des oblitérations veineuses, confirment l'idée d'une lésion organique d'un viscère intérieur.

[[C'est ici le lieu d'indiquer le diagnostic différentiel entre le vomissement et le crachement de sang, entre l'*hématémèse* et l'*hémoptysie*. La distinction est souvent

(1) Luton (de Reims), *Recherches sur l'ulcère simple de l'estomac (Recueil des travaux de la Société médicale d'observation*, t. I, fascicule IV, juillet 1858). — *Nouv. Dict. de méd. et de chirurgie pratiq.*, art. *Estomac*.

d'une difficulté extrême, surtout quand le médecin est obligé de s'en rapporter au récit du malade. Ce qui complique encore le problème, c'est ce fait que souvent le sang de l'hématémèse pénètre dans les voies aériennes et provoque la toux, et inversement le sang provenant du poumon peut être dégluti puis rejeté par l'acte du vomissement.

L'*hématémèse* est précédée d'une sensation de pression épigastrique et de nausée ; elle s'accompagne fréquemment de tendances à la syncope. Le sang vomi est coagulé, noir, mêlé à des parcelles d'aliments, privé de bulles d'air, il offre une réaction acide. Selles noirâtres (mélæna) quelque temps après l'accident. Les symptômes sont habituellement ceux d'une affection organique de l'estomac (ulcère rond, cancer).

L'*hémoptysie* a peu de symptômes précurseurs, ou ils consistent dans de l'oppression et des palpitations. Les malades tant soit peu intelligents distinguent fort bien si c'est la toux qui a précédé le vomissement, ou vice-versa. Le sang est liquide au début, rouge, vif, spumeux ; même quand il s'est coagulé, le coagulum est moins dense que dans l'hématémèse et renferme des bulles d'air. La réaction est alcaline. Les signes concomitants sont ceux d'une affection pulmonaire ou cardiaque.]]

Dans la **gastralgie**, il n'y a pas de vomissement le plus ordinairement, mais des *renvois* acides et une régurgitation de quelques cuillerées d'un liquide comme huileux, brûlant, amer, âcre, etc. (Voy. *Dyspepsie.*)

La gastro-entérite, le choléra, l'étranglement interne, sont les principales affections de l'*intestin* qui donnent lieu au vomissement. Nous avons décrit la dernière affection avec assez de soin (p. 553) pour qu'il soit inutile d'y revenir ici, et d'ailleurs c'est une affection rare à laquelle le praticien devra songer moins souvent qu'aux deux autres maladies.

Beaucoup de malades *cachectiques* sont affectés d'une **inflammation gastro-intestinale** légère, mais étendue et qu'on pourrait comparer à un érythème du tube digestif. C'est ce qu'on observe dans la phthisie, les bronchites chroniques, et chez les vieillards, à la fin de la plupart de leurs maladies. Des vomissements et de la diarrhée se manifestent alors. Les caractères suivants indiquent qu'on a affaire à une simple affection gastro-intestinale, inflammatoire. En général, il y a un état scorbutique des gencives, les dents se déchaussent ; une bordure grisâtre, ulcéreuse, recouverte de tartre, cerne le collet des dents ; il y a une soif continuelle, besoin de boissons fraîches, acides, de glace ; rien cependant n'apaise ce besoin. La bouche est chaude ; toute sa membrane muqueuse, ainsi que celle de la langue, est d'un rouge vineux ; elle est souvent sèche, collante et comme vernissée ; un dernier caractère, le *muguet*, vient terminer ces accidents et montrer à quoi l'on a affaire ; le vomissement est ordinairement, dans ces cas, un des premiers symptômes de la maladie.

Cette affection n'est pas nécessairement mortelle ; nous en avons vu guérir un certain nombre de cas.

Nous insistons sur la description des faits de ce genre, puisqu'ils peuvent être cause d'erreurs de diagnostic dans plusieurs circonstances, et dans la suivante en particulier. Une jeune femme, à la suite de ses couches, est prise de vomissements bilieux répétés, abondants ; l'abdomen se tuméfie, se ballonne et devient un peu douloureux ; de la diarrhée se manifeste. A-t-on affaire à une péritonite puerpérale ? Pas toujours. Quelquefois il ne s'agit que de l'affection que nous décrivons. L'état de la bouche révélera très-souvent la nature du mal. Le cas que nous décrivons n'est pas imaginaire ; nous en avons vu deux exemples ; la guérison survint dans l'un et dans l'autre.

Le **choléra asiatique** débute, dans la majorité des cas, par une diarrhée plus ou moins intense et prolongée (diarrhée prémonitoire); puis les accidents sérieux éclatent. Le vomissement est le premier de tous. Ce vomissement se produit brusquement et surprend inopinément les malades ; il se fait avec une extrême facilité ; d'énormes quantités de liquide s'échappent à flots, et comme des fusées, et sont lancées au loin. Le liquide est composé d'abord d'aliments et de boissons, puis de bile, et enfin d'une sérosité à peine verdâtre ; souvent il contient des grumeaux blancs qu'on a comparés à des grains de riz cuit ; mais ce caractère manque souvent : il y a des épidémies où il existe presque toujours, d'autres où on le rencontre à peine. Ces vomissements se répètent à peu d'intervalle; on en voit dix, vingt, trente, dans la même journée.

La diarrhée séreuse, le refroidissement du corps, de la langue, de l'haleine; l'extinction de la voix, les crampes, la suppression de l'urine, la cyanose du visage et des extrémités, sont des caractères si évidents, qu'on ne saurait méconnaître cette terrible affection (1).

Les caractères du **choléra sporadique** sont, à peu de chose près, les mêmes que les précédents, mais cependant à un degré moindre.

[[Il est nécessaire d'entrer ici dans quelques détails sur une affection relativement récente, ou plutôt récemment décrite, la **maladie des trichines** ou **trichinose.** On sait que cette maladie résulte de l'ingestion de viande crue ou incomplétement cuite (au-dessous de 75°) et contenant des trichines enkystées. Les trichines ainsi introduites dans l'estomac sont mises en liberté par l'action du suc gastrique, se reproduisent et pullulent très-rapidement; les larves émises par les femelles traversent les tuniques de l'intestin et pénètrent dans les muscles rouges, où elles déterminent une myosite spéciale et finissent par s'encapsuler à leur tour. De là une série de symptômes tout particuliers :

La maladie débute, quelques heures ou même quelques jours après l'usage de la viande contaminée, par les signes d'une entérite plus ou moins violente, avec vomissements et diarrhée. Le tableau est quelquefois tout à fait analogue à celui du choléra ou d'un empoisonnement métallique (trichinose cholériforme, épidémie de Hedersleben). D'autres fois, et le plus souvent, les symptômes initiaux sont ceux d'un embarras gastrique intense.

La durée de ce stade initial est de cinq à sept jours; puis se manifestent les signes de la myosite trichineuse; ils consistent en douleurs vagues, en raideurs musculaires, analogues à la rigidité cadavérique; œdème des paupières, des mains, des pieds, des bras et des cuisses (jamais du scrotum ni des grandes lèvres). En même temps on con-

(1) Voy. *Nouveau Dictionnaire de médecine et de chirurgie pratiques*, art. *Choléra*.

state une fièvre intense, à forme adynamique, semblable en tous points à celle des maladies infectieuses, et surtout de la fièvre typhoïde. Le malade peut succomber à l'intensité de ces accidents fébriles, ou à l'asphyxie provoquée par l'infection trichineuse des muscles de la respiration ; dans d'autres cas les muscles deviennent moins rigides (les trichines s'encapsulent), la fièvre s'apaise et les malades se rétablissent lentement.

La maladie trichineuse a été souvent confondue avec la fièvre typhoïde, le rhumatisme articulaire aigu, le tétanos, le choléra, les empoisonnements.

Le diagnostic repose surtout sur la simultanéité de la même affection chez un certain nombre d'individus habitant la même localité ou ayant fait un repas en commun, et sur l'examen microscopique de la viande suspecte.]]

Le vomissement est exceptionnel dans la **fièvre typhoïde**, la **dysentérie**, etc.

Ce symptôme existe encore dans les différentes espèces de péritonite, dans les coliques, les maladies des reins, du foie, de la vessie, de l'utérus, etc. Nous ne dirons que quelques mots de ces diverses sortes d'affections.

Dans la **péritonite aiguë simple**, les vomissements sont soudains, abondants, incoercibles, rarement fréquents. Les liquides contenus dans l'estomac sont rejetés rapidement, à flots et en fusées, et sans aucune difficulté. Rien de plus caractéristique que ce symptôme, lorsqu'il survient dans les conditions où l'on sait que la péritonite peut se développer. Un individu est convalescent de fièvre typhoïde : il ressent tout à coup de la douleur dans la fosse iliaque droite : sa figure s'altère, la peau se couvre de sueur, le pouls devient petit ; on doit soupçonner une perforation intestinale, mais rien n'est encore démontré. Tout à coup le malade se dresse sur son lit, un flot de bile verte s'échappe impétueusement par la bouche et les fosses nasales ; il n'y a plus aucun doute à conserver, la péritonite existe, elle est intense et d'une certaine étendue. On portera le même jugement, si cet accident survient après une contusion violente de l'abdomen, ou à la suite de couches.

On ne devra pas chercher à atténuer la valeur de ce symptôme et à se faire illusion sur l'existence de la maladie, lorsque les vomissements seront rares. Quelquefois, en effet, il n'y a que deux ou trois vomissements dans les péritonites les plus graves. D'un autre côté, si ce symptôme a été très-fréquent, impossible à arrêter, on ne devra pas augurer favorablement en le voyant diminuer de fréquence ou céder aux moyens employés. Le plus ordinairement la suspension du phénomène ne dépend que de l'affaiblissement du malade; malgré l'amendement du symptôme, la péritonite persiste, et, en effet, la mort du malade survenant, on trouve le péritoine rempli de pus et de fausses membranes.

Dans les différentes coliques que nous avons décrites avec soin, telles que les *coliques de plomb*, les *coliques néphrétiques*, *hépatiques*, etc., le vomissement est commun, mais il est peu abondant, pénible; quelques gorgées de bile sont rendues avec effort.

On observe aussi des vomissements dans les maladies du foie, dans l'ictère, dans les affections de l'utérus, mais ils n'ont aucun caractère digne de fixer l'attention, et il est d'ailleurs très-aisé de s'assurer qu'il n'existe aucune des graves affections que nous venons de passer en revue.

Dans la période prodromique de la variole les vomissements s'observent très-fréquemment. Leur nature est bilieuse. Ils coïncident avec la douleur lombaire et peuvent faire prévoir l'éruption.

[[L'**urémie** s'accompagne fréquemment de vomissements opiniâtres ainsi que de diarrhée qui tiennent à l'élimination d'une portion de l'urée du sang par la muqueuse intestinale; l'urée dans ces cas se transforme dans l'estomac et l'intestin en carbonate d'ammoniaque qui irrite la muqueuse et détermine fréquemment des ulcérations (Treitz). Malgré cette complication, les vomissements et la diarrhée urémiques constituent un véritable émonctoire pour l'urée et les produits de désintégration qui s'accumulent dans le sang; il faut donc se garder de les combattre intempestivement, sous peine de provoquer la rétention de ces matières et l'encéphalopathie urémique consécutive (Béhier).]]

Ajoutons enfin quelques mots sur les **vomissements in-**

coercibles, par inanition, dont M. le docteur Marrotte a fait une étude intéressante (1).

Dans la convalescence des maladies aiguës graves, on voit souvent survenir des vomissements incoercibles qui ne se lient à aucune altération matérielle appréciable du tube digestif. Cet accident éclate quelquefois quand la fièvre existe encore et lorsque l'appétit ne s'est pas rétabli; mais le plus ordinairement, quand il se montre, la fièvre a disparu et l'appétit commence à se faire sentir ; ensuite il coïncide le plus ordinairement avec un amaigrissement rapide. L'apparition de cette grave complication dans la convalescence fait croire à une susceptibilité extrême de l'estomac, et fait redouter que les aliments ne soient ou trop irritants ou trop difficiles à digérer. De là la prescription d'un régime de plus en plus sévère et même de la diète absolue.

Cependant les vomissements persistent et augmentent de fréquence ; les malades se plaignent de la faim et réclament des aliments ; la soif n'est pas vive ; la peau est fraîche et même froide, les muqueuses sont humides; l'examen de tous les organes ne trahit aucune lésion ; la respiration et la circulation se ralentissent, la température du corps s'abaisse. Cependant on voit, de temps en temps, la chaleur s'élever et une certaine agitation se manifester ; ce n'est pas de la fièvre, c'est une réaction synergique de ces trois fonctions : « L'organisme semble tenter un effort pour ressaisir la vie qui lui échappe, pour remonter au taux physiologique » (Marrotte).

Nous n'avons pas besoin d'insister sur les autres accidents qui accompagnent ces vomissements, ou pour mieux dire sur l'inanition, dont ils ne sont que le symptôme. Tels sont : la diarrhée, le subdelirium, la faiblesse de l'impulsion et des bruits du cœur, la matité peu étendue de la région précordiale, la faiblesse du pouls, tous les phénomènes, en un mot, qui attestent l'atrophie du cœur et l'appauvrissement du sang.

Si l'on persiste à faire observer la diète aux malades, les accidents s'aggravent; les tisanes, les bouillons sont constamment rejetés; et, au contraire, le vin, les potages, les aliments légers sont beaucoup mieux supportés. La tolé-

(1) Marrotte, *Études sur l'inanition dans les maladies aiguës (Bulletin général de thérapeutique*, 1854).

rance de l'estomac pour les aliments réparateurs ne s'établit pas sur-le-champ, mais graduellement ; d'abord les vomissements s'éloignent, puis ils ne se composent que de matières muqueuses et bilieuses ; enfin les aliments sont conservés ; la digestion et l'absorption se rétablissent. Mais si l'inanition a duré trop longtemps, les digestions ne peuvent plus s'accomplir et le malade succombe au milieu des accidents que l'on observe chez les animaux soumis à la diète absolue.

L'inanition est une cause fréquente de mort dans la convalescence des maladies aiguës. Les vomissements incoercibles en sont le signe le plus caractéristique et le plus frappant. Cependant on doit rechercher s'il existe en même temps un amaigrissement rapide, du ralentissement de la respiration et de la circulation, un abaissement de la température du corps, des paroxysmes de chaleur, qui ne sont pas de la fièvre ; enfin, le bon effet des aliments réparateurs, administrés avec ménagement, indiquera l'existence de l'*inanition*.

IV. — De la diarrhée.

La diarrhée, un des phénomènes les plus communs des affections gastro-intestinales et des maladies générales, n'a pas besoin d'être définie.

Caractères. On doit dire, en général, que la diarrhée existe quand les matières intestinales deviennent liquides ou moins consistantes que d'habitude ; cependant ce caractère ne saurait convenir à la diarrhée des enfants, puisqu'à cet âge de la vie les matières sont toujours liquides ; ce qui constitue alors le dévoiement, c'est le grand nombre de garde-robes et le changement de leurs caractères physiques.

Chez l'adulte, la diarrhée est ordinairement précédée de malaise, d'inappétence, de coliques, de borborygmes, de flatuosités ; puis des matières de consistance à peu près naturelle sont rendues, et enfin des liquides commencent à être rejetés. Leur expulsion soulage le malade, mais pour un moment seulement, et le malaise reparaît pour se terminer encore par une ou plusieurs évacuations. Les premières selles sont faciles ; les suivantes s'accompagnent quelquefois de pesanteur et de resserrement de l'anus et du rectum, ce qui constitue les épreintes, le ténesme ; il n'est pas rare de voir le ténesme se propager au vagin chez les femmes, au col de la vessie chez l'homme. Quelquefois, au lieu d'être soulagés, les malades sont comme épuisés après les évacuations, et ils tombent dans un état spasmodique, et quelquefois dans des syncopes véritables.

Matières rendues. Des aliments incomplétement digérés, des boissons, du mucus, de la sérosité, des matières bilieuses, à apparence grasse, huileuses, plus ou moins altérées, du pus : telles sont les matières rendues dans le cours de la diarrhée. On rencontre souvent dans les selles diarrhéiques des vers, des débris organiques, des fragments de muqueuse, de fausses membranes, des lambeaux gangrenés, provenant de différents points de l'intestin ou d'organes étrangers.

La *quantité* des matières rendues est variable. Si l'on considère la dysentérie comme rentrant dans la classe des maladies diarrhéiques, on devra dire que quelquefois les matières évacuées sont en très-petite quantité ; en effet, les malades rendent, dans la journée, à peine quelques onces de liquide, quoique les évacuations se soient répétées un grand nombre de fois. Et, par opposition, les selles du choléra, de la diarrhée séreuse, critique, etc., sont extrêmement abondantes ; la quantité des liquides rendus s'élève souvent alors à plusieurs litres dans les vingt-quatre heures.

L'abondance des matières n'est pas en rapport avec le plus ou moins de gravité de la lésion intestinale, mais avec l'étendue de cette affection ; ainsi, dans le choléra et la fièvre typhoïde, la diarrhée est abondante, même quand les lésions sont peu prononcées, et elle est médiocre dans la dysentérie, le cancer de l'intestin, etc.

Le *nombre* ou la *fréquence* des évacuations est très-variable et assez importante à prendre en considération pour le diagnostic.

Quelques malades ont deux ou trois évacuations dans la journée, et la maladie se termine là : c'est ce qui a lieu dans l'indigestion intestinale ; d'autres ont trois ou quatre évacuations chaque jour pendant plus ou moins longtemps ; d'autres enfin ont dix, vingt, trente garde-robes dans les vingt-quatre heures.

Quelquefois la fréquence et la quantité des selles sont

en raison inverse l'une de l'autre, mais cela n'a pas toujours lieu.

Quand on étudiera la diarrhée au point de vue du diagnostic, on recherchera toujours si elle est ou n'est pas accompagnée de fièvre, de douleurs, de vomissements, etc.

Diagnostic différentiel. Il existe une affection qui peut être cause d'erreur. Chez quelques vieillards, il se forme dans le gros intestin, et surtout dans le rectum, des amas plus ou moins considérables de matières, qui s'endurcissent et constituent des scybales. Ces matières, qui ne cheminent plus, par suite d'une paresse de l'intestin ou d'un défaut de lubréfaction de la muqueuse de cet organe, déterminent, dans le point où elles séjournent, une irritation, et par suite une sécrétion plus ou moins abondante; le liquide produit par cette cause se fait jour entre la paroi de l'intestin et la masse endurcie, ou bien même à travers un canal qui se creuse dans le centre de celle-ci; rejeté en dehors, il fait croire à l'existence d'une diarrhée, tandis qu'en réalité la cause première des accidents est une constipation véritable.

On évitera l'erreur en recherchant s'il n'existe pas des scybales et en pratiquant le toucher rectal, qui fait reconnaître la présence de boulettes fécales plus ou moins grosses dans l'ampoule du rectum.

Causes. Les causes immédiates ou prochaines de la diarrhée sont au nombre de trois principales: l'introduction dans le tube digestif d'une quantité plus ou moins forte de liquides ou d'aliments qui ne peuvent être digérés ou qui ne le sont que d'une manière incomplète; la sécrétion trop abondante du tube digestif lui-même; l'exhalation du sang dans l'intestin, ou l'introduction, par une perforation, de sérosité, de pus provenant d'un organe étranger.

Les circonstances que nous indiquons se présentant dans un grand nombre de maladies, on conçoit que la diarrhée est commune à beaucoup d'affections. Nous n'en indiquerons qu'un petit nombre.

Maladies dans lesquelles on rencontre la diarrhée. — Valeur diagnostique.

La diarrhée est le caractère essentiel de l'**indigestion intestinale**; dans la **lientérie**, ou diarrhée des gros mangeurs, des aliments incomplétement digérés constituent la majeure partie des évacuations ; une odeur insupportable des garde-robes, des borborygmes, des flatuosités, quelquefois des vomissements : tels sont les autres symptômes qui, joints à l'apyrexie, se manifestent dans ces deux cas. On n'oubliera pas de se renseigner sur les commémoratifs.

Nous avons indiqué plus haut une sorte de **gastro-entérite** qui s'accompagne souvent de diarrhée. Nous n'y revenons pas ici.

L'**entérite tuberculeuse** donne lieu à une diarrhée séreuse ou bilieuse, ordinairement peu abondante, mais continue et extrêmement difficile à arrêter. Elle ne s'accompagne presque jamais de douleurs intestinales (Andral, Bouillaud). Les symptômes concomitants aident beaucoup à en faire connaître la nature et l'origine.

La diarrhée de l'**entérite typhoïde** est ordinairement abondante, bilieuse, d'une odeur fétide, indolente, très-facile à reconnaître.

Dans la **dysentérie**, il y a bien plutôt constipation que diarrhée ; en effet, l'intestin contient toujours une quantité plus ou moins grande de matières fécales dures, tandis que les matières rendues sont constituées seulement par un peu de mucus sanguinolent, qui provient de la partie la plus inférieure du gros intestin. M. Delioux de Savignac (1) souscrit à cette manière de voir.

Dans la forme tout à fait bénigne de la dysentérie, que l'on nomme plus particulièrement **colite**, il y a plus réellement diarrhée ; les malades ont des coliques quelquefois très-vives, puis ils rendent un liquide séreux abondant, contenant quelquefois du sang, quelquefois du mucus qu'on a comparé à du frai de grenouille.

Les caractères précédents se rencontrent dans la **dysentérie chronique** ; c'est surtout dans cette forme qu'on a vu des lambeaux de la membrane muqueuse et de son épithélium dans les matières évacuées. La quantité des liquides rejetés est ici quelquefois très-considérable et capable d'épuiser rapidement les malades.

(1) Delioux de Savignac, *Traité de la dysentérie*. Paris, 1863.

[Dans le *choléra* asiatique ou sporadique et dans la *cholérine*, il se produit une diarrhée séreuse extrêmement abondante, renfermant des flocons riziformes (épithélium desquammé) et provoquant rapidement une déshydratation du sang qui se manifeste par le refroidissement des extrémités, la petitesse du pouls, la cyanose, les crampes, etc. Certains empoisonnements, par l'arsenic, par le sublimé corrosif, par les champignons, par les trichines, déterminent des diarrhées offrant le caractère et les dangers de la diarrhée cholérique.]

La colique de plomb est caractérisée par la constipation; la diarrhée y est tout à fait exceptionnelle.

La diarrhée ne s'observe que rarement dans les maladies du foie, excepté dans l'**ictère grave**; dans la cirrhose, elle alterne avec la constipation.

Elle est commune, ainsi que nous l'avons dit bien des fois, dans la **péritonite tuberculeuse** et dans la **péritonite chronique.**

[[Des émotions vives, la colère, la joie, mais la peur surtout (diarrhée des combattants), déterminent des flux séreux abondants par l'intestin. Cette *diarrhée nerveuse* résulte probablement d'une dilatation paralytique ou active des vaisseaux de l'intestin, par voie réflexe, peut-être aussi d'une excitation des mouvements péristaltiques.]]

Enfin, on la voit aussi quand des abcès viennent à s'ouvrir dans l'intestin : abcès du foie, abcès par congestion, phlegmon de la fosse iliaque, des ligaments larges, du bassin, etc. Le pus évacué met sur la voie de l'affection qui existe.

V. — De la constipation.

La difficulté plus ou moins grande de l'évacuation des matières fécales constitue la constipation. L'impossibilité de cette évacuation, qui résulte de l'obstruction intestinale ou de l'étranglement interne, n'en diffère que d'un degré.

Caractères. Les intervalles qui séparent les évacuations alvines sont très-variables suivant les individus, de sorte qu'il est difficile de dire où s'arrête l'état normal et où commence l'état pathologique. Cette difficulté n'existe, il est vrai, que pour le médecin ; quant au malade, il sait parfaitement indiquer ce qu'il en est à cet égard, à cause des dispositions qui lui sont particulières.

En général, on peut dire qu'il y a constipation quand les garde-robes sont pénibles, que les matières sont dures ou rares et qu'elles ne sont rendues qu'à un certain nombre de jours d'intervalle.

Les malades ressentent ordinairement des coliques, un état plus ou moins marqué de malaise et de tension de l'abdomen, de la chaleur, un peu de ballonnement. Le besoin d'une évacuation se manifeste, mais il faut des efforts pour l'expulsion; les matières rendues sont en petite quantité, dures, en paquets plus ou moins volumineux, ou petites et ovillées ; l'orifice anal est distendu, quelquefois excorié ; du sang s'écoule. Un état de malaise suit ces efforts. Les malades ont souvent, quand l'affection se prolonge, de la tympanite, de l'inappétence, des nausées, des vomissements même; quand la rétention des matières va jusqu'à l'arrêt définitif, il y a des vomissements de matières à odeur fécale. Dans quelques cas, l'exploration du ventre permet de reconnaître des scybales dans différents points de l'intestin. Chez quelques malades, on sent dans l'extrémité inférieure du rectum des masses de matières quelquefois volumineuses, dures, quelquefois crétacées, qui distendent l'intestin et agissent mécaniquement sur la vessie, le vagin, l'utérus.

Dans beaucoup de cas, on voit survenir une sorte de diarrhée se manifestant comme symptôme de l'arrêt ; les matières dures agissent comme corps étrangers et provoquent une sécrétion plus ou moins abondante, qui se fait jour entre la masse et les parois intestinales, ou même à travers un canal qui se creuse dans cette espèce de bouchon.

Causes et mécanismes. Un grand nombre de causes président à l'expulsion des fèces; les principales sont : le mouvement péristaltique des intestins, la contraction des muscles des parois abdominales et les sécrétions de diverse nature qui sont versées dans l'intestin, notamment celles de la bile et du mucus intestinal lui-même. La liberté du calibre de l'intestin est, bien entendu, une condition de premier ordre.

Or, lorsque, dans une maladie, une ou plusieurs de ces conditions viennent à faire défaut, la constipation peut en être la conséquence; nous allons prendre quelques exemples, afin de faire comprendre toute la valeur de ces conditions.

Si la membrane musculeuse de l'intestin vient à être frappée de paralysie, ou même simplement d'atonie, les matières cessent de progresser de haut en bas dans l'intestin, et la constipation s'établit. C'est à ce mode d'action qu'il convient de rapporter la constipation qui survient chez les hommes qui se livrent à un travail intellectuel, à une contention forcée de l'esprit. C'est cette même cause qui produit la constipation des vieillards, des individus paralysés plus ou moins complétement, celle des individus frappés de méningite, de péritonite, de colique de plomb peut-être, etc.

Si le calibre de l'intestin est rétréci par une tumeur extérieure ou par une lésion de ses propres parois, le résultat sera le même.

Même résultat encore si la bile n'est plus versée dans l'intestin, comme cela a lieu dans l'ictère spasmodique. Dans ce cas, la constipation est la règle; mais il n'en est plus de même dans l'ictère inflammatoire ou fébrile; alors la bile est versée quelquefois en abondance dans l'intestin, et il y a en conséquence une diarrhée plus ou moins forte. Comme on le voit, une maladie, en apparence la même, produit des effets différents, suivant les conditions anatomiques et physiologiques qu'elle produit dans les organes.

Enfin le mucus intestinal lui-même peut venir à faire défaut, et la constipation en est la conséquence. C'est à cette cause qu'il faut attribuer la constipation qui succède à l'emploi des purgatifs drastiques. Nous avons vu une personne qui, après s'être purgée violemment à l'aide de la gomme-gutte et de la coloquinte, resta pendant quinze jours sans pouvoir aller à la garde-robe. Peut-être faut-il rapporter à cette même condition la constipation dans la colique de plomb, outre la paralysie intestinale que l'on admet; enfin le même mécanisme explique aussi la rareté des évacuations dans la convalescence des affections graves et même dans celle de la fièvre typhoïde.

Ajoutons ici une condition à laquelle on n'a peut-être pas fait une suffisante attention. L'intestin ne peut-il pas, dans des cas donnés, jouir d'une force d'absorption assez considérable pour enlever la partie liquide des matières qu'il contient ? De là résulterait une sorte de dessication, ou, pour mieux dire, une telle solidification de ces matières, que leur marche descendante serait désormais très-difficile. Nous croyons que c'est de cette façon qu'agit l'inflammation de l'intestin grêle, dans quelques cas.

Enfin, par une réaction naturelle de cet accident sur lui-même, la rétention de quelques boulettes de fèces dans un point de l'intestin amène l'accumulation des matières venant des parties supérieures du tube digestif ; et la constipation tend à s'augmenter par elle-même.

Mais on se ferait de cet accident une mauvaise idée si on l'attribuait toujours à la rétention et à l'accumulation des matières dans l'intestin. Quelques individus n'en ont que très-peu et sont constipés ; c'est ce qui a lieu souvent dans la colique de plomb, dans la convalescence des maladies graves. La constipation a lieu alors parce qu'il n'y a pas de matières liquides dans le tube digestif. Si l'on donne un purgatif, on croit avoir vaincu la constipation ; on se trompe : les matières qu'on fait évacuer n'étant pas contenues dans l'intestin, pour la grande partie du moins, ce sont des liquides dont on a forcé la sécrétion.

Ces considérations un peu détaillées nous ont paru nécessaires, attendu qu'on ne cherche pas toujours à se rendre compte du mécanisme de l'accident que nous décrivons, et qu'il est cependant indispensable, pour le diagnostic, le pronostic et le traitement, de savoir quelle en est la cause réelle ; la connaissance de sa nature engage le praticien à agir dans quelques cas et à s'abstenir dans d'autres.

En résumé, la constipation reconnaît principalement les causes suivantes : la paralysie de l'intestin ou des parois abdominales, l'obstruction de l'intestin par des lésions des parois intestinales ou par des tumeurs extérieures, le défaut de sécrétion de bile ou de mucus, l'absorption des liquides des matières alimentaires.

Diagnostic différentiel. Un seul cas peut induire en erreur : c'est celui où des matières accumulées dans le rectum produisent de la diarrhée. Il est indispensable, quand on soupçonne ce fait, de pratiquer le toucher rectal ; on sent alors dans l'ampoule anale un amas plus ou moins considérable de matières dures, desséchées, qui distendent l'intestin.

Maladies dans lesquelles on rencontre la constipation. — Valeur diagnostique.

La constipation est le symptôme d'un très-grand nombre d'affections propres à l'abdomen ou étrangères à cette cavité. Les divers modes de production de cet accident rendent raison de ce fait.

C'est un symptôme très-commun des affections du cerveau.

Elle a une grande importance comme moyen de diagnostic différentiel entre la **méningite** et la **fièvre typhoïde.** La période de coma de la première et l'état ataxique ou adynamique de la seconde ont une grande ressemblance; l'état des fonctions intestinales établit presque toujours la différence. Si un malade présente de la fièvre, une stupeur plus ou moins profonde, si en même temps il y a diarrhée, ballonnement de l'abdomen, il est très-probable qu'il s'agit d'une fièvre typhoïde; si, au contraire, l'abdomen est plat, rétracté, si les évacuations sont sèches et rares, s'il n'y a, en un mot, aucun caractère de maladie de l'intestin, il est probable que c'est une méningite qui existe. Il est vrai de dire que certaines épidémies de fièvres typhoïdes ne présentent que peu ou point de diarrhée, surtout chez les enfants; mais il y a toujours un certain nombre d'autres caractères qui attirent l'attention sur une affection de l'intestin.

Dans quelques autres maladies du cerveau, telles que l'apoplexie, les suffusions séreuses, le ramollissement, etc., la constipation est très-commune. Les grands troubles de la sensibilité, du mouvement et de l'intelligence qui existent alors ne permettent pas de méconnaître le point de départ de l'affection; la constipation et la rétention d'urine qui se montre en même temps lèveraient tous les doutes s'il en existait; et, de plus, les alternatives que subissent ces deux accidents indiquent les variations de la lésion locale.

Un malade se plaint de constipation et d'une très-grande **céphalalgie** sans fièvre : souvent il y a relation de cause à effet entre la première affection et la seconde. C'est surtout chez les vieillards que l'on remarque ce fait. Il n'y a qu'à rechercher la cause de la constipation et à la combattre.

La constipation est un effet nécessaire des **rétrécissements de l'orifice pylorique de l'estomac**; on en comprend le mécanisme. Dans ce cas, comme dans tous les rétrécissements siégeant dans un point assez élevé de l'intestin, l'abdomen s'aplatit et s'excave même en forme de bateau. Ces deux symptômes réunis ont une grande importance lorsqu'il n'existe que des signes rationnels de l'affection en question.

On observe les mêmes phénomènes dans la **colique de plomb.** Si un malade se plaint de ne point aller à la selle, s'il y a des coliques soulagées par la pression, s'il n'y a pas de fièvre, si le malade travaille à des préparations de plomb, le diagnostic ne saurait être longtemps incertain. Mais la cause du mal est souvent cachée : il faut alors réunir quelques autres indices, tels que la coloration ardoisée du bord libre des gencives, les douleurs dans les membres, la marche de la maladie, l'influence des purgatifs, l'effet des bains sulfureux sur la peau.

La constipation, jointe à la coloration jaune bilieuse de la peau, caractérise la forme d'**ictère** qu'on nomme **spasmodique.** Nous avons déjà fait remarquer que ce symptôme manque dans l'ictère catarrhal et dans l'ictère fébrile.

Si, dans la **convalescence** de quelques affections aiguës ou de la fièvre typhoïde, on voit de la constipation, on ne lui attribuera pas d'autre importance que celle qu'on donnerait à un phénomène consécutif et presque nécessaire.

La constipation est aussi un des symptômes de la **péritonite aiguë**, de certaines espèces d'**entérites,** de la présence de **tumeurs** diverses dans l'abdomen, et des **lésions organiques** des parois des **intestins.**

Nous avons déjà parlé (p. 553) de l'**étranglement interne.** Nous n'y revenons ici que pour rappeler quelques faits relatifs à la suppression ou à la persistance des évacuations. Si l'obstruction occupe la portion supérieure de l'intestin grêle, il y a des vomissements bilieux, absence de ballonnement, constipation; si elle occupe le côlon, il y a tympanite, vomissement à odeur stercorale, quelques évacuations de mucus sanguinolent (Bucquoy) (1).

Quand un vieillard se plaint de constipation, on doit presque toujours penser à une **rétention** véritable de matières fécales dans le gros intestin ou dans le rectum. La présence de scybales sur le trajet du côlon, ou celle d'une masse indurée dans le rectum, sont des caractères pathognomoniques de la maladie.

Les renseignements nombreux que nous avons donnés dans la première partie de cet article nous permettent de ne pas insister sur toutes les affections qui amènent l'accident que nous décrivons.

CHAPITRE III

SYMPTOMES ÉLOIGNÉS ET GÉNÉRAUX DES MALADIES DE L'ABDOMEN.

Les lésions viscérales de l'abdomen retentissent plus ou moins fortement sur toute l'économie, troublent le jeu de toutes les fonctions éloignées ou d'une partie d'entre elles, produisent des accidents généraux en éveillant les sympathies du système nerveux et du système circulatoire; en un mot, donnent lieu à une série de symptômes d'un nouvel ordre, et qui n'ont aucune espèce de rapport avec les symptômes locaux que nous avons étudiés jusqu'ici. Ce sont les accidents de cette espèce que nous devrions étudier maintenant. Ainsi, dans ce chapitre, nous devrions décrire l'état fébrile et ses modifications dans les maladies de l'abdomen,

(1) *Recherches sur les invaginations morbides de l'intestin grêle (Rec. des travaux de la Société médicale d'observation,* 1857, p. 181).

les accidents nerveux, ataxiques, adynamiques, qu'elles entraînent : et d'un autre côté, il faudrait dire aussi quels sont les accidents locaux que ces mêmes affections peuvent produire dans tous les systèmes et dans tous les organes, etc. Ce chapitre devrait être calqué sur celui que nous avons consacré aux symptômes éloignés dans les affections du cœur. Mais nous n'entreprendrons point ce travail, à cause de sa stérilité. En effet, si les accidents généraux peuvent être d'une grande utilité dans les affections cardiaques auxquelles nous venons de faire allusion, il n'en est plus de même dans les maladies abdominales. Ici les symptômes généraux sont d'une valeur très-douteuse; en d'autres termes, ils n'ont rien de caractéristique. L'importance qu'on peut leur attribuer n'est pas autre que celle qu'on leur accorde en pathologie générale; dès lors cette étude cesse de nous appartenir.

CHAPITRE IV

RÉSUMÉ. SIGNES DES PRINCIPALES MALADIES DE L'ABDOMEN.

Embarras gastrique. — Inappétence, dégoût pour les aliments; langue blanche ou couverte d'un enduit jaune, bilieux; tension, pesanteur à l'épigastre, impossibilité de supporter les vêtements serrés à la taille. Après l'ingestion des aliments et des boissons, gargouillements, borborygmes, éructations nidoreuses, envie de vomir, diarrhée peu abondante; apyrexie, teinte subictérique de la peau et des conjonctives, céphalée.

Indigestion. — Mêmes accidents que ci-dessus, et vomissements de matières alimentaires et bilieuses pendant quelques heures; puis retour spontané à l'état normal.

Gastralgie. — Jeunes gens, femmes, jeunes filles surtout. Chlorose, anémie, aménorrhée. Douleur à l'épigastre, s'irradiant jusqu'à la base et à la partie antérieure du thorax; douleur au dos. Affection se manifestant par accès; augmentant par l'abstinence, l'ingestion des aliments aqueux, débilitants; diminuant par les stimulants. Dépravаtion de l'appétit, goûts bizarres, pica, malacia, soda, pyrosis, éructations de gaz inodores. Évacuations alvines rares, dures, noirâtres.

Gastrite. — [La gastrite aiguë se confond avec l'embarras gastrique fébrile; quant aux gastrites chroniques, elles s'accompagnent de dyspepsie, de sensibilité à la région épigastrique, de vomissements alimentaires et glaireux, etc. Pas d'hématémèse ni d'accès cardialgiques.]

Empoisonnement. — Les divers poisons irritants produisent des accidents qu'on peut, à bon droit, considérer comme résultant d'une inflammation aiguë, rapide, de l'estomac. — Individu bien portant, pris tout à coup de vomissements violents, abondants et répétés, et de douleurs épigastriques quelquefois atroces. Facies profondément altéré; peau froide, couverte d'une sueur visqueuse, glacée. Bouche altérée par le poison, s'il est caustique : colorée en jaune, en blanc, en bleu, si c'est du laudanum, de l'acide nitrique, de l'acide sulfurique, du bleu de composition. La matière des vomissements agit quelquefois sur le carreau, quelquefois sur le papier de tournesol, présente une odeur vireuse, nauséabonde, etc.; ou bien on y trouve des fragments d'aliments ou de fruits toxiques (champignons, baies de belladone, etc.). Les accidents se calment quelquefois mais sont suivis d'évacuations sanglantes; d'autres fois ils continuent et s'aggravent pendant deux ou trois jours et se terminent par la mort. Parmi les malades qui guérissent, quelques-uns conservent des accidents indiquant un rétrécissement de l'œsophage ou d'un des orifices de l'estomac.

Trichinose. — (*Voyez* page 662.)

Ramollissement de la muqueuse de l'estomac. — Enfants très-jeunes ou à la mamelle. Vomissements se renouvelant après chaque ingestion d'aliments, de lait ou d'eau sucrée; apyrexie; troubles de la nutrition, amaigrissement. Chez les très-jeunes enfants, colliquation rapide et mort. Maladie contestée.

Ulcère simple chronique de l'estomac. — Adulte, et surtout à l'âge de quarante à cinquante ans. Douleurs à l'épigastre et au dos. Troubles des digestions, qui se font lentement; puis vomissements glaireux et bilieux, quelquefois périodiques et se reproduisant à des intervalles fixes après les repas; rarement des vomissements de matières noires, mais vomissements de sang en nature; généralement pas de tumeurs. La santé ne s'altère pas comme dans le cancer de l'estomac; rarement des phénomènes cachectiques proprement dits. Perforations assez fréquentes. Durée très-longue.

Cancer de l'estomac. — Individus de quarante à soixante ans; hommes principalement; habitude des boissons alcooliques, ou bien chagrins, passions tristes, concentrantes; chez quelques-uns, professions dans lesquelles il y a pression continuelle contre l'épigastre; hérédité. D'abord digestions laborieuses, longues, éructations gazeuses fréquentes; vomituritions de matières glaireuses, filantes, plus ou moins aigres, se faisant surtout le matin. Puis vomissement des aliments, d'abord en petite quantité, puis en totalité. Dans les premiers temps, les vomissements ne se font pas après tous les repas; plus tard, il en est autrement. Au bout d'un certain temps, rejet des matières alimentaires avec un liquide brunâtre, noir, qu'on a comparé à de la suie délayée, à du chocolat; c'est du sang plus ou moins digéré. Douleur épigastrique augmentant un peu par la pression, quelquefois tumeur dure.

Quand la lésion siége au cardia, rejet immédiat des aliments avant leur entrée dans l'estomac; ou bien, s'ils entrent, le vomissement ne s'effectue que difficilement; quelquefois il est impossible.

Si le cancer occupe le pylore, il y a vomissement deux ou trois heures après le repas, tumeur à l'épigastre ou vers l'hypochondre droit; de plus, signes de la *dilatation de l'estomac*.

Dans tous les cas, l'abdomen est plat, excavé, et les excavations alvines sont rares, sèches et noires. État général cachectique. Teint jaune paille, peau sèche, rugueuse. Marche rapide.

Dilatation de l'estomac. — Lésion rare, dépendant quelquefois d'une simple paralysie de l'organe, le plus souvent d'un rétrécissement pylorique.

Épigastre plus ou moins saillant; possibilité d'introduire beaucoup de liquides et d'aliments dans l'estomac; bruit particulier produit par l'entrée de ces substances dans le ventricule. Sonorité stomacale très-étendue et dont les limites, tracées sur la peau, indiquent la forme et les dimensions du viscère. Bruit de gargouillement ou de flot stomacal perçu à distance et par le malade, dans les mouvements du tronc. Vomissements énormes.

Embarras gastro-intestinal. — Mêmes symptômes que dans l'embarras gastrique; plus des symptômes intestinaux.

Entérite. — *Entérite aiguë simple.* Affection assez rare. Peu de douleur. Sentiment de chaleur dans la région ombilicale; fièvre; évacuations alvines abondantes, bilieuses, quelquefois sanguinolentes, qui ne soulagent pas; souvent constipation. Tension modérée de l'abdomen, pas de tympanite proprement dite.

Entérite chronique, entérite tuberculeuse. Aucune douleur, pas de tympanite; symptôme à peu près unique : diarrhée persistante, qui se supprime de temps en temps, pour reparaître ensuite. Matières évacuées de caractère très-variable.

Entérite typhoïde. Diagnostic très-facile.

Dysentérie. — *Dysentérie aiguë bénigne.* Douleur le long du trajet du côlon, coliques proprement dites; évacuations assez abondantes d'un liquide séreux ou verdâtre avec quelques pelotons glaireux ou muqueux, et quelquefois stries de sang; quelquefois liquide ressemblant à de la raclure d'intestins, à de la lavure de chair. Sentiment de brûlure à l'anus, ténesme après les évacuations. Fièvre modérée, quelquefois nulle.

Dysentérie aiguë grave. Dans les pays chauds et marécageux, en été et en automne; après les saisons humides et pluvieuses; abus de boissons froides, de fruits verts, etc. Dans les grandes réunions d'hommes, comme dans les camps, les prisons, les vaisseaux, les hôpitaux encombrés.

Sentiment de commotion dans l'abdomen, coliques vives; évacuations très-peu abondantes, mais fréquentes; mucus pur, semblable à du frai de grenouille; filets de sang ou sang pur, quelquefois en grande quantité et hémorrhagies intestinales. Frissons, fièvre vive; très-promptement phénomènes ataxiques ou adynamiques, et toutes leurs conséquences.

Dysentérie chronique. — Succède ordinairement à une dysentérie aiguë, soit que le malade ait été mal soigné, soit qu'il ait continué à séjourner dans la localité où la maladie est endémique. Persistance de la douleur abdominale, du ballonnement, de la diarrhée; celle-ci n'est pas continue, mais présente des rémissions et des exacerbations; il y a peu de ténesme, les matières rendues sont des aliments mal élaborés, de la bile, du mucus, et souvent de petites quantités de sang.

Étranglement interne, invagination intestinale. — Accidents rarement brusques. Le plus souvent le malade est pendant longtemps affecté de douleurs sourdes et d'alternatives de constipation et de diarrhée; de temps à autre, il y a des débâcles; puis un jour il survient une constipation opiniâtre, du ballonnement, des vomissements de bile, puis des matières à odeur fécale. La fièvre ne survient que consécutivement. La douleur n'est pas aussi vive que dans la péritonite. Quelquefois on sent une tumeur dans un point de l'abdomen; quand il y a une invagination dans le gros intestin, on trouve sur le trajet du côlon descendant une tumeur, et, au contraire, une dépression sur celui du côlon ascendant (Dance). Ce caractère est de peu de valeur, à cause de la tympanite qui existe presque toujours.

L'invagination de la partie supérieure de l'intestin grêle ne donnerait pas lieu à la tympanite ni aux vomissements bilieux; sa marche serait plus lente et elle se compliquerait plus rarement de péritonite que l'invagination du gros intestin (Bucquoy).

Péritonite. — *Péritonite aiguë simple.* Rare, comme affection primitive; presque toujours produite par une contusion de l'abdomen, une perforation de l'intestin, une rupture de la rate ou de tout autre organe, etc.

D'abord, douleur légère, ou plutôt sensation de chaleur douce se répandant dans l'abdomen et partant du point où a eu lieu la contusion ou la perforation. Souvent lipothymies, syncopes au moment de la déchirure, malaise, frissons, fièvre. La douleur ne tarde pas à s'accroître; l'abdomen devient d'une sensibilité extrême, au point que le poids des couvertures, des cataplasmes, des draps même, ne peut plus être supporté. Constipation, ballonnement; plus tard vomissements; ceux-ci ne sont ni aussi fréquents ni aussi abondants qu'on le dit généralement, mais ils sont incoercibles; le plus ordinairement le liquide part comme une fusée et malgré le malade; il n'y en a quelquefois que trois ou quatre dans tout le cours de la maladie. La vivacité des souffrances altère profondément toute l'économie; la face est grippée, pâle, quelquefois couverte de sueur froide; pouls fréquent, misérable, dépressible. La marche des accidents est rapide, toujours croissante; la mort survient en quelques jours. Dans les derniers temps de la maladie, les vomissements, le ballonnement et les douleurs disparaissent, par suite de l'affaiblissement du malade et non par amendement du mal.

Péritonite puerpérale. Il y a deux formes, peu différentes, d'ailleurs, par les symptômes : la péritonite puerpérale proprement dite, et la *péritonite postpuerpérale* (Chomel), qui débute quelquefois huit ou quinze jours après l'accouchement. Ordinairement il y a, au commencement, un frisson intense; ensuite douleur abdominale plus ou moins vive. Cette douleur n'est jamais aussi intense que dans la péritonite simple : elle augmente peu par la pression; les malades la ressentent surtout dans les mouvements, la toux, etc. L'abdomen est météorisé d'une manière considérable, mais presque toujours la paroi abdominale est souple; on peut la déprimer et sentir tous les organes intérieurs. Utérus volumineux, chaleur au col de l'organe et dans le vagin; lochies quelquefois supprimées, mais quelquefois continuant à fluer, d'une odeur fétide. Vomissements, quelquefois ictère. Souvent diarrhée. État de toute l'économie et pouls comme précédemment.

Cette affection a quelquefois une marche foudroyante; d'autres fois elle est peu prononcée et latente.

Elle est souvent épidémique et offre alors diverses formes, telles que les formes ataxique, adynamique, inflammatoire, de même que la fièvre typhoïde.

Péritonite chronique et péritonite tuberculeuse. Enfants et jeunes gens. Douleurs sourdes, continuelles, malaise, vomissements passagers; tuméfaction de l'abdomen par une tympanite, ou par une tympanite et un ascite tout à la fois. Diarrhée continuelle. Apyrexie dans la journée, fièvre le soir. Phénomènes de colliquation, sueurs, amaigrissement. Souvent on sent une masse plus ou moins dure qui siége au niveau de l'ombilic, et qui, malgré sa dureté, est sonore : ce sont les anses intestinales agglutinées.

Ascite. — Abdomen volumineux, régulièrement conformé; peau tendue, luisante, fluctuation obscure, quand il y a une trop grande distension; matité dans les parties les plus déclives, occupant toujours la partie inférieure de l'abdomen, eu égard à la position que l'on donne aux malades; la sonorité intestinale la surmonte toujours en se déplaçant. Quelquefois éraillure de la ligne blanche ou distension de la peau au niveau de l'ombilic, formant une petite tumeur fluctuante, transparente. [Constipation habituelle par compression du rectum par le liquide, urines rares (compression des artères rénales), amaigrissement.] Signes de maladies du cœur, du foie, de la rate, cachexie de fièvres intermittentes ou de toute autre maladie; affection granuleuse des reins, albuminurie; tuberculisation, etc. (L'ascite précède l'œdème des membres inférieurs dans les maladies du péritoine, du foie et des viscères abdominaux; elle ne se manifeste que postérieurement dans les affections cardiaques et dans la maladie de Bright.)

Ictère. — *Ictère spasmodique.* Résultant d'un accès de colère, de frayeur ou de toute autre émotion morale. Début brusque soit au moment de l'accident, soit quelques jours après. D'abord coloration jaunâtre des ailes du nez, des conjonctives, puis prurit quelquefois fort intense sur toute la surface de la peau; quelquefois aussi éruption de prurigo au dos, à la poitrine, etc. En peu de temps, toute la peau se colore et prend une teinte jaune verdâtre éclatante. Quelquefois vomissements, perte d'appétit, constipation; matières fécales rares, décolorées, d'apparence argileuse. Pas de frissons ni de fièvre. Pouls ordinairement ralenti.

Ictère catarrhal. Succédant à des affections gastro-intestinales, ou produit par des écarts de régime, des excès, l'abus d'aliments grossiers ou de difficile digestion. Début par des troubles intestinaux, fièvre; coloration jaune plus intense et plus durable; douleur au niveau du foie, qui est tuméfié. Vomissements, diarrhée bilieuse plus ou moins abondante. Le pouls est accéléré comme dans la fièvre. Quelquefois hémorrhagies par diverses voies.

L'*ictère suite de coliques hépatiques* est très-peu prononcé, fugace, mais il reparaît très-facilement.

Ictère symptomatique. On nomme ainsi l'ictère qui survient dans le cancer du foie, la péritonite puerpérale et la péritonite chronique, les maladies du cœur, les affections paludéennes anciennes. La couleur de la peau est plutôt verte que jaune; la durée de cet ictère est beaucoup plus longue que dans les cas précédents.

Hépatite. — Pays chauds, Indes, Afrique; plus rare dans les climats tempérés. Douleur dans l'hypochondre droit, s'irradiant à l'épaule droite et dans une grande étendue de l'abdomen. Foie volumineux et débordant les côtes. Vomissements bilieux et diarrhée, quelquefois ictère. Souvent frissons très-intenses, suivis de chaleur et de sueurs abondantes. Se termine fréquemment par un abcès à l'hypochondre, ou par des accidents ataxiques ou adynamiques. Suite fréquente de la dysentérie.

Cirrhose. — Caractères négatifs ; se diagnostique, en général, par exclusion. Hommes principalement ; âge de trente à cinquante ans ; buveurs d'eau-de-vie fréquemment.

Au début, quelquefois congestion et augmentation de volume de l'organe (Requin) ; plus tard, atrophie. Quand la maladie est avancée, l'aspect du malade est caractéristique : maigreur extrême du tronc et des membres, et abdomen très-volumineux ; ascite abondante, foie petit ; peu de douleur abdominale, pas de troubles du côté de l'estomac. Urines légèrement albumineuses ; souvent maladie du cœur concomitante.

Cirrhose hypertrophique. Augmentation de volume du foie et de la rate ; peu ou pas d'ascite ; pas de réseau veineux superficiel ; ictère ou subictère. Longue durée. Poussées de périhépatite et de péritonite partielle (Hanot). Mort, avec phénomènes d'ictère grave.

Hypertrophie du foie. — Tumeur débordant inférieurement les côtes de l'hypochondre droit ; surface lisse et polie, indolente, bord inférieur tranchant ou mousse, remontant vers l'épigastre. Quand il y a ascite, on ne sent cette tumeur qu'après avoir traversé la couche de liquide qui est interposée entre la paroi abdominale et le foie. Matité plus étendue que de coutume, dans le sens vertical.

On rencontre l'hypertrophie du foie à la suite de l'hépatite des pays chauds, dans la cachexie paludéenne, dans quelques maladies du cœur, dans la phthisie (foie gras), dans la syphilis (foie amyloïde), etc.

Calculs biliaires. — Ne peuvent être diagnostiqués que quand ils produisent les accidents de la colique hépatique.

Hypertrophie de la rate. — La seule affection bien connue de cet organe se manifeste par une tumeur qui déborde les côtes du côté gauche, et se termine inférieurement par un bord bien arrêté, arrondi ; généralement un peu douloureuse. Matité remontant jusque dans la cavité thoracique, et de 10, 15, 20 centimètres de hauteur. Souvent mobile, cette tumeur s'avance dans diverses directions, et quelquefois même jusqu'à l'ombilic. Suite de fièvres intermittentes, quarte principalement.

Colique saturnine. — Individus travaillant aux préparations de plomb ; boissons contenant des produits de la même nature, etc., début lent ; quelques douleurs abdominales et articulaires, puis constipation graduellement croissante. Enfin, accès de douleur abdominale très-intenses ; cette douleur est soulagée par la pression, les malades se couchent sur le ventre pour l'apaiser. Vomissements bilieux, puis calme plus ou moins prolongé.

Liséré bleuâtre du bout libre des gencives; douleurs articulaires et dans la continuité des membres. Si la maladie se prolonge, paralysie des extenseurs des mains, amaurose, ictère saturnin, chute des cheveux, etc. Apyrexie.

Quelquefois il semble exister de l'entérite, et il y a de la fièvre et de la diarrhée. Les coliques végétales du Poitou, du Devonshire, de Madrid, la colique sèche des Antilles, etc., ne sont peut-être que des formes de la colique de plomb.

Colique hépatique. — Déterminée par la présence de calculs dans des points rétrécis des voies biliaires. Douleurs survenant brusquement, très-vives, calmées par la pression; les malades se tordent et se couchent sur le ventre. Vomissements répétés, peu abondants, pénibles; constipation, apyrexie. Au bout de quelques jours, de quelques heures, apparition d'un ictère léger, fugace. Retour fréquent des accès. On ne trouve pas toujours des calculs dans les matières rejetées, ceux-ci remontant souvent dans des points plus larges des voies biliaires.

Colique néphrétique. — Même marche, mêmes accidents; phénomènes morbides du côté de la vessie; urine diminuée ou supprimée, rétraction des testicules. Ordinairement gravelle urique, phosphatique ou autre. Quelquefois hématurie ou urine purulente.

Tumeurs de l'abdomen. — (*Voy.* p. 579.)

Hématocèle rétro-utérine. — (*Voy.* p. 600.)

DE LA TEMPÉRATURE DANS LES MALADIES

[[Ce que nous avons dit de l'importance de l'élévation de la température du corps dans le processus fébrile (*Voy.* p. 12), suffit pour faire pressentir la valeur des mensurations thermométriques dans les maladies; aussi y a-t-il presque lieu de s'étonner de voir qu'il n'y a guère plus de vingt ans que le thermomètre joue un rôle capital dans les procédés d'exploration clinique. Cela est d'autant plus frappant que les anciens, Hippocrate le premier, avec la profondeur d'intuition qui les caractérise, avaient surtout discerné dans le fait de la fièvre une augmentation de la chaleur animale : vue consacrée du reste par la signification étymologique du mot fièvre (πυρεξις, *febris*, de *fervere*).

Lors de la renaissance de la médecine, Sanctorius employait assez volontiers le thermomètre. Il en fut de même de Boërhaave, à qui ce mode d'exploration était en quelque sorte dicté d'avance par ses idées iatro-mécaniciennes. Mais ce fut surtout son disciple de Haën qui fit des observations très-intéressantes sur l'augmentation de la température dans la fièvre ; il constata notamment que la température s'élève, dès le stade de frisson, dans l'accès fébrile. John Hunter, dans ses expériences sur l'inflammation, James Currie, dans sa thérapeutique si hardie des fièvres éruptives, Brodie, dans les affections nerveuses, eurent recours aux mensurations thermométriques.

Bouillaud, Andral et Gavarret appelèrent à leur tour l'attention sur l'utilité de l'emploi du thermomètre ; mais au premier rang, il faut placer les travaux de M. H. Roger (1) qui, se mettant sur le terrain franchement clinique, pratiqua chez les enfants des mensurations thermométriques extrêmement instructives ; le premier, il insista sur les indications que fournit le thermomètre dans les fièvres infantiles, dans lesquelles le pouls ainsi que la respiration constituent des signes souvent trompeurs. De là date, à proprement dire, la thermométrie clinique.

Cependant, malgré l'extrême intérêt de ces recherches, elles étaient loin de donner les résultats obtenus depuis ; cela tient à la tendance même qui les inspirait, tendance, sauf de rares exceptions, plutôt physiologique que clinique. Les observations thermométriques n'étaient pas relevées d'une façon suivie, pendant toute la durée de la maladie, ni surtout mises suffisamment en parallèle avec l'évolution naturelle de cette dernière. Le procédé existait et on n'en méconnaissait pas la portée ; mais on manquait d'un plan régulier, d'une méthode.

Cet emploi méthodique du thermomètre et l'étude suivie et systématique de la calorification dans les maladies, nous les devons surtout à l'école allemande, à von Baerensprung (2),

(1) H. Roger, *De la température chez les enfants à l'état physiol. et path.* (*Arch. gén. de méd*, 1844-1845).

(2) Baerensprung (v.), *Rech. sur la temp. du fœtus et de l'adulte à l'état physiol. et morbide* (Müller's *Archiv f. Anat.*, 1859).

à Traube (1) et à Wunderlich. Les recherches des deux premiers observateurs, faites surtout au point de vue de la pathologie générale et de l'analyse du syndrome fièvre, établirent cette donnée fondamentale, à savoir que, bien plus que la fréquence du pouls, la mensuration thermométrique donne la mesure de l'intensité et rend compte de la marche de la fièvre. Un autre fait capital qui se dégagea de ces recherches fut la réhabilitation des vues anciennes et délaissées sur certains caractères du mouvement fébrile, sur l'existence et la signification des crises et des phénomènes critiques, notamment : le thermomètre fournit ainsi la confirmation éclatante sinon des théories, du moins des faits proclamés par les plus illustres de nos devanciers, et trop méconnus par l'école exclusivement anatomique.

Wunderlich et ses disciples, par des recherches cliniques portant sur plus de vingt mille malades et des mensurations thermométriques qui s'élèvent à plusieurs millions, montrèrent que la température suit une marche constante, toujours semblable à elle-même, dans les diverses maladies fébriles ; ils montrèrent que dans les maladies cycliques, à évolution régulière et préétablie, comme le sont la plupart des pyrexies, l'élément fixe et invariable entre tous, celui qui par excellence caractérise la maladie et en accuse le type, c'est l'élément thermométrique.

Cela est si vrai, que telle maladie, la pneumonie par exemple, ou la rougeole, peuvent être en quelque sorte diagnostiquées par la simple inspection du tracé graphique, de la *courbe thermométrique* qui représente la marche de la température ; et, à défaut de preuves fournies par l'étiologie, par la contagion, par la symptomatologie, etc., en faveur de l'autonomie et de la perennité des pyrexies, la marche typique de la température dans ces maladies suffirait pour en affirmer l'*essentialité*, comme disaient les anciens, ou la spécificité.

Non-seulement l'exploration thermométrique facilite singulièrement le diagnostic des fièvres en permettant de recueillir un tracé connu d'avance et, pour ainsi dire, pathognomonique ; mais encore, par les écarts mêmes de ce

(1) Traube, *Mémoire sur les effets de la digitale dans les maladies fébriles (Annalen des Charité-Krankenhauses zu Berlin*, 1850).

tracé, par ses anomalies et ses dérogations au type normal, le médecin est mis sur la voie des variantes que peut présenter la maladie, ou des complications qui viennent s'y ajouter ; bien plus, l'observation thermométrique devient, dans la plupart des cas, la source d'indications thérapeutiques pressantes, en même temps qu'elle permet de s'assurer, heure par heure, de l'efficacité du traitement institué.

Telle est la portée, à la fois doctrinale et pratique, de l'étude de la température morbide ; et, sans être taxé d'exagération, il est permis, avec M. Jaccoud, de rapprocher la révolution ainsi opérée dans la pyrétologie de celle qu'a entraînée, dans la détermination des lésions locales, la découverte de la percussion et de l'auscultation.

En dehors des pyrexies et des phlegmasies fébriles, l'emploi du thermomètre fournit également des données précieuses dans le diagnostic des névroses, des affections convulsives, des intoxications, de l'urémie, etc. C'est ce qui ressortira surtout de l'exposé rapide des principaux faits particuliers.]]

On se sert habituellement, pour les recherches cliniques, de thermomètres à mercure dont l'échelle ne porte que l'intervalle de 20 degrés centigrades, de 25° à 45°. Cette échelle est graduée de façon qu'on puisse lire facilement les divisions des degrés par dixièmes. [[Les thermomètres à mercure demandent un plus long temps pour s'échauffer que ceux à alcool coloré, mais ils sont plus fidèles et exposent moins à la rupture et à la segmentation de la colonne liquide ; il faut donc les employer de préférence. Il est inutile d'ajouter qu'il faut de temps en temps vérifier l'exactitude de son instrument et s'assurer que le zéro n'a pas subi de déplacement. Une autre précaution consiste à se servir du même thermomètre pour le même malade pendant toute la durée de l'affection, afin que les mensurations soient exactement comparables.]]

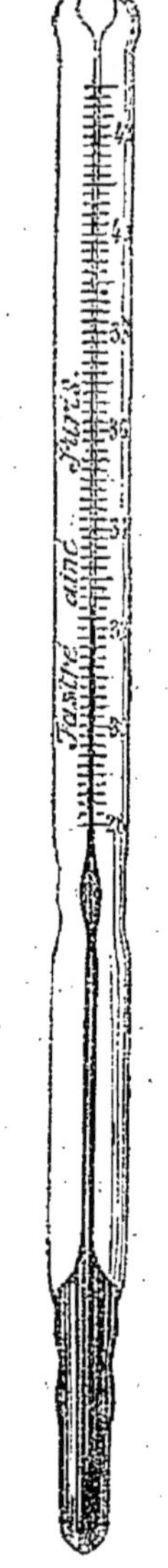

Fig. 20.

Quel que soit l'instrument qu'on ait choisi, il est important de s'assujettir dans son emploi à certaines précautions à défaut desquelles les recherches thermométriques sont nécessairement entachées d'inexactitude. Le thermomètre doit être appliqué soit à l'aisselle, soit à l'intérieur d'une cavité naturelle : bouche, rectum, vagin. C'est ordinairement à l'aisselle qu'on l'applique. Il faut avoir soin de le laisser en place pendant quinze ou vingt minutes, en l'appliquant aussi étroitement que possible dans le creux axillaire, et en le garantissant contre tout contact de l'air extérieur. Si l'on veut arriver plus rapidement au résultat, on chauffe le thermomètre en le tenant dans la main pendant quelques minutes avant de l'appliquer.

L'introduction du thermomètre dans la bouche, dans le rectum n'est qu'exceptionnelle. Dans certains cas elle est nécessaire. Dans les maladies algides, le choléra, par exemple, il est indispensable de connaître la température des parties profondes.

Pour inscrire les observations thermométriques, on se sert de tableaux particuliers qui, au moyen d'une disposition fort simple, permettent de relever deux fois chaque jour les variations de la température. On peut facilement arranger ces tableaux de manière à relever en même temps le nombre des pulsations, et [[celui des respirations qu'on a soin de noter avec des lignes de couleur ou d'aspect variables. Enfin rien n'empêche d'y adjoindre des courbes représentant les variations du poids du malade, celles des urines, etc., et l'on arrive ainsi à substituer des mesures exactes aux évaluations approximatives et à embrasser d'un seul coup d'œil presque toute l'histoire de la maladie. C'est d'après cette méthode que Lorain a relaté l'épidémie de choléra qu'il a observée à l'hôpital Saint-Antoine, et nous pouvons citer ses livres comme un exemple et un modèle des études de ce genre (1).]]

Dans les conditions normales la température de l'homme prise dans l'aisselle est de 37° cent. (2). Cette température

(1) Lorain, *Études de médecine clinique. Le choléra observé à l'hôpital Saint-Antoine*. Paris, 1868, gr. in-8°. — *De la température du corps humain et de ses variations dans les diverses maladies*, publication faite par Brouardel. Paris, 1877.

(2) Le professeur Jürgensen, de Kiël, a publié le résultat de 17,000 mensurations thermométriques pratiquées sur l'homme sain, le thermomètre étant placé dans le rectum. En prenant la moyenne de ce

subit quelques oscillations physiologiques dont les plus grands écarts ne dépassent pas 1° centigr., et sont ordinairement comprises dans des limites très-inférieures. Cette fixité de la température normale montre l'importance que prennent les variations qu'elle présente dans les différentes maladies. Ce sont ces variations qui doivent principalement fixer notre attention.

Des variations morbides de la température.

[[La température chez l'homme vivant, enseigne Wunderlich (1), présente des oscillations qui ne dépassent guère la limite de 8° centigrades. Il est rare que la température axillaire s'abaisse au-dessous de 32° (choléra) et encore dans ces cas la température rectale est souvent trouvée normale, quelquefois même exagérée (Doyère, Lorain). La température maxima que l'on ait constatée sur l'homme vivant est de 44° 75, dans un cas de tétanos (Wunderlich). Mais des températures de 42 à 43° sont déjà exceptionnelles ; c'est donc entre 35° et 42° qu'oscille habituellement la température axillaire. Dès que celle-ci atteint d'une façon durable 38° on peut dire qu'il y a *fièvre*.

On a essayé de prendre la température animale comme base de classification des maladies et on a ainsi établi trois groupes. Le premier comprend toutes les affections où il y a élévation de la température (fièvres) ; le second, les maladies s'accompagnant d'abaissement de la température (algidités) ; enfin le troisième, constitué par exclusion, comprend les états morbides où la température n'est pas sensiblement modifiée. C'est surtout l'élévation fébrile de la température qui est intéressante à étudier, et c'est par elle que nous allons commencer cet exposé succinct de l'état actuel de la thermopathologie.

chiffre considérable de mensurations, il fixe la température normale de l'adulte, prise dans l'anus, à 37° 87 (*Die Korperwærme des gesunden Menschen*. Leipzig, 1873).

(1) Wunderlich, *De la température dans les maladies*, trad. de l'allemand par Labadie-Lagrave.

De la température dans les maladies aiguës et spécialement dans les pyrexies.

Si l'on étudie la marche de la température pendant un accès franc de fièvre, celui de la fièvre intermittente, par exemple, on constate trois stades thermiques correspondant assez exactement aux trois stades cliniques de l'accès fébrile, aux stades de frisson, de chaleur sèche et de sueur. La température *monte* dès le début du frisson, et c'est à la fin de ce dernier qu'elle atteint son maximum. Ce maximum se maintient, avec de très-faibles oscillations, pendant la durée du stade de chaleur; puis, avec l'apparition de la sueur, on voit la température s'abaisser graduellement, d'une façon généralement plus lente que l'ascension, pour revenir à la température normale ou même un peu au-dessous. (*Voy.* fig. 21.)

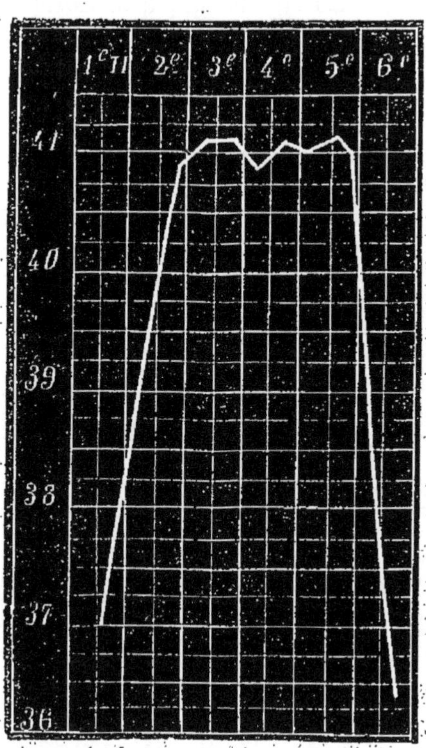

Fig. 21. — Fièvre intermittente.
Courbe de la température pendant un accès dont la durée est de cinq heures.

Ces trois phases se retrouvent, avec des variantes de durée et d'intensité, dans toutes les affections fébriles, même les plus prolongées; dans toutes on trouve une période d'*augment* ou d'*invasion*, une période d'*état* ou d'*acmé* et enfin une période de *déclin* ou de *défervescence*, qui dans les cas funestes est remplacée par ce que Wunderlich appelle la période *agonique* ou *agonale*.

Dans un certain nombre de maladies fébriles, ces différentes périodes présentent des caractères constants, propres à chaque maladie, si bien qu'on peut, pour ainsi dire, diagnostiquer celle-ci à la simple inspection du tracé thermométrique qui la représente. C'est cette marche typique de la température dans ces diverses maladies que nous allons rapidement passer en revue.

Fièvres intermittentes. — La figure 21, que nous avons donnée comme le type de l'accès fébrile en général, est le tracé d'un accès de fièvre intermittente. Nous avons vu

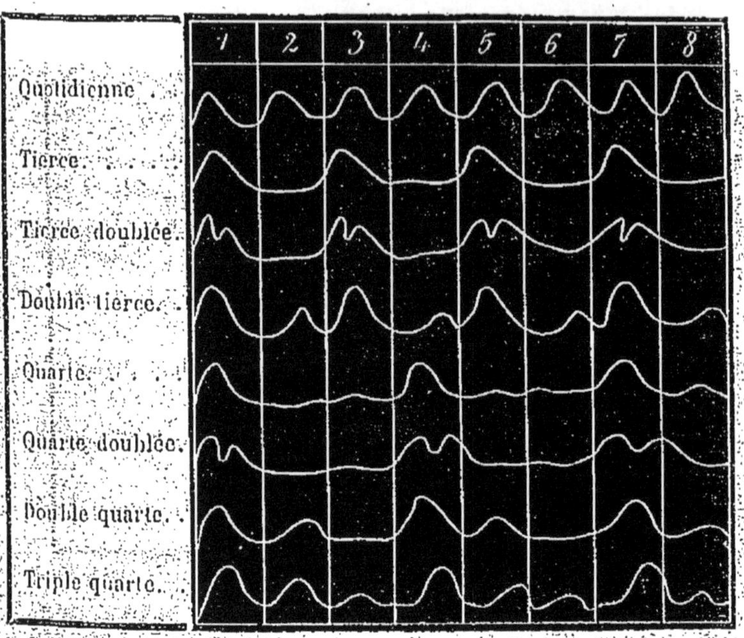

Fig. 22. — Schéma des divers types de la fièvre intermittente (Wieger).

plus haut (pag. 41) qu'il existait dans le retour de ces accès, dans leur périodicité, une série de combinaisons assez compliquées, constituant ce qu'on appelle le *type* de la fièvre. Le tracé (fig. 22), purement schématique, permet d'embrasser d'un coup d'œil ces divers types et interprète leur nomenclature. On y voit, par exemple, que le type double quarte présente un grand accès le 1er et le 4e jour, un paroxysme plus faible au 2e et au 5e jour, de l'apyrexie au 3e et au 6e, etc.

Pneumonie franche, lobaire. — Cette phlegmasie offre cette particularité de présenter une fièvre à évolution cyclique comme les pyrexies. En 24 ou 36 heures la fièvre atteint son fastigium, qui est de 39° 5, 40°, plus rarement 41°. La température se maintient à cette hauteur pendant 4 à 6 jours, offrant des rémissions matutinales insignifiantes ; la défervescence est rapide comme l'invasion ; en 36 ou 48 heures la température est revenue à son chiffre normal ; quelquefois cette défervescence brusque, ou *crise*,

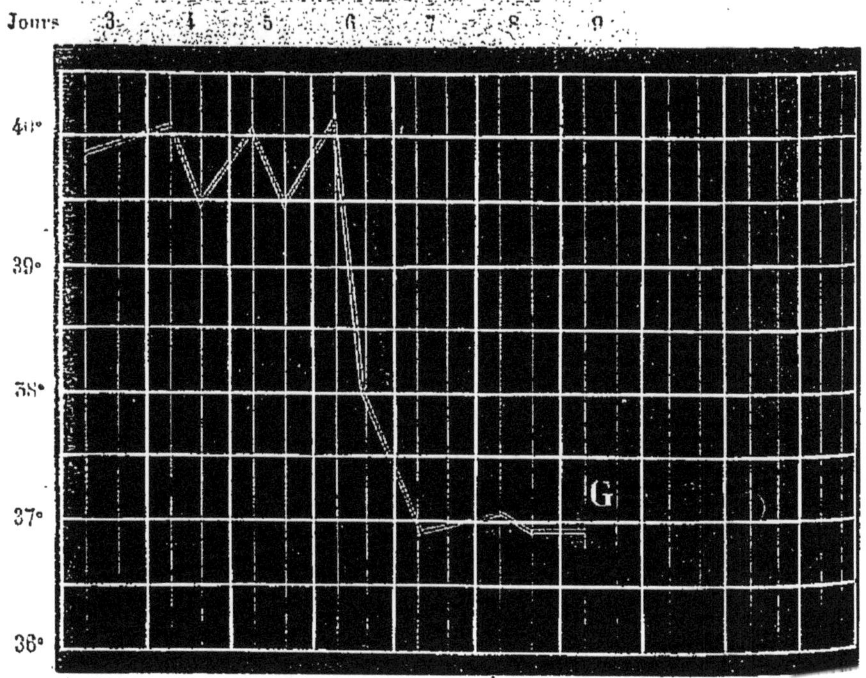

Fig. 23. — Pneumonie lobaire. Guérison. (Charcot, d'après Ziemssen.)

comme l'appelle Traube, est précédée, la veille du jour où elle doit se faire, d'une température plus élevée que la température habituelle de la période d'état ; c'est ce qu'on appelle l'*ascension procritique*. Cette défervescence se fait du 5e au 9e jour, sans avoir, contrairement à l'opinion de Traube, de prédilection pour les jours impairs (Thomas) (fig. 23).

Rougeole. — La température présente une ascension lente dépassant rarement 40°. Au 5e jour généralement il y a une ascension procritique coïncidant avec la terminaison de l'éruption rubéoleuse. La défervescence, dans les cas simples et en l'absence de complications inflammatoires, est brusque et se fait complétement en 12, 24 ou 36 heures (fig. 24).

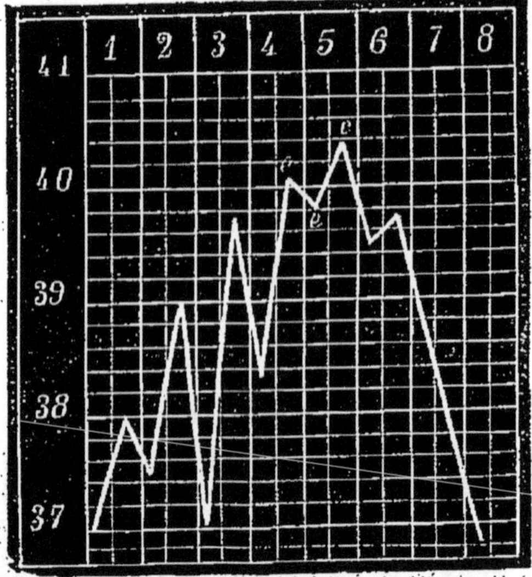

Fig. 24. — Rougeole, le point culminant répondant à l'apparition de l'éruption (G. Sée).

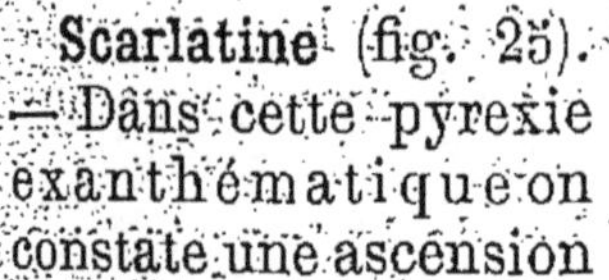

Scarlatine (fig. 25). — Dans cette pyrexie exanthématique on constate une ascension thermique très-brusque ; en moins de quelques heures, à la suite souvent d'un frisson intense, la température atteint 39°5 à 40°5. L'éruption se montre habituellement dès le 2e jour ; elle est donc remarquablement précoce ; la fièvre conserve son acmé ou bien présente de légères exacerbations pendant les 2 ou 3 jours que l'exanthème met à se généraliser. Pendant ce temps, c'est à peine si l'on constate d'insignifiantes rémissions du matin. La défervescence ne se fait que très-exceptionnellement par crises, en 12 ou 24 heures. La règle est qu'elle se fasse en terrasse, dans un espace de temps qui varie de 3 à 8 jours. Il n'est pas rare de voir la température descendre au-dessous de la normale, à 36°, et s'y maintenir pendant plusieurs jours (Wunderlich).

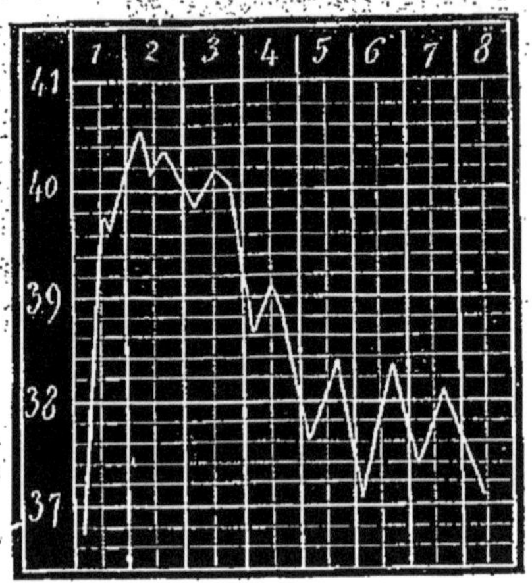

Fig. 25. — Scarlatine légère.

Variole. — La maladie commence par un frisson général et la température atteint brusquement, en 24 heures, son acmé qui est 40 ou 41 degrés ; ou bien, ce qui est plus fréquent, le début est plus insidieux et le fastigium n'est atteint que successivement, au bout de 2 ou 3 jours. Du 3e au 5e jour apparaissent les premiers boutons de l'exanthème et aussitôt la défervescence se produit, défervescence rapide et s'opérant quelquefois en plusieurs heures, ou en un jour au plus. L'apyrexie est complète et elle dure pendant 1 ou 2 jours ; mais elle ne tarde pas à être suivie d'une nouvelle recrudescence fébrile, liée cette fois à la suppuration de l'exanthème ; cette *fièvre secondaire* a tous les caractères de la fièvre de suppuration ; son intensité et sa durée dépendent du nombre (confluence) des pustules. (*Voy.* fig. 27.)

Ainsi, défervescence rapide et complète à la fin du 4e ou du 5e jour de l'invasion, apyrexie de 30 à 48 heures, puis nouvelle ascension thermique, telle est la marche caractéristique de la *variole discrète*.

Dans la *variole confluente*, la marche de la température s'écarte un peu de ce type si net. La défervescence provisoire ne se produit pas dès le début de l'apparition de l'exanthème; elle ne commence que plus tard et par conséquent n'a pas le temps d'arriver à l'apyrexie franche ; il en résulte que la rémission est incomplète et que la fièvre d'éruption se confond et se continue avec la fièvre de suppuration.

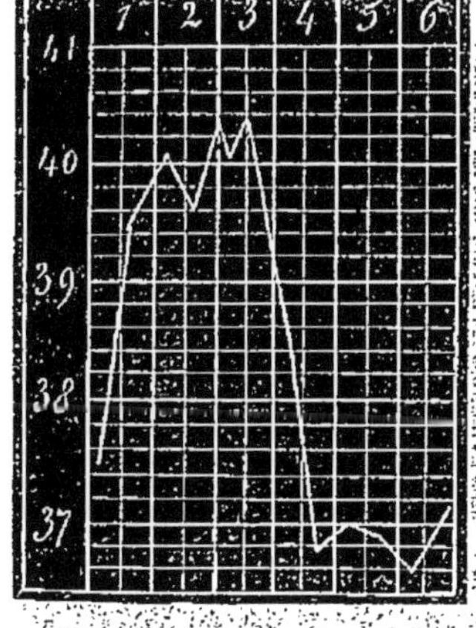

Fig. 26. — Varioloïde.

Ce qui caractérise anatomiquement la *varioloïde*, c'est l'absence de suppuration de l'exanthème; ce qui la caractérise thermométriquement, c'est précisément l'absence de la fièvre de suppuration. Au lieu d'être provisoire comme dans la variole vraie, la défervescence qui se fait au moment de l'éruption est *définitive* dans la varioloïde. Pour tout le reste, rien ne distingue la marche et les caractères de la fièvre de la varioloïde d'avec celle de la fièvre d'éruption de la variole. (*Voy.* fig. 26.)

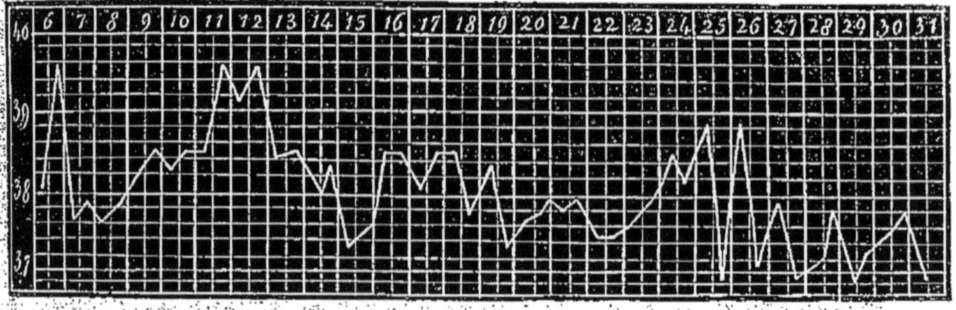

Fig. 27. — Variole vraie, discrète. (Wunderlich).

Fièvre typhoïde. — C'est cette pyrexie qui a été l'objet des observations thermométriques les plus assidues et où l'on est arrivé aux résultats les plus importants, tant au point de vue du diagnostic que du pronostic.

Le mode d'invasion de la maladie est, à lui seul, caractéristique.

Le début de la fièvre typhoïde présente une marche lente et régulièrement ascendante ; chaque soir la température s'élève d'un degré à 1° 20 ; le lendemain matin, elle redescend de 1/2 à 3/4 de degré, de sorte que vers le 3° ou le 4° soir elle a atteint 40° environ (*Voy.* fig. 28). Alors commence la période d'état.

Cette marche de la fièvre typhoïde à son début permet de formuler les aphorismes suivants (Wunderlich) :

Toute maladie qui, au premier ou au second jour de son évolution, offre une température de 40°, *n'est pas une fièvre typhoïde.*

Toute maladie qui, au soir du 4° jour, n'a pas atteint 39°5, *n'est pas une fièvre typhoïde.*

La *période d'état* offre une durée variable entre 10 à 30 jours. La température reste sensiblement stationnaire, présentant un chiffre très-voisin du maximum atteint à la fin du stade d'invasion (40°). La température du soir est en général d'un demi-degré plus élevée que celle du matin. Dans les cas graves ou marqués par une complication quelconque, la fin de la période d'état est troublée par des allures insolites de la température, qui se manifestent vers la fin du 3° ou le commencement du 4° septénaire et qui consistent en des rémissions et en des exacerbations irrégulières et en quelque sorte illégitimes ; cette période troublée, qui dure environ une semaine, et qui est définitivement suivie soit de la mort soit de la défervescence, a été appelée par Wunderlich *période amphibole*.

La défervescence est toujours lente et graduelle ; elle

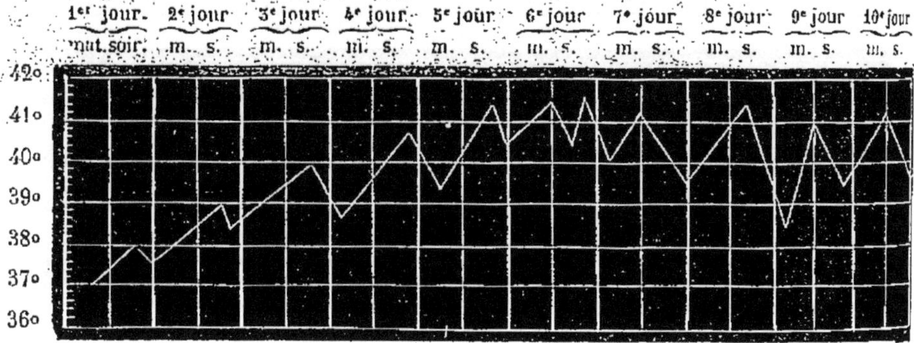

Fig. 28. — Fièvre typhoïde

s'opère d'après trois modes différents : dans un premier mode, la température du soir continue à rester élevée, celle du matin descendant chaque jour, jusqu'à ce qu'elle atteigne la normale ; alors la température du soir fléchit à son tour et rapidement pour atteindre elle aussi la normale. Dans un second mode, les amplitudes des oscillations thermométriques restent les mêmes, mais chaque jour la moyenne s'abaisse ; c'est le type parfait de la descente en gradins. Enfin, un troisième mode de défervescence est celui qui a lieu presque exactement par septénaire ; les amplitudes restent les mêmes pendant un septénaire, ainsi que la moyenne ; mais celle-ci s'abaisse d'un degré environ au commencement de chaque septénaire (Wunderlich).

Lorsque la maladie se termine par la mort, l'agonie est précédée soit d'une recrudescence considérable de la température, 42°, rarement 43°, soit d'un abaissement subit (collapsus).]]

L'étude de la marche thermométrique de la fièvre typhoïde fournit des données de la plus haute importance pour le pronostic. Ainsi, une immense expérience a montré à Wunderlich que, lorsque dans le second septénaire les températures du soir se maintiennent entre 39°5 et 40°, la maladie est généralement bénigne et il est permis d'augurer que la convalescence se montrera dans la troisième ou la quatrième semaine. Quand la température du soir se maintient dans la seconde semaine entre 40° et 40°5, il est rare que la convalescence se montre avant la quatrième

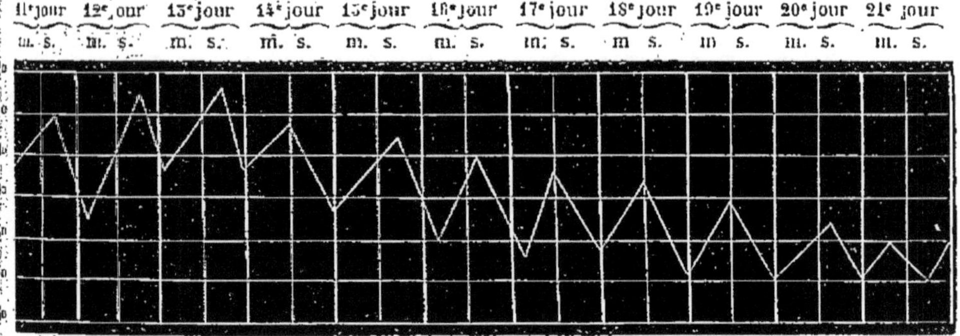

Fièvre typhoïde (Hirtz).

semaine. Si la température du matin atteint 40°, et celle du soir 41°, on peut avec certitude diagnostiquer un cas grave. Au commencement de la troisième semaine on distingue facilement les cas légers des cas graves. Dans les cas légers, les rémissions du matin se prononcent. Dans les cas graves, la température reste dans les mêmes limites que pendant la deuxième semaine.

Les oscillations non motivées par quelque complication, lors même qu'il y a abaissement de température, sont toujours un indice de cas grave.

Notre intention ne saurait être d'exposer ici la marche thermométrique de toutes les maladies fébriles ; nous n'en avons pu étudier que les plus importantes et les plus répandues dans nos climats, et nous renvoyons, pour les autres, aux traités spéciaux et surtout au livre classique de Wunderlich. Mais quelque incomplets qu'ils soient, les détails dans lesquels nous sommes entrés suffisent pour nous faire voir la portée capitale de ce nouveau mode d'investigation dont s'est enrichie la science. La thermométrie appliquée aux maladies nous donne la notion la plus exacte sur les échanges moléculaires de l'économie, sur le degré et l'intensité de la combustion fébrile ; elle nous permet de prédire l'imminence de certains phénomènes graves, tels que le délire, le collapsus, ou de phénomènes favorables, tels que les crises. En nous montrant que les pyrexies suivent une marche cyclique, normale en quelque sorte, les mensurations méthodiques nous permettent souvent, non-seulement de diagnostiquer l'espèce fébrile, mais encore d'établir les types et les sous-types (grave, léger, maladie longue ou courte), d'annoncer les aggravations et de pressentir les complications ou les rechutes. Disons enfin que la thermométrie nous fournit le moyen le plus sûr et le plus exact de nous assurer de l'efficacité et du mode d'action de l'intervention thérapeutique.

Température dans les maladies du système nerveux.

Une des névroses les plus intéressantes au point de vue thermométrique est le *tétanos*. Il s'accompagne d'une élévation considérable de la température, et, chose remarquable, cette température s'accroît encore pendant les premières heures qui suivent la mort.]] Ainsi en 1861, Wunderlich trouva chez un tétanique, une heure après la mort, la température énorme de 45°4.

Des observations recueillies tant sur l'homme que sur les animaux ont montré que dans cette maladie le thermomètre accusait son maximum de température quelque temps après la mort : une à deux heures généralement.

Faut-il chercher avec Leyden dans la chaleur développée par la contraction musculaire l'explication de ces hautes températures observées dans le tétanos ? Tiennent-elles, comme le veut Wunderlich, à l'épuisement des centres nerveux et à la désorganisation chimique rapide des tissus, qui en serait la conséquence ; désorganisation produisant une énorme quantité de chaleur ? Sont-elles la conséquence de la paralysie du centre médullaire d'où émanent les nerfs vaso-moteurs (Ladame) ? Peut-être toutes ces causes concourent-elles à la production du phénomène.

On avait observé également chez les cholériques, quelque temps après la mort, une augmentation notable de température qui persiste pendant une demi-heure environ. Lorain a montré que c'était surtout chez les sujets morts dans l'état algide qu'on observait cette augmentation de température *post mortem* (1).

[[M. Charcot et ses élèves, particulièrement M. Bourneville, ont appelé l'attention sur des modifications très-intéressantes de la température dans certaines affections nerveuses (2). Ces recherches portent sur l'état de la température centrale (rectale), dans l'hémorrhagie et le ramollissement du cerveau, dans l'urémie et l'éclampsie puerpérale, dans l'épilepsie et l'hystérie.

Dans l'*hémorrhagie cérébrale*, la température présente un *abaissement initial*, plus ou moins accusé ; quand l'hémorrhagie est foudroyante, on peut même ne constater que cet abaissement initial.

Quand l'hémorrhagie se termine rapidement (de 10 à 20 heures) par la mort, l'abaissement initial est suivi d'une élévation *rapide* et durable de la température.

Quand le malade survit, la température, d'abaissée qu'elle était au moment de l'attaque, revient à 37°5, à 38°, et oscille pendant quelques jours entre ces chiffres. Si la guérison doit se faire, la température revient au chiffre physiologique ; si au contraire la température s'élève rapidement, c'est l'indice d'une terminaison fâcheuse à bref délai.

Dans le *ramollissement cérébral*, l'abaissement initial de la température, au moment de l'attaque, fait défaut ou n'est pas aussi prononcé que dans l'hémorrhagie cérébrale ; souvent, peu après l'attaque, la température s'élève rapidement à 39°, même à 40° ; puis elle baisse, offre des oscillations irrégulières, pour revenir, au bout de quelques jours, au chiffre normal ; quand la terminaison est mortelle, la température terminale est moins élevée dans le ramollissement que dans l'hémorrhagie.

Sans s'exagérer la valeur de ces signes tirés de l'examen de la température, qui peuvent présenter de nombreuses variantes, il importe cependant d'en tenir compte dans le diagnostic si difficile de l'hémorrhagie cérébrale et du ramollissement.

(1) Lorain, *Études de médecine clinique. Le choléra observé à l'hôpital Saint-Antoine*. Paris, 1868.

(2) Bourneville, *Études cliniques et thermométriques sur les maladies du système nerveux*. Paris, 1873.

Dans l'*éclampsie urémique*, la température centrale est abaissée constamment, et pendant toute la durée de l'accès. Dans l'*éclampsie perpuérale*, au contraire, elle s'élève rapidement, dès le début des accès. « Ces différences s'accentuent encore aux approches et au moment même de la mort : dans l'urémie, la température descend *très-bas*, bien au-dessous du chiffre normal (28°1) ; dans l'éclampsie puerpérale, elle arrive, au contraire, à un chiffre très-élevé (43°). » (Bourneville.)

Cette différence si radicale entre la température dans les accès urémiques et l'éclampsie puerpérale est très-importante au point de vue de la pathogénie de cette dernière affection que l'on a, d'une manière trop générale, cherché à rattacher aux accidents d'origine urémique.

Dans les accès isolés d'*épilepsie*, la température centrale est augmentée ; dans l'*accés hystérique*, au contraire, la température ne varie guère ; elle augmente cependant dans les attaques *hystéro-épileptiques*, ou, comme M. Charcot les appelle avec raison, dans les accès d'hystérie épileptiforme.

Dans l'*état de mal* épileptique, c'est-à-dire dans les attaques subintrantes d'épilepsie, la température s'élève rapidement à un chiffre élevé (40°, 41°), sans s'abaisser dans les intervalles, très-courts du reste, des accès ; cette élévation persiste et s'accuse encore aux approches de la mort. Dans l'*état du mal hystéro-épileptique*, la température est moins élevée et ne dépasse guère 38°.]]

De la température dans les maladies chroniques.

Ce point de l'étude de la température a beaucoup moins attiré l'attention des observateurs. C'est surtout chez les tuberculeux que la température a été étudiée. Les résultats auxquels on est arrivé ne font que confirmer ce qu'on sait de la fièvre hectique, des exacerbations vespérales, de l'augmentation de chaleur qui accompagne l'apparition des complications. Il faut toujours tenir compte dans ces observations des effets de l'inanition qui tend à faire baisser le chiffre de la température, de telle sorte que, dans certains cas, la fièvre et l'inanition agissant en sens inverse, on arrive à une température dont le chiffre est normal et qui est cependant pathologique.

Dans les paralysies, on a remarqué que la température baissait quand la paralysie était d'origine cérébrale ou d'origine périphérique. Au contraire, la température augmente dans les membres paralysés toutes les fois que la paralysie est d'origine spinale (Schiff).

Maladies dans lesquelles la température est diminuée. Jusqu'ici nous ne nous sommes occupés que de l'augmentation de la température. Dans certains cas pathologiques la température s'abaisse plus ou moins au-dessous de la normale. C'est surtout dans le choléra et le sclérème que cet abaissement de la chaleur a été étudié.

On a admis longtemps que dans le choléra il y avait un abaissement considérable de la température, au moins dans la période algide. Nul doute que dans cette maladie la température des parties excentriques ne soit considérablement abaissée. C'est non-seulement aux extrémités, mais dans l'aisselle, mais sous la langue que l'on constate ces résultats. Il n'en est plus de même si l'exploration thermométrique porte sur les parties profondes. M. Doyère (1) a montré que le thermomètre introduit profondément dans le rectum des cholériques algides accusait ordinairement une élévation de température considérable et qui atteignait dans certains cas le chiffre de 42°. Ces résultats ont été confirmés par les recherches de M. Marey (2) ; et dans ses remarquables travaux, P. Lorain (3) a montré que dans le choléra la température du rectum oscillait dans des limites étroites et était presque constante, tandis que la température de la peau et celle de l'aisselle oscillaient au contraire dans des limites très-larges. Aussi dans cette maladie toutes les recherches thermométriques doivent-elles être faites au moyen de l'exploration rectale, sous peine d'être entachées d'erreurs considérables.

Ces remarques nous forcent à mettre en suspicion les re-

(1) Doyère, *Mémoire des savants étrangers à l'Institut*, 1858.

(2) Marey, *Essai de théorie physiologique du choléra (Gazette hebdomadaire*, 1865).

(3) Paul Lorain, *Études de médecine clinique. Le choléra observé à l'hôpital Saint-Antoine*. Paris, 1868, grand in-8° avec figures. — *De la température du corps humain et de ses variations dans les diverses maladies*. Paris, 1877.

cherches thermométriques qui ont été faites sur le sclérème des enfants. Le refroidissement considérable constaté dans cette maladie par les observateurs les plus autorisés, et en particulier par M. H. Roger, existe-t-il dans les parties profondes ? C'est ce qu'on ne pourra affirmer qu'à la suite de recherches faites de la même manière que pour le choléra. Notons dès à présent, tout en indiquant cette lacune, que le thermomètre appliqué dans l'aisselle a constaté des abaissements de température de 15° au-dessous de la normale, soit 22°5. — Même remarque pour toutes les maladies dans lesquelles on a observé l'algidité : période asystolique des maladies du cœur ; état asphyxique déterminé par les maladies pulmonaires, urémie chronique (Hirtz) (1). Dans tous ces cas il y a un refroidissement périphérique incontestable. Mais ce refroidissement paraît intimement lié, au moins pour les maladies cardiaques et pulmonaires, aux troubles de la circulation. La question est de savoir si la température profonde, centrale, est diminuée. Notons enfin l'inanition dont un des plus remarquables effets est l'abaissement de la température (Chossat).

Dans la convalescence, la température hyponormale est un phénomène passager qui disparaît avec la cause qui l'a amené.

En terminant cet exposé rapide des résultats obtenus par l'exploration thermométrique dans les maladies, nous devons mentionner en peu de mots les travaux faits par M. Henri Roger sur la température dans les maladies des enfants (2) et ceux de M. Charcot (3) sur l'état fébrile des vieillards.

Voici les conclusions du travail de M. Roger :

Chez les nouveau-nés, dès le lendemain de la naissance, la moyenne de la température prise à l'aisselle est de 37°08.

Dans la plupart des maladies des enfants, l'œdème algide excepté, les variations de température se maintiennent sensiblement dans les limites où elles oscillent chez l'adulte. Cette remarque ne s'applique pas aux nouveau-nés qui se

(1) Hirtz, *Nouveau dictionnaire de médecine et de chirurgie pratiques*, article *Chaleur*.

(2) Henri Roger, *De la température chez les enfants à l'état physiologique et à l'état pathologique (Archives générales de médecine*, 1844).

(3) Charcot, *De l'état fébrile chez les vieillards (Gazette des hôpitaux*, 1866).

refroidissent facilement, et d'autant plus qu'ils sont moins vigoureux. De même chez eux les maladies aiguës n'amènent pas une augmentation de température aussi considérable que chez les enfants plus âgés.

Le maximum de la température chez l'enfant a été observé dans un cas de méningite cérébro-spinale. Le thermomètre donna 42°5 chez un petit malade de dix ans.

On peut dire que la mort est imminente quand le thermomètre atteint 42°. — Le maximum de 40° n'est pas souvent atteint.

Quand la température tombe au-dessous de 32°5, dans l'aisselle, la mort est également la règle.

M. Roger fait cette remarque : que chez l'enfant la fièvre typhoïde est la seule maladie dans laquelle on voit une forte chaleur : 41 et 42°, coïncider avec une accélération modérée du pouls. Il en résulte qu'une température de 40°, constatée chez un enfant dont le pouls bat entre 100 et 110, est un indice presque infaillible de l'existence d'une dothiénentérie ; tandis que le même maximum de chaleur coïncidant avec un nombre de pulsations supérieur à 130 fera plutôt incliner vers une méningite dans les cas si fréquents où l'on hésite entre les deux maladies.

Un abaissement de température (35 ou 36°), intermédiaire à deux périodes d'exaltation chez un enfant atteint de phénomènes cérébraux, indique presque certainement une méningite.

Dans les cas où le diagnostic hésite entre une bronchite capillaire et une pneumonie lobulaire au début, le thermomètre peut lever tous les doutes. S'il atteint 40°, il s'agit d'une pneumonie. Il n'est pas besoin d'insister pour démontrer l'importance capitale que présentent de pareils résultats, et la certitude qu'ils donnent au diagnostic souvent si difficile des maladies infantiles.

[[Pour ce qui est de la température dans les maladies aiguës fébriles chez le vieillard, M. Charcot a signalé quelques particularités remarquables. Les vieillards frissonnent peu, comme l'avait déjà observé Beau ; pendant la défervescence la température descend, plus volontiers que chez l'adulte, au-dessous du chiffre normal, sans cependant s'accompagner des phénomènes de collapsus qu'avec un semblable abaissement on signalerait chez les individus d'un âge moins avancé. Chez l'adulte, la pneumonie franche, lobaire, qui a été principalement l'objet des recherches thermométriques de M. Charcot, quand elle doit se terminer par la mort, présente une élévation insolite de la température qui va en augmentant jusqu'au terme fatal. Chez le vieillard au contraire, la mort a quelquefois lieu avec tous les signes d'une défervescence trompeuse, la température s'abaissant progressivement en pleine phlegmasie, jusqu'à atteindre le chiffre normal.

Enfin la régularisation et la distribution uniforme de la chaleur est moins parfaite chez le vieillard qu'aux autres époques de la vie ; de là chez lui surtout, la nécessité de distinguer le résultat de la thermométrie axillaire de ceux que donne l'exploration rectale. Chez l'adulte, ces deux courbes sont toujours parallèles et quelquefois elles se confondent presque ; chez le vieillard, elles présentent souvent un écart considérable, la température extérieure s'abaissant, celle des parties centrales s'élevant au contraire de plusieurs degrés]].

Nous ne pouvons prolonger davantage ces considérations sur la température. Le sujet a des proportions tellement vastes, que nous n'avons dû en prendre que ce qui se rapportait directement à la séméiotique et au diagnostic des maladies. Ces considérations suffisent cependant à prouver que l'étude de la température est dès à présent indispensable au clinicien désireux d'arriver à des connaissances positives. Elles montrent qu'il n'y a pas entre le pouls et la température une concordance absolue qui permette de juger l'une par l'autre. Une même température peut coïncider avec des pouls très-différents ; et, bien qu'habituellement le pouls s'élève dans les maladies où sont atteints les chiffres thermométriques les plus élevés, cependant les exceptions ne sont pas rares.

Le dernier mot de ces recherches n'est certainement pas dit encore. La voie est ouverte à ceux qui, pénétrant plus avant dans l'étude des phénomènes pathologiques, voudront connaître les rapports qui existent entre la température produite et les différents produits excrétés : gaz expirés, exhalation cutanée, urée, etc, pendant la période fébrile.

LIVRE QUATRIÈME

DE QUELQUES PROCÉDÉS PHYSIQUES ET CHIMIQUES D'EXPLORATION CLINIQUE

Tous les jours les sciences accessoires apportent à la médecine clinique le tribut de leurs recherches et lui font hommage de nombreux moyens d'exploration. Comme il est de l'intérêt de nos lecteurs de connaître tous les procédés qui se rapportent au diagnostic, nous voulons donner l'indication de ceux qui dérivent de la physique et de la chimie.

Les modes d'exploration dont il va être question n'étant utilisables, chacun en son particulier, que pour des points restreints de l'observation médicale, et n'ayant pu rentrer dans les livres précédents, parce qu'ils sont d'un ordre différent, nous en avons fait l'objet d'un livre séparé.

Nous donnerons ici le résumé des résultats fournis par l'*ophthalmoscope*, le *laryngoscope*, le *microscope*, et par les procédés nombreux et importants que la *chimie* fournit à la clinique ; nous avons, dans un autre lieu, parlé de la *dynamoscopie* (page 126).

CHAPITRE PREMIER

DE L'OPHTHALMOSCOPIE.

L'examen de l'intérieur de l'œil, et plus spécialement celui de la rétine, est, à notre avis, une des plus précieuses conquêtes de la science moderne. Bien que le champ des recherches soit restreint, il suffit pour donner un aperçu des actes intimes de l'organisme : là se dévoilent et se révèlent le mode de la circulation capillaire, les phénomènes de la nutrition et les diverses phases de l'altération pathologique des tissus.

Historique. — Chez certains animaux le fond de l'œil *miroite ;* chez l'homme ce phénomène n'a lieu que dans certains cas pathologiques. Le phénomène du *miroitage* n'est point une fonction propre à l'animal ; il n'a lieu que par la réflexion d'une certaine quantité de lumière venue du dehors, mais qui échappe à l'observateur. La couleur noire du fond de l'œil chez l'homme tient à ce que les rayons lumineux qui pénètrent dans l'organe en ressortent parallèlement, c'est-à-dire en suivant leur direction d'entrée ; or, on conçoit l'impossibilité, pour l'observateur, d'interposer son œil sur la route des rayons incidents.

Ces remarques, dues à divers observateurs, et qui avaient préparé les voies, ne s'étaient produites que graduellement et n'avaient point porté fruit, lorsque M. le professeur Helmholtz, d'Heidelberg, reprit la question en 1851, et introduisit du même coup dans la science « un appareil qui permettait d'éclairer le fond de l'œil, la théorie physique la plus exacte de ce phénomène, et la notion parfaite des principaux détails qu'on observe dans l'œil normal. »

A la suite de cette grande création, de nombreux et rapides progrès ont été faits en ophthalmoscopie. Les noms qui s'y rattachent en première ligne sont ceux de MM. Follin et Nachet, Coccius, Jaeger, Stellwag, Ruete, Donders, Liebreich, de Græfe, Cusco, Desmarres, Giraud-Teulon, Galezowski, etc. (1).

De l'ophthalmoscope. — Toute opération, pour être expliquée et comprise, doit être réduite à ses éléments les plus simples, et interprétée dans le sens de la donnée du problème à résoudre. Voir l'intérieur de l'œil avec un certain grossissement et avec une parfaite netteté ; projeter, pour cet effet, une certaine quantité de lumière dans l'intérieur de cet organe ; favoriser l'introduction et la sortie des rayons lumineux par la dilatation préalable de l'ouverture pupillaire : telles sont les conditions fondamentales à remplir pour pratiquer l'ophthalmoscopie ; le reste est accessoire.

(1) Voy. *Nouveau Dictionnaire de médecine et de chirurgie pratiques.* Paris, 1878, t. XXIV, art. *Ophthalmoscope,* par A. Remy.

1° *Projeter de la lumière dans l'œil.* Simple problème de physique que l'on résout en plaçant à une certaine distance au-devant de l'œil un réflecteur métallique légèrement concave (16 centimètres de foyer), qui reçoit la lumière d'une lampe et la renvoie dans l'intérieur de l'œil. C'est à travers une ouverture centrale ou latérale de ce miroir que l'observateur regarde. Celui-ci peut, selon la disposition physiologique de son œil, garnir cette ouverture

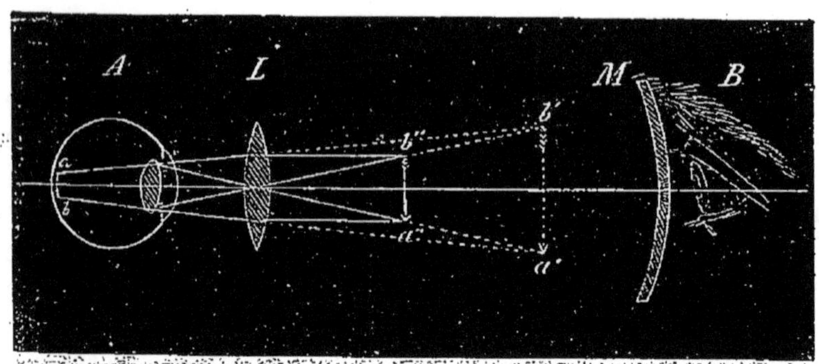

Fig. 29. — Théorie de l'ophthalmoscope. — Image renversée.

ab. Image de la rétine; cette membrane étant éclairée par les rayons que le miroir ophthalmoscopique M projette au fond de l'œil, les rayons partant de *ab* traversent les milieux réfringents de l'œil et vont former une image aérienne, renversée et agrandie en *a'b'*, au point de la vision distincte de l'œil observé. Si l'on applique une lentille biconvexe contre l'œil observé, l'image *a'b'* se formera en *a''b''*, c'est-à-dire qu'elle sera plus petite, plus rapprochée de l'œil observé et plus distincte. Si l'on dispose une lentille biconvexe devant son propre œil, l'image *a''b''* sera grossie et rapprochée de l'œil observé d'après la théorie de la loupe.

d'un ménisque divergent (verre bi-concave approprié à la myopie). Tel est le miroir de Desmarres.

2° *Voir l'intérieur de l'œil.* L'éclairage par le miroir donne une lumière suffisante pour observer l'intérieur de l'œil, mais les images manquent de netteté, et l'on emploie avec succès un verre intermédiaire qui leur donne une grande pureté.

a. *Procédé par l'image renversée* (fig. 29). Une lentille de 5 centimètres de foyer est placée à peu de distance de la cornée, dans l'axe du miroir et de l'œil. Elle peut être tenue à la main (Desmarres, Mathieu), ou fixée à une monture de lunettes (Gillet de Grandmont), ou assujettie à une table sur un pied à curseur (ophthalmoscopes fixes de Follin et Nachet, de Ruete, Donders, Liebreich, Cusco, etc.). Mais ces détails d'utilité pratique sont sans importance : il suffit de se rappeler que cette lentille est une loupe au foyer de laquelle il faut mettre successivement tous les points de la cavité oculaire que l'on désire explorer.

L'utilité de cette lentille est facile à comprendre. Si, après avoir projeté de la lumière au fond de l'œil à l'aide du miroir, on regarde par l'ouverture de celui-ci, le fond de l'œil apparaît éclairé, mais confusément. Si, au contraire, on interpose une lentille, il se forme au foyer de celle-ci, entre la lentille et l'œil de l'observateur, une *image réelle, aérienne*, un peu *agrandie, renversée* et très-nette. C'est celle-là que l'observateur regarde à la distance de la vue distincte (5 à 45 cent.).

La marche des rayons lumineux et la formation de l'image sont indiquées dans la figure.

b. *Procédé par l'image droite* (fig. 30). Lorsqu'on veut obtenir une image très-grande, on met en usage un verre biconcave (ménisque) placé un peu moins près de l'œil que la

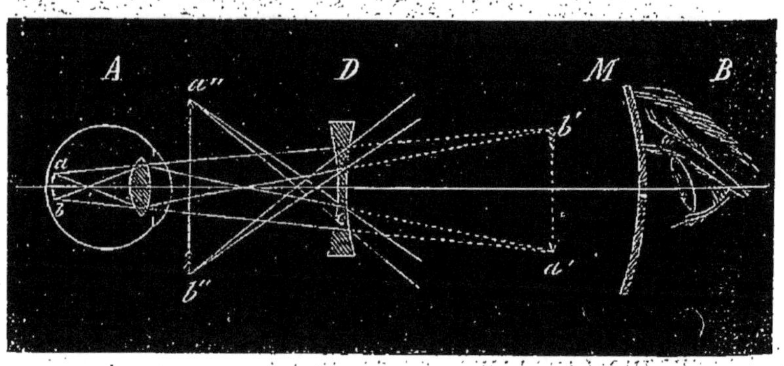

Fig. 30. — Théorie de l'ophthalmoscope. — Image droite.

ab. Image de la rétine de l'œil observé. — Si vous examinez cet œil avec le simple miroir ophthalmoscopique, l'image *ab* se formera en *a'b'* et sera, comme dans le cas précédent, renversée; mais si l'on interpose la lentille biconcave D' dont le foyer principal tombe en dedans de *a'b'*, les rayons partis de *ab* qui tombent sur la face correspondante de la lentille divergent, et l'image *ab* est représentée par une image virtuelle *a''b''* agrandie. Supposez maintenant qu'au lieu de vous tenir à une certaine distance du patient, vous vous placiez tout près de l'œil observé fait alors l'office de *loupe* par rapport à l'image rétinienne, et vous voyez celle-ci droite et fortement grossie. Armez votre propre œil d'un verre biconcave, et vous voyez la même image virtuelle, droite et plus petite. (Vidal, *Pathologie externe*, avec additions et notes par Fano, tome III.)

lentille; ce verre donne une image *virtuelle, droite, très-grande*, placée entre le verre et l'œil observé, comme on le voit dans la figure.

Ce procédé n'est utilisé que dans des cas spéciaux.

3° *Dilater la pupille*. La dilatation de la pupille est indispensable pour que le faisceau lumineux pénétrant dans l'œil donne un éclairage suffisant. Dans les paralysies rétiniennes cette dilatation existe, et on n'a pas besoin de la provoquer ; dans les autres cas, on y supplée par l'application de la belladone aux tempes, aux paupières et sur le globe de l'œil, et mieux par l'instillation de quelques gouttes de *solution d'atropine* entre les paupières (eau, 30 grammes ; sulfate d'atropine, de 0 gr.05 à 0 gr.30).

4° *Circonstances accessoires*. On doit opérer dans une chambre noire, et par conséquent à la lumière d'une lampe. A la rigueur, on pourrait opérer au jour, en faisant tourner

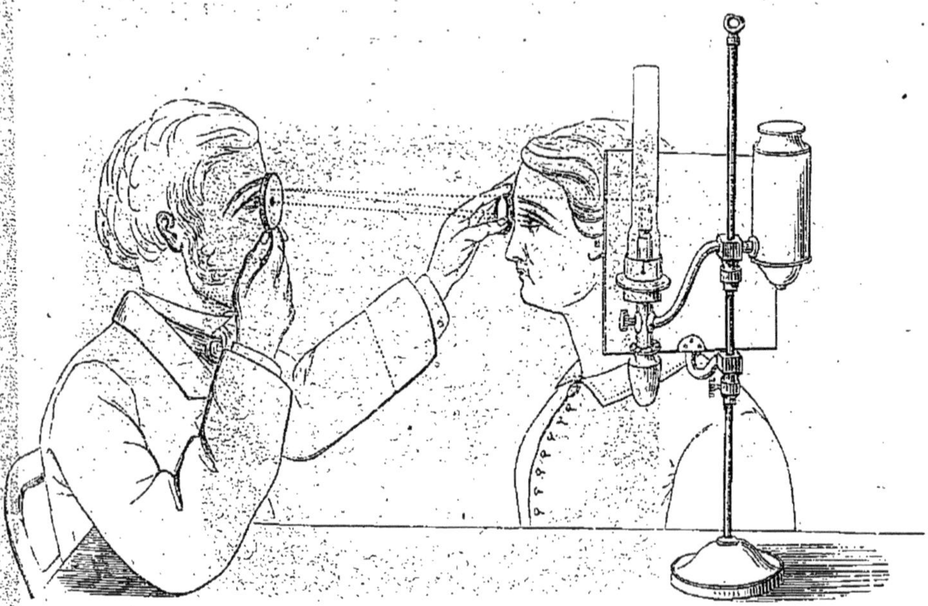

Fig. 31. — Examen ophthalmoscopique.

le dos du malade à la lumière du soleil ou du ciel ; mais l'opérateur recevrait de la lumière directe ou diffuse qui le gênerait.

La tête du malade doit être immobilisée soit par l'application du menton dans la main, soit en emboîtant l'occiput dans un appui-tête.

Pour assurer la fixité de l'œil, on engage le malade à regarder soit un point de la tête de l'opérateur, soit une petite boule métallique attachée à la table d'opération et dont on règle la situation.

La figure 31 donnera une idée de l'ensemble de l'opération et de la manière de procéder à l'examen ophthalmoscopique. Après quelques tâtonnements, on parvient facilement à réaliser une observation parfaite.

Les complications des *ophthalmoscopes* dits *fixes* ne changent absolument rien aux conditions d'examen dont nous venons de donner un exposé sommaire.

Intérieur de l'œil à l'état normal. — L'examen de la partie la plus profonde de l'œil fait apercevoir la rétine, la papille du nerf optique et les vaisseaux artériels et veineux qui se déploient sur le fond du globe oculaire. La figure 32 donnera une idée de cette disposition.

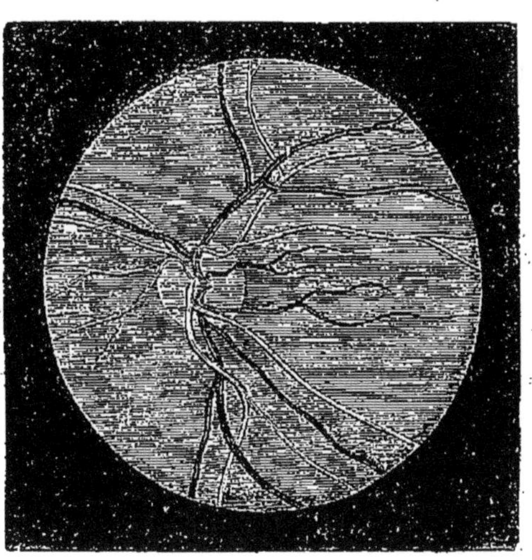

Fig. 32. — L'œil à l'état normal. — Papille du nerf optique.

La *rétine* occupe tout le champ de l'image, elle paraît d'un rose vif, clair, uniforme dans l'*image renversée*, présentant des stries rayonnées dans l'*image droite*. On n'y remarque ni la *tache jaune* (*macula lutea*), ni le *pli transversal* (*plica transversalis*). La coloration rose du fond de l'œil est due au réseau vasculaire choroïdien que l'on aperçoit à travers la rétine ; Follin s'est assuré en effet que la rétine saine est absolument translucide, et qu'elle n'est opaque que sur le cadavre.

Vers le centre du champ d'observation, on aperçoit la *papille optique*, située un peu en bas et en dedans de l'axe optique de l'œil : elle se présente sous la forme d'une tache blanche, à peu près circulaire ; le centre en est éclatant et nacré, la périphérie environnée d'une couche noirâtre de granules pigmentaires. Elle semble s'élever sous la forme compacte d'un bouton saillant, mais cette apparence résulte d'une illusion d'optique ; en réalité, elle est plane.

Du centre de la papille sort un groupe de vaisseaux rétiniens qui sont l'épanouissement de ceux qui ont parcouru une partie de la longueur du nerf optique.

On y distingue des artères et des veines. Le tronc artériel émerge à peu près du centre de la papille et se partage immédiatement en deux branches, l'une ascendante, l'autre descendante, qui, à leur tour, se bifurquent, même avant d'avoir quitté les limites de la papille ; il résulte de là qu'il y a deux troncs principaux supérieurs et deux inférieurs d'où partent des rameaux secondaires ; les rameaux les plus volumineux se dirigent vers la partie interne de l'œil. Ces artères sont ténues et d'un rouge clair. Les veines, plus volumineuses, d'une couleur carminée ou brune, accompagnent les artères. On observe assez fréquemment des battements dans les veines, mais jamais dans les artères, à moins qu'on ne comprime le globe oculaire.

L'emploi de l'ophthalmoscope a conduit, par hasard, à l'usage d'un excellent procédé d'observation, qui n'a absolument rien à faire avec la dioptrique : nous voulons parler de l'*éclairage latéral* ou *oblique*, lequel est une simple application de la réflexion de la lumière.

Lorsqu'on éclaire vivement la surface antérieure de l'œil avec une bougie, on peut y observer des lésions que la lumière diffuse ne fait pas reconnaître. Mais si l'on concentre avec une lentille un faisceau de lumière sur cette partie, et que l'on examine latéralement, c'est-à-dire à l'aide des rayons réfléchis, on est frappé de la vivacité et de la netteté de la lumière et des images.

A l'aide de ces différents procédés d'examen, la chirurgie oculaire a pu réaliser de remarquables progrès. Le diagnostic des maladies chirurgicales des yeux a acquis une exactitude et une précision qu'on n'avait point connues jusque-là.

Examen de l'œil dans les cas pathologiques. — L'éclairage oblique a permis de constater avec une merveilleuse netteté les différentes lésions de la cornée, les épanchements qui se produisent dans les chambres de l'œil, d'étudier les altérations de l'iris, certaines formes de cataractes. Pénétrant avec l'ophthalmoscope dans les profondeurs de l'œil, le chirurgien peut aujourd'hui observer *de visu* toutes les lésions de la choroïde, de la rétine, confondues et englobées, il y a quelques années encore, sous la vague dénomination d'amaurose. Nous n'avons pas évidemment à nous occuper ici des applications de l'ophthalmoscope au diagnostic des maladies oculaires proprement dites ; mais dans certains cas l'ophthalmoscope nous montre des lésions qui nous aident puissamment à diagnostiquer les maladies du système nerveux, qu'il s'agisse d'altérations organiques ou de simples troubles fonctionnels, que ces maladies soient primitives ou consécutives à d'autres états pathologiques tels qu'une altération du sang ou une diathèse. A ce point de vue, le médecin ne peut pas rester étranger aux notions fournies par l'examen ophthalmoscopique.

Il s'agit pour nous d'exposer ici les principaux résultats auxquels sont arrivés les observateurs engagés dans cette voie. Nous rappellerons que depuis longtemps, et dès les premières applications de l'ophthalmoscope, on avait reconnu que dans beaucoup de maladies où des troubles de la vision avaient été signalés, l'examen rétinien révélait des lésions expliquant merveilleusement le désordre fonctionnel. Mais aucun travail d'ensemble n'avait été fait à ce sujet. Cette lacune a été en partie comblée par les recherches modernes. MM. Bouchut (1), Galezowski (2), Meunier (3), ont principalement contribué à éclairer par l'examen ophthal-

(1) Bouchut, *Atlas d'ophthalmoscopie médicale et de cérébroscopie montrant chez l'homme et chez les animaux les lésions du nerf optique de la rétine et de la choroïde, produites par les maladies du cerveau, par les maladies de la moelle épinière et par les maladies constitutionnelles et humorales*. Paris, 1876, in-4° avec 14 pl. comprenant 137 fig.

(2) Galezowski, *Études sur les altérations du nerf optique et sur les maladies cérébrales dont elles dépendent*. Thèse de Paris, 1866. — Voy. aussi H. Parinaud, *Études sur la névrite optique dans la méningite aiguë de l'enfance*. Paris, 1877.

(3) J.-E. Meunier, *De l'atrophie des nerfs et des papilles optiques dans leurs rapports avec les maladies du cerveau*. Thèse de doctorat, Paris, 1864, n° 227.

moscopique le diagnostic des maladies cérébrales. La belle découverte d'Helmholtz, vulgarisée parmi nous par MM. Desmarres, J. Sichel (1), Galezowski (2), trouve ainsi une application plus étendue.

Les travaux des physiologistes nous ont depuis longtemps appris que toute lésion atteignant les couches optiques, les tubercules quadrijumeaux, les corps grenouillés interne et externe, entraînait nécessairement le trouble ou l'abolition de la vision. On pouvait donc en quelque sorte prévoir que dans les maladies du cerveau où ces parties sont si fréquemment compromises, l'ophthalmoscope donnerait l'explication des troubles fonctionnels observés.

Aussi est-ce principalement dans les affections de l'encéphale et de ses enveloppes que les recherches ont été faites. Ces recherches ont-elles dès aujourd'hui conduit au but poursuivi? Peut-on lire en quelque sorte dans l'œil la lésion cérébrale? Existe-t-il une véritable *cérébroscopie?* Il serait aussi téméraire de l'affirmer qu'il serait injuste de nier les résultats considérables déjà fournis par l'ophthalmoscope dans le diagnostic des maladies cérébrales. [[Sans doute, il ne faudrait pas aller trop loin, ni chercher à diagnostiquer au moyen de l'ophthalmoscope toutes les affections cérébrales et autres. Mais il importe aussi de ne pas exagérer en sens inverse et de ne pas perdre de vue l'importance diagnostique de ce mode d'exploration dans les maladies cérébro-spinales. Les connexions étroites qui existent entre la rétine et les centres encéphaliques sont tellement faciles à comprendre, qu'il serait inutile d'insister sur ce point. On sait en effet aujourd'hui que la rétine est un véritable ganglion nerveux, un diverticulum du cerveau, analogue sous tous les rapports au bulbe olfactif. La circulation rétinienne, tant artérielle que veineuse, elle aussi est directement solidaire de la circulation intra-crânienne. Enfin tout récemment, Schwalbe a appelé l'attention sur les communications qui existent entre les voies lymphatiques de l'œil et celles du cerveau. Entre les deux gaînes interne et externe du nerf optique se trouvent des espaces lymphati-

(1) Sichel, *Iconographie ophthalmologique ou Description et figures coloriées des maladies de l'organe de la vue.* Paris, 1852-1859.

(2) Galezowski, *Traité des maladies des yeux.* 2e édit., Paris, 1872, part. IX, p. 490 et suiv. — *Traité iconographique d'ophthalmoscopie.* Paris, 1876, in-4o avec 20 planches.

ques qui communiquent directement avec la cavité arachnoïdienne. Les liquides renfermés dans cette cavité peuvent cheminer le long de ces espaces et aboutir à la papille. De là un certain nombre de troubles circulatoires de la rétine et de modifications de la papille accompagnant les inflammations et les épanchements de la cavité crânienne (1).]]

Dans les différentes espèces de méningites : **méningite aiguë simple, tuberculeuse, rhumatismale,** il se produit un trouble dans la circulation cérébrale, trouble dont le

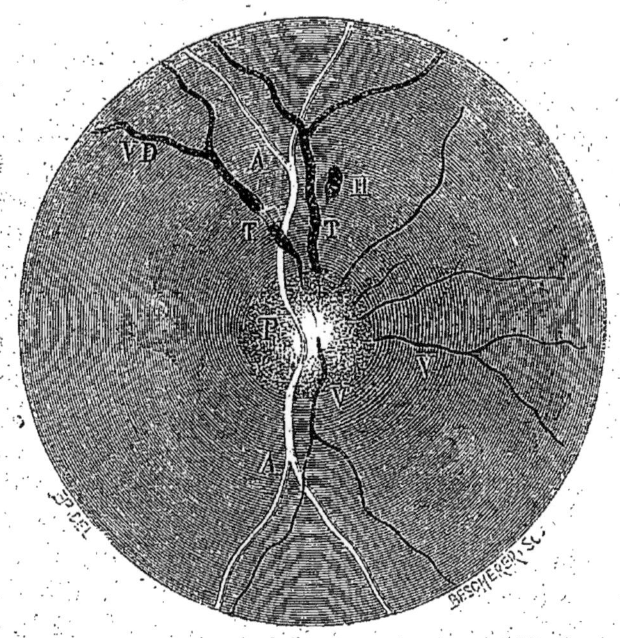

Fig. 33. — Méningite tuberculeuse caractérisée par l'infiltration et la congestion péripapillaires, par la dilatation des veines de la rétine ou phlébectasie rétinienne, par les thromboses des veines de la rétine et par des hémorrhagies rétiniennes.

A, A, artère centrale de la rétine. — P, papille entourée par la congestion sanguine qui en voile un peu les bords. — V, veines. — V, D, veines de la rétine dilatées. — T, thromboses des veines. — H, hémorrhagie de la rétine (Bouchut).

principal résultat est l'engorgement de la thrombose des veines méningées, l'obstruction des sinus caverneux. La circulation en retour se trouve ainsi gênée dans l'œil, et

(1) Voy. *Revue des sciences médicales* de Hayem. Paris, 1873, n° 1, p. 354.

on prévoit facilement qu'il doit y avoir des stases sanguines dont les effets seront d'autant plus marqués que les vaisseaux sont plus délicats et les organes plus sensibles.

Ces lésions vasculaires du fond de l'œil sont ordinairement doubles dans la méningite. Lorsque la phlegmasie est peu intense sur un hémisphère, la papille du côté correspondant est le siége de lésions plus marquées.

Les lésions constatées le plus souvent dans la méningite sont les suivantes :

1° *Congestion péripapillaire partielle ou générale.* Cette

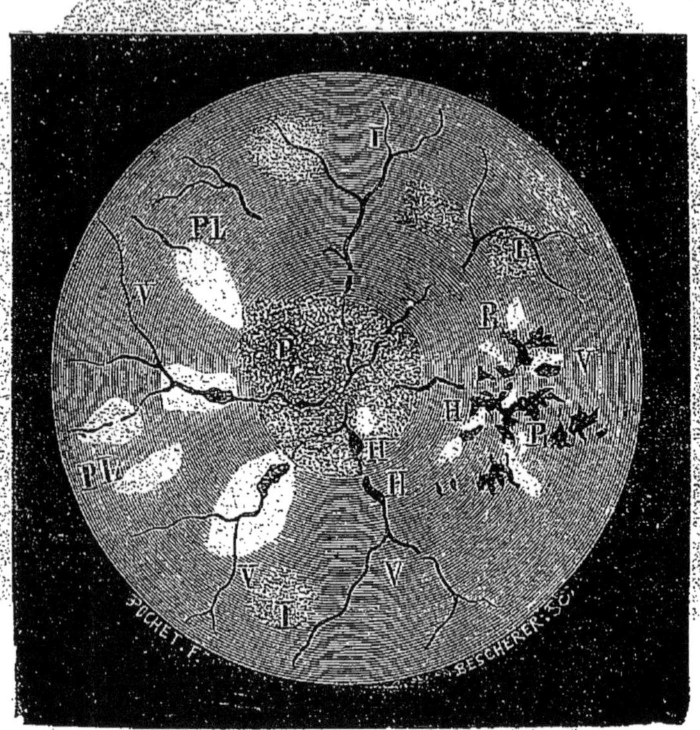

Fig. 34. — Méningite chronique ayant produit l'infiltration séreuse de la papille, les hémorrhagies et les exsudats albumino-graisseux.

PL, plaques laiteuses albumino-graisseuses de la rétine. — H, plaques d'infiltration séreuse de la rétine. — V, V, V, vésicules de la rétine interrompues par l'œdème. — H, H, hémorrhagies rétiniennes. — P, I, taches pigmentaires (Bouchut).

congestion se caractérise par une hyperhémie plus ou moins considérable des bords de la papille, hyperhémie qui en masque les contours sous un nuage rougeâtre et ne laisse plus qu'une tache blanche centrale (fig. 33 et 34).

2° *Œdème péripapillaire partiel* ou *général* caractérisé par une teinte grisâtre brillante et l'apparence granulée des bords de la papille.

3° *Dilatation des veines rétiniennes* qui sont très-gonflées jusqu'aux bords de la papille et qui se rétrécissent brusquement à son niveau. Ces veines forment souvent dans toute l'étendue de la rétine des flexuosités nombreuses; elles deviennent variqueuses et peuvent en se rompant donner lieu

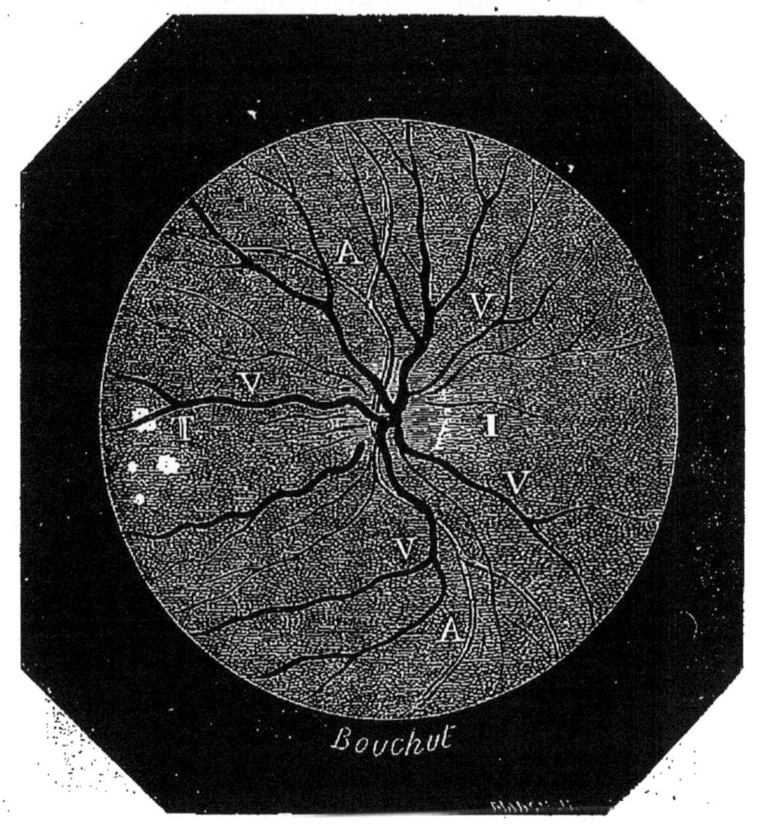

Fig. 35. — Névro-choroïdite tuberculeuse.

A, A, artère centrale de la rétine. — I, inflammation séreuse partielle de la papille. — V, V, V, veines et veinules de la rétine. — T, T, tubercules de la choroïde.

à des hémorrhagies formant de petits foyers de un à plusieurs millimètres de diamètre.

4° *Exsudations blanchâtres albumino-graisseuses.* Elles s'observent plus rarement et ne sont pas propres à la méningite.

5° *Granulations tuberculeuses.* Ces granulations très-petites ont surtout pour siége la choroïde et sont formées par la stéatose des éléments normaux de la rétine et de la choroïde. Elles indiquent des granulations semblables dans les méninges et dans les autres organes. Quand on les observe avec des symptômes cérébraux aigus, elles sont caractéristiques d'une méningite tuberculeuse (fig. 35).

6° *Décoloration de la choroïde,* qu'on peut considérer comme un phénomène d'agonie.

D'après M. Bouchut, on ne doit pas envisager ces lésions comme étant de même nature que l'inflammation méningée. Elles ne sont à proprement parler que le résultat d'un obstacle gênant la circulation en retour de l'œil. Elles peuvent, une fois produites, devenir à leur tour le point de départ de lésions persistantes, et déterminer une amaurose. Elles n'apparaissent pas à la même époque chez tous les sujets. Mais, et c'est ce qui leur donne un intérêt tout particulier, elles se montrent souvent à un moment où les symptômes ordinaires de la maladie sont encore douteux, et elles peuvent ainsi assurer le diagnostic encore hésitant sur le caractère de l'état morbide. — M. Bouchut considère ces différentes lésions comme étant à peu près constantes dans la méningite tuberculeuse, et s'appuie sur elles pour la diagnostiquer dès le début et la différencier d'autres maladies avec lesquelles elle a beaucoup de symptômes communs : la fièvre typhoïde, par exemple.

[[M. Bouchut distingue les lésions intra-oculaires que l'on constate dans la méningite en lésions de *circulation* (hyperhémie papillaire, varicosités des veines, hémorrhagies), lésions de *sécrétion* (œdème de la papille et de la rétine) et enfin lésions de *nutrition* (granulations grises, plaques blanches, atrophie choroïdienne, atrophie de la papille, etc.). Ces lésions peuvent être considérées comme étant le résultat de l'hyperhémie papillaire et rétino-choroïdienne ; mais cette hyperhémie présente trois variétés principales : l'une, *passive* ou *mécanique,* est due à l'obstacle qui existe à la circulation veineuse en retour dans les sinus de la dure-mère ; la deuxième est *paralytique* ou *hyposthénique ;* elle reconnaît pour cause une paralysie vaso-motrice, par défaut d'action du grand sympathique ; la troisième, enfin, est *active* et est due à la propagation directe de l'inflammation des méninges sur le nerf optique et son expansion terminale, la rétine.]]

M. Galezowski conteste la présence constante de ces lésions *intra-oculaires ;* elles lui auraient souvent fait défaut, hors les cas où la méningite avoisinait la selle turcique. Mais, lorsque les granulations méningitiques restaient limitées aux scissures de Sylvius, les lésions ophthalmoscopiques ne se seraient pas présentées.

C'est en effet dans les cas de méningite tuberculeuse ou granuleuse que la plupart de ces observations ont été prises. Dans les cas de méningite simple observés par M. Galezowski, la papille était ordinairement normale. Cette différence trouve son explication dans ce fait anatomique : que les lésions de la méningite tuberculeuse siégent de préférence à la base du cerveau, tandis que celles de la méningite aiguë simple affectent plus communément les hémisphères et sont souvent limitées à des parties du cerveau n'ayant aucune connexité avec les nerfs optiques.

Une lésion qui accompagne quelquefois la méningite, plus souvent les lésions traumatiques, les caries osseuses ou l'infection purulente, est la *phlébite des sinus de la dure-mère.*

Deux observations avec autopsie, citées par M. Bouchut, montrent que dans ces cas la gène apportée nécessairement à la circulation veineuse de l'œil y détermine des désordres que l'on pouvait, pour ainsi dire, prévoir *à priori.* L'hydrophthalmie, la congestion de la choroïde, la dilatation avec flexuosités et thromboses des veines de la rétine sont les lésions qui ont été rencontrées ; lésions plus marquées du côté où l'engorgement des sinus était plus considérable.

Hémorrhagies cérébrales. — Dans la plupart des cas qu'il a examinés, M. Bouchut a constaté des lésions très-marquées. Il les a notées vingt-trois fois sur trente-un cas. Il n'y a que les hémorrhagies cérébrales assez abondantes pour gêner la circulation intra-crânienne qui donnent lieu à des lésions de la rétine.

Celles qui ont été le plus souvent observées sont : l'œdème péripapillaire et la dilatation avec flexuosité des veines rétiniennes. Les thromboses de ces mêmes veines, les hémorrhagies, si fréquentes dans la méningite tuberculeuse, s'observent très-rarement dans les hémorrhagies cérébrales. L'hydrophthalmie caractérisée par la tension et la saillie du globe oculaire est assez fréquente ; elle a été observée dix fois sur vingt-quatre malades. Deux fois le glaucome aigu a été reconnu par M. Bouchut. Cet auteur l'attribue à une gêne considérable de la circulation, déterminant une suffusion séreuse péripapillaire. La lésion se reconnaît au reflet verdâtre qui remplit le fond de l'œil, dont toutes les parties sont voilées et indistinctes.

Quand l'hémorrhagie cérébrale est ancienne, il peut arriver à la suite des lésions précédentes qui se sont plus ou moins modifiées, une véritable atrophie de la papille. Cette atrophie, déterminée par l'interruption de la nutrition du nerf optique, se reconnaît aux caractères suivants : la papille se présente sous la forme d'un disque blanc nacré ou blanc grisâtre. Ses contours sont nets et ne se fondent pas avec la teinte rouge du fond de l'œil par les demi-tons d'un blanc rougeâtre que l'on observe à l'état sain ; ils présentent souvent des échancrures. Les vaisseaux cérébraux conservent ordinairement leur forme et leur volume, tandis que les capillaires ont disparu, ce qui explique la teinte blanche de la papille.

Nous répétons que cette atrophie de la papille est une lésion chronique, résultat d'une désorganisation lente, et qui par conséquent peut suivre mais n'accompagne pas les hémorrhagies cérébrales, à une époque voisine de leur début.

C'est ordinairement dans l'œil correspondant à l'hémisphère cérébral affecté que siégent les lésions que nous avons décrites.

[[Notons ici que la coexistence d'anévrysmes miliaires, si fréquents le long des artérioles du cerveau et cause principale des hémorrhagies de cet organe, a été constatée anatomiquement sur la rétine par M. Liouville (1). La détermination de cette lésion sur le vivant, à l'aide de l'ophthalmoscope, serait, selon lui, facilement réalisable et permettrait de prévoir la possibilité d'une hémorrhagie cérébrale. C'est là une donnée intéressante, et il serait à désirer que des recherches fussent instituées dans cette direction.]]

Hémorrhagies méningées. — Nous avons vu ailleurs de

(1) Liouville, *Comptes rendus de l'Académie des sciences*. Mars, 1870.

combien de difficultés était hérissé le diagnostic des hémorrhagies méningées. L'ophthalmoscope n'a pas jusqu'ici beaucoup contribué à combler cette lacune. Chez un enfant qui était resté aveugle à la suite de convulsions, M. Bouchut trouva une atrophie complète de la papille. Y avait-il eu chez cet enfant hémorrhagie méningée ? La marche des accidents a pu le faire supposer. Toutefois, comme M. Bouchut le remarque lui-même, le cas est douteux et ne peut guère être mis en avant que pour appeler de nouvelles recherches.

Encéphalite aiguë et chronique. — Ramollissement cérébral. — Nous ne reviendrons pas ici sur la discussion que nous avons dû présenter sur la distinction qu'il importe de faire entre l'encéphalite et le ramollissement. Cette distinction n'a rien à voir avec l'examen ophthalmoscopique. Aussi avons-nous rangé sous un même titre ces différentes maladies.

Nous ne connaissons pas d'observation ophthalmoscopique faite dans un cas d'encéphalite aiguë. La maladie est d'ailleurs assez rare pour expliquer cette absence de documents.

Dans les états morbides indistinctement désignés sous le nom de ramollissement, d'encéphalite chronique, les lésions qu'on observe le plus souvent sont : l'infiltration séreuse papillaire ou péripapillaire et l'atrophie de la papille. La névrite ou la névrilémite optiques se rencontrent plus souvent dans les lésions limitées à certaines parties de la base du cerveau. Nous y reviendrons tout à l'heure.

Les difficultés de diagnostic qui se présentent si habituellement dans la pratique, alors qu'on est appelé à se prononcer entre un ramollissement aigu et une hémorrhagie cérébrale, n'ont pas été jusqu'ici levées par l'ophthalmoscope. Si on peut en effet diagnostiquer par ce moyen une hémorrhagie considérable qui comprime les sinus et occasionne des stases sanguines dans les vaisseaux rétiniens, on ne peut en aucune façon distinguer s'il existe un petit foyer hémorrhagique ou un point de ramollissement. Dans ce cas, la considération de l'état général du malade, des circonstances individuelles au milieu desquelles se produit l'accident, l'examen du cœur sont encore les meilleurs moyens d'arriver au diagnostic.

Il n'en est pas de même en ce qui concerne la distinction de la commotion et de la contusion cérébrales. On sait la difficulté *classique*, pour ainsi dire, de ce diagnostic. Ici l'ophthalmoscope peut tirer le médecin d'embarras. De nombreuses expériences faites sur les animaux ont montré à M. Bouchut que la commotion cérébrale n'amenait aucun trouble dans le fond de l'œil, tandis que la contusion violente déterminait une congestion rétinienne de l'œdème péripapillaire, la dilatation avec flexuosités des veines rétiniennes. Si donc, chez un sujet venant de subir un violent traumatisme du crâne et apporté sans connaissance, l'examen ophthalmoscopique est négatif, on peut à coup sûr diagnostiquer une simple commotion qui, du reste, peut être mortelle.

Tumeurs cérébrales. — Le diagnostic parfois si ardu des tumeurs cérébrales peut s'éclairer singulièrement par les résultats de l'examen ophthalmoscopique. On constate en effet souvent, à l'aide de l'ophthalmoscope, des lésions variées et qui sont en rapport avec les phénomènes de compression et d'inflammation partielle déterminés par ces tumeurs. L'infiltration séreuse de la papille avec convexité de cet organe, saillie et proéminence considérable en avant, irrégularités de contours, caractérisent la *névrite optique* que l'on rencontre souvent dans les affections cérébrales, et particulièrement dans les tumeurs encéphaliques. C'est surtout lorsque ces tumeurs sont situées à la base et le long des bandelettes optiques et du chiasma, que la *névrite* s'accuse par des signes plus tranchés. Alors les capillaires se développent énormément et forment une espèce de chevelu qui masque complètement la papille. Cette distension des capillaires amène souvent des déchirures et par suite des hémorrhagies multiples. Le résultat final de ces altérations est ordinairement le ramollissement et l'atrophie de la papille, reconnaissable aux caractères que nous avons déjà indiqués.

On comprend facilement combien la constatation de ces lésions, rapprochée des aures symptômes fournis par les tumeurs cérébrales, tels que : céphalalgie localisée, attaques épileptiformes, hémiplégie, strabisme, etc., pourra contribuer à faire reconnaître et même à localiser ces tumeurs.

Pour déterminer ce qui a trait à l'examen ophthalmoscopique dans les maladies cérébrales, nous mentionnerons les lésions observées dans l'**hydrocéphalie chronique**. L'infiltration séreuse, totale ou partielle de la papille, est ici la lésion dominante. Souvent la papille disparaît sous un nuage qui masque complétement les vaisseaux. Quand l'infiltration est moins complète, on peut voir les vaisseaux capillaires très-multipliés rayonner dans tous les sens. D'autres fois, on trouve une atrophie de la papille à divers degrés.

Ces résultats donnés par l'ophthalmoscopie dans l'hydrocéphalie chronique sont précieux. Il est souvent fort diffi-

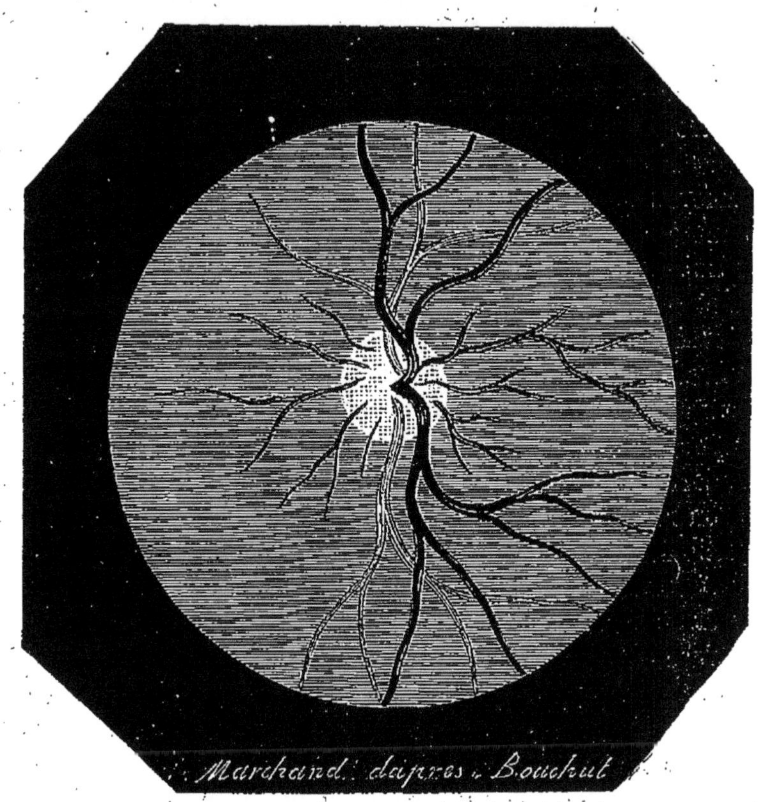

Fig. 36. — Hydrocéphalie chronique d'un enfant de quatorze mois. Infiltration séreuse de la papille voilant l'expansion du nerf optique. Hypérangie phébo-rétinienne (Bouchut, *Traité pratique des maladies des nouveau-nés*, 1878).

cile de savoir si le volume du crâne est dû, chez un enfant, à un début de rachitisme ou à l'hydrocéphalie. La difficulté se complique encore s'il s'agit d'un enfant rachitique sujet aux convulsions. On comprend combien il importe ici d'éviter l'erreur.

Ce n'est pas seulement dans les maladies où l'on observe des lésions cérébrales que l'ophthalmoscope a révélé des désordres complétement inconnus jusqu'alors. Pour terminer ce qui a rapport à ce mode d'exploration, nous devons mentionner les résultats bien dignes d'attention auxquels sont arrivés les observateurs en examinant les yeux chez des malades atteints d'affections toutes différentes de celles que nous avons étudiées jusqu'ici.

La **paralysie générale** progressive, avec ou sans aliénation mentale, nous servira en quelque sorte de transition.

On connaît depuis longtemps les troubles subis par la vision dans cette maladie où l'amaurose a été maintes fois signalée. L'ophthalmoscope a donné l'explication de ces faits en montrant chez ces malades l'atrophie papillaire. Il n'y a d'ailleurs aucune lésion intra-oculaire spéciale à la paralysie générale ; un nombre considérable de paralytiques examinés à cette intention n'ont été trouvés porteurs d'aucune lésion rétinienne.

Myélite. — Nous trouvons dans le livre de M. Bouchut quatre observations de myélite chronique où des troubles de la vision ont été signalés. Dans trois cas les papilles ont été examinées. Deux fois on les a trouvées atrophiées. Dans le troisième cas il y avait une infiltration séreuse.

Il s'agit là, selon toute apparence, d'une lésion par action réflexe ou sympathique, bien différente, par son origine, des lésions d'ordre mécanique que nous avons étudiées jusqu'ici ?

[[Les troubles oculaires que l'on constate dans l'*ataxie locomotrice progressive* sont dus à un état particulier de la papille qui subit une atrophie progressive tout à fait caractéristique, d'après M. Galezowski. A l'examen ophthalmoscopique, on constate que la papille a perdu sa transparence ; elle ne laisse plus voir les vaisseaux propres qui s'enfoncent dans sa substance ; elle est blanche avec un reflet nacré. La lésion ainsi que les troubles fonctionnels sont souvent localisés sur un seul œil (1).]]

[**Paralysies essentielles.** — Les amauroses observées souvent dans les paralysies consécutives aux maladies aiguës, diphtéritiques ou autres, faisaient prévoir des lésions du fond

(1) Voy. Charcot, *Mouvement médical*, 21 décembre 1872.

de l'œil que l'ophthalmoscope a démontrées. L'infiltration séreuse de la papille dans les cas de troubles simples de la vision; dans les cas plus graves, l'atrophie, ont été observées. Notons que la paralysie du muscle ciliaire explique, dans beaucoup de cas où la lésion rétinienne fait défaut, les troubles de la vision (Follin).

L'anémie qui suit les maladies graves peut, à elle seule, déterminer l'infiltration de la papille.

L'**épilepsie** fournit également son contingent à l'examen ophthalmoscopique.

Quand l'épilepsie est symptomatique d'une lésion cérébrale (tumeur plus souvent), les lésions rétiniennes sont celles que nous avons décrites à propos des tumeurs. Quand la maladie est essentielle, les lésions que révèle l'ophthalmoscope sont parfaitement en rapport avec les troubles circulatoires déterminés par l'épilepsie.

Nous voyons en effet que le fond de l'œil, normal dans l'intervalle des attaques, présente toujours après celles-ci une dilatation des veines rétiniennes qui se dissipe peu à peu. Sous l'influence de ces dilatations passagères, mais répétées, les vaisseaux se congestionnent, augmentent de volume et quelquefois se rompent; d'où les hémorrhagies rétiniennes. Des exsudations et des dépôts anormaux de pigment (rétinite pigmentaire) ont été également observés.

La fréquence des phénomènes cérébraux dans les fièvres essentielles pouvait faire croire que l'examen du fond de l'œil révèlerait quelque altération en rapport avec la nature de ces phénomènes. Sous ce rapport, les observateurs ne sont pas d'accord. M. Bouchut ne signale dans ces cas aucune autre lésion papillaire ou rétinienne que des congestions passagères.

M. Galezowski pense que les fièvres typhoïdes et éruptives, la pyémie, donnent quelquefois lieu à la névrite optique. Nous remarquerons que l'auteur, dans les cas qu'il cite, attribue cette névrite à une méningite basilaire qu'il paraît considérer comme fréquente dans la fièvre typhoïde.

Empoisonnements. — Depuis longtemps on sait que l'abus de certaines substances amène des troubles plus ou moins persistants de la vision. Les effets du tabac sont bien connus sous ce rapport, et nous en avons dernièrement observé un cas remarquable. La lésion démontrée par l'ophthalmoscope était une légère atrophie papillaire. C'est celle que l'on observe le plus habituellement.

L'alcoolisme est aussi une cause fréquente d'amaurose qui paraît également déterminée par l'atrophie papillaire. Des recherches nouvelles sont nécessaires à ce sujet, ainsi que pour l'intoxication saturnine.

M. Bouchut a publié le résultat très-intéressant de recherches ophthalmoscopiques faites sur des sujets soumis au chloroforme. L'action de l'agent anesthésique détermine une injection du fond de l'œil tellement prononcée en certains cas, que la papille disparaît sous un réseau serré de vaisseaux distendus. Ce qu'il y a de remarquable, c'est que la vue ne paraît pas sensiblement modifiée, bien que cet état congestif persiste pendant plusieurs jours et même jusqu'à deux semaines.

Certains états morbides, déterminant des modifications dans la composition du liquide sanguin, ont le privilége de produire des lésions rétiniennes parfaitement tranchées. Nous avons déjà vu que sous l'influence de l'anémie un certain degré d'œdème papillaire pouvait apparaître ; mais la maladie qui altère le plus profondément la rétine et le nerf optique est sans contredit la maladie de Bright, l'albuminurie.

H. Landouzy a reconnu le premier que l'amaurose existe souvent au début de la maladie de Bright. Depuis on a démontré que l'amaurose était due à des altérations de la rétine (Lécorché).

Ces altérations, qui constituent dans leur ensemble ce qu'on appelle la *rétinite albuminurique*, se présentent à trois degrés différents : 1° l'infiltration séreuse de la papille ; 2° les taches apoplectiques disposées linéairement le long des vaisseaux, irradiées autour de la papille ou formant des granulations éparses dans toute l'étendue de la rétine ; 3° les taches et granulations blanchâtres de la rétine. Ces trois ordres de lésions peuvent exister sur le même œil. Elles sont généralement caractéristiques de la rétinite albuminurique et existent souvent à une époque où tous les autres symptômes font défaut, de telle sorte que dans mainte occasion le médecin oculiste, consulté pour un trouble de la vision, diagnostique l'albuminurie qui n'a pas été soupçonnée jusqu'alors. Il n'est pas d'oculiste habile qui n'ait eu cette sorte de satisfaction.

Rarement ces lésions existent en dehors de l'albuminurie. Elles ont cependant été constatées dans la méningite aiguë et chronique et dans le diabète, où elles sont infiniment moins fréquentes.

Dans la syphilis on a réuni et décrit sous le nom de rétinite syphilitique des lésions assez diverses : hyperhémie de la rétine, exsudations donnant au fond de l'œil une teinte rouge pâle semée de granulations blanchâtres. Ces lésions n'ont du reste rien qui caractérise spécialement la syphilis.

L'examen de la rétine chez les sujets atteints de maladies du cœur a permis de constater des lésions en rapport avec la stase sanguine déterminée par ces maladies. Ces lésions sont le plus souvent celles qu'on observe dans la congestion cérébrale : dilatation, flexuosité des veines rétiniennes.]

[[Quincke, en 1868, et le docteur S. Becker ont signalé l'apparition des battements spontanés de l'artère centrale de la rétine, dans les cas d'insuffisance de l'aorte. On sait qu'à l'état physiologique, on ne voit pas les pulsations des artères de la rétine ; les veines seules manifestent un mouvement d'expansion. Sur 17 cas d'insuffisance aortique observés par Becker, les battements de l'artère centrale de la rétine ont été notés 16 fois. Dans un cas, on avait porté le diagnostic d'insuffisance aortique, mais à l'examen ophthalmoscopique, on n'avait pas pu constater les battements spontanés de l'artère centrale ; à l'autopsie, on trouva un anévrysme de l'aorte descendante et point d'insuffisance des valvules aortiques. Ce serait donc là un nouveau signe à ajouter à la symptomatologie de la maladie de Corrigan.]]

[Il existe cependant une lésion toute particulière, qui se rencontre dans le courant des affections cardiaques, et que de Graefe a signalée le premier : c'est l'embolie de l'artère centrale de la rétine. On trouve alors des artères pâles et vides. Les veines à la périphérie de la papille sont gonflées et variqueuses. On voit sur le trajet des artères, dans quelques cas, des saillies formées par des caillots. L'atrophie de la papille est la suite habituelle de ces lésions.

Une perte subite de la vision, qui se trouble d'abord, puis s'abolit en quelques minutes, est le symptôme fonctionnel de l'embolie rétinienne.

MM. Bouchut(1)[[et Poncet(2)]] ont eu l'idée d'examiner le fond de l'œil immédiatement après la mort. Ils ont constaté que la papille se décolorait, que les vaisseaux rétiniens s'effaçaient et que la choroïde prenait une teinte plombée tout à fait caractéristique.

C'est surtout pour les maladies du cerveau que l'ophthalmoscope fournit les résultats les plus importants. Nul doute que cette étude ne récompense largement encore ceux qui voudraient la poursuivre. Il ne faudrait pas cependant qu'on lui demandât plus qu'elle ne peut donner. L'ophthalmoscopie ne fait le plus souvent que confirmer un diagnostic déjà solidement établi par les procédés ordinaires d'investigation. Dans quelques cas seulement, elle est appelée à jouer le premier rôle, et nous en avons donné un exemple pour l'albuminurie.

On peut cependant dès à présent considérer les résultats obtenus comme offrant une telle importance, qu'il n'est plus permis au médecin soucieux de suivre le progrès de négliger l'exploration des parties profondes de l'œil. Les difficultés inhérentes aux premières recherches ne doivent pas décourager le débutant, et les applications nombreuses qu'il pourra faire plus tard le dédommageront amplement et récompenseront sa persévérance.]

CHAPITRE II

DE LA LARYNGOSCOPIE

Historique. — L'examen du larynx à l'aide d'un instrument approprié semble être la continuation et le résultat de l'ophthalmoscopie. Il n'en est rien cependant; il y a déjà longtemps que les observateurs, et particulièrement les physiologistes, ont eu l'idée de regarder le larynx pour assister aux phénomènes de la phonation.

(1) E. Bouchut, *Traité des signes de la mort et des moyens de ne pas être enterré vivant*, 2e édition, augmentée d'une étude sur de nouveaux signes. 1874 (p. 431).

(2) Poncet, *Archives générales de médecine*, avril 1869.

En 1827, Senn, de Genève, avait tenté de voir la partie supérieure du larynx et la glotte, à l'aide d'un petit miroir; mais il ne publia son observation qu'en 1829, l'année même où Benjamin Babington présentait son *glottiscope* à la Société huntérienne de Londres; en sorte que ce dernier chirurgien doit être considéré comme l'*inventeur du laryngoscope*. En 1830, Gerdy proposa d'examiner avec un miroir les mouvements du pharynx. En 1832, Bennaii dit avoir vu la glotte avec l'instrument de Selligue. MM. Trousseau et Belloc (1) avaient eux-mêmes essayé ce dernier instrument (1837). Puis Baumès, Liston, Warden, Avery firent des tentatives isolées pour apercevoir le larynx. On rapporte les recherches les plus intéressantes à M. le docteur Garcia (1855). Mais Ludwig Türck, de Vienne (1858) (2), et le professeur Czermak, de Leipzig (1858) (3), sont, il faut le reconnaître, les véritables créateurs de la laryngoscopie (4).

[En 1860, Czermak, dans un voyage qu'il fit à Paris, initia beaucoup de médecins français au maniement du laryngoscope, et par des démonstrations faites sur lui-même ne laissa aucun doute sur les résultats auxquels on pouvait arriver par l'examen du larynx. Depuis cette époque, plusieurs travaux ont été publiés en France. Nous citerons particulièrement ceux de MM. Mandl (5), Moura-Bourouillou, Fournié, Fauvel, Labordette (6), Krishaber (7), Bataille, Bœckel (8). En 1867, M. le docteur Nicolas publia la traduction d'un Traité complet de laryngoscopie, ouvrage dû docteur Morell-Mackensie. On trouvera dans le Traité

(1) Trousseau et Belloc, *Traité pratique de la phthisie laryngée, de la laryngite chronique et des maladies de la voix*. Paris, 1837.

(2) Türck, *Méthode de laryngoscopie*. Paris, 1861.

(3) Czermak, *Du laryngoscope et de son emploi en physiol. et en méd.* Paris, 1860.

(4) Verneuil, *Documents historiques sur l'invention du laryngoscope (Gaz. hebd.*, 27 mars 1863).

(5) Mandl, *Traité pratique des maladies du larynx et du pharynx*. Paris, 1872.

(6) Labordette, *De l'emploi du spéculum laryngien (Ann. d'hyg.*, 1867).

(7) Krishaber, *Dictionnaire encyclop. des sciences médicales*, art. *Larynx*.

(8) Bœckel, *Nouveau dictionnaire de médecine et de chirurgie pratiques*, art. *Larynx*. — Voyez aussi Maurice Jeannel, *Arsenal du diagnostic médical*.

de Mandl une étude approfondie des affections pharyngo-laryngées et une bibliographie complète des différents travaux publiés tant en France qu'à l'étranger sur la laryngoscopie.]

Du laryngoscope. — [On peut considérer le laryngoscope de Czermak comme celui auquel peuvent être rapportés tous

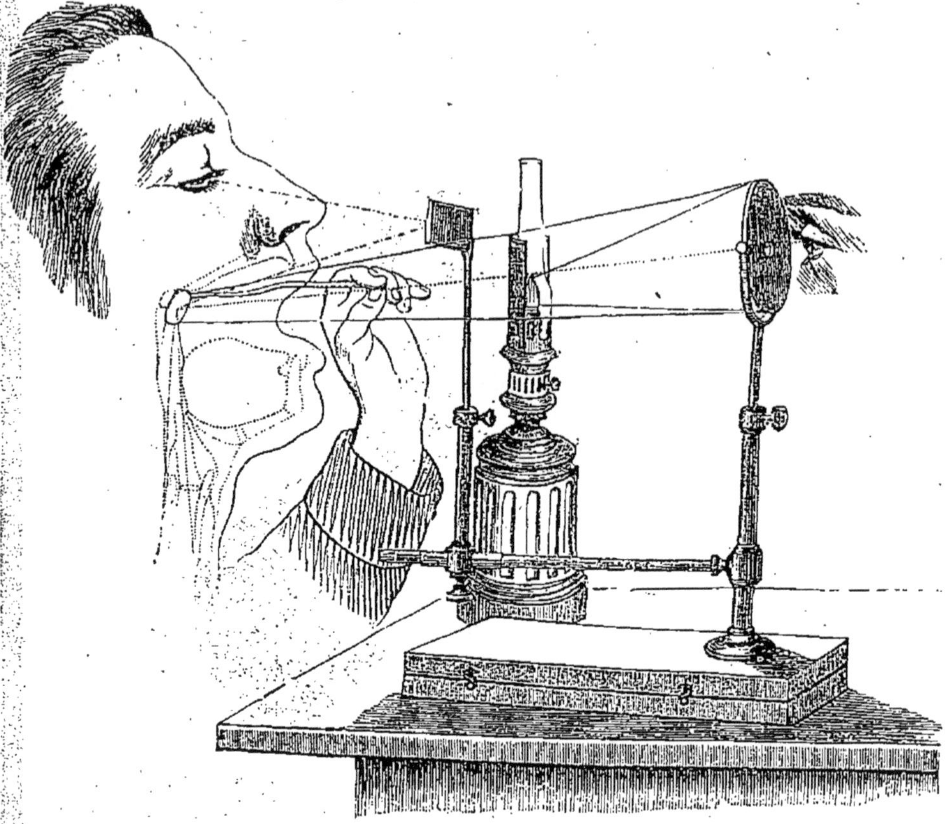

Fig. 37. — Observation et démonstration autolaryngoscopique.

Afin de ne pas rendre le dessin confus, on a figuré la lampe plus éloignée de la face qu'elle ne doit l'être en réalité. Un réflecteur demi-cylindrique est fixé sur la lampe (1).

les autres. Chaque auteur a apporté quelque perfectionnement, sans modifier les principes de l'instrument. Le

(1) Cette figure donne à la fois le procédé de laryngoscopie ordinaire et celui d'autolaryngoscopie.

laryngoscope du docteur Delabordette est seul conçu dans une autre donnée.]

L'outillage de la laryngoscopie se réduit à deux miroirs, dont l'un est déjà connu en ophthalmoscopie.

Réflecteur. Miroir légèrement concave destiné à recevoir la lumière d'une lampe et à la projeter au fond de la gorge (fig. 37). Le centre de ce miroir est percé d'une ouverture par laquelle l'observateur regarde.

Miroir laryngien. On met presque exclusivement en usage les miroirs de Czermak. Ce sont de petits plans en verre, et mieux en acier, quadrangulaires, à bords arrondis

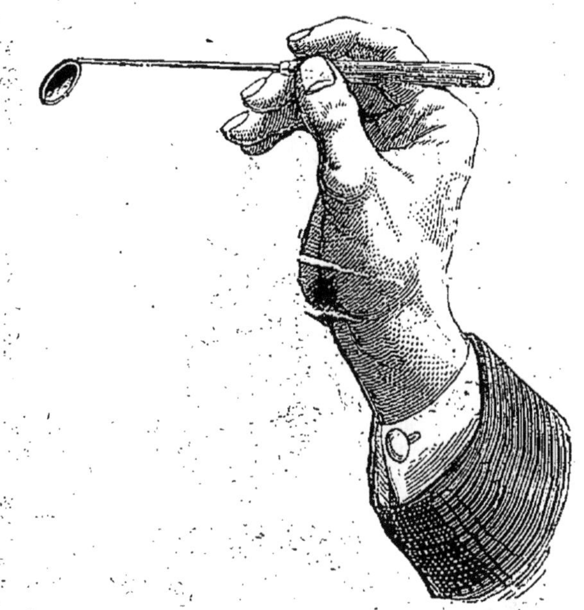

Fig. 38. — Position de la main et du miroir lorsqu'il a été convenablement introduit pour permettre de voir le larynx (Morell-Makensie).

et fixés par un de leurs angles à une tige rigide de 8 à 10 centimètres jusqu'au manche. La dimension moyenne du miroir est de 1,8 à 2 centimètres.

Ce miroir doit être chauffé dans l'eau ou à la chaleur d'une lampe, pour éviter la ternissure que lui donnerait l'air expiré du larynx.

Mode opératoire. — On emploie le plus souvent la lumière d'une lampe. L'opérateur dirige vers la gorge du malade un faisceau de lumière à l'aide du réflecteur, par le centre duquel il regarde. Puis il introduit jusqu'au pharynx le miroir laryngien, qui doit à la fois renvoyer la lumière au larynx et rendre à l'opérateur l'image de celui-ci.

[Il est important que le miroir soit placé du premier coup

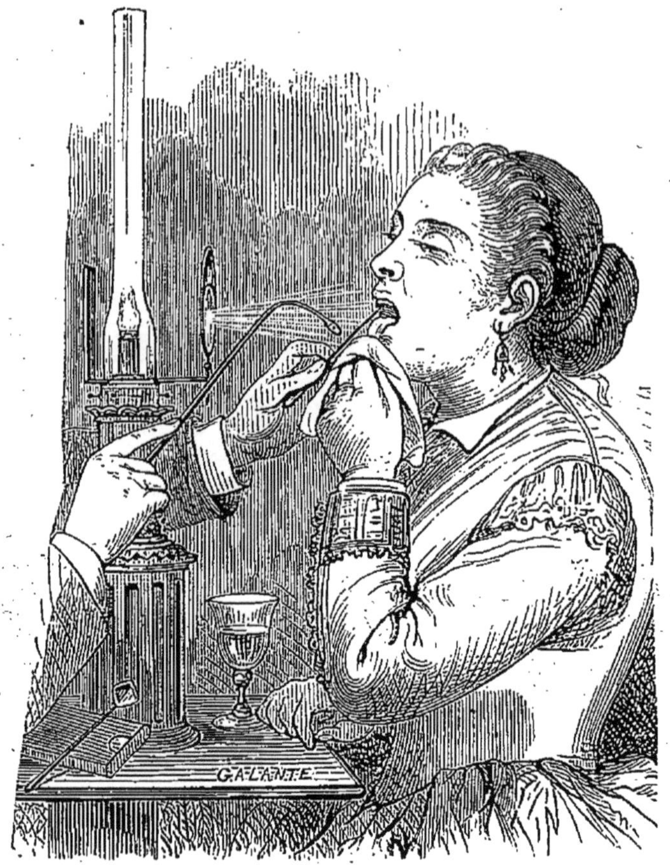

Fig. 39.

et sans hésitation dans la position convenable. Il est utile de tenir avec un linge la langue du malade, qu'on tire légèrement vers la commissure labiale gauche. Le miroir doit être incliné à angle obtus sur sa tige, comme on le voit dans la figure 38, page 730.

Quelques sujets ont une sensibilité pharyngienne qui rend l'examen fort difficile. On peut les préparer en leur faisant prendre pendant un ou deux jours 1 gramme de bromure de potassium. Ce sel a la propriété d'anesthésier la muqueuse pharyngienne.

M. Morell-Mackensie recommande de faire sucer de la glace deux minutes avant l'introduction du miroir (1).

Une disposition assez commode est celle qu'emploient la plupart des médecins français. Elle peut être décrite de la manière suivante. Une table étroite sépare le malade et l'opérateur placés vis-à-vis l'un de l'autre. La lampe se trouve posée sur cette table entre les bras du médecin. Celui-ci tient le miroir d'une main et la langue de l'autre dans les cas d'examen simple. Quand il veut opérer, le miroir est tenu de la main gauche et l'instrument de la main droite. Le malade tient lui-même sa langue (fig. 39).]

Résultats obtenus. — *Dans l'état physiologique*, vue de l'épiglotte, du bourrelet muqueux et cartilagineux qui borde supérieurement l'orifice du larynx, vue des cordes vocales supérieures (fausses), des cordes inférieures (vraies), de l'espace interaryténoïdien (glotte cartilagineuse); perception des anneaux de la trachée, et même, selon Czermak, de la bifurcation des bronches.

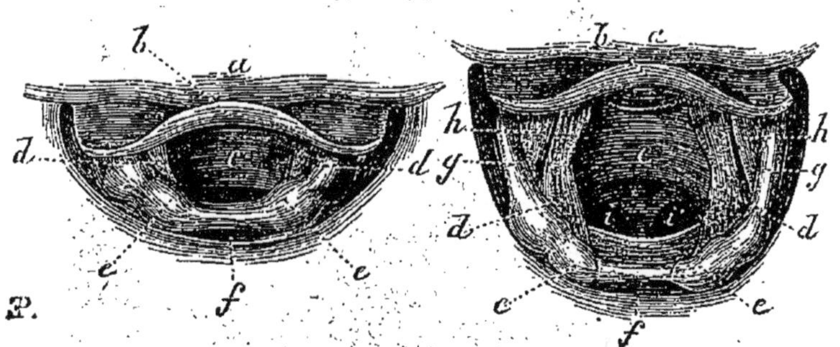

Fig. 40. — Examen du larynx, l'épiglotte étant relevée.

a, base de la langue. — *b*, épiglotte. — *c*, paroi antérieure de la trachée. — *d*, *d*, cordes vocales inférieures. — *e*, *e*, tubercules des cartilages de Santorini. — *f*, œsophage. — *g*, ligament aryténo-épiglottique. — *h*, *h*, cordes vocales supérieures. — *i*, bronche droite. — *i'*, bronche gauche.

[Les applications du laryngoscope à l'état pathologique sont déjà nombreuses, et, chaque jour, la science s'enrichit de nouvelles observations à ce sujet. Les altérations de l'épiglotte, des replis aryténo-épiglottiques, les diverses lésions des cordes vocales, ont été parfaitement reconnues, surtout dans les maladies chroniques de ces organes. Des

(1) Morell-Mackensie, *Du laryngoscope et de son emploi dans les maladies de la gorge*, traduit par Émile Nicolas. Paris, 1867.

polypes, des excroissances verruqueuses développées sur les cordes vocales, ont pu être extirpés à l'aide d'instruments particuliers et dont le maniement est généralement assez délicat. Nous donnons ici les dessins de quelques-unes de ces lésions (fig. 41, 42 et 43). En se reportant à la

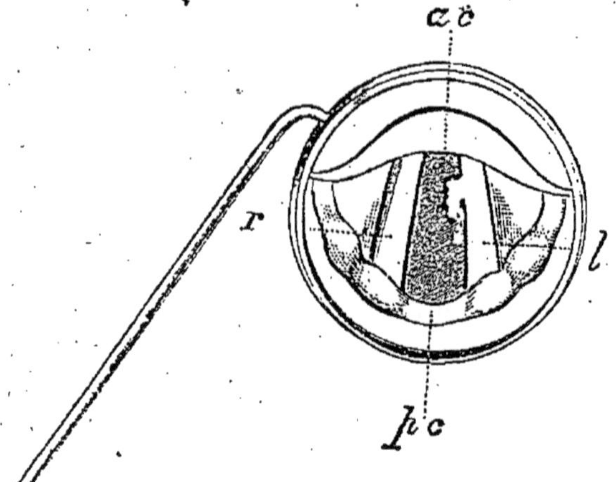

Fig. 41. — Dessin montrant la relation des parties du larynx, et le miroir laryngien.

a, c, commissure antérieure des cordes vocales. — *pc*, commissure postérieure des cordes vocales. — *r*, corde vocale droite. — *l*, corde vocale gauche, où se trouve une excroissance.

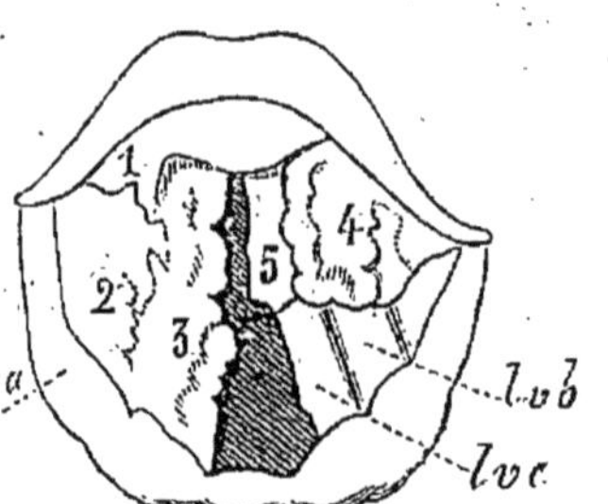

Fig. 42. — Excroissances dans le larynx.

1, 2, 3, 4, 5, tumeurs implantées sur l'épiglotte, la bande ventriculaire droite, la bande ventriculaire gauche et la corde vocale droite.
a, repli ary-épiglottique.
vb, bande ventriculaire gauche.
lvc, corde vocale gauche.

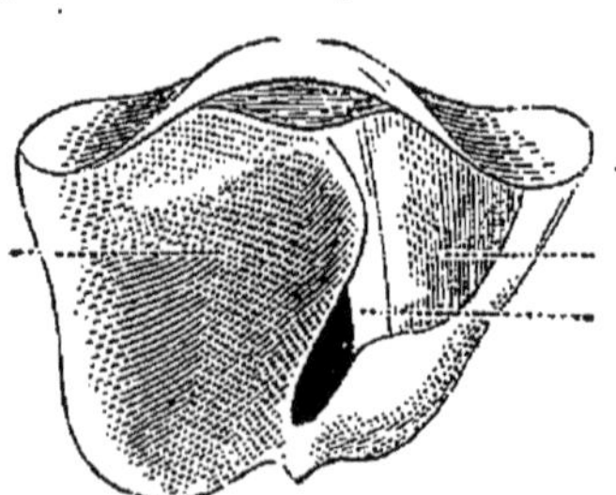

Fig. 43. — Œdème chronique du larynx.

t, large tumeur demi-transparente, formée par le repli ary-épiglottique et la bande ventriculaire droite.
Elle oblitère la glotte et couvre une partie de la corde vocale gauche.
vb, bande ventriculaire gauche.
vc, corde vocale gauche.

figure 41, qui représente le larynx à l'état sain, on pourra mieux se rendre compte du changement que ces lésions apportent dans la configuration des parties internes de l'organe.

Dans d'autres cas, ce ne sont plus des excroissances, des tumeurs, mais bien des modifications anormales dans la tension des cordes vocales, que le laryngoscope permet de découvrir. La paralysie, l'atonie des cordes vocales, cause assez fréquente d'aphonie, se reconnaissent ainsi facilement, et on peut, chez beaucoup de malades, obtenir par la galvanisation une guérison rapide.

En introduisant un miroir dans l'intérieur d'une canule fenêtrée, Czermak a pu, à la suite d'une trachéotomie, examiner la partie inférieure des cordes vocales, et voir ainsi le larynx de bas en haut. Ce procédé pourrait peut-être rendre quelques services, dans les cas où les lésions qui ont motivé la trachéotomie rendent impraticables les procédés ordinaires de laryngoscopie.]

[[L'examen laryngoscopique est aussi d'un très-grand se-

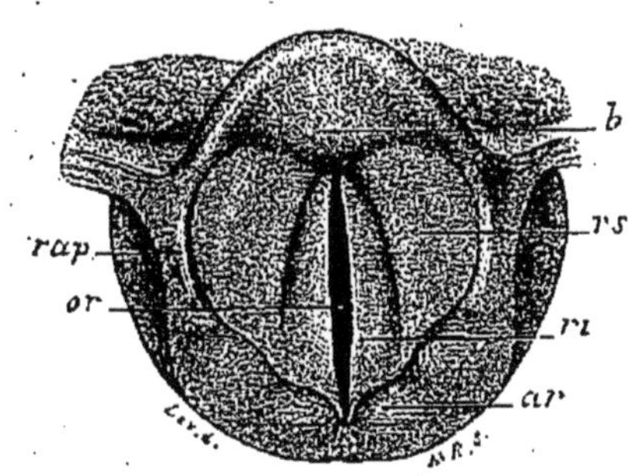

Fig. 44. — Aphonie nerveuse essentielle.

b, bourrelet de l'épiglotte. — *or*, orifice glottique. — *rs*, repli supérieur. — *ri*, repli inférieur. — *rap*, repli ary-épiglottique. — *ar*, cartilages arytènoïdes. (Mandl, *Traité des maladies du larynx*.)

cours pour le diagnostic des diverses espèces d'*aphonies*, surtout de celles qui tiennent à une innervation vicieuse des muscles laryngés.

D'après M. Mandl (1), l'*aphonie nerveuse* proprement dite consisterait en une paralysie bilatérale des thyro-aryté-

(1) Mandl, *Traité des maladies du larynx et du pharynx*. Paris, 1872.

noïdiens innervés, par le spinal, par l'intermédiaire du nerf laryngé inférieur. Cette aphonie consiste, comme on sait, dans la perte du son glottique, c'est-à-dire de la voix, avec conservation du son pharyngé, qui ne permet que le chuchotement. A l'exploration laryngoscopique on constate, avec l'intégrité absolue de la muqueuse, l'immobilité des cordes vocales, dont l'ouverture reste béante pendant les tentatives d'émission du son. *(Voy.* fig. 44.)

Une autre forme d'aphonie ou plutôt de dysphonie intéressante, est celle que l'on constate dans les paralysies des nerfs récurrents, par la compression de tumeurs intrathoraciques, et particulièrement la paralysie du récurrent gauche dans les anévrysmes de la crosse de l'aorte. Elle détermine une paralysie uni-latérale de la glotte, caractérisée par le timbre sourd et étouffé de la voix. A l'examen laryngoscopique on constate, lors de l'émission des sons, l'immobilité d'une des cordes vocales ; on constate en outre l'immobilité de cette corde lors de la dilatation inspiratrice de la glotte (qui, comme l'on sait (Longet), est une dilatation active, due à la contraction des muscles crico-aryténoïdiens postérieurs). Les dilatateurs, aussi bien que les constricteurs d'une des moitiés de la glotte, sont donc privés de mouvement. Quelquefois la paralysie est précédée d'un spasme unilatéral donnant à la voix un timbre faux et criard tout particulier (Krishaber). Lewin et Krishaber ont publié plusieurs observations où cette paralysie d'une des cordes vocales a été le premier symptôme faisant soupçonner l'existence d'un anévrysme de la crosse, ultérieurement confirmé soit pendant la vie, soit à l'autopsie.]]

Rhinoscopie. — [C'est encore à Czermak qu'on doit les premières applications de la méthode d'examen à laquelle on a donné le nom de *rhinoscopie*, et que ce professeur démontrait sur lui-même avec une remarquable facilité.

Dans ce procédé, on éclaire la partie postérieure des fosses nasales à l'aide d'un petit miroir introduit derrière la luette. Il faut que cet organe soit relevé par un petit crochet qui le porte en avant. Cet examen est difficile, la titillation de la luette par le crochet est insupportable à la plupart des malades. Aussi la rhinoscopie n'est-elle pas encore, à proprement parler, passée dans la pratique. Elle pourrait cependant fournir des renseignements précieux, dans les polypes des fosses nasales, dans certains états morbides des trompes d'Eustache.

Nous donnons ici à titre de curiosité le dessin des fosses

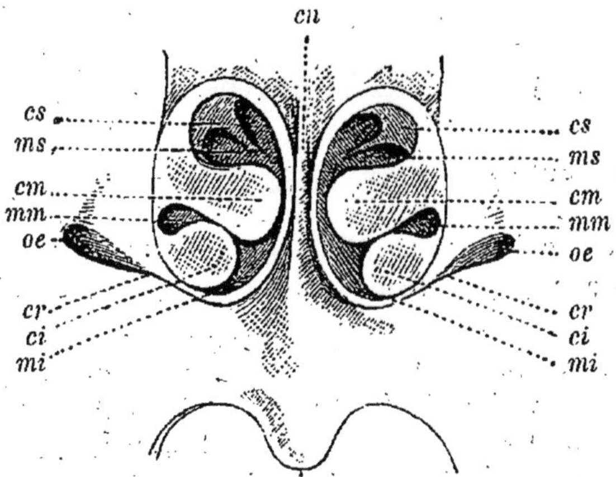

Fig. 45. — Fosses nasales antérieures comme on les voit dans la rhinoscopie.

cn, cloison du nez. — *cs*, cornet supérieur. — *cm*, cornet médian. — *ci*, cornet inférieur. — *ms*, méat supérieur, — *mm*, méat médian. — *mi*, méat inférieur. — *oe*, orifice de la trompe d'Eustache. — *cr*, crête limitant l'orifice de la trompe d'Eustache et le bord inférieur des fosses nasales.

nasales postérieures vues par la rhinoscopie (fig. 45). Ce dessin, comme le fait remarquer M. Morell-Mackenzie (1), est aussi exact que possible : mais il ne peut être obtenu qu'en combinant les diverses images obtenues en plaçant successivement le miroir dans différentes positions.

Les détails dans lesquels nous venons d'entrer suffisent pour démontrer que la laryngoscopie est une méthode d'examen avec laquelle le médecin doit aujourd'hui se familiariser. Il est incontestable que le diagnostic et surtout le traitement des maladies du larynx ont beaucoup gagné à son application. Il est bon toutefois de remarquer que le larynx n'est jamais aussi facile à explorer que lorsqu'il se trouve dans les conditions physiologiques. Dans beaucoup de cas le gonflement des parties supérieures : épiglotte, ligaments aryténo-épiglottiques, masque complétement la vue des parties inférieures ; et dans la plupart des maladies aiguës la sensibilité morbide de l'arrière-gorge s'oppose à

(1) Morell-Mackensie, *Du laryngoscope et de son emploi dans les maladies de la gorge,* avec un appendice sur la laryngoscopie, traduit par Émile Nicolas. Paris, 1857, p. 146.

ce que l'exploration soit pratiquée d'une manière profitable. C'est donc particulièrement dans les maladies chroniques du larynx que la laryngoscopie trouve ses applications.]

CHAPITRE III

EXPLORATION DES ORGANES GÉNITAUX DE LA FEMME

[[**Emploi du spéculum.**— Nous avons vu plus haut (p. 527 la manière dont se pratique le toucher vaginal et les renseignements que fournit ce mode d'exploration. Mais dans nombre de circonstances, il est nécessaire de rendre accessibles à la lumière les parties profondes du vagin et la portion cervicale du col utérin ; ce résultat est obtenu à l'aide d'instruments spéciaux qui portent le nom de *spéculums*.

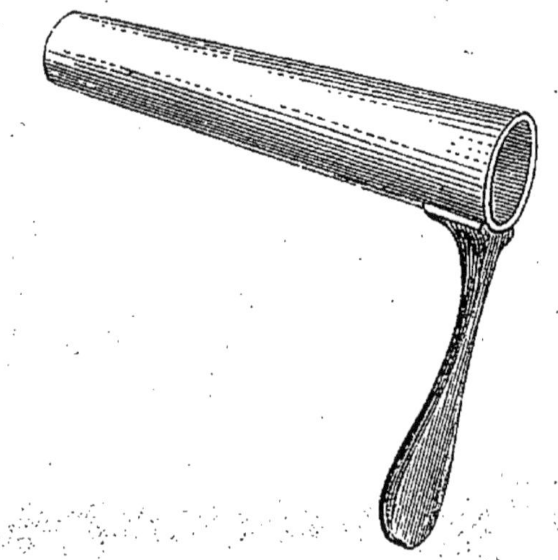

Fig. 46. — Spéculum de Récamier, modifié par Dupuytren.

L'usage de ces instruments paraît remonter à la plus haute antiquité, car on en a découvert dans les fouilles de Pompéi, et Paul d'Égine, Albucasis, Ambroise Paré, en décrivent ou en figurent des spécimens, dont plusieurs très-compliqués (1). Mais c'est à Récamier que l'on doit d'avoir

(1) Consulter, au sujet de l'historique : Gallard, *Leçons cliniques sur les maladies des femmes*. Paris, 1873, p. 67.

introduit définitivement dans la pratique l'emploi du spéculum.

Le spéculum de Récamier qui, sauf de légères variantes, demeure encore le type le plus commode et le plus répandu, consiste en un tube métallique creux, représentant un cône tronqué (*voy.* fig. 46), auquel Dupuytren ajouta un manche coudé à angle droit. Mme Boivin, pour faciliter l'introduction de l'instrument, en remplit la cavité avec un mandrin de bois, à extrémité mousse fig. 47).

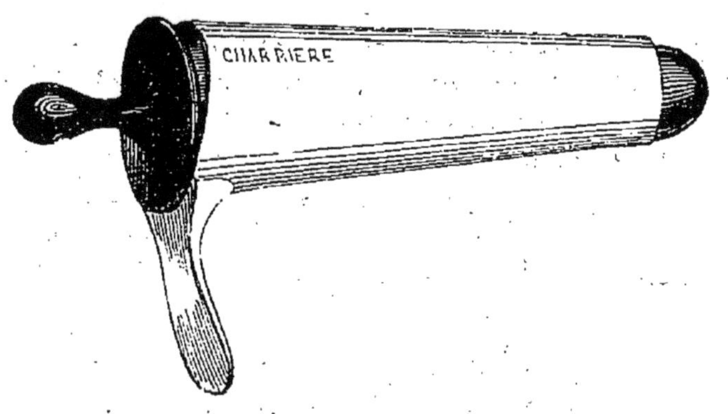

Fig. 47. — Spéculum de Dupuytren, modifié par Mme Boivin.

Le spéculum de Fergusson, le plus usité de tous actuellement, est un cylindre en verre, dont l'extrémité interne est taillée en biseau, et l'extrémité externe évasée. La surface externe est étamée, ce qui rend l'éclairage de l'intérieur du tube très-intense (fig. 48). Cet instrument est très-com-

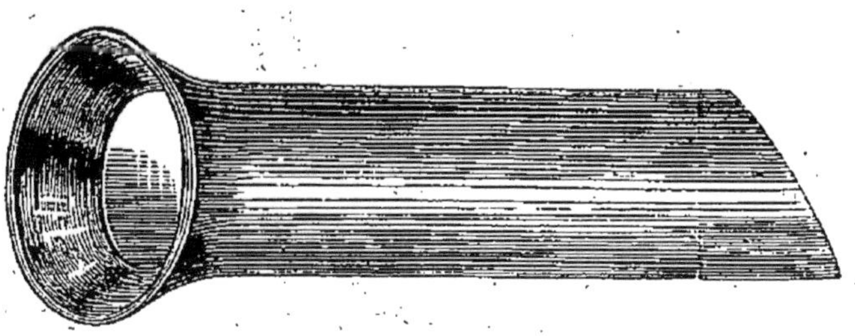

Fig. 48. — Spéculum de Fergusson.

mode, facile à nettoyer, et, avec un peu d'habitude et de précaution, d'une application facile et non douloureuse. En Allemagne, on se sert généralement aujourd'hui de spéculums cylindriques construits sur le modèle de celui de Fergusson, mais en verre dépoli ou de porcelaine (spéculum de Mayer).

Tous ces spéculums formés d'une seule pièce sont dits des spéculums *pleins ;* on a imaginé, pour faciliter l'introduction, des instruments à plusieurs valves (spéculums *brisés*, à *développement*); les valves, repliées au moment de l'introduction, s'écartent une fois l'instrument mis en place, par un mécanisme de charnière ou de crémaillière. Le plus commode de ces instruments est le spéculum bivalve de Cusco, ou spéculum en bec de canne qui, entre autres avantages, présente celui d'être articulé de façon à dilater le moins possible l'anneau vulvaire, au moment de l'écartement des branches (fig. 49).

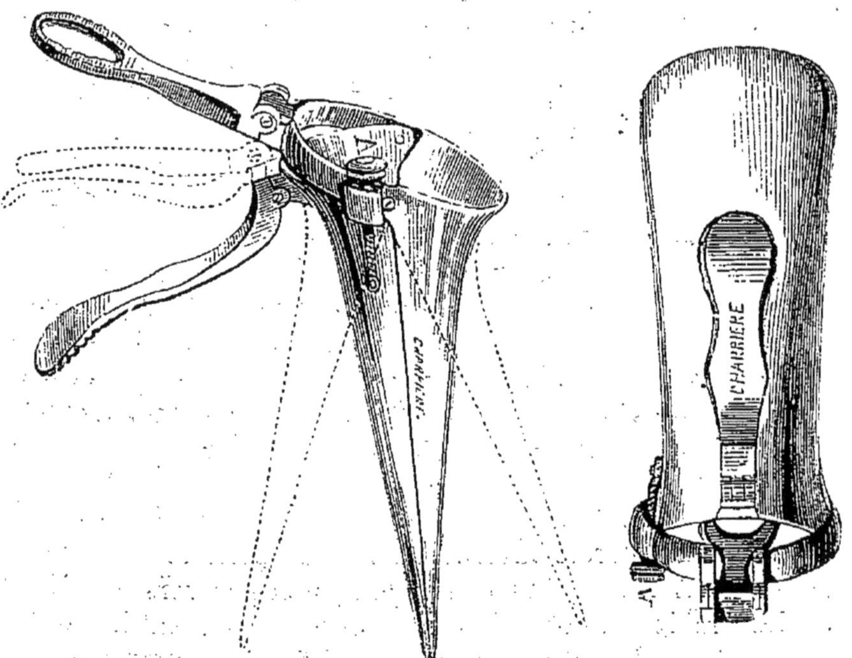

Fig. 49. — Spéculum en bec de canne de Cusco, vu de profil.

Fig. 50. — Le même, vu de face.

D'une façon générale, c'est au spéculum plein qu'il faut recourir dans les explorations habituelles, et il importe surtout de bien connaître son mode d'application.

La position à donner à la femme est le décubitus dorsal (en Angleterre et en Amérique, c'est le décubitus latéral gauche), le bassin élevé, les membres inférieurs fléchis à angle droit et fortement écartés, position que l'on obtient le plus facilement à l'aide du lit à spéculum, bien connu. Il est toujours utile, avant de procéder à l'application du spéculum, de pratiquer le toucher, pour se renseigner sur l'état du vagin, la position et la configuration du col, etc.

Le spéculum, préalablement chauffé, est enduit d'un corps gras; l'emploi de l'embout n'est pas indispensable, surtout si l'on se sert du spéculum en bec de flûte de Fergusson, qui ne possède pas d'embout. L'opérateur, avec les doigts de la main gauche, écarte les grandes et les petites lèvres, en même temps qu'il déprime la commissure postérieure de la vulve; c'est sur cette commissure postérieure et sur le périnée que doit exclusivement porter l'effort de l'extrémité vaginale du spéculum, en évitant de heurter le méat urinaire et la colonne antérieure du vagin, qui sont surtout sensibles. Grâce à cette précaution, le spéculum, même sans embout, franchit facilement l'anneau vulvaire, ce qui est le moment le plus délicat de l'opération.

Une fois que le spéculum a pénétré dans le vagin, si l'on s'est servi de l'embout, il faut le retirer, en même temps que l'on fait cheminer l'instrument par un mouvement de progression lent, en abaissant en même temps, par un mouvement de bascule, l'extrémité externe de l'instrument, de façon à placer celui-ci dans l'axe du conduit vaginal.

Pour arriver rapidement et sûrement sur le col, quand on se sert du spéculum plein, il faut se conformer au précepte suivant, formulé par M. Gallard, d'après l'enseignement de Valleix :

« Le spéculum une fois engagé dans le vagin, on voit au-devant du cercle interne de l'instrument une sorte de rosace dont les rayons convergent, non pas vers un point central, mais vers une ligne transversale, coupant horizontalement le champ du spéculum. Cette ligne transversale est formée, ainsi que les rayons qui en partent, par les plis du vagin dont les parois antérieure et postérieure, appliquées l'une contre l'autre à l'état normal, doivent s'écarter pour donner passage à l'instrument. A mesure que le spéculum avance, le vagin se déplisse au-devant de lui, mais la même figure se retrouve toujours dans l'aire de l'instrument, tant qu'on a soin de le maintenir dans l'axe du conduit. Si, par un mouvement mal dirigé, on s'éloigne de l'axe du vagin, la figure change d'aspect ; la ligne transversale qui fait le centre de la rosace se rapproche du bord du cercle circonscrit par le spéculum, puis disparaît tout à fait, et alors on n'a plus sous les yeux qu'une simple toile, uniformément tendue, sur laquelle les plis et les rides naturels du vagin sont à peine apparents. Un mouvement opposé ramène les choses dans leur état primitif et, aussi loin qu'on avance dans l'intérieur du vagin, la même rosace reste au fond du spéculum, jusqu'au moment où on arrive à découvrir le col de l'utérus, sur lequel on est ainsi inévitablement conduit, quelle que soit sa position (1). »

Lorsqu'on se sert du spéculum de Fergusson, le bec du biseau doit être maintenu vers la face postérieure du vagin, de façon à l'engager dans le cul-de-sac postérieur, plus profond que l'antérieur.

Quand on emploie le spéculum de Cusco, il faut avoir soin de n'écarter les valves que lorsqu'on juge être arrivé dans le voisinage du col ; la recherche de ce dernier n'exige, pour ainsi dire, aucun effort, l'écartement considérable des valves permettant de le découvrir presqu'à coup sûr.

Une mention spéciale doit être consacrée aux *spéculums univalves*, récemment introduits surtout dans la pratique chirurgicale, et dont le type est le spéculum de Sims.

Ce spéculum consiste en une valve unique creusée en gouttière et munie d'un manche recourbé ; ou bien de

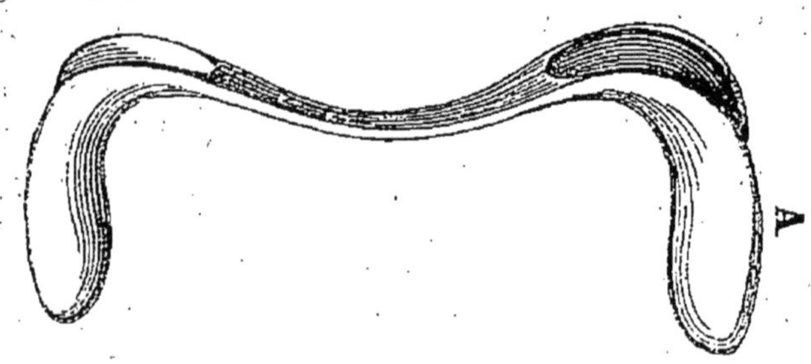

Fig. 51. — Spéculum de Marion Sims.

deux spéculums d'inégale dimension montés sur le même manche (fig. 51).

Ce spéculum n'est en réalité qu'un dilatateur du vagin, mais qui rend le col et les culs-de-sac bien plus accessibles que les spéculums pluri ou multivalves. De là son emploi

(1) Gallard, *Leçons cliniques sur les maladies des femmes*, p. 92.

dans toutes les opérations laborieuses qui se pratiquent sur ces régions, dans l'opération de la fistule vésico-vaginale notamment; Marion Sims et les gynécologues américains en recommandent l'emploi, dans un but diagnostique, dans toutes les affections des parties profondes du vagin et dans celles du col utérin.

L'application du spéculum de Sims exige une position de la femme différente de celle que nous avons décrite; la femme est couchée sur le côté gauche, les deux cuisses pliées à angle droit sur le bassin, la droite plus fortement que la gauche.... Un aide relève la fesse du côté droit et l'explorateur introduit le spéculum, en lui faisant suivre la paroi postérieure du vagin. Il suffit de déprimer celle-ci pour voir le vagin largement déplissé, le col de l'utérus et toute la paroi antérieure du vagin. On peut, si l'on veut obtenir une vue plus nette encore du col, faire écarter la paroi antérieure du vagin à l'aide d'un autre spéculum de plus petite dimension.

Quant aux différentes maladies, tant de l'utérus que du vagin, dans lesquelles l'exploration à l'aide du spéculum fournit des renseignements, c'est là un point sur lequel nous ne pouvons insister ici, et pour lequel nous renverrons aux traités spéciaux de gynécologie (1).

Cathétérisme utérin. Le cathétérisme utérin, ou l'exploration de la cavité utérine à l'aide de procédés analogues à ceux que l'on emploie pour la vessie, a été surtout introduit dans la pratique par Simpson, Huguier (2) et Valleix. Il se fait à l'aide de sondes intra-utérines ou hystéromètres, dont la plus usitée est la sonde intra-utérine de Valleix.

Cet instrument se compose d'une tige métallique, mousse et légèrement recourbée à son extrémité; d'un manche creux, dans lequel peut être refoulée la tige quand elle ne sert pas, et sur lequel elle est fixée à l'aide d'une vis; enfin d'un curseur à frottement dur, destiné à servir de point de repère dans la mesure de la hauteur de la cavité utérine (3).

(1) Consulter Simpson, *Mém. sur la sonde utérine*, in *Clinique obstétric. et gynécolog.*, trad. par G. Chantreuil. — Valleix, *Guide du médecin praticien*, 5e édit., par Lorain, t. V. — Churchill (Fl.), *Traité pratique des maladies des femmes*, trad. Wieland et Dubrisay. — Gallard, *Leçons cliniques sur les maladies des femmes*. Paris, 1873.

(2) Huguier, *De l'hystérométrie*. Paris, 1865.

(3) Valleix supprima le curseur imaginé par Huguier, et le remplaça

Des divisions en centimètres sont marquées le long de la tige, sur sa face concave (fig. 52).

La sonde intra-utérine, au point de vue du diagnostic, fournit d'utiles renseignements sur le plus ou moins de perméabilité de la cavité du col et du corps de l'utérus, sur les dimensions de ces cavités, sur la direction de leur axe, les déviations qu'il peut avoir subies, etc. En thérapeutique, elle permet le redressement de l'utérus dans les cas de flexion, etc.

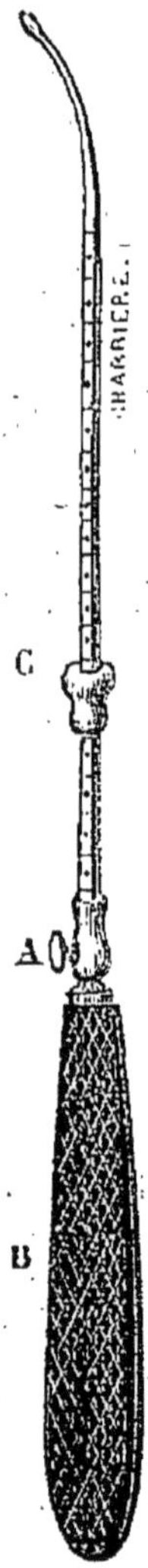

Fig. 52. — Sonde intra-utérine de Valleix.
A, vis de pression fixant la tige pour l'empêcher de rentrer dans le manche B, où elle peut être refoulée quand l'instrument ne sert pas. — C, curseur.

Le cathétérisme utérin nécessite un certain nombre de précautions. La femme est placée dans la même position que pour l'examen au spéculum, et l'introduction de la sonde s'effectue, soit après avoir d'abord mis le col utérin à découvert à l'aide du spéculum, soit en quelque sorte à couvert, sans le secours d'aucun instrument.

Ce dernier procédé est préférable; dans ce cas, l'index gauche pratique le toucher et sert à guider le bec de l'instrument et à le mettre en rapport avec l'orifice externe du col. On fait glisser la sonde, la concavité dirigée en avant, sur la pulpe du doigt explorateur; puis, une fois engagée dans la cavité cervicale, on abaisse doucement le manche, de façon à faire basculer le bec de l'instrument et à lui faire suivre la direction de l'axe du canal utérin. Inutile de dire que ce mouvement doit s'opérer avec la plus grande douceur. En l'absence de ces précautions, on a vu se produire des métrites graves, de la péritonite et même la perforation du fond de l'utérus.

Il est également superflu d'ajouter qu'il faut préalablement avoir acquis la conviction que la femme est bien à

par une encoche placée à 6 centim. 1/4 de l'extrémité du cathéter hauteur moyenne de l'utérus normal, et pouvant servir de point de repère au doigt pour apprécier les modifications des dimensions utérines. (Voy. *Guide du médecin praticien*, 5e édit. t. V, p. 217 et suiv.)

l'état de vacuité, sous peine de voir le cathétérisme entraîner la rupture de l'œuf et un avortement inévitable. Il faut aussi éviter de pratiquer le cathétérisme pendant la période menstruelle.

Pour juger des dimensions verticales de la cavité utérine, il suffit, la sonde introduite et arrivée jusqu'au fond de l'organe, de marquer à l'aide du curseur ou simplement avec le doigt maintenu en place, le niveau de l'orifice externe du col. Si la longueur ainsi mesurée dépasse 6 à 7 centimètres, la cavité utérine est augmentée de hauteur (Valleix, Richet). Dans les cas de flexion, la direction même que l'on est obligé d'imprimer au manche de la sonde, pour faire pénétrer celle-ci, facilite, si on rapproche ce signe des signes fournis par le toucher, la palpation, etc., le diagnostic de la déviation.]]

CHAPITRE IV

DE LA MICROSCOPIE

[Les études microscopiques ont pris dans la science pathologique un rôle dont on ne songe plus aujourd'hui à contester l'importance. Il est certain cependant que les services rendus par le microscope se rapportent plus à l'anatomie morbide qu'au diagnostic à proprement parler. Or, c'est ici à ce seul point de vue que nous devons étudier les résultats qu'il peut fournir. C'est principalement dans l'examen des liquides que les recherches microscopiques sont indiquées en clinique. Elles donnent chaque jour les résultats les plus importants. Les différentes humeurs soumises à ce procédé puissant d'investigation nous révèlent souvent les causes premières des symptômes pathologiques auxquels nous assistons. Aujourd'hui il est impossible, dans certains cas, que le médecin arrive, sans l'aide du microscope, à un diagnostic précis ; nous devons donc accorder à la microscopie une place importante, tout en limitant notre étude aux applications qui peuvent en être faites au diagnostic des maladies.]

En nous restreignant ainsi, nous avons à examiner :

1° Les liquides normaux ;

2° Les liquides pathologiques ;

3° Les produits solides ;

4° Les corps étrangers organisés ou autres.

§ 1. — Liquides normaux.

Sang. — [[Les modifications pathologiques éprouvées par le liquide sanguin sont très-importantes, et l'humorisme moderne, abandonnant la théorie et se basant sur les faits histo-chimiques, revendique une place de plus en plus considérable dans la médecine. Le sang, en effet, peut être altéré de différentes manières: soit par des modifications quantitatives portant sur sa masse totale ou sur l'un seulement de ses éléments constituants (globules rouges, globules blancs, albumine, fibrine, sels); soit par des modifications qualitatives (altérations des globules rouges, modification de la fibrine, etc.); enfin le sang peut encore être adultéré par la présence, dans la circulation, de substances étrangères, solides, liquides ou gazeuses. Nous n'avons pas ici à étudier toutes ces modifications sémiotologiques, mais simplement à exposer les données essentielles que révèle le microscope.

Numération des globules du sang. Le sang, comme on sait, est un liquide albumineux tenant en suspension des globules rouges et des globules blancs, en bien moindre proportion. L'élément essentiel et caractéristique est le globule rouge (hématie, Ch. Robin); c'est lui qui fixe l'oxygène au niveau du poumon et l'abandonne aux éléments histologiques dans l'intimité des tissus ; ce sont le nombre et l'intégrité de cet élément qui constituent par excellence ce que les anciens appelaient « la richesse et la pureté » du sang. C'est donc sur les modifications qualitatives et quantitatives que doit surtout porter l'investigation clinique.

Les globules blancs, quoique moins essentiels, ne laissent pas que de mériter l'attention, surtout si l'on se rappelle qu'ils servent sans doute à former les globules rouges et que, par leur diapédèse, ils donnent naissance au pus.

Depuis Vierordt et Welcker jusqu'à Andral et Gavarret,

physiologistes et médecins se sont attachés à déterminer la richesse du liquide sanguin en globules rouges; mais c'est surtout dans ces derniers temps, grâce aux recherches capitales de M. Malassez d'abord, à celles de M. Hayem, de M. Grancher, que la technique s'est singulièrement perfectionnée et que la numération des globules rouges et blancs du sang a fourni des données intéressantes.

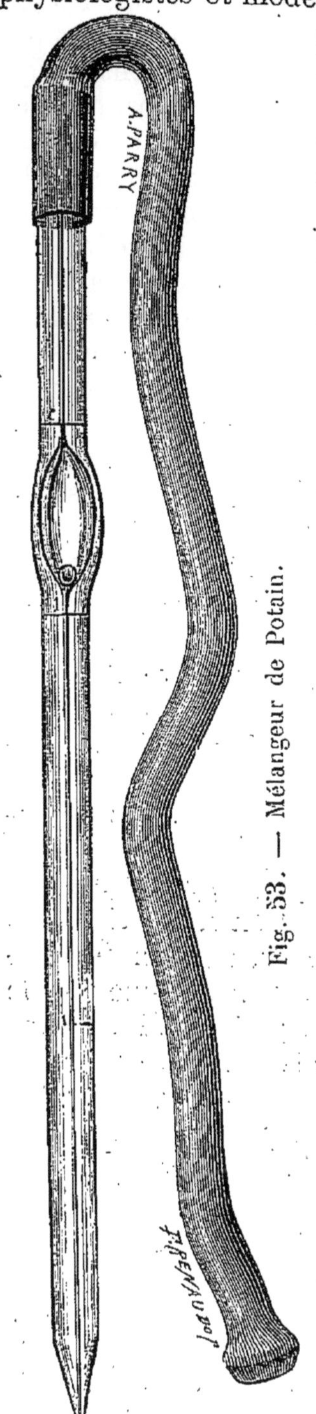

Fig. 53. — Mélangeur de Potain.

Procédé de M. Malassez. Une gouttelette de sang non diluée, examinée au microscope, contient un nombre trop grand de globules et trop fortement tassés pour qu'il soit possible d'en entreprendre la numération. De là, la nécessité de *diluer* le sang que l'on veut examiner. Dans ce but, M. Malassez emploie un *sérum artificiel*, de la composition suivante : 1 volume d'une solution de gomme arabique, ayant au pèse-urine une densité de 1,020, et 3 volumes d'une solution, à parties égales, de sulfate de soude et de chlorure de sodium, ayant pareillement une densité de 1,020.

Le mélange de la gouttelette de sang (retirée le plus souvent par la piqûre de la pulpe du doigt) avec le sérum artificiel s'opère à l'aide du *mélangeur de M. Potain*. Il se compose d'un tube capillaire, en verre (voy. fig. 53) présentant sur son trajet, au voisinage de l'une de ses extrémités, une dilatation ampullaire renfermant une petite boule de verre parfaitement mobile; à l'une des extrémités du tube s'adapte un petit tube en caoutchouc ; l'autre extrémité du tube est effilée en pointe. La portion de tube qui s'étend depuis la dilatation ampullaire jusqu'à l'extrémité effilée en pointe, est calibrée de façon à représenter exactement la centième partie de la portion ampullaire ; un trait placé de chaque côté du renflement indique d'une façon précise le niveau auquel les proportions susmentionnées se trouvent exactes; un autre trait, placé sur la longue portion du tube, la divise en deux parties égales. — « Voici comment on se sert de cet instrument pour faire un mélange, au centième, par exemple : on plonge la pointe du tube dans le sang à examiner et on aspire doucement par le tube en caoutchouc, de façon à faire monter le sang jusqu'au niveau du trait placé au-dessous de l'ampoule. On aspire alors le sérum artificiel et l'on remplit l'ampoule jusqu'au trait supérieur. Pour mélanger, on agite en tous sens l'appareil, de façon que la petite boule intérieure, mise en mouvement, brasse complètement le liquide. Il est clair que l'on obtient ainsi une dilution du sang au centième » (Malassez). Pour faire sortir le mélange obtenu, il suffit de souffler par le tube en caoutchouc ; les premières gouttes doivent être laissées de côté, car elles ont séjourné dans la longue portion de l'appareil et n'appartiennent pas réellement au mélange.

Le sang dilué est reçu dans la seconde pièce de l'appa-

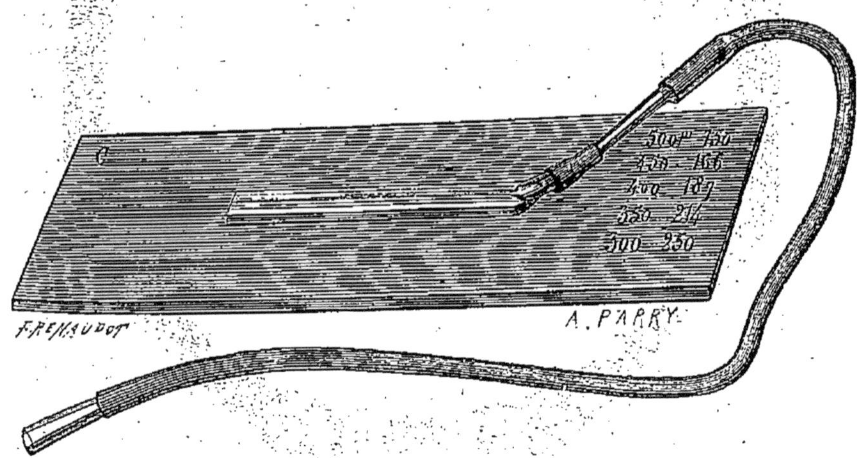

Fig. 54. — Capillaire artificiel de Malassez.

reil de Malassez, dans le *capillaire artificiel* dans lequel on peut l'examiner au microscope, comme on fait d'un capillaire de la membrane natatoire de la grenouille. Il consiste (*voy.* fig. 54) en un petite « bande de verre, fixée sur une glace porte-objet et dans laquelle, très-près de sa face supérieure, se trouve un canal aplati de haut en bas, dont la coupe a la forme d'une ellipse; l'une des extrémités de ce capillaire artificiel est libre; l'autre, relevée en tube, communique avec un fin tube en caoutchouc. Ce capillaire artificiel est calibré et cubé; les chiffres gravés sur le porte-objet indiquent le volume correspondant à un certain nombre de divisions (la première colonne à gauche dans la figure 54 représente les longueurs; la seconde, les volumes, exprimés en fractions de millimètre cube: $\frac{1}{150}$, $\frac{1}{166}$, etc., de millimètre cube.)

Pour remplir le capillaire, il suffit de placer une goutte

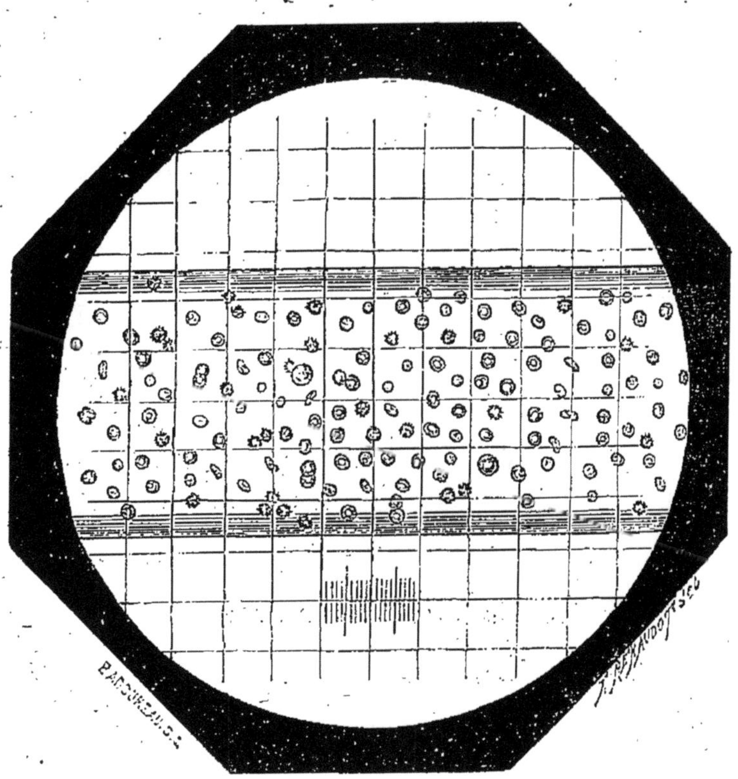

Fig. 55. — Capillaire artificiel rempli de sang dilué, et observé au microscope avec un oculaire quadrillé micrométrique.

du mélange sur l'extrémité libre du capillaire; le liquide pénètre par capillarité. Le capillaire rempli est porté sous le microscope et on procède à l'examen avec un grossissement suffisant pour distinguer nettement les globules sanguins (*voy.* fig. 55). L'oculaire porte un micromètre quadrillé, dont la valeur est préalablement déterminée. On compte carré par carré, les globules contenus dans toute la portion du canal recouverte par le quadrillage et dont on sait la longueur. En multipliant le nombre de globules comptés, 1° par le chiffre qui se trouve sur la lame porte-objet, en regard de la longueur dans laquelle les globules ont été comptés ; 2° par le titre du mélange, 1/100, on obtient comme produit le chiffre des globules contenus dans un millimètre cube de sang (1).

A M. Malassez revient le mérite incontesté d'avoir imaginé le premier procédé de numération rapide et commode et d'avoir attiré l'attention sur les données pathologiques précieuses que fournit ce mode d'investigation. Toutefois, son procédé comporte un certain nombre de défectuosités signalées surtout par M. Hayem : difficulté de jauger exactement un espace capillaire; perte de l'homogénéité du mélange introduit par capillarité, le liquide pénétrant de préférence aux corpuscules solides. Le procédé de M. Hayem met à l'abri de la plupart de ces causes d'erreur.

Procédé de M. Hayem. Au lieu d'un tube capillaire pour recevoir le mélange sanguin à examiner, M. Hayem se sert

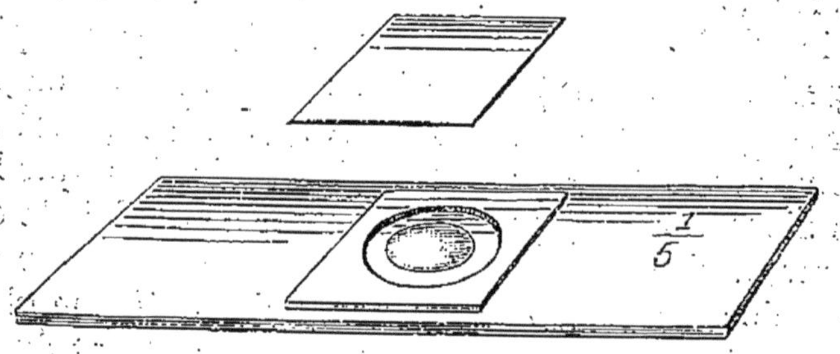

Fig. 56. — Cellule calibrée pour la numération des globules.

d'une cellule formée par une lamelle de verre mince, perforée à son centre, de manière à présenter un trou d'environ 1 centimètre de diamètre, et collée sur une lame de verre

(1) Malassez, *De la numération des globules rouges*. Thèse de Paris, 1873. — *Nouvelle méthode de numération des globules rouges et des globules blancs* (*Archives de Physiologie normale et pathologique*. Paris, 1874). — *Nouveaux procédés de micrométrie* (*Ibid.*, 1874) et *Compt. rend. de la Soc. de biol.*, passim.

porte-objet parfaitement plane. Cette lamelle de verre, amincie à l'aide du sphéromètre, permet d'obtenir une cavité dont la hauteur est mathématiquement connue (la hauteur la plus commode est 1/5 de millimètre). En déposant au centre de la cellule une goutte du mélange sanguin et en la recouvrant immédiatement par une lamelle de verre très-plane qui vient reposer sur les bords de la cellule, on obtient ainsi une lame de liquide, à surfaces parallèles, dont l'épaisseur est de 1/5 de millimètre. (*Voy.* fig. 56.)

Le sang, obtenu à l'aide d'une piqûre de lancette faite à la pulpe du doigt, est dilué dans une sérosité naturelle, telle que celle que l'on obtient par la ponction de l'ascite. Le sang est aspiré de la piqûre avec une pipette graduée (2 à 5 millimètres cubes de sang), puis porté dans une éprouvette contenant 500 millimètres cubes de sérum. On a soin d'aspirer, à diverses reprises, un peu du liquide de l'éprouvette, afin de laver la pipette de la totalité du sang qu'elle contenait. On agite ensuite le mélange à l'aide d'une petite palette de verre, pour le rendre aussi parfait que possible. Une gouttelette du mélange est portée, à l'aide de la palette, au milieu de la cellule du porte-objet, en prenant soin qu'elle ne remplisse pas exactement la cellule, et recouverte de la lamelle couvre-objet. Pour empêcher l'évaporation de la gouttelette, on fait glisser, par capillarité, une petite gouttelette d'eau sous les coins de la lamelle couvre-objet. La préparation est alors terminée, et il suffit d'attendre, avant de procéder à la numération, que les globules aient eu le temps de se déposer au fond de la cellule, par leur propre poids.

Dans l'oculaire du microscope est disposée une glace sur laquelle est gravé un carré, et le tube rentrant du microscope est enfoncé dans sa monture jusqu'à un trait placé de façon que le côté du carré ait, avec l'objectif dont on se sert, 1/5 de millimètre de côté, c'est-à-dire la hauteur de la cellule. On a donc sous les yeux la projection d'un cube de 1/5 de millimètre de côté (fig. 57). Rien de plus facile alors que de compter les globules contenus dans un pareil cube divisé, pour la facilité de la numération, en 16 petits carrés égaux. Le chiffre obtenu sera multiplié par 125 (qui exprime le rapport entre un cube de 1 millimètre et un cube de 1/5 de millimètre de côté), puis par le titre du mélange, et l'on aura ainsi le nombre de globules contenus dans un millimètre cube de sang (1).]]

On doit à M. Grancher la formule du liquide de dilution suivante :

Sulfate de soude. .	1 gramme.
Eau distillée. . . .	40 »

Ce liquide est préférable aux différents sérums artificiels (sérum de Potain, sérum iodé, liquide de l'amnios,

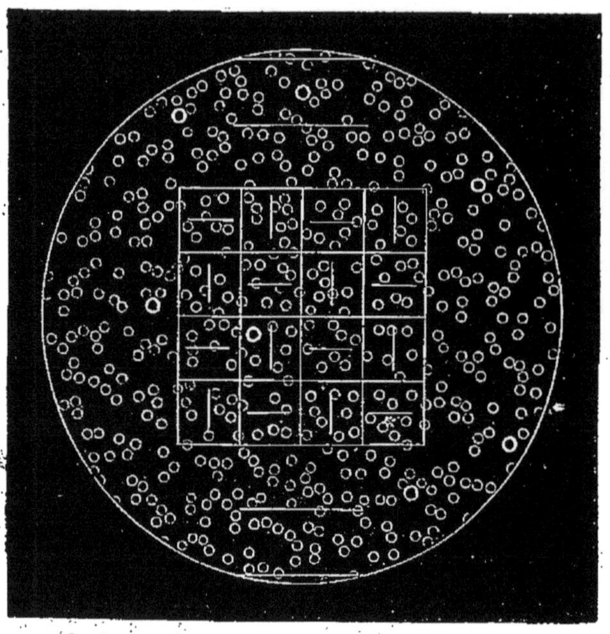

Fig. 57. — Numération des globules sanguins (procédé Hayem).

urine, etc.); il gonfle uniformément les globules rouges, sans les dissoudre, et en facilite ainsi la numération : les leucocytes ne subissent pas de déformation notable (2).

Le nombre physiologique des globules rouges du sang est de 4 à 5 millions (Malassez), de 5 à 6 millions (Hayem, Grancher) par millimètre cube. Le chiffre physiologique des leucocytes est moins bien déterminé ; il oscille entre

(1) Hayem et Nachet, *Nouveau procédé pour compter les globules du sang* (*Comptes-rendus de l'Acad. des sciences*, avril 1875. — *Gaz. hebdom.*, 7 mai 1875).

(2) Grancher, *Recherches sur le nombre des globules blancs du sang à l'état physiologique* (*Société de biologie*, 10 juin 1876).

3000 et 9000 par millimètre cube; de sorte que, si l'on voulait établir un rapport moyen, physiologique, entre le nombre des globules rouges et blancs, il faudrait substituer à ce chiffre classique 1/350, un chiffre beaucoup plus faible, 1/1200 à 1/1500 (Grancher). D'après ce dernier observateur, l'influence de la digestion récente, de l'alimentation, sur le nombre des globules blancs serait douteuse; la *leucocytose* physiologique, résultant des repas (Moleschott), serait contestable.

Quant aux variations pathologiques du nombre des globules rouges, des globules blancs et de leurs rapports dans les diverses maladies, dans la chlorose, dans les anémies, dans la leucémie, dans les suppurations, dans les fièvres graves, dans l'érysipèle, etc., nous devons, sous peine d'empiéter sur la pathologie, renvoyer aux travaux spéciaux d'hématologie de MM. Malassez, Hayem, Grancher, Brouardel, Kelsch, Lépine, etc. (1).

Les altérations *qualitatives* des éléments figurés du sang sont aussi importantes que les données que révèle la numération. Les globules rouges, ainsi que les blancs, peuvent présenter des modifications de forme, de dimensions et de propriétés.

Dimensions des globules rouges. Ce n'est que dans ces derniers temps que l'attention des micrographes s'est sérieusement dirigée sur ce point. Voici les principaux résultats obtenus.

L'*augmentation* de volume des globules rouges a été signalée par M. le professeur Gubler dans la maladie d'Addison, et plus récemment dans la même maladie, par Laskewitsch. M. Vulpian a constaté la même hypertrophie dans certains cas de cyanose avec persistance du trou de Botal.

MM. Masius et Vanlair (2) ont décrit, sous le nom de *microcythémie*, une diminution dans les dimensions des globules rouges. Charcot et Vulpian dans un cas d'hypertrophie de la rate sans leucémie, Erb et Klebs dans la leucémie,

(1) Consulter à ce sujet : Bonne (H.), *Variation du nombre des globules blancs du sang dans quelques maladies*. Thèse de Paris, 1875. — Fouassier, *De la numération des globules blancs du sang*, etc. Thèse de Paris, 1876. — Patrigeon, *Recherches sur le nombre des globules rouges et blancs du sang*. Thèse de Paris, 1877.

(2) Masius et Vanlair, *Archives de physiologie*. Paris, 1872.

Hayem dans un cas de scorbut ont observé la diminution de volume des globules rouges, ou, ce qui revient au même, l'augmentation considérable du nombre des globulins.

Dernièrement aussi, Manasséin au point de vue micographique, Ritter (de Strasbourg) au point de vue histochimique ont étudié l'action que les diverses substances toxiques et médicamenteuses exercent sur les dimensions et la forme des hématies (1).

L'aspect crénelé, framboisé des globules rouges se rencontre dans la plupart des fièvres infectieuses (Coze et Feltz). Cette déformation est généralement de nature cadavérique et n'a lieu que sur le sang tiré du vaisseau, mais elle ne laisse pas que d'être significative, en ce sens qu'elle se produit bien plus facilement et plus rapidement sur le sang provenant de sujets infectés que sur celui d'individus sains.

Coze et Feltz (2), Davaine, Ritter, mentionnent la différence des globules rouges dans les pyrexies et dans les intoxications ; les globules ont une tendance marquée à s'agglutiner les uns aux autres au lieu de s'empiler, comme des pièces de monnaie, ainsi que cela s'observe à l'état normal.

Les globules rouges, d'aspect et de volume normal, peuvent cependant être altérés, en ce sens que la proportion d'hémoglobine qu'ils contiennent est moins considérable qu'à l'état normal. Duncan, MM. Malassez, Hayem, ont entrepris des recherches intéressantes sur les variations de la richesse des globules rouges en hémoglobine (qui est, comme on sait, la partie essentielle du globule, celle qui sert à fixer l'oxygène), variations qu'ils ont étudiées dans diverses maladies. Mais les procédés colorimétriques ou autres auxquels il faut recourir sont encore trop délicats pour entrer dans la clinique courante.

Des particules de *pigment*, provenant sans doute de la segmentation et de la destruction incomplète des globules rouges, peuvent se rencontrer en plus ou moins grand nom-

(1) Consultez à cet égard, A. Joly, *Essai sur la physiologie et la pathologie générale de l'hématie*. Thèse de Paris, 1873.

(2) Coze et Feltz, *Recherches sur les maladies infectieuses*. Paris, 1872.

bre dans le sang; tantôt ces particules sont libres, tantôt elles sont renfermées dans l'intérieur des leucocytes qui les ont absorbées, comme elles font de toutes les substances pulvérulentes. On les rencontre dans les fièvres intermittentes, surtout dans les formes graves (Kelsch), dans la maladie d'Addison, etc.

Le sang renferme quelquefois une grande quantité de granulations graisseuses et protéiques : c'est ce qui constitue la *lipémie*, qui peut aller jusqu'à communiquer au liquide sanguin un aspect laiteux (*sang laiteux*, *galactémie*). Ces états se rencontrent chez les alcooliques (Lancereaux) et dans certains cas de maladie de Bright et de diabète sucré.

Garrod a indiqué un procédé ingénieux de s'assurer de la présence d'*acide urique* en excès dans le sang, chez les

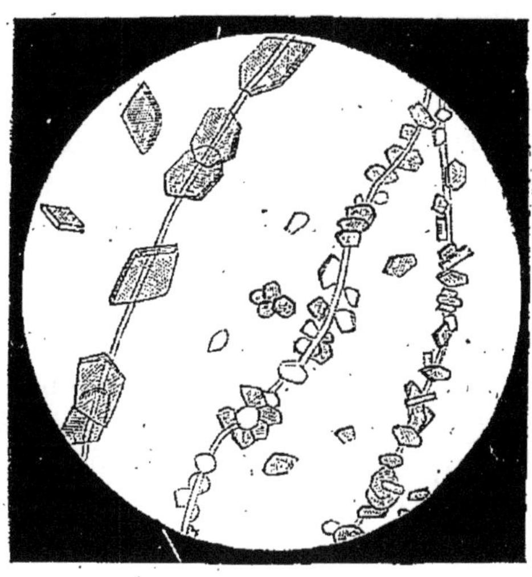

Fig. 58. — Cristaux d'acide urique provenant du sang d'un goutteux et obtenu par le procédé du fil. — Grossiss. : 220 diam. (Garrod, pl. V).

goutteux. C'est ce qu'on appelle l'expérience du *fil de Garrod*. Dans un verre à montre on place une petite quantité de sérum fraîchement tiré, on l'acidule à l'aide de l'acide acétique et on y plonge un fil. Au bout de vingt-quatre heures, on constate au microscope un dépôt de cristaux aciculaires d'acide urique sur le fil (fig. 58).

On sait aussi que, dans certaines formes de maladie de B ght ou dans des obstacles à l'excrétion de l'urine, l'*urée* s'accumule dans le sang. Mais ce principe, pour y être décelé, exige l'intervention de procédés chimiques délicats et sur lesquels nous n'avons pas à insister.

Il en est de même de la présence de la cholestérine qui, d'après Austin Flint et récemment d'après M. Picot, se constaterait dans quelques cas d'ictère grave.

Enfin, dans les pyrexies, dans la septicémie, etc., le sang, ainsi que les humeurs de l'économie, renferme souvent des *organismes inférieurs*, micrococcus, bactéries ou vibrions, qui paraissent jouer le rôle de ferments et qui, aux yeux d'observateurs éminents, sont les agents même qui président au développement et à la propagation des maladies infectieuses et contagieuses. Il nous suffit de rappeler à ce propos les travaux de M. Pasteur sur la fermentation en général, ceux de M. Davaine sur le charbon, de Chauveau sur les virus, de Coze et Feltz, de Hallier, de F. Cohn, d'Obermayer, etc., pour montrer l'importance de ces recherches qui ne tendent à rien moins qu'à faire des maladies infectieuses de véritables fermentations, des *zymoses*, dans la rigoureuse acception du mot.

Modifications du sang hors des vaisseaux. Le sang extravasé et déposé dans l'intérieur des tissus subit une série de modifications qu'il importe de connaître, surtout en ce qui concerne les globules rouges. Il est rare que les globules donnent naissance à l'*hémoglobine* ou *hématocristalline ;* ces cristaux ne s'obtiennent qu'artificiellement, en soumettant le sang à des dégels successifs, en le faisant traverser par des décharges électriques (Rollett), en le traitant par l'éther, etc.

C'est sous la forme d'*hématine* ou *hématosine* (c'est de l'hémoglobine moins la globuline) que les vestiges des globules rouges se rencontrent habituellement dans les foyers hémorrhagiques; elle se présente sous la forme d'un amas de granulations *amorphes*, noirâtres, réfractaires à la plupart des réactifs.

Si l'on traite l'hématine ou le globule rouge par l'acide acétique, qu'on y ajoute du chlorure de sodium et qu'on évapore à ébullition on obtient un cristal brun foncé, en forme de tablettes rhomboïdales à angles aigus. C'est un produit artificiel, l'*hémine* (Teichmann) ou *chlorhydrate d'hématine*, qui est important en médecine légale (fig. 59).

Enfin l'hématine abandonnée à elle-même dans l'organisme se transforme spontanément en des cristaux rhomboïdriques colorés en beau jaune rougeâtre ou rouge rubis, bien plus volumineux et moins foncés que les cristaux d'hémine. C'est l'*hématoïdine*, dont la composition chi-

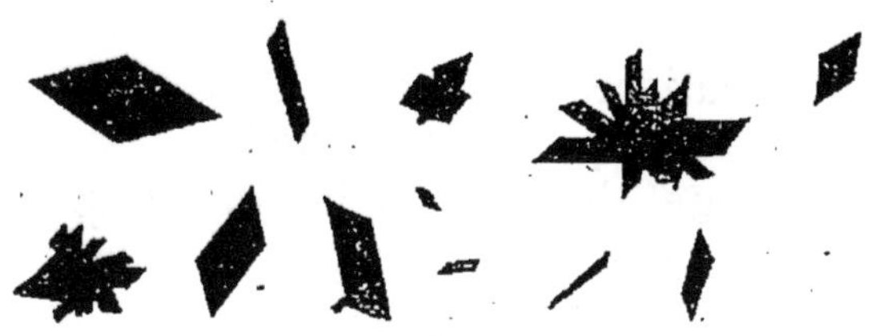

Fig. 59. — Cristaux d'hémine, obtenus artificiellement du sang. — Grossissement : 300 diamètres.

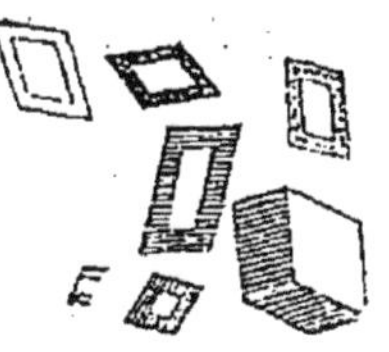

Fig. 60. — Diverses formes de cristaux d'hématoïdine. — Grossissement : 300 diamètres (Virchow, *Pathologie cellulaire*).

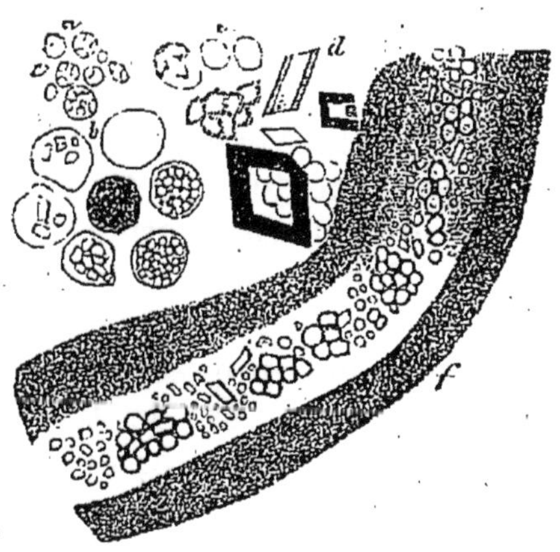

Fig. 61. — Pigment d'une cicatrice apoplectrice du cerveau.

a, globules du sang devenus granuleux et commençant à se décolorer. — *b*, cellule de la neuroglie, dont une partie possède du pigment granuleux et cristallisé. — *c*, granules de pigment. — *d*, cristaux d'hématoïdine. — *f*, vaisseau oblitéré : son ancienne cavité est remplie de pigment rouge, granuleux et cristallisé. Grossissement : 400 diamètres. (Virchow, *Pathologie cellulaire.*)

mique, selon Robin, ne différerait de celle de l'hématine que par un équivalent de fer en moins et un d'eau en plus.

C'est sous cette forme que l'on rencontre la matière colorante du sang dans les vieux foyers apoplectiques (*voy.* fig. 61).

[*Spectroscopie. Microspectroscopie.* C'est à Hoppe-Seyler qu'est due l'ingénieuse idée d'appliquer l'analyse spectrale à l'étude des matières colorantes du sang. Voici, en quelques mots, le principe de la méthode.

Si, sur le trajet des rayons lumineux qui viennent se réfracter sur un prisme, on interpose une couche très-mince d'hémoglobine oxydée (provenant du sang artériel ou veineux) en solution très-étendue, l'aspect du spectre est modifié. D'une part, la portion la plus réfrangible (le violet et le bleu) est uniformément obscurcie; d'autre part, et c'est là le point important, dans la partie jaune verte du spectre, entre les lignes D et E de Frauenhofer, on voit apparaître deux raies obscures; ce sont les *bandes d'absorption* de l'hémoglobine oxydée (fig. 62, II). Si l'on se sert de sang fortement veineux, ces deux bandes se rapprochent, sans toutefois se confondre; enfin, si l'on réduit l'oxyhémoglobine (à l'aide du fer ou du sulfhydrate d'ammoniaque), on voit ces deux bandes se confondre en une seule, plus large, dont les bords sont moins nettement limités; elle occupe à peu près tout le jaune du spectre, ou le milieu de l'espace compris entre les lignes D et E. C'est la bande de l'hémoglobine réduite, ou *bande de réduction de Stokes* (fig. 62, III). Aucune matière colorante rouge autre que celle du sang ne donne cette réaction spectroscopique; elle est absolument caractéristique et constitue un des moyens les plus délicats pour reconnaître des traces de sang en médecine légale.

Les bandes d'absorption en question ne se montrent pas seulement si l'on interpose sur le trajet des rayons du spectre de l'hémoglobine dissoute; on les constate également si l'on examine les globules rouges, intacts, au microscope, si l'on a soin d'interposer un prisme sur le trajet des rayons lumineux, soit entre le miroir du microscope et le porte-objet, soit (ce qui est plus commode) au niveau de l'oculaire (combinaison du microscope et du spectroscope, ou microspectroscope) (1). Ces mêmes bandes s'observent

(1) Voy., pour la description de cet instrument, Ch. Robin, *Traité du microscope, de son emploi, de ses applications*. 2e édit., 1877, p. 977-978.

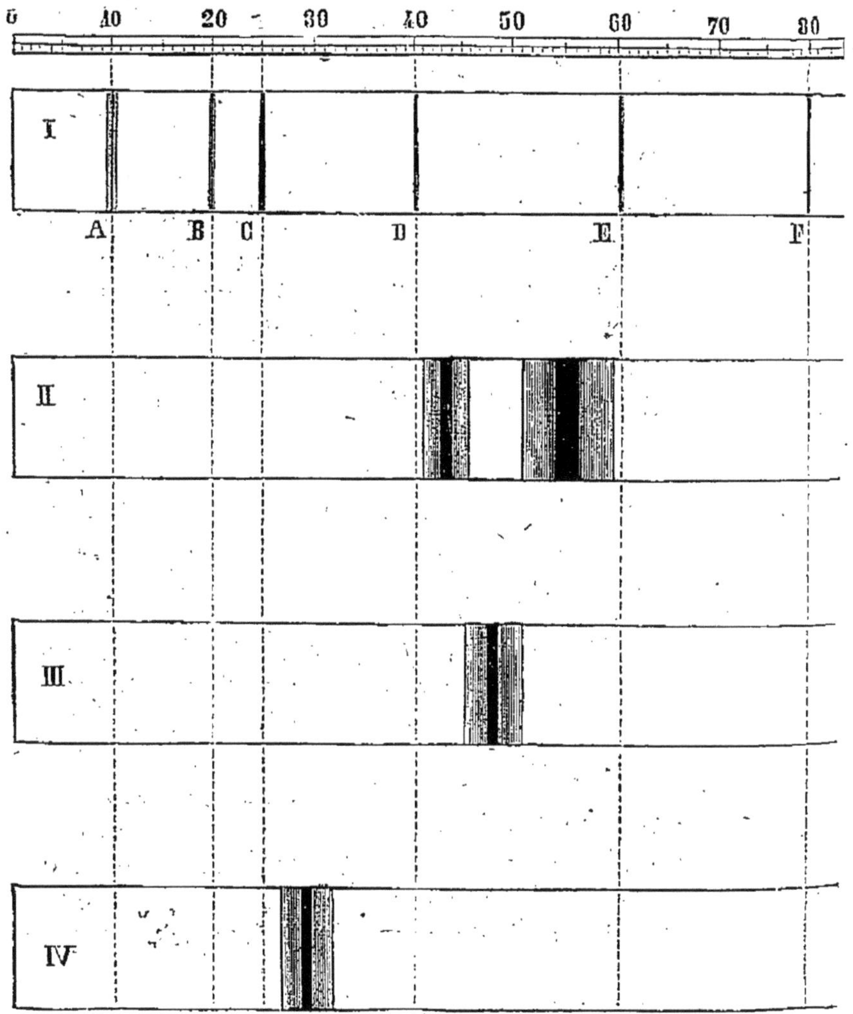

Fig. 62. — Spectres d'absorption de l'hémoglobine et de l'hématine.

I. — Spectre solaire montrant la position des raies de Frauenhofer dans la première moitié du spectre (jusqu'au bleu). — II. Raies de l'oxyhémoglobine. — III. Raies de l'hémoglobine réduite. — IV. Raies de l'hématine en solution alcaline.

A, B, C, etc. — Raies de Frauenhofer.

10, 20, 30, etc. — Divisions micrométriques du microspectroscope, permettant de noter avec précision la position occupée par les bandes d'absorption sur le spectre (1).

(1) Voy., pour plus de détails, Buignet, *Manipulations de physique*. Paris, 1877.

du reste en faisant traverser à la lumière la membrane interdigitale de la grenouille (Fumouze), ou l'oreille de l'homme (Hoppe-Seyler), et par conséquent avec du sang encore contenu dans les vaisseaux (1).

On sait que l'oxyde de carbone se combine avec l'hémoglobine en chassant l'oxygène et en formant avec l'hémoglobine un composé plus stable que l'oxyhémoglobine. Le sang oxycarboné a un spectre spécial; les deux bandes d'absorption sont plus déplacées vers la droite (vers le vert); en outre les agents réducteurs (protosels de fer, sulfhydrate d'ammoniaque) sont sans action et n'amènent pas la raie unique de réduction de Stokes. Cette réaction est caractéristique de l'empoisonnement par l'oxyde de carbone. Les dérivés de l'hémoglobine, l'hématine (fig. 62, IV), l'hémine, l'hématoïdine ont des caractères spectroscopiques spéciaux et qui peuvent être utilisés en médecine légale.]]

Lait. — Le microscope a contribué autant que la chimie à faire connaître la constitution et les altérations de ce liquide.

A l'origine, lorsque le lait est clair et porte le nom de *colostrum*, il contient surtout des globules dits de *colostrum*, analogues aux globules blancs du sang. Quand il a pris une teinte blanche, on reconnaît qu'il la doit à des globules butyreux en suspension, comme dans une émulsion.

[[Ces globules sont des granulations graisseuses plus ou moins volumineuses, brillantes, à contours nets. Depuis Raspail et Donné on admet que ces globules de graisse sont entourés d'une mince pellicule de nature albuminoïde (*membrane haptogène*). Pour l'admettre on invoque surtout ce fait que l'éther, directement agité avec du lait, ne l'éclaircit pas, ne dissout point par conséquent les globules de graisse ; mais si l'on a la précaution d'additionner un peu de potasse, celle-ci détruirait les enveloppes albuminoïdes des corpuscules graisseux qui se dissolvent alors et la liqueur devient transparente. Cependant, d'après Robin, Harting et tout récemment Kehrer, cette enveloppe albuminoïde n'existerait point et la potasse, dans l'expérience ci-dessus, agirait simplement en détruisant le pouvoir émulsif de la caséine, c'est-à-dire la propriété qu'elle possède d'empêcher la confluence des globules de graisse.]]

(1) Fumouze (V.), *Les spectres d'absorption du sang*. Paris, 1871.

Le lait présente quelquefois des modifications de *couleur* (*lait bleu, lait noir*), qui tiennent à la présence de champignons ou de vibrions. Si l'on ne peut pas juger avec le microscope la richesse du lait en matières grasses, au moins peut-on y déceler la présence de substances qui l'altèrent, comme le pus, ainsi que cela a été constaté par Donné (1). Les leucocytes, en effet, se reconnaissent facilement au microscope ; en outre, la potasse les dissout, tandis qu'elle est sans action sur les globules graisseux.

Le lait de la femme, dans les premiers jours qui suivent l'accouchement, est très-séreux, jaunâtre ; il porte le nom de *colostrum* ; il contient, outre la graisse libre, des corpuscules particuliers, granuleux, infiltrés de graisse (corpuscules de colostrum).

Sperme. — On constate la présence et les qualités de ce liquide par l'existence des zoospermes, dans les cas suivants : dans le produit direct, lorsqu'on veut s'assurer qu'il est fécondant ; dans l'urine, pour savoir s'il existe des pertes séminales ; dans le liquide de l'hydrocèle (Gosselin).

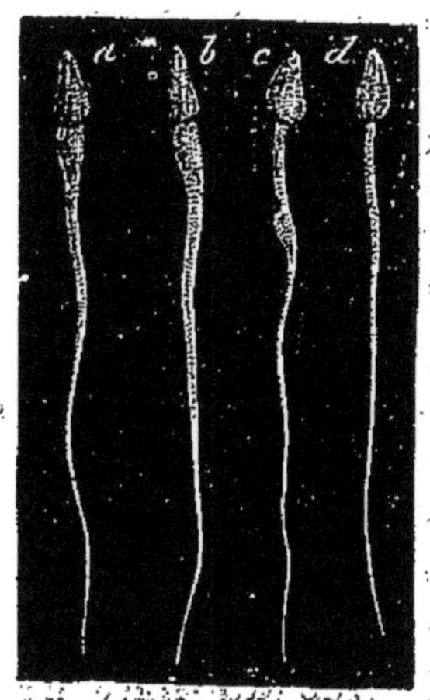

Fig. 63. — Spermatozoïdes.

a, spermatozoïdes dont la queue est renflée derrière le renflement céphalique. — *b*, le même, vu de côté. — *c* et *d*, autres spermatozoïdiens présentant l'aspect qui leur est le plus habituel.

Enfin, en médecine légale, l'examen microscopique des taches spermatiques ou prétendues telles est de la plus haute importance.

[Les spermatozoaires de l'homme se composent d'une partie plus large et un peu aplatie qu'on nomme *tête*, *corps* ou *disque*, et d'un long appendice cylindrique appelé *queue*, plus étroit que la tête. La queue va en s'amincissant toujours et se termine par une pointe extrêmement fine (fig. 63). Leur longueur totale est de 5 centièmes de millimètre ; la tête a 0mm,005 de long ; 0mm,003 de large, et 0mm,001 à 0mm,002 d'épaisseur.]

[[Outre l'élément caractéristique, le spermatozoïde, le

(1) A. Donné, *Cours de microscopie : Anatomie microscopique et physiologie des fluides de l'économie*. Paris, 1844.

sperme éjaculé contient encore du mucus, des cellules épithéliales, pavimenteuses, cylindriques, avec ou sans cils vibratils, provenant de différentes parties du conduit génital, des leucocytes, des globules rouges du sang (surtout chez le vieillard, A. Dieu), des cristaux de phosphate de magnésie, enfin des corps azotés particuliers, solubles dans l'acide acétique, et que Charles Robin a décrits sous le nom de *sympexions* (1).]]

Urine. — L'urine contient différents principes en dissolution. Quelques-uns sont susceptibles de se précipiter soit dans l'urine excrétée, soit dans l'intérieur de la vessie, soit dans l'intérieur des reins. Ce sont ces produits précipités, connus sous le nom de *dépôts*, que le microscope seul est appelé à faire connaître ; les substances qui restent en dissolution appartiennent à la chimie.

Les *dépôts* sont variables, suivant l'état d'*acidité* ou d'*alcalinité* de l'urine, circonstance capitale pour le clinicien ; car il y a des substances qu'il est certain de ne trouver que dans une seule espèce, et jamais dans l'autre.

Voici l'indication des nombreuses variétés de dépôts que le miscroscope peut faire reconnaître dans l'urine ; nous en empruntons la classification à l'ouvrage de Golding Bird (2).

1re *Classe.* Dépôts composés essentiellement de substances formées, directement ou indirectement, par la métamorphose des tissus ou des éléments organiques de l'alimentation, susceptibles d'affecter une forme cristalline : *acides uriques et urates*, *oxyde urique*, *oxalate de chaux*, *oxalurate de chaux*, *cystine*.

2e *Classe.* Dépôts composés de substances pour la plus grande partie d'origine inorganique, renfermant le : *phosphate de chaux*, *phosphate acide de chaux*, *phosphate ammoniaco-magnésien*, *carbonate de chaux*, *phosphate neutre de soude*, *phosphate acide de soude*, *acide silicique*, *chlorure de sodium*, etc. — Parmi ces sels, ceux qui sont solubles s'obtiennent en cristaux sur des lamelles de verre.

(1) Charles Robin, *Leçons sur les humeurs normales et morbides du corps de l'homme, professées à la Faculté de médecine.* 2e édit., Paris.

(2) Golding Bird, *De l'urine et des dépôts urinaires*, trad. par le Dr O'Rorke. Paris, 1864, p. 146.

3e *Classe*. Dépôts fortement colorés (noirs ou bleus), d'origine douteuse : *cyanourine*, *mélanourine*, *indigo*, *bleu de Prusse*.

4e *Classe*. Dépôts consistant en produits organiques non cristallins, renfermant :

a. Organisés : sang, pus, mucus, globules organiques, épithélium, exsudations rénales, spermatozoaires, corps confervoïdes, vibrions.

b. Non organisés : matière grasse, stéarolithes.

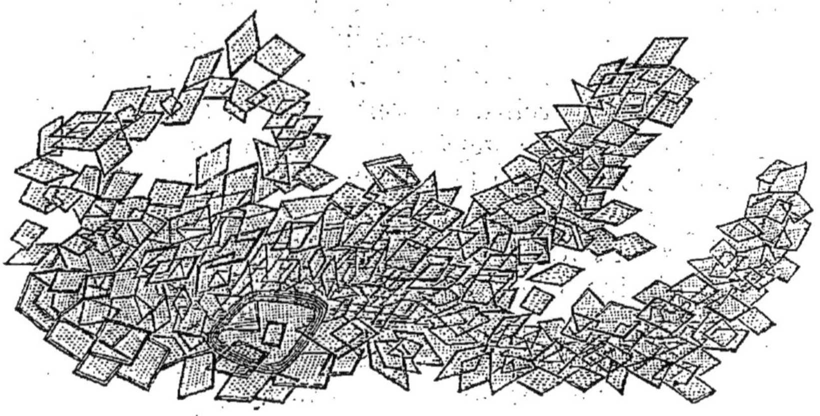

Fig. 64. — Acide urique, d'après Ch. Robin (*Chimie anatomique*).

Nous dirons quelques mots d'un certain nombre de ces produits.

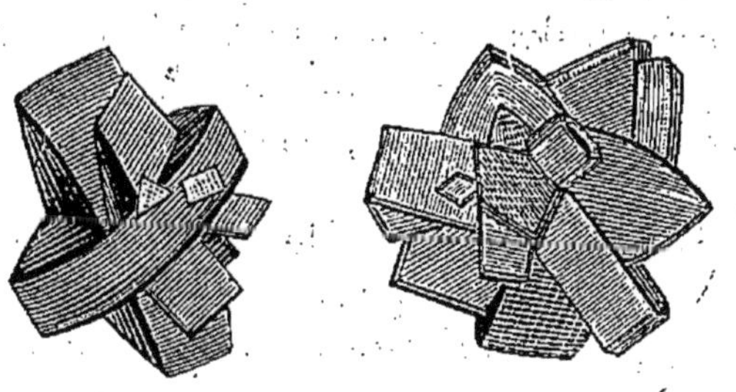

Fig. 65. — Acide urique.

Acide urique et urates. Fig. 64, 65. Ce sont les parties constituantes de la plupart des dépôts urinaires.

L'acide urique n'apparaît ordinairement dans les urines qu'après l'addition d'une certaine quantité d'acide qui le sépare des urates. Il se présente sous forme de lamelles rhomboédriques minces. Les extrémités des cristaux sont souvent arrondies et leurs côtés plus ou moins courbés.

Les urates qui forment le plus habituellement le sédiment de l'urine sont des *urates de soude*, mêlés à de petites quantités d'*urates d'ammoniaque*, de *chaux* et de *magnésie*.

[[L'urate de soude existe généralement à l'état amorphe, formant à l'œil un dépôt rouge brique au fond du verre; examiné au microscope (fig. 66), il apparaît sous la forme de granulations amorphes ou de petites masses étoilées légèrement colorées en rose, ainsi que l'acide urique, par une matière colorante particulière (acide rosacique, uroérythrine). Ces masses d'urates amorphes rappellent vaguement l'apparence de la mousse. En ajoutant une goutte d'acide acétique à la préparation, on obtient les cristaux déjà décrits d'acide urique : en plongeant un fil dans la préparation, ces

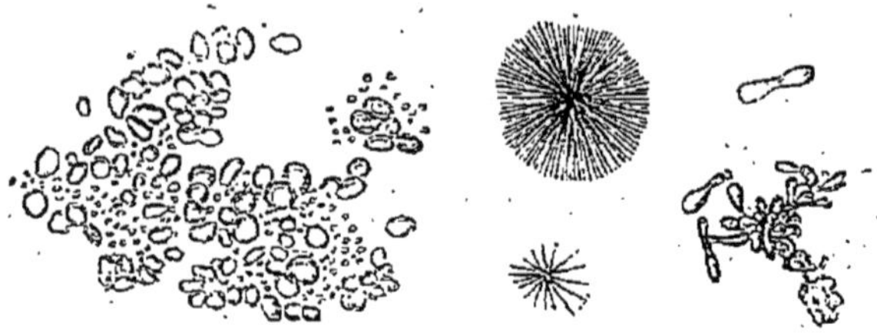

Fig. 66. — Urate de soude.

cristaux se déposent sur le fil, comme dans l'expérience de Garrod (*voy*. fig. 58, p. 754).

L'urate d'ammoniaque ne se rencontre que dans les urines alcalines; il se montre sous la forme de petites sphères hérissées de pointes courtes et trapues, offrant l'apparence d'une pomme épineuse. Artificiellement, on peut l'obtenir en belles aiguilles, comme le représente la figure 67.]]

[L'acide urique et les urates se trouvent dans les urines normales. Leur quantité augmente toutes les fois que les *processus d'oxydation* sont troublés. La fièvre provoque toujours cette augmentation. Les urines dites critiques sont des urines chargées d'urates et d'acide urique. On croyait autrefois que c'est dans la goutte que la proportion de ces substances se trouve la plus considérable ; Garrod et Charcot ont montré que c'est le contraire qui se produit dans cette maladie. La plupart des calculs urinaires sont composés d'acide urique.]

Raoul Leroy d'Étiolles (1) rapporte que sur 252 grosses pierres, calculs et échantillons de pierres qui composent sa

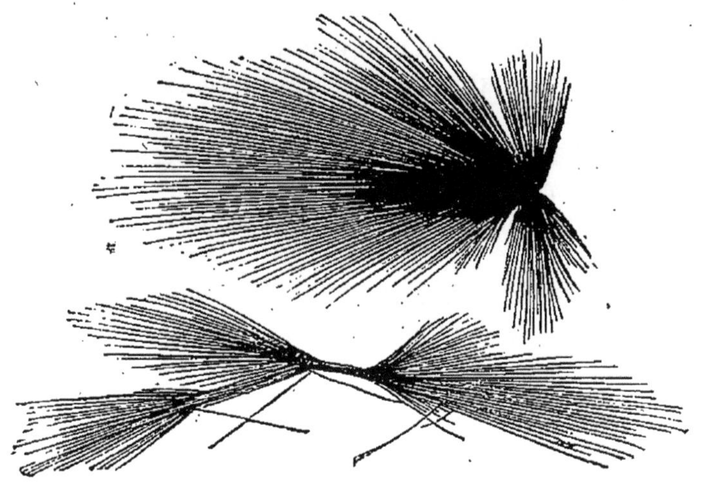

Fig 67. — Urate acide d'ammoniaque.

collection et celle de son père, 156 sont composés en totalité ou en partie d'acide urique; et sur 238 cas de gravelle et de pierre, 201 présentent le même acide.

Oxalate de chaux. Facile à reconnaître à la forme octaé-

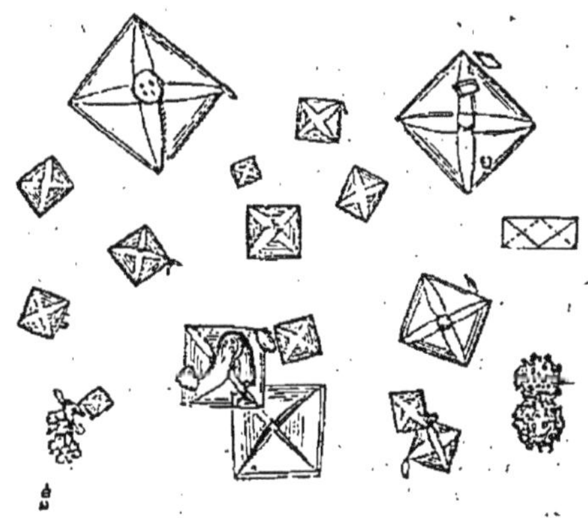

Fig. 68. — Oxalate de chaux.

drique de ses cristaux, qui sont bien nets et marqués d'une croix formée par deux diagonales, d'où l'apparence d'une enveloppe de lettre (*voy.* fig. 68). Ces cristaux sont

(1) Raoul Leroy d'Étiolles, *Traité pratique de la gravelle et des calculs urinaires*. Paris, 1863, 1re partie, p. 23-24.

très-petits et nécessitent pour être aperçus un assez fort grossissement. On pourrait, à la rigueur, les confondre avec des cristaux de phosphate ammoniaco-magnésien; mais ceux-ci sont bien plus volumineux et se dissolvent si on ajoute une goutte d'acide acétique, qui est sans action sur les cristaux d'oxalate de chaux. Ceux-ci se rencontrent dans les urines acides aussi bien que dans les urines alcalines. L'oxalate de chaux augmente notablement de quantité dans certaines maladies, dans la spermatorrhée (Robin), dans les affections dyspeptiques et nerveuses (*oxalurie* de Gallois).]]

c. Dans la *deuxième classe* on doit remarquer :

Phosphate ammoniaco-magnésien. Ne se trouve que dans

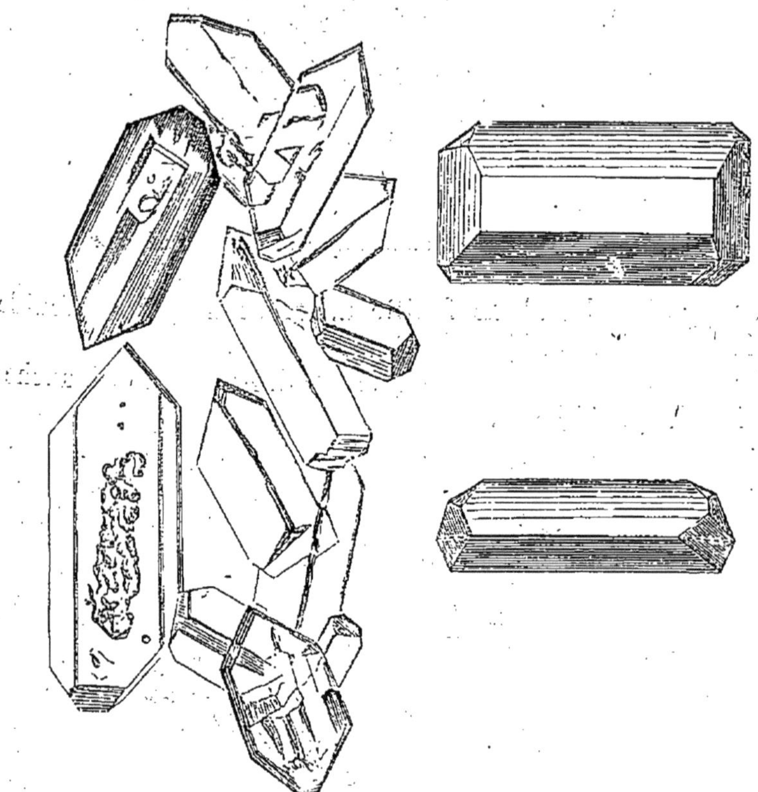

Fig. 69. — Phosphate ammoniaco-magnésien neutre.

les urines alcalines; [[il se présente sous la forme de gros cristaux prismatiques ayant l'aspect de catafalques ou de couvercles de cercueils (fig. 69), fragiles et se brisant par la simple pression de la lamelle à couvrir, se dissolvant par l'addition d'une goutte d'acide.

Si, à de l'urine normale, on ajoute un peu d'ammoniaque, le phosphate magnésique qu'elle contient se change en phosphate ammoniaco-magnésien ; mais les cristaux ainsi artificiellement obtenus présentent une forme différente et

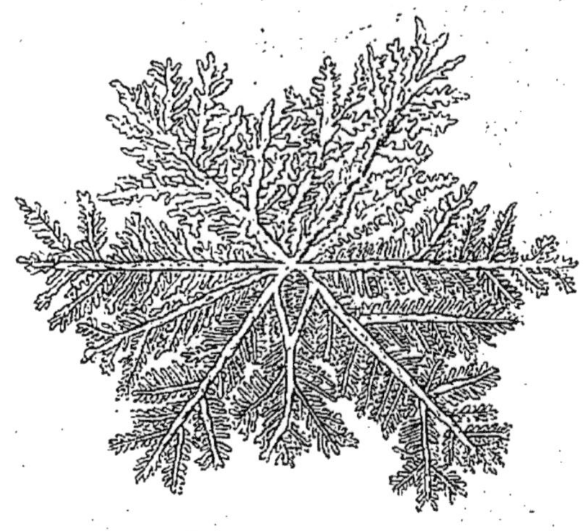

Fig. 70. — Phosphate ammoniaco-magnésien artificiel.

qui rappelle celle d'une feuille arborescente, d'une feuille de fougère (fig. 70.)

Le *phosphate de chaux* est une poudre amorphe, blanche mêlée à la précédente.

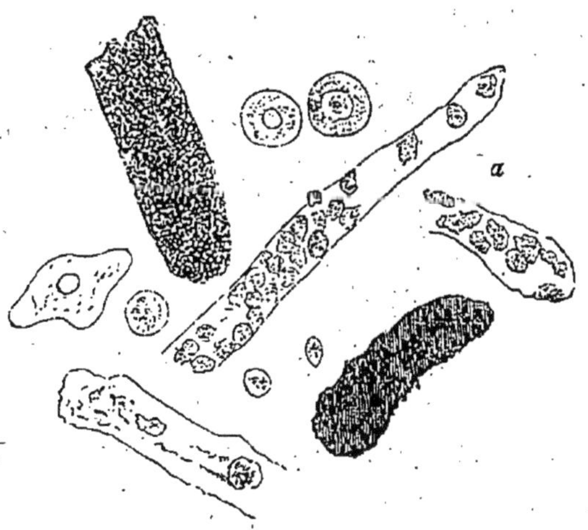

Fig. 71. — Moules : quelques-uns pourvus d'épithélium. Deux sont d'une couleur très-foncée par la présence d'urate de soude (Lionel Beale, fig. 85).

d. [Les dépôts formés par les substances appartenant à la quatrième classe sont de beaucoup plus intéressants.

Le sang, le pus, le mucus, peuvent se rencontrer dans les urines. Le plus souvent l'emploi du microscope n'est pas absolument nécessaire pour déceler la présence de ces produits. Mais, dans les cas où ils se trouvent mêlés aux urines en très-petites proportions, un examen microscopique est nécessaire pour les faire reconnaître.

Cylindres urinifères. A l'état normal, les tubuli des reins sont revêtus par un épithélium dans lequel on trouve diverses variétés de cellules. — Sous l'influence de certaines circonstances cet épithélium se produit en grande abondance et s'élimine en reproduisant le moule de canalicules urinifères. On rencontre dans les urines des cylindres d'épithélium plus ou moins reconnaissables.

Quelquefois ces cylindres sont formés de cellules converties en poussière granuleuse (cylindres *granuleux*).

D'autres cylindres, dits *hématiques*, sont formés par une trame fibrineuse emprisonnant un certain nombre de globules sanguins (fig. 72). On y trouve quelquefois des cristaux d'oxalate de chaux.

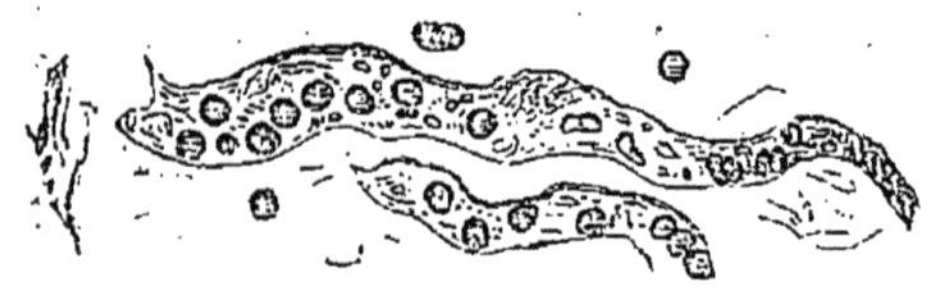

Fig. 72. — Moules contenant du sang (Lionel Beale).

Les cylindres *cireux, hyalins*, très-pâles, sont formés par une substance blanche, de nature encore mal déterminée, ayant l'aspect de la cire.

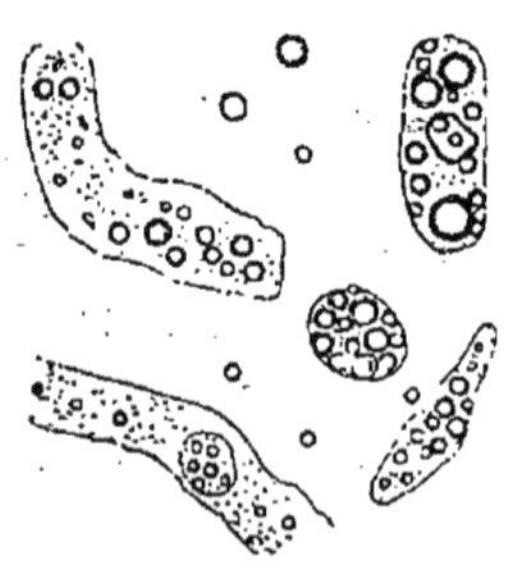

Fig. 73. — Moules de tubes contenant des globules graisseux (Lionel Beale, fig. 88).

Les cylindres graisseux ne sont autre chose que les précédents, au moment où ils subissent la dégénérescence graisseuse (fig. 73).

Enfin, on trouve quelquefois dans les urines des cylindres formés par une substance fibrineuse contenant une plus ou moins grande quantité de globules purulents.

Voyons maintenant quelle est la valeur diagnostique de ces différents produits rencontrés dans les urines.

Les cylindres épithéliaux n'ont pas grande signification. Ils peuvent se rencontrer à l'état normal, lorsque le rein a été légèrement excité.

On trouve les cylindres hématiques dans la néphrite aiguë, dans les hémorrhagies rénales peu intenses. Ils apparaissent en grande quantité dans la période aiguë de l'albuminurie qui se manifeste à la suite d'un refroidissement brusque, dans la convalescence de la scarlatine.

L'apparition des cylindres cireux indique que les tubuli ont perdu leur vêtement normal. Ils sont probablement un produit de sécrétion de la membrane propre de ces tubes. Aussi leur présence révèle-t-elle en général une lésion rénale déjà caractérisée et ordinairement au-dessus des ressources de l'art.

Fréquemment on les trouve unis aux cylindres graisseux.

La présence des cylindres graisseux a été considérée comme caractéristique de la maladie de Bright confirmée. Cette assertion n'est pas exacte dans son acception la plus absolue. Mais il est incontestable que c'est dans la maladie de Bright qu'on les trouve le plus habituellement. Ils indiquent la dégénérescence graisseuse du rein.

Quant aux cylindres purulents, on les rencontre dans la néphrite suppurée et dans certains catarrhes de longue durée.

On voit donc que l'examen microscopique des urines peut donner, dans certains cas et surtout dans la maladie de Bright, des renseignements d'une grande importance sur la nature, le degré et même l'issue probable de l'affection.]

[[Le sang se rencontre fréquemment dans l'urine, à laquelle il communique une coloration variant depuis le brun rouge jusqu'au rouge vif. Les globules rouges tombent au fond du vase en vertu de leur grande pesanteur;

l'urine en empêche longtemps la déformation, et il est facile de les reconnaître à leur forme caractéristique.

Le *pus* se reconnaît à la forme des leucocytes et aux noyaux qu'y fait apparaître l'acide acétique. Lorsque l'urine est fortement ammoniacale, les corpuscules purulents sont dissous et convertis en une masse mucoso-gélatineuse (Vogel et Neubauer). Il est bien entendu que les urines sanglantes et purulentes renferment, outre les éléments morphologiques de ces liquides, du sérum, et par conséquent sont des urines albumineuses.

Des dépôts blancs jaunâtres de sels (phosphates et urates simulent souvent à s'y méprendre, à l'examen à l'œil nu, un dépôt purulent. Il y a un moyen expéditif de les distinguer, sans recourir au microscope. L'addition d'une solution de potasse rend transparent et gélatineux le dépôt purulent ; elle est sans action sur les dépôts de phosphate ; si le dépôt consiste en urate, il devient transparent, mais non gélatineux (Beale).

Les urines contiennent quelquefois des détritus granulo-graisseux, caséeux, mêlés à des concrétions calcaires, qui permettent quelquefois de diagnostiquer la néphrite caséeuse et l'existence de cavernes rénales (Liouville).]]

[**Kyestéine.** — Lorsqu'on laisse séjourner pendant quelque temps l'urine des femmes enceintes, elle se recouvre d'une pellicule à laquelle Nauche a donné le nom de kyestéine et qu'il croyait caractéristique de la grossesse. Cette pellicule consiste en phosphate ammoniaco-magnésien et en mucédinées de toutes sortes, et se rencontre dans beaucoup d'urines, même en dehors de la grossesse.

Pour obtenir commodément des spécimens de dépôts urinaires, on laisse séjourner l'urine pendant quelque temps dans un verre à pied, puis on recueille une parcelle du dépôt accumulé au fond du vase, à l'aide d'une pipette. Pour recueillir les cylindres rénaux, qui se déposent plus lentement et flottent dans le liquide, il est mieux de filtrer l'urine et de porter sous le microscope une portion du magma resté sur le filtre (Vogel).]

Dans le cancer vésical, on peut trouver dans l'urine des cellules cancéreuses.

Différents helminthes ont été également rencontrés dans les urines. Nous citerons, à titre de curiosité : les *hyda-*

tides, le *diplosoma crenata*, le *dactylium aculeatus*, le *strongle géant*, le *distoma hæmatobium*. Le microscope peut seul permettre de reconnaître la configuration anatomique de ces divers animaux.]

Notons enfin les produits contervoïdes, qui sont des corps vésiculaires voisins des genres *torula* et *penicillium*.

[Le *penicillium glaucum* et le mycoderme de la levûre ont été rencontrés dans les urines diabétiques. Le dernier de ces cryptogames a été considéré comme caractéristique de la présence du sucre. Il est nécessaire toutefois que l'urine ait reposé pendant plusieurs jours.]

[[*Urine laiteuse, chyleuse* (galacturie, chylurie). Elle se rencontre très-rarement dans nos pays, assez fréquemment dans quelques régions tropicales. Cette urine, d'apparence purulente, devient complétement transparente si on l'agite avec de l'éther. Au microscope, on reconnaît facilement les granulations graisseuses à leur aspect brillant, réfractant fortement la lumière et à leur solubilité dans l'éther. On admet généralement que les urines chyleuses sont dues à une lymphorrhagie rénale (Beale, Gubler) ; en effet, outre les corpuscules de graisse, ces urines contiennent des leucocytes, des globules rouges en petite quantité et de l'albumine, c'est-à-dire tous les éléments qui caractérisent le chyle.]]

§ II — Liquides pathologiques.

Nous ne pouvons que donner l'énumération des principales applications de la microscopie à l'étude de ces liquides.

A l'aide du microscope on a étudié :

La sérosité inflammatoire, fibrineuse, premier point de départ des concrétions plastiques ou blastèmes ; on y a vu les globules (Gluge), la matière hyaline finement granulée, non organisée, la substance fibroïde, les cellules fibroplastiques, et l'on a pu assister à la formation des fausses membranes ;

La transformation et la désorganisation du sang épanché dans un foyer d'inflammation ;

Le pus ;

Les sérosités d'hydropisies (ascite, hydrothorax, hydrocèle, etc.);

Les liquides des kystes ovariques;

Les liquides des kystes accidentels ou des kystes synoviaux, qui varient depuis la sérosité simple jusqu'à la matière gélatiniforme;

Le liquide des alvéoles closes de la thyroïde et celui des kystes séreux qui se forment dans cette glande.

Nous nous proposons de dire quelques mots de deux sécrétions pathologiques importantes : le pus et les crachats.

Pus. Comme le sang, il est formé de particules solides et d'une partie liquide. Le liquor du pus est analogue à celui du sang et comme lui formé de sérum plus ou moins coloré et tenant en dissolution des phosphates et des chlorures, en moindre quantité que le liquide sanguin; on y rencontre pareillement de la substance fibrinogène, moins abondante aussi que celle du sang.

Les particules solides que l'on constate dans le pus, au microscope, sont des globules blancs, des granulations élémentaires et enfin, dans certaines circonstances, des spores et des vibrions.

Les globules de pus constituent la partie caractéristique de ce liquide; ils sont absolument identiques aux leuco-

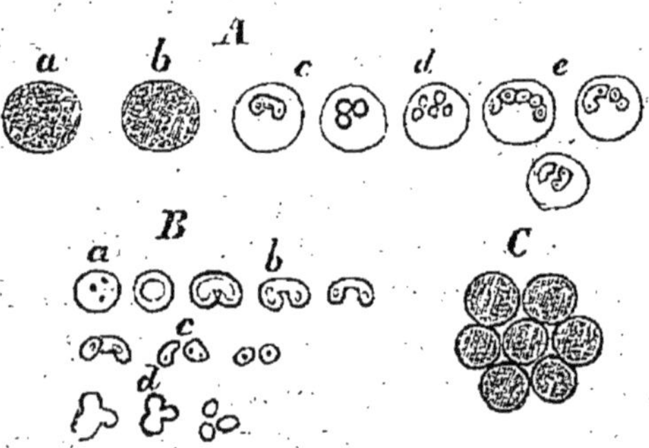

Fig. 74. — Pus.

A. Corpuscules du pus : *a*, corpuscules frais; *b*, après l'addition d'un peu d'eau; *c*, *d*, *e*, traités par l'acide acétique. Le contenu est devenu plus clair, les noyaux commençent à se diviser et les noyaux déjà divisés sont visibles. En *e*, ils présentent une légère dépression de leur surface. — *B*. Noyaux des corpuscules du pus dans la gonorrhée : *a*, noyau simple avec nucléoles; *b*, division commençante, dépression du noyau; *c*, division avançante en deux parties; *d*, idem, en trois parties.— *C*. Corpuscules de pus dans leurs rapports habituels les uns avec les autres. — Grossissement : 500 diamètres. (Virchow, *Pathologie cellulaire.*)

cytes du sang et, d'après les nouvelles recherches de A. Waller, de Cohnheim, de Hayem, etc., tout porte à croire qu'ils proviennent réellement du sang, par *diapédèse.* Ce sont de petites boules de protoplasma granuleux, sans membrane d'enveloppe ; l'acide acétique y fait apparaître un ou plusieurs noyaux (*voy.* fig. 74).

Les *granulations moléculaires, élémentaires, protoplasmiques* sont des corpuscules infiniment petits, sur la nature desquels on n'est pas encore fixé, et qui sont surtout importants au point de vue de la physiologie pathologique. En effet, d'après les expériences de dialyse de M. Chauveau, ce serait par ces corpuscules que s'exercerait surtout la propriété virulente des pus spécifiques. Les recherches expérimentales si intéressantes de O. Weber, de Billroth et de Chauveau ont permis d'établir le rôle spécial des différentes parties du pus. C'est ainsi qu'on sait aujourd'hui que le sérum du pus jouit de la propriété pyrogène, c'est-à-dire qu'injecté sous la peau, il détermine de la fièvre sans suppuration locale ; les particules solides du pus sont à la fois pyrogènes et phlogogènes, c'est-à-dire qu'elles provoquent une inflammation au lieu de l'inoculation en même temps qu'elles allument la fièvre.

Il importe de ne pas confondre avec le pus les liquides d'apparence puriforme et qui consistent la plupart du temps en une sorte d'émulsion de particules graisseuses ou fibrineuses en voie de disintégration granulo-graisseuse. Tel est le liquide de l'athérome, le pseudo-pus des thrombus ramollis (Virchow), etc.

Crachats. Ils renferment une partie liquide plus ou moins abondante, des leucocytes, du mucus, des cellules ou des débris de cellules provenant de diverses parties de l'arbre aérien, quelquefois du sang plus ou moins altéré et des débris de l'ulcération du poumon (fibres élastiques).

Lorsque le liquide est abondant, les crachats sont dits séreux (fig. 75). Ils prennent l'apparence purulente quand les leucocytes sont en grande quantité. Le mucus se reconnaît à l'apparence striée qu'il prend par l'addition d'acide acétique (ce qui le différencie de la fibrine). Les cellules épithéliales qu'on y rencontre habituellement proviennent des bronches ou des fosses nasales et sont par conséquent revêtues de cils vibratiles. Les crachats de la pneumonie sont très-visqueux, plus ou moins colorés par du sang (crachats rouillés, jus de pruneaux); ils contiennent, outre les éléments que nous venons de citer, un exudat fibrineux emprisonnant dans ses mailles des globules rouges plus ou moins altérés et quelquefois des cristaux d'hématoïdine.

Dans la phthisie arrivée à la période ulcéreuse, on constate dans les crachats l'existence de fibres élastiques, que

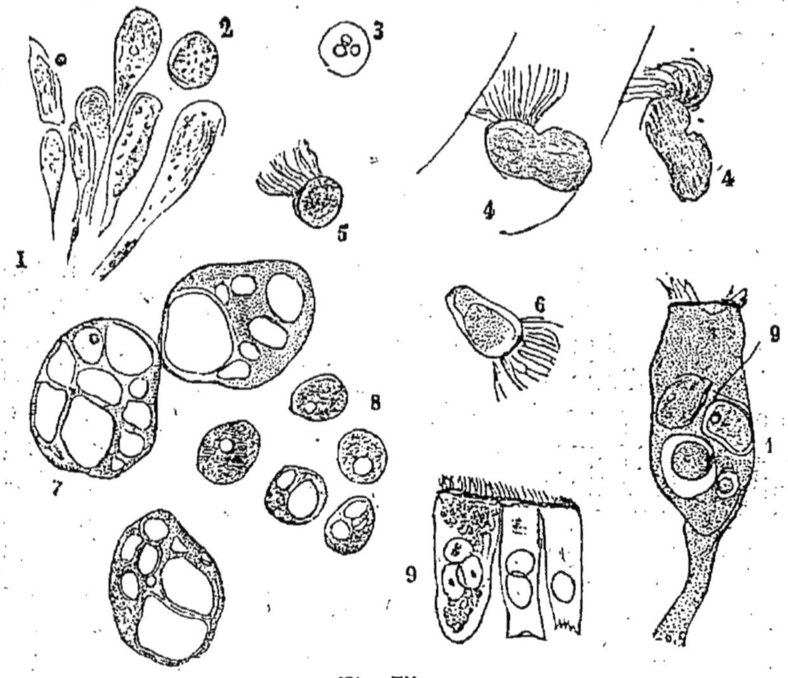

Fig. 75.

1. Cellules prismatiques. — 2, leucocytes avant l'addition d'acide acétique. — 3, leucocytes traités par l'acide acétique. — 4, mouvement d'une cellule cylindrique à cils vibratiles expectorée. — 5, portion d'une cellule cylindrique devenue sphérique, analogue à un leucocyte et ayant conservé ses cils vibratiles. — 6, fragment d'une cellule cylindrique avec ses cils vibratiles. — 7 et 8, grandes cellules cylindriques et leucocytes devenus vésiculeux ou colloïdes. — 9, épithélium cylindrique dont les noyaux se multiplient — 10, cellule cylindrique présentant plusieurs noyaux.

l'on isole facilement au moyen de la soude ou de la potasse caustique, qui, en dissolvant tout le reste, respectent les fibres élastiques. Celles-ci, pour peu qu'elles soient abondantes, sont presque caractéristiques; on les trouve cependant dans tous les processus destructifs du poumon, dans la gangrène pulmonaire et dans les infarctus hémoptoïques. Enfin; dans les crachats fétides, ayant longtemps séjourné dans des excavations (cavernes, dilatations bronchiques), on constate souvent la présence de cristaux gras de margarine, plus rarement de cholestérine, et des cryptogames, et des vibrions variés.

Les éléments figurés des crachats renferment souvent dans leur intérieur des particules noires qui sont tantôt des grains de pigment (alors elles se dissolvent dans l'acide sulfurique) ou bien qui sont réfractaires à cet agent; dans ce cas, ce sont des particules microscopiques de charbon; leur accumulation donne lieu aux crachats noirs, anthracosiques des mineurs (1).]]

ART. II. — EXAMEN DES CORPS SOLIDES

Nous indiquons ce sujet seulement pour mémoire. L'examen des corps solides, comme les fausses membranes, les produits plastiques d'inflammation, les tumeurs, exige des recherches d'une nature toute particulière, et cette étude se confond avec celle de l'*histologie;* nous ne pouvons, en conséquence, que renvoyer le lecteur aux ouvrages qui traitent de cette partie si importante aujourd'hui de la science médicale.

[Nous devons cependant mentionner un procédé des plus ingénieux imaginé par Duchenne (de Boulogne), pour étudier sur le vivant les altérations de la fibre musculaire. Il se sert d'un petit instrument de la grosseur d'un fort trocart explorateur (fig. 76).

L'introduction de l'*emporte-pièce histologique* sous la peau est facilement supportée; Duchenne enlève une petite portion de tissu musculaire suffisante pour l'examen microscopique. On peut de cette manière donner au diagnostic une grande précision dans les cas d'atrophie musculaire progressive ou de dégénérescence graisseuse des muscles, dans la paralysie pseudo-hypertrophique, maladie nouvellement décrite par cet ingénieux observateur (2).

« Ce procédé, avec les précautions que nous allons in-

(1) Voy., pour plus de détails, Martineau, art. *Crachats*, in *Nouveau Dictionnaire de médecine et de chirurgie pratiques*, t. X.

(2) Duchenne (de Boulogne), *Recherches sur la paralysie musculaire pseudo-hypertrophique* (*Archives générales de médecine*), 1868 et tirage à part. — *De l'électrisation localisée*, 3e édit., Paris, 1871, p. 603.

diquer, n'occasionne que peu de douleur et n'a jamais provoqué le moindre accident.

« Afin de diminuer la douleur qu'il peut déterminer,

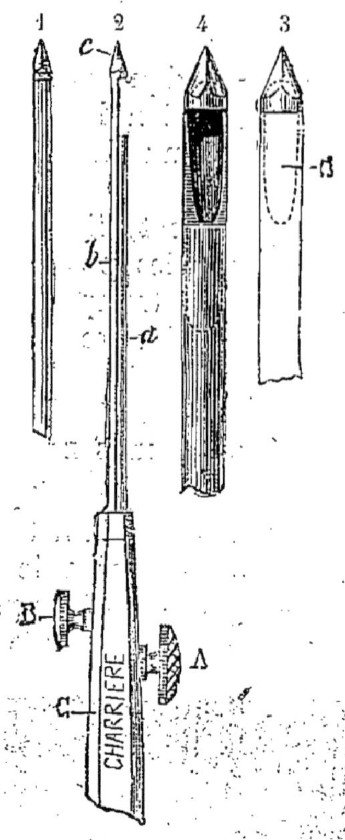

Fig. 76. — Fig. 1, tige fermée de l'emporte-pièce histologique. Fig. 2, sa tige ouverte et une portion de son manche. Fig. 3 et 4, sa tige grossie trois fois, afin de montrer la cavité qui reçoit le morceau de muscle enlevé par l'instrument.

L'emporte-pièce histologique de Duchenne (de Boulogne) se compose d'une tige cylindrique *abc*, divisée en deux moitiés, dont l'une, *b*, est fixée sur un manche C par la vis B, et dont l'autre, *a*, est mise en mouvement sur la première en poussant le bouton A. Le manche C de cet instrument est tenu de la main droite, avec les trois derniers doigts infléchis; l'extrémité de l'index, plus ou moins étendue, est appliquée sur la tige *abc* afin de limiter la profondeur à laquelle on veut la faire pénétrer. Alors l'emporte-pièce étant fermé, comme dans la figure 1, on lui fait traverser la peau; puis, lorsqu'il est arrivé à la profondeur voulue, on l'ouvre comme dans la figure 2. Le petit morceau de tissu musculaire qui s'est alors engagé au-dessous du crochet de la pointe *c* (fig. 2) est divisé par ses bords tranchants et par l'extrémité libre de l'autre moitié *a* (fig. 2), et se trouve ainsi enfermée dans la cavité *a* (fig. 3). On peut ensuite retirer l'emporte-pièce sans accrocher les tissus qu'il a traversés.

on tend fortement la peau ; ensuite on fait pénétrer et on retire l'instrument rapidement. Le sujet n'accuse alors que la sensation faible d'un petit choc ; les enfants crient à peine, si l'on a eu le soin de ne pas leur laisser voir l'instrument.

« L'emporte-pièce histologique doit être introduit perpendiculairement à la direction du muscle à explorer, et son crochet doit prendre le muscle transversalement, sous peine de ne rien ramener.

« Pour nettoyer l'instrument, il faut en démonter les différentes pièces, essuyer les parties qui ont pénétré dans les tissus, après les avoir trempées dans l'alcool qui ne les expose pas, comme l'eau, à se rouiller (1). »]

Art. III. — Entozoaires et parasites.

Le microscope décèle souvent la nature de certains parasites ou de débris expulsés des voies digestives, de la cavité d'un abcès, d'une partie quelconque du corps.

Un abcès existe à la région hépatique, et il en sort des

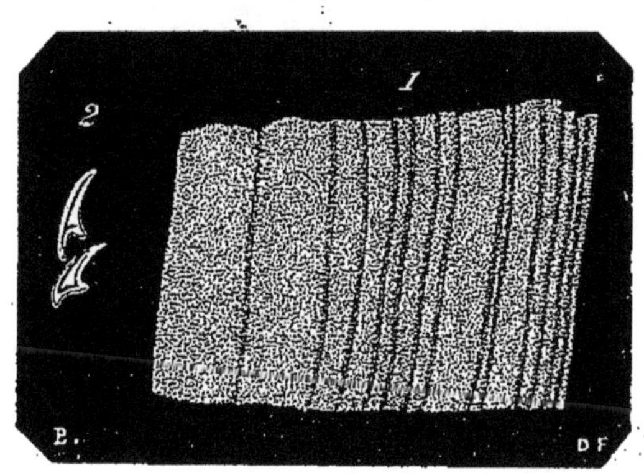

Fig. 77. — Fragment de membrane hydatique légèrement comprimé.

Grossissement de 350 diamètres ; les lames qui constituent le tissu hydatique s'écartent plus ou moins, suivant le degré de la compression. — 2. Crochets d'échinocoque vus au grossissement de 350 diamètres.

(Davaine, *Entozoaires*.)

fragments de membranes blancs ou grisâtres ; le microscope y fait découvrir des *crochets* cornés, d'une configuration toute particulière : il est impossible de méconnaître

(1) Note communiquée par Duchenne (de Boulogne).

la présence d'*échinocoques* : en conséquence, l'abcès doit être attribué à un *kyste hydatique* du foie (fig. 77). Dans une amputation de la cuisse, pratiquée par P. Boyer, à l'Hôtel-Dieu, on trouva le canal médullaire de l'os dilaté et rempli de membranes blanches, plissées : le microscope montra dans ces membranes des crochets ; le malade avait eu un kyste hydatique du fémur.

Le microscope est indispensable pour faire reconnaître qu'un tænia a été expulsé avec sa tête (fig. 78) ; pour faire distinguer les oxyures vermiculaires (fig. 79) ; pour faire

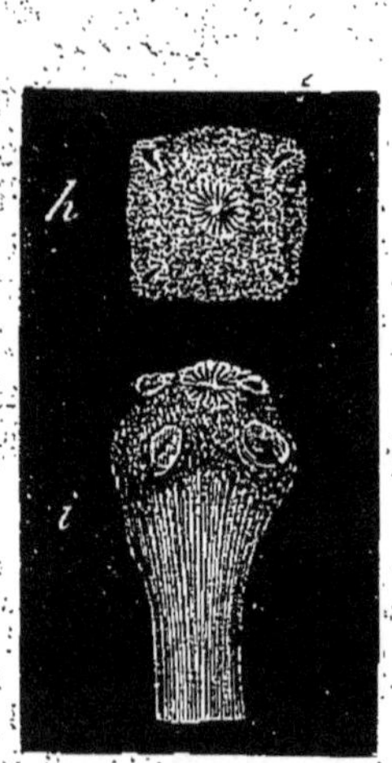

Fig. 78. — Tête du *tænia armé de l'homme.*

Grossie 12 fois et vue sous deux aspects.

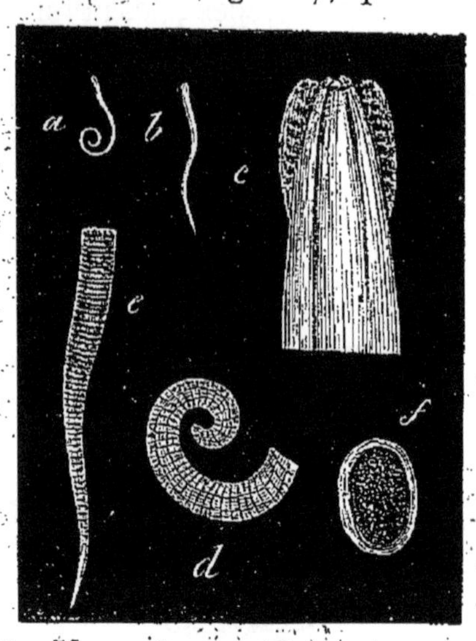

Fig. 79. — Oxyure (*Oxyuris vermicularis*).

a, mâle. — *b*, femelle. — *c*, extrémité céphalique montrant les trois nodules et le gonflement aliforme. — *d*, extrémité caudale du mâle. — *e*, extrémité caudale de la femelle. — *f*, œuf.

constater la présence des filaires dans le sang, des trichines dans les muscles (fig. 80 et 81), des trichocéphales dans le cæcum (fig. 82), des cysticerques dans le tissu cellulaire (fig. 83), dans l'œil (de Græfe), dans le cerveau, dans les muscles, dans le mésentère, dans le foie.

Il fait constater l'existence des œufs arrivés à *maturité* contenus dans le corps des ascarides lombricoïdes (fig. 84) (Davaine) (1), la présence de ces mêmes œufs dans les matières intestinales.

(1) Davaine, *Traité des entozoaires et des maladies vermineuses, etc.* 2e édit. Paris, 1877.

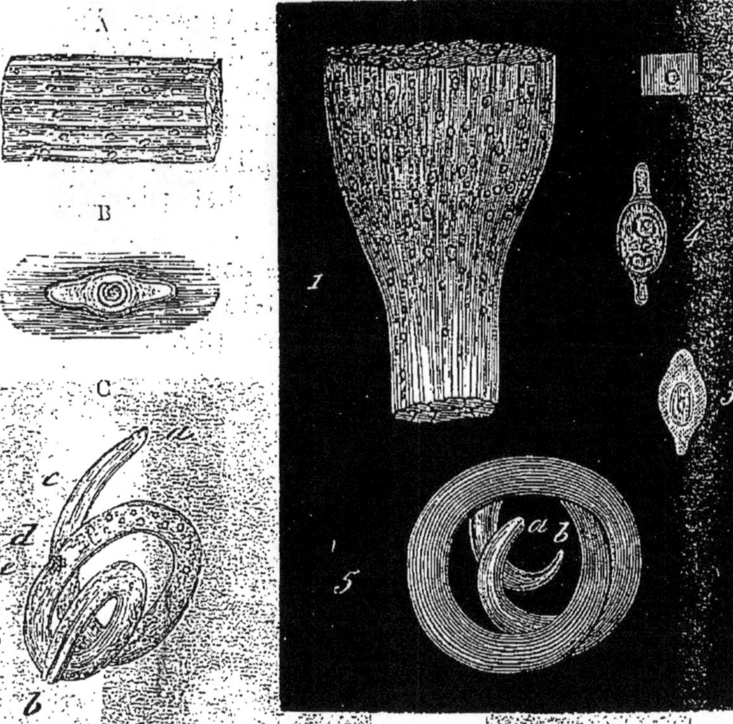

Fig. 80. — Trichine.

A, portion de muscle attaquée par les *trichines*. — B, un kyste très grossi. — C, l'animal isolé : *a*, bouche ; *b*, anus ; *c*, œsophage ; *d*, organe sexuel ; *e*, corps jaunes.

Fig. 81.

1, portion de muscle (cubital antérieur), couverte de kystes de trichine (plusieurs de ces kystes ont été dessinés trop grands). — 2, kyste isolé. — 3, kyste grossi 20 fois, contenant une matière calcaire. — 4, kyste contenant deux vers. — 5, trichine vue à un grossissement de 200 diamètres : *a*, extrémité céphalique ; *b*, extrémité caudale (Owen.)

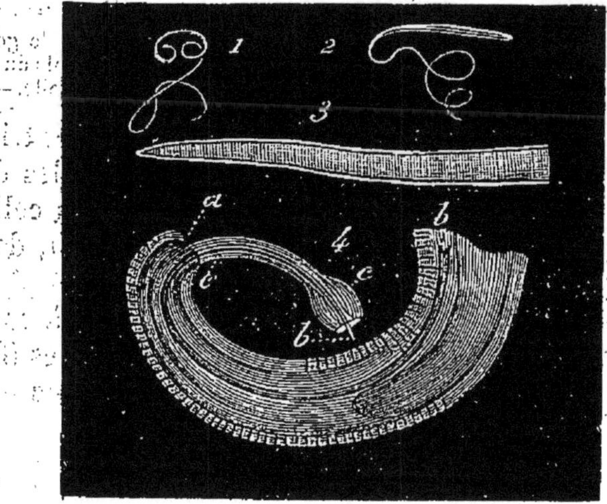

Fig. 82. — Trichocéphale de l'homme.

1, mâle, grandeur naturelle. — 2, femelle, grandeur naturelle. — 3, extrémité céphalique grossie. — 4, extrémité caudale du mâle grossie : *a*, anus ; *bb*, spicule *cc*, gaîne du spicule. (Davaine, *Entozoaires.*)

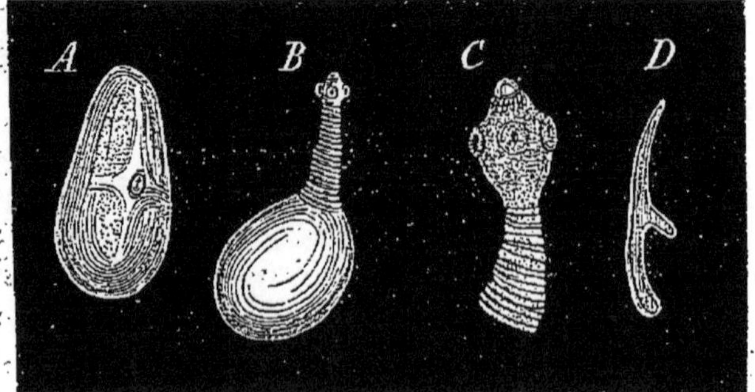

Fig. 83. — Cysticerque de la cellulosité ou ladrique (Tænia cellulosa). — (Cysticercus cellulosus).

A, animal retiré dans son ampoule. — B, animal développé. — C, tête et cou isolés. — Un des crochets.

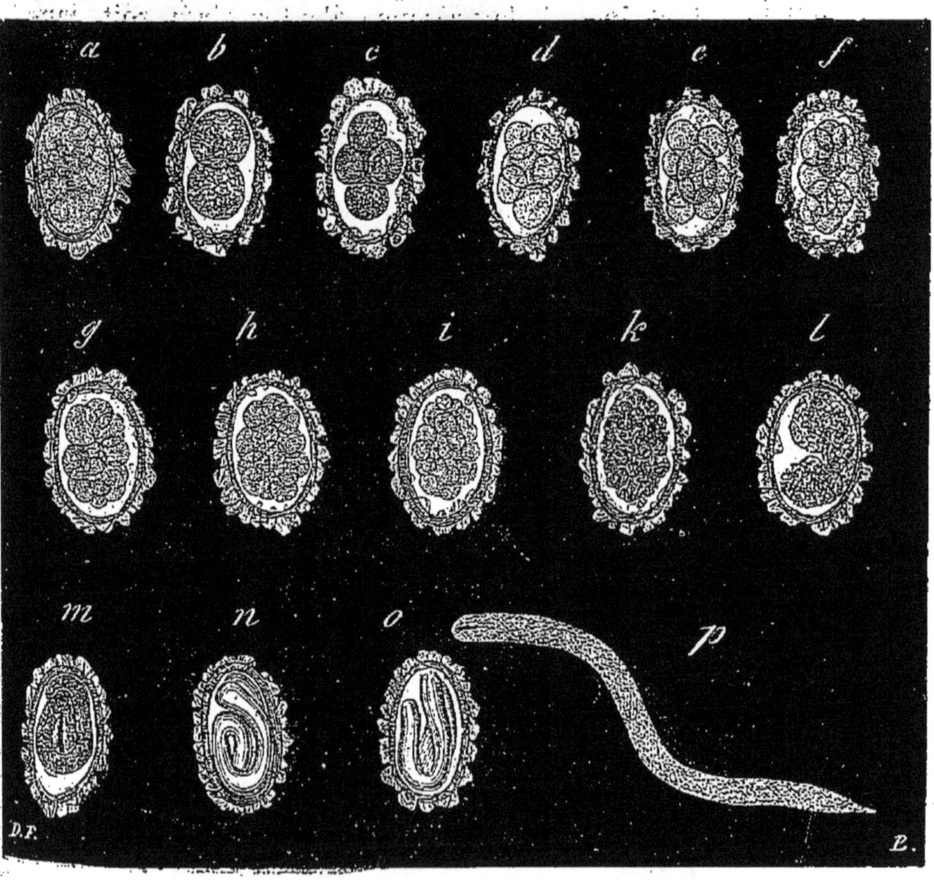

Fig. 84. — Développement de l'œuf de l'ascaride lombricoïde. — Œufs grossis 200 fois.

L'ordre des lettres indique la succession du développement. — En *a*, l'œuf n'est pas encore fractionné ; en *m*, *n*, *o*, il contient un embryon ; *p*, embryon ayant atteint tout le développement dont il est susceptible dans l'œuf, grossi 200 fois. (Davaine.)

Il n'est pas moins utile pour montrer que certains corps, pris pour des vers, sont de matière amorphe. On reconnaît ainsi que certains produits vermifores expulsés avec l'urine ne sont que des caillots de sang.

On a trouvé des larves dans les matières intestinales. Henri Roger (1) a fait connaître un cas de ce genre à la Société de biologie, et Davaine s'est assuré qu'il s'agissait de larves d'une espèce de mouches assez rares pour éloigner l'idée de toute supercherie. C'est également par le même procédé d'exploration qu'on peut assister aux transformations et métamorphoses des entozoaires.

[[C'est à l'aide du microscope que l'on a pu s'assurer que quelques maladies, d'une interprétation très-obscure jusqu'ici, étaient dues à la présence d'entozoaires, soit dans le sang, soit dans les tissus ou à la surface des muqueuses. C'est ainsi que la chlorose d'Égypte est déterminée, dans bon nombre de cas du moins, par les pertes de sang multipliées produites par un nématode de l'intestin, l'*anchylostome duodénal* (Dubini, Bilharz, Griesinger). L'hématurie endémique graisseuse, la chylurie des pays chauds reconnaît pour cause, en Afrique (Égypte, Cap de Bonne-Espérance), la présence dans les voies et les vaisseaux urinaires d'un trématode, le *distomæm humatobium* (Harley).

En Amérique et aux Indes, elle est due probablement à la présence, dans les voies urinaires, d'un nématode, la *filaire hématique* (Wucherer au Brésil, Crévaux à la Guadeloupe, Lewis à Calcutta). Il faut en outre remarquer que l'hématurie graisseuse africaine attaque ordinairement les enants, tandis que celle d'Amérique et d'Asie, causée non par un distome, mais par un nématode, est propre aux adultes (2).

Il résulte des recherches de M. Normand, médecin de la marine à Toulon, que la diarrhée de Cochinchine est due à la présence, dans tout le tube digestif, de myriades de petits vers nématoïdes, l'*anguillule stercorale*, dont l'espèce a été déterminée par M. Bavay. Cet helminthe existe dans

(1) H. Roger, *Comptes rendus des séances et Mémoires de la Société de biologie*, t. III, 1851, p. 88 et 112.

(2) Voy. Davaine, *Traité des entozoaires*. 2e édit. revue et augmentée, Paris, 1877, p. 937.

les fèces en nombre parfois prodigieux, et il en est expulsé jusqu'à 1 million par jour (*voy.* fig. 85).

La nature parasitaire de la diarrhée de Cochinchine ne

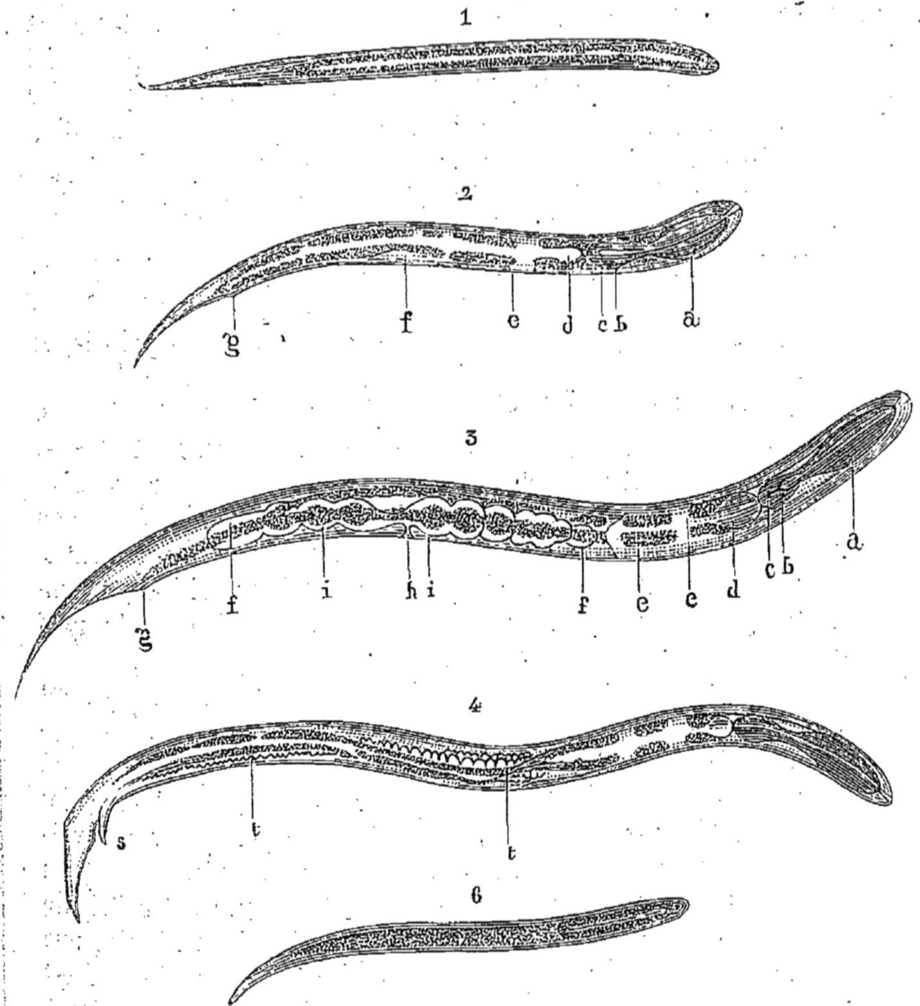

Fig. 85. — *Anguillula stercoralis*, figurée par M. le professeur Bavay, de Toulon.

1, premier âge. — 2, âge moyen. — 3, femelle adulte. — 4, mâle adulte. — 6, embryon. — a, b, premier et deuxième renflements œsophagiens ; c, valvule ; d, estomac (.) ; e, foie (.) ; f, ovaire ; g, anus (.) ; h, vulve ; i, œufs ; t, testicule ; s, spicule. (*Archives de médecine navale*).

paraît pas douteuse ; peut-être un certain nombre de diarrhées endémiques sur d'autres points des tropiques reconnaissent-elles une cause analogue (1). La localisation du

(1) Consulter A. Normand, *Sur l'anguillule intestinale, nouveau*

plus grand nombre des helminthes qui attaquent l'homme dans certaines contrées ou dans certains climats a une raison que l'on sait aujourd'hui; cette raison se trouve dans ce fait qu'un grand nombre d'entozoaires ont une période de vie extérieure, pendant laquelle ils trouvent leurs moyens de transmission, où pendant laquelle ils acquièrent un certain développement qui doit précéder cette transmission: de là la nécessité pour les uns d'un certain degré d'humidité; pour les autres, d'un climat particulier ou d'un hôte intermédiaire (Davaine).]]

[[C'est à l'aide du microscope qu'on a déterminé la nature cryptogamique de certaines maladies, telles que le favus, l'herpès tonsurant, l'herpès circiné, le pityriasis, le muguet, etc.

Le *favus* est caractérisé par l'existence de croûtes jaunes, épaisses et en forme de godets; les cheveux sont ternes, lanugineux et tombent en entier sans se casser (Hardy). Dans l'épaisseur des croûtes ainsi que dans l'intérieur du poil, on trouve des spores isolées ou réunies bout à bout et des tubes de mycélium simples ou ramifiés, vides ou remplis de sporules. Ce cryptogame est désigné sous le nom d'*achorion Schœnleinii*. (*Voy.* fig. 86.)

L'*herpès tonsurant*, *tricophytie tonsurante* (A. Hardy), est caractérisé « par une plaque nettement circonscrite, arrondie, légèrement saillante, sur laquelle se distinguent surtout des écailles épidermiques sèches, grisâtres; les poils sont secs, ternes, moins foncés que les cheveux voisins, friables; bientôt ils se brisent spontanément à 4 ou 6 millimètres de leur implantation, et lorsque cette brisure s'est étendue à toute la surface malade, il en résulte une apparence de tonsure caractéristique » (1). Le cheveu est recouvert d'une gaîne bleu grisâtre, floconneuse, qu'on a comparée au givre qui recouvre les arbres. Si l'on examine les poils au microscope, on voit qu'ils sont remplis de spores rondes ou ovales qui en écartent les fibres et qui pé-

ver nematoïde de la diarrhée de Cochinchine (*Comptes rendus de l'Acad. des sciences*. 1877, p. 266). — *Arch. de médecine navale*, 1877, p. 35. — A. Laveran, *Gaz. hebdom.* 19 janvier 1877. — Libermann, *Soc. méd. des hôpitaux*, 9 mars 1877.

(1) A. Hardy, art. *Herpès*, in *Nouveau Dict. de médecine et de chirurgie pratiques*. 1873, t. XVII.

nètrent jusque dans l'intérieur des follicules pileux. Les spores sont surtout abondantes dans la gaîne givreuse dont nous venons de parler. Le champignon auquel elles appartiennent a été décrit par Malmsten sous le nom de *Épiphyte tricophyton*. Cet épiphyte est presque exclusivement com-

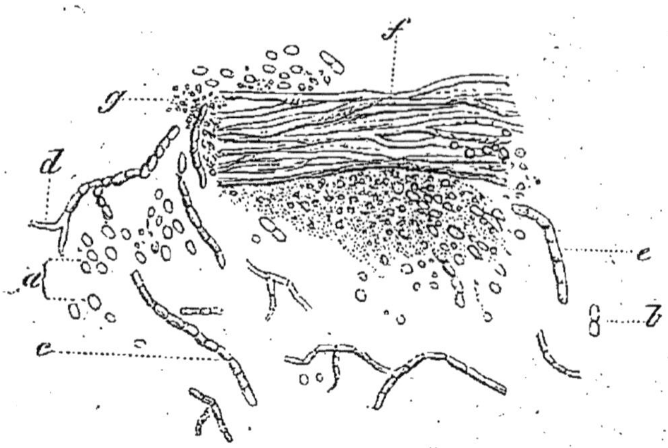

Fig. 86. — Parcelles de favus.

a, sporules isolés. — *b*, sporules réunis. — *c*, chaîne de sporules. — *d*, tubes vides. — *f*, filaments tubuleux réunis. — *g*, granules. (Bazin, *Affections cutanées parasitaires*, planche III.)

posé de spores; il est rare qu'on puisse découvrir des tubes de mycélium (fig. 87 et 88).

L'*herpès circiné* (tricophytie circinée) et la *mentagre* (sycocis) sont aussi dus au même parasite, mais développé sur d'autres parties du corps.

Le *microsporon furfur*, que l'on rencontre dans les squames pulvérulentes du *pityriasis versicolor*, est également une production cryptogamique caractérisée par des spores emprisonnées dans un mycélium à tubes très-fins, très-ternes, droits ou contournés.

Le *muguet* est produit par le parasite décrit par Robin sous le nom d'*oidium albicans*. Les fragments de muguet, examinés au microscope, permettent de constater, au milieu des cellules et des débris de cellules épithéliales, des spores rondes ou ovales, isolées ou en chaînettes, et des tubes de mycélium gorgés de *sporules* (fig. 89).

Le muguet n'est caractéristique de la nature ni même

de la gravité d'aucune affection; il se produit toutes les fois que la sécrétion salivaire est diminuée et que l'épithélium buccal est imprégné de matières sucrées

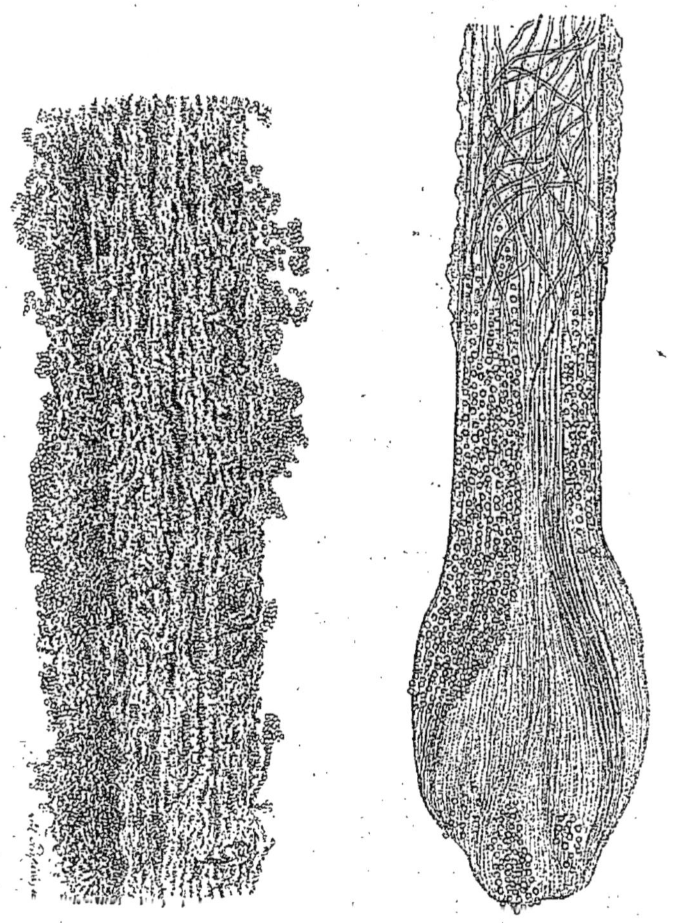

Fig. 87. — Herpès tonsurant. Gaîne épidermique recouvrant le cheveu et contenant des spores. (Hardy, *Clinique photographique.*)

Fig.. 88. — Herpès tonsurant, avec de nombreuses spores à l'intérieur du cheveu.

Pour bien voir les détails de ces planches, il faut les examiner à la loupe.

ou amylacées susceptibles de subir la fermentation acide (Gubler).

Dans ces derniers temps, les processus *diphthéritiques* sont rapportés par les observateurs allemands au développement de microphytes (1) (Letzerich). Bühl et Oertel ont signalé la pénétration des micrococcus diphthéritiques dans les lymphatiques et dans le sang, et expliquent ainsi la gra-

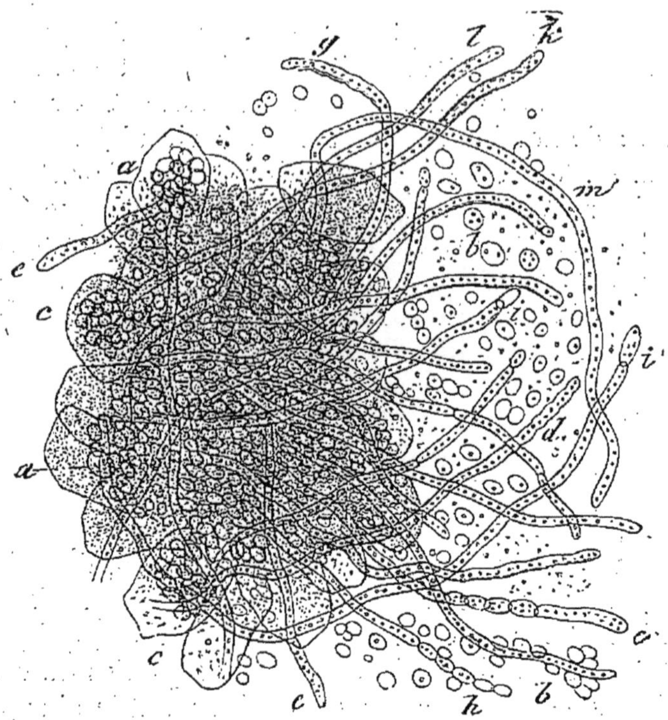

Fig. 89. — Fragments de muguet au troisième jour.

Entremêlés de cellules d'épithélium imbriquées, couvertes de spores rondes ou ovales et de tubes d'*oidium albicans*. — *a*, cellules d'épithélium. — *b*, *b*, spores isolées ou réunies bout à bout; elles ont de 0mm,004 à 0mm,005 de diamètre. — *d*, filaments cylindriques tubuleux, cloisonnés avec granules moléculaires intérieurs; ils ont de 0mm,003 à 0mm,004 de large sur 0mm,050 à 0mm,070 de long. — *e*, leur extrémité renflée. — *g*, renflement ovoïde. — *h*, spores ajustées bout à bout. — *i*, cellule ovoïde terminale. (Ch. Robin, *Végétaux parasites*. Planche 1, figure 3. (360 diamètres.)

vité des accidents généraux et les métastases de la maladie.

Nous avons eu l'occasion de réaliser, à l'aide du microscope, la détermination d'une maladie absolument inconnue en France. En 1858, un homme de soixante et quelques années entra à l'hôpital Saint-Louis, pour se faire traiter

(1) Letzerich, *Beitrage zur Kenntniss der Diphtheritis* (Virchow's *Archiv. für pathologische Anatomie*, 1868). — Lorain et Lépine, *Nouveau Dict. de médecine et de chirurgie pratiques*, t. XI.

d'une maladie de la peau. Il avait le corps littéralement couvert de croûtes épaisses, jaunâtres, terreuses, semblables à celles de l'*impétigo* ou du *rupia*. Il éprouvait un prurit intolérable : il avait de la fièvre, un délire vague; il succomba au bout de quelques jours dans un état adynamique. La matière des croûtes était exclusivement composée de *cadavres d'acarus scabiei* desséchés et fortement réduits de volume : de nombreux *acarus vivants* circulaient dans ces croûtes. M. le professeur Ch. Robin vérifia l'exactitude de notre observation. M. Cazenave fit remarquer que le corps du malade était couvert d'*ulcères* et de *plaques hypertrophiques d'éléphantiasis*, ensemble de circonstances qui caractérise la maladie connue en Suède sous le nom de *Spedalskhed* (1).

Art. IV. — Constatation de diverses fraudes.

Nous avons observé à l'hôpital Saint-Louis, dans le service de M. Cazenave, dirigé à cette époque par M. le docteur Marrotte, une jeune fille de dix-huit ans, qui présentait, tous les quinze jours, sur diverses parties du corps et principalement aux jambes, des bulles ayant la plus grande ressemblance avec celles du pemphigus. Un jour, sur l'épiderme soulevé, nous trouvâmes des corpuscules d'un vert noirâtre qui, soumis au microscope, présentèrent les reflets verts métalliques des élytres de la cantharide.

M. Le Roy de Méricourt (2) a décrit, sous le nom de *chromhydrose* ou *chromocrinie*, une maladie caractérisée par une transsudation plus ou moins abondante de matière colorante sur un point déterminé de la peau. C'est aux paupières que cette transsudation a été le plus souvent observée. La plupart des sujets appartenaient au sexe féminin. D'après les analyses de M. Charles Robin, cette matière,

(1) Danielssen et Boeck, *Traité de la spedalskhed ou éléphantiasis des Grecs*. Paris, 1848, in-8 et atlas in-fol.

(2) Le Roy de Méricourt, *Archives générales de médecine*. Paris, 1857, 5e série, t. X, p. 430 et suiv. — *Mémoire sur la chromhydrose ou chromocrinie cutanée, suivi de l'étude microscopique et chimique de la substance colorante de la chromhydrose*, par le docteur Ch. Robin. Paris, 1862, in-8, fig.

ressemblant comme aspect à de petites pellicules de gélatine desséchée, et ne contenant aucun granule solide, fortement colorée en violet ardoisé, doit être rapprochée de la cyanourine de Braconnot.

Les faits observés par M. Le Roy de Méricourt n'ont pas été acceptés sans contestation. Il nous paraît cependant difficile de leur refuser un caractère suffisant d'authenticité.

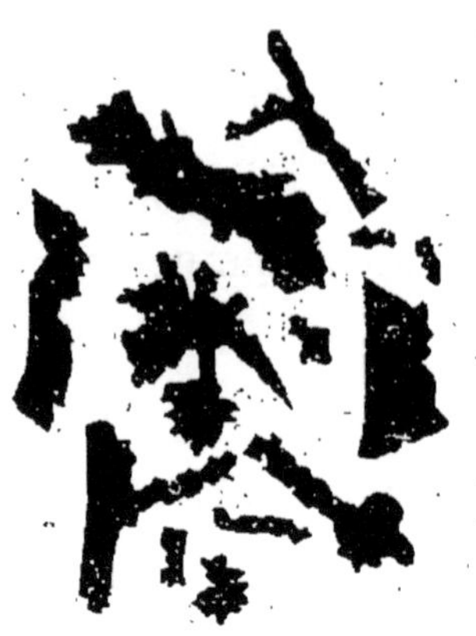

Fig. 90. — Matière colorante recueillie récemment et nouvellement sécrétée (Le Roy de Méricourt).

La lecture du mémoire de notre distingué confrère ne peut guère laisser de doutes à cet égard. Les résultats de l'analyse de la matière sécrétée ; les caractères qu'elle présente et qui la différencient, d'après M. Robin, de toutes les substances propres à servir à une simulation, ne peuvent que confirmer cette manière de voir. La figure ci-dessus représente la matière colorante de la chromhydrose vue au microscope.

Des malades, ou pour mieux dire des personnes à imagination astucieuse et déréglée, peuvent présenter au médecin des corps de diverse nature comme produits d'excrétion, du sable pour de la gravelle, par exemple. Le microscope sera, dans ce cas, d'un grand secours pour démêler la vérité et pour faire éprouver au trompeur la confusion qu'il espérait causer au médecin.

Parmi les fraudes, une des plus communes consiste à présenter des insectes, des œufs ou des larves, comme provenant des diverses voies de l'économie.

CHAPITRE V

DES PROCÉDÉS CHIMIQUES D'EXPLORATION

Ces procédés ne s'appliquent pas, en général, d'une manière directe aux organes et aux tissus ; on les met presque toujours en usage sur des liquides excrétés, sur des gaz, ou enfin sur des produits solides ou des portions de tissus extirpés ou extraits du corps après la mort. Cependant, à l'égard des corps solides, c'est une *analyse chimique* que l'on pratique plutôt qu'une exploration clinique ; aussi nous n'en parlerons pas.

L'exploration chimique a un double but : l'examen des liquides naturels de l'économie, la recherche de substances étrangères, introduites dans l'organisme ; ce sera le point de départ de notre division.

ART. I. — EXAMEN DES LIQUIDES NATURELS DE L'ÉCONOMIE.

Liquide du tube digestif. — Dans la cavité buccale on n'examine guère que la salive pour en constater l'acidité ou l'alcalinité, à l'aide de papier de tournesol. — Les liquides de l'estomac ne fournissent l'occasion d'aucun examen de chimie clinique : cependant ils ont été, dans ces derniers temps, soumis à l'analyse proprement dite, pour la recherche de l'*urée*, dans les cas dits d'*urémie*. Il est bien entendu que ces liquides peuvent être analysés par des chimistes dans les cas d'*empoisonnement*. Mais cette recherche ne rentre plus dans l'examen clinique proprement dit.

Rien à l'égard de l'intestin.

La bile est fréquemment recherchée dans divers liquides. Le médecin a à sa disposition l'acide nitrique : quelques gouttes de cet acide versées dans le liquide suspect de matière biliaire donnent une teinte vert foncé qui, au bout de vingt-quatre heures, a passé au brun hyacinthe.

Produits des voies respiratoires. — On a recherché dans l'air expiré le *sous-carbonate d'ammoniaque*, produit de la destruction de l'*urée* dans l'*urémie*. On place au-devant de la bouche du malade une baguette mouillée d'acide chlorhydrique, et lorsque l'air expiré vient la frapper, on voit se former des vapeurs blanches ; ces vapeurs résulteraient de la formation de chlorhydrate d'ammoniaque. Cette expérience, qui est très-précise au fond, est fort attaquable dans l'interprétation qu'on lui donne, car le carbonate d'ammoniaque peut provenir de la cavité buccale, par suite de l'altération des liquides qui y sont contenus.

Urine. — C'est surtout à l'occasion de ce liquide que les médecins se livrent à un certain nombre d'expériences de chimie, faciles à réaliser en clinique.

Densité. D'abord, pour s'assurer de la quantité proportionnelle d'eau et de sels, on prend la densité de l'urine, à l'aide d'une espèce particulière d'aréomètre que l'on nomme *densimètre à urines*, fondé sur le principe centésimal, et dont l'échelle s'étend de 1,000 à 1,040 ; il doit être bien gradué, mais de petit volume, car on n'a souvent à sa disposition qu'une très-faible quantité de liquide. La densité normale de l'urine varie de 1,011 à 1,018. Dans l'albuminurie, elle diminue à cause de l'abaissement du chiffre de l'urée et tombe à 1,010 ; dans la polyurie avec polydipsie, nous l'avons vue à 1,001. Elle augmente dans l'albuminurie des éclamptiques, lorsque l'urine est peu abondante ; nous l'avons alors vue monter à 1,040. Il en est de même dans la glycosurie, où elle s'élève en moyenne à 1,030.

[[D'une façon générale, la densité de l'urine fournit des données moins importantes qu'on ne pense, à moins qu'on ne tienne compte en même temps de la quantité d'urine rendue dans les vingt-quatre heures. Néanmoins elle peut donner des indications utiles. Ainsi, dès qu'une urine, surtout quand sa coloration est limpide, offre une densité élevée, il faut procéder à la recherche du sucre. Quand la densité d'une urine atteint 1,040, on peut être sûr qu'elle contient du sucre (Bouchardat). La densité de l'urine glycosique s'est élevée quelquefois au chiffre énorme de 1,075 !

Réaction de l'urine. Elle est généralement acide ; elle devient alcaline dans la crise de certaines pyrexies (Gubler), ou dans certaines cystites accompagnées de fermentation ammoniacale de l'urine, probablement à la suite de l'introduction d'un vibrion par le cathétérisme ou par une autre voie (Traube).]]

Dosage de l'urée. A l'état de santé, l'urine contient 15 à 40 pour 1,000 d'*urée*. En 24 heures un homme vigoureux excrète 25 à 40 grammes d'*urée*.

L'*urée* cristallise en prismes à quatre pans. Elle est très-soluble dans l'eau chaude, et se décompose avec une grande rapidité sous l'influence des moindres traces de matières organiques putréfiées (fig. 91).

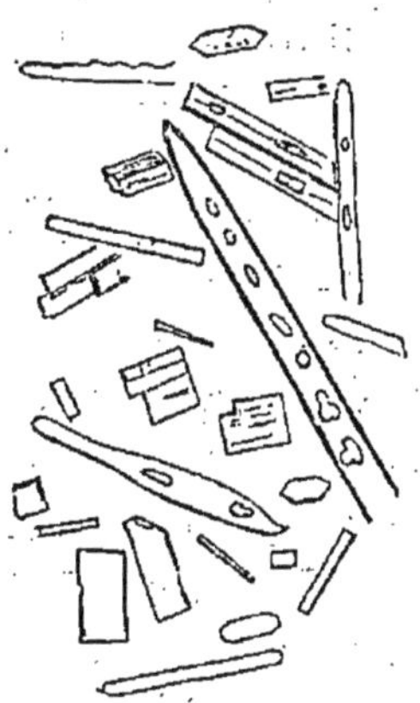

Fig. 91. — Urée (Beale).

Il existe un grand nombre de procédés pour doser l'urée dans les urines ; nous citerons notamment ceux de Heinz, de Millon, de Bunsen, de Liebig (1). Mais toutes ces méthodes, excellentes pour des travaux de laboratoire, doivent être abandonnées en clinique, aujourd'hui qu'on est en possession de moyens très-expéditifs et d'une précision bien suffisante pour des recherches de ce genre (procédés de Yvon, Esbach) (2).

Ces divers procédés sont tous basés sur le principe de la méthode de Leconte, qui consiste à faire agir sur une quantité déterminée d'urine de l'hypochlorite ou de l'hypobromite de soude ; on obtient par cette réaction du chlorure de sodium, de l'eau, de l'acide carbonique qui est fixé par la soude, et un dégagement d'azote pur que l'on recueille et qu'on mesure dans un tube gradué. Or, on sait qu'un décigramme d'urée correspond à 37 centimètres d'azote à 0° et à la pression

(1) Voy., pour plus de détails, l'excellent traité de Ern. Hardy, *Principes de chimie biologique*. Paris, 1871.

(2) Esbach, *Comptes rendus des séances de la Société de biologie*. 1873, p. 179. — *Dosage pratique de l'urée*. Paris, 1874.

de 76 centimètres : il suffit, par conséquent, d'un simple calcul de proportion pour déterminer la richesse en urée de l'urine examinée.

Procédé de M. Esbach. Il dérive de la méthode de M. Leconte, et de tous c'est le plus simple et le plus expéditif.

L'appareil consiste en un tube de verre fermé d'un côté et gradué en dixièmes de centimètres cubes, la graduation commençant par le fond du tube. Les nombres 10, 20, 30, etc., s'échelonnent de bas en haut jusqu'à 160 au moins. A la moitié du tube, c'est-à-dire à la 140e division, le trait est prolongé circulairement, de manière à être toujours en vue. Le réactif est de l'*hypobromite* de soude, préparé de la façon suivante :

Eau filtrée de rivière.	100 c. c.
Lessive de soude.	40 c. c.
Brome	2 c. c. ou 6 gr.

On sait que l'hypobromite de soude décompose l'urée en donnant naissance à un dégagement d'azote (sans mélange d'acide carbonique qui est fixé par la soude). C'est le volume de cet azote dégagé qui sert à doser l'urée.

Manuel opératoire. « De la main gauche tenez l'uréomètre un peu incliné (fig. 92). Vous introduisez dans le tube 7 centimètres cubes de réactif, soit à l'aide d'une pipette graduée, soit, mais moins bien, en versant directement dans le tube jusqu'à la division 70. Par-dessus le réactif, et tenant le tube à peu près droit, vous versez doucement, à l'aide d'un verre à bec, de l'eau jusqu'au voisinage du repère 140 que nous avons déjà signalé.

Vous attendez un peu avant de lire (fig. 93), et quand le niveau du liquide (ligne concave inférieure), a cessé de s'élever, vous notez le chiffre, en tenant compte des fractions de division. Ainsi le niveau tombe entre 138 et 139, mais vers le tiers inférieur de cet intervalle ; lisez alors 138,3. Mais vous allez opérer sur 1 centimètre cube d'urine ; vous écrivez donc sur le papier ou l'ardoise 138,3 + 10, c'est-à-dire 148,3

Ainsi, avant d'ajouter l'urine, vous lisez le niveau et l'*inscrivez en comptant 10 de plus.*

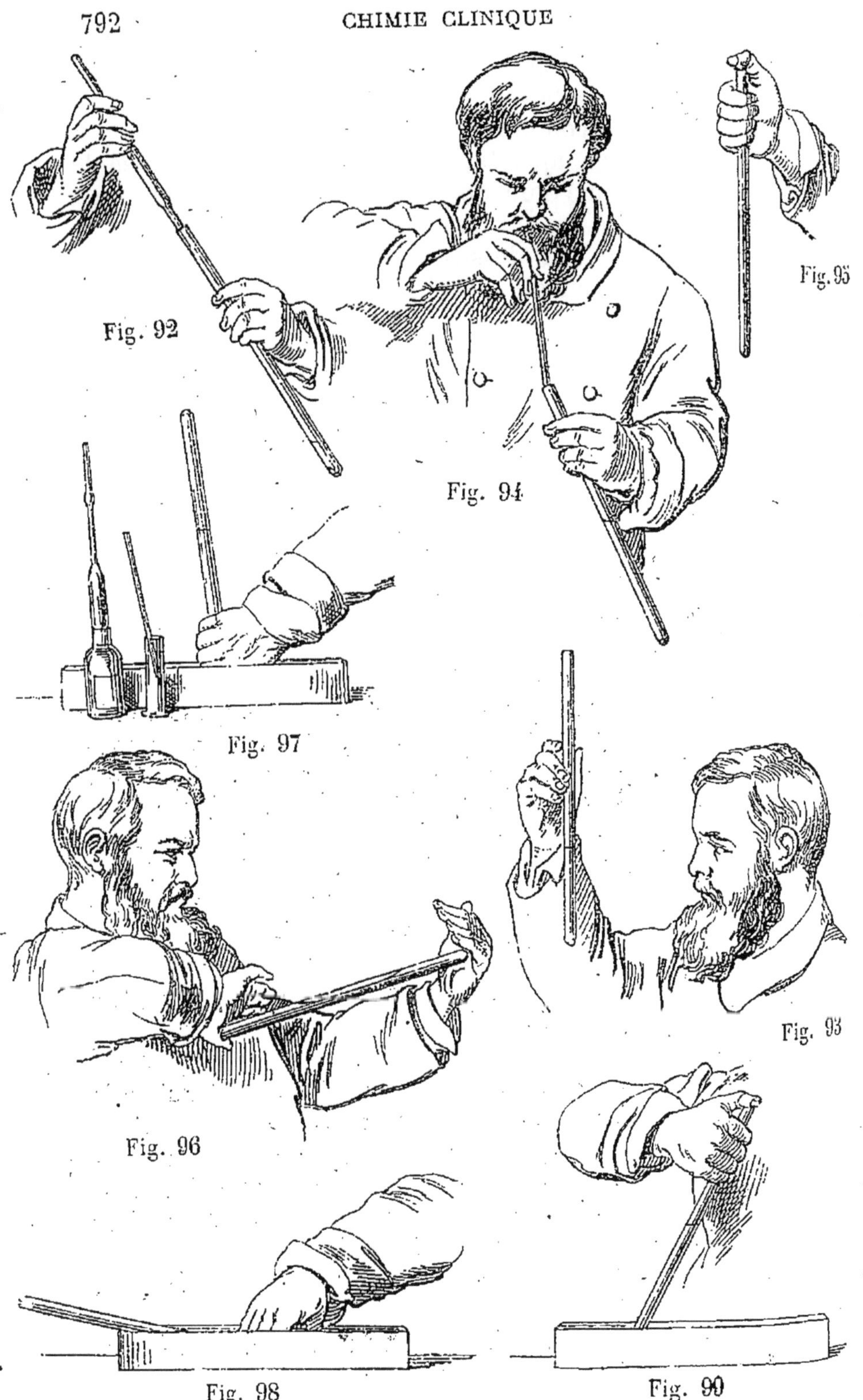

Fig. 92 à 99. — Dosage de l'urée, procédé G. Esbach.

Vous introduisez ensuite dans l'uréomètre 1 centimètre cube de l'urine à examiner, à l'aide d'une pipette graduée.

Vous n'avez plus besoin de lire cette fois, puisque tout à l'heure vous avez compté 10 en plus.

Aussitôt l'urine ajoutée, vous fermez le tube avec le pouce (fig. 95) armé d'un doigtier de caoutchouc dont on a coupé l'extrémité.

Renversez alors sens dessus dessous ; vous voyez le réactif jaune, qui occupait primitivement le fond du tube, traverser peu à peu le liquide incolore en déterminant sur son passage une vive effervescence. Restez quelques instants dans cette position pour que la coloration jaune soit égale dans toute la hauteur ; hâtez le mélange en renversant deux ou trois fois, et enfin agitez vigoureusement pour que l'équilibre s'établisse parfaitement entre la pression du gaz dissous et celle du gaz libre ou dégagé.

Bientôt l'équilibre de pression est établi dans tout le système. Mais cette pression intérieure à l'appareil est plus forte que la pression atmosphérique initiale, puisque, en définitive, nous avons augmenté la quantité de gaz. Si nous consultons les lois de la physique, nous voyons que le gaz dissous et le gaz libre, tout en gardant leur rapport réciproque, ont augmenté en même temps de quantités proportionnelles. En d'autres termes, avant et après l'opération, les *quantités totales* de gaz sont proportionnelles soit aux portions d'azote *disscutes*, soit aux portions d'azote *libres*. En conséquence, nous négligeons complètement le gaz dissous pour ne mesurer que le gaz libre.

Continuons notre manœuvre. Au moment où nous l'avons laissée, le liquide avait été fortement secoué ; il faut faire tomber la mousse, ou tout au moins la réduire à quelques grosses bulles.

Pour cela (fig. 96), nous appliquons le dos du pouce contre la poitrine, maintenant le tube dans la position horizontale, en appuyant la paume de la main gauche sur le fond de l'instrument ; puis, par des balancements lents du corps ou de la main gauche, nous faisons parcourir lentement au liquide toute la longueur de l'appareil, imitant ainsi les oscillations du niveau à bulle d'air, et quand il ne reste plus *de grosses bulles*, nous redressons le tube la main en bas pour le déboucher, en écartant le pouce, dans un bain d'eau, une cuvette quelconque, un bol, etc. (fig. 97).

Le gaz resté libre au-dessus du liquide reprend alors le volume qu'il aurait à la pression atmosphérique et chasse de l'appareil une quantité d'eau proportionnelle à l'excès de pression.

Pour plus d'exactitude, nous ne refermerons l'instrument qu'après l'avoir couché comme dans la figure 98, de manière à faire sensiblement coïncider les niveaux liquides en dedans et en dehors du tube. Vous bouchez donc l'uréomètre, avec le pouce, d'un seul coup et non progressivement, et vous redressez (fig. 99). A ce moment la manœuvre est terminée ; on enlève le doigt et il ne reste plus qu'à lire comme dans la figure 93, quand le liquide adhérent aux parois a cessé, en coulant, d'élever le niveau ; nous lisons donc : soit 107,3, qui, retranché du chiffre noté 148,3, nous donne 41 ; 1 centimètre cube d'urine a fourni ce volume d'azote libre.

Or, l'expérience a prouvé qu'un décigramme d'urée, traité par l'hypobromite de soude, donne un dégagement de 37 centimètres cubes d'azote, à la température de 0° et à la pression de 0,76. Il suffit donc, par un simple calcul, de ramener le volume d'azote observé à cette température et à cette pression, pour avoir le chiffre d'urée contenue dans le centimètre cube d'urine examinée (1) ».

Ce calcul peut être évité par l'emploi des tables *baroscopiques* dressées par M. Esbach, et qu'il suffit de consulter pour faire les corrections nécessaires.

Comme l'hypobromite de soude attaque l'albumine en donnant naissance à de l'azote, il faut, si l'on a affaire à des urines albumineuses, précipiter préalablement l'albumine par la chaleur, puis filtrer.

Le réactif bromo-sodique attaque non-seulement l'urée, mais encore l'acide urique, la créatine et la créatinine, toutes substances laissant dégager de l'azote ; mais cette quantité d'azote est négligeable quand la réaction se fait à froid et rapidement ; en effet, ces substances ne dégagent l'azote qu'elles contiennent que lentement, et à l'aide de l'élévation de la température, tandis que l'urée donne son azote de suite et de premier jet (Leconte, Esbach.)

Urates et acide urique. Nous avons indiqué plus haut

(1) Esbach, *Dosage pratique de l'urée.* Paris, 1874.

(p. 762) les caractères microscopiques de ces substances. On les décèle facilement à l'aide du procédé chimique suivant : on dissout le dépôt dans une goutte d'acide nitrique et on évapore lentement à siccité ; on obtient ainsi une coloration jaune rougeâtre. Il suffit alors d'ajouter une goutte d'ammoniaque, et on détermine une magnifique coloration pourpre (*murexide* ou *purpurate d'ammoniaque*). La cholestérine, traitée de même, donne les mêmes réactions ; mais en ajoutant de la potasse, la murexide se colore en bleu, ce qui ne se produit pas si l'on a affaire à de la cholestérine.]]

Mais c'est surtout à l'égard des produits anormaux que peut contenir l'urine que le médecin a intérêt à employer des réactifs chimiques.

Albumine. Divers motifs engagent le médecin à rechercher si l'urine contient de l'albumine, mais il peut y être conduit par le seul fait de la diminution de densité de ce liquide et par sa décoloration.

L'emploi de la *chaleur* est un des meilleurs moyens de décéler l'albumine ; comme cette substance se coagule vers 80° c., on voit, un peu avant l'ébullition, se former dans le liquide d'abord un nuage, puis une opacité blanche, graduellement croissante. Par le refroidissement, la masse blanche se décompose en flocons isolés, opalins. Au microscope ces flocons présentent des plaques amorphes d'aspect *granité*.

[[Lorsque l'urine ne contient que des traces d'albumine, il est souvent difficile, en la chauffant dans toute la masse, de constater la présence d'un trouble ; en effet, c'est à peine si le liquide devenu un peu louche offre un aspect différent de celui qu'il présentait auparavant. De là le précepte d'incliner le tube à 45° et de ne chauffer que la partie supérieure du liquide. Le contraste s'accusera davantage et servira à mieux saisir les nuances.

Causes d'erreur par l'emploi de la chaleur.

1° Il peut se faire un précipité, l'urine ne renfermant néanmoins pas d'albumine ; cela a lieu quand l'urine est alcaline et que l'ébullition venant à chasser l'acide carbonique qui maintenait en solution les phosphates, ceux-ci se précipitent. L'addition de quelques gouttes d'acide suffit pour les redissoudre, ce qui n'a pas lieu pour l'albumine.

2° L'urine peut ne pas précipiter par la chaleur et contenir néanmoins de l'albumine; cela a lieu quand elle est alcaline; il faut alors l'acidifier légèrement et la coagulation s'opère.

C'est pour cette raison qu'il faut toujours contrôler l'action de la chaleur par l'addition de l'*acide nitrique*, qui jouit aussi de la propriété de coaguler l'albumine.

Pour cela, on verse lentement l'acide nitrique le long des parois du verre à expérience et en ayant soin de ne pas agiter; on voit alors se développer trois zones distinctes, qui sont, en allant du haut en bas : 1° un diaphragme floconneux d'acide urique; 2° au-dessous et séparé par une couche limpide d'urine, un coagulum d'albumine; enfin, 3° au fond, directement en contact avec la couche d'acide nitrique qui a gagné le fond en vertu de sa densité, une coloration rose plus ou moins intense et que l'on voit quelquefois passer au violet, au bleu et à l'indigo; cette teinte est due à l'action de l'acide nitrique sur la matière colorante de l'urine. (Gubler.)

M. Gubler a appelé l'attention sur la matière colorante de l'urine et les diverses modifications qu'elle présente sous l'action de l'acide nitrique dans différentes maladies. Dans l'épidémie de choléra de 1854, il constata, pendant la période algide, une magnifique coloration bleue d'outremer déterminée par l'addition d'acide nitrique et qui apparaissait au fond du verre à expérience. L'analyse chimique, pratiquée avec M. Berthelot, montra l'entière analogie de ce bleu avec l'indigo du commerce. Cette coloration se rencontre dans la plupart des affections graves, surtout dans celles qui intéressent le tube digestif (1).

L'acide nitrique versé dans de l'urine non albumineuse détermine souvent un trouble qu'on pourrait confondre avec un coagulum albumineux et qui n'est autre que de l'acide urique mis en liberté; mais au lieu de tomber au fond du vase, comme le fait l'albumine, ces flocons

(1) Voy. Nisseron, *De l'urine, nouvelles données séméiologiques, principaux réactifs employés au lit du malade*, thèse de doctorat. Paris, 1869.

uriques occupent la partie supérieure du liquide ; ils ont un aspect granuleux, *cotonneux* (Gubler) tout particulier ; du reste l'emploi de la chaleur les fait disparaître rapidement, l'acide urique étant plus soluble à chaud qu'à froid.

Ainsi, quoique la chaleur et l'acide nitrique soient d'excellents réactifs, on ne saurait entièrement se fier à l'un d'eux exclusivement, il convient d'en faire concourir l'emploi.]]

Glycose. On trouve du sucre dans la proportion de 2 à 11 pour 1,000, dans la grossesse (Blot) ; il existe en moindre proportion à l'état normal, principalement après les repas et l'ingestion des matières féculentes (Cl. Bernard, Tüchen, Lecoq, Brücke). On l'a rencontré dans certaines maladies des poumons, mais surtout dans quelques affections cérébrales d'origine traumatique. On le fait apparaître par la piqûre du quatrième ventricule (Cl. Bernard). Mais il existe particulièrement une maladie (le *diabète sucré*) où le sucre se trouve en permanence et en abondance (30 à 200 pour 1,000) dans le liquide urinaire (1).

Un grand nombre de réactifs peuvent être employés pour décéler le sucre. Quand cette matière est en grande quantité, tous les réactifs sont également bons ; mais quand la proportion est faible, on doit mettre en usage des agents très-sensibles, car les petites quantités de glycose sont facilement *masquées* par les diverses substances en dissolution dans l'urine.

Si l'on fait bouillir dans un tube un peu d'urine sucrée, additionnée d'un lait de *chaux*, on obtient une coloration brune, produite par la transformation du sucre en *caramel*. Le même résultat peut être obtenu avec la *potasse caustique*. Le *sous-nitrate de bismuth* est réduit par le glycose et donne une coloration noire. Le *bichromate de potasse* qui est rouge, passe au vert, également par un phénomène de réduction. Les liqueurs de Fromherz, de Barreswil et autres, qui ont pour base le *tartrate cupro-potassique*, sont, par la même action, ramenées à un état inférieur d'oxydation, et l'on voit apparaître une couleur brun cannelle due

(1) Claude Bernard, *Leçons sur le diabète et la glycogenèse animale*. Paris, 1877.

au protoxyde de cuivre mis en liberté. On avait cru remarquer que les *urines glycosiques* décoloraient la teinture d'iode plus rapidement et plus complétement que les urines ordinaires (Dumont-Pallier); l'expérience n'a pas confirmé les premières observations.

[[Dans certains cas, l'urine renferme à la fois de l'albumine et du sucre; on y rencontre ces deux corps dans quelques cas d'avortement ou d'accouchement avant terme (Gubler), ou dans des lésions intéressant le bulbe et le voisinage du plancher du quatrième ventricule, comme M. Liouville en a publié récemment un bel exemple (Société de biologie, juin 1873). Pour rechercher le sucre dans une urine albumineuse, il faut d'abord la débarrasser de l'albumine. Pour cela, on précipite le corps à l'aide du sous-acétate de plomb, on filtre, on débarrasse le liquide de l'excès de sel de plomb au moyen du carbonate de soude, on filtre de nouveau et on peut alors traiter la liqueur ainsi purifiée par la solution cupro-potassique.]]

Pour les quantités minimes de sucre aussi bien que pour leur dosage exact, il est nécessaire d'avoir recours aux recherches de *polarisation.*

Trois appareils sont construits sur ce principe : le *polarimètre* de Biot, le *saccharimètre* de Soleil et le *diabétomètre* de Robiquet [[modifié par Cornu (1)]]. Tous trois font constater la déviation à gauche du rayon polarisé, et, par des formules faciles à mettre en équation, on arrive avec une grande précision à déterminer la proportion de sucre que contient une urine.

[*Bile.* La cholépyrrine ou biliphéine contenue dans l'urine des ictériques se reconnaît par la réaction qu'elle donne avec l'acide nitrique. Quelques gouttes de cet acide à quatre équivalents d'eau déterminent dans l'urine ictérique une coloration verte qui aboutit au jaune, en passant par le bleu, le violet et le rouge. La coloration verte est la seule caractéristique.

M. Jaccoud (2) conseille d'employer l'acide nitrique monohydraté. On plonge dans l'urine une baguette préala-

(1) Voy. Cornu, *Journal de pharmacie et de chimie,* 4e série, t. XII, p. 345. — Buignet, *Manipulations de physique,* p. 509.

(2) S. Jaccoud, *Leçons de clinique médicale faites à l'hôpital de la Charité.* Paris, 1867.

blement trempée dans l'acide. Une à quatre gouttes suffisent pour précipiter la substance colorante verte.

On peut encore mêler à l'urine une certaine quantité d'éther. Celui-ci forme à la surface une couche colorée par la cholépyrrine.]

[[*Réactif de Heller*. Il consiste à ajouter à l'urine qu'on suppose ictérique quelques gouttes d'albumine, à agiter puis à verser un peu d'acide nitrique; l'albumine se coagule sous forme de flocons verdâtres qui entraînent la matière colorante de la bile.

Réactif de Neubauer. Au lieu d'acide azotique, il conseille un mélange à parties égales d'acide nitrique et sulfurique: c'est un procédé très-sensible.

La teinture d'iode donne avec l'urine ictérique une coloration rouge pourpre (Moutard-Martin).

On sait que M. le professeur Gubler distingue deux sortes d'ictères : l'ictère *biliphéique* et l'ictère *hémaphéique*, le premier tenant à la résorption de la bile, le second à un trouble de la sécrétion biliaire ou à une destruction des globules rouges du sang (empoisonnement, venins, pyrexies), d'où augmentation de la quantité d'hémaphine ou matière colorante du sérum du sang. Ces deux formes d'ictères diffèrent non-seulement par leurs symptômes, mais aussi par les réactions de l'urine. Dans l'ictère vrai, biliphéique, l'urine présente une coloration jaune d'or; elle tache le linge en jaune verdâtre; l'acide nitrique y détermine la série des couleurs du spectre; enfin elle contient de la résine biliaire, soluble dans l'alcool, insoluble dans l'éther. L'urine hémaphéique offre une coloration tirant sur le rouge thé, elle tache le linge en rouge clair; traitée par l'acide nitrique, elle prend, au lieu de la coloration verdâtre caractéristique, une teinte rouge brun, acajou; enfin elle ne contient point de *résine biliaire* (1).]]

[*Chlorure de sodium*. Il existe toujours dans l'urine normale. Il s'y trouve ordinairement dans la proportion de 3 à 8 millièmes. Un adulte en élimine de 6 à 18 grammes en vingt-quatre heures. C'est après les repas que son élimination est surtout considérable.

(1) Consulter, pour les détails, les thèses des élèves de M. Gubler, notamment Nisseron, *De l'urine*, Paris, 1869, et Robin (A.), *Essai d'urologie clinique : La fièvre typhoïde*. Paris, 1877.

Pour découvrir le chlorure de sodium dans l'urine, on la rend acide par une légère addition d'acide nitrique et on la traite par l'azotate d'argent. Le chlorure d'argent précipité est recueilli et pesé.

Il y a quelques années, Redtenbacher découvrit que, dans la pneumonie, la quantité de chlorure de sodium diminuait dans la période d'état et disparaissait complétement pendant l'hépatisation.

Cette remarque a été confirmée par Beale, dont les observations intéressantes se résument dans les conclusions suivantes :

1° Le chlorure de sodium, qui ne se montre plus dans l'urine au moment de l'hépatisation, y reparaît, et souvent en quantité considérable, au moment de la résolution;

2° A cette période le sérum du sang contient une quantité anormale de chlorure de sodium, tandis qu'à la période d'hépatisation ce sel s'y trouvait en faible quantité;

3° L'examen des crachats pneumoniques montre qu'ils renferment une notable quantité de chlorure;

4° Il semblerait que, pendant l'hépatisation, le chlorure de sodium se porte vers le poumon et reparaît dans l'urine, au moment de la résolution.

Phosphates. On a attaché également une grande importance clinique à la présence des phosphates terreux dans l'urine. Il est à noter que lorsqu'on constate dans l'urine un dépôt de phosphates terreux, ce dépôt ne tient pas à un excès de phosphates, mais bien à la réaction de l'urine qui devient neutre ou alcaline. C'est surtout dans les affections des centres nerveux que ce dépôt de phosphates a été constaté, et principalement dans les maladies de la moelle épinière.

La perfection des analyses chimiques appliquées à l'étude de l'urine, a permis d'y constater la présence de divers autres principes que nous ne ferons que nommer. Telles sont : la *créatine*, la *créatinine*, la *guanine*, la *sarcine*, l'*inosite* et certaines matières extractives dont la composition est mal déterminée.

L'extraction de ces divers produits demande une connaissance approfondie de l'analyse chimique, et une habileté que la longue pratique du laboratoire peut seule donner.

Les diverses théories fondées sur la présence et la proportion plus ou moins grande de ces produits, ne présentent pas un caractère suffisant d'exactitude pour figurer dans un ouvrage élémentaire de la nature de celui-ci.

En résumé, quand on étudie l'urine au point de vue clinique, on doit surtout s'attacher aux points suivants :

1° Quantité de l'urine excrétée dans les vingt-quatre heures ;

2° Densité de l'urine constatée matin et soir ;

3° Réaction de l'urine le matin et après la digestion effectuée ;

4° Couleur, odeur, consistance ;

5° Analyse des dépôts, examen microscopique ;

6° Présence des matières organiques, albumine, bile, glycose, etc...]

ART II. — RECHERCHE CHIMIQUE DES SUBSTANCES ÉTRANGÈRES INTRODUITES DANS L'ÉCONOMIE.

Jusqu'à présent on n'a pu rechercher ces substances que dans les liquides qui leur servent de véhicule d'élimination ; ces liquides sont la salive et l'urine. Un seul corps, le chlorate de potasse, a été recherché dans la salive, mais comme le procédé d'analyse est le même que pour l'urine, nous en parlerons seulement à propos de celle-ci.

Substances étrangères éliminées par l'urine. On a recherché dans l'urine toutes les substances qui ont été ingérées dans l'estomac ; on en a décélé quelques-unes à l'aide de procédés que nous allons exposer succinctement.

a. Sulfate de quinine. M. le professeur Bouchardat a fait voir qu'on peut décéler ce sel avec la solution d'iodure de potassium ioduré ; on obtient un précipité brun marron floconneux.

b. Iodure de potassium. (Procédé de l'auteur.) On délaye de l'amidon dans de l'eau et on acidule légèrement à l'acide nitrique. Ce mélange introduit dans l'urine prend une teinte bleue plus ou moins intense, suivant la quantité d'iodure de potassium. Nous avons, à l'aide de ce réactif, pu constater qu'*une* seule dose d'iodure n'est éliminée qu'en trois ou quatre jours.

c. Chlorate de potasse. La propriété oxydante du chlorate permet de comprendre qu'il doit décolorer l'indigo. On fait une solution de sulfate d'indigo et on l'ajoute goutte à goutte dans une quantité déterminée d'urine ; la solution se décolore tant qu'il y a du chlorate ; quand celui-ci est complétement détruit, le liquide se colore. D'après le nombre de gouttes employées, on juge comparativement, pour des quantités semblables, de la richesse en chlorate.

On a vainement essayé de retrouver dans l'urine le fer, le mercure, etc.

DEUXIÈME PARTIE

SIGNES ANAMNESTIQUES OU COMMEMORATIFS DES MALADIES

CONSIDÉRATIONS GÉNÉRALES

Le diagnostic ne peut pas être toujours établi uniquement à l'aide des *signes actuels* ou *présents* des maladies, c'est-à-dire à l'aide des *symptômes.* Il est nécessaire de faire intervenir les renseignements fournis par l'âge et le sexe des malades, par les circonstances d'hérédité, de climat, par la marche de la maladie et du traitement, etc., en un mot, il faut, pour compléter l'opération intellectuelle du diagnostic, puiser à une nouvelle source et consulter des faits qui ne sont plus de l'ordre des symptômes. Ainsi le diagnostic se base tour à tour sur les faits actuels ou symptômes, et sur les faits antécédents, que l'on nomme aussi *signes commémoratifs* ou *anamnestiques.* (*Considér. générales sur le Diagnostic*, p. 12).

On pourrait croire, au premier abord, que les renseignements de ce dernier ordre ne sont ou ne doivent être consultés que rarement, et dans des cas exceptionnels. Il est vrai qu'on n'y attache, en apparence, qu'une assez faible importance, et qu'il en est peu question dans l'interrogatoire que l'on fait subir au malade. Cependant le médecin les recueille presque à son insu, lorsqu'il examine l'état extérieur du patient, et lorsqu'il l'interroge, comme pour la forme, sur son âge, sa profession, ses habitudes, sa santé antérieure et celle de ses parents ; sur la durée et la marche de sa maladie, et sur les effets du traitement qu'il a subi antérieurement, etc. Tous ces faits, réunis et groupés par une opération intellectuelle obscure, et dont on a à peine la conscience, établissent dans l'esprit du médecin, et presque d'une manière latente, un certain nombre de présomptions, un commencement de preuves, si nous osons le dire, qui ont forcément de l'influence sur la manière dont on interprétera les symptômes proprement dits.

Cette enquête, en quelque sorte tacite et irréfléchie, est tellement réelle, qu'elle concentre toute l'attention de l'esprit sur un petit nombre de faits, à l'exclusion de tous les autres. Entrez dans un hôpital d'enfants, et à l'instant même vous penserez aux convulsions, aux méningites, aux accidents de la dentition, aux pneumonies lobulaires et aux broncho-pneumonies, aux fièvres éruptives, en un mot à toute la pathologie de l'enfance. Mais vous ne songerez ni aux maladies cancéreuses, ni aux affections du cœur ou des reins, ni à la goutte, ni au rhumatisme, parce que vous savez que l'on n'observe les cas de ce genre, en grand nombre, que dans les hôpitaux d'adultes et de vieillards.

L'esprit est si vivement influencé par les considérations de cet ordre, qu'il peut en résulter des erreurs plus ou moins sérieuses. Ainsi, par exemple, tout phénomène de suffocation, chez un enfant, éveille l'idée de croup, tandis qu'on ne songera pas même à cette maladie, s'il s'agit d'un adulte ou d'un vieillard ; on pensera alors à une affection syphilitique, tuberculeuse, cancéreuse du larynx, ou à une compression de la trachée par un anévrysme aortique ; et cependant l'adulte ou le vieillard peut être réellement atteint de croup, et non l'enfant. Ainsi encore, des convulsions chez un adulte feront redouter une affection cérébrale ou bien l'hystérie, l'éclampsie, une intoxication quelconque ; chez l'enfant, avant de songer à une affection du cerveau, on pensera à la dentition, à une maladie du tube digestif ou des voies respiratoires, ou à une fièvre éruptive. Dans un pays paludéen, toutes les maladies aiguës et chroniques, depuis la pneumonie et la suette jusqu'aux hydropisies, seront taxées de fièvres intermittentes larvées, et traitées en conséquence, bien qu'en réalité ces affections puissent avoir une origine toute différente. Les médecins de marine ont pu apprécier le ressemblance clinique de la colique sèche des pays chauds et de la colique de plomb. [[Les recherches si consciencieuses de M. Amédée Lefèvre (de Brest) ont pleinement confirmé cette manière de voir et ont établi que la colique des Antilles n'est autre qu'une colique saturnine. Depuis que l'attention est dirigée sur ce point et que des mesures administratives ont réduit au minimum les quantités de plomb de construction et d'ornement qui entrent dans la structure ou dans l'entretien du navire et excluent avec rigueur celui qui peut s'introduire dans les boissons et les aliments, le nombre des cas de colique sèche a singulièrement diminué dans la marine française. Aussi, les plus éminents parmi nos médecins de marine, MM. Dutroulau, Le Roy de Méricourt, Jules Rochard, M. Fonssagrives lui-même, qui avait autrefois soutenu le plus vivement la nature spéciale de la colique sèche, se sont-ils rangés à l'opinion de M. Lefèvre et admettent l'identité des deux affections (1) (*voy.* p. 174).]

Tout malade qui a pris de l'eau de Vichy est soupçonné de dyspepsie, de goutte ou de gravelle; tout individu qui a pris du mercure ou de l'iodure de potassium est inculpé de syphilis.

Comme on le voit, le médecin consulte, souvent d'une manière involontaire, les circonstances commémoratives; il ne peut pas et il ne pourrait pas se défendre de les prendre en considération; à son insu, elles entrent en ligne de compte dans le diagnostic qu'il va porter. Ce fait est démonstratif, car il prouve l'invincible nécessité de chercher, en dehors des phénomènes actuellement évidents et palpables, des éléments de diagnostic.

Il serait sans doute intéressant d'étudier, au point de vue du diagnostic, tout ce qui a trait aux signes commémoratifs; mais deux raisons s'opposent à ce que nous donnions tous les développements nécessaires à un pareil sujet. En premier lieu, l'étude de ces signes est entièrement du ressort de la pathologie générale : or, comme nous l'avons déjà dit, nous ne voulons pas introduire dans notre travail un travail d'une autre nature, un livre dans un autre livre. Et, d'un autre côté, l'analyse intime de ces signes, bien qu'indispensable, n'a ni la même urgence ni la même nécessité d'à-propos que celle des signes actuels. En effet, dans la clinique, ce qui est indispensable, urgent d'examiner, ce sont les faits présents, actuels, les symptômes; il

(1) Fonssagrives, *Hygiène navale*, 2e édit. Paris, 1872, p. 22.

ne faut en oublier aucun, au moment même où on examine, car ils sont variables, fugitifs ; au bout de quelques heures ils peuvent avoir disparu pour ne plus revenir, et il sera désormais impossible de savoir s'ils ont existé. Aussi est-il de toute nécessité que, dans un livre sur le diagnostic, on étudie spécialement ces signes, en indiquant les circonstances où ils existent, les cas où il faut les rechercher; cette exploration ne souffre ni retard ni délai. Mais il n'en est plus de même des signes commémoratifs : on peut aujourd'hui oublier d'en rechercher un, parce que demain il sera encore temps de s'en informer; ce signe, quel qu'il soit, comme, par exemple, l'existence d'une maladie antérieure, n'aura pas disparu à la façon d'un symptôme. En conséquence, comme il n'est pas d'une nécessité immédiate, le traité de diagnostic n'est pas tenu de l'enregistrer avec autant de rigueur que les symptômes.

Que l'on réfléchisse d'ailleurs à la marche de l'esprit dans l'opération intellectuelle du diagnostic, et l'on jugera mieux encore du peu d'utilité qu'il y aurait à donner de longs développements aux signes commémoratifs. On constate d'abord les symptômes, on commence à les grouper, à les réunir, pendant que l'on est au lit du malade; à peine s'est-on éloigné, que l'on cesse de pouvoir en recueillir les divers caractères ; la réflexion ne peut en rien retrancher, y rien ajouter. C'est surtout alors que l'intelligence se recueille et met en œuvre les matériaux récoltés, et particulièrement les signes commémoratifs ; ceux-là peuvent être interprétés, commentés et, s'il est nécessaire de leur attribuer une grande importance, c'est à un traité de pathologie générale et non à un traité clinique de diagnostic, que l'on aura recours.

C'est pour ce double motif que nous ne voulons pas donner une trop grande étendue à l'étude des signes anamnestiques.

Les *signes anamnestiques* ou *commémoratifs* se puisent à des sources nombreuses, puisque toute circonstance, de quelque nature qu'elle soit, capable de fournir un indice sur l'origine, la nature et l'espèce de la maladie, est un *signe diagnostique*. Cependant les plus importants se tirent des causes, de la marche des maladies et des influences thérapeutiques.

Comme il est fort indifférent de consulter tel signe commémoratif avant tel autre, et que, d'ailleurs, une classification empruntée à la pathologie générale n'aurait aucune espèce de valeur dans un livre du genre de celui-ci, nous ne mettrons en usage aucune espèce de classification. Nous nous occuperons successivement des sujets suivants : *âge, sexe, tempérament, constitution, hérédité, professions et habitudes, causes occasionnelles et déterminantes, maladies antérieures, marche des maladies, influence du traitement,* en les considérant comme des éléments de diagnostic.

I. — De l'âge, considéré comme élément de diagnostic

Les différents âges ont des aptitudes morbides différentes, et sont des causes prédisposantes puissantes, ou des *opportunités* à la maladie, comme dit l'école de Montpellier.

Nous ne croyons pas que l'on connaisse encore parfaitement les conditions organiques et dynamiques qui président au développement des maladies de chaque âge. Néanmoins voici celles que l'on connaît le mieux.

Au point de vue matériel, l'*enfant* est un être dont les tissus sont mous, peu résistants, infiltrés de liquides, et que l'on a à juste raison comparés à un *tissu muqueux* ou à une *éponge organique pleine de fluides blancs*. Chez l'enfant, la charpente osseuse et musculaire est fort peu prononcée, mais le tissu cellulaire domine. Le système nerveux est très-développé. Les fonctions respiratoires, circulatoires et digestives s'exercent avec une grande puissance. Les sécrétions et les absorptions sont fort actives. Enfin, la peau et les muqueuses sont très-impressionnables.

Au point de vue dynamique, les fonctions nerveuses priment toutes les autres ; les divers modes de sensibilité s'éveillent facilement et font naître des réactions si énergiques, que la maladie peut en naître sans qu'il y ait trace de lésion appréciable. Enfin, il ne faut pas oublier que l'enfant est en voie d'*évolution*, et que les causes morbides agiront surtout sur les fonctions qui président avec le plus d'activité au développement.

Chez le *vieillard*, la destruction commence pendant la vie ; elle s'opère dans l'intimité des tissus, par une absorption lente, qui raréfie les organes et en diminue la densité et la résistance. Cette évolution rétrograde, décomposante, a été ingénieusement désignée par Canstatt, sous le nom d'*involution*.

La circulation se ralentit et se *retrécit* chez le vieillard, surtout dans la partie artérielle ; les artères se laissent envahir par l'ossification et perdent leur élasticité ; les capillaires sont moins perméables au sang ; et, par opposition, les veines prennent une suractivité fonctionnelle ; comme si elles emportaient, chaque jour, quelque peu des éléments composants du corps. Les os et les muscles s'atrophient, la graisse disparaît. La peau s'amincit et se parchemine ; elle se couvre d'une espèce de desquamation épidermique, pénétrée d'une matière colorante jaune, et à laquelle se fixent quelques corps étrangers ; il en résulte des *scories* qui diminuent la puissance et l'étendue des fonctions cutanées.

Les fonctions cérébrales s'engourdissent ; l'indifférence pour les objets extérieurs et pour l'humanité s'établit et crée un étroit égoïsme, qui rend la vieillesse presque haïssable. Aussi n'attendez dans la vieillesse aucune de ces maladies mentales qui dérivent de l'exaltation des facultés affectives ; ces facultés n'existent plus.

D'un autre côté, la laxité des tissus permet les engorgements passifs et les dépôts de toutes sortes de matières organiques.

On doit remarquer surtout chez les vieillards la suppression de la puissance génitale ; et les Allemands se sont demandé si cette fonction, ne s'exerçant plus pour la création d'êtres extérieurs et indépendants, ne se *retournait* pas contre l'individu lui-même, et ne devenait pas ainsi l'origine des lésions organiques. La puissance plastique et génératrice ne cesserait que dans son mode d'expression et non dans son but : nulle à l'extérieur, elle deviendrait intérieure !

Enfin, une dernière remarque et une dernière comparaison entre les vieillards et les enfants, plus tranchée peut-être que toutes les autres : chez les enfants, il y a *synergie*, *consensus* de tous les organes ; les sympathies s'éveillent avec une extrême facilité. La moindre lésion produit une fièvre intense et des troubles nerveux ; souvent les enfants succombent à ces accidents sympathiques, tandis que la lésion a déjà disparu ; aussi les enfants n'ont que de rares et légères lésions anatomiques. Les vieillards sont si peu impressionnables dans leur ensemble, les fonctions se sont tellement isolées, qu'on voit souvent les lésions les plus graves ne pas provoquer de fièvre, ne pas déterminer leurs symptômes habituels et rester *latentes*. On voit des vieillards mourir subitement et présenter des pneumonies suppurées, dont rien n'accusait l'existence. Par cette raison, on comprend que les lésions anatomiques peuvent prendre un grand développement et se multiplier chez les vieillards, comme elles ne le feraient pas chez l'enfant.

Il est inutile de tracer maintenant le tableau des conditions anatomiques et dynamiques de l'adulte ; elles tiennent le milieu entre celles des âges précédents. Mais le double fait qui caractérise surtout cet âge, c'est : la puissance génératrice dans tout son développement, et la puissance intellectuelle, qui est une porte toute nouvelle ouverte aux influences morbides.

Nous n'avons pas besoin d'insister pour faire comprendre comment ces conditions matérielles et fonctionnelles deviennent causes prédisposantes aux maladies. Si nous en avons parlé, c'est que, en clinique, il ne faut jamais les perdre de vue, parce qu'elles servent puissamment au diagnostic.

Voici maintenant comment on devra procéder, et comment, lorsqu'on voudra tenir compte de l'âge, on devra utiliser les matériaux fournis par les symptômes.

De quelques groupes de symptômes. — Valeur diagnostique selon les âges.

Fièvre et affections fébriles. — L'existence de la fièvre, chez un jeune enfant, ne peut fournir aucun renseignement utile : cet état tient à tant de causes, depuis la plus légère jusqu'à la plus grave, qu'il faut simplement le considérer comme un indice de maladie, mais nullement comme un signe de quelque valeur ; la simple piqûre d'une épingle, des coliques, la diarrhée, l'éruption d'une dent, des vers en sont aussi bien la cause qu'une pneumonie ou une méningite. Il faudra, pour établir le diagnostic, avoir recours à d'autres symptômes.

Dans la deuxième enfance, la fièvre peut être une simple fièvre de croissance, ou une fièvre éphémère ; mais elle doit principalement éveiller l'idée de méningite, de pneumonie et surtout de fièvre éruptive.

Chez les jeunes gens et chez les adultes, la fièvre peut encore, quoique moins souvent, annoncer une fièvre éruptive. A cet âge, on craindra surtout une fièvre typhoïde. Mais cette dernière probabilité écartée, la fièvre prend une signification bien plus marquée et bien plus précise que dans les cas précédents. En effet, dans cette période de la vie, plus forte et plus résistante, et où les sympathies n'ont plus la même énergie et la même délicatesse que chez les enfants, la fièvre ne s'allume pas pour de légers motifs; elle a presque toujours pour base et pour *substratum* une *lésion* matérielle appréciable; en un mot, elle est presque toujours symptomatique. C'est alors qu'il convient de penser aux pneumonies, pleurésies, entérites, à la méningite, à l'érysipèle, à un phlegmon, à un rhumatisme, etc. Enfin si la fièvre se développe ou persiste dans la convalescence d'une maladie, craignez encore l'existence d'une inflammation localisée et mal définie par ses symptômes. C'est ainsi que la fièvre, dans la convalescence d'un rhumatisme articulaire aigu, témoigne de quelque lésion persistante vers les séreuses du cœur, la plèvre, etc. Nous ne parlerons pas ici des fièvres intermittentes, parce que c'est d'une manière accidentelle qu'elles sont plus communes chez l'adulte qu'à tout autre âge.

L'état fébrile s'établit difficilement chez le vieillard; mais il a une signification plus nette encore et plus accusée que chez l'adulte : il ne faut plus penser à une maladie essentielle; c'est à une lésion organique qu'on a affaire. Seulement l'attention se portera tout naturellement vers les affections tout particulièrement propres à cet âge : les pleurésies et les pneumonies *latentes*, les maladies cérébrales, les affections de la vessie et de la prostate, les néphrites, les suppurations profondes, les lésions organiques à leur dernière période, les érysipèles et les affections gangréneuses.

Mais la fièvre peut revêtir *différentes formes*; et, selon l'âge encore, les présomptions varieront. La *fièvre ataxique* indiquera : chez l'enfant, une méningite; chez l'adulte une pneumonie du sommet, une fièvre typhoïde, une fièvre puerpérale, un typhus, ou toute autre affection pestilentielle; chez le vieillard enfin, une espèce particulière de ramollissement du cerveau (*forme ataxique*, Durand-Fardel).

— La fièvre adynamique n'est pas commune chez les enfants; chez l'adulte, elle signifie : fièvre typhoïde, inflammation phlegmoneuse ou parenchymateuse, maladie pestilentielle ou intoxication, phlébite, diathèse purulente, fièvre puerpérale, etc.; chez le vieillard : érysipèle, pneumonie, maladie de l'appareil urinaire.

État cachectique, fièvre hectique. — Émaciation, amaigrissement, face ridée, bouffissure des téguments, œdème des jambes, signes variés d'anémie, faiblesse extrême, diarrhée suivant l'ingestion de la plus petite quantité de nourriture, fièvre continue avec exacerbations vespérines, tendance aux coagulations veineuses, à l'œdème douloureux consécutif.

Chez l'enfant, cet état accompagne la diathèse tuberculeuse, la syphilis congénitale. C'est souvent l'indice d'une nourriture insuffisante ou nuisible. Chez l'adulte, il se développe à la suite des maladies graves et dans leur période ultime, dans la cirrhose, la tuberculisation, le cancer, etc. Chez le vieillard, c'est l'indice ordinaire des affections organiques.

État chloro-anémique. — Plus fréquent chez les jeunes sujets et surtout chez les jeunes filles. Pâleur cireuse des téguments, décoloration des gencives, face bouffie surtout le matin, léger œdème des pieds. Pouls faible, dépressible; palpitations, impulsion du cœur, dilatation de ses cavités. Souffle doux aortique et carotidien; essoufflement; faiblesse musculaire, troubles gastriques variés, névralgies diverses.

Cet état peut s'observer chez l'adulte à la suite des privations, dans la convalescence des maladies graves. On le rencontre souvent chez les femmes après les couches, surtout quand elles ont donné lieu à d'abondantes hémorrhagies. Il est primitif chez les jeunes sujets à la période de croissance, et chez les jeunes filles en particulier au moment où s'établit la menstruation. Chez ces dernières, on constate souvent une fausse pléthore s'accusant par une coloration vive du visage, un certain degré d'embonpoint, une apparence générale de santé. Les bruits de souffle, les palpitations, les troubles de la menstruation permettent d'éviter l'erreur et d'instituer une thérapeutique rationnelle.

État asphyxique.— Jusqu'à l'âge de dix ans environ : croup, corps étrangers dans les voies respiratoires, phthisie granuleuse, tuberculisation des ganglions bronchiques, cyanose par persistance du trou de Botal. Chez les jeunes gens : phthisie aiguë. Chez l'adulte : maladie syphilitique du larynx, phthisie, maladie du cœur, asthme héréditaire, bronchite capillaire. Chez les vieillards : maladies du cœur, emphysème pulmonaire, bronchite chronique simulant la phthisie (Laënnec).

Éruptions cutanées. — Chez l'enfant : toutes les fièvres éruptives, et, de plus, l'intertrigo, l'érythème, l'urticaire, le lichen, le strophulus, les feux de dents, l'ecthyma, le pemphigus. Chez l'adulte : toutes les maladies de la peau, et notamment les affections syphilitiques. Dans la vieillesse : le lichen et le prurigo, l'eczéma chronique, le psoriasis.

Accidents cérébraux. — Les très-jeunes enfants n'ont pas de *délire de l'intelligence*, mais du *délire des muscles*, c'est-à-dire des *convulsions*. Or, les convulsions n'ont nullement la même valeur, aux divers âges de la vie. Chez les très-jeunes enfants, elles peuvent reconnaître pour causes : la méningite, les hémorrhagies méningées liées à la dentition (de un à deux ans) ; mais elles sont bien plus souvent le résultat sympathique de troubles du tube digestif, comme la dentition elle-même, les indigestions, la présence de vers dans l'intestin, et beaucoup d'autres causes aussi légères, quelquefois étrangères aux voies digestives. Ces convulsions sympathiques ne sont pas graves habituellement. Dans quelques cas exceptionnels elles ont cependant pu déterminer la mort, indépendamment de toute lésion primitive des centres nerveux.

Chez les jeunes gens, les convulsions sont souvent le résultat d'une épilepsie commençante, de la chorée réelle ou simulée, de la présence de tumeurs tuberculeuses dans les centres nerveux, etc.

Les adultes, dont les sympathies cérébrales sont moins marquées, n'ont qu'un petit nombre d'accidents convulsifs ; ce sont, chez les hommes : les convulsions de l'épilepsie ; chez les femmes, celles de l'hystérie et de l'éclampsie. Mais, ici, il faut ajouter quelques autres formes d'affections convulsives, auxquelles l'âge adulte est plus particulièrement soumis, en raison des habitudes, des professions et des conditions au milieu desquelles il se trouve placé : nous voulons parler du tétanos, de la rage, de l'ergotisme, des convulsions saturnines et urémiques.

Les *affections délirantes* sont propres aux adultes et aux vieillards. Chez les hommes, on remarque surtout le *delirium tremens*, ou délire alcoolique, l'encéphalopathie saturnine délirante, le délire symptomatique de la fièvre typhoïde et d'un grand nombre de phlegmasies ; chez les femmes, la manie puerpérale, le délire hystérique. Chez les vieillards, le délire se lie à presque tous les cas de fièvre adynamique ou ataxique, liés eux-mêmes aux affections des poumons et des organes urinaires.

Accidents pulmonaires. — Il existe souvent un ensemble de symptômes qui indiquent, d'une manière évidente, une affection des voies respiratoires, et dont aucun cependant n'est caractéristique ; tels sont : la dyspnée, la fréquence de la respiration, la toux, la douleur de côté, l'expectoration, les crachats sanguinolents, et quelquefois des phénomènes plus ou moins sérieux d'asphyxie.

Dans ces cas, la considération de l'âge, sans établir un diagnostic précis, fixera l'attention sur tel ou tel groupe d'affections, établira des présomptions en faveur de telle ou telle espèce morbide, et fera, par conséquent, une élimination essentiellement utile.

Dans la première et la deuxième enfance, les affections dominantes sont surtout : la laryngite simple, le croup et la laryngite striduleuse, les bronchites de diverses espèces, les broncho-pneumonies, la pneumonie catarrhale, la pneumonie lobulaire peut-être, la tuberculisation des ganglions bronchiques. On n'oubliera pas les corps étrangers introduits accidentellement dans les voies respiratoires.

Chez l'adulte, on soupçonnera surtout les laryngites chroniques simples, les laryngites syphilitique, tuberculeuse, l'angine de poitrine, les pleurésies, les pneumonies franches, la phthisie, l'apoplexie pulmonaire, la gangrène du poumon, et, dans le cours des maladies aiguës, comme la fièvre typhoïde, on pensera à l'engouement sanguin, connu sous le nom de pneumonie hypostatique.

Les mêmes accidents, observés chez un vieillard, donneront lieu de penser à l'emphysème, à la dilatation des bronches, au catarrhe, à la pneumonie, ou bien à des affections étrangères agissant sur la trachée et les bronches, comme l'anévrysme de l'aorte.

Accidents cardiaques. — Les enfants peuvent offrir des exemples de presque toutes les maladies des centres circulatoires; mais la fréquence de ces affections est peu considérable chez eux, et l'on ne doit se décider que par des signes très-évidents à en poser le diagnostic. La seule qu'il soit permis de reconnaître, plutôt par l'âge que par les symptômes, est la persistance du trou de Botal.

Chez le vieillard, on soupçonnera les anévrysmes aortiques et les ossifications des orifices du cœur; et, chez l'adulte, les affections inflammatoires aiguës ou chroniques du cœur et toutes les conséquences qui peuvent en dériver.

Accidents abdominaux. — Nous ne souscrivons nullement à cette ancienne sentence qui attribue aux enfants les maladies de la tête, aux adultes les affections de la poitrine, aux vieillards les maladies abdominales. A chaque âge, on observe plusieurs affections de chacune de ces trois cavités. Ainsi, les enfants ont aussi bien des maladies abdominales que les adultes et les vieillards. Mais il est certain que chaque âge a ses espèces, ou du moins ses formes de prédilection.

Rien n'est plus tranché pour les maladies abdominales. Chaque âge a, pour ainsi dire, sa liste particulière.

Les enfants ont toutes les espèces de stomatites, excepté la stomatite mercurielle; la gangrène de la bouche, le ramollissement de la muqueuse de l'estomac, diverses espèces d'entérites, le carreau ou tuberculisation des ganglions mésentériques, la dysentérie, très-peu d'affections du foie. Enfin, à l'exception des calculs vésicaux, les affections des voies urinaires sont à peu près inconnues dans l'enfance.

C'est surtout chez les jeunes gens et les adultes qu'on observe la stomatite mercurielle, le spasme de l'œsophage, la gastralgie, les entérites inflammatoire, tuberculeuse, typhoïde; la dysentérie aiguë et chronique, les perforations intestinales; la péritonite aiguë simple, tuberculeuse, ou par perforation; c'est chez eux aussi, en raison des conditions hygiéniques auxquelles leur âge les expose, qu'on observe les engorgements du foie ou de la rate, consécutifs aux fièvres paludéennes, et, enfin, la cirrhose.

A l'âge de retour appartiennent à peu près exclusivement: les nombreuses variétés de dyspepsie, l'ulcère simple chronique et le cancer de l'estomac, le cancer de l'intestin, les coliques hépatiques ; les affections mal définies du foie, qui se rattachent à la disposition hémorrhoïdaire ; les diverses espèces d'ascites et d'hydropisie des organes abdominaux.

Dans la vieillesse confirmée, on remarque surtout : les indigestions, qui dérivent d'une mastication et d'une insalivation incomplètes ; puis les diarrhées, sans lésion artérielle appréciable ; et souvent la lientérie, ou évacuation de matières alimentaires à peine digérées. A cette époque de l'existence, l'estomac est, tout à la fois, fort actif et très-peu sensible : les repas peuvent, sans danger, être fréquents et abondants, et les aliments les plus indigestes et les plus excitants sont bien supportés ; il semble que toute l'activité vitale se soit concentrée dans ce viscère. Peut-être faut-il attribuer à cette cause le nombre peu considérable des affections abdominales chez les vieillards.

Affections arthritiques. — Depuis le remarquable travail de Beylard, représentant des opinions de Trousseau, il règne une véritable incertitude sur la distinction du rachitisme et de l'ostéomalacie. Mais il serait injuste de récuser les travaux de médecins aussi compétents que Bouvier (1), et il faut, au moins, connaître les opinions des uns et des autres.

Selon Beylard, rachitisme et ostéomalacie sont tout un, Trousseau a confirmé cette doctrine, qui est sienne (2). Cependant, selon Bouvier, ce sont des affections différentes : la première, propre à l'enfance ; la seconde, particulière à l'adulte. A notre point de vue, cette dernière manière de voir nous suffit ; et, sans rien préjuger au fond, nous nommerons *rachitisme* toute déformation du système osseux dans l'enfance, et *ostéomalacie* toute déformation analogue chez l'adulte. Comme on le voit, sans chercher à résoudre

(1) Bouvier, *Leçons cliniques sur les maladies chroniques de l'appareil locomoteur*. Paris, 1858.

(2) Trousseau, *Clinique médicale de l'Hôtel-Dieu de Paris*. 5e édit. Paris, 1877, t. III, p. 521.

la question du principe, nous devons faire remarquer que c'est à la *circonstance d'âge* que l'on doit la distinction d'accidents qui ont, d'ailleurs, quelque ressemblance.

Mais il y a quelques faits mieux établis : le gonflement des os dans leur longueur (os du métacarpe et du métatarse), les tumeurs blanches des articulations sont, dans l'enfance, presque certainement de nature scrofuleuse ; tandis que, dans l'âge adulte et dans la vieillesse, on doit les rapporter à une cause rhumatismale, goutteuse ou syphilitique.

Les indications que nous venons de donner sont longues, mais cependant elles sont fort incomplètes. Nous avons voulu montrer seulement comment il convient de procéder, et dans quel esprit on doit diriger ses recherches, lorsque l'on veut appuyer son diagnostic sur des renseignements commémoratifs ou anamnestiques (1).

II. — Du sexe, considéré comme élément de diagnostic

La pathologie de l'homme et celle de la femme présentent certainement des différences radicales à certains égards ; et ce serait plus qu'une naïveté d'indiquer celles qui résultent tout naturellement de la dissemblance de certains organes. Mais il peut être utile cependant de montrer qu'à d'autres égards, la *physiologie pathologique* diffère dans les deux sexes.

Il est incontestable que, l'appareil génital excepté, les maladies de tous les organes dans les deux sexes sont entièrement semblables ; que les fièvres, les maladies pestilentielles, les intoxications les atteignent également l'un et l'autre. Mais il est bien certain, aussi, que chaque sexe a un mode de *fonctionnement* particulier, une manière propre de réagir, une façon spéciale de répondre aux causes morbides. Et, de là, résultent des différences notables dans l'expression et dans la forme des maladies. Ajoutons aussi que les habitudes, les professions différentes de l'homme et de la femme, exposant les deux sexes à des influences morbides distinctes, doivent faire naître dans l'expression pathologique des différences, sinon de nature, du moins de fréquence.

(1) Consulter, pour l'influence de l'âge sur les maladies, Proust. *Traité d'hygiène publique et privée.* Paris, 1877, p. 105.

Nous n'indiquerons qu'un petit nombre de circonstances où la considération du sexe doit faire porter un jugement différent sur la valeur diagnostique de tel ou tel symptôme, de tel ou tel groupe d'accidents morbides. Il faudrait un volume pour traiter ce sujet complétement ; or, notre intention, comme nous l'avons déjà dit, n'est que d'indiquer la manière de procéder dans l'appréciation des signes commémoratifs.

L'**état fébrile** ne résulte, chez l'homme, que de causes puissantes, et, en général, de causes physiques, comme les fatigues, les excès de tout genre, les influences de climat, de saison, d'épidémie, de localité. Chez la femme, au contraire, la fièvre s'allume souvent par suite d'influences purement morales, en raison de la prépondérance et de la toute-puissance d'action du système nerveux.

De telle sorte que l'état de pyrexie, chez un homme, ne donne pas lieu à soupçonner autre chose que les causes que nous venons d'énumérer. Mais s'il s'agit d'une femme, lorsque vous aurez parcouru vainement la liste de toutes ces causes, il vous restera encore à faire la part des influences morales ; et, en effet, lorsque vous croirez avoir trouvé quelque cause physique et bien manifeste, vous ne serez pas peu surpris de découvrir, à votre grande confusion, les effets évidents du système nerveux. Une émotion, une contrariété, la colère, une simple douleur de névralgie, une attaque de nerfs, donnent naissance à la fièvre aussi bien qu'une inflammation ou une lésion traumatique.

Ainsi, chez la femme, la fièvre est moins significative que chez l'homme, parce qu'elle résulte chez elle d'un plus grand nombre de causes.

Accidents nerveux. — Si on les considère chez la femme, on les rapportera bien plus ordinairement que chez l'homme à une névrose ; ou, pour mieux dire, on ne se décidera qu'avec la plus grande difficulté, dans ce sexe, à rattacher ces accidents à une cause matérielle, à une lésion organique. Et, de là, ainsi que nous l'avons dit dans nos considérations générales, il peut résulter des erreurs de diagnostic fâcheuses pour l'application thérapeutique. Que l'on voie par exemple, chez une femme, une légère hémiplégie, puis une attaque convulsive simple ou épileptiforme, on pensera de suite à l'hystérie, tandis que, chez un homme, on redouterait une tumeur intra-crânienne ; et cependant ces phénomènes peuvent très-bien, chez la première, être aussi le résultat d'une tumeur. Nous avons, dans notre première partie, cité un remarquable exemple de ce genre d'erreur (*voy.* pages 61 et 169). Il est bien rare que, même prévenu, l'on parvienne à l'éviter. Mais, après tout, pour quelques erreurs, il ne faudrait pas négliger de prendre en considération la différence des sexes, qui est d'une si haute importance pour le diagnostic.

Des *attaques convulsives*, chez la femme, n'inspirent que peu de frayeur ; car elles résultent, dans l'immense majorité des cas, de simples émotions morales, du tempérament nerveux, ou bien de l'hystérie, de la chorée, etc. Chez l'homme, des accidents semblables donneront des craintes bien plus sérieuses, car elles feront porter un jugement tout différent sur la nature de la maladie. En effet, on pensera à l'épilepsie simple, à l'épilepsie saturnine, au ramollissement du cerveau, à une tumeur, etc.

Les attaques convulsives, accompagnées d'anasarque et d'albuminurie, seront encore interprétées différemment chez l'homme et chez la femme ; dans le premier cas, il s'agit, à n'en pas douter, d'une maladie de Bright, presque nécessairement mortelle (*urémie*) ; chez la femme, dans l'état de grossesse, bien entendu, ce n'est le plus ordinairement qu'une *éclampsie*, grave sans doute, mais très-souvent guérissable.

Des considérations analogues s'appliquent au *délire*.

Mais c'est surtout dans les *paralysies* que les différences sexuelles sont tranchées. Une hémiplégie, une paraplégie, chez une jeune femme, éveilleront très-ordinairement l'idée de névrose, facilement guérissable. Chez l'homme, ce sera une lésion grave des centres nerveux, presque toujours incurable, ou suivie d'infirmités. La paralysie de la vessie est encore un résultat fréquent de névrose chez la femme ; et, chez l'homme, elle fera soupçonner une affection des reins, de la vessie, de la prostate, de l'urèthre, etc.

Nous ne poursuivrons pas plus loin cette comparaison.

Cependant, nous ferons observer que les différences sont beaucoup moins tranchées pour les **accidents thoraciques, cardiaques, abdominaux.**

Mais il est un fait que nous ne devons pas oublier de mentionner, c'est la *simulation*.

Le caractère de la femme est enclin à la dissimulation et à la fraude, soit par une disposition naturelle, soit par l'effet de l'éducation. De sorte que tout médecin attentif se tient sur ses gardes et se défie toujours de quelque supercherie, quand il s'agit d'examiner une femme malade. C'est surtout dans les services d'hôpitaux que l'on a de fréquents exemples de *simulation* ou de *dissimulation* de maladie.

Nous avons vu, dans les hôpitaux, bien des maladies simulées, comme dans les cas suivants; une femme buvait le sang des saignées faites aux malades, et elle le vomissait ensuite, pour faire croire à une *hématémèse;* une autre avait, tous les quinze jours, quelques bulles de *pemphigus* : c'était l'effet de l'application d'un peu de poudre de cantharides; une autre remettait tous les matins au médecin un flacon d'urine de la nuit; c'était un peu de liquide puisé dans son pot de tisane!

Ainsi donc, par ce fait même que l'on a affaire à une femme, le diagnostic doit être entouré de plus de précautions, et le jugement définitif suspendu plus longtemps que quand il s'agit d'un homme.

III. — De la constitution et du tempérament, considérés comme éléments de diagnostic

Il nous a toujours semblé que l'on tire peu de parti de l'examen de la *constitution* et du *tempérament*, pour le diagnostic des maladies; ces deux manières d'être fournissent bien plus de lumières au pronostic et à la thérapeutique.

Il n'existe que trois *constitutions : faible*, *moyenne* et *forte*. Or, rien ne prouve que l'une d'elles expose plus particulièrement aux influences morbides; les constitutions fortes ne sont pas plus exposées aux maladies inflammatoires que les faibles; et celles-ci ne sont pas plus que les fortes affectées par les lésions organiques. Les seules différences que les constitutions impriment aux maladies sont des différences de forme, d'intensité et de gravité. Le diagnostic ne peut donc tirer de cette source aucun renseignement.

On a dit que le *tempérament* lymphatique expose aux scrofules, à la phthisie : le tempérament pléthorique et sanguin, aux maladies inflammatoires ; le tempérament bilieux, aux affections gastriques et bilieuses, aux hémorrhoïdes ; le tempérament nerveux, aux maladies nerveuses, telles que l'hystérie, l'hypochondrie, la gastralgie, les névralgies, l'asthme, etc. Tout cela est sans intérêt pour le diagnostic, car les apparences extérieures de tous ces groupes d'affections sont toujours assez tranchées, pour qu'il soit inutile de chercher des renseignements accessoires dans la constitution et le tempérament.

On a établi encore qu'il y a des constitutions morbides, telles que : les constitutions goutteuse, rhumatismale, hémorrhoïdaire, scrofuleuse. Celles-ci ont une utilité plus réelle, mais par une raison fort simple : c'est qu'elles sont déjà des manifestations de la maladie dont elles empruntent la dénomination.

Ainsi, un enfant présente des chairs molles et flasques, de la pâleur de la peau ; le tissu cellulaire est abondant et infiltré de graisse et de sérosité : la face est large et carrée, les angles des mâchoires sont saillants ; le nez est relevé, large à la racine ; les pommettes sont saillantes ; la lèvre supérieure est épaisse, etc. ; on dit que cet enfant a une *constitution scrofuleuse*. S'il lui survient un abcès aigu ou chronique, cet abcès est dit *scrofuleux*, non d'après ses caractères, mais d'après ceux de la constitution.

Dans un cas pareil, il semble que la considération de la constitution ait été utile, comme renseignement commémoratif, pour établir le diagnostic. Il n'en est rien cependant, car ces prétendus signes de constitution scrofuleuse sont déjà les premiers symptômes de la scrofule elle-même.

Nous ne nions pas, qu'on le croie bien, l'influence de la constitution et du tempérament sur la production, et surtout sur la forme et la gravité des maladies ; mais nous ne croyons pas que l'on puisse en tirer des renseignements fort utiles pour le diagnostic.

IV. — De l'hérédité, considérée comme élément de diagnostic

Les influences héréditaires s'exercent dans de larges proportions dans l'ordre pathologique, et le diagnostic y trouve d'utiles renseignements. Malheureusement la question a été étudiée presque exclusivement au point de vue physiologique(1); tandis que, sous le point de vue pathologique, ce sont constamment les mêmes faits qui sont reproduits par les auteurs.

Il y a plusieurs points à considérer dans l'hérédité : 1° elle dérive de l'un des parents ou des deux; 2° elle s'exerce par des parents sains, mais placés dans des conditions particulières, et qui, par suite, donnent naissance à des enfants malades; 3° elle reproduit, chez les enfants ou les adultes, des maladies identiques à celles des parents; 4° enfin, elle produit des maladies transformées.

Tout à côté de l'hérédité morbide, nous indiquerons cette singulière hérédité de constitution, en vertu de laquelle l'aptitude ou la résistance morbides sont semblables dans plusieurs générations consécutives, bien qu'il n'y ait aucune hérédité de maladies à proprement parler. Ainsi, nous connaissons une famille où la première pneumonie est mortelle. Tout le monde sait que pendant trois générations, la famille de Fodéré a été réfractaire à la variole. Mais, ici, il faut ajouter que ces aptitudes ou ces résistances ne se perpétuent pas indéfiniment; elles tendent à disparaître, pour replacer l'individu dans les conditions communes.

Avant d'étudier la valeur diagnostique de l'hérédité, nous avons à présenter une considération importante, et dont il est rarement parlé dans les traités de pathologie générale.

Les maladies aiguës, et spécialement celles qui proviennent des causes extérieures, soit communes (froid, chaleur, climats, saisons), soit spéciales ou spécifiques (variole, rougeole, etc.), ne sont pas propres à l'individu; elles n'ont pas en lui leur racine, leur raison d'être; elles l'atteignent, il est vrai, mais d'une manière transitoire; elles peuvent modifier sa constitution, et la preuve, c'est que quelques-unes créent une immunité particulière; mais,

(1) Prosper Lucas, *Traité philos. et physiol. de l'hérédité*, etc. Paris, 1847-1850, 2 vol. in-8. — Consulter aussi : *Note sur l'hérédité*, etc., par M. Littré, dans *Manuel de physiologie*, de J. Müller, t. II, p. 799, 2e édit. Paris, 1851. — Luys, *Des maladies héréditaires*, thèse d'agrégation, 1863. — Auguste Voisin, *Nouveau Dictionnaire de médecine et de chirurgie pratiques*. Paris, 1873, t. XVII, art. *Hérédité*.

une fois épuisées, l'individu n'en est plus malade, et il n'en conserve pas de levain transmissible. Mais, par opposition, les maladies chroniques et organiques trouvent leur origine dans l'individu; elles dépendent de la constitution intime de ses tissus et de sa manière de fonctionner; enfin, elles ne viennent pas de causes extérieures. Aussi, a-t-on pu résumer ce fait dans cet aphorisme plein de sens et de profondeur : *Les maladies aiguës sont les maladies de l'espèce; les maladies chroniques sont celles de l'individu.*

Or, on comprend que, si les maladies chroniques ont leur origine dans la constitution individuelle, dans la composition intime de toute sa substance, ce seront les seules qui se transmettront le plus facilement par l'hérédité; car le père donnera à ses enfants une constitution semblable à la sienne et apte aux mêmes actes morbides. Aussi, en réalité, les maladies chroniques sont-elles, à peu près, les seules franchement héréditaires.

Nous ne donnerons maintenant que par quelques exemples un rapide aperçu des maladies de ce genre.

Les **fièvres** ne sont pas héréditaires; et, en effet, on ne les voit pas se transmettre, bien que quelques-unes modifient la constitution au point de produire une immunité pour le reste de la vie. Le seul exemple contraire se voit dans la variole, qu'un enfant nouveau-né peut présenter, lorsque sa mère en est atteinte ou lorsqu'elle a été soumise seulement à l'infection varioleuse.

Les **phlegmasies** ne présentent pas davantage le caractère héréditaire.

Mais en général, ainsi que nous l'avons dit, ce caractère est très-manifeste dans un grand nombre de **maladies chroniques**. Ici se présentent les variétés que nous avons indiquées au commencement de cet article.

1° Nous laissons aux physiologistes le soin d'apprécier le rôle qui revient au père ou à la mère dans la transmission des maladies, et nous n'en parlerons que dans un seul cas spécial.

2° Tous les médecins ont reconnu que les personnes affaiblies par les privations, la misère, des maladies antérieures, par une cachexie syphilitique, paludéenne, chlorotique, etc., engendrent des enfants scrofuleux Aussi avait-on cru pouvoir dire que la scrofule est, par voie héréditaire, l'*aboutissant* de *toutes les cachexies* et de *toutes les diathèses*. Cela n'est pas exact : la scrofule n'est pas une *diathèse transformée*; c'est une maladie spontanée chez un enfant né faible.

Dans ce cas, la scrofule n'est pas un *héritage direct*; c'est un dérivé, un effet presque nécessaire d'une faiblesse héréditaire de constitution; ce n'est pas un résultat primitif, c'est un résultat détourné et de seconde main, pour ainsi dire.

Ce que nous disons de la scrofule, nous pourrions aussi le dire de beaucoup d'autres affections, comme le tubercule, le rachitisme, l'ostéomalacie, l'état invétéré de chloro-anémie, etc.

Dans les cas de ce genre, le diagnostic s'éclaire jusqu'à un certain point de la connaissance soit des maladies, soit surtout de l'état de débilité évidente des parents.

Nous voudrions pouvoir accepter les idées ingénieuses de Lugol (1) sur l'origine de la scrofule, dans quelques circonstances. Mais ces opinions ont été fortement combattues par Bazin (2). Selon Lugol, la disproportion d'âge entre les parents, la faiblesse de l'un d'eux, le grand nombre de couches, seraient souvent le point de départ des affections scrofuleuses, bien que ni l'un ni l'autre des parents n'en présentât de trace manifeste.

3° Il y a des maladies qui se produisent *en nature*, c'est-à-dire identiques à celles des parents. La syphilis se reproduit sous forme d'accidents secondaires et tertiaires, semblables à ceux du père ou de la mère; le cancer se reproduit comme cancer, le tubercule comme tubercule, le rachitisme comme rachitisme, etc.; il en est souvent de même de la goutte, du rhumatisme, du diabète, etc.

On comprend toute l'utilité que tire le diagnostic de renseignements de cette nature.

Il serait hors de notre sujet de faire remarquer que cette hérédité de maladies semblables n'est pas toujours congénitale; ainsi, un individu né de parents cancéreux n'est affecté lui-même de cancer que vers l'âge de retour, c'est-à-dire à quarante-cinq ou cinquante ans. Mais, d'autres fois, le début est plus prompt : un enfant, né de parents syphili-

(1) Lugol, *Recherches sur les scrofules*. Paris, 1814, in-8.
(2) Bazin, *Leçons sur les scrofules*. Paris, 1857, in-8.

tiques, est syphilitique à la naissance ou au bout de deux ou trois mois.

Faut-il admettre que l'hérédité *ravive* le virus syphilitique; et que les accidents secondaires du nouveau-né redeviennent contagieux, tandis que ceux du père ne le sont pas? faut-il croire aussi que l'enfant syphilitique soit une cause d'intoxication pour sa mère? Ces opinions neuves et hardies de M. Diday (1) n'ont pas encore reçu la confirmation de l'expérience. Nous les avons signalées parce que l'on comprend combien il serait important, pour le diagnostic et l'étiologie de la maladie, d'être fixé à cet égard.

4° Il est enfin un dernier point de la plus haute importance et qui domine toute la pathologie : nous voulons parler des maladies que l'hérédité *transforme*. Si les questions que soulève ce sujet étaient résolues, il ne resterait plus aucun doute sur les *liens de parenté* qui unissent certaines maladies; la notion des *entités pathologiques* et celle des *groupes morbides* seraient acquises à la science.

En restant dans le domaine des faits, voici ce que l'on voit d'une manière évidente :

Parmi les descendants des *scrofuleux*, les uns sont scrofuleux, les autres sont polysarciques, les autres idiots ou fous, les autres impuissants; chez les femmes, on observe la tendance à l'avortement. Or, tous ces derniers ne sont pas scrofuleux, et il semble que la scrofule ait dévié pour se transformer en maladies différentes. Enfin il n'est douteux pour personne que certaines maladies cutanées, l'impétigo, certains eczémas sont quelquefois l'unique expression de la scrofule héréditaire.

Comment peut-on prouver que ces accidents sont d'origine scrofuleuse? C'est que les individus qui en sont atteints engendrent des enfants scrofuleux, et qui reviennent au type primitif. Dans la *race diathésique*, les apparences morbides peuvent être variables; la maladie est au fond la même.

Plusieurs raisons portent aussi à penser que certains lupus réfractaires à tout traitement sont d'origine *syphilitique* par hérédité.

(1) Diday, *Exposition des nouvelles doctrines sur la syphilis*. Paris, 1858, in-18. Voy. L. Jullien, *Traité pratique des maladies vénériennes*. Paris, 1878.

La *goutte articulaire*, la *gravelle*, certaines *dyspepsies*, plusieurs *affections du cœur*, des *viscères* et de la *peau*, sont certainement de la même origine chez un même malade ; et le mot de *goutte* comprend tous ces éléments. Or, il arrive souvent qu'un goutteux a des enfants atteints seulement de *gravelle*. Qu'est-ce que la gravelle, dans ce cas, sinon la goutte transformée par hérédité? Et ce qui le démontre, c'est que ce malade simplement atteint de gravelle aura des enfants affectés de goutte articulaire.

Donc, en présence de certaines maladies du cœur, de certaines affections cutanées, de certaines maladies des voies urinaires, les renseignements sur l'hérédité éclaireront le diagnostic.

M. Noël Gueneau de Mussy (1), s'appuyant sur des considérations analogues, a montré qu'il existe un lien de parenté évident entre le *rhumatisme*, certaines angines, certains eczémas chroniques et peut-être la disposition variqueuse.

On a vu un certain nombre d'exemples de *phthisies pulmonaires* devenir, à la seconde génération, des affections diabétiques, et, à la troisième, reprendre leur première forme.

Sans vouloir citer des exemples analogues pour d'autres maladies, qu'il nous suffise d'avoir fixé l'attention sur ce sujet si digne d'intérêt.

V. — Des professions et des habitudes, considérées comme éléments de diagnostic

Dans un très-grand nombre de cas, la connaissance des habitudes et de la profession des malades ne saurait éclairer le diagnostic, par la raison que ni l'une ni les autres n'ont eu d'influence sur le développement de la maladie. Mais quelquefois le contraire a lieu.

Les professions exercent leur influence de diverses manières : tantôt c'est par les actions particulières, gênantes et pénibles que le corps doit exercer ; tantôt c'est par les

(1) Noël Gueneau de Mussy, *Traité de l'angine glanduleuse*. Paris, 1857.

influences météorologiques auxquelles elles exposent (froid, chaleur, sécheresse, humidité, absence de lumière); tantôt enfin par l'action spéciale ou spécifique des matériaux mis en œuvre (poussières, mercure, plomb, dépouilles provenant d'animaux charbonneux, acides, alcalis, gaz délétères), etc.

Les habitudes agissent de la même manière, car elles placent les individus dans des conditions analogues à celles des professions. Ainsi, l'homme de cabinet, placé constamment au repos, comme le tailleur, les couturières, sera comme eux affecté de dyspepsie et d'hémorrhoïdes. Les individus adonnés aux exercices violents de la chasse seront, comme les forgerons, les maçons, les manouvriers, exposés aux refroidissements, et, par conséquent, aux rhumatismes, aux phlegmasies, etc.

[[Sous l'influence des récents progrès de l'industrie et de la multiplicité des substances qu'elle emploie, le nombre des maladies professionnelles s'est singulièrement accru. Il suffit de mentionner à cet égard les accidents auxquels sont exposés les ouvriers qui manient le sulfure de carbone (Delpech), (1), les couleurs d'aniline (J. Bergeron (2), Ferrand) et de fuchsine, les ouvriers fabricant les produits chimiques, etc. Les données diagnostiques ainsi que prophylactiques qui en découlent ne sauraient nous occuper ici; nous nous contenterons de renvoyer aux traités spéciaux d'hygiène où l'étude de l'influence des professions sur la santé de l'homme tient une place capitale (3).]]

VI. — Des causes occasionnelles et déterminantes, considérées comme éléments de diagnostic

L'influence des circonstances météorologiques des pays, des climats, des constitutions médicales et épidémiques, a été étudiée avec tant de soin, depuis quelques années,

(1) Delpech (A.), *Annales d'hygiène publique*. 1863.
(2) J. Bergeron, *Bulletin de l'Académie de médecine*. Paris, 1865, t. XXX, p. 327.
(3) Consultez A. Tardieu, *Mémoire sur les modifications que détermine, dans certaines parties du corps, l'exercice des diverses professions* (*Ann. d'hyg.*, 1849. t. XLII, p. 388; t. XLIII, p. 131). — A. Layet, *Hygiène des professions et des industries*. Paris, 1875.

par MM. Michel Lévy (1), Boudin (2), Bouchut (3), Dutroulau (4), Jacquot (5), Magnus Huss (6), [[Jules Rochard (7), H. Rey (8), Proust (9), Lombard (10), etc.]], qu'il serait peut-être dangereux de parler après ces auteurs, mieux informés que nous.

Néanmoins il nous reste encore à glaner dans ce champ, trop peu exploré au point de vue du diagnostic.

Climats. — Depuis un certain nombre d'années, les études des médecins militaires et des médecins de marine tendent à établir un fait d'une haute importance : celui de la circonscription de certaines maladies dans des limites géographiques bien déterminées.

Dans l'état actuel de la science, le nombre des faits et leur imposante autorité ont établi quelques-uns de ces résultats comme incontestables. Nous n'aurons pas la prétention de les exposer tous, mais nous citerons les plus frappants.

Il nous semble qu'on doit les diviser en deux groupes, selon qu'ils se rapportent à de petites localités ou à de grandes étendues géographiques.

1° *Maladies propres aux petites localités*. Dans les grandes villes, en France, on soupçonnera la *fièvre typhoïde* chez les individus jeunes, récemment arrivés de la campagne, lorsque ces individus accuseront un mouvement fébrile, de la céphalalgie et quelques dérangements intestinaux. Par opposition, la fièvre typhoïde est presque inconnue dans les campagnes, et elle ne s'y montre que sous forme de petites épidémies passagères. La *suette*, maladie rare actuellement, se déve-

(1) Michel Lévy, *Traité d'hygiène*, 5e édit. Paris, 1869, 2 vol. in-8.

(2) Boudin, *Traité de géographie et de statistique médicales*. Paris, 1857.

(3) Bouchut, *Éléments de pathologie générale*, 3e édit. Paris, 1875.

(4) Dutroulau, *Traité des maladies des Européens dans les pays chauds*, 2e édit. Paris, 1868.

(5) Jacquot, *De l'origine miasmatique des fièvres endémo-épidémiques*. Paris, 1855-1858.

(6) Magnus Huss, *Du typhus et de la fièvre typhoïde*. Gothembourg, 1855.

(7) J. Rochard, *Nouveau Dictionnaire de médecine et de chirurgie pratiques*, art. *Acclimatement* et *Climats*.

(8) H. Rey, *Nouveau Dictionnaire de médecine et de chirurgie pratiques*, art. *Géographie médicale*.

(9) Proust, *Traité d'hygiène*. Paris, 1877.

(10) Lombard (de Genève), *Traité de climatologie médicale*. Paris, 1877.

loppe par intervalles dans les localités presque toujours bien déterminées: ainsi, en Picardie, dans quelques points du département de l'Oise (1) et dans le Périgord (2). Les *fièvres intermittentes* sont propres aux localités marécageuses, etc.

Et ces conditions pathologiques sont si marquées, qu'elles dominent tout le règlement médical de ces localités. Aussi a-t-on pu dire qu'un médecin élevé à l'école de Paris et destiné à exercer en Bretagne ou dans le Midi de la France, doit refaire en quelque sorte toute son éducation médicale, du moins au point de vue des conditions pathologiques du pays où il va observer.

Ajoutons quelques autres exemples : le *goître* et le *crétinisme* sont propres au Valais et à toutes les localités où des conditions géologiques et topographiques analogues se rencontrent (3). Le *bothriocéphale* s'observe dans le Tyrol et la plus grande partie de la Suisse; et, à Genève, il est de proverbe que tout habitant *a*, *a eu* ou *aura* cette espèce de ver solitaire. La *pellagre* ne s'observe que dans certaines localités de l'Espagne, de l'Italie et du Midi de la France (4).

2° *Maladies propres à des localités étendues.* Le *typhus fever* s'observe, à l'état endémique, en Irlande, dans certaines parties de l'Amérique, en Suède et dans le Nord de l'Allemagne; il n'a jamais dépassé certaines limites bien tranchées. Et là, encore, les conditions locales ont une telle influence, que la maladie diffère dans ces divers pays. Ainsi, en Suède (5), cette maladie présenterait une forme particulière, le *typhus abdominal*, qui tiendrait le milieu entre le typhus et la fièvre typhoïde, ce que l'on n'observe ni en Irlande ni en Amérique.

La *fièvre jaune* et la *peste* peuvent bien, par suite de circonstances particulières, franchir les limites géographiques

(1) Rayer, *Histoire de l'épidémie de suette miliaire qui a régné dans le département de l'Oise*. Paris, 1822.

(2) Parrot, *Histoire de l'épidémie de suette miliaire qui a régné dans la Dordogne*. (Mém. de l'Acad. de médecine, t. X, p. 386.) — Foucart, *De la suette miliaire, de sa nature et de son traitement*. Paris, 1854.

(3) Boudin, *Traité de géographie médicale*. Paris, 1857, t. II, p. 405. — Baillarger, *Enquête sur le goître et le crétinisme*. (*Recueil des travaux du Comité*, t. II, 2e partie. Paris, 1873.)

(4) Roussel, *Traité de la pellagre et des pseudo-pellagres*. Paris, 1866.

(5) Magnus Huss, *Du typhus et de la fièvre typhoïde*. Gothembourg, 1855.

de leur développement, mais, en général, elles ont des foyers fixes de production. La *peste* naît en Orient, au Caire, à Alexandrie, à Smyrne, à Constantinople, peut-être à Tunis et au Maroc (1); jamais elle ne s'est développée primitivement en Algérie.

La *fièvre jaune* prend naissance dans le golfe du Mexique, ailleurs elle est inconnue.

Les *fièvres intermittentes* ne reconnaissent pour cause unique qu'un miasme paludéen, et par conséquent on ne les observe que dans les contrées paludéennes. Cependant on en a vu où il n'existe pas de marais ; et de là est née l'opinion que les circonstances de température, de saisons, etc., pouvaient peut-être leur donner naissance. Cette opinion a été victorieusement réfutée par F. Jacquot (2), qui a montré que la fièvre intermittente se développe non-seulement dans les lieux où existe le *marais type*, mais encore dans ceux où l'infiltration des eaux dans le sol et la décomposition des végétaux produisent des effluves paludéens, même en l'absence de tout marais.

Saisons. — Le médecin qui a bien étudié les conditions atmosphériques du pays où il observe sait prévoir le genre des affections qui vont survenir, suivant les modifications saisonnières ; son diagnostic se ressent, par conséquent, de la valeur de ce commémoratif. Il sait que le changement de saison est comme un changement de climat.

Mais il faut savoir surtout, comme l'ont dit tous les épidémiologues, que les caractères des maladies régnantes dans une saison dépendent, non pas de la saison actuelle, mais de la saison précédente ; ce qui est facile à comprendre, car les maladies épidémiques ne se produisent pas instantanément, mais elles dépendent de causes dont l'action est lente et prolongée.

(1) Prus, *Rapport sur la peste et les quarantaines (Bull. de l'Acad. de méd.*, t. XII, p. 141). Fauvel, *Rapports au comité consultatif d'hygiène publique (Recueil des travaux du comité consultatif d'hygiène)*.

(2) Félix Jacquot. *Des fièvres endémo-épidémiques*. Paris, 1855-58. — L. Colin, *Traité des fièvres intermittentes*. Paris, 1870.

Un autre fait d'une haute importance, c'est qu'il est absolument impossible de conclure d'une localité à l'autre, même lorsque ces localités ne sont pas éloignées. Ainsi les médecins du commencement de ce siècle ont commis, à notre avis, une erreur, en transportant au climat de France les observations de Sydenham sur les constitutions épidémiques de Londres, et celles de Stoll sur les constitutions médicales de Vienne.

Lorsque la constitution médicale d'un pays, *observée sur place,* aura été établie, le diagnostic en tirera de grandes lumières, mais *sur place* seulement.

Constitutions médicales. — Il peut régner dans une localité une influence morbide particulière, qui persiste plus ou moins longtemps et subsiste malgré les influences saisonnières intercurrentes. Cette influence donne lieu alors soit à des maladies d'un caractère particulier, soit surtout à une apparence semblable de toutes les maladies les plus diverses. Ainsi, on verra pendant des années toutes les maladies revêtir le caractère catarrhal, bilieux, etc., se compliquer d'angines, de douleurs rhumatoïdes. C'est là ce qu'on appelle une constitution médicale.

Ces constitutions sont révélées par leurs symptômes et par les effets du traitement : au point de vue du diagnostic, il est donc important de prendre en considération la constitution médicale régnante (1).

Après avoir passé en revue ces causes morbides, si importantes à cause de leur généralité, il nous semble inutile de faire remarquer combien la connaissance des causes particulières et individuelles est nécessaire pour établir le diagnostic.

VII. — Des maladies antérieures, de la marche des maladies, de l'influence du traitement, considérés comme éléments de diagnostic.

La connexité de ces trois éléments de diagnostic nous oblige à les réunir dans un même chapitre.

(1) Voy. Bernutz, *Nouveau Dictionnaire de médecine et de chirurgie pratiques*, art. *Constitutions médicales*. — Chauffard, *Constitution médicale* de l'année 1863 (*Bullet. de la soc. méd. des hôpit.*, 1863).

Il y a d'abord des cas où la connaissance des maladies antérieures doit faire repousser l'idée de telle ou telle maladie. Ainsi, par exemple, un malade présente tous les prodromes de la variole; mais s'il a été variolé ou vacciné, on doit repousser l'idée de variole, même en temps d'épidémie, et l'événement donne presque toujours raison à l'observateur.

La même observation est applicable à toutes les maladies qui ne récidivent pas; telles sont : la fièvre typhoïde, la fièvre jaune, la syphilis, etc.

Puis, au contraire, il faut considérer les cas où la récidive est d'autant plus facile que les attaques antérieures ont eu lieu plus souvent. Cette remarque s'applique aux fièvres intermittentes, aux affections saturnines, aux rhumatismes, pleurésies, pneumonies, blennorrhagies, etc.

Maintenant il y a des maladies ou des affections qui sont presque connues, presque fatalement déterminées par la connaissance des accidents antérieurs. Ainsi, une éruption douteuse, avec un commémoratif de chancre induré, est très-probablement syphilitique. Des accidents douteux de tubercules prennent une signification évidente, s'il y a eu antérieurement des hémoptysies, des pleurésies. Lorsqu'on voit une tumeur chronique du périoste ou d'un os, une arthrite chronique, on a soin de s'informer si le malade a eu, dans son enfance, des gourmes, des affections des yeux; on recherche s'il porte au cou des cicatrices irrégulières, enfoncées; car tous ces renseignements indiquent la diathèse scrofuleuse.

En consultant les effets du traitement soit antérieurement, soit actuellement, on a encore de précieux renseignements diagnostiques, ce que les thérapeutistes nomment la *pierre de touche* d'une maladie.

Une névralgie, une épistaxis, guéries par le sulfate de quinine, seront des fièvres intermittentes larvées. Une éruption douteuse, enlevée par l'iodure de potassium, sera scrofuleuse ou syphilitique. Des palpitations guéries par le fer et le quinquina décéleront un état de chlorose ou de chloro-anémie, etc.

Et d'un autre côté, en mettant à part les questions de spécificité, il est certain que les médecins reconnaissent les variations des constitutions médicales par les changements qu'ils sont obligés d'imprimer à leur thérapeutique.

Comme on le voit, nous avons essayé, dans cette *deuxième partie*, de montrer l'utilité des signes commémoratifs dans le diagnostic des maladies.

Nous avons exposé les motifs qui nous engagent à ne pas entrer dans de trop grands développements. Peut-être même notre concision a-t-elle pu former un tableau plus net et plus frappant des documents dont il convient de faire usage.

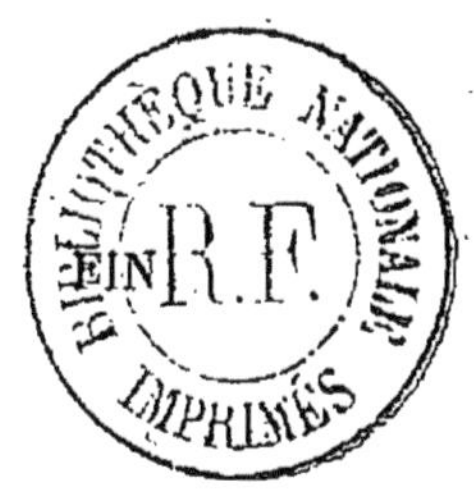

TABLE DES MATIÈRES

TABLE DES MATIÈRES

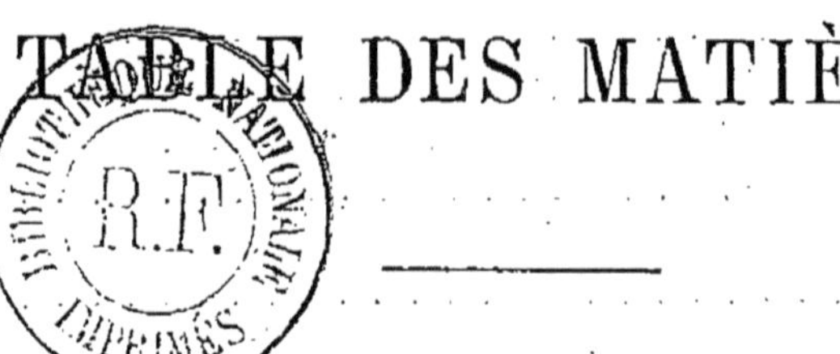

PRÉFACE DE LA 6e ÉDITION VII
Notice sur V.-A. Racle, par le professeur POTAIN X
Considérations générales sur le diagnostic 1
Règles à suivre dans l'examen des malades en général 8
Division de l'ouvrage 11

PREMIÈRE PARTIE

SIGNES ACTUELS OU PRESENTS DES MALADIES 13

Considérations générales sur le diagnostic des fièvres. 13
1° Élimination des maladies locales 16
2° Hypothèse d'une fièvre. Le malade en présente-t-il les symptômes typiques? 20
3° Dégager la maladie principale des phénomènes accessoires. 22
4° La marche ultérieure de la maladie peut seule justifier le diagnostic 23
A. — Fièvres continues 24
Fièvre éphémère, 24. — Synoque. Fièvre éphémère prolongée, 25. — Fièvre typhoïde, 28.
B. — Fièvres éruptives 35
Variole, 35. — Rougeole, 38. — Scarlatine, 39. — Roséoles, rubéoles, éruptions intermédiaires, 40. — Éruptions additionnelles, variolus rash. Complication des fièvres éruptives, 41.
C. — Fièvres intermittentes 43

LIVRE PREMIER

MALADIES DE LA TÊTE ET DU SYSTÈME NERVEUX 48

CHAP. I. — **Habitude extérieure du corps. — Facies. — Décubitus** 49

CHAP. II. — **Signes directs ou immédiats.** 55

ART. I. — *Symptômes fonctionnels.* 56

§ I. — Symptômes fonctionnels dépendant de la sensibilité générale 56

I. De la douleur de tête. 56

Maladies dans lesquelles on rencontre la douleur de tête. — Valeur diagnostique. 58

1° Douleur de tête par affection du cuir chevelu et des os du crâne 58

Érysipèle du cuir chevelu, 58. — Névralgies du cuir chevelu, 59. — Rhumatisme du cuir chevelu, 61. — Clou hystérique, 62. — Douleur syphilitique, 62. — Douleurs de tête par lésions diverses, 63.

2° Douleur de tête déterminée par des lésions des centres nerveux. 63

Congestion cérébrale sanguine, 63. — Anémie cérébrale, 64. — Méningite, 64. — Méningite cérébro-spinale épidémique, 65. — Encéphalite; abcès du cerveau, 65. — Hémorrhagie cérébrale. Apoplexie sanguine, 67. — Hydrocéphalie aiguë, chronique. Kystes séreux du cerveau, des méninges. Œdème cérébral, 69. — Hypertrophie du cerveau, 70. — Produits étrangers, non inflammatoires. Masses tuberculeuses, cancéreuses, hydatides, échinocoques, tumeurs fibreuses, fibro-plastiques, 70. — Céphalalgie nerveuse, 71.

3° Douleur de tête dans les névroses. 72

Douleur dans l'épilepsie, 72. — dans l'hystérie, 72. — chez les hypochondriaques, 73. — de l'hydrophobie, 73.

4° Douleur de tête dans les maladies générales. 73

La fièvre et les fièvres, les fièvres éruptives, intermittentes. . 73

5° Douleur de tête dans les maladies des différents organes. . 74

6° Douleur de tête dans les altérations du sang. 75

7° Douleur de tête dans les empoisonnements. 75

II. De la rachialgie. 77

Maladies dans lesquelles on rencontre la rachialgie. — Valeur diagnostique. 79

1° Rachialgie déterminée par des lésions de la moelle. Congestion de la moelle, 79. — Anémie de la moelle, 80. — Myélites, 80. — Myélite aiguë, 81. — Myélite chronique, 81. Hémorrhagie de la moelle, 82. — Méningite rachidienne, 82.

2° Rachialgie dans les maladies de la colonne vertébrale et des parties périphériques. 83

Mal de Pott, 83. — Cancer, 84. — Rhumatisme, 84. — Tumeur blanche, 84. — Affections des muscles, 85. — Névralgies, 85.

3° Rachialgie dans diverses maladies. 86

Hystérie, 86. — Chlorose, 86. — Variole, 86. — Fièvre

typhoïde, 87. — Ulcère simple de l'estomac, 87. — Anévrysme de l'aorte, 88. — Maladies utérines, 88.

III. De la douleur siégeant dans les différentes parties du corps 88

IV. Diminution et perte de la sensibilité, insensibilité, anesthésie, analgésie 92

Maladies dans lesquelles on rencontre l'insensibilité. — Valeur diagnostique, 97. — Maladies de la peau, 97. — Acrodynie, 98. — Affections des troncs nerveux, 98. — Névroses, 99. — Maladies de la moelle, 101. — Maladies cérébrales. — Intoxications, 106.

V. De l'exaltation de la sensibilité. Hypéresthésie. 108

Maladies dans lesquelles on rencontre l'hypéresthésie. — Valeur diagnostique, 110. — Affections prurigineuses, 110. — Névralgies, 110. — Hystérie, 111. — Maladies de la moelle, 113, — Maladies du cerveau, 113 — Altérations du sang. — Empoisonnements, 115.

§ II. — Symptômes fonctionnels dépendant des organes des sens. 115

VI. Troubles des organes des sens, 115. — Vue, 115.

§ III. — Symptômes fonctionnels dépendant des organes actifs du mouvement 119

VII. De la paralysie. 120

Causes de la paralysie. Maladies dans lesquelles elle se rencontre. — Valeur diagnostique 127

1° Paralysie dont la cause réside dans les muscles. 134

2° Paralysie par trouble ou arrêt de la circulation 135

3° Paralysie par lésion des troncs nerveux. 136

4° Paralysie par affection de la moelle . . . . 138.

Congestion et anémie de la moelle, 140. — Myélites, 140. — Myopathies et myoparalysies d'origine spinale, 143. — Atrophie musculaire progressive, 144. — Paralysie essentielle de l'enfance, 145. — Paralysie labio-glosso-laryngée, 146. — Compression de la moelle. Tumeurs de la moelle, 147. — Paraplégies réflexes, 148.

5° Paralysie par affections cérébrales 148

Congestion cérébrale, 152. — Hémorrhagie cérébrale, 154. — Ramollissement du cerveau. Encéphalite, 158. — Autres affections du cerveau, 161. — Produits étrangers (tubercules, cancer, tumeurs fibreuses, hydatides, tumeurs syphilitiques), 161. — Paralysie générale progressive. Paralysie des aliénés, 166. — Paralysie dans les névroses, 167. — Empoisonnements, 170. — Empoisonnements lents, 171.

VIII. De la résolution. 176

Maladies dans lesquelles on observe la résolution. — Valeur diagnostique, 179. — Méningite, 179. — Congestion. Hémorrhagie cérébrale. Ramollissement, 180.

IX. Des convulsions. 181
Maladies dans lesquelles les convulsions se produisent. — Valeur diagnostique, 186. — Convulsions dépendant d'une affection des muscles ou des nerfs, 185. — Convulsions dans les affections de la moelle, 187. — Convulsions dans les affections cérébrales, 189. — Convulsions dans les névroses, 193. — Convulsions dans les affections de divers organes et dans les fièvres, 204. — Convulsions dans les intoxications, 209. — Altération des liquides de l'économie, et du sang en particulier, 215. — Convulsions chez les enfants, 216.

X. De la contracture. 217
Maladies dans lesquelles on rencontre la contracture. — Valeur diagnostique, 219. — Blessure, 219. — Méningites, 219. — Encéphalite, 219. — Hémorrhagies dans les ventricules cérébraux, 220. — Maladies cérébrales, maladies de la moelle, 220. — Hystérie, 221.

XI. De l'ataxie 223
Maladies dans lesquelles on observe l'ataxie. — Valeur diagnostique, 224. — Sclérose des cordons postérieurs de la moelle. Ataxie locomotrice progressive, 225. — Maladies de l'encéphale, 227. — Hystérie, 228. — Diverses maladies, 229.

XII. Du tremblement 229
Maladies dans lesquelles le tremblement se manifeste. — Valeur diagnostique. 231
Paralysie agitante, 232. — Sclérose en plaques disséminées, 233. — Tremblements nerveux, 233. — Maladies des centres nerveux, 234. — Atrophie musculaire progressive, 235. — Intoxications, 235.

§ IV. — Symptômes fonctionnels dépendant de l'intelligence. . 236

XIII. Du délire 236
Maladies dans lesquelles on renconlre le délire. — Valeur diagnostique, 242. — Délire dans les affections cérébrales, 242. — Délire dans les névroses, 244. — Délire dans les maladies d'organes étrangers au système nerveux, 245. — Délire dans les maladies générales et les fièvres, 245. — Délire dans les empoisonnements, 247.

XIV. De la somnolence et du coma 250
Maladies dans lesquelles on renconlre le coma. — Valeur diagnostique, 253. — Fièvre typhoïde, 253. — Épilepsie, hystérie, catalepsie, extase, 253. — Méningite, 254. — Maladies cérébrales, 254. — Suffusions séreuses, 255.

XV. Du vertige 257

XVI. Symptômes divers. 260

Art. II. — *Symptômes physiques*. 261

I. Signes fournis par les lésions des téguments du crâne et des diverses parties de la tête. 262
II. Signes fournis par les changements de forme et de volume du crâne 264
Hydrocéphalie, 264. — Hémorrhagie méningée, 265. — Rachitiques, 256. — Hypertrophie des os, 266. — Anencéphales, 266. — Idiots, 267.
III. Signes fournis par les tumeurs qui peuvent se développer sur le crâne. 267
Céphalématome, 268. — Encéphalocèle, 269. — Tumeurs fongueuses du crâne. 270
IV. Signes fournis par l'auscultation de la tête. 270

CHAP. III. — **Symptômes indirects ou médiats**. 272

Appareil digestif, 272. — Appareil urinaire et génital, 273. — Appareil respiratoire, 273. — Appareil circulatoire, 274. — État général, fièvre, nutrition, 275. — Troubles trophiques, 275.

CHAP. IV. — **Résumé. Tableau des signes des principales affections du système nerveux**. 277

Encéphalocèle, 277. — Hydrocéphalie congénitale, 277. — Congestion cérébrale, 277. — Méningite, 278. — Hémorrhagies, 279. — Épanchement séreux. Hydrocéphalie accidentelle chronique. Œdème du cerveau, 279. — Encéphalite, 279. — Ramollissement, 280. — Induration des centres nerveux, 280. — Hypertrophie, 280. — Atrophie, 280. — Corps étrangers, 280. — Delirium tremens, 280. — Épilepsie, 281. — Hystérie, 281. — Chorée, 282 — Éclampsie puerpérale, 283. — Eclampsie urémique, 283. — Tétanos, 283. — Catalepsie, 283. — Rage, 283. — Ergotisme convulsif, 283. — Myélites, 283. — Sclérose en plaques, 284. — Paralysie agitante, 284. — Compression de la moelle, 284.

LIVRE DEUXIÈME

MALADIES DE LA POITRINE 285

MALADIES DU CŒUR

Considérations anatomiques sur le cœur, 285. — Considérations physiologiques sur le cœur, 290. — Choc du cœur, 290. — Tic-tac du cœur perçu par la main, 301. — Bruits du cœur perçus par l'auscultation, 304. — Théorie des bruits du cœur, 307. — Règles à suivre dans l'examen des maladies du cœur, 310. — Symptômes et signes des maladies du cœur, 311.

CHAP. I. — **De l'habitude extérieure du corps.** 312

CHAP. II. — **Symptômes et signes locaux**. 314

ART. I. — *Symptômes physiques* 314
§ I. — Signes fournis par l'inspection 314
I. De la voussure de la région précordiale. 314
Maladies dans lesquelles la voussure se rencontre. — Valeur diagnostique, 318. — Hypertrophie, 318. — Péricardite avec épanchement, 318. — Hypertrophie, 319. — Endocardite, 319.
II. De la dépression de la région précordiale. 320
III. De l'écartement des côtes. 321
IV. Du choc de la pointe et de la paroi antérieure du cœur contre le thorax. 321
Choc de la pointe, 321. — Choc de la paroi antérieure et des divers autres points du cœur, 324.
V. Des battements épigastriques 328
§ II. — Signes fournis par la palpation. 331
VI. Du choc du cœur. 331
VII. De l'absence du choc du cœur 333
VII. De la perforation des parois thoraciques. 335
Anévrysmes de l'aorte 335
IX. Du frottement. 336
X. Du frémissement vibratoire. 336
Cas dans lesquels on rencontre le frémissement vibratoire. — Valeur diagnostique. 338
XI. Des mouvements ou claquements valvulaires 339
§ III. — Signes fournis par la percussion. 340
XII. De la matité et de la résistance au doigt 340
Maladies dans lesquelles la matité se rencontre. — Valeur diagnostique. 343
§ IV. — Signes fournis par l'auscultation 347
XIII. Altération de siége, d'étendue, d'intensité, de caractère et de timbre des bruits du cœur. 349
XIV. Altération du rhythme des battements du cœur. 350
Altération dans la fréquence des battements du cœur, 351. — Altération dans la force de plusieurs battements consécutifs du cœur, 353. — Altération dans l'ordre de succession des battements du cœur, 355. — Altération du nombre des bruits d'une révolution du cœur, 356.

XV. Altération des bruits du cœur par des bruits anormaux. 359
XVI. Bruit de souffle cardiaque. 362
Maladies dans lesquelles on rencontre le bruit de souffle. — Valeur diagnostique. 369
XVII. Bruits de râpe, de scie, de lime. 383
XVIII. Bruit de piaulement. 385
Maladies dans lesquelles on rencontre le bruit de piaulement. — Valeur diagnostique 387
XIX. Bruit de frottement 388
Maladies dans lesquelles le frottement se rencontre. — Valeur diagnostique. 392
ART. II. — *Signes locaux fonctionnels*. 394
I. De la douleur 341
Maladies dans lesquelles la douleur se manifeste. — Valeur diagnostique. 395
II. Des palpitations 400
Maladies dans lesquelles on rencontre des palpitations. — Valeur diagnostique 401

CHAP. III. — **Signes éloignés et signes généraux des maladies du cœur** 404

I. Phénomènes présentés par les artères. 404
II. Phénomènes présentés par les veines. 413
III. Phénomènes présentés par les capillaires 415
IV. Phénomènes présentés par les muqueuses et par la peau. 416
V. Phénomènes présentés par le tissu cellulaire 418
VI. Phénomènes présentés par les membranes séreuses. . . . 421
VII. Phénomènes présentés par l'appareil respiratoire. . . . 422
VIII. Phénomènes présentés par l'appareil urinaire, le tube digestif, les centres nerveux, etc. 422
Remarques et conclusions sur les phénomènes éloignés et généraux des maladies du cœur. 425

CHAP. IV. — **Résumé. Tableau des signes des principales affections du cœur**. 431

Asystolie, 431. — Déplacement, 431. — Péricardite, 432. — Hydropéricarde, 433. — Hémopéricarde, 434. — Pneumopéricarde et hydro-pneumo-péricarde, 434. — Plaques laiteuses, 434. — Adhérences du cœur au péricarde, 434. — Surcharge graisseuse, 435. — Atrophie du cœur, 435. — Hypertrophie du cœur, 435. — Dilatation du cœur, 436. — Anévrysmes vrais, 436. — Endocardite, 437. — Caillots formés dans le cœur pendant la vie, 437. — Lésions des, orifices et valvulves. Végétations, 438. — Ramollissement, 439. — Cyanose par la persistance du trou de Botal, 439. — Oblitération de la veine cave supérieure, 439. — Anévrysme artérioso-veineux de l'aorte et de la veine cave supérieure, 439. — Anévrysme de l'aorte thoracique, 439. — Maladies qui simulent le plus souvent les affections du cœur, 440. — Chlorose. Anémie, 440. — Angine de poitrine, 440. — Pleurésie chronique, 440.

MALADIES DES POUMONS

Considérations anatomiques sur les organes de la respiration. 441

Considérations physiologiques sur les organes de la respiration, 447. — Mouvements de la respiration, 447. — Locomotion du poumon, 451. — Fréquence, profondeur de la respiration, 452. — Palpation de la poitrine à l'état sain, 454. — Percussion de la poitrine à l'état sain, 455. — Auscultation de la respiration à l'état sain, 457.

Règles à suivre dans l'examen des maladies des poumons, 461. — Symptômes et signes des maladies des poumons, 463.

CHAP. I. — **De l'habitude extérieure du corps**. 463

CHAP. II. — **Symptômes et signes locaux**. 469

ART. I. — *Symptômes physiques*. 469

§ I. — Signes fournis par l'inspection 470

I. Augmentation du volume de la poitrine. Voussure. 470

Maladies dans lesquelles on rencontre la dilatation de la poitrine et la voussure. — Valeur diagnostique. 473

II. De la dépression des parois de la poitrine. 479

Maladies dans lesquelles on rencontre la dépression thoracique. — Valeur diagnostique 480

III. Des mouvements anormaux du thorax. 482

IV. Des tumeurs de la paroi thoracique 484

V. Des perforations de la paroi thoracique 485

§ II. — Signes fournis par la palpation 486

VI. Tension, fluctuation, vibrations des parois thoraciques . . 486

§ III. — Signes fournis par la mensuration. 488

VII. De l'augmentation ou de la diminution du volume de la poitrine. 488

§ IV. — Signes fournis par la percussion 495

VIII. Des modifications de l'élasticité des parois thoraciques . . 495

IX. De la sonorité et de la matité de la poitrine. 496
Maladies dans lesquelles on constate de la sonorité ou de la matité. — Valeur diagnostique. 496
§ V. — Phénomènes fournis par l'auscultation. 503
X. Altérations de rhythme, d'intensité, de caractère et de timbre de la respiration 505
XI. Altération de la respiration par des bruits anormaux. . . 507
XII. Altérations de la voix et de la toux 508
§ VI. — Signes fournis par la succussion. 508
XIII. Bruit de fluctuation thoracique. 508
Art. II. — *Symptômes fonctionnels* 509
XIV. De la douleur 509
Maladies dans lesquelles on rencontre de la douleur. — Valeur diagnostique. 510
XV. De la dyspnée, de la toux, de l'expectoration 513
XVI. Examen de l'air respiré. 513

CHAP. III. — **Symptômes éloignés et généraux**. 516

CHAP. IV. — **Résumé. Signes des principales affections des poumons**. 517

Pleurodynie, 517. — Névralgie intercostale, 517. — Pleurésie, 517. — Hydrothorax, 518. — Pneumonie, 518. — Bronchite, 519. — Tuberculisation des poumons, 519. — Pneumothorax, 520. — Hydropneumothorax, 520. — Congestion pulmonaire, 520. — Apoplexie pulmonaire, 521. — Gangrène du poumon, 521. — Emphysème pulmonaire, 521. — Catarrhe pulmonaire, 521. — Dilatation des bronches, 522.

LIVRE TROISIÈME

MALADIES DE L'ABDOMEN

Considérations anatomiques sur l'abdomen. 523
Règles à suivre dans l'examen des maladies de l'abdomen, 526. — Symptômes et signes des maladies abdominales. 528

CHAP. I. — **De l'habitude extérieure du corps**. 528

CHAP. II. — **Signes locaux des maladies de l'abdomen**. . 529

Art. I. — *Symptômes ou signes physiques*. 529
§ I. — Signes fournis par l'inspection 530

I. Des taches rosées lenticulaires. 530
Maladies dans lesquelles on rencontre les taches rosées. — Valeur diagnostique. 531
II. Des sudamina. 533
Maladies dans lesquelles les sudamina se manifestent. — Valeur diagnostique. 534
III. Des taches ombrées. 536
IV. Des pétéchies. 537
Maladies dans lesquelles on rencontre les pétéchies. — Valeur diagnostique, 538. — Fièvre typhoïde, 538. — Typhus, 539. — Typhus Fever, 540. — Peste, 540. — Fièvre jaune, 540.
V. De l'éruption varioliforme 540
VI. Autres signes fournis par l'inspection. 541
VII. De l'augmentation du volume de l'abdomen, produite par des gaz. Tympanite. 542
Maladies dans lesquelles on rencontre la tympanite intestinale. — Valeur diagnostique, 549. — Hystérie, 549. — Hypochondrie, 550. — Dyspepsie, 550. — Péritonite, 552. — Cancer, 553. — Étranglement interne, 553.
VIII. De l'augmentation du volume de l'abdomen, produite par des liquides. Ascite. 550
Maladies dans lesquelles on rencontre l'ascite. — Valeur diagnostique, 564. — Péritonite, 564. — Cancer du péritoine, 565. — Engorgement sanguin du foie, 567. — Hypertrophie du foie, 568. — Maladie du cœur, 568. — Maladie de Bright, néphrite albumineuse, 568. — Tumeurs de diverses natures, 569. — Ascite idiopathique aiguë, 569.
IX. De la diminution du volume de l'abdomen 571
§ II. — Signes fournis par la mensuration 573
§ III. — Signes fournis par la palpation. 573
X. De la température de l'abdomen. 573
XI. Des modifications dans la consistance de l'abdomen. . . . 575
Maladies dans lesquelles on rencontre des modifications de la consistance de l'abdomen. — Valeur diagnostique, 576. — Hémiplégie, 576. — Tétanos, embarras gastriques, dyspepsie flatulente, hypochondrie, hystérie, colite, dysentérie, 577. — Fièvre typhoïde, 578. — péritonite, 578.
XII. Des tumeurs de l'abdomen. 579
Des diverses espèces de tumeurs abdominales. — Caractères diagnostiques. 582
XIII. Des mouvements dans l'abdomen, pulsations abdominales 607
§ IV. — Signes fournis par la percussion 609
§ V. — Signes fournis par l'audition et l'auscultation. 609
XIV. Des borborygmes. 609
XV. Du bruit de fluctuation stomacale. 610

XVI. Du gargouillement intestinal. 611

Maladies dans lesquelles on rencontre le gargouillement. — Valeur diagnostique, 613. — Indigestion intestinale, 614. — Fèvre typhoïde, 614.

XVII. Du souffle vasculaire perçu par l'auscultation. 615

ART. II. — *Signes fonctionnels*. 617

I. De la douleur abdominale 618

Maladies dans lesquelles la douleur abdominale se manifeste. — Valeur diagnostique, 620. — Douleurs des parois de l'abdomen : hystérie, 620. — Névralgies, 622. — Rhumatismes, 622. — Apoplexie musculaire, 622. — Douleurs ayant leur siége dans l'estomac, 623. — Gastralgie, 623. — Gastrite, 625. — Empoisonnement, 626. — Entérite, 628. — Colite. Dysentérie, 632. — Péritonite, 634. — Coliques de plomb, 635. — Colique du Poitou, végétale, du Devonshire, de Madrid, des Antilles, 637. — Colique de zinc et de cuivre, 639. — Perforation de l'intestin, 639. — Colique néphrétique, 640. — Calculs biliaires, 641.

II. De la dyspepsie 642

Maladies dans lesquelles on rencontre la dyspepsie. — Valeur diagnostique, 645. — Embarras gastrique, 646. — Gastrite aiguë, gastrite chronique, 646. — Affections chroniques de l'estomac et de l'intestin, 646. — Affections du foie, du pancréas, 647. — Hernies épiploïques, 647. — Relâchement des parois abdominales, 647.

III. Du vomissement. 649

Maladies dans lesquelles on rencontre le vomissement. — Valeur diagnostique, 654. — Maladies de la tête, 654. — Maladies de poitrine, 655. — Maladies abdominales, 655. — Inanition, 665.

IV. De la diarrhée. 666

Maladies dans lesquelles on rencontre la diarrhée. — Valeur diagnostique 668

V. De la constipation. 670

Maladies dans lesquelles on rencontre la constipation. — Valeur diagnostique. 674

CHAP. III. — **Symptômes éloignés et généraux des maladies de l'abdomen**. 676

CHAP. IV. —**Résumé. Signes des principales maladies de l'abdomen**. 677

Embarras gastrique, 677. — Indigestion, 677. — Gastralgie, 677. — Gastrite, 678. — Empoisonnement, 678. — Trichinose, 678. — Ramollissement de la muqueuse de l'estomac, 678. — Ulcère simple chronique de l'estomac, 678. — Cancer de l'estomac, 678. — Dilatation de l'estomac, 679. — Embarras gastro-intestinal, 679. — Entérite, 679. — Dysentérie, 680. — Étranglement interne, invagination intestinale, 680. — Péritonite, 680. — Ascite, 681. — Ictère, 682. — Hépatite, 682. — Cirrhose, 683. — Hypertrophie du foie, 683. — Calculs biliaires, 683. — Hypertrophie de la rate, 683. — Colique saturnine, 683. — Colique hépatique, 684. — Colique néphrétique, 684. — Tumeurs de l'abdomen, 684. — Hématocèle rétro-utérine, 684.

De la température dans les maladies 683
Des variations morbides de la températûre 689
De la température dans les maladies aiguës et spécialement dans les pyrexies 690
Fièvres intermittentes, 691. — Pneumonie franche, lobaire, 692. — Rougeole, 693. — Scarlatine, 693. — Variole, 694. — Fièvre typhoïde, 695.
Température dans les maladies du système nerveux 698
De la température dans les maladies chroniques 700

LIVRE QUATRIÈME

DE QUELQUES PROCÉDÉS PHYSIQUES ET CHIMIQUES D'EXPLORATION CLINIQUE.

CHAP. I. — **De l'ophthalmoscopie** 705

Historique, 706. — De l'ophthalmoscopie, 706. — Intérieur de l'œil à l'état normal, 710. — Examen de l'œil dans les cas pathologiques, 712.
Méningite, 714. — Hémorrhagies cérébrales, 718. — Hémorrhagies méningées, 719. — Encéphalite aiguë et chronique. Ramollissement cérébral, 720. — Tumeurs cérébrales, 721. — Hydrocéphalie chronique, 722. — Paralysie générale, 723. — Myélite, 723. — Paralysies essentielles, 723. — Empoisonnements, 724. — Épilepsie, 724. — Rétinite albuminurique, 725.

CHAP. II. — **De la laryngoscopie** 727

Historique, 727. — Du laryngoscope, 729. — Mode opératoire, 730. — Résultats obtenus, 732. — Aphonie nerveuse, 734.
Rhinoscopie 735

CHAP. III. — **Examen des organes génitaux de la femme.** 737

Emploi du spéculum, 737. — Cathétérisme utérin, 737.

CHAP. IV. — **De la microscopie.** 744

ART. I. — *Examen des liquides normaux et pathologiques.* 745
§ I. — Des liquides normaux. 745
Sang, 745. — Numération des globules du sang, 745. — Dimension des globules rouges, 752. — Modification du sang hors des vaisseaux, 755. — Spectroscopie, microspectroscopie, 757.
Lait. 759
Sperme 760
Urine, 761. — Acide urique et urates, 762. — Oxalate de chaux, 764. — Phosphate ammoniaco-magnésien, 765. — Produits organiques non cristallins, 767. — Kyestéine, 769.
§ II. — Liquides pathologiques. 770
Pus, 771. — Granulations moléculaires, élémentaires, protoplasmiques, 772. — Crachats, 772.
ART. II. — *Examen des corps solides* 774
ART. III. — *Entozoaires et parasites* 776
Favus, 783. — Herpès tonsurant, tricophytie tonsurante, 784. Herpès circiné, 784. — Muguet, 784.
ART. IV. — *Constatation de diverses fraudes* 786
Chromhydrose ou chromocrinie 787

CHAP. V. — **Des procédés chimiques d'exploration.** . . . 788

ART. I. — *Examen des liquides naturels de l'économie.* . 788
Liquides du tube digestif. 788
Produits des voies respiratoires. 789
Urine. 789
ART. II. — *Recherche chimique des substances étrangères introduites dans l'économie.* 801
Substances étrangères éliminées par l'urine. 801

DEUXIÈME PARTIE

SIGNES ANAMNESTIQUES OU COMMÉMORATIFS DES MALADIES

Considérations générales 803
I. De l'âge considéré comme élément de diagnostic. De quel-

ques groupes de symptômes, 807. — Valeur diagnostique selon les âges, 809.

Fièvre et affections fébriles, 809. — État cachectique, fièvre hectique, 811. — État chloro-anémique, 811. — État asphyxique, 811. — Éruptions cutanées, 812. — Accidents cérébraux, 812. — Accidents pulmonaires, 813. — Accidents cardiaques, 814. — Accidents abdominaux, 814. — Accidents arthritiques, 815.

II. Du sexe, considéré comme élément de diagnostic. 816

État fébrile, 817. — Accidents nerveux, 817.

III. De la constitution et du tempérament, considérés comme éléments de diagnostic 819

IV. De l'hérédité, considérée comme élément de diagnostic. . . 820

Fièvres, 822. — Phlegmasies, 822.

V. Des professions et des habitudes, considérées comme éléments de diagnostic 825

VI. Des causes occasionnelles et déterminantes, considérées comme éléments de diagnostic. 826

1° Maladies propres aux petites localités. 827

2° Maladies propres à des localités étendues. 828

Climat, 828. — Saisons, 829. — Constitutions médicales, 830.

VII. Des maladies antérieures, de la marche des maladies, de l'influence du traitement, considérées comme éléments de diagnostic. 830

TABLE ALPHABÉTIQUE DES MATIÈRES

A

ABDOMEN. Considérations anatomiques sur l' — 523. — Règles à suivre dans l'examen des maladies de l' — 526. — Signes fournis par la température de l' — 573. — Consistance de l' — 575. — Pulsations perçues par la palpation de l' — 575. — Douleur dans les affections de l' — 620. — Dyspepsie par relâchement des parois de l' — 647. — Valeur diagnostique des accidents du côté de l' — suivant les âges, 815.

ACIDE URIQUE. Procédé du fil pour la présence de l' — dans le sang, 754.

ACRODYNIE. Troubles de la sensibilité dans l' — 98.

ADYNAMIE, 234.

AGE. De l' — comme élément de diagnostic, 807.

ALGIDITÉ, 47.

ALTÉRATIONS qualitatives du sang, 752.

ANALGÉSIE, 94.

ANAPNOGRAPHE, 515.

ANASARQUE. Dans les maladies du cœur, 418.

ANCHYLOSTOME duodénal, 781.

ANENCÉPHALES. Diminution du volume du crâne, 266.

ANÉMIE. Cérébrale, 64. — Hyperesthésie dans l' — 113. — Du délire dans l' — cérébrale, 244. — Signes de l' — 440. — Valeur diagnostique de l'état d' — suivant les âges, 790.

ANESTHÉSIE, 92.

ANÉVRYSMES. Frémissement vibratoire dans les — 339. — Œdème dans l' — artérioso-veineux de l'aorte et de la veine cave supér., 419. — Vrais du cœur, 436. — Signes de l' — artérioso-veineux de l'aorte et de la veine cave sup., 439. — De l'aorte thoracique, 439.

ANGINE DE POITRINE, 440.

ANGUILLULA STERCORALIS, 781.

ANKYLOSES FAUSSES, 50.

AORTE. Choc déterminé par les anévrysmes de l' — 326. — Perforations des parois thoraciques par un anévrysme de l' — 335. — Frémissement vibratoire dans les rétrécissements de l' — 339. — Matité dans les anévrysmes de l' — 346. — Bruit de piaulement dans les rétrécissements de l' — 385.

APHONIE. Dans les anévrysmes de l'aorte, 422.

APHONIE NERVEUSE, 734.

APOPLEXIE. Sanguine, 67. — Intra-ventriculaire, 69. — Méningée, 69. — Séreuse, 70. — Rhumatismale, 279. — Signes de l' — pulmonaire, 521. — Musculaire, 632.

ARTÈRES. Vibrations des — 407. — Phénomènes offerts par les — dans les maladies du cœur.

404. — Bruit normal dans les — 407.
ARTHROPATHIES, 276.
ASCARIDE LOMBRICOIDE, 780.
ASCITE. Caractères de l' — 554. — Fluctuation dans l' — 555. — Idiopathique aiguë, 569. — Idiopathique chronique, 569. — Dans les maladies du cœur, 421. — Signes de l' — 681.
ASYSTOLIE, 348-429. — Signes de l' — 431.
ATAXIE. Sa valeur diagnostique, 224.
ATAXIE LOCOMOTRICE, 80, 113, 223. — Progressive, 225. — Douleurs fulgurantes dans l' — 81.
ATROPHIE. Musculaire, *V.* Paralysie atrophique. — Du cerveau, 280. — Etat du crâne dans l' — du cerveau, 264. — Battements avortés dans l' — du cœur, 354. — Signes de l' — du cœur, 381.
AUSCULTATION. De la tête, 270. — Du cœur à l'état normal, 300. — Du cœur dans les affections de cet organe, 347. — De la poitrine à l'état sain, 432. — Dans les maladies de poitrine, 503. —Dans les maladies de l'abdomen, 609.

B

BALLONNEMENT, 542.
BANDES d'absorption, 757.
BORBORYGMES. Caractères des — 609-610.
BOULIMIE, 625.
BRONCHES. Dilatation des — 522.
BRONCHITE. Dilatation de la poitrine dans la — 476. — Sonorité dans la — 494. — Douleur dans la — 512. — Signes de la — 508.
BRONCHOPHONIE, 519.
BRUIT de souffle cardiaque, 362. — De pot fêlé, 503. — De flot, 508. — De fluctuation stomacale, 610.
BRUITS DU COEUR. Perçus par l'auscultation, 300. — Théorie des — 307.
BRUITS DU POUMON. Mode de production de — pathologiques, 504.

C

CAILLOTS. Formés dans le cœur pendant la vie, 437.
CALCULS biliaires dans les canaux excréteurs du foie, 641.
CANCER. Tympanite dans le — de l'estomac, 553. — Ascite dans le — du péritoine, 565. — Rétraction du ventre dans le — du pylore, 572.
CAPILLAIRES. Phénomènes présentés par les — dans les maladies du cœur, 415.
CAPILLAIRE artificiel de Malassez, 747. — Artificiel rempli de sang dilué et observé au microscope avec un micromètre oculaire quadrillé, 748.
CARDIALGIE, 625.
CARDIOGRAPHE, 297.
CARREAU. Tympanite dans le — 552. — Tumeurs de l'abdomen dans le — 537.
CATALEPSIE, 283. — Convulsions dans la — 202. — Coma dans la — 250.
CATARRHE PULMONAIRE, 521.
CATHÉTÉRISME utérin, 742.
CELLULE calibrée pour la numération des globules, 749.
CÉPHALALGIE nerveuse, 71.
CÉPHALÉMATOME, 268.
CERVEAU, Abcès du — 65. — Kystes du — 69. — Tumeurs du — *V.* Tumeurs. Œdème du — 69, 279. — Tubercules du — 70, 162. — Hypertrophie du — 280. — Atrophie du — 280. — Congestion du — 278. — Hernie du — *V.* Encéphalocèle. — Anémie du — 64. — Valeur diagnostique des accidents du côté du — suivant les âges, 802.
CHLOROSE. Bruit de souffle dans la — *V.* Souffle. — Palpitations dans la — 403. — Signes de la — 440. — Hypéresthésie dans la — 114.
CHOLÉRA. Contracture dans le —

219. — Vomissements dans le — 661.

Chorée, 282. — Paralysie dans la — 168. — Convulsions dans la — 193.

Cirrhose. Ascite dans la — 566. — Signes de la — 683.

Clignotement. Chez les hystériques, 51. — Dans les névralgies du cuir chevelu, 59. — Dans le tic de la face, 116.

Climat. Influence du — 827.

Cœur. Situation du — 285. — Situation de la pointe du — 286. — Matité du — 289, 343. — Déplacement du — 290, 430. — Choc du — 290. — Tic tac du — perçu par la main, 301. — Bruits du — 304. — Rhythme des bruits du — 304. — Fréquence des bruits du — 305. — Intensité des bruits du — 306. — Etendue des bruits du — 306. — Caractère des bruits du — 304. — Timbre des bruits du — 307. — Théorie des bruits du — 307. — Règles à suivre dans l'examen des maladies du — 310. — Voussure de la poitrine dans les maladies du — 314. — Ecartement des côtes dans les maladies du — 321. — Choc de la pointe du — 321. — Choc du — dans ses déplacements et sa dilatation avec amincissement. — 333 — Frottement dans les concrétions ossiformes de la surface du — 336. — Claquement des valvules du — 339. — Altération de siége, d'étendue, d'intensité, de caractères, de timbre des bruits du — 349. — Altération de rhythme des battements du — 350. — Fréquence des battements du — dans les caillots du — 351. — Battements nerveux du — 352. — Ralentissement des battements du — 353 — Altération dans la force des battements du — 353. — Inégalité des battements du — 354. — Faux pas du — 354. — Battement avorté du — 354. — Altération dans l'ordre de succession des battements du — 355. — Altération du nombre des bruits d'une révolution du — 356. — Bruit de galop, 357. — Bruit d'enclume, 357. — Altération des bruits du cœur par des bruits anormaux, 359. — Bruits anormaux organiques et chlorotiques du — 360. — Un orifice du — étant malade, le faire connaître ainsi que la nature de la lésion, 370. — Insuffisance et rétrécissement des valvules auriculo-ventriculaires du — 377. — Bruits de râpe, de scie, de lime dans les maladies du — 383. — Caractères du bruit de piaulement dans les maladies du — 385. — Bruit de piaulement dans les rétrécissements auriculo-ventriculaires du — 387. — Douleur dans les maladies du — 394. — Palpitations dans les affections chroniques du — 400. — Remarques sur les phénomènes généraux et éloignés des maladies du — 425. — Surcharge graisseuse du — 434. Plaques laiteuses du — 435. — Signes de l'atrophie du — 435. — Signes de la dilatation du — 436. — Lésion des orifices et valvules du — 438. — Délire dans les affections du — 244.

Colique, 632. — Biliaire, 641, 584. — Néphrétique, 640, 684. — De plomb, 635. — Sèche, 174, 638. — Du Poitou, végétale, du Devonshire, de Madrid, des Antilles, 637, 804. — De zinc, de cuivre, 639. — Constipation dans la — de plomb, 637. — Saturnine, 683. — Hépatique, 683. — Signes de la — 683.

Colite. Douleur dans la — 632.

Coma, 250. — Vigil. — Somnolentum, 253.

Congestion cérébrale, 278. — Douleur de tête dans la — 63. — Paralysie dans la — cérébrale, 140, 143. — Résolution dans la — cérébrale, 179. — Convulsions dans la — 189. — Du délire dans la — cérébrale, 242. — Du

coma dans la — cérébrale, 254. — Signes de la — active et passive du poumon, 111.
CONSTIPATION, 670. — Par rétrécissement de l'orifice de l'estomac, 675. — Chez les vieillards, 676.
CONSTITUTION, 819.—Médicale, 831.
CONTRACTURE, 217.
CONVULSIONS, 181. — Générales ou partielles, 182.—Toniques ou cloniques, 182. — Passagères ou permanentes, 182. — Dépendant d'une affection des muscles, 186. — Dans les affections de la moelle, 187. — Dans les affections cérébrales, 189. — Dans les névroses, 193. — Dans les affections des divers organes et dans les fièvres, 204. — Dans les intoxications, 209. — Sympathiques, 210. — Chez les enfants, 216.
COQUELUCHE. Emphysème dans la — 477.
CORPS ÉTRANGERS du cerveau, 280. — Infl. non inflammatoires, 70. — Céphalalgie dans les — du cerveau, 170. — De la paralysie dans les — du cerveau, 161. — Du délire dans les — du cerveau, 244. — Du coma dans les — du cerveau, 256.
CRACHATS, 772.
CRANE. Lésions des téguments du — 262. — Changements de forme du — 264. — Tumeur se développant sur le — 267. — Cancer des os du — 270.
CRAQUEMENT, 508.
CRISTAUX d'acide urique provenant du sang d'un goutteux, 754.
CYANOSE dans les maladies du cœur, 416. — Dans le choléra, 416. — Par persistance du trou de Botal, 439.
CYRTOMÈTRE, 493-494.
CYSTICERQUE de la cellulosité ou ladrique, 779.

D

DÉCUBITUS dans les maladies de la tête, 49. — Dans les maladies du cœur, 311. — Dans les maladies de poitrine, 463.
DECUBITUS acutus, 276.
DÉLIRE, 236. — Aigu ou chronique, 237. — Dans les affections cérébrales, 242. — Dans les névroses, 244. — Dans les maladies d'organes étrangers au système nerveux, 245. — Dans les maladies générales et les fièvres, 245. — Dans les empoisonnements, 247.
DELIRIUM TREMENS, 239, 280. — Analgésie dans le — 107.
DÉMENCE, 237. — Etat du crâne dans la — 267.
DÉPOTS URINAIRES, 761.
DÉPRESSION. Caractères de la — thoracique, 479. — De la paroi abdominale, 571.
DESQUAMATION dans la rougeole, 38.
DIAGNOSTIC. Considérations générales sur le — 1. — Des fièvres, *Voy.* Fièvre.
DIAPHRAGME. Battements épigastriques dus à l'abaissement du — 328.
DIARRHÉE, 666. — Chez les vieillards, 668. — De Cochinchine, 782.
DILATATION partielle de la poitrine, *Voy.* Voussure. — Générale de la poitrine, 478. — Causes de la — du thorax, 478.
DIURÈSE COLLIQUATIVE, 423.
DOULEUR DE TÊTE, 56.
DURE-MÈRE. Fongus de la — 270.
DYNAMOSCOPIE, 126.
DYSENTÉRIE. Etat des parois de l'abdomen dans la — 576. — Douleur dans la — 632. — Signes de la — 680.
DYSPEPSIE. Analgésie dans la — 107. — Météorisme dans la — 550. — Etat des parois de l'abdomen dans la — flatulente, 577. — Caractères de la — 643. — Dans les hernies épiploïques, 647. — Symptomatique, 646. — Essentielle, 648.
DYSPNÉE, 513. — Dans les maladies du cœur, 421. — Dans les maladies de poitrine, 513.

E

ECCHYMOSES. Dans la rougeole, 38. — Dans la congestion cérébrale sanguine, 63.
ÉCLAMPSIE puerpérale, 245-283. — Urémique, 208-283. — Du délire dans l' — puerpérale, 247.
ÉGOPHONIE, 508.
ÉLASTICITÉ. Modification de l' — des parois thoraciques, 495.
ÉLÉPHANTIASIS. Anesthésie dans l' — 97.
EMBARRAS GASTRIQUE. — Fébrile, 26. — Douleur de tête dans l' — 77. — Analgésie dans l' — 107. — Etat des parois de l'abdomen dans l' — 577. — Dyspepsie dans l' — 577. — Signes de l' — 677.
EMPHYSÈME PULMONAIRE. Voussure dans l' — pulm., 477. — Sonorité de la poitrine dans l' — pulmonaire, 502. — Signes de l' — pulmonaire, 521.
EMPOISONNEMENTS. Vomissements dans les — 656. — Délire dans les — 247. — Signes des — 678.
EMPORTE-PIÈCE histologique, 775.
ENCÉPHALITE, 279. — Douleur de tête dans l' — 65. — De la paralysie dans l' — 158. — Convulsions dans l' — 191. — Du délire dans l' — 243. — Du coma dans l' — 254.
ENCÉPHALOCÈLE, 269-277.
ENDOCARDITE. De la voussure dans l' — 319. — Palpitations dans l' — 404. — Signes de l' — 437. — Valvulaire, 438. — Ulcéreuse, 423.
ENTÉRITE. Taches rosées dans l' — des enfants, 513. — Etat des parois de l'abdomen dans l' — aiguë simple, 578. — Diarrhée dans l' — 669. — Signes de l' — 679.
ENTOZOAIRES, 776.
ÉPANCHEMENTS séreux du cerveau, 279.
ÉPIDÉMIE, 29.
ÉPIGASTRE. Battements de l' — 328-636.
ÉPILEPSIE, 72, 281. — Troubles de la sensibilité dans l' — 99. — De la paralysie dans l' — 164. — Spinale, 188. — Des convulsions dans l' — 198. — Vertige de l' — 202. — Saturnine, 213. — Du délire dans l' — 244. — Du coma dans l' — 253.
ÉPISTAXIS dans la fièvre éphémère, 24. — Dans la synoque, 25. — Dans la grippe, 26. — Dans la fièvre typhoïde, 31. — Dans la variole, 35. — Dans la congestion cérébrale sanguine, 63.
ERGOTISME. Convulsif, 214, 249. — Gangréneux, 249. — Délire dans l' — 248.
ÉRUPTIONS. Intermédiaires additionnelles, 40. — Morbiliforme, scarlatiniforme, 41. — Varioliforme, 540. — Valeur diagnostique des — cutanées suivant les âges, 809.
ÉRYSIPÈLE du cuir chevelu, 58. — Anesthésie dans l' — 97. — Délire dans l' — du cuir chevelu, 245.
ESTOMAC. Tumeur dans le cancer de l' — 585. — Signes de ramollissement de la muqueuse de l' — 678. — Ulcère chronique simple de l' — 678. — Cancer de l' — 679. — Dilatation de l' — 679.
ÉTRANGLEMENT. Tympanite dans l' — interne, 553. — Rétraction du ventre dans l' — interne, 572. — Tumeur dans l' — interne, 587. — Constitution dans l' — interne, 675. — Signes de l' — interne, 679.
EXAMEN DES MALADES. Règles à suivre en général dans l' — 8. — De l'air respiré dans les maladies des poumons, 513. — Des organes génitaux de la femme, 737.
EXPIRATION. Mécanisme de l' — 450. — Caractères de l' — 457. — Prolongée, 506.
EXTASE. Convulsion dans l' — 620.

— Du délire dans l' — 244. — Du coma dans l' — 253.
Extrémités. Contracture des — 221. — Gangrène des — 416.

F

Facies. Dans les maladies de la tête, 49. — Dans les maladies du cœur, 311. — Dans les maladies de poitrine, 463.
Favus. Examen microscopique, 782.
Fièvres. Continue, 24. — Éruptives, 35. — Complications, 40. — Intermittentes, 43, 691. — Ephémère, 24. — Synoque, 25. —Typhoïde, 28, 695. — De croissance, 624. — Rémittente, 25-26, 32. — Gastrite bilieuse, 26. — A quinquina, 43. — Pernicieuses, 46. — Larvées, 46. — — Catarrhale, 25. — Subintrante, 43. — Pernicieuse convulsive, 205, 214. — Pernicieuse délirante, 239. — Délire dans les — 245. — Du coma dans la — typhoïde, 253. — Taches rosées dans la — typhoïde et dans les — intermittentes, 531. — Taches ombrées dans les — typhoïdes et synoque, 536. — Pétéchies dans la — typhoïde, 537. — Pétéchies dans la f. jaune, 540. — Etat des parois de l'abdomen dans la — typhoïde, 578, — Du gargouillement dans la — typhoïde, 615. — Douleur dans la — typhoïde, 631. — Valeur diagnostique de la — d'après l'âge du malade, 809.
Foie. Ascite dans l'engorgement sanguin du — 566. — Ascite dans l'hypertrophie et le cancer du — 568. — Tumeurs du — 592. — Hypertrophie du — 683.
Folie, 236.
Formes de la fièvre synoque, 25. — de la fièvre typhoïde, 28. — De l'hystérie, 281. — De la chorée, 282.
Fosses nasales, 736.
Frémissement vibratoire du cœur, 336. — Vibratoire des artères, 337.
Frottement. Caractères du bruit de — du péricarde, 336. — Pleurétique, 508.

G

Galactémie, 754.
Gangrena ex decubitu, 276.
Gangrène. Des extrémités, 416. — Signes de la — du poumon, 521.
Gargouillement intestinal, 611. —
Gastralgie. Analgésie dans la — 107. — Douleur dans la — 623. — Signes de la — 677.
Gastrite. Douleur dans la — 625 — Dyspepsie dans la — aiguë et chronique, 646-647. — Signes de la — 678.
Génie morbide, 30.
Globules rouges et blancs du sang, 745. — Du sang. Numération des — 751. — Rouges. Dimensions des — 752.
Grippe, 25.

H

Habitude extérieure du corps. Dans les maladies du système nerveux, 48. — Dans les maladies du cœur, 311. — Dans les maladies de poitrine, 463. — Dans les maladies de l'abdomen, 528.
Habitudes considérées comme éléments de diagnostic, 819.
Helminthes dans les urines, 769. — Examen microscopique, 776.
Hématémèse dans les varices de l'œsophage, 660.
Hématocèle rétro-utérine, 600. — Signes de l' — 600. — Douleur dans l' — 635.
Hémianesthésie hystérique, 105.
Hémine, hémoglobine, 756.
Hémiplégie. Etat des parois abdominales dans l' — 582.
Hémo-péricarde. Signes de l' — 434.

HÉMOPTYSIE dans les varices de l'œsophage, 660.
HÉMORRHAGIE cérébrale, 279. — Céphalalgie dans l' — 67. — Paralysie dans l' — 154. — Cérébelleuse, 157. — Meningées, 157. — Contracture dans l'hémorrhagie ventriculaire, 220. — Méningée, 279. — Facies dans l' — cérébrale, 170. — De la résolution dans l' — cérébrale, 179. — Résolution dans l' — méningée, 179. — Convulsions dans l' — méningée, 191. — Convulsions dans l' — 191. — Du délire dans l' — cérébrale, 243. — Du coma dans l' — cérébrale, 254. — Forme du crâne dans l' — méningée, 265. — Dans les maladies du cœur, 423.
HÉPATITE, 682.
HÉRÉDITÉ, 820.
HERPES LABIALIS, 25. — Herpès tonsurant, 783. — Circiné, 783.
HYDRARGYRISME, 235.
HYDROCÉPHALE aiguë. *Voy.* Méningite tuberculeuse, 69-278. — Chronique, 69-279. — Congénitale ou acquise, 277. — Etat du crâne dans l' — 264.
HYDROMÉTRIE, 562.
HYDRONÉPHROSE, 598.
HYDROPÉRICARDE. Signes de l' — 433.
HYDRO-PNEUMO-PÉRICARDE. Signes de l' — 434.
HYDRO-PNEUMOTHORAX. Sonorité dans l' — 503. — Signes de l' — 520.
HYDROPISIE, 562.
HYDROTHORAX. Signes de l' — 518.
HYPÉRESTHÉSIE, 108.
HYPERTROPHIE. Des os du crâne, 266. — Du cerveau, 70, 280. — Voussure dans l' — du cœur, 318. — Choc de la pointe du cœur dans l' — avec épaississement du cœur, 322. — Choc de la pointe du cœur dans l' — sacciforme, 322. — Choc de la paroi antérieure et des divers autres points dans l' — du cœur, 324. — Battements épigastriques dans l' — du foie, 329. — Palpation dans l' — du cœur, 331. — Matité dans l' — du cœur, 345. — Fréquence des battements du cœur dans l' — du cœur, 351. — Caractère des bruits du cœur dans l' — du cœur, 350. — Providentielle du cœur, 430. — Signes de l' — du cœur, 435. — Du ventricule gauche du cœur, 436. — Du ventricule droit, 436. — Des oreillettes du cœur, 436.
HYPOCHONDRIE. Battements épigastriques dans l' — 328. — Tympanite dans l' — 550. — Etat des parois de l'abdomen dans l' — 588.
HYSTÉRIE, 72. — Clou hystérique, 62-281. — Analgésie, anesthésie dans l' — 99. — Vaporeuse, 100. — L'hypéresthésie dans l' — 111. — Paralysie dans l' — 168. Facies dans l' — à forme apoplectique, 169. — Syncope dans l' — 169. — Des convulsions dans l' — 195. — Du délire dans l' — 205. — Du coma dans l' — 243. — Des battements épigastriques dans l' — 328. — Tympanite dans l' — 549. — Etat des parois de l'abdomen dans l' — 577. — Douleur des parois de l'abdomen dans l' — 620.

I

ICTÈRE. Dans les maladies du cœur, 416. — Constipation dans l' — spasmodique, 675. — Signes de l' — 682.
IDIOTIE. Etat du crâne dans l' — 267.
INDIGESTION intestinale. Gargouillement dans l' — 614. — Diarrhée dans l' — intestinale, 668.
INDURATION. Des centres nerveux, 280.
INSENSIBILITÉ, 97.
INSPIRATION. Mécanisme de l' — 446. — Caractère de l' — 446.
INTERMITTENCE. Dans les fièvres.

43. — Vraie du pouls, 355. — Fausse du pouls, 355.
INTESTIN. Cancer de l' — 586. — Etranglement interne de l' — 553-572-585.
INTOXICATIONS aiguës ou chroniques. Etat de la sensibilité dans les — 115. — Convulsions dans les — aiguës, 209. — Convulsions dans les — chroniques, 213. — Délire dans les — 248. — Coma dans les — 257. — Telluriques, 44.

K

KYESTÉINE, 769.
KYSTES. Ovariques, 558. — De la paroi abdominale, 560. — Hydatique du foie, de la rate, 563. — Acéphaloscystiques, 594. — Séreux du cerveau, des méninges, 69.

L

LAIT. Examen du — au microscope, 759.
LARYNGOSCOPE, 729. — Résultats obtenus par l'usage du — à l'état physiologique, 732. — Dans l'état pathologique, 732.
LARYNGOSCOPIE, 727.
LARYNX. Excroissance du — 733. — Œdème chronique du — 733.
LEUCOCYTOSE, 752.
LICHEN. Anesthésie dans le — 97. Hyperesthésie dans le — 110.
LIQUIDES PATHOLOGIQUES. Applicacation du microscope à l'étude des — 770.
LOCOMOTION du poumon, 451.

M

MALACIA, 625.
MAL de Pott, 83.
MANOMÈTRE de Poiseuille, 407.
MATITÉ dans les maladies de poitrine, 496.
MÉLANGEUR POTAIN, 746.
MÉNINGES. Kystes des — 384.
MÉNINGITE granuleuse, 31. — Aiguë simple, 64, 278. — Chronique, 65, 278. — Cérébro-spinale épidémique, 65, 278. — rachidienne, 83. — Hypéresthésie dans la — 113. — De la paralysie dans la — 160. — De la résolution dans la — 179. — Des convulsions dans la — 189. — De la contracture dans la — 219. — Du délire dans la — 243. — Du coma dans la — 254. — Rhumatismale, 278. — Du coma dans la — rhumatismale, 254. — dans la — subaiguë, 255. — Rétraction du ventre dans la — 571. — Constipation dans la — 670. — Etat de la rétine dans la — 714.
MENSURATION. Signes fournis par la — dans les maladies de poitrine, 488. — De l'abdomen, 573.
MÉRYCISME, 649.
MÉTÉORISME. Dans la fièvre typhoïde, 550.
MICROSCOPE. Usage du — pour l'examen des liquides pathologiques, 744. — des corps solides, 774. — des corps étrangers, 776. — Pour la constatation de diverses fraudes, 786.
MICROSCOPIE, 745.
MICROSPECTROSCOPIE, 757.
MIGRAINE, 71.
MIROIR laryngien, 730.
MITRALE (maladie), 379.
MOELLE. Maladies de la — 101. — Paralysie par affections de la — 138. — Compression de la — 147-284. — Convulsions dans les affections de la — 187.
MORVE. Taches rosées dans la — 531.
MOULES, 767.
MOUVEMENTS valvulaires, 340.
MUGUET. Examen microscopique, 785.
MUQUEUSES. Phénomènes présentés par les — dans les maladies du cœur, 416.
MYÉLITE aiguë, 102. — Dans la rachialgie, 81. — Chronique dans la rachialgie, 81.

N

NÉPHRITE albumineuse. Œdème dans la — 419. — Ascite dans la — 568.

NERFS. Paralysie par lésion des troncs des — 136.

NERVEUSES (affections). Modifications de la température dans certaines — 689.

NERVEUX (système). Maladies du — 48.

NÉVRALGIE du cuir chevelu, 59. — Hypéresthésie dans les — 110. — Douleur dans la — intercostale, 510. — Signes de la — intercostale, 517. — des parois abdominales, 622.

NÉVROSES, 99, 167.

NUMÉRATION des globules sanguins, 751.

NUTRITION, 275.

O

ŒDÈME. — Dans les maladies du cœur, 418. — Cérébral, 69, 279. — Délire dans l' — cérébral, 244. — Matité dans l' — du poumon, 466. — De la paroi abdominale, 558. — Chronique du larynx, 733.

OPHTHALMOSCOPE, 706. — Théorie de l' — 707-708. — Examen à l' — de l'œil à l'état normal, 710. — Dans les cas pathologiques, 712.

OPHTHALMOSCOPIE, 705. — Dans les maladies cérébrales, 712-722. — Dans la myélite, 723. — Paralysie générale, 723. — Paralysie essentielle, 723. — Epilepsie, 724. — Empoisonnements, 724. — Rétinite albuminurique, 725. — Après la mort, 727.

ORGANES GÉNITAUX de la femme. Examen, 737.

OSTÉOMALACIE, 815.

OVAIRE. Kystes de l' — 558.

P

PALPATION dans les maladies du cœur, 331. — Dans la surcharge graisseuse du cœur, 333. — De la poitrine à l'état sain, 454. — Signes fournis par la — dans les maladies de poitrine, 486. — Dans les maladies de l'abdomen, 573.

PALPITATIONS, 400. — Dans les — nerveuses, 402. — Essentielles et symptomatiques, 402.

PARALYSIE partielle. — Paraplégie, hémiplégie, 120, 129. — De la face, 122, 125. — De la langue, 122. — Du voile du palais, 122. — Du pharynx, 122. — De l'œsophage, 122. — De l'estomac, 122. — Du diaphragme, 123. — Croisée, 129. — Alterne, 129. — Réflexe, 133, 148. — Rhumatismale, 135. — Saturnine, 170. — Musculaire atrophique, 144, 273. — Par trouble de la circulation, 135. — Par affection cérébrale, 140. — Générale progressive, 170. — Dans les névroses, 167. — Paraplégie, 138. — Par empoisonnement par le sulfure de carbone, 170. — Diphthéritique, 170. — Paralysie des mouvements réflexes, 124. — Paralysie d'origine spinale, 138. — Agitante, 232, 284.

PARASTIES, 776.

PEAU. Phénomènes offerts par la — dans les maladies du cœur, 416. — Insensibilité de la — dans certaines maladies, 97.

PELLAGRE. Délire dans la — 248.

PEMPHIGUS. Anesthésie dans le — 98.

PERCUSSION dans les maladies du cœur, 340. — Matité à la — d'un corps solide ou liquide, 344. — profonde, 34. — Matité à la — dans les déplacements du cœur par épanchement pleural gauche, 346. — Résistance au doigt dans la — du cœur, 341. — De la poitrine à l'état sain, 455. — Dans les maladies de poitrine, 494. — Dans l'ascite, 556.

PERFORATIONS de la paroi thoracique, 485. — De l'intestin, 639.

PÉRICARDE. Adhérences du — 335. — Signes des adhérences du cœur au — 388.

PÉRICARDITE. Voussure dans la — 318. — Dépression précordiale due à la — 320. — Choc de la pointe du cœur dans la — 322. — Palpation dans la — avec épanchement, 322. — Frottement dans la — sèche, 336. — Frémissement vibratoire dans la — aiguë ou chronique, 339. — Frottement de début et de retour dans la — 388. — Sèche, 392. — Douleur dans la — 396. — Aiguë, 432. — Chronique, 433.

PÉRIODICITÉ dans les fièvres intermittentes, 45.

PÉRITOINE. Tumeurs du — 596. — Encéphaloïde du — 597.

PÉRITONITE chronique, 596. — Suraiguë, 32. — Tympanite dans la — 549. — Ascite dans la — 567. — Etat des parois de l'abdomen dans les variétés de — 578. — Vomissements dans la — 634. — Signes de la — 635.

PESTE. Pétéchies dans la — 540.

PÉTÉCHIES. Caractère des — 537.

PHLEGMON. Du ligament large, 604. — De la fosse iliaque, 603. — Du tissu cellulaire du bassin, 604. — Péri-utérin, 605.

PHTHISIE. Emphysème dans la — des enfants, 498. — Dépressions thoraciques dans la — 481. — Matité dans la — 498. — Douleur dans la — 520. — Signes de la — ordinaire, 520. — Signes de la — aiguë ou granuleuse, 520.

PHYSOMÉTRIE. *Voy.* Tympanite utérine.

PICA, 625.

PLEURÉSIE. Voussure dans l'épanchement de la — 317, 475. — Dépression thoracique dans la — 480. — Matité dans la — 499. — Douleur dans la — 511. — Signes de la pleurésie diaphragmatique, 511.

PLEURODYNIE. Dilatation apparente de la poitrine dans la — 474. — Douleur dans la — 510. — Signes de la — 517.

PNEUMATOSES INTESTINALES, 545.

PNEUMATOSE DU PÉRITOINE, 548.

PNEUMONIE. Délire dans la — 346. — Dilatation du thorax dans la — 475. — Matité dans la — 497. — Douleur de la — 511. — Signes de la — 518.

PNEUMONIE FRANCHE LOBAIRE, 692.

PNEUMOPÉRICARDE. Signes du — 434.

PNEUMOTHORAX. Dilatation générale ou partielle de la poitrine dans le — 478. — Douleur dans le — 513. — Signes du — 520.

POITRINE. Maladie de la — 285. — Voussure précordiale par conformation vicieuse de la — 316. — Voussure par excès de volume des muscles de la — 318. — Douleur dans l'angine de — 399. — Palpation de la — à l'état sain, 454. — Où faut-il pratiquer l'auscultation et la percussion de la — 461. — Rougeur des pommettes dans les maladies inflammatoires de — 464. — Inspection de la — dans ses maladies, 470. — Signes fournis par la palpation dans les maladies de — 486. — Vomissements dans les maladies de — 655.

POTT. Mal de — 83.

POULS. Dans le rétrécissement auriculo-ventriculaire gauche, 412. — Dans le rétrécissement aortique, 410. — Tracé du — dans l'insuffisance mitrale, 411. — Dans l'insuffisance aortique, 410. — Dans l'ossification des artères, 406. — Dans les anévrysmes de l'aorte, 410. — Dans l'état de nausée, 411. — Veineux, 412. — Capillaire, 274.

POUMON. Lésions du — dans les maladies du cœur, 421. — Considérations pathologiques par suite des rapports des — 441. — Volume des — 443. — Élasticité du — 444. — Locomotion du — 451. — Règles à suivre dans l'examen des maladies du — 461. — Valeur diagnostique des accidents du côté du — suivant les âges, 819.

PROFESSIONS, 819.

PROCÉDÉS physiques d'exploration, 705. — Chimiques d'exploration, 705, 788.

PRURIGO. Hypéresthésie dans le — 97.

PSOÏTIS, 572.

PULMOMÈTRE, 515.

PUS, 771.

PYÉLITE, 596.

PYREXIES. Température dans les — 690.

R

RACHIALGIE, 77. — Dans la méningite cérébro-spinale, 77. — Congestion de la moelle dans la — 79. — Anémie de la moelle dans la — 80. — Myélites, aiguë dans la — 80, 81. — Hémorrhagie de la moelle dans la — 82. — Dans la variole, 35,

RACHITISME. Etat du crâne dans le — 266.

RAGE, 211, 283. — Paralysie dans la — 166. — Convulsions dans la — 211.

RALES crépitants, sous-crépitants, muqueux, 507. — caverneux, ronflants, sibilants, 507.

RAMOLLISSEMENT. Cérébral, *Voy.* Encéphalite. — Anesthésie dans le — cérébral, 104. — Choc du cœur dans le — du cœur, 335. — Battements avortés dans le — du cœur, 354. — Vomissements dans le — de la muqueuse de l'estomac, 657.

RASH (Variolous), 35.

RATE. Hypertrophie de la — 683.

REINS. Tumeurs des — 598. — Déplacement des — 599.

RÉSOLUTION musculaire, 176.

RESPIRATION. Considérations anatomiques sur les organes de la — 441. — Considérations physiologiques sur les organes de la — 447. — *Voy.* Poumons. — Mouvements de la — 447. — Diaphragmatique, 449. — Costale, 449. — Fréquence de la — 449. — Rhythme des bruits de la — 453. — Intensité, timbre, variétés de la — 452. — Puérile, 452, 462. — Dans les maladies de poitrine, 462. — Altérations de rhythme, d'intensité, de caractère et de timbre de la — 505. — Rude, 506. — Tubaire, 506. — Amphorique, 506. — Altération de la — par des bruits anormaux, 507.

RHINOSCOPIE, 735.

RHUMATISME du cuir chevelu, 61. — Des parois abdominales, 622.

ROSÉOLE, 40. — Variolique, 41.

ROUGEOLE, 38, 693.

RUBÉOLE, 40.

S

SAISONS. Influence des — sur la production des maladies, 829.

SANG. Convulsions à la suite des altérations du — 222. — Examen du — au microscope, 745. — Altérations qualitatives des éléments du — 752. — Organismes inférieurs du — 755.

SCARLATINE, 39, 693.

SCLÉROSE en plaques, 233, 284.

SÉMÉIOLOGIE, 1.

SENSIBILITÉ au tact, à la douleur, à la température, 93.

SÉREUSES. Phénomènes présentés par les — dans les maladies du cœur, 421.

SEXE. Du — comme élément de diagnostic, 816.

SIGNES, 5-6. Actuels ou présents, 5-12. — Anamnestiques ou commémoratifs, 12-803. — Directs ou immédiats des maladies du système nerveux, 55. — Indirects ou médiats des maladies du système nerveux, 272. — Physiques des maladies du cœur, 314.— Eloignés et généraux des maladies du cœur, 404.— Fonctionnels des maladies du cœur, 425. — Physiques des maladies de poitrine, 469.— Fonctionnels des maladies de poitrine, 509.— Eloignés et généraux des maladies du poumon, 516. — Physiques des maladies de l'abdomen, 529. — Fonctionnels des maladies de l'abdomen, 617.

Somnolence, 250.

Son hydrométrique, 558.

Sonorité du thorax dans les maladies de poitrine, 496. — De l'abdomen à l'état sain, 525.

Souffle céphalique, 271. — Caractères du — cardiaque, 363. — Maximum d'intensité du — cardiaque, 362. — Périsystolique, prédiastolique et péridiastolique, 363. — Caractères différentiels du — cardiaque, 363. — Caractère filé du — cardiaque, 364. — Causes du — cardiaque, 364. — Mécanisme du — organique du cœur, 365.— Mécanisme du bruit de — chlorotique du cœur, 367. — Temps, siége, timbre du — chlorotique, 369. — Dans le rétrécissement des orifices, 370. — Dans l'insuffisance des orifices, 371. — Dans les anévrysmes de l'aorte, 383, 439. — Présystolique, 363, 378. — Bruit de va-et-vient, 406. — Double, — intermittent crural, 412. — Bronchique normal, 459.— Comment se forme le — bronchique dans les maladies de poitrine, 461. — Pur et voilé dans les maladies de poitrine, 504. — Perçu par l'auscultation de l'abdomen, 609. — Vasculaire perçu par l'auscultation de l'abdomen, 615. — Utérin, 616.

Spectres d'absorption de l'hémoglobine et de l'hématine, 758.

Spectroscopie, 757.

Spéculum. Emploi du — 737. — de Récamier, 737. — de Dupuytren, 738, — de Fergusson, 738. — de Cusco, 739, — Pleins, brisés, à développements, 739. — Univalves, 741. — de Marion Sims, 741.

Sperme. Application du microscope à l'étude du — 760.

Sphygmographie, 407.

Sphygmomètre, 407.

Spiromètre, 515.

Strabisme dans les affections cérébrales, 117-162.

Subdélirium, 239.

Sudamina. Description des — 533. — Variétés des — 534. — Apparition des — 534.

Synoque (fièvre). Variétés, 25.

Syphilis. Douleur de tête dans la — 62.

T

Taches. Description des taches rosées lenticulaires, 330. — Apparition des — rosées lenticulaires, 532. — Ombrées, 536, — Caractères des — ombrées, 536.

Tempérament, 819.

Température dans les maladies, 684. — Des variations morbides de la — 689. — Dans les maladies aiguës, 690. — Dans les maladies du système nerveux, 698. — Dans les maladies chroniques, 700. — Maladies dans lesquelles la température est diminuée, 701.

Ténia, 777.

Tétanos, 283. — État des parois abdominales dans le — 577.

Tête. Douleur de — 63. — Douleurs de — par lésions diverses, 63. — Vomissements dans la maladie de la — 654.

Thermomètre. Application du — 687.

Thorax. *Voy.* Poitrine. — Perforation des parois du — 335.— Déductions pratiques de la forme du — 444. — Élasticité du — 446.— Déformations du — dans le rachitisme, 473. — Mouvements anormaux du — dans les maladies de poitrine, 483.— Déformation emphysémateuse du — 478.

Tic-tac du cœur perçu par la main, 301.

Tintement métallique dans les maladies de poitrine, 507. — Dans la pyélite, 598. — Dans les tumeurs kystiques des reins, 617. — Dans les kystes de l'ovaire, 617.

Toucher vaginal, 527.

Toux férine, 38. — Caverneuse et amphorique, 507. — Dans les maladies de poitrine, 513.

Tremblement, 229. — Sénile, 231 — Nerveux, 233. — Dans les intoxications, 235.

Trichine, 662. — Examen microscopique, 778.

Trichocéphale, examen microscopique, 779.

Tricophytie tonsurante, 784.

Troubles trophiques dans les parties qui sont le siége de paralysies ou d'autres phénomènes, 275.

Tubercules du cerveau, 164.

Tumeurs syphilitiques du cerveau, 164; — Fibreuses du cerveau, 164. — Cancéreuses du cerveau, 164. — Hydatiques du cerveau, 166. — Se développant sur le crâne, 267. — Fongueuses du crâne, 270. — Accessoires de l'hydrocéphalie, 270. — Choc déterminé par les — cancéreuses dans la poitrine, 327. — Matité des — du médiastin, 345. — De la paroi thoracique, 427. — De l'abdomen, 579. — Dans le cancer de l'intestin, 586.

Tympanite. Description de la — — 542-543. — Partielle, 544. — Causes de la — 545. — Utérine, 544. — Caractères et causes de la — utérine, 546. — Péritonéale, 548.

Type des maladies en général, 21. — Cérébral, 55. — Des fièvres intermittentes, 43. — Cardiaque, 309. — Des affections aiguës inflammatoires du poumon, 467. — Des affections asphyxiantes aiguës, 467. — Des affections asphyxiantes chroniques, 468. — Des affections organiques de poitrine, 468. — Des affections abdominales douloureuses et fébriles, 529. — Des affections abdominales douloureuses non fébriles, 529. — Des affections du foie, 529. — Utérin, 530. — Des affections abdominales chroniques, 529.

Typhomanie, 238.

Typhus-fever, 33. — Abdominal, 28. — Eruption érythémateuse et pétéchiale dans le — 532, 539.

U

Ulcère de l'estomac. 640.

Urée. Dosage de l' — 790.

Urine. Dans les maladies du cœur, 391. — Dépôts de l' — 761. — Moyens de reconnaître l'albumine dans l' — 795. — Le sucre dans l' — 797.

Urticaire, 42.

Utérus. Tumeurs de l' — 599.

V

Variole. Variolus rash, 35, 42, 694. — Confluente, 515.

Varioloïde, 694. — Vraie, discrète, 695.

Veines. Phénomènes présentés par les — dans les maladies du cœur, 413. — Reflux ascendant dans les — 415. — Œdème dans l'oblitération de la — cave supérieure, 420. — Signes de l'oblitération de la — cave sup., 439.

— Développement anormal des — sous-cutanées abdominales, 542.
VERTIGE, 257. — Stomacal, 259. — Symptomatique, 258. — Epileptique, 258.
VISION (troubles de la). Dans les affections cérébrales en général, 115. — Dans la méningite, 713.
VOIX caverneuse et amphorique, 508.
VOMISSEMENT. Description du — 649. — Matières rendues par le — 649. — Acte du — 649. — Mécanisme du 651. — Fréquence du — 652. — Dans l'ulcère simple chronique de l'estomac, 658. — Dans le cancer de l'estomac, 659. — Dans certains états cachectiques, 660. — Incoercibles, par inanition, 665.
VOUSSURE. De la région précordiale, 314. — De la poitrine, 470.

Z

ZONA. Anesthésie dans le — 47.
ZYMOSES, 755.

FIN DE LA TABLE ALPHABÉTIQUE DES MATIÈRES

Paris. — Imprimerie Motteroz, 31, rue du Dragon.

la température. — Diphthérie : recherches histologiques sur la fausse membrane; — réfutation de la doctrine qui considère comme croupale toute exsudation fibrineuse; — lésions nerveuses dans la paralysie dyphthéritique. — Contagion : recherches sur les microphytes et les microzoaires. — Aphonie et cautérisation du larynx : notions nouvelles fournies par le laryngoscope; — recherches sur l'asynergie vocale. — Phthisie pulmonaire : recherches micrographiques sur la granulation et le tubercule; — marche de la température dans la phthisie aiguë. — Pleurésie : marche de la — température. Paracentèse de la poitrine : application de l'aspiration pneumatique de Dieulafoy; — emploi du siphon de Potain pour les épanchements purulents. — Traitement de la pneumonie : emploi des substances alcooliques; — de l'acétate neutre de plomb.

TOME II. — Paracenthèse du péricarde : application de l'aspiration pneumatique. — Maladies du cœur : application du sphygmographe. — Épilepsie : lésions du bulbe dans la pathogénie de l'épilepsie; zone épileptogène; — emploi du sphygmographe dans le diagnostic du vertige épileptique. — Tétanie : théorie de la température hyperpyrétique dans le tétanos. — Danse de saint Guy : maladies du cœur et chorée. — Tremblement sénile et Paralysie agitante : exposé des travaux de M. Charcot, sclérose en plaques disséminées. — Paralysie labio-glosso-laryngée : lésion des noyaux d'origine des nerfs bulbaires. — Alcoolisme : accidents consécutifs aux traumatismes. — Rage : rôle de la contracture du diaphragme dans l'asphyxie terminale. — Asthme : addition au traitement. — Coqueluche : fausses hémoptysies. — Ataxie locomotrice : viscéralgies; — lésions des cellules des cornes antérieures de la moelle et arthropaties. — Atrophie musculaire progressive : lésions des cellules des cornes antérieures de la moelle et atrophie musculaire. — Aphasie : alogie, amnésie verbale et alalie. — Glycosurie : réfutation d'une réfutation de la glycogénie hépatique.

TOME III. — Vertige : névropathie cérébro-cardiaque de Krishaber ou vertige *a sensibus læsis*. — Ulcère simple : siége habituel de l'ulcère. — Diarrhée chronique : spécificité de certaines diarrhées et leur traitement. — Dysentérie : nulle influence de la nature du sol; paralysie consécutive. — Coliques hépatiques : traitement par les injections hypodermiques et les suppositoires. — Kystes hydatiques du foie : tumeur hydatique alvéolaire ou tumeur à échinocoques multiloculaire. — Goutte : recherche de l'acide urique dans le sang par l'expérience du fil de Garrod. — Endocardite ulcéreuse : endocardite ulcéreuse puerpérale. — Leucocythémie : état particulier de la fibrine; leucocythémie intestinale. — Infection purulente puerpérale : infection purulente et diathèse purulente.

www.ingramcontent.com/pod-product-compliance
Ingram Content Group UK Ltd.
Pitfield, Milton Keynes, MK11 3LW, UK
UKHW022315190726
13856UKWH00001B/23

9 782011 773876